中华养生经籍集成

主　编　鄢良

副主编　李瑶　吕燕

编校人员　谢青云　付衍　侯酉娟　高明慧
　　　　　张丽君　赵林冰　张岳　丁侃
　　　　　李梦漪　张金中　李光敏

中医古籍出版社

图书在版编目（CIP）数据

中华养生经籍集成/鄢良主编． －北京：中医古籍出版社，2012.5

ISBN 978－7－5152－0183－2

Ⅰ.①中… Ⅱ.①鄢… Ⅲ.①养生（中医）－经籍－汇编－中国 Ⅳ.①R212

中国版本图书馆 CIP 数据核字（2012）第 072624 号

中华养生经籍集成

鄢　良　主编

责任编辑	刘从明　于　峥
封面设计	陈　娟
出版发行	中医古籍出版社
社　　址	北京东直门内南小街 16 号（100700）
印　　刷	三河市华东印刷有限公司
开　　本	889mm×1194mm　1/16
印　　张	49
字　　数	1400 千字
版　　次	2012 年 5 月第 1 版　2012 年 5 月第 1 次印刷
印　　数	0001～2000 册
ISBN	978－7－5152－0183－2
定　　价	136.00 元

前言

中华养生文化历史悠久，从原始时期养生经验的点滴积累开始，在历经春秋战国时期养生思想的百家争鸣，汉唐时期养生理论方法的系统总结，宋金元时期养生方法的继承与创新，明清时期各类养生论著的完善与丰富后，已成为中华文化宝库中璀璨夺目而又极具价值的一部分。然而，当我们面对汗牛充栋、琳琅满目的养生古籍时，如何去粗取精、去伪存真，使其更好地古为今用往往成为现今致力于养生学术研究与实践的工作者的难题。

本书从先秦至清代的古籍中精心选择了具有代表性的养生专著以及综合性论著中的养生精华篇章，加以校注，并附按语，便于今人学习和研究中国古代养生理论与方法。全书共收录古籍52部，其中节录古籍20种，包括：《老子》、《论语》、《庄子》、《孟子》、《淮南子》、《吕氏春秋》、《黄帝内经》、《神农本草经》、《抱朴子内篇》、《诸病源候论》、《备急千金要方》、《千金翼方》、《医心方》、《太平圣惠方》、《养老奉亲书》、《悟真篇》、《泰定养生主论》、《遵生八笺》、《寿世青编》、《老老恒言》。对这些古籍中的非养生专著只摘录其中与养生有关的内容，而对养生专著则对原著中大段或整篇直接引用前人论述而无作者自身见解的内容一般不予选录，力图在有限的篇幅里最大程度向读者呈现历代养生最具特点的部分。本书全选古籍32种，包括：《行气玉佩铭》、《引书》、《周易参同契》、《高上玉皇胎息经》、《养生论》、《灵剑子》、《养性延命录》、《摄养枕中方》、《食疗本草》、《黄帝阴符经》、《太上九要心印妙经》、《钟吕传道集》、《真气还元铭》、《乾元子三始论》、《破迷正道歌》、《太上老君说常清净妙经》、《太上老君内观经》、《太上老君说了心经》、《老子说五厨经注》、《养生咏玄集》、《养生辨疑诀》、《坐忘论》、《黄庭内外玉景经》、《饮膳正要》、《保生要录》、《混俗颐生录》、《太上保真养生论》、《二十四气坐功导引治病图》、《万氏家传养生四要》、《天仙正理直论增注》、《延年九转法》。马王堆简帛选取了其中的《十问》、《合阴阳》、《天下至道谈》、《养生方》、《却谷食气》。

本书对选录部分选取优良底本进行校勘、标点、注释，为便于读者更好理解内容，在开篇设按语部分简要介绍著者与成书年代、成书来源、内容情况、特点影响等，对节选情况及本次校勘采用的版本亦进行了说明。

本书涵盖了各家养生思想以及精神、饮食、房事、导引按摩等各类养生方法，旨在为广大有志于养生者提供有益参考。不足之处，敬请指正。

本书的编校与出版受中国中医科学院自主选题经费资助。

编者
2012年3月5日

目 录

先秦秦汉时期 ……………………………………………………………………（1）

    老子（节选） ………………………………………………………………（2）
    论语（节选） ………………………………………………………………（11）
    庄子（节选） ………………………………………………………………（13）
    孟子（节选） ………………………………………………………………（22）
    淮南子（节选） ……………………………………………………………（24）
    吕氏春秋（节选） …………………………………………………………（33）
    黄帝内经（节选） …………………………………………………………（38）
    神农本草经（节选） ………………………………………………………（56）
    马王堆简帛（十问、合阴阳、天下至道谈、养生方、却谷食气） ………（71）
    行气玉佩铭 …………………………………………………………………（98）
    引书 …………………………………………………………………………（99）
    周易参同契 …………………………………………………………………（107）
    高上玉皇胎息经 ……………………………………………………………（117）

魏晋南北朝时期 …………………………………………………………………（118）

    养生论 ………………………………………………………………………（120）
    抱朴子内篇（节选） ………………………………………………………（121）
    灵剑子 ………………………………………………………………………（134）
    养性延命录 …………………………………………………………………（141）

隋唐五代时期 ……………………………………………………………………（152）

    诸病源候论（节选） ………………………………………………………（154）
    备急千金要方（节选） ……………………………………………………（211）
    千金翼方（节选） …………………………………………………………（247）
    摄养枕中方 …………………………………………………………………（271）
    食疗本草 ……………………………………………………………………（276）
    医心方（节选） ……………………………………………………………（316）
    黄帝阴符经 …………………………………………………………………（385）
    太上九要心印妙经 …………………………………………………………（387）
    钟吕传道集 …………………………………………………………………（390）
    真气还元铭 …………………………………………………………………（413）
    乾元子三始论 ………………………………………………………………（414）

破迷正道歌 ………………………………………………………………… (415)
太上老君说常清净妙经 …………………………………………………… (418)
太上老君内观经 …………………………………………………………… (419)
太上老君说了心经 ………………………………………………………… (421)
老子说五厨经注 …………………………………………………………… (422)
养生咏玄集 ………………………………………………………………… (424)
养生辨疑诀 ………………………………………………………………… (434)
坐忘论 ……………………………………………………………………… (435)
黄庭内外玉景经 …………………………………………………………… (440)

宋金元时期 ……………………………………………………………… (453)

太平圣惠方（节选） ……………………………………………………… (454)
养老奉亲书 ………………………………………………………………… (511)
饮膳正要 …………………………………………………………………… (539)
保生要录（节选） ………………………………………………………… (586)
混俗颐生录 ………………………………………………………………… (589)
泰定养生主论（节选） …………………………………………………… (596)
太上保真养生论 …………………………………………………………… (604)
悟真篇集注（节选） ……………………………………………………… (605)
二十四气坐功导引治病图 ………………………………………………… (609)

明清时期 ………………………………………………………………… (622)

万氏家传养生四要 ………………………………………………………… (624)
遵生八笺（节选） ………………………………………………………… (658)
寿世青编（节选） ………………………………………………………… (664)
老老恒言（节选） ………………………………………………………… (688)
天仙正理直论增注 ………………………………………………………… (715)
延年九转法 ………………………………………………………………… (772)

先秦秦汉时期

老子（节选）

【按语】

老子为道家创始人，《史记·老子韩非列传》载："老子者，楚苦县厉乡曲仁里人也，姓李氏，名耳，字聃，周守藏室之史也。"历代史学家对老子其人及其生卒年代尚无定论，一般认为老子生活于春秋时期而略早于孔子。现存最早的《老子》为1993年湖北荆门郭店战国中期楚墓出土的竹简《老子》甲、乙、丙本，与今本有较大差异且字数大大少于今本，而马王堆汉墓的帛书《老子》甲、乙本则与今本差别较小。可见《老子》一书为后人将流传的老子言论逐渐汇编增益而成。本书节选了《老子》书中与养生相关的内容，有些内容尽管老子本意不在阐发养生之道，却被后世养生家、医家进一步发挥而影响深远，因此对这些内容也一并选入，有助于从整体上把握老子的生命观和养生思想。本书校勘以王弼本为底本，以帛书甲、乙本为校本对所选内容进行校注。

老子的养生思想建立在其对宇宙万物本源的认识上，其核心是"循道"和"法自然"。老子认为宇宙万物皆由"道"所化生："有物混成，先天地生。寂兮寥兮，独立不改，周行而不殆，可以为天地母。吾不知其名，强字之曰道。"（二十五章）"道生一，一生二，二生三，三生万物。"（四十二章）道在化生了万物之后，对万物的作用又体现在"德"上，即"德畜之"。由于道在万物生长化灭过程中始终遵循着"法自然"的原则，即"生而不有，为而不恃，长而不宰"，因此天地万物也应效仿"道"之"德"，一切活动皆应法自然之道而行，这样才能实现"没身不殆"。

在具体养生法则上，老子提出了无为、无私、无知无欲、处下不争、知足知止、守虚静、贵柔、检啬等原则。老子深刻认识到事物相反相成的对立统一原则："有无相生，难易相成，长短相形，高下相倾，音声相和，前后相随"（二章），因此主张只有无私方能"成其私"，反对自私其生、过度养生："天地所以能长且久者，以其不自生，故能长生"（七章）"而民生生，动皆之死地之十有三。夫何故？以其生生之厚。盖闻善摄者，陵行不遇兕虎，入军不被甲兵。兕无所投其角，虎无所措其爪，兵无所容其刃。夫何故？以其无死地"（五十章）。主张顺应自然，无为而治。老子认为外界诱惑太多足以害生："五色令人目盲，五音令人耳聋，五味令人口爽，驰骋畋猎令人心发狂，难得之货令人行妨"（十二章），因此主张"塞其兑，闭其门"（五十二章），"多闻数穷，不如守中"（五章），"见素抱朴，少私寡欲"（十九章），"致虚极，守静笃"（十六章）。老子尤其主张仿效水与婴儿来摄生处事，因水处下不争，婴儿无知无欲，两者都是至柔的代表，而其认为"坚强者死之徒，柔弱者生之徒"（七十六章）。

【原文校释】

三 章

不尚①贤，使民不争；不贵难得之货，使民不为盗；不见②可欲，使民心不乱③。是以圣人之

---

① 尚：帛书本作"上"，义通。崇尚。
② 见：通"现"，使……现。
③ 使民心不乱：帛书本无"心"字，作"使民不乱"。

治①，虚其心，实其腹，弱其志，强其骨；常②使民无知无欲③，使夫智者不敢为也。为无为④，则无不治。

五 章

天地不仁⑤，以万物为刍狗⑥。圣人不仁，以百姓为刍狗。天地之间，其犹橐籥⑦乎⑧？虚而不屈⑨，动而愈⑩出。多闻⑪数穷，不如守中⑫。

六 章

谷⑬神不死，是谓玄牝⑭。玄牝之门，是谓天地根⑮。绵绵若存⑯，用之不勤⑰。

七 章

天长地久。天地所以⑱能长且久者，以其不自生⑲，故能长生。是以圣人后⑳其身而身先，外其身㉑而身存。非㉒以其无私邪㉓？故能成其私。

八 章

上善若㉔水。水善利万物而不争㉕，处㉖众人之所恶，故几于道㉗。居善地，心善渊，与善仁㉘，

---

① 是以圣人之治：帛书本此句句末有"也"字，作"是以圣人之治也"。
② 常：帛书本作"恒"，义通。"常"为避汉文帝刘恒讳改。
③ 使民无知无欲：帛书本此句句末有"也"字。
④ 使夫智者不敢为也。为无为：帛书本作"使夫智不敢弗为而已"。
⑤ 仁：《说文》："仁，亲也。"《礼记·经解》："上下相亲谓之仁。"此处有偏爱、私爱之意。
⑥ 刍狗：古代祭祀时用草扎的狗，以代替活狗作为祭品，祭祀完后就丢弃。《庄子·天运》："夫刍狗之未陈也，盛以箧衍，巾以文绣，尸祝齐戒以将之；及其陈也，行者践其首脊，苏者取而爨之而已。"
⑦ 橐籥（tuóyuè 驼越）：古代冶铸时用于吹风炽火的器具。橐指风袋，籥指输风管。使用时拉开皮橐使空气进入，然后压缩皮橐使橐内空气由输风管进入炉中。
⑧ 乎：帛书本作"与"。与，同"欤"，语气助词。
⑨ 屈：帛书本作"淈"，义通。枯竭，穷尽。
⑩ 愈：帛书本作"俞"，义通。更加。
⑪ 闻：原作"言"，据帛书本改。
⑫ 不如守中：帛书本作"不若守于中"。"中"，通"冲"、"盅"，空虚之意。守中即守虚静、处无为之道。
⑬ 谷：帛书本作"浴"，为"谷"之假字。谷指山谷，形容道如同山谷一样虚静幽远。
⑭ 牝（pìn 聘）：雌性动物。《说文》："牝，畜母也。"
⑮ 天地根：帛书作"天地之根"。
⑯ 绵绵若存：帛书甲本作"绵绵呵若存"，乙本作"绵绵呵其若存"。呵，语气助词。绵绵，微细不断貌。此句形容道微细不断，似无实有。
⑰ 勤：帛书作"堇"，义通。竭，尽。
⑱ 所以：帛书"所以"前有"之"字，作"之所以"。
⑲ 以其不自生：帛书本此句句末有"也"字。自生，自私其生。
⑳ 后：帛书本作"退"。义通。
㉑ 外其身：置其身于度外。即"不自生"。
㉒ 非：帛书本作"不"。
㉓ 邪：帛书本作"与"。
㉔ 若：帛书甲本作"治"，乙本作"如"，义皆通。
㉕ 不争：帛书甲本作"有静"，乙本作"有争"。
㉖ 处：帛书本作"居"，义通。
㉗ 故几于道：帛书本此句后有"矣"字。几，接近。
㉘ 与善仁：帛书乙本作"予善天"，甲本脱"天"字，作"予善"。由于老子崇尚天道而非仁道，故帛书作"予善天"似更合老子本意。

言善信，正①善治，事善能，动善时。夫唯不争②，故无尤③。

九 章

持而盈④之，不如⑤其已⑥。揣⑦而锐⑧之，不可长保⑨。金玉满堂⑩，莫之能守⑪。富贵而骄⑫，自遗其咎⑬。功遂⑭身退，天之道⑮。

十 章

载营魄抱一，能无⑯离乎？专⑰气致⑱柔，能婴儿乎？涤⑲除玄览，能无疵乎⑳？爱民治国，能无知乎㉑？天门开㉒阖，能为雌乎？明白四达，能无知乎㉓。生之畜㉔之，生而不㉕有，为而不恃，长而不宰㉖，是谓玄德。

十 二 章

五色令㉗人目盲，五音令人耳聋，五味令人口爽㉘，驰骋畋㉙猎令人心发狂，难得之货令人行

---

① 正：帛书本作"政"，为"正"之假借字。
② 争：帛书甲本作"静"。
③ 尤：过失，罪过。
④ 盈：满。
⑤ 如：帛书乙本作"若"，甲本残缺。
⑥ 已：停止。
⑦ 揣：锤击。
⑧ 锐：原作"梲"，帛书本作"兑"，通"锐"，据改。
⑨ 不可长保：帛书甲本作"不可长保之"，乙本作"不可长保也"。
⑩ 金玉满堂：帛书甲本作"金玉盈室"，乙本脱"盈"字。
⑪ 莫之能守：帛书甲本作"莫之守也"，乙本作"莫之能守也"。
⑫ 富贵而骄：帛书本作"贵富而骄"。
⑬ 自遗其咎：帛书本作"自遗其咎也"。
⑭ 遂：成功，实现。
⑮ 天之道：帛书本作"天之道也"。
⑯ 无：帛书乙本作"毋"，甲本残缺。
⑰ 专：帛书乙本作"榑"，甲本残缺。榑，聚结。
⑱ 致：帛书乙本作"至"，甲本残缺。
⑲ 涤：帛书本作"修"，义通。
⑳ 能无疵乎：帛书甲本作"能毋疵乎"，乙本作"能毋有疵乎"。疵，缺点，过失。
㉑ 能无知乎：帛书乙本作"能毋以知乎"，甲本残缺。以，用。知，通"智"，智慧，才华。爱国治民毋以智，即无为而治。
㉒ 开：帛书本作"启"，义通。"开"为避汉景帝刘启讳改。
㉓ 能无知乎：帛书乙本作"能毋以知乎"，甲本残缺。
㉔ 畜：养育，培养。
㉕ 不：帛书本作"弗"。
㉖ 为而不恃，长而不宰：帛书乙本作"长而弗宰也"，甲本残缺。宰，主管、主持。
㉗ 令：帛书本作"使"，以下四句"令"同。
㉘ 爽：伤败，败坏。
㉙ 畋：打猎。《广韵》："畋，取禽兽也。"

妨①。是以圣人之治也②,为腹③不为目,故去彼④取此。

十六章

致虚极,守静笃⑤。万物并作⑥,吾以观复⑦。夫物芸芸⑧各复归其根。归根曰静⑨,是谓复命。复命曰常,知常曰明⑩。不知常,妄作凶⑪。知常容⑫,容乃公⑬,公乃王⑭,王乃天,天乃道,道乃久,没身⑮不殆。

十九章

绝圣弃智,民利百倍。绝仁弃义,民复孝慈。绝巧弃利,盗贼无有。此三者⑯,以为文不足⑰。故令有所属⑱,见⑲素抱朴,少私寡欲⑳,绝学㉑无忧。

二十章

唯之与阿㉒,相去几何?美㉓之与恶,相去若何㉔?人之所畏,亦不可以不畏人㉕。荒兮㉖,其未

---

① 五色令人目盲,五音令人耳聋,五味令人口爽,驰骋畋猎令人心发狂,难得之货令人行妨:帛书本句间顺序稍异,作"五色使人目盲,驰骋畋猎使人心发狂,难得之货使人行妨,五音使人耳聋,五味使人口爽"。

② 之治也:原脱,据帛书本增补。

③ 腹:帛书乙本"腹"后有"而"字。

④ 彼:帛书乙本"彼"后有"而"字,甲本作"耳"字。

⑤ 笃:专一;深厚。

⑥ 作:产生,兴起。《说文》:"作,起也。"

⑦ 吾以观复:帛书本作"吾以观其复也"。复:返回,复还。

⑧ 芸芸:帛书甲本作"云云",乙本作"夗夗"。义通。指众多。

⑨ 归根曰静:帛书乙本"曰静,静",甲本残缺,仅有一"静"字。

⑩ 复命曰常,知常曰明:帛书本作"复命常也,知常明也。"

⑪ 不知常,妄作凶:帛书甲本作"不知常,芒,芒作,凶",帛书乙本"芒"字作"茫",余同甲本。较王弼本义更明晰。芒,通"茫"。模糊不清。

⑫ 容:包容,容纳。《说文》:"容,盛也。"

⑬ 公:公正无私。

⑭ 王:此为"大"之意。

⑮ 没身:终身。没,通"殁"。死。

⑯ 此三者:帛书本作"此三言也。"

⑰ 以为文不足:帛书本作"以为文未足"。文,文饰。

⑱ 故令有所属:帛书本作"故令有之所属"。属,归属。

⑲ 见:通"现",显露。

⑳ 少私寡欲:帛书乙本作"少私而寡欲",甲本残缺。

㉑ 学:河上公注:"学,谓政教礼乐之学也"。如上文"圣智"、"仁义"、"巧利"之学。

㉒ 唯之与阿:帛书甲本作"唯与诃",乙本作"唯与呵"。唯,应答声,表示同意。阿,与"呵"、"诃"通,意为怒责。

㉓ 美:原作"善",形近之误,据帛书改。"美"与整句韵一致。

㉔ 相去若何:帛书本作"其相去何若"。

㉕ 人之所畏,亦不可以不畏人:原作"人之所畏,不可不畏",帛书乙本作"人之所畏,亦不可以不畏人",意为人所畏惧的对象(指君王)也应畏惧人,于文意更合,据改。

㉖ 荒兮:帛书乙本作"望呵",甲本缺。"望呵"与下文文意更合。望,眺望。

央①哉！众人熙熙②，如享大牢③，如春登台④。我独泊兮其未兆⑤，如婴儿之未孩⑥，儽儽兮⑦若无所归。众人皆有余，而我独若遗⑧。我愚人之心也哉，沌沌⑨兮！俗人昭昭⑩，我独昏昏⑪；俗人察察⑫，我独闷闷⑬。忽⑭兮，其若海。恍⑮兮，若无止⑯。众人皆有以⑰，而我独顽似鄙⑱。我独异于人⑲，而贵食母⑳。

二十四章

希言自然㉑。故㉒飘风㉓不终朝，骤雨㉔不终日。孰为此者㉕？天地。天地尚不能久㉖，而㉗况于人乎？故从事而道者㉘同于道，德者同于德，失者同于失。同于德者，道亦德之；同于失者，道亦失之㉙。

---

① 未央：没有尽头。央，尽，完。
② 熙熙：欢乐貌。
③ 如享大牢：帛书本作"若鄉于大牢"。鄉，通"饗"、"享"。大牢，也作"太牢"，指款待上宾的最高宴飨礼节。
④ 如春登台：帛书本作"而春登台"。指于春天登临高台游览。
⑤ 我独泊兮其未兆：帛书甲本作"我泊焉未佻"，乙本作"我博焉未垗"。博与泊通，意为淡泊。佻、垗，为兆之借字，意为征兆，迹象。泊兮未兆，指淡泊无为。
⑥ 如婴儿之未孩：帛书乙本作"若婴儿未咳"，甲本残缺。"咳"、"孩"通。《说文》："咳，小儿笑也。"婴儿之未孩指婴儿还不会笑的时候。
⑦ 儽（léi垒）儽兮：帛书本作"累呵"。"儽儽"同"累累"，憔悴颓丧貌。
⑧ 而我独若遗：帛书甲本作"我独遗"，乙本脱漏。遗，缺失。
⑨ 沌沌：形容混沌无知貌。
⑩ 昭昭：明白，清楚。释德清云："谓智巧现于外也。"
⑪ 昏昏：帛书乙本作"若昏呵"，甲本残缺。若昏，状若糊涂、愚昧貌。
⑫ 察察：明辨清楚。
⑬ 闷闷：愚昧，浑噩。
⑭ 忽：原作"澹"，据帛书甲本改，乙本作"沕"。忽，辽远。
⑮ 恍：原作"飂"，据帛书本改。恍，模糊不清貌。
⑯ 若无止：帛书甲本作"其若无所止"，乙本作"若无所止"。
⑰ 以：用，作为。王弼注曰："以，用也。皆欲有所施用也。"
⑱ 似鄙：帛书甲本作"以悝"，乙本作"以鄙"。"似"，通"以"，而且。鄙，粗俗；浅薄。
⑲ 我独异于人：帛书本"独"之前有"欲"字。乙本"我"作"吾"。
⑳ 食母：即守其本。食，喂养，供养。母，指本。
㉑ 希言自然：少言符合自然之道。希，少。
㉒ 故：帛书本无此字。
㉓ 飘风：疾风。飘，回旋周转的强风。
㉔ 骤雨：帛书本作"暴雨"。
㉕ 者：帛书本无。
㉖ 天地。天地尚不能久：帛书本作"天地而弗能久"。
㉗ 而：帛书本作"又"。
㉘ 者：此下原有"道者"二字，据帛书删。
㉙ 同于德者，道亦德之；同于失者，道亦失之：原作"同于道者，道亦乐得之；同于德者，德亦乐得之；同于失者，失亦乐得之。信不足焉，有不信焉。"据帛书本改。德：通"得"。

二十五章

有物混成①,先天地生。寂兮寥兮②,独立不改,周行而不殆③,可以为天地④母。吾不⑤知其名,强字之曰道。吾⑥强为之名曰大。大曰逝⑦,逝曰远,远曰反⑧。故⑨道大,天大,地大,王亦大。域⑩中有四大,而王居其一焉。人法⑪地,地法天,天法道,道法自然。

二十八章

知其雄,守其雌,为天下溪。为天下溪,恒德不离。恒德不离⑫,复归于⑬婴儿。知其白,守其黑,为天下式。为天下式,恒德不忒。恒德不忒⑭,复归于无极。知其荣,守其辱,为天下谷。为天下谷,恒德乃足。恒德乃足⑮,复归于朴。朴散则为器,圣人用之⑯则为官长。故大制不割⑰。

四十二章

道生一,一生二,二生三,三生万物。万物负阴而抱阳,冲气以为和。人之所恶,唯孤寡不谷,而王公以为称⑱。故物或损之而益,或益之而损。人之所教,我亦教人。强梁者,不得其死,吾将以为教⑲父。

四十四章

名与身孰亲?身与货孰多⑳?得与亡孰病㉑?甚爱㉒必大费,多藏必厚亡。故㉓知足不辱,知止不殆,可以长久。

---

① 混成:浑然一体,自然生成。
② 寂寥:寂静空虚。寂,静。《说文》:"寂,无人声"。寥,空虚。
③ 周行而不殆:帛书本无此句。
④ 天地:原作"天下",前句有"先天地生",故据帛书本改。
⑤ 不:帛书本作"未"。
⑥ 吾:原脱,据帛书本补。
⑦ 逝:行,往。
⑧ 反:通"返"。返回;回归。
⑨ 故:帛书本无。
⑩ 域:帛书本作"国"。《说文》"域"与"国"均释为"邦也"。
⑪ 法:效法。
⑫ 恒德不离:原脱,据帛书补。并据帛书统一改本章中"常"为"恒"。
⑬ 于:帛书本无此字。
⑭ 恒德不忒:原脱,据帛书补。忒,差错。
⑮ 恒德乃足:原脱,据帛书乙本补,甲本缺"足"字。
⑯ 之:帛书本无此字。
⑰ 故大制不割:帛书本作"夫大制无割"。
⑱ 以为称:帛书甲本作"以自名也",乙本残缺。
⑲ 教:帛书本作"学",义通。
⑳ 多:重。
㉑ 病:损害;祸害。
㉒ 甚爱:此前原有"是故"二字,据帛书甲本删。
㉓ 故:原无,据帛书本补。

四十五章

大成若缺，其用不弊①。大盈若冲②，其用不穷。大直若屈，大巧若拙，大赢若绌③。躁胜寒，静胜热④。清静为天下正⑤。

四十六章

天下有道，却走马以粪⑥。天下无道，戎马生于郊⑦。罪莫大于可欲⑧，祸莫大于不知足，咎莫大⑨于欲得。故知足之足，常足矣。

五十章

出生入死⑩。生之徒⑪十有三，死之徒十有三。而民生生⑫，动皆之死地之十有三⑬。夫何故？以其生生之厚⑭。盖闻善摄生者，陵⑮行不遇⑯兕⑰虎，入军不被⑱甲兵。兕无所投⑲其角，虎无所措⑳其爪，兵无所容㉑其刃。夫何故？以其无死地。

五十一章

道生之，德畜之，物形之，势成之㉒。是以万物莫不㉓尊道而贵德。道之尊，德之贵，夫莫之爵㉔而常自然。故㉕道生之，德㉖畜之，长之育之，亭之毒之㉗，养之覆之。生而不有，为而不恃，长而不宰，是谓玄德。

---

① 弊：破损；衰败。
② 冲：通"盅"。空虚。
③ 大赢若绌：原作"大辩若讷"，帛书甲本作"大赢如炳"，乙本仅存句末一"绌"字，据之改。绌，不足。
④ 躁胜寒，静胜热：躁，急；扰。胜，克制。《老子经注》："凡事相反则能制。如人躁甚则虽寒亦不觉，而足以胜寒；心静则虽热亦不觉，而足以胜热。"
⑤ 清静为天下正：帛书甲本作"清静可以为天下正"，乙本残缺。
⑥ 却走马以粪：退还战马用于耕种，形容天下安定和平。却，退还。走马，奔驰之马，此指战马。粪，施肥。
⑦ 戎马生于郊：战马在战场产仔，形容天下战乱不安。郊，城外，此指战场。《说文》："距国百里为郊。"
⑧ 罪莫大于可欲：原无，据帛书甲本补。乙本脱"于"字。意为无道之君的最大罪过在于极力满足其私欲。
⑨ 大：帛书甲本作"憯"，乙本缺。憯，通"惨"，惨痛。《说文》："憯，痛也。"
⑩ 出生入死：从出生到死亡的过程。
⑪ 徒：途径。
⑫ 而民生生：原作"人之生"，据帛书本改。生生，保养生命。前一个"生"为动词，奉养。
⑬ 动皆之死地之十有三：原作"动之于死地亦十有三"，据帛书改。
⑭ 之厚：帛书本无此二字。厚，厚重。指求生过度。
⑮ 陵：原作"陆"，据帛书本改。陵，山。《说文》："陵，大阜也。"
⑯ 遇：帛书乙本作"辟"，甲本缺字。辟，通"避"。躲避。
⑰ 兕：类似犀牛的一种野兽。
⑱ 被：遭受。
⑲ 投：帛书甲本作"楬"。楬，刺。
⑳ 措：帛书甲本作"昔"，为"措"之借之。措，放置。
㉑ 容：假借为"用"。使用。
㉒ 物形之，势成之：帛书本作"物形之而器成之"。
㉓ 莫不：帛书本无此二字。
㉔ 爵：原作"命"，据帛书本改。爵，此处作动词，指封赐爵位。
㉕ 故：帛书本无此字。
㉖ 德：帛书本无此字。
㉗ 亭之毒之：即成之熟之。

五十二章

天下有始，以为天下母。既得其母，以知其子；既知其子，复守其母，没身不殆。塞其兑①，闭其门，终身不勤。开其兑，济其事，终身不救。见小曰明，守柔曰强。用其光，复归其明，无遗身殃，是为袭②常。

五十五章

含德之厚，比于赤子③。蜂虿虺蛇不螫，攫鸟猛兽不搏④。骨弱筋柔而握固⑤，未知牝牡之会而朘怒⑥，精之至也。终日号而不嗄⑦，和之至也。知和曰常，知常曰明，益生曰祥⑧，心使气曰强。物壮则老，谓之不道，不道早已。

五十九章

治人事天，莫若啬。夫唯啬，是谓早服。早服，谓之⑨重积德。重积德，则无不克。无不克，则莫知其极。莫知其极，可以有国。有国之母，可以长久。是谓深根固柢⑩，长生久视⑪之道。

六十三章

为无为，事无事，味无味。大小多少，报怨以德。图难于其易，为大于其细。天下之难作于易，天下之大作于细⑫。是以圣人终不为大，故能成其大。夫轻诺必寡信，多易必多难。是以圣人犹难⑬之，故终无难矣。

六十四章

其安易持，其未兆易谋，其脆易泮⑭，其微易散。为之于未有，治之于未乱。合抱之木，生于毫末；九层之台，起于累土⑮；千里之行⑯，始于足下。为者败之，执者失之。是以圣人无为，故无败；无执，故无失。民之从事，常于几⑰成而败之。慎终如始⑱，则无败事。是以圣人欲不欲，不贵难得

---

① 兑：此处指耳目口鼻等官窍。
② 袭：原作"习"，据帛书甲本改。袭，合。
③ 赤子：指初生之婴儿。《汉书·贾谊传》颜师古注："赤子，言其新生未有眉发，其色赤。"
④ 攫（jué 绝）鸟猛兽不搏：原作"猛兽不据，攫鸟不抟"，据帛书本改。攫鸟，指鹰、鹯等肉食类猛禽。攫，抓取。搏，捕捉。
⑤ 握固：握物牢固。
⑥ 未知牝牡之会而朘（zuī）怒：原作"未知牝牡之合而全作"，据帛书乙本改。指婴儿尚不知男女性交但阴茎却能勃起。朘，男婴的生殖器。
⑦ 嗄（yōu 优）：原作"嗄（shà 刹）"，为"嗄"之误字，据帛书本改。嗄，气逆。
⑧ 益生曰祥：指用违背自然的手段强行增益生命、过度养生反而会害生。祥，此指凶兆。
⑨ 谓之：帛书乙本作"是谓"，甲本残缺。
⑩ 柢（dǐ 底）：根基；基础。
⑪ 视：活。
⑫ 天下之难作于易，天下之大作于细：原作"天下难事必作于易，天下大事必作于细"，据帛书甲本改，乙本残缺。作，产生，兴起。
⑬ 难：用作动词，指视易为难。
⑭ 泮：通"判"。分离。
⑮ 起于累土：帛书本作"作于蔂土"。蔂，盛土筐。
⑯ 千里之行：帛书本作"百仞之高"。
⑰ 几：帛书本作"其"。"其"通"几"，将近。
⑱ 慎终如始：帛书甲本作"故慎终若始"，乙本作"故曰：慎终若始"。

之货;学不学,复众人之所过,以①辅万物之自然而不敢为。

六十七章

天下皆谓我大,大而不肖②。夫唯大,故似不肖③。若肖,久矣其细也夫!我有三宝④,持而宝之:一曰慈,二曰俭,三曰不敢为天下先。夫慈,故能勇;俭,故能广;不敢为天下先,故能成器长⑤。今舍慈且⑥勇,舍俭且广,舍后且先,死矣!夫慈,以战则胜,以守则固。天将救⑦之,以慈卫之⑧。

七十五章

民⑨之饥,以其上⑩食税之多,是以饥。民之难治⑪,以其上之有为,是以难治⑫。民之轻死,以其求生之厚,是以轻死。夫唯无以生为者⑬,是贤于⑭贵生。

七十六章

人之生也柔弱,其死也坚强。草木之生也柔脆,其死也枯槁。故坚强者死之徒,柔弱者生之徒。是以兵强则灭,木强则折。强大处下,柔弱处上。

八十章

小国⑮寡民,使有十百人器而勿用⑯,使民重死而远徙⑰。虽有舟舆⑱无所乘之,虽有甲兵无所陈⑲之,使民复结绳而用之。甘其食,美其服,安其居,乐其俗。邻国相望,鸡犬之声相闻,民至老死不相往来。

(李 瑶 校注)

---

① 以:帛书本作"能"。
② 天下皆谓我大,大而不肖:原作"天下皆谓我道大似不肖",据帛书本改。张舜徽云:"首句之'我',谓'道'也。《老子》明云:'吾不知其名,字之曰道,强为之名曰大'。是'大'者,道之别名。"肖,相似。
③ 夫唯大,故似不肖:帛书甲本作"夫唯大,故不肖",乙本作"夫唯不肖,故能大"。帛书乙本似更合文意。
④ 我有三宝:帛书本作"我恒有三宝"。
⑤ 成器长:帛书甲本作"为成事长",乙本作"为成器长"。成器,意为大器,与"成事"意同。
⑥ 且:在此意为取。
⑦ 救:帛书本作"建"。
⑧ 以慈卫之:帛书本作"如以慈垣之"。"垣","卫",均有援卫之意。
⑨ 民:帛书本作"人"。
⑩ 上:帛书本作"取"。
⑪ 民之难治:帛书本作"百姓之不治也"。
⑫ 难治:帛书本作"不治"。
⑬ 无以生为者:指不过分厚生者。
⑭ 于:帛书本无此字。
⑮ 国:帛书甲本作"邦"。
⑯ 使有十百人器而勿用:原作"使有什伯之器而不用",据帛书乙本改,甲本作"使十百人之器而毋用"。意为假设有十倍百倍于人工的器械却不使用。
⑰ 远徙:原作"不远徙",据帛书本改。远,此指疏远,避免之意。
⑱ 舟舆:帛书乙本作"舟车",甲本作"车舟"。舆,亦泛指车。
⑲ 陈:陈列,布置。

论语（节选）

【按语】

《论语》是儒家经典之一。《汉书·艺文志》记载："《论语》者，孔子应答弟子、时人及弟子相与言而接闻于夫子之语也。当时弟子各有所记，夫子既卒，门人相与辑而论纂，故谓之《论语》。"可见《论语》非为一人一时所作，而是由孔子众弟子及其门人汇集编撰而成。据学者推断其编写开始于春秋末期，而成书于战国末期。据《汉书·艺文志》记载，《论语》到汉代有三种传本，即《古论语》二十一篇、《鲁论语》二十篇、《齐论语》二十二篇。自汉代开始，由于被奉为儒家经典，有多家为其作注，但汉代注本基本已佚。本书节选了其中养生相关内容，以宋刻本朱熹撰《论语集注》为底本进行校勘，并参考了《论语新校释》的部分解释。

《论语》主要阐述了孔子的政治主张、伦理思想、道德观念及教育原则，其核心是"仁"，而这也指导着其养生观。孔子认为"仁"的含义是"爱人"，因此其养生有广义养生的含义，即不仅养己，亦兼养他人。孔子志在使"老者安之"、"少者怀之"，这对中华民族重视老人与幼儿养护的社会传统的形成影响巨大。对父母之"仁"即是"孝"，"身体发肤，受之父母，不敢毁伤，孝之始也"（《孝经》），因此孔子及其弟子对自身身体都是十分谨慎爱护的，如孔子不服用自己不明药性之药物，曾子生病马上让弟子查看其手足情况，都无疑具有积极的养生意义。"仁"作为一种道德修养，亦与人的长寿相关，因此孔子提出了"仁者寿"的观点。对此，董仲舒在《春秋繁露·循天之道》中作了进一步阐释："仁人之所以多寿者，外无贪而内清净，心和平而不失中正，取天地之美，以养其身，是其且多且治。"

此外，孔子对饮食起居也十分讲究，提出了许多具体的饮食起居养生法，如提倡不吃变质、不卫生、烹饪不当、不合时令的食物，饮酒、吃肉均宜适度，吃饭睡觉不言语，睡觉不宜如尸卧等。孔子还根据不同年龄阶段的生理情况提出相应的养生禁忌："少之时，血气未定，戒之在色；及其壮也，血气方刚，戒之在斗；及其老也，血气既衰，戒之在得。"总之，孔子作为儒家的创始人，其养生观念对后世影响深远。

【原文校释】

学而第一

子曰：君子食无求饱，居无求安。

公冶长第五

子路曰："愿闻子之志。"子曰："老者安之，朋友信之，少者怀①之。"

雍也第六

子曰："知②者乐③水，仁者乐山。知者动，仁者静。知者乐，仁者寿。"

---

① 怀：安抚；包容。
② 知：通"智"。智慧；才智。
③ 乐：作动词，以……为乐；喜爱。

述而第七

叶公问孔子于子路，子路不对①。子曰："汝奚②不曰：'其为人也，发愤③忘食，乐以忘忧，不知老之将至云尔。'"

泰伯第八

曾子有疾，召门弟子曰："启④予足，启予手！《诗》云：'战战兢兢，如临深渊，如履薄冰。'而今而后⑤，吾知免夫，小子！"

子罕第九

子曰："出则事公卿，入则事父兄，丧事不敢不勉⑥，不为酒困⑦，何有于我哉？"

乡党第十

食不厌精⑧，脍⑨不厌细。

食饐⑩而餲⑪，鱼馁⑫而肉败⑬，不食。色恶⑭，不食。臭恶，不食。失饪⑮，不食。不时⑯，不食。割不正，不食。不得其酱，不食。

肉虽多，不使胜食气⑰。唯酒无量，不及乱⑱。沽酒市脯⑲，不食。不撤⑳姜食，不多食。

祭于公，不宿肉㉑。祭肉不出㉒三日。出三日，不食之矣。

食不语，寝不言。

康子馈㉓药，拜而受之。曰："丘未达㉔，不敢尝。"

寝不尸㉕，居不容㉖。

---

① 对：回答；答复。
② 奚：何。
③ 愤：同"奋"。
④ 启：通"啓"。省视；察看。
⑤ 而今而后：从今往后。
⑥ 勉：努力；尽力。
⑦ 不为酒困：不沉溺于饮酒。
⑧ 食不厌精：食物不嫌其烹饪加工过程精细。
⑨ 脍：细切肉。
⑩ 饐（yì义）：（食物）腐败发臭。
⑪ 餲（ài爱）：（食物）经久而变味。
⑫ 馁（něi）：鱼腐烂。
⑬ 败：此指肉腐烂变质。
⑭ 恶：此指颜色不正常；难看。
⑮ 失饪：烹饪不当。
⑯ 不时：不合时令。
⑰ 胜食气：超过米、面等主食。
⑱ 乱：此指因饮酒而神志昏乱。
⑲ 沽酒市脯：买来的酒与干肉。
⑳ 撤：除去。
㉑ 祭于公，不宿肉：参加公家祭祀所分得祭肉不留到第二天。因公家祭肉放置时间较长。
㉒ 出：超过。
㉓ 馈：赠送。
㉔ 达：此指了解药性。
㉕ 寝不尸：睡觉时不像死尸那样仰卧直躺。
㉖ 居不容：坐时不摇晃身子。

季氏第十六

孔子曰："君子有三戒：少之时，血气未定，戒之在色；及其壮也，血气方刚①，戒之在斗；及其老也，血气既②衰，戒之在得③。"

（李　瑶　校注）

庄子（节选）

【按语】

庄子（约前369年~前286年），名周，战国时期宋国蒙（今安徽省蒙城县）人，是道家学派的代表人物，老子思想的继承者和发展者，后世将他与老子并称为"老庄"。庄子曾作过蒙地漆园吏，生活贫穷困顿，却鄙弃荣华富贵与权势名利，力图在乱世保持独立的人格，追求逍遥无恃的精神自由。《史记·老子韩非列传》中载其"著书十余万言"，《汉书·艺文志》中记有"《庄子》五十二篇"。魏晋玄学盛行，注解《庄子》者甚多，而以晋代郭象删减修订而成之《庄子注》倍受推崇，故唐以后遂成定本，而五十二篇本《庄子》失传。现今通行《庄子》即为郭象修订的三十三篇本，包括"内篇"七篇、"外篇"十五篇及"杂篇"十一篇，总共不到七万字。传统观点认为"内篇"出于庄子之手，"外篇"、"杂篇"为庄子学派或后学所作，而现今的观点认为"内篇"亦非完全出自庄子，《庄子》一书乃是战国至秦汉时期庄子及其后学著作的汇集。

本书节选了《庄子》中养生主、人间世、德充符、大宗师、在宥、天地、天道、刻意、达生篇中的养生相关部分，以清光绪间思贤书局《庄子集释》刻本为底本并参考其他现代校本进行校勘。《庄子集释》为清代郭庆藩撰，是书收录郭象注、成玄英疏、陆德明音义及十余家注，是清代考释《庄子》的集大成之作。

该书于《养生主》篇首先提出"缘督以为经"的原则，认为坚持这条原则就"可以保身，可以全生，可以养亲，可以尽年"。又引用的"庖丁解牛"的寓言道出了"依乎天理，批大郤，导大窾，因其固然""彼节者有间，而刀刃者无厚，以无厚入有间，恢恢乎其于游刃必有余地矣，是以十九年而刀刃若新发于硎"的保养之道，具有借鉴价值。庄子重视养心，其在《人世间》篇提出的"心斋"与《大宗师》篇提出的"坐忘"之法，甚为后世推崇，并为后世养生家、道家所发挥。庄子崇尚真人的品格，提倡安命顺天，无欲无求，淡泊生死，继承了老子的守虚静观而又有所发挥。《在宥》认为"人大喜邪毗于阳，大怒邪毗于阴。阴阳并毗，四时不至，寒暑之和不成，其反伤人之形"，因此主张节其喜怒，这是具有积极的养生意义的，这一观点也得到了后世医家的广泛认可。

【原文校释】

内　篇

养生主第三

吾生也有涯，而知也无涯，以有涯随无涯，殆④已。已而为知者，殆而已矣。为善无近名，为恶

---

① 刚：强；充盛。
② 既：已经。
③ 得：此指贪欲。
④ 殆：疲惫；困乏。

无近刑，缘督①以为经，可以保身，可以全生，可以养亲，可以尽年。

庖丁为文惠君解牛，手之所触，肩之所倚，足之所履，膝之所踦②，砉然③响然，奏刀騞然④，莫不中音，合于《桑林》⑤之舞，乃中《经首》⑥之会。文惠君曰："嘻，善哉！技盖⑦至此乎？"庖丁释刀对曰："臣之所好者，道也，进⑧乎技矣。始臣之解牛之时，所见无非全牛者。三年之后，未尝见全牛也。方今之时，臣以神遇而不以目视，官⑨知止而神欲行。依乎天理⑩，批大郤⑪，导大窾⑫，因其固然。技经肯綮⑬之未尝，而况大軱⑭乎！良庖岁更刀，割也；族⑮庖月更刀，折也。今臣之刀十九年矣，所解数千牛矣，而刀刃若新发于硎⑯。彼节者有间，而刀刃者无厚，以无厚入有间，恢恢乎其于游刃必有余地矣，是以十九年而刀刃若新发于硎。虽然，每至于族⑰，吾见其难为，怵然为戒，视为止，行为迟，动刀甚微，謋然⑱已解，如土委地，提刀而立，为之四顾，为之踌躇满志，善⑲刀而藏之。"文惠君曰："善哉！吾闻庖丁之言，得养生焉。"

公文轩见右师而惊曰："是何人也，恶乎介也？天与，其人与？"曰："天也，非人也。天之生是使独也，人之貌有与也。以是知其天也，非人也。"

泽雉十步一啄，百步一饮，不蕲⑳畜乎樊㉑中。神虽王㉒，不善也。

老聃死，秦失吊之，三号㉓而出。弟子曰："非夫子之友邪？"曰："然。""然则吊焉若此，可乎？"曰："然。始也吾以为其人也，而今非也。向吾入而吊焉，有老者哭之，如哭其子；少者哭之，如哭其母。彼其所以会之，必有不蕲言而言，不蕲哭而哭者。是遁㉔天倍㉕情，忘其所受，古者谓之遁天之刑。适来，夫子时㉖也；适去，夫子顺也。安时而处顺，哀乐不能入也，古者谓是帝之县解。"

指穷于为薪，火传也，不知其尽也。

---

① 缘督：指循中正自然之道而行。缘，顺着，依据。督，督脉，引申为中间路线。
② 踦：用膝顶住。
③ 砉（xū 虚）然：皮骨相离声。
④ 騞（huō）然：以刀裂物声。
⑤ 桑林：商代祭祀乐舞名。
⑥ 经首：传说为尧时乐曲名。
⑦ 盖：通"盍"。为何；怎么。
⑧ 进：超过。
⑨ 官：感官。
⑩ 天理：天然之腠理。
⑪ 批大郤：沿筋骨之间的大缝隙劈开。郤，通"隙"。
⑫ 导大窾（kuǎn 款）：将刀引入骨节间大的空隙。窾，空隙。
⑬ 肯綮（qìng 庆）：筋骨结合处。
⑭ 軱（gū 估）：大骨。
⑮ 族：众。此指一般人。
⑯ 硎（xíng 行）：磨刀石。
⑰ 族：此指筋骨交错聚结处。
⑱ 謋（huò 祸）然：骨肉分离声。
⑲ 善：整理好。
⑳ 蕲：通"祈"。祈求。
㉑ 樊：关鸟兽的笼子。
㉒ 王：通"旺"，旺盛。
㉓ 号：大声哭。《颜氏家训·礼》："以哭有言者为号。"
㉔ 遁：失。
㉕ 倍：通"背"。违反；违背。
㉖ 时：适时。

人间世第四（节选）

回曰："敢问心斋。"仲尼曰："若一志，无听之以耳而听之以心，无听之以心而听之以气。听止于耳，心止于符①。气也者，虚而待物者也。唯道集虚。虚者，心斋也。"

颜回曰："回之未始得使，实有②回也。得使之也，未始有回也。可谓虚乎？"夫子曰："尽矣！吾语若③：若能入游其樊，而无感其名，入则鸣④，不入则止。无门无毒，一宅而寓于不得已，则几矣。绝迹，易；无行地⑤，难。为人使⑥，易以伪；为天使，难以伪。闻以有翼飞者矣，未闻以无翼飞者也。闻以有知知者矣，未闻以无知知者也。瞻彼阕⑦者，虚室生白，吉祥止止⑧。夫且不止，是之谓坐驰。夫徇耳目内通，而外于心知，鬼神将来舍，而况人乎！是万物之化也，禹舜之所纽也，伏羲、几蘧⑨之所行终，而况散焉者⑩乎！"

匠石之⑪齐，至于曲辕，见栎社⑫树。其大蔽数千牛，絜⑬之百围⑭，其高临山十仞而后有枝，其可以为舟者旁十数。观者如市，匠伯⑮不顾，遂行不辍。弟子厌⑯观之，走及匠石，曰："自吾执斧斤以随夫子，未尝见材如此其美也。先生不肯视，行不辍，何邪？"曰："已矣，勿言之矣！散木也。以为舟则沉，以为棺椁则速腐，以为器则速毁，以为门户则液樠⑰，以为柱则蠹。是不材之木也，无所可用，故能若是之寿。"

匠石归，栎社见梦曰："女将恶乎比予哉？若将比予于文木⑱邪？夫柤⑲、梨、橘、柚，果蓏之属，实熟则剥，剥则辱，大枝折，小枝泄。此以其能苦其生者也，故不终其天年而中道夭，自掊⑳击于世俗者也。物莫不若是。且予求无所可用久矣，几死，乃今得之，为予大用。使㉑予也而有用，且得有此大也邪？且也，若与予也，皆物也，奈何哉其相㉒物也？而几死之散人，又恶知散木！"匠石

---

① 符：符合。
② 有：原作"自"。奚侗曰："自"系"有"字之误。形相近也。下文"得使之也，未始有回也"，正与此文反应。据之改。
③ 若：你。
④ 鸣：言说，发表意见。
⑤ 无行地：走路不着地。
⑥ 为人使：被人为驱使。
⑦ 阕：空隙。
⑧ 止：奚侗认为此"止"字当作"之"。可从。
⑨ 几蘧：闻一多曰：古帝王无号"几蘧"者，当是"遂人"。"遂"讹为"蘧"，"人"讹为"几"，又误倒其文，因为"几蘧"耳。可从。
⑩ 散焉者：此指一般人。
⑪ 之：前往，到。
⑫ 社：祭祀土地神处。
⑬ 絜（xié 鞋）：量物体周长。
⑭ 围：指两只胳膊合围起来的长度。
⑮ 伯：对年龄较长的男子的尊称。
⑯ 厌：满足。
⑰ 液樠（mán 蛮）：脂液渗出。
⑱ 文木：可用之木。
⑲ 柤（zhā 渣）：通"楂"，山楂。
⑳ 掊（pǒu）：剖，破开。
㉑ 使：假如。
㉒ 相：判断。

觉，而诊其梦。弟子曰："趣取无用①，则为社何邪？"曰："密②，若无言！彼亦直寄焉，以为不知己者诟厉③也。不为社者，且几有翦④乎！且也彼其所保⑤与众异，而以义⑥喻之，不亦远乎！"

南伯子綦游乎商之丘，见大木焉，有异，结驷⑦千乘，隐将芘⑧其所藾⑨。子綦曰："此何木也哉！此必有异材夫！"仰而视其细枝，则拳曲而不可以为栋梁；俯而视其大根，则轴解⑩而不可以为棺椁；咶⑪其叶，则口烂而为伤；嗅之，则使人狂酲⑫三日而不已。子綦曰："此果不材之木也，以至于此其大也。嗟乎！神人以此不材。"

宋有荆氏者，宜楸、柏、桑。其拱把⑬而上者，求狙猴之杙者⑭斩之；三围四围，求高名之丽⑮者斩之；七围八围，贵人富商之家求樿傍⑯者斩之。故未终其天年，而中道之夭于斧斤，此材之患也。故解⑰之，以牛之白颡⑱者，与豚之亢鼻⑲者，与人之有痔病者，不可以适河。此皆巫祝以知之矣，所以为不祥也。此乃神人之所以为大祥也。

支离疏者⑳，颐隐于脐，肩高于顶，会撮㉑指天，五管在上，两髀为胁。挫针治繲㉒，足以糊口；鼓筴播精㉓，足以食十人。上征武士，则支离攘臂㉔而游于其间；上有大役，则支离以有常疾不受功㉕；上与病者粟，则受三钟与十束薪。夫支离其形者，犹足以养其身，终其天年，又况支离其德者乎！"

孔子适楚，楚狂接舆游其门曰："凤兮凤兮，何如德之衰也！来世不可待，往世不可追也。天下有道，圣人成㉖焉；天下无道，圣人生㉗焉。方今之时，仅免刑焉。福轻乎羽，莫之知载；祸重乎地，

---

① 趣取无用：指树之志趣在于求其无用。
② 密：通"默"。不语。
③ 诟厉：讥评；辱骂。
④ 翦：通"剪"。砍伐；割截。
⑤ 彼其所保：其保全自身的方法。
⑥ 义：此指常理。
⑦ 驷：由四匹马所架的车。
⑧ 芘（bì避）：通"庇"。遮蔽。
⑨ 藾（lài 赖）：树荫。
⑩ 轴解：裂开。
⑪ 咶（shì视）：通"舐"。舔。
⑫ 酲（chéng 成）：酒醉不醒。
⑬ 拱把：周长约以两手合握为拱，一手握为把，此形容树尚幼小。
⑭ 求狙猴之杙（yì 意）者：寻求系猴用的木桩的人。杙，小木桩。
⑮ 高名之丽：高大房屋的栋梁。丽，屋梁。
⑯ 樿傍：棺椁一面的整块木板。
⑰ 解：禳解。祭祀神灵以求消除灾难。此处指祭祀河神。
⑱ 颡（sǎng 嗓）：额头。
⑲ 亢鼻：鼻上翻。
⑳ 支离疏者：一位肢体畸形错位的人。支，通"肢"。
㉑ 会撮：盘于脑后的发髻。
㉒ 挫针治繲（xiè 谢）：缝洗衣服。挫，捏持。繲，洗衣。
㉓ 鼓筴（cè 策）播精：给人算卦。筴，通"策"，用于占卜的蓍草。王应麟："播精，《文选·东方朔画赞》注作'播糈'。糈，古代祭神用的精米。
㉔ 攘臂：捋起衣袖，露出手臂。
㉕ 功：此指劳役之事。
㉖ 成：成就事业。
㉗ 生：保全性命。

莫之知避。已乎已乎，临人以德！殆乎殆乎，画地而趋！迷阳①迷阳，无伤吾行！吾行郤曲②，无伤吾足！"山木自寇③也，膏火自煎也。桂可食，故伐之；漆可用，故割之。人皆知有用之用，而莫知无用之用也。

德充符第五（节选）

哀公曰："何谓才全?"仲尼曰："死生、存亡、穷达、富贵、贤与不肖、毁誉、饥渴、寒暑，是事之变，命之行也。日夜相代乎前，而知不能规乎其始④者也，故不足以滑⑤和，不可入于灵府⑥。使之和豫⑦通，而不失于兑⑧；使日夜无郤，而与物为春，是接而生时于心者也，是之谓全才。""何谓德不形⑨?"曰："平者，水停之盛⑩也。其可以为法也，内保之而外不荡也。德者，成和之修也。德不形者，物不能离也。"

惠子谓庄子曰："人故⑪无情乎?"庄子曰："然。"惠子曰："人而无情，何以谓之人?"庄子曰："道与之貌，天与之形，恶得不谓之人?"惠子曰："既谓之人，恶得无情?"庄子曰："是非吾所谓情也。吾所谓无情者，言人之不以好恶内伤其身，常因自然而不益生也。"惠子曰："不益生，何以有其身?"庄子曰："道与之貌，天与之形，无以好恶内伤其身。今子外乎子之神，劳乎子之精，倚树而吟，据槁梧而瞑。天选子之形，子以'坚白⑫'鸣。"

大宗师第六（节选）

知天之所为，知人之所为者，至矣。知天之所为者，天而生也；知人之所为者，以其知之所知，以养其知之所不知，终其天年而不中道夭者，是知之盛也。虽然，有患。夫知有所待而后当⑬，其所待者特未定也。庸讵⑭知吾所谓天之非人乎？所谓人之非天乎？

且有真人而后有真知。何谓真人？古之真人，不逆寡，不雄成，不谟士⑮。若然者，过而弗悔，当而不自得也。若然者，登高不栗，入水不濡，入火不热。是知之能登假⑯于道者也若此。古之真人，其寝不梦，其觉无忧，其食不甘，其息深深。真人之息以踵，众人之息以喉。屈服者，其嗌言若

---

① 迷阳：无所用心；诈狂。郭象："迷阳，犹亡阳也。亡阳任独，不荡于外，则吾行全矣。"成玄英疏："迷，亡也。阳，明也……宜放独任之无为，忘遣应物之明智。"一说谓有刺的小灌木。王先谦《庄子集解》："谓棘刺也，生于山野，践之伤足，至今吾楚舆夫遇之犹呼迷阳踢也。"
② 郤曲：退避绕开。
③ 寇：砍伐。
④ 知不能规乎其始：人的智慧不能窥见其起始。规，通"窥"。
⑤ 滑：扰乱。
⑥ 灵府：精神之府，指心。
⑦ 和豫：安乐。
⑧ 兑：口。
⑨ 德不形：德不外露。
⑩ 盛：极点；顶点。
⑪ 故：本来，原来。
⑫ 坚白：指坚白论，战国时名家学说的一个命题。认为坚、白这两种性质都独立于石头中。
⑬ 知有所待而后当：知识必须有依赖的条件才能成立。待，依据，依赖。当，正确，恰当。
⑭ 庸讵（jù 句）：岂；何以；怎么。
⑮ 谟（mó 磨）士：谋虑事情。谟，计谋，策略。
⑯ 登假：谓升至某种境界。成玄英疏："登，升也。假，至也。"

哎①。其耆②欲深者，其天机③浅。古之真人，不知说④生，不知恶死；其出不䜣，其入不距⑤；翛然⑥而往，翛然而来而已矣。不忘其所始，不求其所终；受而喜之，忘而复之，是之谓不以心捐⑦道，不以人助天。是之谓真人。若然者，其心志，其容寂，其颡⑧頯⑨，凄然似秋，暖然似春，喜怒通四时，与物有宜而莫知其极。

死生，命也，其有夜旦之常，天也。人之有所不得与⑩，皆物之情也。彼特以天为父，而身犹爱之，而况其卓⑪乎？人特以有君为愈⑫乎己，而身犹死之，而况其真⑬乎？

泉涸，鱼相与处于陆，相呴以湿，相濡以沫，不如相忘于江湖。与其誉尧而非⑭桀也，不如两忘而化其道⑮。夫大块⑯载我以形，劳我以生，佚⑰我以老，息我以死，故善吾生者，乃所以善吾死也。

夫藏舟于壑⑱，藏山⑲于泽，谓之固矣。然而夜半有力者负之而走，昧者不知也。藏小大有宜，犹有所遁⑳。若夫藏天下于天下而不得所遁，是恒物之大情也。

特犯人之形㉑而犹喜之，若人之形者，万化而未始有极也，其为乐可胜计邪！故圣人将游于物之所不得遁而皆存。善妖㉒善老，善始善终，人犹效之，又况万物之所系，而一化㉓之所待乎！

南伯子葵问乎女偊曰："子之年长矣，而色若孺子㉔，何也？"曰："吾闻道矣。"南伯子葵曰："道可得学邪？"曰："恶㉕！恶㉖可！子非其人也。夫卜梁倚有圣人之才而无圣人之道，我有圣人之道而无圣人之才，吾欲以教之，庶几其果为圣人乎？不然，以圣人之道告圣人之才，亦易矣。吾犹

---

① 噫（ài 爱）言若哇：说话时喉咙阻塞，像呕吐一样。噫，咽喉窒塞。哇，呕吐声。
② 耆：通"嗜"。
③ 天机：此指灵性，天性。
④ 说：古同"悦"。
⑤ 其出不䜣，其入不距：不为出生而欣喜，不因入死而抗拒。䜣，欣。距，通"拒"。
⑥ 翛（xiāo 消）然：无拘无束貌；超脱貌。
⑦ 捐：舍弃，抛弃。
⑧ 颡（sǎng）：额头。
⑨ 頯（kuí 葵）：质朴。
⑩ 与：参与，干预。
⑪ 卓：比父亲卓越者，指道。
⑫ 愈：胜过。
⑬ 真：真正的主宰，指道。
⑭ 非：责难。
⑮ 化其道：归化于道。
⑯ 大块：指大地。
⑰ 佚：通"逸"，安逸。
⑱ 壑（hè 贺）：深谷。
⑲ 山：通"汕"，渔网。
⑳ 遁：失去。
㉑ 犯人之形：具备了人的形体。犯，通"范"，铸造。
㉒ 妖：通"夭"。
㉓ 一化：一切变化。
㉔ 孺（rú 如）子：幼儿，儿童。
㉕ 恶：叹词。表示惊讶。
㉖ 恶：疑问词。哪，何。

守①而告之，参②日而后能外天下；已外天下矣，吾又守之，七日而后能外物；已外物矣，吾又守之，九日而后能外生；已外生矣，而后能朝彻③；朝彻，而后能见独④；见独，而后能无古今；无古今，而后能入于不死不生。杀生者不死，生生者不生⑤。其为物，无不将⑥也，无不迎也，无不毁也，无不成也。其名为撄⑦宁。撄宁也者，撄而后成者也。"

颜回曰："回益⑧矣。"仲尼曰："何谓也？"曰："回忘仁义矣。"曰："可矣，犹未也。"他日，复见，曰："回益矣。"曰："何谓也？"曰："回忘礼乐矣。"曰："可矣，犹未也。"他日，复见，曰："回益矣。"曰："何谓也？"曰："回坐忘矣。"仲尼蹴然⑨曰："何谓坐忘？"颜回曰："堕⑩肢体，黜⑪聪明，离形去知，同于大通，此谓坐忘。"仲尼曰："同则无好⑫也，化则无常也。而果其贤乎！丘也请从而后也。"

外　篇

在宥⑬第十一（节选）

人大喜邪毗⑭于阳，大怒邪毗于阴。阴阳并毗，四时不至，寒暑之和不成，其反伤人之形乎！使人喜怒失位，居处无常，思虑不自得，中道不成章，于是乎天下始乔诘⑮卓鸷⑯，而后有盗跖曾史之行。

广成子南首而卧，黄帝顺下风⑰，膝行⑱而进，再拜稽首⑲而问曰："闻吾子达于至道，敢问治身奈何而可以长久？"广成子蹶然⑳而起，曰："善哉问乎！来，吾语汝至道。至道之精，窈窈冥冥；至道之极，昏昏默默。无视无听，抱神以静，形将自正。必静必清，无劳汝形，无摇汝精，乃可以长生。目无所见，耳无所闻，心无所知，汝神将守形，形乃长生。慎汝内，闭汝外，多知为败。我为汝遂于大明之上㉑矣，至彼至阳之原也，为汝入于窈冥之门矣，至彼至阴之原也。天地有官，阴阳有藏，慎守汝身，物将自壮。我守其一以处其和，故我修身千二百岁矣，吾形未尝衰。"

---

① 守：等待（时机）。
② 参：通"叁"，三。
③ 朝彻：突然间悟达妙道。
④ 见独：见道。道家指达到至道的境界。
⑤ 杀生者不死，生生者不生：谓道无生无死。杀生者，生生者均指道。
⑥ 将：送。
⑦ 撄（yīng英）：扰乱；干扰。
⑧ 益：进步。
⑨ 蹴（cù醋）然：惊惭不安貌。
⑩ 堕：懈怠，放松。
⑪ 黜（chù处）：废除，此指忘掉。
⑫ 好：喜好。
⑬ 在宥（yòu右）：指放任宽容，不人为约束。在，自在。宥，宽容。
⑭ 毗（pí皮）：损伤。
⑮ 乔诘：意气不平。一说为诈伪诘责。郭庆藩《集释》："崔云：'乔诘，意不平也。'"成玄英疏："乔，诈伪也。诘，责问也。"
⑯ 卓鸷（zhì治）：桀骜不驯。
⑰ 下风：下方。
⑱ 膝行：跪着走。
⑲ 稽（qǐ起）首：古时的一种礼节，跪下，拱手至地，头也至地。
⑳ 蹶然：疾起貌。
㉑ 大明之上：大光明的境界。

鸿蒙曰："意①！心养。汝徒②处无为，而物自化。堕尔形体，吐③尔聪明，伦④与物忘，大同乎涬溟⑤，解心释神，莫然无魂。万物云云，各复其根。各复其根而不知，浑浑沌沌，终身不离。若彼知之，乃是离之。无问其名，无窥其情，物固自生。"云将曰："天降朕以德，示朕以默，躬身求之，乃今也得。"再拜稽首，起辞而行。

天地第十二（节选）

夫子曰：夫道，覆载万物者也。洋洋乎大哉！君子不可以不刳⑥心焉。无为为之之谓天，无为言之之谓德，爱人利物之谓仁，不同同之之谓大，行不崖异⑦之谓宽，有万不同之谓富。故执德之谓纪，德成之谓立，循于道之谓备，不以物挫志之谓完。君子明于此十者，则韬⑧乎其事心之大也，沛⑨乎其为万物逝也。若然者，藏金于山，藏珠于渊，不利货财，不近富贵，不乐寿，不哀夭，不荣通，不丑穷，不拘一世之利以为己私分，不以王天下为己处显，显则明。万物一府，死生同状。

夫子曰：夫道，渊乎其居也，漻⑩乎其清也。金石不得无以鸣。故金石有声，不考⑪不鸣。万物孰能定之？夫王德之人，素逝⑫而耻通于事，立之本原，而知通于神，故其德广。其心之出，有物采之。故形非道不生，生非德不明。存形穷生，立德明道，非王德者邪？荡荡乎！忽然出，勃然动，而万物从之乎，此谓王德之人。视乎冥冥，听乎无声。冥冥之中，独见晓焉；无声之中，独闻和焉。故深之又深，而能物焉。神之又神，而能精焉。故其与万物接也，至无而供其求，时骋而要其宿。大小、长短、修远。

且夫失性有五：一曰五色乱目，使目不明；二曰五声乱耳，使耳不聪；三曰五臭熏鼻，困惾⑬中颡；四曰五味浊口，使口厉爽；五曰趣舍⑭滑心，使性飞扬。此五者，皆生之害也。

天道第十三（节选）

圣人之静也，非曰静也善，故静也。万物无足以铙⑮心者，故静也。水静则明烛须眉，平中准，大匠取法焉。水静犹明，而况精神！圣人之心静乎！天地之鉴也，万物之镜也。夫虚静恬淡寂漠无为者，天地之平而道德之至。故帝王圣人休焉。休则虚，虚则实，实则伦矣。虚则静，静则动，动则得矣。静则无为，无为也，则任事者责矣。无为则俞俞⑯。俞俞者，忧患不能处，年寿长矣。

---

① 意：通"噫"。
② 徒：只要。
③ 吐：舍弃。
④ 伦：类同，浑同。
⑤ 涬溟（xìng míng 性名）：指混沌的元气。
⑥ 刳（kū 哭）：破开再挖空。
⑦ 崖异：乖异。谓人性情、言行不合常理。
⑧ 韬：包容。
⑨ 沛：盛大。
⑩ 漻（liáo 疗）：（水）清澈。
⑪ 考：敲击。
⑫ 素逝：即抱朴而行。
⑬ 惾（zōng 宗）：塞，壅塞。
⑭ 趣舍：取舍。趣，通"取"。
⑮ 铙（náo 挠）：通"挠"。扰乱。
⑯ 俞俞：和乐愉快貌。俞，通"愉"。

刻意第十五

刻意尚行，离世异俗，高论怨诽，为亢①而已矣，此山谷之士、非世之人、枯槁赴渊者之所好也。语仁义忠信，恭俭推让，为修而已矣，此平世之士、教诲之人、游居学者之所好也。语大功，立大名，礼君臣，正上下，为治而已矣，此朝廷之士、尊主强国之人、致功并兼者之所好也。就薮②渊，处闲旷，钓鱼闲处，无为而已矣，此江海之士、避世之人、闲暇者之所好也。吹呴呼吸，吐故纳新，熊经鸟申，为寿而已矣，此导引之士、养形之人、彭祖寿考③者之所好也。若夫不刻意而高，无仁义而修，无功名而治，无江海而闲，不导引而寿，无不忘也，无不有也，澹然无极，而众美从之，此天地之道，圣人之德也。

故曰：夫恬淡寂漠，虚无无为，此天地之平而道德之质也。故曰：圣人休休焉则平易矣，平易则恬淡矣。平易恬淡，则忧患不能入，邪气不能袭，故其德全而神不亏。

故曰：圣人之生也天行，其死也物化。静而与阴同德，动而与阳同波。不为福先，不为祸始。感而后应，迫而后动，不得已而后起。去知与故，循天之理。故无天灾，无物累，无人非，无鬼责。其生若浮，其死若休。不思虑，不豫谋。光矣而不耀，信矣而不期。其寝不梦，其觉无忧。其神纯粹，其魂不罢④。虚无恬淡，乃合天德。

故曰：悲乐者，德之邪；喜怒者，道之过；好恶者，德之失。故心不忧乐，德之至也；一而不变，静之至也；无所于忤，虚之至也；不与物交，惔之至也；无所于逆，粹之至也。

故曰：形劳而不休则弊，精用而不已则劳，劳则竭。水之性，不杂则清，莫动则平；郁闭而不流，亦不能清；天德之象也。

故曰：纯粹而不杂，静一而不变，惔而无为，动而以天行，此养神之道也。

夫有干越之剑者，柙⑤而藏之，不敢用也，宝之至也。精神四达并流，无所不极，上际于天，下蟠⑥于地，化育万物，不可为象，其名为同帝。纯素之道，唯神是守。守而勿失，与神为一。一之精通，合于天伦。野语有之曰："众人重利，廉士重名，贤士尚志，圣人贵精。"故素也者，谓其无所与杂也；纯也者，谓其不亏其神也。能体纯素，谓之真人。

达生第十九（节选）

达生之情者，不务生之所无以为；达命之情者，不务知之所无奈何。养形必先之以物，物有余而形不养者有之矣。有生必先无离形，形不离而生亡者有之矣。生之来不能却，其去不能止。悲夫！世之人以为养形足以存生，而养形果不足以存生，则世奚足为哉！虽不足为而不可不为者，其为不免矣！夫欲免为形者，莫如弃世。弃世则无累，无累则正平，正平则与彼更生，更生则几矣！事奚足弃而生奚足遗？弃事则形不劳，遗生则精不亏。夫形全精复，与天为一。天地者，万物之父母也。合则成体，散则成始。形精不亏，是谓能移。精而又精，反以相天。

子列子问关尹曰："至人潜行不窒，蹈火不热，行乎万物之上而不栗。请问何以至于此？"关尹曰："是纯气之守也，非知巧、果敢之列。居，予语汝！凡有貌象声色者，皆物也，物与物何以相远？夫奚足以至乎先？是色而已。则物之造乎不形，而止乎无所化。夫得是而穷之者，物焉得而止焉？彼将处乎不淫之度，而藏乎无端之纪，游乎万物之所终始。壹其性，养其气，合其德，以通乎物

---

① 亢：高傲。
② 薮：生长着很多草的湖泽。
③ 寿考：年高；长寿。考，老。
④ 罢：通"疲"，劳。
⑤ 柙（xiá 侠）：同"匣"，收藏东西的器具。
⑥ 蟠：盘绕。

之所造。夫若是者，其天守全，其神无隙，物奚自入焉！夫醉者之坠车，虽疾不死。骨节与人同，而犯害与人异，其神全也。乘亦不知也，坠亦不知也，死生惊惧不入乎其胸中，是故遻①物而不习慑②。彼得全于酒而犹若是，而况得全于天乎？圣人藏于天，故莫之能伤也。复仇者，不折镆干③；虽有忮④心者，不怨飘瓦，是以天下平均。故无攻战之乱，无杀戮之刑者。由此道也。不开人之天，而开天之天，开天者德生，开人者贼生。不厌其天，不忽于人，民几乎以其真。"

田开之见周威公，威公曰："吾闻祝肾学生，吾子与祝肾游，亦何闻焉？"田开之曰："开之操拔篲⑤以侍门庭，亦何闻于夫子！"威公曰："田子无让，寡人愿闻之。"开之曰："闻之夫子曰：'善养生者，若牧羊然，视其后者而鞭之。'"威公曰："何谓也？"田开之曰："鲁有单豹者，岩居而水饮，不与民共利，行年七十而犹有婴儿之色，不幸遇饿虎，饿虎杀而食之。有张毅者，高门县薄⑥，无不走也，行年四十而有内热之病以死。豹养其内而虎食其外，毅养其外而病攻其内。此二子者，皆不鞭其后者也。"仲尼曰："无入而藏，无出而阳，柴立其中央。三者若得，其名必极。夫畏涂⑦者，十杀一人则父子兄弟相戒也，必盛卒徒而后敢出焉，不亦知乎！人之所取畏者，衽席⑧之上，饮食之间，而不知为之戒者，过也！"

（李　瑶　校注）

孟子（节选）

【按语】

孟子（前372年~前289年），名轲，战国时期邹国（今山东省邹城市）人，是继孔子之后又一位儒家宗师，被尊为"亚圣"。据《史记·孟子荀卿列传》记载，孟子曾周游各国游说诸侯，但不被接受，遂隐退而与其弟子"序诗书，述仲尼之意，作孟子七篇"。但也有学者认为《孟子》一书非为孟子所写，而是由其弟子编定，是书汇集了孟子的言论，主要体现了孟子的政治观点。本书节选了其中养生相关内容，以宋刻本朱熹撰《孟子集注》为底本进行校勘。

孟子继承和发展了孔子"仁"的思想，极力推崇仁义，其谓："仁，人之安宅也；义，人之正路也。"（《孟子·离娄上》），并在孔子的基础上进一步丰富了仁义的内涵："恻隐之心，仁之端也；羞恶之心，义之端也"（《孟子·公孙丑上》）"亲亲，仁也；敬长，义也。"（《孟子·尽心上》）孟子认为仁义是君子修身、齐家、治国、平天下的原则与基础，尤其重视个人自身修养，主张"穷则独善其身，达则兼善天下"（《孟子·尽心上》）。在自身修养方面，孟子提倡"养吾浩然之气"。孟子认为气充实肌体，但与心志关系密切，即所谓"志壹则动气，气壹则动志也"。养气的方法是用心志去引导气，而不能任气妄行，即所谓"不得于心，勿求于气"，"持其志，无暴其气"。其认为正确的心志是"义"，只有持之以恒地用义与道去养气，才能使气至大至刚。可见孟子在养生中尤重精神调

---

① 遻（è恶）：遇，遇到。
② 慑（shè社）：同"慑"。恐惧；害怕。
③ 镆干：良剑镆铘、干将的并称。
④ 忮（zhì治）：怨恨。
⑤ 拔篲：扫帚。
⑥ 县薄：悬挂帘子以代门。形容贫穷家庭。县，通"悬"。
⑦ 涂：通"途"。
⑧ 衽席：卧席，借指房事。

养，其认为人身体各个部位器官有贵贱大小之分，而仅心脏具有思考的功能，能指导耳目口鼻不被外物所惑，因此身体以心为贵，养身以养心为大，而养心的关键在于寡欲，孟子的这一认识对后世养生思想影响巨大。孟子重视环境对心性的影响，认为"居移气，养移体"，因此养生必须做到"无以饥渴之害为心害"。此外，孟子提倡乐天知命，指出人应该"存其心，养其性"，尽其道而死，才是正常寿命，不能自毁性命，因此孟子说知命者不会站在将要倾塌之墙下。

【原文校释】

公孙丑上（节选）

曰："敢问夫子之不动心与告子之不动心，可得闻与？"

"告子曰：'不得于言，勿求于心；不得于心，勿求于气。'不得于心，勿求于气，可；不得于言，勿求于心，不可。夫志，气之帅也；气，体之充也。夫志至焉，气次焉；故曰：'持其志，无暴①其气。'"

"既曰'志至焉，气次焉'，又曰'持其志，无暴其气'者何也？"

曰："志壹则动气，气壹则动志也，今夫蹶②者、趋者，是气也，而反动其心。"

"敢问夫子恶乎③长④？"

曰："我知言，我善养吾浩然之气。"

"敢问何谓浩然之气？"

曰："难言也。其为气也，至大至刚，以直养而无害，则塞于天地之间。其为气也，配义与道；无是，馁⑤也。是集义所生者，非义袭而取之也。行有不慊于心，则馁矣。我故曰告子未尝知义，以其外之也。必有事焉，而勿正，心勿忘，勿助长也。无若宋人然：宋人有闵⑥其苗之不长而揠⑦之者，芒芒然⑧归，谓其人曰：'今日病⑨矣！予助苗长矣！'其子趋而往视之，苗则槁矣。天下之不助苗长者寡矣。以为无益而舍之者，不耘苗者也；助之长者，揠苗者也。非徒无益，而又害之。"

告子上（节选）

孟子曰："富岁，子弟多赖；凶岁，子弟多暴。非天之降才尔殊也，其所以陷溺其心者然也。今夫麰⑩麦，播种而耰⑪之，其地同，树之时又同，浡然而生，至于日至之时，皆孰矣。虽有不同，则地有肥硗⑫、雨露之养、人事之不齐也。

孟子曰："拱把之桐梓，人苟欲生之，皆知所以养之者。至于身，而不知所以养之者，岂爱身不若桐梓哉？弗思甚也。"

孟子曰："人之于身也，兼所爱。兼所爱，则兼所养也。无尺寸之肤不爱焉，则无尺寸之肤不养

---

① 暴：显露。
② 蹶：跌倒。
③ 恶乎：疑问代词。犹言何所。
④ 长：长处。
⑤ 馁：气馁；泄气。
⑥ 闵（mǐn 敏）：忧虑。
⑦ 揠（yà 亚）：拔。
⑧ 芒芒然：疲倦貌。
⑨ 病：疲累，倦困。
⑩ 麰（móu 谋）：大麦。
⑪ 耰（yōu 优）：用耰松土并使土块细碎。
⑫ 硗（qiāo 敲）：土地坚硬而瘠薄。

也。所以考其善不善者，岂有他哉？于己取之而已矣。体有贵贱，有小大。无以小害大，无以贱害贵。养其小者为小人，养其大者为大人。今有场师①，舍其梧槚②，养其樲棘③，则为贱场师焉。养其一指而失其肩背，而不知也，则为狼疾④人也。饮食之人，则人贱之矣，为其养小以失大也。饮食之人无有失也，则口腹岂适为尺寸之肤哉？"

公都子问曰："钧⑤是人也，或为大人，或为小人，何也？"孟子曰："从其大体为大人，从其小体为小人。"曰："钧是人也，或从其大体，或从其小体，何也？"曰："耳目之官不思，而蔽于物。物交物，则引之而已矣。心之官则思，思则得之，不思则不得也。此天之所与我者。先立乎其大者，则其小者不能夺也。此为大人而已矣。"

尽心上（节选）

孟子曰："尽其心者，知其性也。知其性，则知天矣。存其心，养其性，所以事天也。殀⑥寿不贰⑦，脩⑧身以俟⑨之，所以立命也。"

孟子曰："莫非命也，顺受其正。是故知命者不立乎岩墙⑩之下。尽其道而死者，正命也；桎梏死者，非正命也。"

孟子曰："饥者甘⑪食，渴者甘饮，是未得饮食之正也，饥渴害之也。岂惟口腹有饥渴之害？人心亦皆有害。人能无以饥渴之害为心害，则不及人不为忧矣。"

孟子自范之齐，望见齐王之子，喟然叹曰："居移气，养移体，大哉居乎！

尽心下（节选）

孟子曰："养心莫善于寡欲。其为人也寡欲，虽有不存焉者，寡矣；其为人也多欲，虽有存焉者，寡矣。"

（李　瑶　校注）

淮南子（节选）

西汉·刘　安

【按语】

《淮南子》又名《淮南鸿烈》、《刘安子》，是我国西汉时期创作的一部论文集，由西汉皇族淮南

---

① 场师：古代园艺匠师之称。
② 梧槚（jiǎ 假）：指梧桐与山楸。两者皆良木。
③ 樲（èr 二）棘：酸枣树与荆棘，皆多刺。
④ 狼疾：昏乱；糊涂。
⑤ 钧：通"均"。
⑥ 殀：同"夭"。
⑦ 贰：背离；怀有二心。
⑧ 脩（xiū 休）：同"修"。
⑨ 俟（sì 四）：等待。
⑩ 岩墙：将要倒塌的墙。借指危险之地。
⑪ 甘：以……为美味。

王刘安主持撰写，故而得名。该书在继承先秦道家思想的基础上，综合了诸子百家学说中的精华部分，对后世研究秦汉时期文化起到了不可替代的作用。全书内容庞杂，它将道、阴阳、墨、法和一部分儒家思想糅合起来，但主要的宗旨倾向于道家。

本书选录了原道训、俶真训、天文训、地形训、诠言训中的部分内容以及精神训全卷内容。如《俶真训》强调养性、养德，其云："静漠恬澹，所以养性也；和愉虚无，所以养德也。……若然者，血脉无郁滞，五脏无蔚气。"

篇中推究疾病发生的原由，认为情志变化、地理环境对人体影响极大，是致病的重要因素。如《精神训》和《原道训》均指出："人大怒破阴，大喜坠阳，大忧内崩，大怖生狂"、"薄气发喑，惊怖为狂，忧悲多恚，病乃成积。"《地形论》有"坚土人刚，弱土人肥，垆土人大，沙土人细，息土人美，耗土人丑。""山气多男，泽气多女，风气多聋，林气多癃，木气多伛，岸下气多肿，石气多力，险阻气多瘿，暑气多夭，寒气多寿。"说明不同的地理环境和气候对人的体质、生育、发病和寿夭等均有影响，为导致疾病发生的原由之一。

文中还以五行所属方位来论人体的形体特征及勇怯、智愚、寿夭等。如"东方，……其人兑形，小头、隆鼻大口，鸢肩企行，窍通于目，筋气属焉，苍色主肝，长大早知而不寿；南方，……窍通于耳，血脉属焉，赤色主心，早壮而夭；西方，……白色主肺，勇敢不仁；北方，……其人蠢愚；中央四达，……其人慧圣而好治。"以上所述虽未必尽然，但大体上说明了五行所属的方位及地域不同对人体的影响。本书的阴阳五行思想、天人相应整体观与《黄帝内经》的阴阳五行理论、天人合一思想是基本一致的，可见当时阴阳五行已渗透到各个方面，本书部分篇章也有助于我们理解《黄帝内经》的深邃思想。

本次校勘底本为1988年北京文物出版社据原涵芬楼影印本影印的明代正统《道藏》中收录的《淮南鸿烈解》，主校本为《淮南鸿烈解》清代影宋抄本（简称清抄本），参校本为民国25年（1936年）上海广益书局《淮南子集解》，并参照其他有关资料进行校点整理。

【原文校释】

卷一　原道训（节选）

1. 夫喜怒者，道之邪也①；忧悲者，德之失也；好憎者，心之过也；嗜欲者，性之累也。人大怒破阴，大喜坠阳，薄气发喑②，惊怖为狂，忧悲多恚③，病乃成积，好憎繁多，祸乃相随。故心不忧乐，德之至也；通而不变，静之至也；嗜欲不载，虚之至也；无所好憎，平之至也；不与物散，粹之至也。能此五者，则通于神明。通于神明者，得其内者也。

是故以中制外，百事不废；中能得之，则外能收之。中之得则五藏宁，思虑平，筋力劲强，耳目聪明，疏达而不悖，坚强而不鞼④，无所大过，而无所不逮，处小而不逼，处大而不窕⑤，其魂不躁，其神不娆，湫漻⑥寂寞，为天下枭。大道坦坦，去身不远，求之近者，往而复反⑦。迫则能应，感则能动，物穆无穷，变无形像，优游委纵，如响之与景，登高临下，无失所秉，履危行险，无忘玄伏。能存之此，其德不亏，万物纷糅，与之转化，以听天下，若背风而驰，是谓至德。至德则乐矣。

---

① 夫喜怒者，道之邪也：道贵平和，喜怒偏离了道的本质，所以是"邪"。
② 薄气发喑：邪与阴气相搏则发为喑哑。《素问·宣明五气篇》有"五邪所乱……搏阴则为瘖。"
③ 恚（huì会）：怨恨，愤怒。
④ 鞼（guì贵）：折断。
⑤ 处小而不逼，处大而不窕：即在小能小，在大能大。逼，狭窄。窕，空旷。
⑥ 湫漻（qiū liǎo 秋寥）：清净。
⑦ 大道坦坦，去身不远，求之近者，往而复反：原脱，据清抄本补。

古之人有居岩穴而神不遗者，末世有势为万乘而日忧悲者。由此观之，圣亡乎治人而在于得道，乐亡于富贵而在于德和，知①大己而小天下，则几于道矣。所谓乐者，岂必处京台、章华，游云梦、沙丘，耳听《九韶》、《六莹》，口味煎熬芬芳，驰骋夷道，钩射鹔鹴②之谓乐乎？吾所谓乐者，人得其得者也。夫得其得者，不以奢为乐，不以廉为悲，与阴俱闭，与阳俱开。故子夏心战而臞③，得道而肥。圣人不以身役物，不以欲滑和，是故其为欢不忻忻，其为悲不惙惙④，万方百变，消摇而无所定，吾独慷慨遗物，而与道同出。是故有以自得之也，乔木之下，空穴之中，足以适情；无以自得也，虽以天下为家，万民为臣妾，不足以养生也。能至于无乐者，则无不乐，无不乐则至极乐矣。

2. 是故夫得道已定，而不待万物之推移也。非以一时之变化而定吾所以自得也。吾所谓得者，性命之情处其所安也。夫性命者，与形俱出其宗，形备而性命成，性命成而好憎生矣。故士有一定之论，女有不易之行⑤，规矩不能方圆，钩绳不能曲直。天地之永，登丘不可为修，居卑不可为短。是故得道者，穷⑥而不慑⑦，达而不荣，处高而不机⑧，持盈而不倾，新而不朗，久而不渝，入火不焦，入水不濡。是故不待势而尊，不待财而富，不待力而强，平虚下流⑨，与化翱翔。若然者，藏金于山，藏珠于渊，不利货财，不贪势名。是故不以康⑩为乐，不以慊⑪为悲，不以贵为安，不以贱为危，形神气志，各居其宜，以随天地之所为。

夫形者生之舍也，气者生之充也，神者生之制也，一失位则三者伤矣。是故圣人使人各处其位，守其职，而不得相干也。故夫形者，非其所安也而处之则废，气不当其所充而用之则泄，神非其所宜而行之则昧，此三者，不可不慎守也。

夫举天下万物，蚑蛲贞虫⑫，蠕动蚑作⑬，皆知其所喜憎利害者何也？以其性之在焉而不离也，忽去之则骨肉无伦矣。今人之所以眭然能视，䏭然能听，形体能抗，而百节可屈伸，察能分白黑，视丑美，而知能别同异，明是非者，何也？气为之充而神为之使也。何以知其然也？凡人之志各有所在，而神有所系者，其行也，足迹趎埳，头抵植木，而不自知也。招之而不能见也，呼之而不能闻也，耳目非去之也，然而不能应者，何也？神失其守也。故在于小则忘于大，在于中则忘于外，在于上则忘于下，在于左则忘于右，无所不充则无所不在。是故贵虚者，以毫末为宅也。今夫狂者之不能避水火之难，而越沟渎之险者，岂无形神气志哉！然而用之异也。失其所守之位，而离其外内之舍，是故举错不能当，动静不能中，终身运枯形⑭于连嵝⑮列埒⑯之门，而迹蹈于污壑阴陷之中。虽生俱与人钧，然而不免为人戮笑者，何也？形神相失也。故以神为主者，形从而利；以形为制者，神从而

---

① 知：原作"之"，据清抄本及文意而改。
② 鹔鹴（sù shuāng 肃霜）：一种水鸟，颈长身绿，形状像雁。
③ 臞（qú 渠）：消瘦。
④ 惙惙：忧郁的样子。
⑤ 女有不易之行：指贞女专一，即使丧偶也不改嫁。
⑥ 穷：困厄，处于困境。
⑦ 慑：恐惧，害怕。
⑧ 机：通"几"，危殆。
⑨ 下流：比喻众恶所归的地位。
⑩ 康：丰盛，富足。
⑪ 慊：通"歉"，不足，俭约。
⑫ 贞虫：昆虫。
⑬ 蠕动蚑（qí 奇）作：虫子爬行。此处指爬行的虫类。
⑭ 枯形：枯萎无神的形体。
⑮ 连嵝（lǒu 娄）：委曲。
⑯ 列埒（liè 列）：不平坦。

害。贪饕多欲之人,漠睯①于势利,诱慕于名位,冀以过人之智,植于高世,则精神日以耗而弥远,久淫而不还,形闭中距,则神无由入矣。是以天下时有盲妄自失之患。此膏烛之类也,火逾然而消逾亟。夫精神气志者,静而日充者以壮,躁而日耗者以老。是故圣人将养其神,和弱其气,平夷其形②,而与道沉浮俛仰。恬然则纵之,迫则用之。其纵之也若委衣③,其用之也若发机④。如是,则万物之化无不遇,而百事之变无不应。

卷二　俶真训（节选）

静漠恬憺⑤,所以养性也;和愉虚无,所以养德也。外不滑内,则性得其宜,性不动和,则德安其位。养生以经世,抱德以终年,可谓能体道矣。若然者,血脉无郁滞,五藏无蔚⑥气,祸福弗能挠滑⑦,非誉弗能尘垢,故能致其极⑧。非有其世,孰能济焉?有其人,不遇其时,身犹不能脱,又况无道乎!且人之情,耳目应感动,心志知忧乐,手足之攒疾痒、辟寒暑,所以与物接也。蜂虿螫指而神不能憺,蚊虻噆⑨肤而知不能平。夫忧患之来撄人心也,非直蜂虿之螫毒而蚊虻之惨怛也,而欲静漠虚无,奈之何哉!夫目察秋毫之末,耳不闻雷霆之声;耳调玉石之声,目不见太山之高,何则?小有所志而大有所忘也。今万物之来擢拔吾性,攓取吾情,有若泉源,虽欲勿禀,其可得邪?今夫树木者,灌以瀿水⑩,畴以肥壤。一人养之,十人拔之,则必无余櫱⑪,又况与一国同伐之哉!虽欲久生,岂可得乎?今盆水在庭,清之终日,未能见眉睫,浊之不过一挠,而不能察方员。人神易浊而难清,犹盆水之类也。况一世而挠滑之,曷得须臾平乎!

卷三　天文训（节选）

天地以设,分而为阴阳。阳生于阴,阴生于阳,阴阳相错,四维乃通。或死或生,万物乃成。蚑行喙息⑫,莫贵于人。孔窍肢体,皆通于天。天有九重,人亦有九窍。天有四时以制十二月,人亦有四肢以使十二节。天有十二月以制三百六十日,人亦有十二肢以使三百六十节。故举事而不顺天者,逆其生者也。

卷四　地形训（节选）

土地各以其类生。是故山气多男,泽气多女,障气多喑,风气多聋,林气多癃,木气多伛,岸下气多肿,石气多力,险阻气多瘿,暑气多夭,寒气多寿,谷气⑬多痹,丘气多狂,衍气多仁,陵气多贪,轻土多利,重土多迟,清水音小,浊水音大,湍水人轻,迟水人重,中土多圣人:皆象其气,皆应其类。故南方有不死之草,北方有不释之冰,东方有君子之国,西方有形残之尸。寝居直梦,人死

---

① 漠睯（hūn 昏）：迷惑。
② 平夷其形：使形体自然舒适。夷,平。
③ 委衣：自然下垂的衣服。这里形容人的情况像自然下垂的衣服一样安静。委,坠,下垂。
④ 发机：拨动弩的机关。
⑤ 恬憺：安静。
⑥ 蔚：通"痿",病。
⑦ 挠滑：扰乱。
⑧ 致其极：此处指终其天年。
⑨ 噆（cǎn 惨）：叮咬。
⑩ 瀿（fán 繁）水：指充足的水。瀿,水暴溢。
⑪ 櫱：通"蘖"。
⑫ 蚑行喙息：泛指人和动物。
⑬ 谷气：深山峡谷中的阴冷之气。

为鬼，磁石上飞，云母来水，土龙①致雨，燕雁代飞②，蛤蟹珠龟，与月盛衰。

是故坚土人刚，弱土人肥，垆土③人大，沙土人细，息土人美，秏土④人丑。食水者善游能寒，食土者无心而慧，食木者多力而奰，食草者善走而愚，食叶者有丝而蛾，食肉者勇敢而悍，食气者神明而寿，食谷者知慧而夭，不食者不死而神。凡人民禽兽万物贞虫，各有以生，或奇或偶，或飞或走，莫知其情，唯知通道者，能原本之。

天一，地二，人三，三三而九，九九八十一，一主日，日数十，日主人，人故十月而生。八九七十二，二主偶，偶以承奇⑤，奇主辰，辰主月，月主马，马故十二月而生。七九六十三，三主斗，斗主犬，犬故三月而生。六九五十四，四主时，时主彘，彘故四月而生。五九四十五，五主音，音主猿，猿故五月而生。四九三十六，六主律，律主麋鹿，麋鹿故六月而生。三九二十七，七主星，星主虎，虎故七月而生。二九十八，八主风，风主虫，虫故八月而化。

鸟鱼皆生于阴，阴属于阳，故鸟鱼皆卵生。鱼游于水，鸟飞于云，故立冬燕雀入海，化为蛤。万物之生而各异类，蚕食而不饮，蝉饮而不食，蜉蝣不饮不食，介鳞者夏食而冬蛰，啮吞者八窍而卵生，嚼咽者⑥九窍而胎生，四足者无羽翼，戴角者⑦无上齿，无角者膏而无前，有角者脂而无后。昼生者类父，夜生者似母，至阴生牝，至阳生牡。夫熊罴蛰藏，飞鸟时移。是故白水宜玉，黑水宜砥，青水宜碧，赤水宜丹，黄水宜金，清水宜龟，汾水⑧濛浊⑨而宜麻，济水通和而宜麦，河水中浊而宜菽，雒水⑩轻利而宜禾，渭水多力而宜黍，汉水重安而宜竹，江水肥仁而宜稻，平土之人慧而宜五谷。

东方川谷之所注，日月之所出。其人兑形小头，隆鼻大口，鸢肩企行，窍通于目，筋气属焉，苍色主肝，长大早知而不寿；其地宜麦，多虎豹。南方，阳气之所积，暑湿居之。其人修形兑上，大口决眦，窍通于耳，血脉属焉，赤色主心，早壮而夭；其地宜稻，多兕⑪象。西方高土，川谷出焉，日月入焉，其人面末偻⑫，修颈卬⑬行，窍通于鼻，皮革属焉，白色主肺，勇敢不仁；其地宜黍，多旄⑭犀。北方幽晦不明，天之所闭也，寒冰之所积也，蛰虫之所伏也，其人翕形短颈⑮，大肩下尻⑯，窍通于阴，骨干属焉，黑色主肾，其人蠢愚，禽兽而寿；其地宜菽，多犬马。中央四达，风气之所通，雨露之所会也。其人大面短颐，美须恶肥，窍通于口，肤肉属焉，黄色主胃，慧圣而好治；其地宜禾，多牛羊及六畜。

---

① 土龙：古人祈雨时用泥草做成的龙形的东西。
② 燕雁代飞：指候鸟按季节飞往南、北。代，更替。
③ 垆土：黑色而坚硬的土壤。
④ 秏（hào 耗）土：贫瘠的土壤。
⑤ 偶以承奇：偶是阴，不能自主，必须承阳为主。
⑥ 嚼咽者：指哺乳动物。
⑦ 戴角者：指牛羊之类。
⑧ 汾水：黄河第二大支流，发源于山西宁武管涔山。
⑨ 濛浊：混浊。
⑩ 雒（luò 洛）水：即洛河，在今河南省西部。
⑪ 兕（sì 四）：雌性犀牛。
⑫ 末偻：脊柱弯曲。
⑬ 卬：通"昂"，昂首。
⑭ 旄（máo 毛）：牦牛。
⑮ 翕形：身体萎缩。
⑯ 下尻：臀部向下突出。尻，臀也。

卷七　精神训

古未有天地之时，惟像无形，窈窈冥冥，芒芠漠闵，澒濛鸿洞①，莫知其门。有二神混生，经天营地，孔乎莫知其所终极，滔乎莫知其所止息，于是乃别为阴阳，离为八极，刚柔相成，万物乃形，烦气为虫②，精气为人。是故精神天之有也，而骨骸者地之有也；精神入其门，而骨骸反其根，我尚何存？是故圣人法天顺情，不拘于俗，不诱于人，以天为父，以地为母，阴阳为纲，四时为纪。天静以清，地定以宁，万物失之者死，法之者生。夫静漠者神明之定也，虚无者道之所居也。是故或求之于外者，失之于内；有守之于内者，失之于外。譬犹本与末也，从本引之，千枝万叶莫不随也。

夫精神者，所受于天也，而形体者，所禀于地也。故曰："一生二，二生三，三生万物。万物背阴而抱阳，冲气以为和。"故曰：一月而膏③，二月而胅④，三月而胎，四月而肌，五月而筋，六月而骨，七月而成，八月而动，九月而躁，十月而生。形体以成，五脏乃形。是故肺主目，肾主鼻，胆主口，肝主耳，外为表而内为里，开闭张歙，各有经纪。

故头之圆也象天，足之方也象地。天有四时、五行、九解、三百六十六日，人亦有四支、五藏、九窍、三百六十六节。天有风雨寒暑，人亦有取与喜怒。故胆为云，肺为气，肝为风，肾为雨，脾为雷，以与天地相参也，而心为之主。是故耳目者日月也，血气者风雨也。日中有踆乌⑤，而月中有蟾蜍。日月失其行，薄蚀无光；风雨非其时，毁折生灾；五星失其行，州国受殃。夫天地之道，至纮以大，尚犹节其章光，爱其神明，人之耳目，曷能久熏劳而不息乎？精神何能久驰骋而不既乎？是故面气者，人之华也，而五藏者，人之精也。夫面气能专于五藏而不外越，则胸腹充而嗜欲省矣。胸腹充而嗜欲省，则耳目清、听视达矣。耳目清听视达谓之明。五藏能属于心而无乖，则勃志胜而行不僻矣。勃志胜而行之不僻，则精神盛而气不散矣。精神盛而气不散则理，理则均，均则通，通则神，神则以视无不见，以听无不闻也，以为无不成也。是故忧患不能入也，而邪气不能袭。故事有求之于四海之外而不能遇，或守之于形骸之内而不见也。故所求多者所得少，所见大者所知小。

夫孔窍者，精神之户牖也，而气志者，五藏之使候也。耳目淫于声色之乐，则五藏摇动而不定矣；五藏摇动而不定，则血气滔荡而不休矣；血气滔荡而不休，则精神驰骋于外而不守矣；精神驰骋于外而不守，则祸福之至虽如丘山，无由识之矣。使耳目精明玄达而无诱慕，气志虚静恬愉而省嗜欲，五藏定宁充盈而不泄，精神内守形骸而不外越，则望于往世之前，而视于来事之后，犹未足为也，岂直祸福之间哉！故曰："其出弥远者，其知弥少。"以言乎精神之不可使外淫也。是故五色乱目，使目不明；五声哗耳，使耳不聪；五味乱口，使口爽伤；趣舍滑心，使行飞扬：此四者，天下之所养性也，然皆人累也。故曰：嗜欲者使人之气越，而好憎者使人之心劳，弗疾去则志气日耗。夫人之所以不能终其寿命，而中道夭于刑戮者，何也？以其生生之厚。夫惟能无以生为者，则所以修得生也。

夫天地运而相通，万物总而为一：能知一，则无一之不知也；不能知一，则无一之能知也。譬吾处于天下也，亦为一物矣，不识天下之以我备其物与？且惟无我而物无不备者乎？然则我亦物也，物亦物也，物之与物也，又何以相物也？虽然，其生我也，将以何益？其杀我也，将以何损？夫造化者，既以我为坯矣，将无所违之矣，吾安知夫刺灸而欲生者之非惑也？又安知夫绞经而求死者之非福也？或者生乃徭役也，而死乃休息也？天下茫茫，孰知其生我也不强求已，其杀我也不强求止；欲生而不事，憎死而不辞；贱之而弗憎，贵之而弗喜：随其天资，而安之不极。吾生也有七尺之形，吾死

---

① 澒濛鸿洞：混沌的样子。
② 虫：与"人"相对，泛指人以外的动物。
③ 膏：指生命的初始状态好像膏脂。
④ 胅（dié 叠）：隆起，突出。指胎渐大而隆起。
⑤ 踆乌：传说中太阳里的三足乌鸦。高诱注："踆，犹蹲也。谓三足乌。"

也有一棺之土；吾之比于有形之类，犹吾死之沦于无形之中也。然则吾生也物不以益众，吾死也土不以加厚，吾又安知所喜憎利害其间者乎？夫造化者之攫援物也，譬犹陶人之埏埴①也，其取之地而已为盆盎也，与其未离于地也无以异；其已成器而破碎漫澜②而复归其故也，与其为盆盎亦无以异矣。夫临江之乡，居人汲水以浸其园，江水弗憎也；苦洿③之家，决洿而注之江，洿水弗乐也。是故其在江也，无以异其浸园也，其在洿也，亦无以异其在江也。是故圣人因时以安其位，当世而乐其业。

夫悲乐者德之邪也，而喜怒者道之过也，好憎者心之暴也。故曰其生也天行，其死也物化，静则与阴俱闭，动则与阳俱开，精神澹然无极，不与物散，而天下自服。故心者形之主也，而神者心之宝也。形劳而不休则蹶，精用而不已则竭，是故圣人贵而尊之，不敢越也。夫有夏后氏之璜④者，匣匮而藏之，宝之至也。夫精神之可宝也，非直夏后氏之璜也。是故圣人以无应有，必究其理；以虚受实，必穷其节；恬愉虚静，以终其命。是故无所甚疏，而无所甚亲，抱德炀和⑤，以顺于天。与道为际，与德为邻；不为福始，不为祸先。魂魄处其宅，而精神守其根，死生无变于己，故曰至神。

所谓真人者，性合于道也。故有而若无，实而若虚，处其一，不知其二，治其内⑥，不识其外⑦，明白太素，无为复朴，体本抱神，以游于天地之樊，芒然仿佯于尘垢之外，而逍遥于无事之业，浩浩荡荡乎，机械之巧弗载于心。是故死生亦大矣，而不为变；虽天地覆育，亦不与之掺抱⑧矣。审乎无瑕而不与物糅，见事之乱而能守其宗。若然者，正肝胆，遗耳目，心志专于内，通达耦于一。居不知所为，行不知所之，浑然而往，逯然而来。形若槁木，心若死灰，忘其五藏，损其形骸。不学而知，不视而见，不为而成，不治而辩。感而应，迫而动，不得已而往，如光之耀，如景之放，以道为纲⑨，有待而然。抱其太清之本而无所容与，而物无能营，廓惝⑩而虚，清靖而无思虑，大泽焚而不能热，河汉涸而不能寒也，大雷毁山而不能惊也，大风晦日而不能伤也。是故视珍宝珠玉犹石砾也，视至尊穷宠犹行客也，视毛嫱、西施犹其页丑也。以死生为一化，以万物为一方，同精于太清之本，而游于忽区之旁，有精而不使，有神而不行，契大浑之朴，而立至清之中。是故其寝不梦，其智不萌，其魄不抑，其魂不惊。反覆终始，不知其端绪，甘暝太⑪宵之宅，而觉视于昭昭之宇，休息于无委曲之隅，而游敖于无形埒之野。居而无容，处而无所，其动无形，其静无体，存而若亡，生而若死，出入无间，役使鬼神。沦于不测，入于无间，以不同形相嬗⑫也，终始若环，莫得其伦，此精神之所以能登假于道也，是故真人之所游。若吹呴呼吸，吐故内新，熊经鸟伸，凫浴蝯躩，鸱视虎顾，是养形之人也，不以滑心。使神滔荡而不失其充，日夜无伤，而与物为春，则是合而生时于心也。

且人有戒形而无损于心，有缀宅而无耗精；夫癞者趋不变，狂者形不亏，神将有所远徙，孰暇知其所为。故形有摩而神未尝化者，以不化应化，千变万掺而未始有极。化者复归于无形也，不化者与天地俱生也。夫木之死也，青青去之也，夫使木生者，岂木也？犹充形者之非形也。故生生者未尝死也，其所生则死矣；化物者未尝化也，其所化则化矣。轻天下，则神无累矣，细万物则心不惑矣，齐死生则志不慑矣，同变化则明不眩矣。众人以为虚言，吾将举类而实之。

---

① 埏埴：将黏土放在模子里制作陶器。埏，制陶器的模子。埴，黏土。
② 漫澜：散乱的样子。
③ 洿（wū 污）：浊水池。
④ 璜（huáng 黄）：半璧形的玉。
⑤ 抱德炀和：守住自然的德性，培养天和之气。
⑥ 内：指内心修养。
⑦ 外：指外物的诱惑。
⑧ 掺（zhěn 枕）抱：指禽鸟孵卵的样子。
⑨ 纲：通"训"，法则。
⑩ 廓惝：宽广。
⑪ 太：清抄本作"大"。
⑫ 嬗（shàn 善）：演化。

人之所以乐为人主者，以其穷耳目之欲，而适躬体之便也。今高台层榭，人之所丽也，而尧朴桷①不斫②，素题不枅；珍怪奇异③，人之所美也，而尧粝粢④之饭，藜藿⑤之羹；文绣狐白，人之所好也，而尧布衣掩形，鹿裘御寒。养性之具不加厚，而增之以任重之忧，故举天下而传之于舜，若解重负然。非直辞让，诚无以为也。此轻天下之具也。禹南省，方济于江，黄龙负舟，舟中之人，五色无主；禹乃熙笑而称曰："我受命于天，竭力而劳万民，生寄也，死归也，何足以滑和！"视龙犹蝘蜓⑥，颜色不变，龙乃弭耳⑦掉尾而逃。禹之视物亦细矣。郑之神巫相壶子林，见其徵，告列子，列子行泣报壶子，壶子持以天壤。名实不入，机发于踵。壶子之视死生亦齐矣。子求行年五十有四，而病伛偻，脊管高于顶，膓⑧下迫颐⑨，两髀在上，烛营⑩指天；匍匐自窥于井，曰："伟哉！造化者其以我为此拘拘⑪邪！"此其视变化亦同矣。故观尧之道，乃知天下之轻也；观禹之志，乃知天下之细也；原壶子之论，乃知死生之齐也；见子求之行，乃知变化之同也。夫至人倚不拔之柱，行不关之途，禀不竭之府，学不死之师，无往而不遂，无至而不通。生不足以挂志，死不足以幽神，屈伸俯仰，抱命而婉转，祸福利害，千变万抮，孰足以患心！若此人者，抱素守精，蝉蜕蛇解，游于太清，轻举独住，忽然入冥，凤凰不能与之俪，而况斥鹢乎！势位爵禄，何足以概志也！

晏子与崔杼盟，临死地而不易其义；殖、华将战而死，莒君厚赂而止之，不改其行。故晏子可迫以仁，而不可劫以兵；殖、华可止以义而不可县以利。君子义死而不可以富贵留也，义为而不可以死亡恐也。彼则直为义耳，而尚犹不拘于物，又况无为者矣！尧不以有天下为贵，故授舜；公子札不以有国为尊，故让位；子罕不以玉为富，故不受宝。务光不以生害义，故自投于渊。由此观之，至贵不待爵，至富不待财。天下至大矣，而以与佗⑫人，身至亲矣，而弃之渊，外此，其余无足利矣。此之谓无累之人。无累之人，不以天下为贵矣。

上观至人之论，深原道德之意，以下考世俗之行，乃足羞也。故通许由之意，《金滕》、《豹韬》⑬废矣；延陵季子不受吴国，而讼间田者惭矣；子罕不利宝玉，而争券契者愧矣；务光不污于世，而贪利偷生者闷矣。故不观大义者，不知生之不足贪也，不闻大言者，不知天下之不足利也。今夫穷鄙之社也，叩盆拊瓴，相和而歌，自以为乐矣；尝试为之击建鼓，撞巨钟，乃性仍仍然⑭知其盆瓴之足羞也。藏诗书，修文学，而不知至论之旨，则拊盆叩瓴之徒也；夫以天下为者，学之建鼓矣。

尊势厚利，人之所贪也。使之左据天下图而右手刎其喉，愚夫不为。由此观之，生尊于天下也。圣人食足以接气，衣足以盖形，适情不求余，无天下不亏其性，有天下不羡其和，有天下无天下一实也。今赣人敖仓，予人河水，饥而餐之，渴而饮之，其入腹者，不过箪食瓢浆，则身饱而敖仓不为之减也，腹满而河水不为之竭也；有之不加饱，无之不为之饥，与守其箪筥、有其井，一实。人大怒破

---

① 桷（jué 觉）：方形的椽子。
② 斫（zhuó 卓）：砍削。
③ 异：清抄本作"味"。
④ 粝粢（lì zī 立资）：指粗劣的食物。粝，粗米。粢，馅饼。
⑤ 藜藿：泛指粗的食物。藜，藜草，又名灰菜。藿，豆叶。
⑥ 蝘蜓（yǎn tíng 眼亭）：俗称壁虎。古籍多与蜥蜴、蝾螈等相混。马缟《中华古今注》："蝘蜓，一曰守宫，一曰龙子。善于树上捕蝉食之。其细长五色者，名曰蜥蜴；其长大者，名曰蝾螈。"
⑦ 弭（mǐ 米）耳：形容温顺的样子。弭，低，垂。
⑧ 膓：胸前骨。
⑨ 颐：腮。
⑩ 烛营：烛，通"豚"，豚又通"臀"，指屁股。营，指肛门。
⑪ 拘拘：弯曲不伸的样子。原注作"好貌"，意指子求虽生得奇丑不堪，但自以为很漂亮。
⑫ 佗：通"它"。
⑬ 《金滕》、《豹韬》：代指治国安邦的典著。《金滕》，《尚书》中的一篇。《豹韬》，古代兵书《六韬》中的一部分。
⑭ 仍仍然：怅惘失意的样子。

阴，大喜坠阳，大忧内崩，大怖生狂，除秽去累，莫若未始出其宗，乃为大通。清目而不以视，静耳而不以听，钳口而不以言，委心而不以虑，弃聪明而反太素，休精神而弃知故，觉而若昧，以生而若死，终则反本未生之时，而与化为一体。死之与生一体也。

今夫繇者，揭镢舌①，鱼②笼土，盐汗交流，喘息薄喉；当此之时，茯越下，则脱然而喜矣。岩穴之间，非直越下之休也。病疵瘕者，捧心抑腹，膝上叩头，蹉跎而谛，通夕不寐；当此之时，哈然得卧，则亲戚兄弟欢然而喜。夫修夜之宁，非直一哈之乐也。

故知宇宙之大，则不可劫以死生；知养生之和，则不可县③以天下；知未生之乐，则不可畏以死；知许由之贵于舜，则不贪物。墙之立，不若其偃也，又况不为墙乎？冰之凝，不若其释也，又况不为冰乎？自无蹠有，自有蹠无，终始无端，莫知其所萌。非通于外内，孰能无好憎？无外之外至大也，无内之内至贵也，能知大贵，何往而不遂？

衰世凑④学，不知原心反⑤本，直⑥雕琢其性，矫拂⑦其情，以与世交。故目虽欲之，禁之以度，心虽乐之，节之以礼。趋翔周旋，诎⑧节卑拜，肉凝而不食，酒澄而不饮，外束其形，内总⑨其德，钳⑩阴阳之和，而迫性命之情，故终身为悲人。达至道者则不然，理情性，治心术，养以和，持以适，乐道而忘贱，安德而忘贫。性有不欲，无欲而不得，心有不乐，无乐而弗为。无益情者，不以累德，而便于性者，不以滑和。故纵体肆意，而度制可以为天下仪。

今夫儒者，不本⑪其所以欲而禁其所欲，不原其所以乐而闭其所乐，是犹决江河之源而障之以手也。夫牧民者，犹畜禽兽也，不塞其圉垣，使有野心，系绊其足，以禁其动，而欲修生寿终，岂可得乎？

夫颜回、季路、子夏、冉伯牛，孔子之通学也。然颜渊夭死，季路菹于卫，子夏失明，冉伯牛为厉，此皆迫性拂情而不得其和也。故子夏见曾子，一臞⑫一肥，曾子问其故，曰："出见富贵之乐而欲之，入见先王之道又说之，两者心战，故臞；先王之道胜，故肥。"推其志，非能贪富贵之位，不便佚靡之乐，直宜迫性闭欲，以义自防也；虽情心郁殪⑬，形性屈竭，犹不得已自强也，故莫能终其天年。若夫至人，量腹而食，度形而衣，容身而游，适情而行，余天下而不贪，委万物而不利，处大廓之宇，游无极之野，登太皇，冯太一，玩天地于掌握之中，夫岂为贫富肥臞哉！

故儒者非能使人弗欲，而能止之，非能使人勿乐，而能禁之⑭。夫使天下畏刑而不敢盗，岂若能使无有盗心哉！越人得髯蛇以为上肴，中国得而弃之无用。故知其无所用，贪者能辞之；不知其无所用，廉者不能让也。夫人主之所以残亡其国家，损弃其社稷，身死于人手，为天下笑，未尝非为非欲也。夫仇由贪大钟之赂而亡其国，虞君利垂棘之璧而擒其身，献公艳骊姬之美而乱四世，桓公甘易牙

---

① 揭：高举。镢（jué决）：一种刨土的工具。舌：锹。
② 鱼：《淮南子集解》作"负"，清抄本同底本。
③ 县（xuán玄）：古同"悬"。系挂。
④ 凑：趋，奔向。
⑤ 反：通"返"。
⑥ 直：只，仅仅。
⑦ 拂：逆，违背。
⑧ 诎（qū屈）：通"屈"。弯曲。
⑨ 总：聚束，结。
⑩ 钳：限制，约束。
⑪ 本：推究，推原。
⑫ 臞（qú瞿）：瘦。
⑬ 郁殪（yì易）：忧闷。
⑭ 故儒者非能使人弗欲……而能禁之：清抄本作"故儒者非能使人弗欲也，欲而能止之，非能使人勿乐也，乐而能禁之。"

之和而不以时葬，胡王淫女乐之娱而亡上地。使此五君者，适情辞余，以己为度，不随物而动，岂有此大患哉？故射者非矢不中也，学射者不治矢也；御者非辔不行，学御者不为辔也。知冬日之箑①，夏日之裘，无用于已，则万物之变为尘埃矣。故以汤止沸，沸乃不止，诚知其本，则去火而已矣。

卷十四　诠言训（节选）

1. 原天命，治心术，理好憎，适情性，则治道通矣。原天命则不惑祸福，治心术则不妄喜怒，理好憎则不贪无用，适情性则欲不过节。不惑祸福则动静循理，不妄喜怒则赏罚不阿，不贪无用则不以欲用害性，欲不过节则养性知足。凡此四者，弗求于外，弗假②于人，反己而得矣。

2. 圣人胜③心，众人胜欲。君子行正气，小人行邪气。内便于性，外合于义，循理而动，不系于物者，正气也。推于滋味，淫于声色，发于喜怒，不顾后患者，邪气也。邪与正相伤，欲与性相害，不可两立，一置一废。故圣人损欲而从事于性。目好色，耳好声，口好味，接而说之，不知利害嗜欲也。食之不宁于体，听之不合于道，视之不便于性，三官④交争，以义为制者，心也。割痤疽，非不痛也，饮毒药，非不苦也，然而为之者，便于身也。渴而饮水，非不快也，饥而大飧，非不澹也，然而弗为者，害于性也。此四者，耳目鼻口不知所取去，心为之制，各得其所。由是观之，欲之不可胜明矣。

凡治身养性，节寝处，适饮食，和喜怒，便动静，使在己者得，而邪气因而不生，岂若忧瘕疵之与痤疽之发，而豫备之哉！

（付　衍　校注）

吕氏春秋（节选）

战国·吕不韦

【按语】

《吕氏春秋》是战国末年（公元前239年前后）秦国丞相吕不韦组织属下门客们集体编撰的著作，其内容涉及甚广，以道家黄老思想为主，兼收儒、名、法、墨、农和阴阳各派言论，是杂家的代表作，又名《吕览》。此书共分为十二纪、八览、六论，共十二卷，一百六十篇，二十余万字。全书包括了大量的神话传说、旧史佚闻、前人遗语、古代的科学知识以及早已湮灭的各派学说。书中文章述事简洁，说理晓畅，生动形象。

本书选录了孟春纪中的本生篇和重己篇，仲春纪中的贵生篇和情欲篇，季春纪中的尽数篇，以及恃君览中的达郁篇的部分内容。如《本生》："夫水之性清，土者抇之，故不得清。人之性寿，物者抇之，故不得寿。物也者，所以养性也，非所以性养也。今世之人，惑者多以性养物，则不知轻重也。不知轻重，则重者为轻，轻者为重矣。""是故圣人之于声色滋味也，利于性则取之，害于性则舍之，此全性之道也。"提出了"重性（生命）轻物（外物）"、"以物养性"、"利于性则取之，害于性则舍之"等养生方法及思想，很值得忙碌的现代人借鉴。

本次校勘以元至正嘉兴路儒学刻本为底本，以清代经训堂丛书刻本（简称经训堂本）为主校本，

---

① 箑（shà 刹）：扇子。
② 假：借，凭借。
③ 胜：任，听任。
④ 三官：指目、耳、口的感觉，即食、视、听。

以上海扫叶山房书局民国 14 年（1925）版《百子全书·杂家类》（简称扫叶山房本）为参校本，并参考其他有关资料对该书进行校点整理。

【原文校释】

孟春纪第一

本 生

二曰：始生之者，天也①；养成之者，人也。能养天之所生而勿撄②之谓天子。天子之动也，以全天为故者也。此官之所自立也。立官者，以全生也。今世之惑主，多官而反以害生，则失所为立之矣。譬之若修兵者，以备寇也，今修兵而反以自攻，则亦失所为修之矣。

夫水之性清，土者抇③之，故不得清。人之性寿，物者抇之，故不得寿。物也者，所以养性也，非所以性养也。今世之人，惑者多以性养物，则不知轻重也。不知轻重，则重者为轻，轻者为重矣。若此，则每动无不败。以此为君，悖；以此为臣，乱；以此为子，狂。三者国有一焉，无幸必亡④。

今有声于此，耳听之必慊⑤已⑥，听之则使人聋，必弗听。有色于此，目视之必慊已，视之则使人盲，必弗视。有味于此，口食之必慊已，食之则使人瘖，必弗食。是故圣人之于声色滋味也，利于性则取之，害于性则舍之，此全性之道也。世之贵富者，其于声色滋味也，多惑者。日夜求，幸而得之则遁⑦焉。遁焉，性恶得不伤？

万人操弓共射其⑧一招，招无不中。万物章章，以害一生，生无不伤；以便一生，生无不长。故圣人之制万物也，以全其天也。天全，则神和矣，目明矣，耳聪矣，鼻臭矣，口敏矣，三百六十节皆通利矣。若此人者，不言而信，不谋而当，不虑而得；精通乎天地，神覆乎宇宙；其于物无不受也，无不裹也，若天地然；上为天子而不骄，下为匹夫而不惛⑨。此之谓全德之人。

贵富而不知道，适足以为患，不知⑩贫贱。贫贱之致物也难，虽欲过之，奚由？出则以车，入则以辇⑪，务以自佚⑫，命之曰招蹶⑬之机⑭。肥肉厚酒，务以自强，命之曰烂肠之食。靡曼皓齿⑮，郑卫之音⑯，务以自乐，命之曰伐性之斧。三患者，贵富之所致也。故古之人有不肯贵富者矣，由重生故也，非夸以名也，为其实也。则此论之不可不察也。

---

① 天也：原作"天地"，经训堂本、扫叶山房本均作"天也"，更合文意，据改。
② 撄（yīng 英）：扰乱，干扰。
③ 抇（gǔ 古）：搅乱。
④ 无幸必亡：此句为倒装，即必定灭亡，无可幸免之意。
⑤ 慊（qiè 怯）：通"惬"。满足，惬意。
⑥ 已：语气词，用于句尾，表示确定。
⑦ 遁：通"循"。放纵不能自禁。
⑧ 其：经训堂本注："其"字衍。
⑨ 惛（mèn 闷）：通"闷"，忧闷。
⑩ 知：经训堂本、扫叶山房本均作"如"。
⑪ 辇（niǎn 捻）：人推挽的车。
⑫ 佚：通"逸"，逸乐。
⑬ 蹶（jué 决）：颠覆。
⑭ 机：开端。
⑮ 靡曼皓齿：指美色。靡曼，皮肤细腻。
⑯ 郑卫之音：春秋战国时期郑、卫两国的民间音乐，因为其产生于男女幽会的场合，所以被视为淫靡之音、亡国之音。

重　己

三曰：倕①，至巧也。人不爱倕之指，而爱己之指，有之利故也②。人不爱昆山之玉③、江汉之珠④，而爱己之一苍璧⑤小玑⑥，有之利故也。今吾生之为我有，而利我亦大矣。论其贵贱，爵为天子，不足以比焉；论其轻重，富有天下，不可以易之；论其安危，一曙失之，终身不复得。此三者，有道者之所慎也。有慎之而反害之者，不达乎性命之情也。不达乎性命之情，慎之何益？是师⑦者之爱子也，不免乎枕之以糠⑧；是聋者之养婴儿也，方雷而窥之于堂⑨；有殊弗知慎者⑩？

夫弗知慎者，是死生存亡可不可，未始有别也。未始有别者，其所谓是未尝是，其所谓非未尝非，是其所谓非，非其所谓是，此之谓太惑⑪。若此人者，天之所祸也。以此治身，必死必殃；以此治国，必残必亡。

夫死殃残亡，非自至也，惑召之也。寿长至常亦然⑫。故有道者，不察所召，而察其召之者，则其至不可禁矣。此论不可不熟。

使乌获⑬疾引牛尾，尾绝力勯⑭，而牛不可行，逆也。使五尺竖子引其棬⑮，而牛恣所以之，顺也。世之人主贵人，无贤不肖，莫不欲长生久视，而日逆其生，欲之何益？凡生长也⑯，顺之也，使生不顺者，欲也，故圣人必先适欲。

室大则多阴，台高则多阳，多阴则蹶，多阳则痿，此阴阳不适之患也。是故先王不处大室，不为高台，味不众珍，衣不燀热。燀热则理塞，理塞则气不达；味众珍则胃充，胃充则中大鞔⑰；中大鞔而气不达，以此长生可得乎？昔先圣王之为苑囿园池也，足以观望劳形而已矣；其为宫室台榭也，足以辟燥湿而已矣；其为舆马衣裘也，足以逸身暖骸而已矣；其为饮食酏醴⑱也，足以适味充虚而已矣；其为声色音乐也，足以安性自娱而已矣。五者，圣王之所以养性也，非好俭而恶费也，节乎性也。

仲春纪第二

贵　生

二曰：圣人深虑天下，莫贵于生。夫耳目鼻口，生之役也。耳虽欲声，目虽欲色，鼻虽欲芬香，

---

① 倕（chuí 锤）：相传是尧时的巧匠，又传说是黄帝时巧人。
② 有之利故也：对自己有利的缘故。之，其。
③ 昆山之玉：昆仑山的玉石。据说昆仑山产的玉石，用炉炭烧三天三夜，色泽也不变，因此古人以"昆山之玉"指代上好美玉。
④ 江汉之珠：长江、汉水产的珍珠。传说江汉产夜光明珠，后以"江汉之珠"指上好珍珠。
⑤ 苍璧：石质多玉质少的玉。
⑥ 小玑：小而不圆的珍珠。
⑦ 师：乐官，古代担任乐官的都是盲人，故这里指代盲人。
⑧ 不免乎枕之以糠：却让婴儿卧枕在米糠之中，以致使糠眯婴儿眼睛。
⑨ 方雷而窥之于堂：打雷时婴儿惊恐，聋人听不到雷声，反而抱着婴儿从房中向外张望。
⑩ 有殊弗知慎者：盲人、聋子的所作所为同不知道小心的人相比，又有什么不同呢？
⑪ 太惑：经训堂本作"大惑"。
⑫ 寿长至常依然：长寿的得来也常是这样。常，恒久。
⑬ 乌获：战国时秦武王的力士。
⑭ 勯（dān 丹）：力尽。
⑮ 棬（juàn 倦）：古同"桊"，牛鼻环。
⑯ 凡生长也：经训堂本作"凡生之长也"，并注：旧本缺。
⑰ 鞔（mèn 闷）：通"懑"，闷胀。
⑱ 酏醴（yí lǐ 宜理）：甜酒。

口虽欲滋味，害于生则止。在四官者不欲，利于生者则弗为。由此观之，耳目鼻口，不得擅行，必有所制。譬之若官职，不得擅为，必有所制。此贵生之术也。

尧以天下让于子州友父①。子州友父对曰："以我为天子犹可也。虽然②，我适有幽忧之病，方将治之，未暇在天下也。"天下，重物也，而不以害其生，又况于他物乎？惟不以天下害其生者也，可以托天下。

越人三世杀其君，王子搜③患之，逃乎丹穴。越国无君，求王子搜而不得，从之丹穴。王子搜不肯出，越人薰之以艾，乘之以王舆。王子搜不④绥⑤登车，仰天而呼曰："君乎！独不可以舍我乎！"王子搜非恶为君也，恶为君之患也。若王子搜者，可谓不以国伤其生矣，此固越人之所欲得而为君也。

鲁君闻颜阖⑥得道之人也，使人以币先焉。颜阖守闾，粗布之衣，而自饭牛。鲁君之使者至，颜阖自对之。使者曰："此颜阖之家耶⑦？"颜阖对曰："此阖之家也。"使者致币，颜阖对曰："恐听缪而遗使者罪，不若审之。"使者还反审之，复来求之，则不得已。故若颜阖者，非恶富贵也，由重生恶之也。世之人主，多以富贵骄得道之人，其不相知，岂不悲哉！

故曰：道之真，以持身；其绪余，以为国家；其土苴⑧，以治天下。由此观之，帝王之功，圣人之余事也，非所以完身养生之道也。今世俗之君子，危身弃生以徇物，彼且奚以此之也？彼且奚以此为也？

凡圣人之动作也，必察其所以之与其所以为。今有人于此，以随侯之珠⑨弹千仞之雀，世必笑之，是何也？所用重，所要轻也。夫生岂特随侯珠之重也哉！

子华子曰："全生为上，亏生次之，死次之，迫生为下。"故所谓尊生者，全生之谓。所谓全生者，六欲皆得其宜也。所谓亏生者，六欲分得其宜也。亏生则于其尊之者薄矣。其亏弥甚者也，其尊弥薄。所谓死者，无有所以知，复其未生也。所谓迫生者，六欲莫得其宜也，皆获其所甚恶者。服是也，辱是也。辱莫大于不义，故不义，迫生也，而迫生非独不义也，故曰迫生不若死。奚以知其然也？耳闻所恶，不若无闻；目见所恶，不若无见。故雷则掩耳，电则掩目，此其比也。凡六欲者，皆知其所甚恶，而必不得免，不若无有所以知，无有所以知者，死之谓也，故迫生不若死。嗜肉者，非腐鼠之谓也；嗜酒者，非败酒之谓也；尊生者，非迫生之谓也。

情　欲

三曰：天生人而使有贪有欲。欲有情，情有节。圣人修节以止欲，故不过行其情也。故耳之欲五声，目之欲五色，口之欲五味，情也。此三者，贵贱愚智贤不肖欲之若一，虽神农、黄帝，其与桀、纣同。圣人之所以异者，得其情也。由贵生动，则得其情矣；不由贵生动，则失其情矣。此二者，死生存亡之本也。

俗主亏情，故每动为亡败。耳不可赡，目不可厌，口不可满，身尽府种，筋骨沉滞，血脉壅塞，九窍寥寥，曲失其宜，虽有彭祖，犹不能为也。其于物也，不可得之为欲，不可足之为求，大失到外

---

① 子州友父：经训堂本、扫叶山房本作"子州支父"。传说中的古代隐士，姓子，名州，字友父。
② 虽然：虽然这样。
③ 王子搜：战国时越王无颛（zhuān 专），"搜"为无颛的异名。
④ 不：经训堂本、扫叶山房本作"援"。援，牵拉。
⑤ 绥：上车时挽手所用的绳子。
⑥ 颜阖：战国时鲁国的隐士。
⑦ 耶：经训堂本作"邪"。
⑧ 土苴（jū 居）：比喻无足轻重的微贱之物。
⑨ 随侯之珠：相传随国是汉东的诸侯国，姬姓。随侯见一条大蛇伤断，给它敷药，后来大蛇从江中衔来一颗明珠报答他，后人称这颗明珠为"随侯之珠"。

物生本。民人怨谤，又树大雠①；意气易动，跷然不固；矜势好智，胸中欺诈；德义之缓，邪利之急。身以困穷，虽后悔之，尚将奚及？巧佞之近，端直之远，国家大危，悔前之过，犹不可反。闻言而惊，不得所由。百病怒起，乱难时至。以此君②人，为身大忧。耳不乐声，目不乐色，口不甘味，与死无择。

古人得道者，生以寿长，声色滋味，能久乐之，奚故？论早定也。论早定则知早啬，知早啬则精不竭。秋早寒则冬必暖矣，春多雨则夏必旱矣。天地不能两③，而况于人类乎？人之与天地也同，万物之形虽异，其情一体也。故古之治身与天下者，必法天地也。

尊④酌者众则速尽。万物之酌大贵之生者众矣，故大贵之生常速尽。非徒万物酌之也，又损其生以资天下之人，而终不自知。功虽成乎外，而生亏乎内。耳不可以听，目不可以视，口不可以食，胸中大扰，妄言想见，临死之上，颠倒惊惧，不知所为，用心如此，岂不悲哉！

世人之事君者，皆以孙叔敖⑤之遇荆庄王为幸，自有道者论之则不然，此荆国之幸。荆庄王好周游田猎，驰骋弋射，欢乐无遗，尽付其境内之劳与诸侯之忧于孙叔敖。孙叔敖日夜不息，不得以便生为故，故使庄王功迹著乎竹帛，传乎后世。

季春纪第三

尽 数

二曰：天生阴阳、寒暑、燥湿，四时之化、万物之变，莫不为利，莫不为害。圣人察阴阳之宜，辨万物之利以便生，故精神安乎形，而年寿得长焉。长也者，非短而续之也，毕其数也。毕数之务，在乎去害。何谓去害？大甘、大酸、大苦、大辛、大咸，五者充形则生害矣。大喜、大怒、大忧、大恐、大哀，五者接神则生害矣。大寒、大热、大燥、大湿、大风、大霖、大雾，七者动精则生害矣。故凡养生，莫若知本，知本则疾无由至矣。

精气之集也⑥，必有入也。集于羽鸟与为飞扬，集于走兽与为流行，集于珠玉与为精朗，集于树木与为茂长，集于圣人与为夐明⑦。精气之来也，因轻而扬之，因走而行之，因美而良之，因长而养之，因智而明之。

流水不腐，户枢不蝼，动也。形气亦然，形不动则精不流，精不流则气郁。郁处头则为肿、为风，处耳则为挶⑧、为聋，处目则为䁾、为盲，处鼻则为鼽、为窒，处腹则为张⑨、为疛⑩，处足则为痿、为蹶。

轻水所，多秃与瘿人；重水所，多尰⑪与躄⑫人；甘水所，多好与美人；辛水所，多疽与痤人；

---

① 雠（chóu 仇）：同"仇"。仇敌。
② 君：用作动词，给……作君。
③ 两：两全其美。
④ 尊：酒器。今作"樽"。
⑤ 孙叔敖：即蒍（wěi 伟）敖，字孙叔，春秋楚人。初隐居海滨，后为楚庄王令伊。曾辅佐楚庄王大败晋军，为楚代晋称霸奠定了基础。
⑥ 精气之集也：原作"精无气之集也"，据经训堂本、扫叶山房本改。
⑦ 夐（xiòng 诇）明：聪明睿智，即大智大慧。
⑧ 挶（jú 局）：耳病。
⑨ 张：腹部胀满，今作"胀"。
⑩ 疛（zhǒu 肘）：小腹疼痛。
⑪ 尰（zhǒng 肿）：脚肿。
⑫ 躄（bì 痹）：脚不能行走。

苦水所，多尪①与伛②人。

凡食无强厚，味无以烈味重酒，是以谓之疾首。食能以时，身必无灾。凡食之道，无饥无饱，是之谓五脏之葆。口必甘味，和精端容，将之以神气。百节虞欢，咸进受气。饮必小咽，端直无戾③。

今世上④卜筮祷祠，故疾病愈来。譬之若射者，射而不中，反修于招，何益于中？夫以汤止沸，沸愈不止，去其火则止矣。故巫医毒药，逐除治之，故古之人贱之也，为其末也。

恃君览第八
达郁（节选）

五曰：凡人三百六十节、九窍、五脏、六腑，肌肤欲其比⑤也，血脉欲其通也，筋骨欲其固也，心志欲其和也，精气欲其行也。若此则病无所居，而恶无由生矣。病之留、恶之生也，精气郁也。故水郁则为污，树郁则为蠹⑥，草郁则为蒉⑦。国亦有郁。主德不通，民欲不达，此国之郁也。国郁处久，则百恶并起，而万灾丛至矣。上下之相忍也，由此出矣。故圣王之贵豪士与忠臣也，为其敢直言而决郁塞也。

（付　衍　校注）

黄帝内经（节选）

【按语】

《黄帝内经》成编于战国时期，是中国现存最早的中医理论典著。总结了春秋至战国时期的医疗经验和学术理论，并吸收了秦汉以前有关天文学、历算学、生物学、地理学、人类学、心理学，运用阴阳、五行、天人合一的理论，对人体的解剖、生理、病理以及疾病的诊断、治疗与预防，做了比较全面的阐述，确立了中医学独特的理论体系，是中国医药学发展的理论基础和源泉。

《黄帝内经》分为《素问》、《灵枢》两大部分。本书《素问》部分节选了《素问》中"上古天真论"、"四气调神大论"、"生气通天论"、"金匮真言论"等养生相关篇章。《黄帝内经》的重要养生思想为"治未病"，《四气调神大论》中"圣人不治已病治未病，不治已乱治未乱，……夫病已成而后药之，乱已成而后治之，譬犹渴而穿井，斗而铸锥，不亦晚乎！"强调治病要重视未病防治，待病已成或已重再治属下策。同时认为人要顺应阴阳四时："夫四时阴阳者，万物之根本也。所以圣人春夏养阳，秋冬养阴，以从其根，故与万物沉浮于生长之门。逆其根，则伐其本，坏其真矣"，根据不同的季节来选择不同的养生方式。《脏气法时篇》中也论述了"合人形以法四时五行而治"，如"肝主春，足厥阴少阳主治，其日甲乙，……，心主夏，手少阴太阳主治，其日丙丁，……。脾主长夏，足太阴阳明主治，其日戊己，……。肺主秋，手太阴阳明主治，其日庚辛，……。肾主冬，足少阴太阳主治，其日壬癸，……"等等。校勘以《重广补注黄帝内经素问》明嘉靖二十九年顾从德影

---

① 尪（wāng 汪）：颈、背、胸骨骼弯曲。
② 伛（yǔ 雨）：脊背弯曲。
③ 戾（lì 厉）：弯曲。
④ 上：通"尚"，崇尚。
⑤ 比：细密，细腻。
⑥ 蠹（dù 度）：蛀虫。
⑦ 蒉（kuì 溃）：据前后文义，当为"蒉"（zì 自）之误。本指直立而枯死的树木，这里指草枯死。

宋本为底本，以 2006 年北京图书馆出版社出版据元至元五年胡氏古林书堂刻本影印《新刊补注释文黄帝内经素问》为主校本，以清光绪十年（1884）京口文成堂摹刻宋本《黄帝内经》为参校本，并参考其他有关资料进行校注整理。

《灵枢》部分选取了《灵枢》中柔天刚柔、天年、五味、五味论篇的内容。其中详细论述了通过形体判断人的寿夭："形充而皮肤缓者则寿，形充而皮肤急者则夭，形充而脉坚大者顺也，形充而脉小以弱者气衰，衰则危矣"，不同年龄段的生理变化："人生十岁，五脏始定，血气已通，其气在下，故好走。二十岁，血气始盛，……。三十岁，五脏大定，……。四十岁，五脏六腑、十二经脉，皆大盛以平定，……。五十岁，肝气始衰，肝叶始薄，胆汁始减，目始不明。六十岁，心气始衰，……。七十岁，脾气虚，皮肤枯。八十岁，肺气衰，……。九十岁，肾气焦，……。百岁，五脏皆虚，神气皆去，形骸独居而终矣"，并阐述了食物五味与人体的关系："五味入于口也，各有所走，各有所病。酸走筋，多食之，令人癃；咸走血，多食之，令人渴；辛走气，多食之，令人洞心；苦走骨，多食之，令人变呕；甘走肉，多食之，令人悗心。"校勘以《新刊黄帝内经灵枢二十四卷》（明刻本）为底本，以清光绪十年（1884）京口文成堂摹刻宋本《黄帝内经》以及明正统道藏本为校本，并参考其他有关资料对该书进行校点整理。

【原文校释】

素　问
上古天真论篇第一

昔在黄帝，生而神灵，弱而能言，幼而徇齐①，长而敦敏②，成而登天。乃问于天师曰：余闻上古之人，春秋皆度百岁，而动作不衰；今时之人，年半百而动作皆衰者，时世异耶？将人失之耶？岐伯对曰：上古之人，其知道者，法于阴阳，和于术数，食饮有节，起居有常，不妄作劳，故能形与神俱，而尽终其天年，度百岁乃去。今时之人不然也，以酒为浆，以妄为常，醉以入房，以欲竭其精，以耗散其真，不知持满，不时御神，务快其心，逆于生乐，起居无节，故半百而衰也。

夫上古圣人之教下也，皆谓之虚邪贼风，避之有时，恬惔虚无，真气从之，精神内守，病安从来。是以志闲而少欲，心安而不惧，形劳而不倦，气从以顺，各从其欲，皆得所愿。故美其食，任其服，乐其俗，高下不相慕，其民故曰朴。是以嗜欲不能劳其目，淫邪不能惑其心，愚智贤不肖不惧于物，故合于道。所以能年皆度百岁而动作不衰者，以其德全不危也。

帝曰：人年老而无子者，材力尽邪？将天数然也？岐伯曰：女子七岁，肾气盛，齿更发长；二七而天癸至，任脉通，太冲脉盛，月事以时下，故有子；三七，肾气平均，故真牙生而长极；四七，筋骨坚，发长极，身体盛壮；五七，阳明脉衰，面始焦，发始堕；六七，三阳脉衰于上，面皆焦，发始白；七七，任脉虚，太冲脉衰少，天癸竭，地道不通，故形坏而无子也。丈夫八岁，肾气实，发长齿更；二八，肾气盛，天癸至，精气溢泻，阴阳和，故能有子；三八，肾气平均，筋骨劲强，故真牙生而长极；四八，筋骨隆盛，肌肉满壮；五八，肾气衰，发堕齿槁；六八，阳气衰竭于上，面焦，发鬓颁白；七八，肝气衰，筋不能动，天癸竭，精少，肾脏衰，形体皆极八八，则齿发去。肾者主水，受五脏六腑之精而藏之，故五脏盛乃能泻。今五脏皆衰，筋骨解堕③，天癸尽矣，故发鬓白，身体重，行步不正，而无子耳。

帝曰：有其年已老而有子者，何也？岐伯曰：此其天寿过度，气脉常通，而肾气有余也。此虽有

---

① 徇齐：疾速。此指思维敏捷，领会事物快。
② 敦敏：敦厚、勤勉。敏，此作勤奋努力。《礼·中庸》："人道敏政。"朱熹："犹勉也。"
③ 解（xiè 谢）堕：同懈堕，指怠惰无力。

子，男子不过尽八八，女子不过尽七七，而天地之精气皆竭矣。

帝曰：夫道者年皆百数能有子乎？岐伯曰：夫道者能却老而全形身，年虽寿，能生子也。

黄帝曰：余闻上古有真人者，提挈天地，把握阴阳①，呼吸精气，独立守神，肌肉若一，故能寿敝天地，无有终时，此其道生。中古之时，有至人者，淳德全道，和于阴阳，调于四时，去世离俗，积精全神，游行天地之间，视听八达之外，此盖益其寿命而强者也，亦归于真人。其次有圣人者，处天地之和，从八风之理②，适嗜欲于世俗之间，无恚嗔之心，行不欲离于世，被服章，举不欲观于俗，外不劳形于事，内无思想之患，以恬愉为务，以自得为功，形体不敝，精神不散，亦可以百数。其次有贤人者，法则天地，象似日月，辨列星辰，逆从阴阳，分别四时，将从上古合同于道，亦可使益寿而有极时。

四气调神大论篇第二

春三月，此谓发陈，天地俱生，万物以荣，夜卧早起，广步于庭，被发缓形，以使志生，生而勿杀，予而勿夺，赏而勿罚，此春气之应，养生之道也。逆之则伤肝，夏为寒变，奉长者少。

夏三月，此谓蕃秀，天地气交，万物华实，夜卧早起，无厌于日，使志无怒，使华英成秀，使气得泄，若所爱在外，此夏气之应，养长之道③也。逆之则伤心，秋为痎疟，奉收者少，冬至重病。

秋三月，此谓容平，天气以急，地气以明，早卧早起，与鸡俱兴，使志安宁，以缓秋刑，收敛神气，使秋气平，无外其志，使肺气清，此秋气之应，养收之道也。逆之则伤肺，冬为飧泄，奉藏者少。

冬三月，此谓闭藏，水冰地坼，无扰乎阳，早卧晚起，必待日光，使志若伏若匿，若有私意，若已有得，去寒就温，无泄皮肤，使气亟夺，此冬气之应，养藏之道也。逆之则伤肾，春为痿厥，奉生者少。

天气清净光明者也，藏德不止④，故不下也。天明则日月不明，邪害空窍，阳气者闭塞，地气者冒明，云雾不精，则上应白露不下；交通不表，万物命故不施，不施则名木多死；恶气不发，风雨不节，白露不下，则菀槁⑤不荣；贼风数至，暴雨数起，天地四时不相保，与道相失，则未央⑥绝灭。唯圣人从之，故身无奇病，万物不失，生气不竭。

逆春气，则少阳不生，肝气内变。逆夏气，则太阳不长，心气内洞。逆秋气，则太阴不收，肺气焦满。逆冬气，则少阴不藏，肾气独沉。

夫四时阴阳者，万物之根本也。所以圣人春夏养阳，秋冬养阴，以从其根，故与万物沉浮于生长之门。逆其根，则伐其本，坏其真矣。故阴阳四时者，万物之终始也，死生之本也，逆之则灾害生，从之则苛疾不起，是谓得道。道者，圣人行之，愚者佩之。从阴阳则生，逆之则死；从之则治，逆之则乱。反顺为逆，是谓内格。

是故圣人不治已病治未病，不治已乱治未乱，此之谓也。夫病已成而后药之，乱已成而后治之，譬犹渴而穿井，斗而铸锥，不亦晚乎！

---

① 提挈天地，把握阴阳：掌握天地阴阳变化规律。提挈，提举的意思，与下"把握"为互词，引申为掌握。

② 从八风之理：指圣人通晓八风伤人之理而知避让，以免受到伤害。八风，指东、西、南、北、东南、西南、东北、西北八方之风。

③ 养长之道：夏季自然万物处于长势旺盛的阶段，人类亦如此，根据这个季节及生物发展阶段的特征来调摄精神的方法，即为"养长之道"。

④ 藏德不止：德，在此指推动宇宙自然万物运动变化生生不息的力量，包括着使万物依四时之序而生长收藏的力量。天蕴藏着这样的力量运行不息，故称"藏德不止"。

⑤ 菀槁：茂盛的禾苗。菀，茂盛。槁，禾秆，这里泛指禾苗。

⑥ 未央：未到一半。

生气通天论篇第三

黄帝曰：夫自古通天者，生之本，本于阴阳。天地之间，六合之内，其气九州、九窍、五脏、十二节，皆通乎天气。其生五，其气三，数犯此者，则邪气伤人，此寿命之本也。

苍天之气，清静则志意治，顺之则阳气固，虽有贼邪，弗能害也，此因时之序。故圣人抟①精神，服天气，而通神明。失之则内闭九窍，外壅肌肉，卫气散解，此谓自伤，气之削也。

阳气者，若天与日，失其所，则折寿而不彰②，故天运当以日光明。是故阳因而上，卫外者也。

因于寒，欲如运枢，起居如惊，神气乃浮。因于暑，汗，烦则喘喝，静则多言，体若燔炭，汗出而散。因于湿，首如裹，湿热不攘，大筋緛短，小筋弛长③。緛短为拘，弛长为痿。因于气，为肿。四维相代，阳气乃竭④。

阳气者，烦劳则张，精绝，辟积于夏，使人煎厥⑤。目盲不可以视，耳闭不可以听，溃溃乎若坏都，汩汩乎不可止⑥。

阳气者，大怒则形气绝，而血菀于上，使人薄厥。有伤于筋，纵，其若不容。汗出偏沮，使人偏枯；汗出见湿，乃生痤疿。高粱之变，足生大丁，受如持虚。劳汗当风，寒薄为皶⑦，郁乃痤。

阳气者，精则养神，柔则养筋。开阖不得，寒气从之，乃生大偻；陷脉为瘘，留连肉腠；俞气化薄，传为善畏，及为惊骇；营气不从，逆于肉理，乃生痈肿。魄汗⑧未尽，形弱而气烁，穴俞以闭，发为风疟。故风者，百病之始也，清静则肉腠闭拒，虽有大风苛毒，弗之能害，此因时之序也。

故病久则传化，上下不并，良医弗为。故阳蓄积病死，而阳气当隔，隔者当泻，不亟正治，粗乃败之。

故阳气者，一日而主外，平旦人气生，日中而阳气隆，日西而阳气已虚，气门乃闭。是故暮而收拒，无扰筋骨，无见雾露，反此三时，形乃困薄。

岐伯曰：阴者，藏精而起亟也；阳者，卫外而为固也。阴不胜其阳，则脉流薄疾，并乃狂。阳不胜其阴，则五脏气争，九窍不通。是以圣人陈阴阳，筋脉和同，骨髓坚固，气血皆从。如是则内外调和，邪不能害，耳目聪明，气立如故。

风客淫气，精乃亡，邪伤肝也。因而饱食，筋脉横解⑨，肠澼为痔。因而大饮，则气逆。因而强力，肾气乃伤，高骨乃坏。

凡阴阳之要，阳密乃固，两者不和，若春无秋，若冬无夏，因而和之，是谓圣度。故阳强不能密，阴气乃绝；阴平阳秘，精神乃治；阴阳离决，精气乃绝。

因于露风，乃生寒热。是以春伤于风，邪气留连，乃为洞泄；夏伤于暑，秋为痎疟；秋伤于湿，上逆而咳，发为痿厥⑩；冬伤于寒，春必温病。四时之气，更伤五脏。

---

① 抟：古同"专"，此处作专一解。《史记·秦始皇本纪》："抟心揖志"。

② 失其所，则折寿而不彰：阳气失去了应有的位次，就会折损寿命，生命的机能也会微弱。所，指位次而言。不彰，指生命机能不能彰著明显，即生命力微弱。

③ 大筋緛（ruǎn 软）短，小筋弛长：此指大小诸筋短缩或弛长。緛，收缩。弛，松弛。

④ 四维相代，阳气乃竭：四种邪气（寒、暑、湿、风）维系不离，相互更代伤人，就会使阳气倾竭。

⑤ 煎厥：病名。为阳盛消烁煎熬阴液而致昏厥的病症。多因平素阳盛阴亏复感暑热而得，症见耳聋、目盲，甚则昏厥不省人事。

⑥ 溃溃乎若坏都，汩汩乎不可止：形容煎厥发病时，神志昏乱，就像都城崩毁，国家大乱，其病势急骤难以控制之状。

⑦ 皶（zhā 扎）：古同"齇"，粉刺。

⑧ 魄汗：即身汗。魄，这里指身体。

⑨ 筋脉横解：筋脉纵缓。横，放纵。解，同"懈"，弛缓不收。

⑩ 痿厥：病名，因气机不顺而致肢体委弱不用的痿症。厥，逆的意思。

阴之所生，本在五味；阴之五宫，伤在五味。是故味过于酸，肝气以津，脾气乃绝；味过于咸，大骨气劳，短肌，心气抑；味过于甘，心气喘满，色黑，肾气不衡；味过于苦，脾气不濡，胃气乃厚；味过于辛，筋脉沮弛，精神乃央。是故谨和五味，骨正筋柔，气血以流，腠理以密，如是则骨气以精①，谨道如法，长有天命。

金匮真言论篇第四

黄帝问曰：天有八风，经有五风，何谓？岐伯对曰：八风发邪，以为经风，触五脏，邪气发病。所谓得四时之胜者，春胜长夏，长夏胜冬，冬胜夏，夏胜秋，秋胜春，所谓四时之胜也。

东风生于春，病在肝，俞在颈项；南风生于夏，病在心，俞在胸胁；西风生于秋，病在肺，俞在肩背；北风生于冬，病在肾，俞在腰股；中央为土，病在脾，俞在脊。故春气者病在头，夏气者病在脏，秋气者病在肩背，冬气者病在四肢。故春善病鼽衄，仲夏善病胸胁，长夏善病洞泄寒中，秋善病风疟，冬善病痹厥。故冬不按跷②，春不鼽衄，春不病颈项，仲夏不病胸胁，长夏不病洞泄寒中，秋不病风疟，冬不病痹厥、飧泄而汗出也。夫精者，身之本也。故藏于精者，春不病温。夏暑汗不出者，秋成风疟。此平人脉法也。

故曰：阴中有阴，阳中有阳。平旦至日中，天之阳，阳中之阳也；日中至黄昏，天之阳，阳中之阴也；合夜至鸡鸣，天之阴，阴中之阴也；鸡鸣至平旦，天之阴，阴中之阳也。故人亦应之。夫言人之阴阳，则外为阳，内为阴。言人身之阴阳，则背为阳，腹为阴。言人身之脏腑中阴阳，则脏者为阴，腑者为阳。肝、心、脾、肺、肾五脏皆为阴，胆、胃、大肠、小肠、膀胱、三焦六腑皆为阳。所以欲知阴中之阴、阳中之阳者，何也？为冬病在阴，夏病在阳，春病在阴，秋病在阳，皆视其所在，为施针石也。故背为阳，阳中之阳，心也；背为阳，阳中之阴，肺也；腹为阴，阴中之阴，肾也；腹为阴，阴中之阳，肝也；腹为阴，阴中之至阴，脾也。此皆阴阳、表里、内外、雌雄相输应也，故以应天之阴阳也。

帝曰：五脏应四时，各有收受乎？岐伯曰：有。东方青色，入通于肝，开窍于目，藏精于肝，其病发惊骇。其味酸，其类草木，其畜鸡，其谷麦，其应四时，上为岁星③，是以春气在头也，其音角，其数八，是以知病之在筋也，其臭臊。南方赤色，入通于心，开窍于耳，藏精于心，故病在五脏，其味苦，其类火，其畜羊，其谷黍，其应四时，上为荧惑星④，是以知病之在脉也，其音徵，其数七，其臭焦。中央黄色，入通于脾，开窍于口，藏精于脾，故病在舌本，其味甘，其类土，其畜牛，其谷稷⑤，其应四时，上为镇星⑥，是以知病之在肉也，其音宫，其数五，其臭香。西方白色，入通于肺，开窍于鼻，藏精于肺，故病在背，其味辛，其类金，其畜马，其谷稻，其应四时，上为太白星⑦，是以知病之在皮毛也，其音商，其数九，其臭腥。北方黑色，入通于肾，开窍于二阴，藏精于肾，故病在溪，其味咸，其类水，其畜彘⑧，其谷豆，其应四时，上为辰星⑨，是以知病之在骨也，其音羽，其数六，其臭腐。故善为脉者，谨察五脏六腑，一逆一从，阴阳、表里、雌雄之纪，藏之心意，合心于精，非其人勿教，非其真勿授，是谓得道。

---

① 骨气以精：骨气精壮，骨骼有力。
② 按跷：按摩导引，使阳气外发于四肢。这里泛指扰动阳气的各种运动。张志聪注："按跷者，按摩导引，引阳气之通畅于四支也。"
③ 岁星：即木星。
④ 荧惑星：即火星。
⑤ 稷：高粱。
⑥ 镇星：即土星。
⑦ 太白星：即金星。
⑧ 彘（zhì 治）：即猪。
⑨ 辰星：即水星。

阴阳应象大论篇第五（节选）

帝曰：调此二者①，奈何？岐伯曰：能知七损八益②，则二者可调，不知用此，则早衰之节③也。年四十，而阴气④自半也，起居衰矣。年五十，体重，耳目不聪明矣。年六十，阴痿⑤，气大衰，九窍不利，下虚上实，涕泣俱出矣。故曰：知之则强，不知则老，故同出而名异⑥耳。智者察同，愚者察异，愚者不足，智者有余，有余而耳目聪明，身体轻强，老者复壮，壮者益治。是以圣人为无为之事，乐恬憺之能⑦，从欲快志于虚无之守⑧，故寿命无穷，与天地终，此圣人之治身也。

灵兰秘典论篇第八（节选）

黄帝问曰：愿闻十二藏之相使⑨，贵贱⑩何如？岐伯对曰：悉乎哉问也。请遂言之！心者，君主之官也，神明出焉⑪。肺者，相傅⑫之官，治节⑬出焉。肝者，将军之官，谋虑出焉。胆者，中正⑭之官，决断⑮出焉。膻中⑯者，臣使之官，喜乐出焉。脾胃者，仓廪⑰之官，五味⑱出焉。大肠者，传道⑲之官，变化⑳出焉。小肠者，受盛㉑之官，化物㉒出焉。肾者，作强㉓之官，伎巧㉔出焉。三焦者，

---

① 二者：指阴阳偏胜。张介宾注云："帝以阴阳为病俱能死，故问调和二者之道"。

② 七损八益：据马王堆汉墓竹简《天下至道谈》记载，七损八益纯系古代房中术。八益，一曰致气，二曰致沫，三曰知时，四曰蓄气，五曰和沫，六曰窃气，七曰待嬴，八曰定倾；七损，一曰闭，二曰泄，三曰竭，四曰勿，五曰烦，六曰绝，七曰费。

③ 节：节次、时间。据下文，十年为一节。

④ 阴气：当指肾气。

⑤ 阴痿：即阳事不举，又叫阳痿。痿，通萎，枯萎也。

⑥ 同出而名异：指人同以天地阴阳之气生，而有寿、夭的差异。出，生也。名，功也。此引申为结果。

⑦ 为无为之事，乐恬淡之能："无为之事"，无求无欲，不以物劳形，不以欲劳心，志闲而少欲，心安而不惧，形劳而不倦等皆属无为之事。"能"，音义同"态"。

⑧ 从欲快志于虚无之守：少欲所以能从心，乐观所以能快志。"虚无之守"即上文"无为"。胡澍云："守字当为宇，……宇居也。"可参。

⑨ 相使：泛指古代官职。张介宾注："相使者，辅相臣使之谓。"此指十二脏腑在功能活动上的相互联系。

⑩ 贵贱：指职位之高低。张介宾注："贵贱者，君臣上下之分"。贵贱即主从，主为贵，从为贱。

⑪ 神明出焉：神明，指精神意识思维活动。出，出发、产生之义，即功能活动由此产生。

⑫ 相傅：古代官名，如相国、宰相、太傅、少傅等，辅助君主而治国者。张介宾注："位高近君，犹之宰辅，故称相傅之官。"

⑬ 治节：治，治理。节，节制调节。治节，即管理事物井然有序的意思。张介宾注："肺主气，气调营卫藏府，无所不治，故曰治节出焉。"

⑭ 中正：刚毅正直，不偏不倚，谓之中正。王冰云："刚正果决，故官为中正"。

⑮ 决断：定夺、判断。

⑯ 膻中：这里当指心包络。

⑰ 仓廪：藏粮之所。《礼记》月令："谷藏曰仓，米藏曰廪。"

⑱ 五味：此指水谷精气。

⑲ 传道：即传导。道，同"导"。

⑳ 变化：此指大肠将食物残渣变化成粪便。

㉑ 受盛（chéng 成）：承受容纳。盛，受物也。

㉒ 化物：指小肠消化食物，分清别浊的功能。

㉓ 作强：吴崑注："作用强力也"。此处偏指体力。

㉔ 伎巧：指人的技能和智巧，包括先天本能和后天的智巧技艺。伎，同"技"。吴崑注："伎，多能也。巧，精巧也"。

决渎①之官，水道出焉。膀胱者，州都②之官，津液藏焉，气化③则能出矣。凡此十二官者，不得相失④也。故主明则下安，以此养生则寿，殁世不殆⑤，以为天下则大昌。主不明则十二官危，使道闭塞而不通，形乃大伤，以此养生则殃，以为天下者，其宗大危，戒之戒之。

异法方宜论篇第十二

黄帝问曰：医之治病也，一病而治各不同，皆愈，何也？

岐伯对曰：地势⑥使然也。故东方之域，天地之所始生也。鱼盐之地，海滨傍水，其民食鱼而嗜咸，皆安其处，美其食。鱼者使人热中⑦，盐者胜血⑧，故其民皆黑色疏理⑨。其病皆为痈疡，其治宜砭石⑩。故砭石者，亦从东方来。

西方者，金玉之域，沙石之处，天地之所收引也。其民陵居⑪而多风，水土刚强，其民不衣而褐荐⑫，其民华食⑬而脂肥，故邪不能伤其形体，其病生于内，其治宜毒药⑭。故毒药者亦从西方来。

北方者，天地所闭藏之域也。其地高陵居，风寒冰冽，其民乐野处而乳食⑮，脏寒生满病，其治宜灸焫⑯。故灸焫者，亦从北方来。

南方者，天地所长养，阳之所盛处也。其地下，水土弱⑰，雾露之所聚也。其民嗜酸而食胕⑱，故其民皆致理⑲而赤色，其病挛痹⑳，其治宜微针㉑。故九针㉒者，亦从南方来。

中央者，其地平以湿，天地所以生万物也众。其民食杂而不劳，故其病多痿厥寒热。其治宜导引按蹻㉓，故导引按蹻者，亦从中央出也。

---

① 决渎：指疏通水道。张介宾注："决，通也。渎，水道也。"

② 州都：指水液积聚。州，通"洲"，此处作"聚"解。都，或作"渚"，古通用，并为蓄水之处。

③ 气化：指三焦输布水液的功能以及肾的泌尿和膀胱的开阖功能。

④ 相失：彼此失去正常的协调关系。

⑤ 殁世不殆：终身没有危险。殁，通"没"，终也。殁世，终身的意思。殆，《说文》："危也"。

⑥ 地势：指五方的地理环境。

⑦ 热中：热积于体内。

⑧ 盐者胜血：食用盐多则伤血。

⑨ 疏理：腠理粗疏不致密。

⑩ 砭石：是中国最古老的医疗器械，约源于新石器时代，用质地细腻韧度较好的石材磨制成的尖石或石片，用以摩压或刺入皮肤治病。砭，《说文》："以石刺病也"。张介宾注："砭石，石针也，即磁锋之属。"

⑪ 陵居：陵为大阜，《释名》曰："土山曰阜，言高厚也。"可见陵为高大的土山。《正字通》："蹲踞，通作倨居"。居与踞通。

⑫ 不衣而褐荐：不衣，不讲究衣着。张介宾注云："不衣，不书服饰也。"褐，毛布、粗布之类。荐，本为细草，这里指以草为褥。褐荐，指穿毛布、铺草席。

⑬ 华食：华，鲜美也。王冰注："华谓鲜美，酥酪骨肉之类也。"

⑭ 毒药：此泛指药物疗法。

⑮ 野处而乳食：野处，谓居住旷野之处。乳食，以牛羊乳为主食。

⑯ 灸焫（ruò 弱）：即艾火灸烤。焫，烧灼也。

⑰ 其地下，水土弱：地下，指地势低下。水土弱，指水湿较甚，土地疏松。

⑱ 胕：通"腐"，指经过发酵制取的食物。张介宾注："胕，腐也。物之腐者，如豉鲱虾酱之属是也。"

⑲ 致理：腠理致密。东方和南方，都属阳，因此东方之民"疏理"。据此理推之，则南方之"致理"当为"疏理"之误。

⑳ 挛痹：此指由于湿热之邪不除，而引起之筋脉软短挛急，肌肤痹而不仁之病。挛，筋脉拘挛。痹，麻痹不仁。

㉑ 微针：毫针。此即指下文的九针。

㉒ 九针：是古代用针的种类，有镵针、员针、鍉针、锋针、铍针、员利针、毫针、长针、大针，共九种。详见《灵枢·九针十二原》。

㉓ 导引按蹻：是古代用来保健和治疗的一种方法。主要方法为呼吸精气、活动肢节等。

故圣人杂合以治，各得其所宜①，故治所以异而病皆愈者，得病之情②，知治之大体也。

移精变气论篇第十三（节选）

黄帝问曰：余闻古之治病，惟其移精变气③，可祝由④而已。今世治病，毒药治其内，针石治其外，或愈或不愈，何也？岐伯对曰：往古人居禽兽之间，动作以避寒，阴居⑤以避暑，内无眷慕⑥之累，外无伸宦之形⑦，此恬淡之世，邪不能深入也。故毒药不能治其内，针石不能治其外，故可移精祝由而已。当今之世不然⑧，忧患缘⑨其内，苦形伤其外，又失四时之从，逆寒暑之宜。贼风数至，虚邪朝夕，内至五脏骨髓，外伤空窍肌肤，所以小病必甚，大病必死。故祝由不能已也。

汤液醪醴论篇第十四（节选）

帝曰：形弊血尽⑩，而功不立者何？岐伯曰：神不使⑪也。帝曰：何谓神不使？岐伯曰：针石，道也。精神不进，志意不治，故病不可愈。今精坏神去，营卫不可复收。何者？嗜欲无穷，而忧患不止，精气弛坏⑫，荣泣卫除⑬，故神去之而病不愈也。

经脉别论篇第二十一（节选）

黄帝问曰：人之居处动静勇怯⑭，脉亦为之变乎？岐伯对曰：凡人之惊恐恚⑮劳动静，皆为变也。是以夜行则喘出于肾，淫气病肺。有所堕恐，喘出于肝，淫气害脾。有所惊恐，喘出于肺，淫气伤心。度⑯水跌仆，喘出于肾与骨。当是之时，勇者气行则已，怯者则着⑰而为病也。故曰：诊病之道，观人勇怯，骨肉皮肤，能知其情，以为诊法也。故饮食饱甚，汗出于胃。惊而夺精，汗出于心。持重远行，汗出于肾。疾走恐惧，汗出于肝。摇体劳苦，汗出于脾。故春秋冬夏，四时阴阳，生病起于过用，此为常也。

脏气法时论篇第二十二

黄帝问曰：合人形以法四时五行而治，何如而从？何如而逆？得失之意，愿闻其事。岐伯对曰：

---

① 杂合以治，各得其所宜：指汇集上文所言各种治法以治病，并因地、因时、因人以施治，使各种疾病得到适宜的治疗方法。
② 得病之情：指全面了解病情以及与疾病有关的如天时、地理、生活习惯、体质等各种因素。
③ 移精变气：指转移病人的精神，改变紊乱了的气机，使之恢复正常。
④ 祝由：古代一种治病方法。即通过对神祝祷、念咒画符一类活动来达到治病的目的。施术者大多具有一定的医学知识，形式上是属于迷信活动，但在一定范围内，能起到精神治疗作用。祝，咒也。
⑤ 阴居：阴凉之处居住。
⑥ 眷慕：高士宗注："眷慕，眷恋思慕也。"
⑦ 外无伸宦之形：在外不因追求名利以劳其形体。伸，此一作追求解，二又通"绅"。宦：底本原作"官"，今查《太素》、王冰、马莳、吴崑诸本均作"宦"，而高世栻、张志聪本作"官"。张介宾注："伸，屈伸之情。宦，利名之累。"吴崑云："求进于官也。"高世栻注云："伸官，引伸五官，以为慕敬也。"据下文"恬淡之世"，则张、吴注为是，而高世栻、张志聪本可能系传抄之误，故改。
⑧ 当今之世不然：胡氏古林书堂本作"今之世不然"。
⑨ 缘：缠绕。
⑩ 形弊血尽：形体坏（如大肉脱削等）而血耗尽。弊，败坏、困乏。尽，枯竭。
⑪ 神不使：指神气衰败，不能使针药等治疗发挥作用。使，运用，使役。
⑫ 精气弛坏：指精气败坏。弛，毁坏。
⑬ 荣泣卫除：指营血滞涩不畅，卫气散越，失去卫外功能。泣，通涩。除，失也。
⑭ 勇怯：此指体质之强弱。
⑮ 恚（huì 慧）：忿怒。
⑯ 度：通"渡"。
⑰ 着：此指气血瘀滞，留着不去。

五行者，金木水火土也，更贵更贱，以知死生，以决成败，而定五脏之气，间甚之时，死生之期也。

帝曰：愿卒闻之。岐伯曰：肝主春，足厥阴少阳主治，其日甲乙，肝苦急，急食甘以缓之。心主夏，手少阴太阳主治，其日丙丁，心苦缓，急食酸以收之。脾主长夏，足太阴阳明主治，其日戊己，脾苦湿，急食苦以燥之。肺主秋，手太阴阳明主治，其日庚辛，肺苦气上逆，急食苦以泄之。肾主冬，足少阴太阳主治，其日壬癸，肾苦燥，急食辛以润之。开腠理，致津液，通气也。

病在肝，愈于夏，夏不愈，甚于秋，秋不死，持于冬，起于春，禁当风。肝病者，愈在丙丁，丙丁不愈，加于庚辛，庚辛不死，持于壬癸，起于甲乙。肝病者，平旦慧，下晡甚，夜半静。肝欲散，急食辛以散之，用辛补之，酸泻之。

病在心，愈在长夏，长夏不愈，甚于冬，冬不死，持于春，起于夏，禁温食热衣。心病者，愈在戊己，戊己不愈，加于壬癸，壬癸不死，持于甲乙，起于丙丁。心病者，日中慧，夜半甚，平旦静。心欲耎，急食咸以耎之，用咸补之，甘泻之。

病在脾，愈在秋，秋不愈，甚于春，春不死，持于夏，起于长夏，禁温食饱食、湿地濡衣。脾病者，愈在庚辛，庚辛不愈，加于甲乙，甲乙不死，持于丙丁，起于戊己。脾病者，日昳①慧，日出甚，下晡静。脾欲缓，急食甘以缓之，用苦泻之，甘补之。

病在肺，愈在冬，冬不愈，甚于夏，夏不死，持于长夏，起于秋，禁寒饮食寒衣。肺病者，愈在壬癸，壬癸不愈，加于丙丁，丙丁不死，持于戊己，起于庚辛。肺病者，下晡慧，日中甚，夜半静。肺欲收，急食酸以收之，用酸补之，辛泻之。

病在肾，愈在春，春不愈，甚于长夏，长夏不死，持于秋，起于冬，禁犯焠热食、温灸衣。肾病者，愈在甲乙，甲乙不愈，甚于戊己，戊己不死，持于庚辛，起于壬癸。肾病者，夜半慧，四季甚，下晡静。肾欲坚，急食苦以坚之，用苦补之，咸泻之。

夫邪气之客于身也，以胜相加，至其所生而愈，至其所不胜而甚，至于所生而持，自得其位而起。必先定五脏之脉，乃可言间甚之时、死生之期也。

肝病者，两胁下痛引少腹，令人善怒；虚则目䀮䀮无所见，耳无所闻，善恐如人将捕之。取其经，厥阴与少阳。气逆则头痛、耳聋不聪、颊肿，取血者。

心病者，胸中痛，胁支满，胁下痛，膺背肩胛间痛，两臂内痛；虚则胸腹大，胁下与腰相引而痛。取其经，少阴太阳，舌下血者。其变病，刺郄中血者。

脾病者，身重，善肌肉痿，足不收，行善瘈，脚下痛；虚则腹满肠鸣，飧泄食不化。取其经，太阴阳明少阴血者。

肺病者，喘咳逆气，肩背痛，汗出，尻②阴股膝髀②腨②胻③足皆痛；虚则少气不能报息④，耳聋嗌干。取其经，太阴足太阳之外厥阴内血者。

肾病者，腹大胫肿，喘咳身重，寝汗出，憎风；虚则胸中痛，大腹小腹痛，清厥，意不乐。取其经，少阴太阳血者。

肝色青，宜食甘，粳米牛肉枣葵皆甘。心色赤，宜食酸，小豆犬肉李韭皆酸。肺色白，宜食苦，麦羊肉杏薤皆苦。脾色黄，宜食咸，大豆豕肉栗藿皆咸。肾色黑，宜食辛，黄黍鸡肉桃葱皆辛。辛散，酸收，甘缓，苦坚，咸软。

毒药攻邪，五谷为养，五果为助，五畜为益，五菜为充，气味合而服之，以补精益气。此五者，有辛酸甘苦咸，各有所利，或散或收，或缓或急，或坚或耎，四时五脏，病随五味所宜也。

---

① 日昳（dié 碟）：未时，脾旺之时。
② 尻：尾骨处。
③ 髀（bì 毕）腨（shuàn 涮）胻（héng 横）：髀指股骨处，腨指腓肠肌，胻指胫部。
④ 不能报息：呼吸气短而难于接续。

宣明五气篇第二十三

五味所入：酸入肝，辛入肺，苦入心，咸入肾，甘入脾，是谓五入。

五气所病：心为噫，肺为咳，肝为语，脾为吞，肾为欠为嚏，胃为气逆为哕为恐，大肠小肠为泄，下焦溢为水，膀胱不利为癃、不约为遗溺，胆为怒，是谓五病。

五精所并：精气并于心则喜，并于肺则悲，并于肝则忧，并于脾则畏，并于肾则恐，是谓五并，虚而相并者也。

五脏所恶：心恶热，肺恶寒①，肝恶风，脾恶湿，肾恶燥②，是谓五恶。

五脏化液：心为汗，肺为涕，肝为泪，脾为涎，肾为唾，是谓五液。

五味所禁：辛走气，气病无多食辛；咸走血，血病无多食咸；苦走骨，骨病无多食苦；甘走肉，肉病无多食甘；酸走筋，筋病无多食酸，是谓五禁，无令多食。

五病所发：阴病发于骨，阳病发于血，阴病发于肉，阳病发于冬，阴病发于夏，是谓五发。

五邪所乱：邪入于阳则狂，邪入于阴则痹，搏阳则为巅疾，搏阴则为喑，阳入之阴则静，阴出之阳则怒，是谓五乱。

五邪所见：春得秋脉，夏得冬脉，长夏得春脉，秋得夏脉，冬得长夏脉，名曰阴出之阳，病善怒不治，是谓五邪。皆同命，死不治。

五脏所藏：心藏神，肺藏魄，肝藏魂，脾藏意，肾藏志，是谓五脏所藏。

五脏所主：心主脉，肺主皮，肝主筋，脾主肉，肾主骨，是谓五主。

五劳所伤：久视伤血，久卧伤气，久坐伤肉，久立伤骨，久行伤筋，是谓五劳所伤。

五脉应象：肝脉弦，心脉钩，脾脉代，肺脉毛，肾脉石，是谓五脏之脉。

宝命全形论篇第二十五（节选）

黄帝问曰：天覆地载，万物悉备，莫贵于人。人以天地之气生，四时之法成③。君王众庶，尽欲全形④。形之疾病，莫知其情，留淫日深，着于骨髓，心私虑之。余欲针除其疾病，为之奈何？岐伯对曰：夫盐之味咸者，其气令器津泄；弦绝者，其音嘶败；木敷者，其叶发，病深者，其声哕。人有此三者，是谓坏府⑤，毒药无治，短针无取，此皆绝皮伤内，血气争黑⑥。

帝曰：余念其痛，心为之乱惑反甚。其病不可更代，百姓闻之，以为残贼⑦，为之奈何。岐伯曰：夫人生于地，悬命于天；天地合气，命之曰人。人能应四时者，天地为之父母；知万物者，谓之天子⑧。天有阴阳，人有十二节⑨。天有寒暑，人有虚实。能经天地阴阳之化者，不失四时。知十二节之理者，圣智不能欺也，能存八动之变，五胜更立，能达虚实之数者独出独入，呿吟至微⑩，秋毫在目。

帝曰：人生有形，不离阴阳。天地合气，别为九野，分为四时，月有大小，日有短长。万物并至，不可胜量。虚实呿吟，敢问其方？岐伯曰：木得金而伐，火得水而灭，土得木而达，金得火而

---

① 寒：《新刊补注释文黄帝内经素问》同底本，京口文成堂摹刻宋本作"燥"。
② 燥：《新刊补注释文黄帝内经素问》同底本，京口文成堂摹刻宋本作"寒"。
③ 四时之法成：指人随着四时温暑凉寒、生长收藏的变化规律而生存立命。
④ 尽欲全形：即欲尽保全其形体不夭亡的意思。
⑤ 坏府：内脏损坏。府，指内脏。
⑥ 争黑：指气色暗晦，枯槁不泽。
⑦ 残贼：王冰注："残谓残害，贼谓损劫，言恐涉于不仁，致嫌于黎庶也。"
⑧ 天子：这里指掌握自然规律的人。吴崑注："知万物则能参天地，赞化育，是谓天之子也。"
⑨ 人有十二节：指人体十二个大关节，即两肩、两肘、两腕、两髋、两膝、两踝。
⑩ 呿（qū区）吟至微：呿吟，与呿唫同，开闭也。在此指呼吸之微动。

缺,水得土而绝,万物尽然,不可胜竭①。故针有悬布天下②者五,黔首共余食③,莫知之也。一曰治神,二曰知养身,三曰知毒药为真④,四曰制砭石大小,五曰知腑脏血气之诊。五法俱立,各有所先。今末世之刺也,虚者实之,满者泄之,此皆众工所共知也。若夫法天则地,随应而动,和之者若响,随之者若影,道无鬼神,独来独往⑤。

八正神明论篇第二十六（节选）

虚邪者,八正之虚邪气也。正邪者,身形若用力汗出,腠理开,逢虚风,其中人也微,故莫知其情,莫见其形。上工救其萌芽,必先见三部九候之气,尽调不败而救之,故曰上工。下工救其已成,救其已败,救其已成者,言不知三部九候之相失,因病而败之也。知其所在者,知诊三部九候之病脉处而治之,故曰守其门户焉。莫知其情,而见邪形也。

太阴阳明论篇第二十九（节选）

帝曰：愿闻其异状也。岐伯曰：阳者,天气也,主外。阴者,地气也,主内。故阳道实,阴道虚。故犯贼风虚邪者,阳受之,食饮不节,起居不时者,阴受之。阳受之则入六腑,阴受之则入五脏。入六腑则身热不时卧,上为喘呼；入五脏,则䐜⑥满闭塞,下为飧泄,久为肠澼⑦。

痹论篇第四十三（节选）

阴气者,静则神藏,躁则消亡。饮食自倍,肠胃乃伤。

厥论篇第四十五（节选）

帝曰：热厥何如而然也？岐伯曰：酒入于胃,则络脉满而经脉虚,脾主为胃行其津液者也。阴气虚则阳气入,阳气入则胃不和,胃不和则精气竭,精气竭则不营其四肢也。此人必数醉若饱以入房,气⑧聚于脾中不得散,酒气与谷气相薄,热盛于中,故热遍于身,内热而溺赤也。夫酒气盛而慓悍,肾气有⑨衰,阳气独胜,故手足为之热也。

六微旨大论篇第六十八（节选）

帝曰：有期乎？岐伯曰：不生不化,静之期⑩也。帝曰：不生化乎？岐伯曰：出入废,则神机⑪化灭；升降息,则气立孤危。故非出入,则无以生、长、壮、老、已；非升降,则无以生、长、化、收、藏。是以升降出入,无器⑫不有。故器者,生化之宇,器散则分之,生化息矣。故无不出入,无不升降。化有小大,期有近远。四者之有,而贵常守⑬,反常则灾害至矣。故曰：无形无患,此之谓

---

① 胜竭：数不尽。
② 悬布天下：即悬挂告示,公布天下。张介宾注："悬布天下,言示人以广也。"张志聪云："立针经以示人"。
③ 黔（qián 前）首共余食：指老百姓只知种田交租纳税,剩余粮食维持生计,不懂得针刺的道理。黔首,是秦时对百姓的统称。余食,吴崑云："犹言备食。"张志聪云："共,供同。"
④ 毒药为真：指医者应当掌握药物性能的要领。真,要领。
⑤ 独来独往：指针刺随心应手,取效如神。
⑥ 䐜：胀。
⑦ 肠澼：即痢疾,另一说此作虚寒泄泻日久不愈,转变成为滑脱不禁似水泻。
⑧ 气：指酒食之气。
⑨ 有：胡氏古林书堂本作"又"。
⑩ 静之期：指事物呈现相对的"沉死"之期,表现为不生不化。
⑪ 神机：指阴阳的变化。张志聪注云："机,枢机也。神机者,阴阳不测之变化也。"
⑫ 器：指事物之形。
⑬ 四者之有,而贵常守：四者,指升降出入。常守,守其所固有。

也。帝曰：善。有不生不化①乎？岐伯曰：悉乎哉问也？与道合同，惟真人也。帝曰：善。

五常政大论篇第七十（节选）

帝曰：天不足西北，左寒而右凉，地不满东南，右热而左温②，其故何也？岐伯曰：阴阳之气，高下之理，太③少之异也。东南方，阳也，阳者其精降于下，故右热而左温。西北方，阴也，阴者其精奉于上，故左寒而右凉。是以地有高下，气有温凉。高者气寒，下者气热。故适寒凉者胀④，之温热者疮⑤，下之则胀已，汗之则疮已，此腠理开闭之常，太少之异耳。

帝曰：其于寿夭，何如？岐伯曰：阴精所奉其人寿；阳精所降其人夭。帝曰：善。其病也，治之奈何？岐伯曰：西北之气，散而寒之，东南之气，收而温之，所谓同病异治也。故曰气寒气凉，治以寒凉，行水渍之；气温气热，治以温热，强其内守⑥，必同其气，可使平也，假者反之。帝曰：善。一州⑦之气，生化寿夭不同，其故何也？岐伯曰：高下之理，地势使然也。崇高则阴气治之，污下则阳气治之⑧，阳胜者先天，阴胜者后天，此地理之常，生化之道也。帝曰：其有寿夭乎？岐伯曰：高者其气寿，下者其气夭，地之大小异也。小者小异，大者大异。故治病者，必明天道地理，阴阳更胜，气之先后，人之寿夭，生化之期，乃可以知人之形气矣。

疏五过论篇第七十七（节选）

帝曰：凡未诊病者，必问尝贵后贱⑨，虽不中邪，病从内生，名曰脱营⑩，尝富后贫，名曰失精⑪，五气留连，病有所并⑫。医工诊之，不在脏腑，不变躯形，诊之而疑，不知病名，身体日减，气虚无精，病深无气，洒洒然时惊。病深者，以其外耗于卫，内夺于荣。良工所失，不知病情，此亦治之一过也。

凡欲诊病者，必问饮食居处，暴乐暴苦，始乐后苦，皆伤精气。精气竭绝，形体毁沮⑬。暴怒伤阴，暴喜伤阳。厥气上行，满脉去形。愚医治之，不知补泻，不知病情，精华日脱，邪气乃并，此治之二过也。

诊有三常，必问贵贱，封君败伤⑭，及欲侯王？故贵脱势，虽不中邪，精神内伤，身必败亡。始富后贫，虽不伤邪，皮焦筋屈，痿躄为挛。医不能严，不能动神，外为柔弱，乱至失常，病不能移，则医事不行，此治之四过也。

---

① 不生不化：即不生不死。王冰："言人有逃阴阳，免生化，而不生不化，无始无终，同太虚自然者乎？"
② 天不足西北，左寒而右凉，地不满东南，右热而左温：左右，指方位而言。西北之右方是西方，属金，应秋，故气凉，西北之左是北方，属水，应冬，故气寒。东南之左是东方，属木，应春，故气温；东南之右是南方，属火，应夏，故气热。
③ 太：胡氏古林书堂本作"大"，下同。
④ 适寒凉者胀：去往地势高的寒凉境地易发生胀满。寒则气机凝滞不通达，故胀。适，往也。
⑤ 之温热者疮：去往地势低的温热处，易生疮疡之症。
⑥ 内守：指阳气固守于内。
⑦ 一州：指一个区域，或一方。
⑧ 崇高则阴气治之，污下则阳气治之：崇高，即地势高。污下，指地势卑下。
⑨ 尝贵后贱：过去曾有较高的职位，而后来失势。
⑩ 脱营：系因情志不遂而致的一种疾病。据所述症状，似为现代医学之恶性肿瘤。又，张介宾认为脱营是指病机而言。
⑪ 失精：为情志不遂，精气耗损之证。
⑫ 五气留连，病有所并：脱营、失精均可致五气留连。五气，指五脏之气。并，谓气血不行，并而为病。
⑬ 毁沮：毁伤。沮，坏也。
⑭ 封君败伤：古时王者以土地与人，立为诸侯，称为封君。败伤，指削官失势。封君败伤，即指过去高官显爵，而后降位削职的意思。

刺法论篇第七十二（节选）

是故刺法有全神养真之旨，亦法有修真之道，非治疾也。故要修养和神也，神为道贵常存，补神固根，精气不散，神守不分①，然即神守而虽不去，亦全真，人神不守，非达至真②，至真之要，在乎天玄③，神守天息④，复入本元，命曰归宗⑤。

灵 枢

寿夭刚柔第六（节选）

黄帝曰：何谓形之缓急？伯高答曰：形充而皮肤缓者则寿，形充而皮肤急者则夭，形充而脉坚大者顺也，形充而脉小以弱者气衰，衰则危矣。若形充而颧不起者骨小，骨小则夭矣。形充而大肉䐃坚⑥而有分者肉坚，肉坚则寿矣；形充而大肉无分理不坚者肉脆，肉脆则夭矣。此天之生命，所以立形定气而视寿夭者。必明乎此立形定气，而后以临病人，决生死。

黄帝曰：余闻寿夭，无以度之。伯高答曰：墙基卑，高不及其地者⑦，不满三十而死，其有因加疾者，不及二十而死也。

黄帝曰：形气之相胜，以立寿夭奈何？伯高答曰：平人而气胜形者寿；病而形肉脱，气胜形者死，形胜气者危矣。

本神第八（节选）

岐伯答曰：天之在我者，德也；地之在我者，气也；德流气薄⑧而生者也。故生之来，谓之精⑨，两精相搏谓之神⑩，随神往来者谓之魂⑪，并精而出入者谓之魄，所以任物者谓之心⑫，心有所忆谓之意，意之所存谓之志，因志而存变谓之思，因思而远慕谓之虑，因虑而处物谓之智。

故智者之养生也，必顺四时而适寒暑，和喜怒而安居处，节阴阳而调刚柔。如是，则僻邪⑬不

---

① 精气不散，神守不分：内三宝，即神、气、精。一失其位，三者俱伤，三者同守，故曰元和。

② 人神不守，非达至真：神不守，即光明不足。故要守真而聚神光，而可以修真，真勿令泄，人为知道。至，极也。真，真元。

③ 至真之要，在乎天玄：人在母腹，先通天玄之息，是谓玄牝，名曰谷神之门，一名上部之地户，一名人中之岳，一名胎息之门，一名通天之要。人能忘嗜欲、定喜怒，又所动随天玄牝之息，绝其想念，如在母腹中之时，命曰返天息而归命，回入寂灭，反太初还元，胎息之道者也。

④ 神守天息：神志守其天息。天息指胎息，指道家养生的方法。

⑤ 归宗：归附生命之宗。人有诸疾，守位之神，可入玄中之息。而归命之真，全神之道，可久觊也。

⑥ 䐃坚：肌肉结实。䐃，腹中或肠中的脂肪；肌肉突起的部分。《素问·玉机真脏论》："身热脱肉而破䐃。"王冰注："䐃，谓肘膝后肉如块者。"坚，结实。䐃坚，即肌肉结实。

⑦ 墙基卑，高不及其地者：《类经》三卷第十五："墙基者，面部四旁骨筋也，地者，面部之肉也。墙基不及其地者，骨衰肉胜也，所以不寿。"

⑧ 德流气薄：阳气动滞和阴气相搏结。德属阳，古代特指天地化育万物的功能。流，通"留"。气，此指阴气。薄，搏击；拍击。

⑨ 生之来谓之精：精，指男女具有繁殖后代的能力的物质。《太素》卷六首篇："雄雌两神相搏，共成一形，先我身生，故谓之精也。"

⑩ 两精相搏谓之神：两精，指男女双方之精。搏，结合。《太素》卷六首篇："即前两精相搏，共成一形。一行之中灵者，谓之神者也，即乃身之微也。"

⑪ 随神往来者谓之魂：魂，精神之意。《左传·昭公二五年》："心之精爽，是谓魂魄。"但古人认为魂是能离开人的形体而存在的一种精神，魄是依附于人的形体，但又独立存在的一种精神。

⑫ 任物者谓之心：任，职责。物，神，神灵。任物，即担任神职职能。马莳曰："所谓心、意、志、思、智、虑，举不外于一心焉耳，故凡所以任物者谓之心。"

⑬ 僻邪：不是一般的邪气。僻，与众不同。

至，长生久视。

是故怵惕①思虑者则伤神，神伤则恐惧流淫而不止②。因悲哀动中③者，竭绝④而失生。喜乐者，神惮⑤散而不藏。愁忧者，气闭塞而不行。盛怒者，迷惑而不治。恐惧者，神荡惮而不收⑥。

心，怵惕思虑则伤神⑦，神伤则恐惧自失。破䐃脱肉⑧，毛悴色夭，死于冬⑨。

脾，愁忧而不解则伤意，意伤则悗乱⑩，四肢不举⑪，毛悴色夭，死于春⑫。

肝，悲哀动中则伤魂⑬，魂伤则狂忘不精⑭，不精则不正当人⑮，阴缩而挛筋⑯，两胁骨不举，毛悴色夭，死于秋⑰。

肺，喜乐无极则伤魄⑱，魄伤则狂，狂者意不存人⑲，皮革焦，毛悴色夭，死于夏⑳。

肾，盛怒而不止则伤志㉑，志伤则喜忘其前言，腰脊不可以俛仰屈伸，毛悴色夭，死于季夏㉒。

恐惧而不解则伤精，精伤则骨酸痿厥㉓，精时自下㉔。是故五脏主藏精者也，不可伤，伤则失守㉕而阴虚；阴虚则无气，无气则死矣。

口问第二十八（节选）

岐伯答曰：夫百病之始生也，皆生于风雨寒暑，阴阳㉖喜怒，饮食居处，大惊卒恐。则血气分

---

① 怵惕：此指凄怆。
② 神伤则恐惧流淫而不止：神伤后就会恐惧，游走而不停。流，通"游"，移动不定。淫，《广雅·释言》："淫，游也。"流淫，同义词连用，指游走。
③ 动中：伤肺之魄。动，指伤。中，内脏，指之魄。
④ 竭绝：极度绝望。竭，极度。绝，绝望。
⑤ 惮：动。
⑥ 神荡惮而不收：心神游荡而不能收敛。荡，游走。
⑦ 心，怵惕思虑则伤神：《太素》卷六首篇："怵惕，肾来乘心也；思虑，则脾来乘心。二邪乘甚，故伤神也。"
⑧ 破䐃脱肉：肉块如破败使肌肉消瘦。䐃，京口文成堂本、正统道藏本为"䐃"。脱，消瘦。《说文䐃肉部》："脱，消肉臞也。"段玉裁注：消肉之臞，臞之甚者也。今俗语称瘦太甚者曰脱形，言其形象如蜕也。"
⑨ 毛悴色夭，死于冬：毛悴色夭，指发毛干枯，气色面容等出现衰败之表现。《太素》卷六首篇注："毛悴，肺伤；色夭，肝伤也。以神伤则五脏皆伤也。冬，火死时也。"本病为水克火，冬日水盛，故心病死于冬。
⑩ 悗乱：烦闷心乱。
⑪ 举：行动，活动。
⑫ 毛悴色夭，死于春：病为脾土败绝，春日木盛而乘脾土，故脾败则死于春。
⑬ 肝，悲哀动中则伤魂：悲哀则肺盛而伤肝，肝藏魂，故曰悲哀动中则伤魂。
⑭ 狂忘不精：忘，通"妄"。不精，不精明，不清楚。
⑮ 不精则不正当人：指头脑不精明就不能正确地应对他人。
⑯ 阴缩而挛筋：肝脉主筋，绕阴器。故见阴缩而筋挛。
⑰ 毛悴色夭，死于秋：肝伤败，至秋天金盛，金克木，故死于秋。
⑱ 肺，喜乐无极则伤魄：肺为金，喜乐太过则心气盛而肺金受伐，故曰喜乐无极则伤魄。
⑲ 狂者意不存人：狂者目中无人。
⑳ 毛悴色夭，死于夏：病缘于肺金伤败，夏季火盛，故死于夏。
㉑ 肾，盛怒而不止则伤志：盛怒则气厥于上，肾水则耗竭，肾藏志，故曰盛怒而不止则伤志。
㉒ 毛悴色夭，死于季夏：肾伤败，季夏土盛，土克水，故死于季夏。
㉓ 精伤则骨酸痿厥：肾藏精，精生髓，髓充骨。故精伤则骨不充，骨弱则酸；肾水亏乏，则风易上扰，故发痿厥。
㉔ 精时自下：精，此处之精泛指人体内的精微物质，不限于生殖之精。精时自下，精微物质时时丢失于下。
㉕ 失守：不能守藏于内。
㉖ 阴阳：此指房事。

离,阴阳破败,经络厥绝①,脉道不通,阴阳相逆,卫气稽留,经脉虚空,血气不次②,乃失其常。论③不在经者,请道其方。

师传第二十九(节选)

黄帝曰:便其相逆者奈何④?岐伯曰:便此者,食饮衣服,亦欲适寒温,寒无凄怆⑤,暑无出汗。食饮者,热无灼灼,寒无沧沧。寒温中适,故气将持⑥,乃不致邪僻也。

五阅五使第三十七(节选)

1. 帝曰:善。五色独决⑦于明堂乎?岐伯曰:五官已⑧辨⑨,阙庭⑩必张⑪,乃立明堂。明堂广大,蕃蔽⑫见外,方壁高基⑬,引垂居外⑭,五色乃治,平搏广大,寿中百岁,见此者,刺之必已,如是之人者,血气有余,肌肉坚致,故可苦已针⑮。

2. 黄帝曰:五脉安出,五色安见,其常色殆者⑯如何?岐伯曰:五官不辨,阙庭不张,小其明堂,蕃蔽不见,又埤⑰其墙,墙下无基,垂角去外。如是者,虽平常殆,况加疾哉。

五色第四十九(节选)

雷公问于黄帝曰:五色独决于明堂乎?小子⑱未知其所谓也。黄帝曰:明堂者,鼻也;阙者,眉间也;庭者,颜也;蕃者,颊侧也;蔽者,耳门也。其间欲方大⑲,去之十步,皆见于外,如是者寿,必中⑳百岁。

天年第五十四

黄帝问于岐伯曰:愿闻人之始生,何气筑为基,何立而为楯㉑,何失而死,何得而生?岐伯曰:

---

① 厥绝:厥,通"阙",缺,短。此引申为断。绝,《说文》:"绝,断绝也。"《千金要方》卷第十九:"肾虚寒……脉代,绝时不至。"故厥绝为同义词连用,即断义。
② 次:处。《国语·鲁语上》:"五刑三次。"韦昭注:"次,处也。"
③ 论:陈述;学说。《广韵·魂韵》:"论,说也。"
④ 便其相逆者奈何:杨上善:"谓适于口则害于身,违其心而利于体者奈何。"
⑤ 凄怆:寒冷貌。《汉书·王褒传》:"不忧至寒之凄怆。"颜注:"凄怆,寒冷也。"
⑥ 持:通"恃"。依;凭借。《韩非子·奸劫弑臣》:"持楫之利,则可以绝江河之难。"陈奇猷集释:"持,借为恃。"
⑦ 决:分辨;判断。《韩非子·解老》:"目不能决黑白之色,谓之盲。"
⑧ 已:京口文成堂本作"以","以"通"已"。
⑨ 辨:察看;辨认。
⑩ 阙庭:两眉之间为阙,额部为庭。下文《五色》篇:"阙者,眉间也。庭者,颜也。"
⑪ 张:张贴,张扬。引申为显露。
⑫ 蕃蔽:蕃,颊的后部,耳根前方的部位。下文《五色》篇:"蕃者,颊侧也。"蔽,耳前小珠,俗称耳门。下文《五色》篇:"蔽者,耳门也。"
⑬ 方壁高基:方,方圆;周围。方壁,指面部周围肌肉像墙壁。下颌骨曰基。高基,指下颌骨部的肌肉隆满。基,京口文成堂本作"其",正统道藏本同底本。
⑭ 引垂居外:连接耳垂凸露在外。引,牵连。
⑮ 苦已针:受得针刺。苦,使受。已,通"以"。
⑯ 常色殆者:色正常却危败。殆,危。
⑰ 埤:同"卑"。低洼。《篇海类篇·地理类·土部》:"埤,同卑,污下也。"
⑱ 小子:古代男人自谦之词,指年少言。《类经》六卷第三十二注:"诸臣之中,惟雷公独少,故自称小子。"
⑲ 方大:即端正、宽大、丰满的意思。
⑳ 中(zhòng众):可,得。
㉑ 楯(shǔn吮):栏杆上的横木,泛指栏槛。《说文》:"栏槛者,今之阑干是也,纵曰槛,横曰楯。"

以母为基，以父为楯①，失神者死，得神者生也。黄帝曰：何者为神？岐伯曰：血气已和，荣卫已通，五脏已成，神气舍心，魂魄毕具，乃成为人。

黄帝曰：人之寿夭各不同，或夭寿，或卒死，或病久，愿闻其道。岐伯曰：五脏坚固，血脉和调，肌肉解利②，皮肤致密，营卫之行，不失其常，呼吸微徐，气以度行，六腑化谷，津液布扬，各如其常，故能长久。

黄帝曰：人之寿百岁而死，何以致之？岐伯曰：使道隧以长，基墙高以方，通调营卫，三部三里起③，骨高肉满，百岁乃得终。

黄帝曰：其气之盛衰，以至其死，可得闻乎？岐伯曰：人生十岁，五脏始定，血气已通，其气在下，故好走。二十岁，血气始盛，肌肉方长，故好趋。三十岁，五脏大定，肌肉坚固，血脉盛满，故好步。四十岁，五脏六腑、十二经脉，皆大盛以平定，腠理始疏，荣华颓落，发颇斑白，平盛不摇，故好坐。五十岁，肝气始衰，肝叶始薄，胆汁始减，目始不明。六十岁，心气始衰，苦④忧悲，血气懈惰，故好卧。七十岁，脾气虚，皮肤枯。八十岁，肺气衰，魄离，故言善误。九十岁，肾气焦，四脏经脉空虚。百岁，五脏皆虚，神气皆去，形骸独居而终矣。

黄帝曰：其不能终寿而死者，何如？岐伯曰：其五脏皆不坚，使道不长，空外以张，喘息暴疾，又卑基墙，薄脉少血，其肉不实，数中风寒，血气虚，脉不通，真邪相攻，乱而相引，故中寿而尽也。

五味第五十六

黄帝曰：愿闻谷气有五味，其入五脏，分别奈何？伯高曰：胃者，五脏六腑之海也，水谷皆入于胃，五脏六腑，皆禀气于胃。五味各走其所喜，谷味酸，先走肝；谷味苦，先走心；谷味甘，先走脾；谷味辛，先走肺；谷味咸，先走肾。谷气津液已行，营卫大通，乃化糟粕，以次传下。

黄帝曰：营卫之行奈何？伯高曰：谷始入于胃，其精微者，先出于胃之两焦，以溉五脏，别出两行，营卫之道。其大气之抟而不行者，积于胸中，命曰气海，出于肺，循喉咽，故呼则出，吸则入。天地之精气，其大数常出三入一，故谷不入，半日则气衰，一日则气少矣。

黄帝曰：谷之五味，可得闻乎？伯高曰：请尽言之。五谷：秔米甘，麻酸，大豆咸，麦苦，黄黍辛。五果：枣甘，李酸，栗咸，杏苦，桃辛。五畜：牛甘，犬酸，猪咸，羊苦，鸡辛。五菜：葵甘，韭酸，藿⑤咸，薤苦，葱辛。

五色：黄色宜甘，青色宜酸，黑色宜咸，赤色宜苦，白色宜辛。凡此五者，各有所宜。所言五色者⑥，脾病者，宜食秔米饭、牛肉、枣、葵；心病者，宜食麦、羊肉、杏、薤；肾病者，宜食大豆黄卷、猪肉、栗、藿；肝病者，宜食麻、犬肉、李、韭；肺病者，宜食黄黍、鸡肉、桃、葱。

五禁：肝病禁辛，心病禁咸，脾病禁酸，肾病禁甘，肺病禁苦。

肝色青，宜食甘，秔米饭、牛肉、枣、葵皆甘；心色赤，宜食酸，犬肉、麻、李、韭皆酸；脾色黄，宜食咸，大豆、豕肉、栗、藿皆咸；肺色白，宜食苦，麦、羊肉、杏、薤皆苦；肾色黑，宜食辛，黄黍、鸡肉、桃、葱皆辛。

---

① 以母为基，以父为楯：形容人体胚胎的形成，全赖父精母血，阴阳结合而成。
② 肌肉解（xiè谢）利：形容肌肉之间气行滑顺通利。解，和，气行道路开放。
③ 三部三里起：三部三里，指面部的上、中、下三停。起，高起而不平陷。马莳《灵枢注证发微》："面之三里，即散布也，皆已耸起。"
④ 苦：明刻本为"善"，明正统道藏本为"苦"
⑤ 藿：豆类的叶子。《广雅·释草》："豆角谓之荚，其叶谓之藿。"
⑥ 所言五色者：明刻本同底本，明正统道藏本作"五宜所言五色者"。

五味论第六十三

黄帝问于少俞曰：五味入于口也，各有所走，各有所病。酸走筋，多食之，令人癃；咸走血，多食之，令人渴；辛走气，多食之，令人洞心；苦走骨，多食之，令人变呕；甘走肉，多食之，令人悗心。余知其然也，不知其何由，愿闻其故。

少俞答曰：酸入于胃，其气涩以收，上之两焦，弗能出入也，不出即留于胃中，胃中和温，则下注膀胱，膀胱之胞薄以懦，得酸则缩绻，约而不通，水道不行，故癃。阴者，积筋之所终也①，故酸入而走筋矣。

黄帝曰：咸走血，多食之，令人渴，何也？少俞曰：咸入于胃，其气上走中焦，注于脉，则血气走之，血与咸相得，则凝，凝则胃中汁注之，注之则胃中竭，竭则咽路焦，故舌本干而善渴。血脉者，中焦之道也，故咸入而走血矣。

黄帝曰：辛走气，多食之，令人洞心，何也？少俞曰：辛入于胃，其气走于上焦，上焦者，受气而营诸阳者也，姜韭之气熏之，营卫之气，不时受之，久留心下，故洞心。辛与气俱行，故辛入而与汗俱出。

黄帝曰：苦走骨，多食之，令人变呕，何也？少俞曰：苦入于胃，五谷之气，皆不能胜苦，苦入下脘，三焦之道，皆闭而不通，故变呕。齿者，骨之所终也，故苦入而走骨，故入而复出，知其走骨也。

黄帝曰：甘走肉，多食之令人悗心②，何也？少俞曰：甘入于胃，其气弱小，不能上至于上焦，而与谷留于胃中者，甘者令人柔润者也，胃柔则缓，缓则虫动，蛊③动则令人悗心。其气外通于肉，故甘走肉。

百病始生第六十六（节选）

1. 黄帝问于岐伯曰：夫百病之始生也，皆生于风雨寒暑，清④湿喜怒。喜怒不节则伤脏，风雨则伤上，清湿则伤下。三部之气，所伤异类，愿闻其会⑤。岐伯曰：三部之气各不同，或起于阴，或起于阳，请言其方⑥。喜怒不节则伤脏，脏伤则病起于阴也；清湿袭虚，则病起于下；风雨袭虚，则病起于上，是谓三部，至于其淫泆，不可胜数。

黄帝曰：余固不能数，故问先师，愿卒闻其道。岐伯曰：风雨寒热，不得虚，邪不能独伤人。卒然逢疾风暴雨而不病者，盖无虚，故邪不能独伤人。此必因虚邪之风，与其身形，两虚相得⑦，乃客其形。两实相逢⑧，众人肉坚，其中于虚邪也，因于天时，与其身形，参以虚实，大病乃成，气有定舍，因处为名⑨，上下中外，分为三员⑩。

---

① 阴者，积筋之所终也：阴，指前阴。积筋，诸筋或宗筋。阴者，积筋之所终也，人的前阴就是人身诸筋终聚的地方。
② 悗心：悗，迷惑；烦闷。悗心，即烦心而闷。
③ 蛊：明刻本作"蛊"，明正统道藏本作"虫"。
④ 清：寒。
⑤ 会：灾厄。《后汉书·董卓传赞》："百六有会，《过》、《剥》成灾。"李贤注："《前书音义》曰'四千五百岁为一元，一元之中有九厄'阳厄五，阴厄四，阳为旱，阴为水。初入元百六岁有阳厄，故曰'百六之会'。"
⑥ 方：义理，道理。《广雅·释诂二》："方，义也。"《广韵·阳韵》："方，道也。"
⑦ 两虚相得：外界致病因素为虚邪，人体内在的虚弱为内虚，合起来，相互影响而发生疾病，称谓两虚相得。
⑧ 两实相逢：《太素·邪传》注："风雨寒暑四时正气，为实风也。众人肉坚，为实形也。两实相逢，无邪客病也。"
⑨ 气有定舍，因处为名：指邪气侵入人体后，寄留在一定的部位，根据其寄留部位而确定起名称。气，邪气。舍，病邪寄留之处所。
⑩ 三员：即三部。人体从上到下，分上、中、下三部，从内向外来分，分为表、里、半表半里三部。员，物的数量。

2. 卒然多食饮，则肠满，起居不节，用力过度，则络脉伤，阳络伤则血外溢，血外溢则衄血，阴络伤则血内溢，血内溢则后①血。

3. 黄帝曰：其生于阴者，奈何？岐伯曰：忧思伤心，重寒伤肺，忿怒伤肝，醉以入房，汗出当风，伤脾，用力过度，若入房汗出浴②，则伤肾，此内外三部之所生病者也。

九宫八风第七十七（节选）

因视风所从来而占之。风从其所居之乡③来为实风④，主⑤生，长养万物。从其冲后来为虚风⑥，伤人者也，主杀，主害者。谨⑦候虚风而避之，故圣人日避虚邪之道，如避矢石然，邪弗能害，此之谓也。

岁露论第七十九（节选）

黄帝问于少师曰：余闻四时八风之中人也，故有寒暑，寒则皮肤急而腠理闭；暑则皮肤缓而腠理开。贼风邪气，因得以入乎？将必须八正虚邪，乃能伤人乎？少师答曰：不然。贼风邪气之中人也，不得以时，然必因其开也，其入深，其内极病，其病人也，卒暴。因其闭也，其入浅以留，其病也，徐以迟。

黄帝曰：有寒温和适，腠理不开，然有卒病者，其故何也？少师答曰：帝弗知邪入乎？虽平居，其腠理开闭缓急，其故常有时也。黄帝曰：可得闻乎？少师曰：人与天地相参也，与日月相应也。故月满则海水西盛⑧，人血气积，肌肉充，皮肤致，毛发坚，腠理郄⑨，烟垢著⑩，当是之时，虽遇贼风，其入浅不深。至其月郭空⑪，则海水东盛，人气血虚，其卫气去⑫，形独居，肌肉减，皮肤纵，腠理开，毛发残，膲⑬理薄，烟垢落，当是之时，遇贼风则其入深，其病人也，卒暴。

黄帝曰：其有卒然暴死暴病者，何也？少师答曰：三虚者，其死暴疾也；得三实者邪不能伤人也。黄帝曰：愿闻三虚。少师曰：乘年之衰，逢月之空，失时之和，因为贼风所伤，是谓三虚。故论不知三虚，工反为粗。帝曰：愿闻三实。少师曰：逢年之盛，遇月之满，得时之和，虽有贼风邪气，不能危之也。黄帝曰：善乎哉论！明乎哉道！请藏之金匮，命曰三实。然，此一夫之论也⑭。

黄帝曰：愿闻岁之所以皆同病者，何因而然？少师曰：此八正⑮之候也。黄帝曰：候之奈何？少

---

① 后：肛门。此引申为大便。
② 浴：像洗浴一样。
③ 其所居之乡：即太一星所寓居的宫的方位。其，代词，代指太一星。乡，通"向"，方向；方位。
④ 实风：和节气、斗星柄所指的方位相一致的风为实风。也叫正风，亦叫正气。
⑤ 主：预示，预兆。
⑥ 从其冲后来为虚风：在经过太一星移置过后的宫而相对着地节令出现的风就是虚风。《类经》二十七卷第三十五注："冲者，对冲也。后者，言其来之远，远则气盛也。如太一居子，风从南方来，火反胜也；太一居卯，风从西方来，金胜木也；太一居午，风从北方来，水胜火也；太一居酉，风从东方来，木反胜也。气失其正者，正气不足，故曰虚风。"冲，向着；对着；当着。即指时令与风向互相对冲的意思。
⑦ 谨：通"勤"。不断地，经常地。
⑧ 月满则海水西盛：月亮圆的时候，海水西就涨潮。《太素·三虚三实》注："日为阳也，月为阴也，东海阳也，西海阴也，月有亏盈，海水之身，随月虚实也，月为阴精，主水，故月满西海盛也；月空东海盛者，阴衰阳盛也。"
⑨ 郄：孔隙，缝隙。
⑩ 烟垢著：《类经》十七卷第三十四注："烟垢，垢腻如烟也。血实则体肥，故腻垢着于肌肤，表之固也。虚则肌瘦，故腻垢剥落，类于风消，表之虚也。此所以关于卫气者也。"
⑪ 月郭空：月亮的轮廓出现亏缺的时候。郭，物体的外框或外壳。《释名·释宫室》："郭，廓也。"
⑫ 去：失去，损失。此指损伤。
⑬ 膲：肉不丰厚。
⑭ 此一夫之论也：《类经》二十七卷第三十六注："一夫之论，以一人之病为言也。"
⑮ 八正：本指八方的和风。此指与八方的方位、时令相一致的风，也叫正风，伤人轻，一般不治自愈。

师曰：候此者，常以冬至之日，太一立于叶蛰之宫，其至也，天必应之以风雨者矣。风雨从南方来者，为虚风，贼伤人者也。其以夜半至也，万民皆卧而弗犯也，故其岁民少病。其以昼至者，万民懈惰而皆中于虚风，故万民多病。虚邪人客于骨而不发于外，至其立春，阳气大发，腠理开，因立春之日，风从西方来，万民又皆中于虚风，此两邪相搏①，经气结代②者矣。故诸逢其风而遇其雨者，命曰遇岁露③焉。因岁之和，而少贼风者，民少病而少死。岁多贼风邪气，寒温不和，则民多病而死矣。

黄帝曰：虚邪之风，其所伤贵贱何如，候之奈何？少师答曰：正月朔日④，太一居天留之宫，其日西北风，不雨，人多死矣。正月朔日，平旦北风，春，民多死。正月朔日，平旦北风行⑤，民病多者，十有三也。正月朔日，日中北风，夏，民多死⑥。正月朔日，夕时北风，秋，民多死。终日北风，大病死者十有六。正月朔日，风从南方来，命曰旱乡；从西方来，命曰白骨⑦，将国有殃，人多死亡。正月朔日，风从东方来，发⑧屋，扬沙石，国有大灾也。正月朔日，风从东南方行，春有死亡。正月朔日，天和⑨温不风，籴贱⑩，民不病；天寒而风，籴贵⑪，民多病。此所谓候岁之风，残⑫伤人者也。二月丑不风，民多心腹病；三月戌不温，民多寒热；四月已不暑，民多瘅病；十月申不寒，民多暴死。诸所谓风者，皆发屋，折树木，扬沙石起毫毛，发⑬腠理者也。

（付　衍　校注）

神农本草经（节选）

【按语】

《神农本草经》又称《本草经》或《本经》。其成书于东汉以前，相传为神农所著，但实际并非出自一人之手，而是战国及秦汉的药学家通过搜集整理，对当时已取得的药学知识所进行的一次比较全面的总结。原书因年代久远早已亡佚，但其内容保存在历代本草和类书中。全书共有序录一卷，正文三卷，收录药物共365种，其中植物药252种，动物药67种，矿物药46种，并按药物的作用分为上、中、下三品。上品养命应天，多无毒；中品养性应人，可有毒可无毒；下品治病应地，多有毒。这是目前可知的最早的药物分类方法。书中药物从性味、主治、功用、别名、产地、生长环境、炮制、配伍、贮藏，服药法等方面进行了详细的介绍，对后世本草的发展影响极为深远。

---

① 此两邪相搏：指新邪合并伏邪，两感为病。《类经》二十七卷第三十六注："冬至中之，立春又中之，此两邪也。"
② 经气结代：结，即邪气留结。代，取代；更迭。《类经》二十七卷第三十六注："邪留而不去，故曰结。当其令而非其气，故曰代。"
③ 岁露：张志聪："风者，天之气；雨者，天之露。故逢其风而遇其雨者，命曰遇岁露焉。"
④ 朔日：阴历的每月初一。
⑤ 行：去；离开。此引申为停止。
⑥ 死：古代常用以称年少者或庶民、下级官员的死亡。
⑦ 白骨：尸骨；枯骨。泛指死人。
⑧ 发：通"废"，泛指倾圮，倒塌。《说文·广部》："废，屋顿也。"高诱注："废，顿也。"
⑨ 和：京口文成堂本、正统道藏本为"利"。
⑩ 籴贱：卖的粮价格低廉，以表示丰收的年景。籴，卖出谷物。
⑪ 籴贵：即卖出的粮价格昂贵，以表示歉收的年景。
⑫ 残：毁坏；破坏。
⑬ 发：通"伐"，读为"伐"，攻伐。

本书选录了《神农本草经》上品药的内容，共有120味，功效以补养延年为主。校勘以清孙星衍、孙冯翼所辑，清光绪17年辛卯池阳周学海刻周氏医学丛书本为底本；以清顾观光所辑，清光绪9年癸未独山莫祥芝刻武陵山人遗书本（以下简称顾本）为主校本；以日森立之所辑，1980年日本有明书房影印本（以下简称森本）为参校本。

古人注重养生。《神农本草经》上品药就是为补身养命而设，其特点是大多无毒性，药性和缓，适合长期服用，虽然见效缓慢，但久服可改善体质，且不易伤及正气。很多药物功效都已被现代医学所证实，常用的如甘草、白术、黄芪、茯苓等。但由于古人科学知识的缺乏，也有一些药物的记载缺乏合理的依据。如《本经》中很多药物都有久服延年神仙之说，可能与当时方士推崇的服石思想有关，通过炼食一些金石类的药物，已求得到金石一般万年不坏之身。而盲目的服食往往并不能达到预期的效果，反而会损害健康。例如丹沙中含汞，长期服食会造成汞中毒，后果严重。因此，本书所载内容即有能指导人们日常生活的精华，也有危害健康的糟粕，不可一味盲从。

【原文校释】

上经（上品）

上药一百二十种，为君，主养命以应天，无毒。多服、久服不伤人。欲轻身益气，不老延年者，本上经。

丹沙、云母、玉泉、石钟乳、涅石、消石、朴消、滑石、石胆、空青、曾青、禹余粮、太一①余粮、白石英、紫石英、五色石脂、白青、扁青上玉石，上品一十八种，旧同。

菖蒲②、菊花③、人参、天门冬、甘草、干地黄、术、菟丝子④、牛膝、茺蔚子⑤、女萎、防葵、柴胡、麦门冬、独活、车前子、木香、署豫、薏苡仁、泽泻、远志、龙胆、细辛、石斛、巴戟天、白英、白蒿、赤箭、奄闾子、菥蓂子⑥、蓍实、赤、黑、青、白、黄、紫芝（六芝）、卷柏、蓝实、芎藭、蘼芜、黄连、络石、蒺藜子⑦、黄耆、肉苁蓉⑧、防风、蒲黄、香蒲、续断、漏芦、营实、天名精、决明子、丹参、茜根、飞廉、五味子、旋花⑨、兰草、蛇床子、地肤子、景天、茵陈、杜若、沙参、白兔藿、徐长卿、石龙刍、薇衔、云实、王不留行、升麻、青蘘、姑活、别羁、屈草、淮木上草上品七十三种，旧七十二种。

牡桂、菌桂、松脂、槐实、枸杞、柏实、茯苓⑩、榆皮、酸枣、蘖木、干漆、五加皮、蔓荆实、辛夷、桑上寄生、杜仲、女贞实、木兰、蕤核、橘柚上木上品二十种，旧一十九种。

发髲上人一种，旧同。

龙骨、麝香、牛黄、熊脂、白胶、阿胶上兽上品六种旧同。

丹雄鸡、雁肪上禽上品二种，旧同。

石蜜、蜂子、蜜腊、牡蛎、龟甲、桑螵蛸、海蛤、文蛤、蠡鱼、鲤鱼胆上蠡鱼上品一十种，旧同。

---

① 一：原误作"乙"，据后文及校本改。
② 菖蒲：原作"昌蒲"，据顾本改。下同。
③ 菊花：原作"菊华"，据顾本改。"花"、"华"古本草通用。下同。
④ 菟丝子：原作"兔丝子"，据顾本改。下同。
⑤ 茺蔚子：原作"充蔚子"，据顾本改。下同。
⑥ 菥蓂子：原作"析蓂子"，据顾本改。下同。
⑦ 蒺藜子：原作"疾藜子"，据顾本改。下同。
⑧ 肉苁蓉：原作"肉松蓉"，据顾本改。下同。
⑨ 旋花：原作"旋华"，据顾本改。"花"、"华"古本草通用。下同。
⑩ 茯苓：原作"伏苓"，据顾本改。下同。

藕实茎、大枣、葡萄①、蓬蘽、鸡头实上果上品五种，旧六种。

胡麻、麻贲上米谷上品二种，旧三种。

冬葵子、苋实、瓜蒂、瓜子、苦菜上菜上品五种，旧同。

玉　石

丹沙②

味甘，微寒，主身体五脏百病，养精神，安魂魄，益气，明目，杀精魅③邪恶鬼④。久服通神明，不老。能化为汞，生山谷《太平御览》引，多有"生山谷"三字；《大观本》作"生符陵山谷"，俱作黑字。考"生山谷"是经文，后人加郡县耳，宜改为白字，而以郡县为黑字，下皆仿此。

云母

味甘，平。主身皮死肌，中风寒热，如在车船上，除邪气，安五脏，益子精，明目。久服轻身，延年。一名云珠，一名云华，一名云英，一名云液，一名云沙，一名磷石，生山谷。

玉泉

味甘，平。主五脏百病，柔筋强骨，安魂魄，长肌肉，益气。久服耐寒暑《御览》引"耐"字多作"能"，古通，不饥渴，不老神仙。人临死服五斤，死三年色不变。一名玉札《御览》引作"玉澧"，《初学记》引云：玉桃，服之长生不死。《御览》又引云：玉桃，服之长生不死，若不得早服之，临死日服之，其尸毕天地不朽。则"札"疑当作"桃"，生山谷。

石钟乳

味甘，温。主咳逆上气，明目益精，安五脏，通百节，利九窍，下乳汁《御览》引云：一名留公乳。《大观本》作：一名公乳，黑字。生山谷。

涅石

旧作矾石，据郭璞注《山海经》，引作涅石。

味酸，寒。主寒热，泄利⑤，白沃⑥，阴蚀，恶创⑦，目痛，坚筋⑧骨齿。炼饵服之，轻身不老，增年。一名羽砠⑨，生山谷。

消石

味苦，寒。主五脏积热，胃胀⑩闭，涤去蓄结饮食，推陈致新，除邪气。炼之如膏，久服轻身《御览》引云：一名芒硝。《大观本》作黑字。生山谷。

朴消

味苦，寒。主百病，除寒热邪气，逐六腑积聚、结固留癖，能化七十二种石。炼饵服之，轻身，神仙。生山谷。

滑石

味甘，寒。主身热，泄澼，女子乳难，癃闭。利小便，荡胃中积聚寒热，益精气。久服，轻身，耐饥，长年。生山谷。

---

① 葡萄：原作"蒲萄"，据顾本改。下同。
② 丹沙：顾本作"丹砂"。
③ 精魅：传说山林中害人的怪物。魅，怪物。
④ 恶鬼：多指鬼疰传染病的病原。人得此病必死，死后疰易他人亦死，很凶恶，古人称之为恶鬼。
⑤ 利：顾本均作"痢"，通假，下同。
⑥ 白沃：即白沫。水谷痢的症状之一。
⑦ 创：顾本作"疮"，古通用，下同。
⑧ 筋：顾本、森本无此字。
⑨ 羽砠：原是秦地方用名。
⑩ 胀：原作"张"，据顾本改。

石胆

味酸,寒。主明目,目痛,金创,诸痫痓,女子阴蚀①痛,石淋寒热,崩中下血,诸邪毒气,令人有子。炼饵服之,不老,久服增寿神仙。能化铁为铜,成金银《御览》引作"合成"。一名毕石,生山谷。

空青

味甘,寒。主青盲②,耳聋,明目,利九窍,通血脉,养精神。久服轻身,延年,不老。能化铜、铁、铅、锡作金。生山谷。

曾青

味酸,小寒。主目痛,止泪出,风痹,利关节,通九窍,破癥坚积聚。久服轻身,不老。能化金铜,生山谷。

禹余粮

味甘,寒。主咳逆寒热,烦满,下《御览》有"痢"字赤白,血闭,癥瘕,大热。炼饵服之,不饥轻身延年。生池泽及山岛中。

太一余粮

味甘,平。主咳逆上气,癥瘕,血闭,漏下,除邪气。久服耐寒暑,不饥,轻身,飞行千里,神仙《御览》引作"若神仙"。一名石脑,生山谷。

白石英

味甘,微温。主消渴,阴痿不足,咳逆《御览》引作"呕",胸鬲③间久寒,益气,除风湿痹《御览》引作"阴淫痹"。久服,轻身《御览》引作"身轻健",长年。生山谷。

紫石英

味甘,温。主心腹咳逆《御览》引作"呕逆"邪气,补不足,女子风寒在子宫,绝孕十年无子。久服温中,轻身延年。生山谷。

青石、赤石、黄石、白石、黑石脂等

味甘,平。主黄疸,泄利,肠澼脓血,阴蚀,下血赤白,邪气,痈肿疽痔,恶创,头疡,疥瘙④。久服,补髓益气,肥健,不饥,轻身延年。五石脂,各随五色补五脏。生山谷中。

白青⑤

味甘,平。主明目,利九窍,耳聋,心下邪气,令人吐,杀诸毒,三虫。久服通神明,轻身,延年不老。生山谷。

扁青⑥

味甘,平。主目痛,明目,折跌,痈肿,金创不瘳,破积聚,解毒气《御览》引作"辟毒",利精神。久服,轻身不老。生山谷。

上玉石,上品一十八种,旧同。

---

① 阴蚀:病名。因情志郁火,损伤肝脾,湿热下注,郁蒸生虫,虫蚀阴中所致。症见外阴部溃疡,脓水淋漓,或痒或痛,肿胀坠痛等。

② 青盲:病证名。多因肝肾亏衰,精血虚损,目窍萎闭所致。《诸病源候论·目青盲候》:"青盲者,谓眼本无异,瞳子黑白分明,直不见物耳。"指眼外观无异常而逐渐失明者。

③ 鬲:"膈"的古字,下同。

④ 瘙:原作"搔",据顾本、森本改。

⑤ 白青:顾本将本条归于中经。

⑥ 扁青:顾本将本条归于中经。

草

菖蒲

味辛,温。主风寒湿痹,咳逆上气,开心孔,补五脏,通九窍,明耳目,出声音①。久服轻身,不忘不迷或延年。一名昌阳《御览》引云:生石上,一寸九节者,久服轻身云云。《大观本》无"生石上"三字,有云"一寸九节者良",作黑字,生池泽。

菊花

味苦,平。主诸②风,头眩肿痛,目欲脱,泪出,皮肤死肌,恶风湿痹。久服利血气,轻身,耐老延年。一名节华,生川泽及田野。

人参

味甘,微寒。主补五脏,安精神,定魂魄,止惊悸,除邪气,明目,开心益智。久服,轻身延年。一名人衔,一名鬼盖。生山谷。

天门冬

味苦,平。主诸暴风湿偏痹,强骨髓,杀三虫,去伏尸。久服轻身,益气延年。一名颠勒《尔雅》注引云:门冬一名满冬。今无文。生山谷。

甘草

味甘,平。主五脏六腑寒热邪气,坚筋骨,长肌肉,倍力,金创,尰③,解毒。久服轻身,延年《御览》引云:一名美草,一名密甘。《大观本》作黑字。生川谷。

干地黄

味甘,寒。主折跌,绝筋,伤中,逐血痹,填骨髓,长肌肉。作汤除寒热积聚,除痹,生者尤良。久服轻身,不老。一名地髓,生川泽。

术

味苦,温。主风寒湿痹,死肌,痉,疸,止汗,除热,消食,作煎饵。久服,轻身,延年不饥。一名山蓟《艺文类聚》引作"山筋",生山谷。

菟丝子

味辛,平。主续绝伤,补不足,益气力,肥健。汁去面皯④。久服明目,轻身延年。一名菟芦,生川泽。

牛膝

味苦,酸《御览》作"辛"。主寒《御览》作"伤寒"湿痿痹,四肢拘挛,膝痛不可屈伸,逐血气,伤热,火烂,堕胎。久服轻身耐老《御览》作"能老"。一名百倍,生川谷。

充蔚子

味辛,微温。主明目,益精,除水气。久服轻身。茎主瘾疹痒,可作浴汤。一名益母,一名益明,一名大札。生池泽。

女萎

味甘,平。主中风暴热,不能动摇,跌筋结肉,诸不足。久服去面黑皯⑤,好颜色,润泽,轻身,不老。生山谷。

---

① 声音:顾本、森本作"音声"。
② 诸:原无此字,据顾本补。
③ 尰:自膝至踝及趾俱肿名尰。
④ 皯(gǎn杆):指皮肤黧黑枯槁。
⑤ 皯:顾本作"黚"。

防葵

味辛，寒。主疝瘕，肠泄，膀胱热结，溺不下，咳逆，温疟，癫痫，惊邪，狂走。久服坚骨髓，益气，轻身。一名梨盖。生川谷。

茈胡①

味苦，平。主心腹，去肠胃中结气，饮食积聚，寒热邪气，推陈致新。久服轻身，明目，益精。一名地熏。

麦门冬

味甘，平。主心腹结气，伤中，伤饱，胃络脉绝，羸瘦，短气。久服轻身，不老，不饥。生川谷及堤阪。

独活

味苦，平。主风寒所击，金疮止痛，贲豚②，痫痓，女子疝瘕。久服轻身，耐老。一名羌活，一名羌青，一名护羌使者。生川谷。

车前子

味甘，寒。无毒③。主气癃，止痛，利水道小便，除湿痹。久服轻身，耐老。一名当道《御览》有云：一名牛舌。《大观本》作"牛遗"，黑字，生平泽。

木香

味辛，温④。主邪气，辟毒疫温鬼，强志，主淋露《御览》引云：主气不足。《大观本》作黑字。久服不梦寤魇寐《御览》引云：一名密青，又云轻身，致神仙。《大观本》俱作黑字。生山谷。

署豫

旧作"薯蓣"，《御览》作"署豫"，是。

味甘，温。主伤中，补虚羸，除寒热邪气，补中，益气力，长肌肉。久服耳目聪明，轻身，不饥，延年。一名山芋，生山谷。

薏苡仁

味甘，微寒。主筋急拘挛，不可屈伸，风湿痹，下气。久服轻身益气。其根下三虫，一名解蠡⑤。生平泽及田野。

泽泻

味甘，寒。主风寒湿痹，乳难，消水，养五脏，益气力，肥健。久服耳目聪明，不饥，延年，轻身，面生光，能行水上。一名水泻，一名芒芋，一名鹄泻。生池泽。

远志

味苦，温。主咳逆，伤中，补不足，除邪气，利九窍，益智慧，耳目聪明，不忘，强志，倍力。久服轻身，不老。叶名小草，一名棘菀陆德明《尔雅》音义引作"蒬⑥"，一名葽绕⑦《御览》作"要绕"，一名细草。生川谷。

龙胆

味苦，涩⑧。主骨间寒热，惊痫，邪气，续绝伤，定五脏，杀虫毒。久服益智，不忘，轻身，耐

---

① 茈胡：即柴胡。茈有两种读音。一种读（zǐ 子），即紫草；一种读（cí 磁），凫茈，即荸荠。顾本将本条归于中经。
② 贲豚：即"奔豚"，古病名。症见气从下腹上冲胸咽，发时痛苦剧烈，或有腹痛，或寒热往来，病延日久可见咳逆、骨痿、少气等症。多由肾脏阴寒之气上逆或肝经气火冲逆所致。
③ 无毒：顾本、森本均无此二字。
④ 温：底本无，据顾本、森本补。
⑤ 解蠡（lí 离）：薏苡仁的别名。
⑥ 棘蒬（yuān 冤）：远志的别名。
⑦ 葽（yāo 腰）绕：远志的别名。
⑧ 涩：森本作"寒"。

老。一名陵游，生山谷。

细辛

味辛，温。主咳逆，头痛脑动，百节拘挛，风湿痹痛，死肌。久服明目，利九窍，轻身，长年。一名小辛，生山谷。

石斛

味甘，平。主伤中，除痹，下气，补五脏虚劳，羸瘦，强阴。久服厚肠胃，轻身延年。一名林兰《御览》引云：一名禁生。《大观本》作黑字，生山谷。

巴戟天

味辛，微温。主大风，邪气，阴痿不起，强筋骨，安五脏，补中，增志，益气。生山谷。

白英

味甘，寒。主寒热，八疸①，消渴，补中益气。久服，轻身延年。一名谷菜元本误作黑字，生山谷。

白蒿

味甘，平。主五脏邪气，风寒湿痹，补中益气，长毛发令黑，疗心悬，少食常饥。久服轻身，耳目聪明，不老。生川泽。

赤箭

味辛，温。主杀鬼精物，蛊毒，恶气。久服益气力，长阴，肥健，轻身，增年。一名离母，一名鬼督邮。生川谷。

奄闾子②

旧作"庵闾"，《御览》作"奄间"，是。

味苦，微寒。主五脏瘀血，腹中水气，胪③张④留热，风寒湿痹，身体诸痛。久服轻身，延年不老。生川谷。

菥蓂子⑤

味辛，微温。主明目，目痛，泪出，除痹，补五脏，益精光。久服轻身，不老。一名蔑析，一名大蕺，一名马辛。生川泽及道旁。

蓍实⑥

味苦，平。主益气，充肌肤，明目，聪慧，先知。久服不饥，不老，轻身。生山谷。

六芝 赤芝、黑芝、青芝、白芝、黄芝、紫芝

赤芝，味苦，平。主胸中结，益心气，补中，增慧智，不忘。久食轻身，不老延年，神仙。一名丹芝。

黑芝，味咸，平。主癃，利水道，益肾气，通九窍，聪察。久食轻身，不老延年，神仙。一名玄⑦芝。

青芝，味酸，平。主明目，补肝气，安精魂，仁恕。久食轻身，不老延年，神仙。一名龙芝。

白芝，味辛，平。主咳逆上气，益肺气，通利口鼻，强志意，勇悍，安魄。久食轻身，不老延年，神仙。一名玉芝。

黄芝，味甘，平。主心腹五邪，益脾气，安神，忠信，和乐。久食轻身，不老延年，神仙。一名

---

① 疸：森本作"疸"。
② 奄闾（lú 驴）子：药名。
③ 胪（lú 卢）：《广韵》："腹前曰胪"。
④ 张：顾本、森本均写作"胀"。
⑤ 菥蓂（xī mì 析觅）子：药名。
⑥ 蓍（shī 师）实：药名。
⑦ 玄：原作"元"，为避康熙皇帝玄烨的"玄"字讳，今改回。

金芝。

紫芝，味甘，温。主耳聋，利关节，保神，益精气，坚筋骨，好颜色。久服轻身，不老延年。一名木芝。生山谷旧作六种，今并。

卷柏

味辛，温。生山谷。主五脏邪气，女子阴中寒热痛，癥瘕，血闭，绝子。久服轻身，和颜色。一名万岁。生山谷石间。

蓝实

味苦，寒。主解诸毒，杀蛊蚑①，注②鬼，螫毒③。久服头不白，轻身。生平泽。

芎䓖

味辛，温。主中风入脑，头痛，寒痹，筋挛缓急，金创，妇人血闭，无子。生川谷。

蘪芜④

味辛，温。主咳逆，定惊气，辟邪恶，除蛊毒鬼注，去三虫，久服通神。一名薇芜。生川泽。

黄连

味苦，寒。主热气，目痛，眦伤，泣出，明目《御览》引云：主茎伤。《大观本》无，肠澼，腹痛，下利，妇人阴中肿痛。久服令人不忘。一名王连。生川谷。

络石

味苦，温。主风热，死肌，痈伤，口干舌焦，痈肿不消，喉舌肿，水浆不下。久服轻身，明目，润泽，好颜色，不老延年。一名石鲮⑤。生川谷。

蒺藜子

味苦，温。主恶血，破癥结，积聚，喉痹，乳难。久服长肌肉，明目轻身。一名旁通，一名屈人，一名止行，一名豺羽，一名升推《御览》引云：一名君水香。《大观本》无文。生平泽或道旁。

黄耆⑥

味甘，微温。主痈疽，久败创，排脓止痛，大风癞疾，五痔，鼠瘘⑦，补虚，小儿百病。一名戴糁⑧。生山谷。

肉苁蓉

味甘，微温。主五劳七伤，补中，除茎中寒热痛，养五脏，强阴，益精气，多子，妇人癥瘕。久服轻身。生山谷。

防风

味甘，温，无毒。主大风头眩痛，恶风，风邪，目盲无所见，风行周身，骨节疼痹《御览》作"痛"，烦满。久服轻身。一名铜芸《御览》作"芒"。生川泽。

蒲黄

味甘，平。主心腹膀胱⑨寒热，利小便，止血，消瘀血。久服轻身，益气力，延年神仙。生池泽。

---

① 蚑（qí 其）：《政和》注云："蚑音其，小儿鬼也。"
② 注：通"疰"，下同。
③ 螫（shì 是）毒：蛇、虫、蜂蜇人注射的毒汁，谓之螫毒。
④ 蘪芜（mí wú 迷无）：药名。
⑤ 石鲮（líng 苓）：中药络石的别名。
⑥ 黄耆（qí 芪）：中药名。
⑦ 鼠瘘：病名，颈腋部淋巴结结核，瘰疬之别名。
⑧ 戴糁（shēn 深）：中药黄耆的别名。
⑨ 膀胱：原作"旁光"，据顾本、森本改。

香蒲
味甘，平。主五脏心下邪气，口中烂臭，坚齿，明目，聪耳。久服轻身，耐老《御览》作"能老"。一名睢①《御览》云"睢蒲"。生池泽。

续断
味苦，微温。主伤寒，补不足，金创痈伤，折跌，续筋骨，妇人乳难《御览》作"乳痈"，云崩中，漏血。《大观本》作黑字。久服益气力。一名龙豆，一名属折。生山谷。

漏芦
味苦，咸②，寒。主皮肤热，恶创，疽痔，湿痹，下乳汁。久服轻身，益气，耳目聪明，不老延年。一名野兰。生山谷。

营实③
味酸，温。主痈疽恶创，结肉，跌筋，败创，热气，阴蚀不瘳，利关节。一名墙薇，一名墙麻，一名牛棘。生川谷。

天名精
味甘，寒。主瘀血，血瘕欲死，下血，止血，利小便。久服轻身耐老。一名麦句姜，一名虾蟆蓝，一名豕首。生川泽。

决明子
味咸，平。主青盲，目淫肤赤白膜，眼赤痛泪出。久服益精光《太平御览》引作"理目珠精"。理。即"治"字，轻身。生川泽。

丹参
味苦，微寒。主心腹邪气，肠鸣幽幽如走水，寒热积聚，破癥除瘕，止烦满，益气。一名郄蝉草④。生川谷。

茜根⑤
味苦，寒。主寒湿风痹，黄疸，补中。生川谷。

飞廉
味苦，平。主骨节热，胫重酸疼。久服令人身轻。一名飞轻已上四字，原本黑字。生川泽。

五味子
味酸，温。主益气，咳逆上气，劳伤羸瘦，补不足，强阴，益男子精《御览》引云：一名会及。《大观本》作黑字。生山谷。

旋花
味甘，温。主益气，去面皯《御览》作鼾黑色，媚好《御览》作"令人色悦泽"。其根味辛，主腹中寒热邪气，利小便。久服不饥，轻身。一名筋根华，一名金沸《御览》引云：一名美草。《大观本》，作黑字。生平泽。

兰草
味辛，平。主利水道，杀蛊毒，辟不祥。久服益气，轻身，不老，通神明。一名水香。生池泽。

蛇床子
味苦，平。主妇人阴中肿痛，男子阴痿湿痒，除痹气，利关节，癫痫，恶创。久服轻身。一名蛇

---

① 睢（suī 虽）：中药香蒲的别名。
② 咸：顾本、森本均无此字。
③ 营实：顾本将本条归于中经。
④ 郄（xì 细）蝉草：中药丹参的别名。
⑤ 茜根：顾本将本条归于中经。

米。生川谷及田野。

地肤子

味苦寒。主膀胱[①]热，利小便，补中，益精气。久服耳目聪明，轻身耐老。一名地葵《御览》引云：一名地华，一名地脉。《大观本》无"一名地华"四字，"脉"作"麦"，皆黑字。生平泽及田野。

景天

味苦，平。主大热，火创，身热烦，邪恶气。华[②]主女人漏下赤白，轻身明目。一名戒火，一名慎火《御览》引云：一名水母。《大观本》作黑字，"水"作"火"。生川谷。

茵陈

《御览》作"茵蒿"。

味苦，平。主风湿寒热邪气，热结黄疸。久服轻身，益气耐老《御览》作"能老"。生丘陵阪岸上。

杜若

味辛，微温。主胸胁下逆气，温中，风入脑户，头肿痛，多涕泪出。久服，益精《艺文类聚》引作"益气"，明目，轻身。一名杜衡《艺文类聚》引作"蘅"，非。生川泽。

沙参

味苦，微寒。主血积，惊气，除寒热，补中，益肺气。久服利人。一名知母。生川谷。

白兔藿[③]

味苦，平。主蛇虺[④]，蜂虿[⑤]，猘狗[⑥]，菜肉，蛊毒，鬼[⑦]注。一名白葛。生山谷。

徐长卿

味辛，温。主鬼物百精，蛊毒，疫疾，邪恶气，温疟。久服强悍，轻身。一名鬼督邮。生山谷。

石龙刍

味苦，微寒。主心腹邪气，小便不利，淋闭，风湿，鬼注，恶毒。久服补虚羸，轻身，耳目聪明，延年。一名龙须，一名草续断，一名龙珠。生山谷。

薇衔[⑧]

味苦，平。主风湿痹，历节痛，惊痫，吐舌，悸气，贼风，鼠瘘，痈肿。一名糜衔。生川泽。

云实

味辛，温。主泄利旧作"痢"，《御览》作"泄利"，肠澼，杀虫，蛊毒，去邪毒结气，止痛除热，华[⑨]主见鬼精物，多食令人狂走。久服轻身，通神明。生川谷。

王不留行

味苦，平。主金创，止血，逐痛，出刺，除风痹内寒。久服轻身，耐老《御览》作"能老"，增寿。生山谷。

---

① 膀胱：原作"旁光"，据顾本、森本改。
② 华：即"花"。古本草通用。
③ 白兔藿：顾本将本条归于中经。
④ 虺（huǐ悔）：毒蛇。
⑤ 虿（chài瘥）：蝎子一类的毒虫。
⑥ 猘（zhì制）狗：疯狗，能传染狂犬病。
⑦ 鬼：原无此字，据顾本、森本补。
⑧ 薇衔：顾本将本条归于中经。
⑨ 华：即"花"。古本草通用。

升麻

味甘，辛《大观本》作"甘平"。主解百毒，杀百精①老物殃鬼②，辟温疾，障邪毒蛊。久服不夭《大观本》作"主解百毒，杀百精老物殃鬼，辟瘟疫瘴气邪气虫毒"，此用《御览》文。一名周升麻《大观本》作"周麻"。生山谷旧作黑字，据《吴普》有云，神农甘，则本经当有此，今增入。

青蘘③

味甘，寒。主五脏邪气，风寒湿痹，益气，补脑髓，坚筋骨。久服耳目聪明，不饥，不老，增寿。巨胜苗也。生川谷旧在米谷部，非。

姑活④

味甘，温。主大风邪气，湿痹寒痛。久服轻身，益寿，耐老。一名冬葵子旧在《唐本草⑤》中无毒，今增。

别羁⑥

味苦，微温。主风寒湿痹，身重，四肢疼酸，寒邪，历节痛。生川谷旧在《唐本草》中无毒，今增。

屈草⑦

味苦。主胸胁下痛，邪气，腹间寒热阴痹。久服轻身，益气，耐老《御览》作"补益能老"。生川泽旧在《唐本草》中无毒，今增。

淮木⑧

味苦，平。主久咳上气，伤中，虚羸，女子阴蚀，漏下，赤白沃。一名百岁城中木。生山谷旧在《唐本草》中无毒，今增。

上草，上品七十三种，旧七十二种，考六芝当为一，升麻当白字，米谷部误入青蘘，《唐本草》六种，姑活，屈草，淮木，皆当入此。

木

牡桂

味辛，温。主上气咳逆，结气，喉痹，吐吸，利关节，补中益气。久服通神，轻身，不老。生山谷。

菌桂

味辛，温。主百病，养精神，和颜色，为诸药先聘通使。久服轻身，不老，面生光华，媚好常如童子。生山谷。

松脂

味苦，温。主痈⑨疽，恶创，头疡，白秃，疥瘙⑩，风气，安五脏，除热。久服轻身，不老，延年。一名松膏，一名松肪。生山谷。

槐实

味苦，寒。主五内邪气热，止涎唾，补绝伤，五痔，火创，妇人乳瘕，子脏急痛。生平泽。

---

① 精：原无此字，据森本补。
② 殃鬼：指无辜被灾祸波及而死的人，其灵魂即为殃鬼。
③ 青蘘（ráng 瓤）：顾本本条合入于"胡麻"条。
④ 姑活：顾本将本条归于下经。
⑤ 草：原作"退"，误，据文意改，下同。
⑥ 别羁：顾本将本条归于下经。
⑦ 屈草：顾本将本条归于下经。
⑧ 淮木：顾本将本条归于下经。
⑨ 痈：原无此字，据顾本、森本加。
⑩ 瘙：原作"搔"，据顾本、森本改。

枸杞

味苦，寒。主五内邪气，热中，消渴，周痹。久服坚筋骨，轻身不老《御览》作"耐老"。一名杞根，一名地骨，一名枸忌，一名地辅。生平泽。

柏实

味甘，平。主惊悸，安五脏，益气，除风①湿痹。久服令人悦泽美色，耳目聪明，不饥不老，轻身延年。生山谷。

茯苓

味甘，平。主胸胁逆气《御览》作"疝气"，忧恚②，惊邪恐悸，心下结痛，寒热，烦满，咳逆，口焦舌干，利小便。久服安魂养神，不饥延年。一名茯菟，《御览》作"茯神"。案：元本云：其有抱根者，名茯神，作黑字生山谷。

榆皮

味甘，平。主大小便不通，利水道，除邪气，久服轻身，不饥。其实尤良。一名零榆。生山谷。

酸枣

味酸，平。主心腹寒热，邪结气聚，四肢酸疼，湿痹。久服安五脏，轻身，延年。生川泽。

蘖木③

味苦，寒。主五脏肠胃中结热，黄疸，肠痔，止泄利，女子漏下赤白，阴阳蚀创。一名檀桓。生山谷。

干漆

味辛，温，无毒。主绝伤，补中，续筋骨，填髓脑，安五脏，五缓六急，风寒湿痹。生漆去长虫。久服轻身，耐老。生川谷。

五加皮④

味辛，温。主心腹疝气，腹痛，益气，疗躄⑤，小儿不能行，疽创，阴蚀。一名豺漆。

蔓荆实

味苦，微寒。主筋骨间寒热，湿⑥痹，拘挛，明目，坚齿，利九窍，去白虫。久服轻身，耐老。小荆实亦等。生山谷。

辛夷

味辛，温。主五脏身体寒热⑦，风头脑痛，面䵟。久服下气，轻身，明目，增年耐老。一名辛矧⑧《御览》作"引"，一名侯桃，一名房木。生川谷。

桑上寄生

味苦，平。主腰痛，小儿背强，痈肿，安胎，充肌肤，坚发齿，长须眉。其实明目，轻身，通神。一名寄屑，一名寓木，一名宛童。生川谷。

杜仲

味辛，平。主腰脊痛，补中，益精气，坚筋骨，强志，除阴下痒湿，小便余沥。久服轻身，耐老。一名思仙。生山谷。

---

① 风：原无此字，据顾本、森本加。
② 忧恚（huì 惠）：忧愁愤恨。
③ 蘖（niè 涅）木：顾本将本条归于中经。
④ 五加皮：顾本将本条归于中经。
⑤ 躄（bì 闭）：足挛缩不能伸。
⑥ 湿：原无此字，据顾本、森本加。
⑦ 热：原无此字，据顾本、森本加。
⑧ 辛矧（shěn 沈）：中药辛夷的别名。

女贞实

味苦,平。主补中,安五脏,养精神,除百疾。久服肥健,轻身不老。生山谷。

木兰①

味苦,寒。主身大热在皮肤中,去面热,赤疱②,酒皶,恶风癫疾,阴下痒湿,明耳目。一名林兰。生川谷。

蕤核③

味甘,温。主心腹邪气,明目,目赤痛,伤泪出。久服轻身,益气,不饥。生川谷。

橘柚

味辛,温。主胸中瘕热逆气,利水谷。久服去臭,下气,通神。一名橘皮。生川谷。旧在果部,非上木,上品二十种,旧一十九种,考果部,橘柚当入此。

人

发髲④

味苦,温。主五癃,关格不通,利小便水道,疗小儿痫,大人痉,仍自还神化。

上人一种,旧同。

兽

龙骨

味甘,平。主心腹鬼注,精物老魅,咳逆,泄利脓血,女子漏下,癥瘕坚结,小儿热气惊痫。齿主小儿大人惊痫,癫疾狂走,心下结气,不能喘息,诸痉,杀精物。久服轻身,通神明,延年。生山谷。

麝香

味辛,温。主辟恶气,杀鬼精物,温疟,蛊毒,痫痉,去三虫。久服除邪,不梦寤魇⑤寐。生川谷。

牛黄⑥

味苦,平。主惊痫,寒热,热盛狂痓,除邪逐鬼。生平泽。

熊脂

味甘,微寒。主风痹不仁,筋急,五脏腹中积聚,寒热,羸瘦,头疡,白秃,面䵟疱⑦。久服强志,不饥,轻身。生山谷。

白胶

味甘,平。主伤中,劳绝,腰痛,羸瘦,补中益气,妇人血闭无子,止痛,安胎。久服轻身,延年。一名鹿角胶。

阿胶

味甘,平。主心腹内崩,劳极洒洒如疟状,腰腹痛,四肢酸疼,女子下血,安胎,久服轻身,益气。一名傅致胶。

---

① 木兰:顾本将本条归于中经。
② 赤疱(pào 泡):类似于粉刺。初起皮疹如粟,甚则色赤肿痛,挤破白粉汁。抠后感染成脓疱。
③ 蕤(ruí 瑞)核:中药名。
④ 发髲(bì 闭):顾本将本条归于中经。
⑤ 魇:原作"厌",据顾本、森本改。
⑥ 牛黄:顾本将本条归于中经。
⑦ 疱:原无此字,据顾本、森本加。

上兽，上品六种，旧同。

禽

丹雄鸡①

味甘，微温。主女人崩中漏下，赤白沃，补虚，温中，止血，通神，杀毒，辟不祥。头主杀鬼，东门上者尤良。肪主耳聋。肠主遗溺。肶胵裹黄皮②，主泄利。尿白主消渴伤寒，寒热。黑雌鸡主风寒湿痹，五缓六急，安胎。翮③羽主下血闭。鸡子主除热，火疮，痫痉，可作虎魄，神物。鸡白蠹肥脂。生平泽。

雁肪④

味甘，平。主风挛，拘急，偏枯，气不通利。久服益气，不饥，轻身，耐老。一名鹜肪。生池泽。

上禽，上品二种，旧同。

虫 鱼

石蜜

味甘，平。主心腹邪气，诸惊痫痉，安五脏，诸不足，益气补中，止痛解毒，除众病，和百药。久服强志，轻身，不饥，不老。一名石饴。生山谷。

蜂子

味甘，平。主风头，除蛊毒，补虚羸，伤中。久服令人光泽，好颜色，不老。大黄蜂子主心腹胀⑤满痛，轻身，益气。土蜂子主痈肿。一名蜚零。生山谷。

蜜蜡

味甘，微温。主下利脓血，补中，续绝伤，金创，益气，不饥，耐老。生山谷。

牡蛎

味咸，平。主伤寒、寒热，温疟洒洒，惊恚怒气，除拘缓，鼠瘘，女子带下赤白。久服强骨节，杀邪鬼⑥，延年。一名蛎蛤，生池泽。

龟甲

味咸，平。主漏下赤白，破癥瘕，痎疟，五痔，阴蚀，湿痹，四肢重弱，小儿囟不合。久服轻身，不饥。一名神屋。生池泽。

桑螵⑦**蛸**

味咸，平。主伤中，疝瘕，阴痿，益精，生子，女子血闭，腰痛，通五淋，利小便水道。一名蚀肬。生桑枝上，采，蒸之。

海蛤⑧

味苦，平。主咳逆上气，喘息烦满，胸痛，寒热。一名魁蛤。

文蛤⑨

主恶疮，蚀《御览》作除"阴蚀"，五痔《御览》下有"大孔出血"。《大观本》作黑字。

---

① 丹雄鸡：顾本将本条归于中经。
② 肶胵（pí chī 皮吃）裹黄皮：即鸡内金。
③ 翮（hé 和）：羽毛中间的硬管。泛指鸟翅膀。
④ 雁肪：顾本将本条归于中经。
⑤ 胀：原作"张"，据顾本、森本改。
⑥ 邪鬼：原作"邪气"，据顾本、森本改。
⑦ 螵：原作"蜱"，据顾本、森本改。
⑧ 海蛤：顾本将本条归于中经。
⑨ 文蛤：顾本将本条归于中经。

蠡鱼[①]《初学记》引作"鳢鱼"。

味甘,寒。主湿痹,面目浮肿,下大水。一名鲖鱼。生池泽。

鲤鱼胆[②]

味苦,寒。主目热赤痛,青盲,明目。久服强悍,益志气。生池泽。

上虫鱼,上品一十种,旧同。

果

藕实茎

味甘,平。主补中养神,益气力,除百疾。久服轻身,耐老,不饥,延年。一名水芝丹。生池泽。

大枣

味甘,平。主心腹邪气,安中,养脾,助十二经,平胃气,通九窍,补少气少津液,身中不足,大惊,四肢重,和百药。久服轻身,长年。叶覆麻黄,能令出汗。生平泽。

葡萄

味甘,平。主筋骨湿痹,益气,倍力,强志,令人肥健,耐饥,忍风寒。久食轻身,不老延年。可作酒。生山谷。

蓬蘽[③]

味酸,平。主安五脏,益精气,长阴令坚,强志,倍力,有子。久服轻身,不老。一名覆盆。生平泽。

鸡头实

味甘,平。主湿痹,腰脊膝痛,补中,除暴疾,益精气,强志,令耳目聪明。久服轻身,不饥,耐老,神仙。一名雁喙实。生池泽。

上果,上品五种,旧六种,今以橘柚入木。

米 谷

胡麻

味甘,平。主伤中,虚羸,补五内《御览》作"脏",益气力,长肌肉,填髓脑。久服轻身,不老。一名巨胜。叶名青蘘。生川泽。

麻蕡

味辛,平。主五劳七伤,利五脏,下血寒气,多食令人见鬼狂走。久服通神明,轻身。一名麻勃。麻子味甘,平。主补中益气,肥健,不老,神仙。生川谷。

上米,谷,上品二种,旧三种,今以青蘘入草。

菜

冬葵子

味甘,寒。主五脏六腑寒热,羸瘦,五癃,利小便。久服坚骨,长肌肉,轻身,延年。

苋实

味甘,寒。主青盲,明目,除邪,利大小便,去寒热。久服益气力,不饥,轻身。一名马苋。

[①] 蠡(lí离)鱼:顾本将本条归于中经。
[②] 鲤鱼胆:顾本将本条归于中经。
[③] 蓬蘽(léi雷):中药名。

瓜蒂[1]

味苦,寒。主大水,身面四肢浮肿,下水,杀蛊毒,咳逆上气,及食诸果,病在胸腹中,皆吐下之。生平泽。

瓜子

味甘,平。主令人悦泽,好颜色,益气,不饥。久服轻身,耐老。一名水芝。《御览》作"土芝"生平泽。

苦菜

味苦,寒。主五脏邪气,厌谷,胃痹。久服安心,益气,聪察,少卧,轻身,耐老。一名荼草,一名选。生川谷。

上菜,上品五种旧同。

(李梦澍 校注)

马王堆简帛(节选)

【按语】

　　1973 年底,湖南省长沙马王堆三号汉墓出土了二十多种帛书和部分竹木简书。根据文字字体估算,各书的抄录年代约在战国末期到西汉初期。其中医书共计十四种,分别书写在大小不同的 5 张帛和 200 支竹木简(含木简 10 支)上。帛书、简书均有不同程度的残缺破损,经专家拼缀修复与辨识研究后,估计总字数约 3 万字左右、可辨识者约 23000 字。马王堆帛书整理小组根据内容,整理命名出的十种帛书医书为:《足臂十一脉灸经》、《阴阳十一脉灸经》(甲、乙本合为一种计算)、《脉法》、《阴阳脉死候》、《五十二病方》、《却谷食气》、《导引图》、《养生方》、《杂疗方》、《胎产书》;四种竹简医书为《十问》、《合阴阳方》、《天下至道谈》、《杂禁方》(木简医书)。马王堆简帛医书的问世是中国考古史上的重大发现。医书包含经络学、诊断学、脉学、方药学、养生学、房中养生术、气功导引、妇产科等多个方面,不仅填补了我国医学史上的某些重要空白,也为后人研究汉代之前的医药学情况提供了珍贵资料。与人体养生关系密切的出土简帛之中,《养生方》、《杂疗方》、《十问》、《合阴阳》、《天下至道谈》的主要内容性质属于房中类医书,被后人视为秦汉时期的中国性学经典。本书选取了其中《十问》、《天下至道谈》、《合阴阳》及《养生方》四种,以及现存最早的气功养生文献之一《却谷食气》,向读者呈现。

　　《十问》等古代房中术珍贵资料,表明我国的房事养生术早在春秋战国时期,在理论和技法上就都已经达到了较高的水平。马王堆医书相关部分中的具体内容广泛涉及到养生学、性卫生、性保健等关键领域,以及老年保健、优生学等热点范畴。其最主要的房事养生观在于以重阴贵精为本,提倡把握并顺应天地阴阳的变化规律,自觉节制房事,还要求人们通过关注起居饮食、调节精神情志、坚持操练气功等,积极进行自我养生保健。正如竹简《十问》所说:"长寿生于蓄积。"《天下至道谈》中也明确指出:"贰生者食也,损生者色也,是以圣人合男女必有则也。"这些都同后世历代医家、养生家倡导的养生原则一脉相承。而《天下至道谈》中有关于"七损八益"的论述,令今人第一次明确了"八益"就是指房事中八种对人体有所补益的做法、"七损"是指七种对健康有损害的做法,这直接解决了历代以来人们对于《内经》中这个关键问题的长期困惑和不休争论,具有极高的文献

---

[1] 瓜蒂:顾本将本条归于下经。

价值和养生保健贡献。另外,《养生方》中也有部分内容属于巫术方,是封建迷信的历史产物,应当批判地对待。

《十问》、《天下至道谈》、《合阴阳》的校勘,以文物出版社2004年版《长沙马王堆二、三号汉墓 第一卷田野考古发掘报告》(简称《发掘报告》)为底本,以辽宁科学技术出版社1995年版《中国医学名著珍品全书(上)》收录的《马王堆医书》(简称《珍品全书》)、天津科学技术出版社1988年版《马王堆医书考注》为主校本;《养生方》和《却谷食气》以《珍品全书》为底本,以《发掘报告》和《马王堆医书考注》为主校本。① 注释主要参考了周一谋、萧佐桃主编的《马王堆医书考注》及《珍品全书》中相关注释,其中有的在注文中做出了说明,也有的地方为了简省而未予交代,在此谨向原作者致谢。

十　问

【按语】

《十问》为出土竹简中的一篇养生专著,出土时原与另一部竹简医书《合阴阳》合成一卷,本篇在内,《合阴阳》在外。书中通过黄帝和天师、大成、曹熬、容成,尧和舜,王子巧父和彭祖,盘庚和耇老,禹和师癸,文挚和齐威王,王期和秦昭王的问答及讨论,提出了十个有关养生保健、特别是房中养生的问题进行讨论,所以被帛书整理小组命名为"十问"。书中内容重点提倡以重阴固精为本,强调应当将房中保健之法与食补方法、呼吸吐纳、起居保养等紧密结合起来,进行全面综合的养生补益,以求预防疾病、健康享寿。

中国古代养生思想的核心是"和",在形神精、食息眠等各个方面,均追求达到中和平衡状态。本书中的养生观点认为,要顺应大自然中天地阴阳的发展规律来补阴养气,追求天人合一。强调房中保健的关键在于巩固精关,不使真精随意流失,即所谓"人气莫如朘精"、"长寿生于蓄积"。例如"曹熬之接阴治神气之道"中,就列举了交合时交而不泻的种种好处:"一至勿星,耳目聪明;再至勿星,意气高扬;三至勿星,皮革有光;四至勿星,脊脚不伤;五至勿星,尻髀能方;六至勿星,百脉通行;七至勿星,终身无殃;八至勿星,可以寿长;九至勿星,通于神明。"保养之道,无论是服用滋阴之品、闭精勿泄,还是讲究呼吸吐纳、操练气功导引,根本目的都是为了养护阴精。同时,在食补之外,还提出应当重视睡眠的重要作用,"一夕不卧,百日不复","譬如鸟兽,早卧早起,暮卧暮起,天者受明,地者受晦,道者究其事而止。"指明人们应当劳逸结合才有利于积极养生。

难得的是,本书中批评那些靠迷信巫神以求得到健康长寿的人,"俗人芒生,乃恃巫医"。对比其时代意义,这是十分值得赞扬的正确观点。

【原文校释】

黄帝问于天师②曰:"万物何得而行?草木何得而长?日月何得而明?"天师曰:"尔察天之情,阴阳为正③,万物失之而不继,得之而赢。食阴④槟阳⑤,稽⑥于神明。食阴之道,虚而⑦五脏,广而

---

① 校按:简帛书中原残缺字句,出土整理时依残笔、文义或参照其他古书随文补出的,外加〔　〕。简帛书中原涂去的废字,用◎表示。残脱文的字数无法确定者,用◇表示。
② 天师:古代对道行高的术士的尊称,也指对医学有研究的人。
③ 正:常,即准则或规律。
④ 食阴:指服食滋阴之品,或指同女子交合,从而得到房中补益之效。
⑤ 槟阳:帛书整理小组疑当读作"疑阳",即壮阳、扶阳之意。疑,通"凝",坚强。一说为"拟阳",指效法天气。
⑥ 稽:通达。
⑦ 而:此处指你。

三咎①，若弗能出椹。食之贵②静而神风③，距而两峙④，参筑而毋遂⑤，神风乃生，五声⑥乃对。禽毋过五⑦，致之口，枚⑧之心，四辅⑨所贵，玄尊⑩乃至。饮毋过五，口必甘味，至之五脏，形乃极⑪退。薄而肌肤，及夫发末，毛脉⑫乃遂，阴水⑬乃至，浅彼阳㸍⑭，坚寋⑮不死，饮食宾体⑯，此谓复奇之方⑰，通于神明。"天师之食神气之道。

黄帝问于大成曰："民何失而颜色鹿狸⑱，黑而苍？民何得而腠理靡曼⑲，鲜白有光？"大成答曰："君欲练色鲜白，则察观尺蠖。尺蠖之食方⑳，通于阴阳，食苍则苍，食黄则黄。唯君所食，以变五色。君必食阴以为常，助以柏实盛良，饮走兽泉英㉑，可以却老复壮，曼泽有光。接阴㉒将众，继以蜚㉓虫，春爵员骀㉔，兴彼鸣雄㉕，鸣雄有精㉖，诚能服此，玉策㉗复生。太上执遇㉘，壅彼玉窦㉙，盛乃从之，员骀送之；若不执遇，置之以䴬㉚。诚能服此，可以起死㉛。"大成之起死食鸟精之道。

黄帝问于曹熬曰："民何失而死？何得而生？"曹熬答曰："□□□□而取其精。待彼合气㉜，

---

① 三咎：指三焦。
② 若弗能出椹。食之贵："若弗能出椹"，《马王堆医书考注》解释为所食之气全保持在体内。椹，疑当为"幄"，帷幄。另外，马继兴认为"椹"通"谷"，此部分读为"若弗能出，谷食之贵"，意思指正气宝贵，应该让它流通于体内，不应泻出。
③ 静而神风：指安神定志。静，安静、镇静。神，阳之精气。风，牝牡相诱。
④ 距而两峙：指男子精气旺盛，才能在交合时与女子抗衡、持久。距，同"拒"，抵抗。
⑤ 参筑而毋遂：指性交时多次插入而不泻精。筑，刺。
⑥ 五声：指女子在交合时发出的喉息、喘息、累哀、吹、啮五种呼吸声或感叹声。同《天下至道谈》和《合阴阳》中的"五音"。
⑦ 禽（xī吸）毋过五：禽，此处指上缩阴根而进行深呼吸。毋过五，不超过五次。
⑧ 枚：收。
⑨ 四辅：四肢。
⑩ 玄尊：明水，即用来酿酒的水。此处疑指口中的津液。
⑪ 极：急，立刻。
⑫ 毛脉：原作"毛胍（guā瓜）"，据《马王堆医书考注》改指微细之脉。下文同此，径改不出校。
⑬ 阴水：指精液或阴液。
⑭ 浅彼阳㸍（fú服）：此句疑指射精时阴茎灼热之状。浅，疑当读为"溅"，指射精。㸍，疑当读为"勃"，火盛的样子。
⑮ 寋（jiǎn简）：强。
⑯ 宾体：指调和身体。
⑰ 复奇之方：补偿精气亏损的方法。复，补。奇，亏损。
⑱ 鹿狸：又黑又粗糙。鹿，同"粗"。狸，通"黧"，黑里带黄的颜色。
⑲ 靡曼：美丽。
⑳ 方：道，即规律。此处指尺蠖在树上吃花叶而形成保护色的规律。
㉑ 走兽泉英：帛书整理小组认为是指牛羊乳。下文同此。
㉒ 接阴：指交合。
㉓ 蜚：通"飞"。
㉔ 爵员骀（dài带）：指雀的圆卵。爵，通"雀"。员，圆形。骀，古代音义与"子"近，"子"有时可指"卵"。下文同此。
㉕ 鸣雄：指公鸡。
㉖ 精：即精子，此处指公鸡的睾丸，可以壮阳补肾。
㉗ 玉策：指阴茎。下文同此。
㉘ 执遇：执，帛书整理小组解释为"艺"，常。一说执即"势"，指阴茎。遇，合。势遇，指交合。下文同此。
㉙ 壅彼玉窦：壅，底本原作"兴"，据《珍品全书》及《马王堆医书考注》改，意思指堵塞。玉窦，女子阴户。
㉚ 䴬：同"䴬"（fēng丰），指麦粥。
㉛ 可以起死：底本原作"可起死"，据《珍品全书》及《马王堆医书考注》改。指可以治好阳痿之症。
㉜ 合气：指交合。

而微动其形。能动其形,以致五声,乃入其精,虚者可使充盈,壮者可使久荣,老者可使长生。长生之稽①,侦用玉闭②,玉闭时辟③,神明来积。积必见章④,玉闭坚精,必使玉泉⑤毋倾,则百疾弗婴⑥,故能长生。接阴之道,必心塞葆⑦,形气相葆,故曰:一至勿星⑧,耳目聪明;再至勿星,意⑨气高扬;三至勿星,皮革有光;四至勿星,脊脚不伤;五至勿星,尻髀能方⑩;六至勿星,百脉通行;七至勿星,终身无殃;八至勿星,可以寿长;九至勿星,通于神明。"曹熬之接阴治神气之道。

　　黄帝问于容成⑪曰:"民始蒲淳溜形⑫,何得而生?溜形成体,何失而死?何曳⑬之人也,有恶有好,有夭有寿?欲闻民气赢屈弛张⑭之故。"容成答曰:"君若欲寿,则顺察天地之道。天气月尽月盈,故能长生。地气岁有寒暑,险易相取⑮,故地久而不腐。君必察天地之情,而行之以身。有征可知,间⑯虽圣人,非其所能,唯道者知之。天地之至精,生于无征,长于无形,成于无体,得者寿长,失者夭死。故善治气抟精⑰者,以无征为积,精神泉溢,翕⑱甘露以为积,饮瑶泉灵尊⑲以为经⑳,去恶好俗,神乃溜形。翕气之道,必致之末,精生而不缺。上下皆精,寒温安生?息必深而久,新气易守。宿气为老,新气为寿。善治气者,使宿气夜散,新气朝聚,以彻㉑九窍,而实六腑。食气有禁,春避浊阳,夏避汤风,秋避霜雾,冬避凌阴,必去四咎㉒,乃深息以为寿。朝息之志㉓,其出也务合于天,其入也揆彼闺讷㉔,如藏于渊,则陈气日尽,而新气日盈,则形有云㉕光。以精为充,故能久长。昼息之志,呼吸秘微,耳目聪明,阴阴㉖喜气,中不溃腐,故身无疴殃。暮息之志,深息长徐,使耳勿闻,且以安寝。魂魄相安形,故能长生。夜半之息也,觉寤毋变侵形,深徐去

---

① 稽:即计,策略。此处指长生之道。

② 侦用玉闭:探索固精之法。侦,底本原作"慎",据《珍品全书》及《马王堆医书考注》改,指探索。玉,指生殖器官。闭,闭精勿泄。

③ 辟:疑当通"襞",指有褶皱的衣裙,此处是聚集的意思。

④ 章:明显。

⑤ 玉泉:口中津液,此处指津液和精液。

⑥ 婴:遭遇。

⑦ 必心塞葆:指必须保持内心安静。葆,通"保"。

⑧ 星:耗散。

⑨ 意:《珍品全书》及《马王堆医书考注》皆作"音"。

⑩ 尻髀能方:臀部和大腿周正、健壮。尻,臀部。髀,大腿。

⑪ 容成:传说乃黄帝时的史官,古代房中家。《汉书·艺文志》中有《容成阴道》二十六卷。

⑫ 蒲淳溜形:指敷布阳和之气,化为健康形体。蒲,敷布,一读为"赋",指禀赋。淳,通"醇",和。

⑬ 何曳:帛书整理小组读为"何世"。

⑭ 赢屈弛张:老百姓体力的盈虚与劳逸情况。赢,满。屈,尽。

⑮ 相取:指相资。

⑯ 间:近,指现如今。

⑰ 治气抟精:治气,指行呼吸吐纳的导引之事。抟精,凝聚精气。

⑱ 翕:吸取、吸饮。

⑲ 瑶泉灵尊:瑶泉,指上等泉水。灵尊,指美酒。

⑳ 经:经常做的事。

㉑ 彻:通畅。

㉒ 四咎:指四灾,即浊阳、汤风、霜雾、凌阴。

㉓ 志:准则、原则。

㉔ 揆彼闺讷:指衡量吸气的标准是以肺部充满为度的。揆,揣度。闺,小门。讷,疑当为"橘",通"满"。

㉕ 云:意思指多。

㉖ 阴阴:此处形容深藏。

势①，六腑皆发，以长为极。将欲寿神，必以腠理息。治气之精，出死入生②，欢欣咪榖③，以此充形，此谓抟精④。治气有经，务在积精，精盈必泻，精出必补。补泻之时，于卧为之，酒食五味，以志治气。目明耳聪，皮革有光，百脉充盈，阴乃□生，由使则可以久立，可以远行，故能寿长。

尧问于舜曰："天下孰最贵？"舜曰："生最贵。"尧曰："治生奈何？"舜曰："审夫阴阳。"尧曰："人有九窍十二节⑤，皆设而居，何故而阴⑥与人俱生而先身去？"舜曰："饮食弗以⑦，谋虑弗使，讳其名而匿其体，其使甚多而无宽礼⑧，故与身俱生而先身死。"尧曰："治之奈何？"舜曰："必爱而喜之，教而谋之，饮而食之，使其题颏⑨坚强而缓事之，必䀒⑩之而勿予，必乐矣而勿泻，材⑪将积，气将储，行年百岁，贤于往者。"舜之接阴治气之道。

王子巧父⑫问彭祖⑬曰："人气何是为精乎？"彭祖答曰："人气莫如朘精⑭。朘气菀闭⑮，百脉生疾，朘气不成，不能繁生，故寿尽在朘⑯。朘之葆爱，兼予成佐，是故道者⑰发明唾手⑱循臂，摩腹从阴从阳。必先吐陈，乃禽⑲朘气，与朘通息，与朘饮食⑳，饮食完朘，如养赤子。赤子㉑骄悍数起，慎勿出入，以修美浬㉒，輨白㉓内成，何病之有？彼生有殃，必其阴精漏泄，百脉菀废，喜怒不时，不明大道，生气去之。俗人芒㉔生，乃恃巫医，行年未五十，形必夭埋㉕，颂㉖事自杀，亦伤悲哉。死生安在，彻士㉗制之，实下闭精㉘，气不漏泄。心制死生㉙，孰为之败？慎守勿失，长生累世。累世安乐

---

① 去势：指呼吸不要过于急暴用力。势，力。
② 出死入生：指吐故纳新。
③ 欢欣咪榖：指轻松愉快地吸收新鲜空气。咪，帛书整理小组疑当读为"美"。榖，善。
④ 抟精：聚精。
⑤ 十二节：指四肢的大关节，即上肢肩、肘、腕关节，下肢股、膝、踝关节。
⑥ 阴：指生殖器官。
⑦ 以：意思指用。
⑧ 宽礼：宽缓、节制。
⑨ 题颏：当指阴茎。题，头。颏，疑当读为"崪"，意思指高。
⑩ 䀒（gǔ古）：止。
⑪ 材：据文意，当作"精"。
⑫ 王子巧父：指王子乔。据《列仙传》载，王子乔即周太子晋。
⑬ 彭祖：传说中上古帝王颛顼的玄孙陆终之次子，名叫篯铿，尧封之于彭城。又因为其道可祖，称之为彭祖。
⑭ 朘（zuī）精：指男子的生殖器能够养蓄精液。
⑮ 菀闭：菀，通"郁"。菀闭，指壅郁不通。
⑯ 寿尽在朘：尽终天年的养生关键在于保养阴精。
⑰ 道者：指善于养生的人。
⑱ 唾手：据文意当指垂手，与下文的"循臂"都是气功导引的动作。
⑲ 禽：收敛。
⑳ 与朘饮食：指吞咽津液或服用补养之药，以补阴壮阳。
㉑ 赤子：此处指男子生殖器。
㉒ 以修美浬：修，调理。浬，通"理"，指肌理。
㉓ 輨白：疑当指阳气固附于内。輨，车，此处当为坚固之意。白，疑读为"薄"，附。
㉔ 芒：蒙昧。
㉕ 夭埋：夭，身体弯曲。埋，此处指低着头不显露。
㉖ 颂：当为"讼"，指诉说。
㉗ 彻士：指通晓养生之道的人。
㉘ 实下闭精：实其下，闭其精，巩固精关。实，使下身充实。
㉙ 心制死生：指发挥主观能动性，以求控制疾病死生、寿命长短。

长寿，长寿生于蓄积。彼生之多①，上察于天，下播于地，能者必神②，故能形解③。明大道者，其行陵云，上自糜榣④，水流能远，龙登能高，疾不力倦，□□□□□□巫成柖□□不死。巫成柖⑤以四时为辅，天地为经⑥，巫成柖与阴阳皆生。阴阳不死，巫成柖与相视⑦，有道之士亦如此。"

帝盘庚⑧问于耇老⑨曰："闻子接阴以为强，翕天之精，以为寿长，吾将何处而道可行？"耇老答曰："君必贵夫与身俱生而先身老者⑩，弱者使之强，短者使长，贫者使多粮⑪。其事一虚一实，治之有节。一曰垂肢，直脊，挠尻⑫；二曰疏股，动阴，缩州⑬；三曰合睫毋听，翕气以充脑⑭；四曰含其五味⑮，饮夫泉英⑯；五曰群精皆上，翕其大明⑰。至五而止，精神日怡。"耇老接阴食神气之道。

禹问于师癸⑱曰："明耳目之智，以治天下，上均湛地⑲，下因江水，至会稽之山，处水⑳十年矣。今四肢不用，家大乱，治之奈何？"师癸答曰："凡治政之纪，必自身始。血气宜行而不行，此谓款殃㉑，六极㉒之宗也。此气血之续也，筋脉之族㉓也，不可废忘也。于脑也施㉔，于味也移㉕，导之以志㉖，动之以事。非味也，无以充其中而长其节；非志也，无以知其中虚与实；非事也，无以动其四肢而移去其疾。故觉寝而引阴㉗，此谓练筋；既伸又屈，此谓练骨。动用必当，精故泉出。行此道也，何世不物㉘？"禹于是饮潼㉙以安后姚㉚，家乃复宁。师癸治神气之道。

---

① 多：意思指久。
② 神：伸展，此处指推广。
③ 形解：即尸解，指登仙。
④ 糜榣：疑当指琼瑶，即仙境。糜即麇、又作麚，通"琼"。榣，通"瑶"。
⑤ 巫成柖（sháo 勺）：即务成昭，传说是舜帝之师。
⑥ 经：此处指法度。
⑦ 相视：相比。
⑧ 盘庚：商代君主，迁殷都而使商朝中兴。
⑨ 耇（gǒu 狗）老：指高寿的老者。
⑩ "与身俱生"句：指生殖器官。
⑪ 多粮：指获得充足的饮食营养。
⑫ 挠尻：按摩臀部。
⑬ 疏股，动阴，缩州：指分开双腿，摇动阴茎，收缩肛门。一说疏股指放松大腿，动阴指导气使之运行到阴部。
⑭ 脑：当为"脑"。下文同此。
⑮ 含其五味：口含津液，感觉五味俱备。
⑯ 泉英：指舌下津液。
⑰ 大明：指正午的太阳，一说指全身阳气。
⑱ 师癸：指天师癸。癸，人名。
⑲ 湛地：指洪水淹没之地。
⑳ 处水：指治水。
㉑ 款殃：指气血壅塞之损害。款，当为"窾"，意思指塞。
㉒ 六极：指六种灾患。据《尚书·洪范》载："六极：一曰凶短折，二曰疾，三曰忧，四曰贫，五曰恶，六曰弱。"《千金要方》卷十九"补肾"曰："六极者，一曰气极，二曰血极，三曰筋极，四曰骨极，五曰髓极，六曰精极。"
㉓ 族：凑，指聚结之处。
㉔ 施：据文意当为"弛"，指松弛、放松。
㉕ 于味也移：饮食口味应当有所变化，不要偏嗜某一类食物。
㉖ 志：知，指思维能力。
㉗ 引阴：导气于阴部。
㉘ 物：事，此处指实践。
㉙ 潼（dòng 动）：指乳汁。
㉚ 后姚：疑当为大禹之妻。

文挚①见齐威王，威王问道焉，曰："寡人闻子大夫之博于道也，寡人已宗庙之祠②，不暇其听，欲闻道之要者，二、三言而止。"文挚答曰："臣为道三百篇③，而卧最为首。"威王曰："子绎④之，卧时食何是有？"文挚答曰："淳酒毒韭⑤。"威王曰："子之长韭⑥何邪？"文挚答曰："后稷半鞣⑦，草千岁者唯韭，故因而命之。其受天气也早，其受地气也葆，故避慑憋怯⑧者，食之恒张；目不察者，食之恒明；耳不闻者，食之恒聪；春三月食之，疴疾不昌，筋骨益强，此谓百草之王。"威王曰："善。子之长酒何邪？"文挚答曰："酒者，五谷之精气也，其入中散流⑨，其入理也彻而周，不胥卧而究理⑩，故以为百药由⑪。"威王曰："善。然有不如子言者，夫春赆泻人人以韭者⑫，何其不与酒而恒与卵⑬邪？"文挚答曰："亦可。夫鸡者，阳兽也，发明⑭声聪⑮，伸头羽张者也。复阴三月，与韭俱彻⑯，故道者食之。"威王曰："善。子之长卧何邪？"文挚答曰："夫卧，非徒生民之事也。举⑰凫雁、鹄、鹔鹴、蚖蟺、鱼鳖、蠕动之徒⑱，胥⑲食而生者也；食者⑳，胥卧而成者也。夫卧，使食靡消㉑，散药以流形㉒者也。譬卧于食，如火于金。故一夕不卧，百日不复。食不化，必如抟鞠㉓，是生甘心密墨㉔，糙汤剕惑㉕，故道者敬卧。"威王曰："善。寡人恒善暮饮而连于夜，苟㉖无疴乎？"文挚答曰："无妨也。譬如鸟兽，早卧早起，暮卧暮起，天者受明，地者受晦㉗，道者究其事而止。夫食气潜入而默移，夜半而□□□□□气，致之六极㉘。六极坚精，是以内实外平，痤瘘弗处，痈噎㉙不生，此道之至也。"威王曰："善。"

---

① 文挚：战国时期的宋国名医，后来被齐湣王所杀。
② 寡人已宗庙之祠：指自己已经登上王位。
③ 篇：底本原作"编"，据《珍品全书》及《马王堆医书考注》改。
④ 绎：陈述。
⑤ 淳酒毒韭：醇厚的酒、繁茂的韭菜。毒，厚，形容植物生得繁茂。
⑥ 长韭：以韭为长，指重视韭菜。下文"长酒"、"长卧"与此类似。
⑦ 半鞣：疑读为"播穮"（yōu 优），指农耕种植。
⑧ 避慑憋怯：避慑，或作憋避，指气虚而皮肤襞皱。憋怯，指心惊胆怯。
⑨ 散流：流布于全身。
⑩ 不胥卧而究理：指不待卧下而酒也能够深入肌理。胥，待。究，深。
⑪ 由：用，此处指酒为百药所用。
⑫ 春赆泻人人以韭者：帛书整理小组读为"春沃泻人人以韭者"，指春天因为饮食不适而引起腹泻的人，加食韭菜以安脏腑。
⑬ 卵：指韭卵，可能是一种用韭汁浸泡过的禽类蛋。
⑭ 发明：指公鸡打鸣司晨。
⑮ 声聪：指开启视听而令人觉醒。声，通"启"。
⑯ 彻：通。此处指通其阳气。
⑰ 举：凡是。
⑱ 凫（fú 浮）雁、鹄（hú 胡）、鹔鹴（sù shuāng 素双）、蚖蟺（wán shàn 玩善）、鱼鳖、蠕动之徒：鹄，天鹅。鹔鹴，雁的一种。蚖，泛指蛇类。蟺即蝉，一说指鳝。蠕动之徒，指爬行蠕动的昆虫之类。
⑲ 胥：皆，全都。
⑳ 食者：指动物。
㉑ 靡消：指糜烂消化。靡，同"糜"。
㉒ 流形：流布于形体。
㉓ 抟鞠：指饮食不化，腹中如同怀球。抟，抱。鞠，球。
㉔ 甘心密墨：甘心，忧思。密墨，密闭不通。
㉕ 糙汤剕惑：帛书整理小组疑当读为"危伤痹瘚"。危伤，指损毁。
㉖ 苟：或，大概。
㉗ 天者受明，地者受晦：此处以天地的一明一暗，来比喻人们应当有作有息、有劳有逸。
㉘ 六极：此处指六腑，或者指头身及四肢。
㉙ 痈噎：当指喉痈。

王期①见，秦昭王问道焉，曰："寡人闻客食阴以为动强，翕气②以为精明。寡人何处而寿可长？"王期答曰："必朝日月而翕其精光，食松柏③，饮走兽泉英，可以却老复壮，曼泽有光。夏三月去火，以日爨④烹，则神慧而聪明。接阴之道，以静为强，平心如水，灵露内藏⑤，款以玉策⑥，心毋怵荡⑦，五音进答，孰短孰长，翕其神雾，饮夫天浆⑧，致之五脏，欲其深藏。蛰息以晨⑨，气形乃刚，襄□□□，□□近水，精气凌健⑩久长。神和内得，魂魄皇□，五脏固白⑪，玉色重光，寿参日月，为天地英。"昭王曰："善。"

合 阴 阳

【按语】

《合阴阳》是出土竹简中的一篇，帛书整理小组根据其首句"凡将合阴阳之方"而命名之。本书属于古代房中术著作，讨论了阴阳交合即男女交媾之事，其内容主要总结了房事同气功导引相结合、性生活动作姿态及性生理体验，以求借助正确合理的性生活，让人不仅能够安享合阴阳之乐，更能够收益强身长寿的养生效果。例如其中的"十动"、"十节"，是指模仿多种动物活动姿态而为的性交动作或气功导引，如虎游、蝉附、尺蠖等，这是古代仿生学在房中术方面的典型应用。"十修"、"八动"则提出了男女交合时的体位、频率、姿态、深浅等具体技巧问题，同时很注意观察女方在房事过程中的性反应。总体上，在房中保健方面提倡无论是性保健、还是性技巧，都应尽量取法自然、不暴不急。

另外，书中还描述了男女双方在房事最后阶段的一些征候，提出交合时的嗅觉问题："十已之征，一已而清凉出，再已而臭如燔骨，三已而燥，四已而膏，五已而芗，六已而滑，七已而迟，八已而脂，九已而胶，十已而纷，纷已复滑，清凉复出，是谓大卒。"说明古人不仅对男女交合进行了细微而深入的观察，还在一定程度上发现了现代性医学所关注到的嗅觉与性刺激间的联系，颇有价值。

【原文校释】

凡将合阴阳之方⑫，出招阳⑬，掾⑭肘房，抵腋旁，上灶纲⑮，抵领乡⑯，掾拯匡⑰，覆周环⑱，下

---

① 王期：人名。
② 翕气：此处指行气功导引之术。
③ 松柏：松，指松子或松脂。柏，指柏实。
④ 爨（cuàn 窜）：烧火做饭。《广雅》："爨，炊也。"
⑤ 灵露内藏：精液内藏不外溢。
⑥ 款以玉策：用阴茎叩击玉门。款，意思指叩。
⑦ 怵荡：怵，恐惧。荡，放荡、放纵。
⑧ 天浆：指舌下津液。
⑨ 蛰息以晨：在清晨平和地吸引朝气。蛰，疑当为"龙"，和。
⑩ 凌健：坚实、刚健。
⑪ 固白：《马王堆医书考注》作"钴白"，指阳气固附于内。此处形容健康结实。
⑫ 合阴阳之方：指男女交合的具体原则和方法。
⑬ 出掐（wò 卧）阳：出于手腕部。掐阳即"腕阳"，指手腕。
⑭ 掾：抚摩。
⑮ 灶纲：所指的部位不详，或在腋窝之上。
⑯ 领乡：疑当指颈项部位。一读为"卤乡"，指卤会穴，位于头部，当前发际正中直上 2 寸。
⑰ 拯匡：疑当指承光穴，位于头部，当前发际正中直上 2.5 寸，旁开 1.5 寸。
⑱ 覆周环：覆，复，又。周环，绕颈项一周按摩。

缺盆，过醴津①，陵勃海②，上常山③，入玄门④，御交筋⑤，上欱⑥精神，乃能久视而与天地侔⑦存。交筋者，玄门中交脉也，为得操擂之，使体皆乐痒，悦怿以好。虽欲勿为，作相呴⑧相抱，以恣戏道。戏道：一曰气上面热，徐呴；二曰乳坚鼻汗，徐抱；三曰舌薄而滑，徐屯⑨；四曰下汋⑩股湿，徐操⑪；五曰嗌干咽唾，徐撼，此谓五欲之征⑫。征备乃上，上揕⑬而勿内⑭，以致其气。气至，深内而上撅⑮之，以抒其热，因复下反之，毋使其气歇，而女乃大竭。然后热⑯十动，接十节，杂十修。接形已没，遂气宗门⑰，乃观八动，听五音，察十已⑱之征。

十动：始十，次廿、卅⑲、卌⑳、五十、六十、七十、八十、九十、百，出入而毋决㉑。一动毋泻，耳目聪明，再而音声章㉒，三而皮革光，四而脊胁强，五而尻髀方㉓，六而水道行，七而至坚以强，八而腠理光，九而通神明，十而为身常㉔，此谓十动。

十节㉕：一曰虎游㉖，二曰蝉附㉗，三曰尺蠖㉘，四曰囷桷㉙，五曰蝗磔㉚，六曰猿据㉛，七曰詹诸㉜，八曰兔骛㉝，九曰蜻蛉㉞，十曰鱼嘬㉟。

---

① 醴津：疑当指乳晕。醴，一读为"脐"。
② 勃海：疑当指胸窝，或气海。
③ 常山：即恒山，此乃避汉文帝刘恒之讳而改。疑当指曲骨与横骨部位。
④ 玄门：即玉门，指女子外阴。
⑤ 御交筋：御，进。交筋，疑当指阴蒂。
⑥ 欱（hē 喝）：吸气。
⑦ 侔（móu 谋）：相等，齐。
⑧ 相呴（xū 虚）：呴，本指张口呼出气，相呴在此处当指相吻。
⑨ 屯：从。此处指男女相互依从。
⑩ 汋：据《天下至道谈》，当为"液"。
⑪ 徐操：指性交时徐徐操动。
⑫ 五欲之征：指女子性冲动的五种征候表现。
⑬ 揕（zhèn 镇）：刺。
⑭ 内：深纳入。
⑮ 撅：上拨。
⑯ 热：据文意当为"执"。
⑰ 遂气宗门：指气血通于阴门。遂，通。宗门，指阴门。
⑱ 十已：指交合十个回合而不泻精。
⑲ 卅（sà 萨）：三十。
⑳ 卌（xì 细）：四十。
㉑ 决：此处指泻精。一说，疑当为"快"。
㉒ 章：彰显。此处指声音洪亮。
㉓ 尻髀（kāo bì 拷币）方：指臀部和大腿周正、健壮。尻，臀部。髀，大腿。
㉔ 为身常：常保身体健康。
㉕ 十节：此乃一组仿生的房中气功导引式。
㉖ 虎游：指模仿老虎游于水上性交。
㉗ 蝉附：指像蝉附在树上的样子。
㉘ 尺蠖：指模仿尺蠖缘木的样子。
㉙ 囷桷（qūn jué 逡决）：指模仿獐鹿的角触动作。囷即麇，同"麇"，古书上指獐子。桷，疑当为"角"。
㉚ 蝗磔（zhé 折）：指模仿蝗虫张翅的动作。蝗，一说为"凰"，指凤凰。磔，张开，一读为"躄"，扑倒。
㉛ 猿据：指模仿猿类蹲坐的样子。一说，模仿猿类引取东西的动作。据，当读为"踞"。
㉜ 詹诸：即蟾蜍，指模仿蟾蜍匍匐吸气的动作。
㉝ 兔骛（wù 物）：指模仿兔子奔跑的动作。
㉞ 蜻蛉：形态似蜻蜓，指模仿蜻蛉飞翔的动作。
㉟ 鱼嘬（chuài 踹）：指模仿鱼儿吞饵的动作。嘬，意思指吃。

十修①：一曰上之，二曰下之，三曰左之，四曰右之，五曰疾之，六曰徐之，七曰希②之，八曰数③之，九曰浅之，十曰深之。

八动：一曰接手，二曰伸肘，三曰直踵④，四曰侧钩，五曰上钩，六曰交股，七曰平踊⑤，八曰振动。夫接手者，欲腹之傅⑥也；伸肘者，欲上之摩且距⑦也；直踵者，深不及也；侧钩者，旁欲摩也；上钩者，欲下摩⑧也；交股者，刺太过也；平踊者，欲浅⑨也；振动者，欲人久持之也。

瘛息⑩者，内急也；喘息，至美也；纍哀⑪者，玉策⑫入而痒乃始也；吙⑬者，盐甘甚也；啮⑭者，身振动，欲入之久也。

昏者，男之精将⑮；早者，女之精积。吾精以养女精，前脉皆动，皮肤气血皆作，故能发闭通塞，中府受输而盈⑯。

十已⑰之征：一已而清凉出⑱，再已而臭如燔骨⑲，三已而燥⑳，四已而膏㉑，五已而芗㉒，六已而滑，七已而迟，八已而脂，九已而胶，十已而纆㉓，纆已复滑，清凉复出，是谓大卒㉔。大卒之征，鼻汗唇白，手足皆作，尻不傅席，起而去，成死为薄㉕。当此之时，中极㉖气张，精神入藏，乃生神明。

天下至道谈

【按语】

《天下至道谈》是出土竹简中的一篇，原与木简《杂禁方》合卷成一卷，本篇在内、《杂禁方》

---

① 十修：指交合时上下、左右、快慢等十种动作。
② 希：稀少。
③ 数：频繁。
④ 直踵：伸直两腿脚。
⑤ 平踊：指身体平展而跃动。
⑥ 傅：意思指附。
⑦ 距：挂住，此处是形容持久。
⑧ 下摩：指深摩。
⑨ 浅：浅刺。
⑩ 瘛（chì 赤）息：指呼吸急促。《天下至道谈》作"喉息"。
⑪ 纍（lěi 累）哀：指女子交合时快乐的叹息声。《天下至道谈》作"累哀"。
⑫ 玉策：指阴茎。
⑬ 吙（huō 豁）者，盐甘甚也：吙，指呼气。盐，通"衔"，指口中。下文同此。
⑭ 啮（niè 孽）：意思指咬。
⑮ 昏者，男之精将：指夜晚时男子的精气旺盛。将，壮、长。
⑯ 中府受输而盈：指交合使身体瘀滞得以通畅，脏腑都可受到补益。
⑰ 十已：指交合十个回合而不泻精。已，通"以"，此处指交合。
⑱ 清凉出：指出现清新凉爽的感觉。
⑲ 臭如燔骨：指气味如同烤骨的香气一般。
⑳ 燥：焦。此处指焦香的气味。
㉑ 膏：指交合时分泌物多且稠，如同膏脂。
㉒ 芗（xiāng 乡）：同"香"，指米谷之香。
㉓ 纆：指气力衰竭。
㉔ 卒：完结、终结。
㉕ 成死为薄：阴茎萎软后离开必将受损。成死，指阴茎疲软。薄，损。
㉖ 中极：穴位名。

在外。因为简中有"天下至道谈"之句、且独写一简,可看作下文的标题,故帛书整理时以此为篇名。全书重点讨论了寓于古代房中术中的养生之道,深入叙述了男女双方的性生理以及性养生的具体原则和方法。内容丰富、论述详备,对今人在性保健以及老年保健、优生学方面都有指导意义。

书中强调房事要有节制、不可纵欲,男子房事养生要注重闭精守关。所谓"贰生者食也,损生者色也,是以圣人合男女必有则也"、"神明之事,在于所闭,审操玉闭,神明将至",即是指此。同时提出应当掌握规律、不可急切草率。书中重点论述了房事养生的具体注意事项,就是著名的"七损八益"理论。它们分别指房事生活中八种对人体有所补益的做法和七种对人体健康有所损害的做法:"八益:一曰治气,二曰致沫,三曰知时,四曰蓄气,五曰和沫,六曰窃气,七曰待赢,八曰定倾。""七损:一曰闭,二曰泄,三曰竭,四曰勿,五曰烦,六曰绝,七曰费。"如果能够善用八益、去七损,则"五病者不作"。这一部分内容直接解决了历代注家对《内经》中"七损八益"问题的长期困惑和争论不休,具有极高的文献价值和养生贡献。

本书中还十分重视房事过程中男女双方、特别是女方的身心健康,反对在女子毫无性要求时强行交合,并特别关注到女方的性反应。如喉息、喘息、累哀、吹、啮等五音,就是描述女子在交合时发出的五种呼吸声或感叹声。并列举了女性阴部十二个解剖部位的名称,说明古人已经发现阴道的不同结构部位对性交刺激的敏感度有所不同,这是对我国古代性医学的一大贡献。虽然《天下至道谈》在性科学和性保健方面提出了有益的理论与方法,但限于历史原因,难免夹杂有封建思想的糟粕,如追求淫乐等,应当批判对待。

本书中某些内容与《合阴阳》有重复或交叠,如"十势"属于《合阴阳》的"十节","八道""八动"大致与《合阴阳》的"十修"、"八动"相同,两书中"十修"则完全不同。可相互参照。

【原文校释】

黄神问于左神①曰:"阴阳九窍十二节俱产而独先死,何也?"左神曰:"力事②弗使,哀乐弗以③,饮食弗右④,其居甚阴而不见阳,猝而暴用⑤,不待其壮,不忍两热⑥,是故亟⑦伤。讳其名,匿其体,至多暴事而无礼⑧,是故与身俱生而独先死。"

怒⑨而不大者,肌⑩不至也;大而不坚者,筋⑪不至也;坚而不热者,气⑫不至也。肌不至而用则痿,气不至而用则避⑬,三者皆至,此谓三诣⑭。

---

① 左神:道教神名。
② 力事:指劳力之事。
③ 以:用。
④ 右:助。
⑤ 猝而暴用:指急促而频繁地性交。猝,急速。暴,指滥用。
⑥ 不忍两热:忍受不了两性交媾的消耗。
⑦ 亟:通"极",严重。
⑧ 无礼:无节制。
⑨ 怒:指阴茎勃起。
⑩ 肌:即肌气,指气血流注在肌肤表面者。
⑪ 筋:即筋气,指气血流注在阴部筋脉者。
⑫ 气:指神气。
⑬ 避:回避而不用,此处指阳痿不能交媾。
⑭ 三诣:指肌气、筋气、神气三气皆至才能交合。

天下至道谈[1]

如水沫淫[2]，如春秋气[3]，往者弗见，吾得其功；来者[4]弗睹，吾飨其赏[5]。呜呼慎哉，神明之事，在于所闭。审操玉闭[6]，神明将至。凡彼治身，务在积精。精赢必舍[7]，精缺必补，补舍之时，精缺为之[8]。为之合坐，髋尻鼻口[9]，各当其时，忽往忽来，至精[10]将失，吾奚以止之？虚实有常，慎用勿忘，勿困勿穷，筋骨浚强[11]，踵以玉泉[12]，食以芬芳[13]，微出微入，待盈是常，三和气[14]至，坚劲以强。将欲治之，必害其言[15]，踵以玉闭，可以一仙。一动[16]耳目聪明，再动声音章[17]，三动皮革光，四动脊骨强，五动尻髀方[18]，六动水道行，七动致坚以强，八动志骄以扬，九动顺彼天英[19]，十动产[20]神明。

气有八益，又有七损[21]。不能用八益，去七损，则年四十而阴气自半也，五十而起居衰，六十而耳目不聪明，七十下枯上脱，阴气不用[22]，裸泣[23]流出。令之复壮有道，去七损以振[24]其病，用八益以贰[25]其气，是故老者复壮，壮者不衰。君子居处安乐，饮食恣[26]欲，皮腠曼密[27]，气血充赢，身体轻利。疾使内，不能道[28]，产病出汗喘息，中烦气乱；弗能治，产内热；饮药灼灸以至其气，服司[29]以辅其外，强用之，不能道，产痤肿橐[30]；气血充赢，九窍不通，上下不用，产痤疽，故善用八益，去

---

① 天下至道谈：出土简中此五字单独写在一竹简上，当为下文之标题。
② 沫淫：浸淫弥漫。沫，一读为"昧"，昧淫指暗中浸润、扩张。
③ 春秋气：指不寒不热的中和之气。
④ 来者：此处指事物发展的规律。
⑤ 吾飨（xiǎng 想）其赏：飨，指享受。赏，即"馈"，大自然的赐予。
⑥ 审操玉闭：指慎守闭精之道、不滥用泻精。审，审慎。玉，指生殖器官。闭，闭精勿泄。
⑦ 精赢必舍：赢，通"盈"，盈满。舍，意思指泻。
⑧ 补舍之时，精缺为之：补泻的方法，应当依照精液损耗的情况来运用。
⑨ 髋尻鼻口：指男女双方合坐、鼻口相对的亲密之状。髋，尾骨。
⑩ 至精：指精液。
⑪ 浚（jùn 俊）强：刚强、健壮。
⑫ 踵以玉泉：继而吞咽舌下津液以求补益。踵，追随、继而。玉泉，指舌下津液。
⑬ 芬芳：此处指新鲜空气。
⑭ 三和气：当是指上文的"勿困勿穷"、"踵以玉泉"、"微出微入"三者结合。
⑮ 必害其言：据文意，当为"必审其言"，指房事之前必须审慎思考其节度。
⑯ 一动：指性交一个回合而不泻精。
⑰ 章：彰显。此处指声音洪亮。
⑱ 尻髀（kāo bì 拷币）方：指臀部和大腿周正、健壮。尻，臀部。髀，大腿。
⑲ 天英：一说为"天壤"，指天地。
⑳ 产：生。
㉑ 八益、七损：指房事生活中八种对人体有所补益的做法和七种对人体健康有所损害的做法。
㉒ 阴气不用：指生理功能衰退、性器官不能勃起。
㉓ 裸泣：帛书整理小组疑读为"灌泣"。一说为"涕泣"。
㉔ 振：此处指救。
㉕ 贰：补益、增益。
㉖ 恣：指任意。
㉗ 曼密：指细密。
㉘ 疾使内，不能道：指疾速交合，以致于精道闭塞不通。道，帛书整理小组解释为"导"，通畅。
㉙ 服司：服食。一读为"服饵"。
㉚ 橐（tuó 驼）：此处指阴囊。

七损，五病①者不作。

八益：一曰治气②，二曰致沫③，三曰知时④，四曰蓄气，五曰和沫⑤，六曰窃气⑥，七曰待赢⑦，八曰定倾⑧。

七损：一曰闭⑨，二曰泄⑩，三曰竭⑪，四曰勿⑫，五曰烦⑬，六曰绝⑭，七曰费⑮。

治八益：旦起起坐，直脊，开尻⑯，翕州⑰，抑下⑱之，曰治气；饮食⑲，垂尻，直脊，翕州，通气焉，曰致沫；先戏两乐，交欲为之⑳，曰知时。为而软脊㉑，翕州，抑下之，曰蓄气；为而勿亟勿数㉒，出入和治，曰和沫；出卧，令人起之，怒释之㉓，曰积气；几已㉔，内脊㉕，毋动，翕气，抑下之，静身须㉖之，曰待赢；已而洒㉗之，怒而舍之，曰定倾，此谓八益。

七损：为之而疾痛，曰内闭㉘；为之出汗㉙，曰外泄；为之不已㉚，曰竭；臻㉛欲之而不能，曰弗㉜；为之喘息中乱，曰烦；弗欲强之，曰绝；为之臻疾㉝，曰费，此谓七损。故善用八益，去七损，耳目聪明，身体轻利，阴气益强㉞，延年益寿，居处乐长。

---

① 五病：指五脏之病，或指上文所言之"阴气自半"、"起居衰"、"耳目不聪明"、"下枯上脱"、"溧泣流出"等五种衰弱之病。

② 治气：导气运行、调治精气。

③ 致沫：致其津液，即吞服舌下津液。

④ 知时：懂得交合的恰当时机。

⑤ 和沫：指交合舒缓，阴液绵绵而出。

⑥ 窃气：指聚气。

⑦ 待赢：指等待精液盈满。一读为"持盈"，保持盈满。

⑧ 定倾：使倾倒者得到安定。此处疑当指防止阳痿。

⑨ 闭：指精道闭塞不通。

⑩ 泄：指早泄。

⑪ 竭：指精液竭尽。

⑫ 勿：后文作"弗"，当指阳痿。一说指不能。

⑬ 烦：指交合时心慌意乱、烦躁不安。

⑭ 绝：指女方无性欲，男方强行交媾，如入绝境，此举有损健康。

⑮ 费：指交合时过于急速图快，徒费精液和力气。

⑯ 直脊，开尻：伸直脊背，放松臀部。

⑰ 翕州：收缩肛门，是古代巩固精关的导引动作。翕，意思指敛。州即窍，此处指肛门。

⑱ 抑下：按下，指导气下行。

⑲ 饮食：此处指吞服舌下津液。

⑳ 交欲为之：男女双方皆欲行房事。交，皆。

㉑ 软脊：放松腰脊部。

㉒ 勿亟勿数：亟，急迫。数，快速。

㉓ 怒释之：当阴茎勃起的时候，就停止房事。

㉔ 几已：将结束。

㉕ 内脊：即纳脊，指深呼吸而纳气运行于脊背。

㉖ 须：等待。

㉗ 洒：洗涤，或指洒尽余精。

㉘ 为之而疾痛，曰内闭：交合时阴茎疼痛，或者精道闭塞不通、无精可泻，叫做内闭。

㉙ 为之出汗：交合时大汗淋漓，或者指在汗出时交合。

㉚ 为之不已：指房事没有节制。

㉛ 臻：达到，到了。

㉜ 弗：形容阳痿不举。

㉝ 臻疾：出土竹简原作"秦疾"，帛书整理小组解释为"臻疾"，达到疾速。《马王堆医书考注》认为当为"泰疾"，即太疾，指交合过于急速。

㉞ 阴气益强：指性功能日益增强。

人产而所不学者二，一曰息①，二曰食。非此二者，无非学与服②。故贰③生者食也，损生者色也，是以圣人合男女必有则也。故：

一曰虎流④；二曰蝉附⑤，思外⑥；三曰尺蠖⑦；四曰麂暴⑧；五曰蝗磔⑨，息内⑩；六曰猿居⑪，思外；七曰蟾诸⑫；八曰兔骛⑬；九曰蜻蛉⑭，思外；十曰鱼嘬⑮，此谓十势。

一曰致气，二曰定味⑯，三曰治节⑰，四曰劳实⑱，五曰必时，六曰通才⑲，七曰微动，八曰待盈，九曰齐生⑳，十曰息形㉑，此谓十修。

一曰高之，二曰下之，三曰左之，四曰右之，五曰深之，六曰浅之，七曰疾之，八曰徐之，此谓八道。

十修既备，十势豫陈，八道杂㉒，接形以昏㉓。汗不疾走，遂气血门㉔，禽咽㉕摇前，通脉利筋。乃察八动，观气所存，乃知五音㉖，孰后孰先。

八动：一曰接手，二曰伸肘，三曰平踊，四曰直踵，五曰交股，六曰振动，七曰侧钩，八曰上钩。

五音：一曰喉息，二曰喘息，三曰累哀㉗，四曰吙㉘，五曰啮㉙。审察五音，以知其心；审察八动，以知其所乐所通。

接手者，欲腹之傅；伸肘者，欲上之摩且距也；侧钩者，旁欲摩也；交股者，刺太过也；直踵者，深不及；上钩者，下不及心也；平踊者，欲浅；振动者，至善也，此谓八观。

气上面热，徐呴；乳坚鼻汗，徐抱；舌薄而滑，徐傅；下液股湿，徐操；嗌干咽唾，徐撼，此谓

---

① 息：呼吸。
② 服：习用、操练。
③ 贰：增益。
④ 虎游：指模仿老虎游于水上性交。
⑤ 蝉附：指像蝉附在树上的样子。
⑥ 思外：指吸引外气。
⑦ 尺蠖：指模仿尺蠖缘木的样子。
⑧ 麂暴：《合阴阳》中作"囷桷"，即麂角，指模仿獐鹿的角触动作。
⑨ 蝗磔（zhé 折）指模仿蝗虫张翅的动作。蝗，一说为"凰"，指凤凰。磔，张开；一读为"蹶"，扑倒。
⑩ 息内：指导气于内。
⑪ 猿居：《合阴阳》中作"猿据"，即猿踞，指模仿猿类蹲坐的样子。一说，模仿猿类引取东西的动作。
⑫ 蟾诸：指模仿蟾蜍匍匐吸气的动作。
⑬ 兔骛（wù 物）：指模仿兔子奔跑的动作。
⑭ 蜻蛉：形态似蜻蜓，此处指模仿蜻蛉飞翔的动作。
⑮ 鱼嘬（chuài 踹）：指模仿鱼儿吞饵的动作。嘬，意思指吃。
⑯ 定味：指口含津液。
⑰ 治节：指活动关节，以调和周身气血。
⑱ 劳实：即穀实，指女子阴蒂。
⑲ 才：开始、初始。
⑳ 齐生：疑当为"济生"，有助于养生。
㉑ 息形：深呼吸以静养形体。一说，指使身体充分休息。
㉒ 八道杂："杂"后疑脱一字，据文意当为"列"或"之"。
㉓ 接形以昏：指男女在夜晚进行交合。
㉔ 遂气血门：遂，意思指疏通。血门，气血的门户，此处当指阴部。
㉕ 禽咽：屏住呼吸。
㉖ 五音：当指后文所说的女子在交合时发出的喉息、喘息、累哀、吙、啮五种呼吸声或感叹声。
㉗ 累哀：指女子交合时快乐的叹息声。下文"纍哀"同此。
㉘ 吙（huō 豁）：呼气。
㉙ 啮（niè 蘖）：咬，此处当指亲吻或叩齿声。

五征，此谓五欲，征备乃上。

怒而不大者，肤不至也；大而不坚者，筋不至也；坚而不热者，气不至也；三至乃入。一已而清凉出，再已而臭如靡骨①，三已而燥②，四已而膏，五已而芗③，六已而精如黍粱，七已而滞④，八已而脂，九已而腻，十已而迉，迉而复滑，朝气乃出。

一曰笄光⑤，二曰封纪⑥，三曰诇瓠⑦，四曰鼠妇⑧，五曰谷实⑨，六曰麦齿⑩，七曰婴女⑪，八曰反去⑫，九曰何寓⑬，十曰赤缴⑭，十一曰赤豉九⑮，十二曰碫石⑯，得之而勿释，成死有薄⑰，走理毛，置腰心，唇尽白，汗流至腘，已数以百。

人有善者⑱，不先女人⑲，女人有之，善者独能，毋予毋治⑳，毋作毋疑㉑，必徐以久，必微以持㉒，如已不已，女乃大怡。喉息，下咸土阴光阳㉓；喘息，气上相薄㉔，自宫张㉕；㷊哀者，尻彼疾而动封纪；吙者，衔甘甚而痒乃始；嗒者，身振寒㉖，置已而久。是以雄牡属，为阳，阳者外也；雌牝属，为阴，阴者内也。凡牡之属摩表，凡牝之属摩里，此谓阴阳之数，牝牡之理，为之弗得，过在数已㉗。娚㉘乐之要，务在迟久㉙。苟能迟久，女乃大喜，亲之弟兄，爱之父母。凡能此道者，命曰天士㉚。

---

① 臭如靡骨：指气味如同烤骨的香气。
② 燥：焦。此处指焦香的气味。
③ 芗：指米谷之香。
④ 滞：《合阴阳》中作"迟"，形容胶着持久。
⑤ 笄（jī 积）光：自此之下一连十二个名词，说的是女子阴部解剖部位。笄光，疑指金沟，相当于阴道口或阴道前庭。
⑥ 封纪：疑指大小阴唇，即阴户。
⑦ 诇瓠（hù 户）：疑指玄圃，即阴阜或阴道前庭。
⑧ 鼠妇：疑指臭鼠，指阴道口或阴蒂。
⑨ 谷实：指阴蒂。
⑩ 麦齿：指阴道口的处女膜处。
⑪ 婴女：疑指阴道后穹窿。
⑫ 反去：疑指阴道内左右穹窿。
⑬ 何寓：疑指阴道穹窿。
⑭ 赤缴：疑指丹穴，即阴道口或阴道穹窿。
⑮ 赤豉九：疑指赤珠，即阴道穹窿内子宫颈口。
⑯ 碫石：疑指昆石，即阴道后穹窿与直肠子宫陷窝相接处。
⑰ 成死有薄：阴茎萎软后离开必将受损。成死，指阴茎疲软。薄，损。
⑱ 人有善者："人"后原衍一"人"字，现据文义删去。善者，指善于处理房事的人。
⑲ 不先女人：指不能在女子有性冲动之前进行交合。
⑳ 毋予毋治：予，当为"豫"，指犹豫。治，作，此处指仓促行事。
㉑ 毋作毋疑：作，兴起，指过分兴奋。疑，迟疑。
㉒ 必徐以久，必微以持：指交合动作要徐缓、微细而持久，不要急躁、粗暴。
㉓ 土阴光阳：指排出阴气，充实阳气。土，当为"吐"。光，充满。
㉔ 气上相薄：气迫于上，所以会有喘息。薄，迫。
㉕ 自宫张：指女子因为性冲动而自动张开阴户。
㉖ 振寒：据文意，应为"振动"。
㉗ 为之弗得，过在数已：交合时阴茎不能勃起，是因为性交次数太多。已，通"以"，意思指用。
㉘ 娚（nán 男）：同"㚻"（niǎo 鸟），戏弄。
㉙ 迟久：即持久，指交合时忍精不泻、坚持长久。
㉚ 天士：指真正懂得房中养生之道的人。

养生方

【按语】

《养生方》是一卷出土帛书，记载了涉及三十多种疾病或事项的九十多个养生方药，故有此定名。其帛书残缺较严重，估计原书当有6000字左右，现在仅存3000多字。经帛书整理小组拼复后，可读内容大致归纳为治疗阳痿方药（老不起、为醴、不起）、壮阳房中方药（加、箪、为醪酌、治、麦卵、洒男、便近内、◇巾）、健体补益方药（轻身益力、除中益气、用少、治力、醪利中）、强健筋力方药（折角、走、疾行）、治疗阴肿方药（病最肿）、女子使用方药（勺、益甘、戏、去毛）和房中补益方药（□语、食引）七大类，包含有食疗食养方、药酒方，药物内治、外用方等多种形式。"食引"中还提到了配合饮食和睡眠进行的房中导引养生方法，对养生学、方药学乃至老年医学的研究均有一定价值。其涉及的多种给药途径，如女子阴道给药法、药巾皮肤给药法等，在我国用药史上具有重要意义。《养生方》中所述方药，主要部分是涉及性医学的房中养生方，即通过药物的摄养、治疗，以求消除性功能障碍，或增强性功能、增进性欲等；也有一些是对男女性器官的补益养护方法。例如对于防治阳痿之症，书中提出了综合防治的措施，如药物结合食疗、注重房事卫生、操练气功等，对于今人防治阳痿及其他慢性病都具有启发和借鉴的意义。关于具体房中术式的叙述，该书有些部分同《十问》、《合阴阳》、《天下至道谈》的相关内容有所重复或交叠，可以相互参照。与其他出土帛书的房中养生观点相类似，本书也认为"益产者食也，损产者色也，是以圣人必有法则"，主张性生活必须遵循一定法度，房事有节制、动作要舒缓，切忌急躁粗暴，才有益于人体的生命健康。本书"醪利中"篇记载的药酒酿制方，系统介绍了养生药酒的配方、酿制方法及服用方法、功效主治，是研究我国药酒酿造史、制药史的宝贵文献资料。特别是方中选用的泽泻、地节两味主药，据考比相传三国时华佗所制的"漆叶青黏散"要早几百年，配伍成保健药酒后可以用于风湿病、冠心病、高血压等现代社会老年常见疾患的治疗与保健。

鉴于难以避免的历史原因，本书中也存在着一些封建糟粕，如守宫守贞、咒禁方术等内容，应当批判地加以对待。

【原文校释】

老不起[1]

老不起：□□□□□□□臭可□□□□□□□□□□□□□□□□□□□□□和则□乃□□□□□□下◇。

一曰：□□以颠棘[2]为酱[3]方：刌[4]颠棘长寸□节者三斗，□□□□□□□□之，以藬[5]坚稠节[6]者爨[7]，大沸，止火，溃定，复爨之。不欲如此，二斗半□□□□，以故[8]瓦器盛，□为刚炊[9]秋

---

[1] 老不起：帛书《养生方》书末原载有本书目录，后人整理时，将其分别标注于各篇之前。老不起，指年老肾虚所引起的阳痿之症。

[2] 颠棘：即天门冬。"主诸暴风湿偏痹，强骨髓"（《神农本草经》）。

[3] 酱：据文意当作"浆"，指古代一种酸味饮料。

[4] 刌（cǔn忖）：截断。

[5] 藬：即蓷（tuī推），益母草。一说应指芦苇。下文同此。

[6] 稠节：茎节稠密。

[7] 爨（cuàn篡）：炊，指烧火煮制。下文同此。

[8] 故：陈旧的。

[9] 刚炊：指不加水干炒。

米二斗而足之。气熟①，□旬□寒□即干□□□□沃之②，居二日而□浆。即已，近内③而饮此浆一升。浆□□□□□□□□□□□侍④其汁，即浆□□以沃之，令酸甘□□饮之。虽□□□□□□□□□□□□□□□使人即起⑤。浆所◇。

一曰：□□□□渍乌⑥◇□□矣。有◇。

为醴⑦

为醴：为醴，取黍米⑧、稻米□□□□□□□□□□□□□□□□□稻醴熟，即每朝厌歠⑨□□□□□更◇。

不起⑩

不起：为不起者，且为善水⑪粥而□□，以厌为故⑫，□□□□□□□□□□□□然，而□出之，如此二，且起矣。勿□□有益二曰不用□□以□水□之□□□□□把，用□□，已后再歠一，已后三□，不过三歠，理⑬后用□□。其歠毋相次□□□□□□□歠。若已施，以寒水溅⑭，毋□□必又歠。饮食□□□弃水已必以□□□□气钩⑮口仰之，比□，稍以鼻出气，□□复气。□老者◇。

加⑯

加：以五月望⑰取莱、茼⑱，阴干冶⑲之，又冶白松脂之□□□□□□□□□□□□□各半之，善裹以韦⑳，日一饮之。每饮，三指撮㉑人酒中，□□□□□□□□□□力善行。虽旦暮饮之，可也。

箅㉒

箅：以五月望取虽乡胹者㉓籥㉔，入籥□盈，籥长五□□□□□□□□□□□□□□之，置甗㉕

---

① 气熟：闻气味而知道已经炒熟了。
② 沃之：浇在熟秫米上。
③ 近内：此指进行房事。
④ 侍（zhì 至）：储藏。
⑤ 起：此处指阴茎勃起。
⑥ 渍乌："乌"后疑缺一"喙"字。渍，浸渍。
⑦ 为醴（lǐ 里）：制作醴剂的方法。醴，指甜酒。
⑧ 黍米：黄米，性黏。
⑨ 厌歠（chuò 辍）：厌，通"餍"，指饱足。厌歠，喝足喝够。
⑩ 不起：指阳痿不起。
⑪ 善水：干净甘甜的水。
⑫ 以厌为故：以饱足为度。
⑬ 理：同脡（tǐng 挺），通"挺"，指阴茎勃起。
⑭ 若已施，以寒水溅：指行房事之后，用清水洗涤生殖器。
⑮ 气钩：即气呴，指呼出气。
⑯ 加：指补益。
⑰ 望：农历每月十五日。下文同此。
⑱ 莱、茼：莱即藜，全草可入药。茼，指一种香草。
⑲ 冶：意思指碎。下文同此。
⑳ 韦：指皮革。
㉑ 三指撮：古代用药的一种大概的计量单位，用拇指、食指、中指捏取细碎的药物为量。
㉒ 箅（suàn 算）：疑当为"孱"，软弱。
㉓ 虽乡胹（rǒng 冗）者：其义待考。
㉔ 籥（yuè 月）：指竹管。下文同此。
㉕ 甗（yǎn 演）：古代一种中部有箅子的炊具。

中，傅策炊，泽上□□而出，重□□□□□□□□□□□□□□□□不知①，即取籥中药大如黍，◇。

一曰：以五月□茯苓②，才黄，即□□□□□□□□□□□□□□□□□多为善藏◇。

一曰：治中③者，段乌□□□□□□□□□□□□□□□此醯④◇。

为醪酌

为醪酌⑤：以美酒三斗渍麦□□□□□□□□□□□□□成醪饮之。男□□□以称醴⑥煮薤◇。

治

治⑦：取雄鸡一，产搣⑧，□谷⑨之□□□□□□□□□，阴干而冶，多少如鸡，◎◎◎◎令大如□□□□□□药，□其汁渍脯三日。食脯四寸，六十五。

一曰：取黄蜂骀⑩廿，置一杯醴中，□□日中饮之，一十。　易⑪。

一曰：取黄蜂百⑫，以美酱⑬一杯渍，一日一夜而出，以汁渍煊糗⑭九分升二⑮。每食，以酒饮三指撮。

一曰：平陵吕乐道⑯，蠃中虫⑰阴干冶，欲廿用七撮⑱，欲十用三撮，酒一杯。

麦卵

麦卵：有恒⑲以旦毁鸡卵入酒中，前饮⑳。明饮㉑二㉒，明饮三；又更㉓饮一，明饮二，明饮三，如此尽卌㉔二卵，令人强益色美。

一曰：八月取兔芦㉕实阴干，干析取其米㉖，冶，以韦裹。到春，以牡鸟卵㉗汁弁㉘，丸如鼠矢，

---

① 知：取效，即治病有效果。
② 茯苓：原作"备参"，据文意改。久服安魂养神、不饥延年。
③ 治中：调理性功能。中，指阴茎。
④ 醯（xī 西）：指醋，又称苦酒。
⑤ 醪酌（láo zhuó 劳浊）：指酒。
⑥ 称醴：一种药醴名。
⑦ 治：治阴之道。治阴指治疗性机能方面的疾病。
⑧ 产搣（miè 灭）：生拔其毛，下文同此。
⑨ 谷：帛书整理小组疑当为"浴"。
⑩ 黄蜂骀（tái 台）：即黄蜂子。轻身、益气，主心腹胀满。
⑪ 易：其义待考。下文同此。
⑫ 黄蜂百：此处疑指露蜂房，即大黄蜂窠。据《本草经集注》曰："露蜂房，……一名百穿。"
⑬ 酱：醯、醢的总称。醢，肉酱。醯，用肉、鱼等制成的酱。
⑭ 煊糗：稠厚的炒米粉或炒面。煊，通"饘"，指稠粥。糗，米粉、麦粉。
⑮ 九分升二：即九分之二升。
⑯ 平陵吕乐道：指平陵吕乐传下的药方。平陵，故地在山东历城。吕乐，人名。
⑰ 蠃中虫：疑当指蜗牛肉。
⑱ 撮：即三指撮。
⑲ 有恒：经常。
⑳ 前饮：饭前服用。下文同此。
㉑ 明饮：次日服用。下文同此。
㉒ 二：两份，指两枚鸡卵。
㉓ 更：再。
㉔ 卌（xì 系）：四十。
㉕ 兔芦：即菟丝子，补肾壮阳。
㉖ 取其米：指去皮而取其内实。
㉗ 牡鸟卵：即雀卵，有壮阳之效。
㉘ 弁（biàn 变）：通"拚"，此处指搅拌、调合。

阴干，□入八丸菽①酱中，以食。

一曰：□春日鸟卵一，毁投蘖②糗中，丸之如大牛戒③，食多之善。

一曰：◇。已□干□者◇。

一曰：治阴，以酱渍□□□□□□□□□□□□□□其中。

◎◎洒男

洒男：□□□□□□□□□□□□□□三斗，渍梓实④一斗五日，以洒男⑤，男强。

勺

勺⑥：曰以五月望取勃蠃⑦渍□□□□布□中，阴干，以□□热。　易。

一曰：取干姜、桂、藁茝⑧、蛇床⑨、□□，皆冶之，各等，以蜜若⑩枣脂和丸，大如指端，裹以疏布⑪，入中⑫，热细⑬。

一曰：五月取蜚蠃三斗，桃实二斗，并挠⑭，盛以缶，沃以美醯三斗，盖涂，埋灶中，令□□三寸，杜上⑮，令与地平。炊上昼日而火□绝，四日出，滤弃其滓。以汁染布三尺，阴干，辄复染。汁索⑯，善裹布，勿令粗□。用，取大如掌，窜鼻孔⑰，小痒而热；以据⑱臂，臂大痒坚热；勿令污面⑲，污面痒不可支⑳也。为布多少以此衰之㉑。

益甘

益甘㉒：□茯苓去滓，以汁肥豨㉓，以食女子，令益甘中美㉔。取牛䚡㉕燔㉖冶之，□干姜、菌桂㉗◎皆并□，□□囊盛之，◎以醯㉘渍之，入中。

---

① 菽（shū 书）：豆类的总称。
② 蘖（niè 孽）：酿酒或制酱时的发酵物。
③ 牛戒：帛书整理小组读为"牛虮（jǐ 几）"，是一种专叮咬牛的虮虱，小者如蚕豆、大者如黄豆。
④ 梓实：指梓树果实。
⑤ 以洒男：用该药水洒洗男子的外阴部。
⑥ 勺：疑通"约"，一说通"灼"。
⑦ 勃蠃（luǒ 裸）：当指蜗牛。
⑧ 藁茝：即紫葳。
⑨ 蛇床：指蛇床子，是房中补益的常用药。
⑩ 若：或者。
⑪ 疏布：指粗布。
⑫ 入中：纳入女子阴道中。下文同此。
⑬ 热细：指微热的感觉。
⑭ 并挠：合并在一起搅匀。
⑮ 杜上：塞上。
⑯ 汁索：指汁尽。
⑰ 窜鼻孔：把药物塞入鼻孔内。窜，一说指用药物熏。
⑱ 据：放置。
⑲ 污面：原作"获面"，帛书整理小组读为"污面"，即污染面部的意思。
⑳ 痒不可支：奇痒不能忍受。
㉑ 以此衰（cuī 催）之：以此为标准进行取舍。衰，等差。
㉒ 益甘：即益甘中美。
㉓ 以汁肥豨（xī 西）：用茯苓汁煮乳猪。
㉔ 益甘中美：吃了觉得甘美。益，读为"嗌"。一说，该句指将乳猪肉塞入女子阴道中，令其有快感。
㉕ 牛䚡：指牛角䚡，牛角尖中的坚骨。
㉖ 燔（fán 烦）：用火烧、烤。
㉗ 菌桂：《神农本草经》载："主百病、养精神、和颜色。"
㉘ 醯（xī 西）：醋。

一曰：□汁，以牛若鹿胅①毄②，令女子自探入其戒③◇。

一曰：削予木④，去其上箁⑤恶者，而卒斩之，以水煮□□气□□□□□□□□□□□□而清，取汁，去其浊者，复煮其清，令竭，干则□□□□□□□□□□□□□下，如◎食顷，以水洒，支七八□□□尝◇。

一曰：取鸟产不鷇⑥者，以一食其四□□□□□□□□□□□□□□□□□□□濺⑦而阴干，干即◇。

戏

戏⑧：□□者，取守宫，□以□□□甚，已，埋灶口下，深□□□◎□□水染其汁，以染女子臂。女子与男子戏⑨，□即破缺；□卧⑩，即去⑪。

取守宫⑫置新瓮中，而置丹⑬瓮中，令守宫食之。须死，即冶，□画女子臂若身。即与男子戏，即不明；◇。

去毛

去毛⑭：欲去毛，新乳始沐⑮，即先沐下⑯，乃沐，其洫毛⑰去矣。

一曰：煎白婴蚯蚓⑱，毄蜘蛛网及苦瓠⑲，而淬铁，即以汁傅之。

一曰：以五月拔⑳，而以称醴傅之。

病最肿

病最肿㉑：冶柳柎㉒，与臘膏㉓相滓和，以傅肿者。已，即裹以布。

便近内

便近内㉔：为便近内方：用颠棘根刊之，长寸者二参，善洒㉕之；又取全黑雄鸡，合翼成□□□

---

① 鹿胅（liǔ 柳）：指鹿肉。
② 毄：混合、搅拌。
③ 入其戒：塞入玉门、放于阴道。戒，通"界"，此处疑指玉门。
④ 予木：即柔，指柞树。
⑤ 箁（bù 布）：竹皮，此处指柞树皮。
⑥ 鸟产不鷇（kòu 寇）：指不能孵化的鸟蛋。鷇，初生的小鸟。
⑦ 濺：洗涤。
⑧ 戏：嬉戏，此处指房事。
⑨ 戏：此处指男女有猥亵之行为。
⑩ 卧：此处指男女交合。
⑪ 去：颜色褪去。
⑫ 守宫：指壁虎。
⑬ 丹：朱砂。
⑭ 去毛：去除体毛。
⑮ 新乳始沐：刚生完孩子就沐浴。沐，一说指剃除毛发。
⑯ 下：指身体下部。
⑰ 洫（xù 续）毛：残败或粗长的毛发。一读为"毸毛"，指附肉之细毛。
⑱ 白婴蚯蚓：指白颈蚯蚓，古人认为这种蚯蚓会咬人，令人眉须尽脱落。
⑲ 苦瓠：性味苦寒，逐水、令人吐，主大水、面目四肢浮肿等。
⑳ 拔：指拔去腋毛、阴毛及口唇周围体毛。
㉑ 最：当读为"朘"（zuì 最），指阴茎。
㉒ 柳柎：原作"柳付"，指花萼。
㉓ 臘（zhī 脂）膏：指脂膏。
㉔ 便近内：指顺利进行房事的方法。内，指房事。
㉕ 善洒：指认真洗净。

三鸡之心脑胸，以水二升泊故铁鬵①，并煮之。以蘿坚稠节者爨之，令大沸一，即□□□去其滓，以其清煮黑䵷犬②卒岁以上者之心肺肝□，以蘿坚稠节□□□□□□□□芺□□□□五物□□以□□□□□□以餔③食食之，多少恣◇。

一曰：近内□□□□□□□□□□□□□□□□□乌喙④大者四□□□□□□□□□□□□□□□□□，取车践，产蒸之，大把二，气□□□□□□□□□□车践□□□者，以布橐⑤若盛。为欲用之，即食□之。

一曰：治中者，以汾囷⑥始汾以出者，取，□令见日，阴干之。须其干，□以稗□五、门冬⑦二、伏灵⑧一，即并捣，渍以水，令才掩⑨，□而泚取汁⑩，以渍汾囷，亦令才掩，即出而干之。令尽其干，即冶，参指撮，以□半杯饮之。

◇巾

◇巾⑪：取鸡才能卷⑫者，产摵，尽去毛，遗⑬两翼之末⑭，而系县竿□□□□鸡摩蜂房一大者，令蜂螫之；厌，又徙之⑮，令以螫死。死，即挩⑯去其□□□□其肌，善冶，以布丽⑰之，已，而以邑枣之脂弁之，而以涂布巾。即以巾摩足□□□四五乃复，以二巾为卒⑱。□足者少气，此令人多气。

一曰：治巾，取杨思⑲一升、赤蚁一升、斑螯廿，以美□半斗并渍之，掩□□□□其汁，以渍细布一尺。已渍，旸⑳之，干，复渍。汁尽，即取榖㉑、椅桐汁□□□□□涂所渍布，干之，即善藏之。即用之，操以揗玉策㉒，马因惊矣㉓。杨思者，□□□□□状如小□□而龁㉔人。

一曰：□□蛇床泰半参㉕、萘㉖本二斗半、潘石㉗三指撮一，桂尺者五挺㉘□□□□□之菩半□□

---

① 泊故铁鬵（xún 寻）：灌入旧的铁釜中。泊，灌入。
② 黑䵷（zhì 志）犬：指黑公狗。
③ 餔：通"晡"，指申时，午后三点到五点。
④ 乌喙：即乌头。
⑤ 布橐（tuó 驼）：即布袋。
⑥ 汾囷（qūn 逡）：即汾菌，一种菌类。一说，汾是指产地。
⑦ 门冬：指天冬或麦冬。
⑧ 伏灵：即茯苓。
⑨ 令才掩：指使水刚刚盖住药物。
⑩ 泚取汁：指挤取其汁水。泚，帛书整理小组认为当读为"排"。
⑪ ◇巾：本段介绍制作药巾的方法。
⑫ 卷：疑当为"讙"，鸣叫的意思。
⑬ 遗：舍弃。
⑭ 末指末端。
⑮ 厌，又徙之：指蜂螫满后，又迁至他处、令蜂螫之。厌，意思指满。
⑯ 挩（tuō 脱）：除去。
⑰ 丽：帛书整理小组疑当读为"晒"，意思指曝。一说读为"洒"。
⑱ 卒：终止。
⑲ 杨思：待考，疑指一种咬人的昆虫。
⑳ 旸（yáng 杨）：意思指晒。
㉑ 榖（gǔ 古）：楮。此处疑指榖实。
㉒ 操以揗玉策：拿着药巾摩抚阴茎。
㉓ 马因惊矣：阴茎即勃起。马，代指阴茎。惊，此处比喻性功能亢奋、勃起。
㉔ 龁：（hé 和）咬。
㉕ 泰半参：即大半升。
㉖ 萘（lǐn 凛）本：指某种蒿类的根。一读为"藃本"。
㉗ 潘石：即矾石。
㉘ 挺：古代量词。

者一桼①,以三月茜②裁③□,熟煮,○○令沸,而以布巾曼④其□□□汁。且为之⑤,□□□□□□□□□之,令肤急毋垂,又令男子足◇。

一曰:取萩荚⑥二,冶之,以水一参沃之,善挑⑦,即渍巾中,卒其时而抽⑧之,□□□干,辄复渍。

一曰:阴干牡鼠肾,冶,取邑鸟卵溃⑨,并以涂新布巾。卧,以捪男女⑩。

一曰:取弟选⑪一斗,二分之,以裁渍一分而暴之。冬日置灶上,令极沸,即出弟选,□□□,余如前,即以渍巾,尽其汁。已,卧而渍巾,以捪男,令牝⑫亦◇。

一曰:蠃四斗,美酪四斗,天牡⑬四分升一,桃可大如枣⑭,牡蝼首⑮二七,□□□□□□□□半升,并渍酪中。已,取汁以□□□布□□渍,汁尽而已。□用之,湿□□操玉策,则马骛⑯矣。所谓天牡者,□□□食桃李花者也。桃可者,桃实小时毛也。牡蝼者,颉蠸⑰□□□□□□□□者也。□□者,状如赣皮⑱。

一曰:燔□枘,张巾其□□□□□□□□有□□□□,以巾玩牝,马才◇。

轻身益力。

一曰:欲轻身⑲者,取人所□□□□□□□□□□□□□□□□□□□□并□,以为后饭⑳,春秋□□□□□□□□□□□□□□□□□之各四斗,与□□□养□□□□□□□□□□□□□◇。

除中益气

除中㉑益气:□□兹㉒肉肥□□□膏者,皆阴干,冶,以三指撮一◇。

一曰□节者,其药以乌□、□□、泽泻、术㉓、酸枣□□□□□□□□□□等,冶,即以松脂和,以为丸,后饭,少多自◇。

一曰:春秋时取菀,阴干,冶之;取冬葵种,冶,并之参指撮□□□□□□□□□益

---

① 桼:束,量词。
② 茜(yóu 油):草名。一说当读为(sù 素),指滤酒去滓。
③ 裁(zài 在):醋。下文同此。
④ 曼:指浸渍。
⑤ 且为之:即将交合时。
⑥ 萩荚:即皂荚。
⑦ 挑:即挠,搅拌。
⑧ 抽:出。
⑨ 溃:打破。
⑩ 捪(mín 民)男女:捪,抚摩。男女,此处借指男女外生殖器。
⑪ 弟(fú 福)选:疑为蚹蠃,即蜗牛。
⑫ 牝(pìn 聘):此处指女子外阴。
⑬ 天牡:即天社虫,昆虫类药物,一般在三月采集。味甘、无毒,益气,主绝孕。
⑭ 桃可大如枣:指桃毛的用量如枣子般大小。
⑮ 牡蝼首:蝼指蝼蛄。一说,据帛书《胎产书》所载牡蝼首又作牡狗首,即指公狗头。
⑯ 马骛:疑为"马惊"之误。
⑰ 颉蠸(jié quán 杰全):一种瓜虫。
⑱ 赣(gùn 干)皮:帛书《杂疗方》作藙皮,指薏苡的外壳。
⑲ 轻身:使身体轻捷便利。
⑳ 后饭:饭后服用。
㉑ 除中:指治中、益中,内补身体。
㉒ 兹:一说为"牸"(zì字),指母牛。一说当为"孳",指乳猪。
㉓ 术:即白术、苍术之类。一说当为"莡"(shù树),指蓬茂,即茂术。

中①。◎。

一曰：□□、防风、□三等，界当②三物，冶，三指撮后饭◇。

一曰：取牛肉薄劙③之，即取革薢寸者，置□□牛肉中，炊沸，休，又炊沸，又休，三而出肉食之。藏④汁及革薢，以复煮肉，三⑤而去之。□□人环益强而不伤人。食肉多恣也。

一曰：取白芫本⑥，阴干而冶之，以马酱⑦和，□丸，大如指端，□□□□□孔中，张且大。

一曰：满冬⑧、莐、防风，各冶之等，并之◇。

一曰：取菌桂二，细辛四，萩⑨一，牡蛎一，秦椒二，三指撮以为后饭，令人强。

一曰：茹，湿磨，盛之，饱食饮酒□□者嗅之。□□各善冶，皆并，三宿雄鸡血⑩□□□□□，以缯⑪装之，因以盖□以韦□雄□坚□□□旬。竹缓节者⑫一节，大径三寸◇。

一曰：以秋取□量□□首□□□□□三□□□之，强。

一曰：取□□□□□□□□□□□强。

一曰：□□汁置篇中，牡鸟□□□□□□□□□置水中，饮之。

一曰：以猪膏大如手，令蜂□□□□□□□□□□□□□□□醇糟⑬四斗，善冶□。即弗欲，洒之。

一曰：□□□□□等，亦以□□后饭。

一曰：□□□大牡兔，皮⑭，去肠。取革薢长四寸一把，术一把，乌喙十□□□削皮细析，以大牡兔肉入药间，尽之，干，勿令见日，百日□裹。以三指撮一为后饭百日，支⑮六七岁，□食之可也，恣所用。

一曰：取细辛、干姜、菌、乌喙，凡四物，各冶之。细辛四，干姜、菌桂、乌喙各二，并之，三指撮以为后饭，益气，又令人面泽。

一曰：取白苻、红苻⑯、茯苓各二两，姜十颗，桂三尺，皆各冶之，以美醯二斗和之。即取刑马脊肉⑰十□，善脯之，令薄如手三指，即渍之醯中，反复挑之，即漏之，已漏，阴干炀之，□□□□沸，又复渍炀如前，尽汁而止。炀之□脩⑱，即以椎薄段之⑲，令泽，复炀□□□之，令□泽，□□

---

① 益中：内补身体。
② 界当：截断切碎。一说当为"芥当"。
③ 薄劙（lí 离）：切成薄片。劙，分割。
④ 藏：收藏、存留。
⑤ 三：指用过三次。
⑥ 白芫本：白色芫花的根。
⑦ 马酱：指马肉酱。
⑧ 满冬：指门冬。
⑨ 萩（qiū 秋）：指青蒿。《马王堆医书考注》中写作"荻"。
⑩ 三宿雄鸡血：公鸡血取后放置三夜。
⑪ 缯（zēng 增）：指丝帛之类。
⑫ 竹缓节者：竹节稀疏者。
⑬ 醇糟：指酒糟。
⑭ 皮：剥皮。
⑮ 支：疑当为"置"，存放之意。
⑯ 白苻、红苻：待考。
⑰ 脊（lǚ 吕）肉：指脊背之肉。
⑱ 脩（xiū 修）：干肉。下文同此。
⑲ 薄段之：段，通"煆"。古时候在石上捶击干肉称为脩，有时加入姜桂即称为煆脩。一说，薄通"拍"，薄段指拍打。

□□□□□□□□□□□□漆①鬃之，干，即善藏之。朝日昼□夕食食各三寸，皆先饭□□□□□□□□□□□。□□各冶等，以为后饭。

用少

用少：男子用少而清②，□□□□□□□□□□□□□雄二之血和丸，大如酸枣，以为后饭，治一即◇。

□□□□□□斗□□□□□□□□□□□□□以□化半斗，牡腊□□□□□□□□□升◇。

治力

治力③：□□□□□□□□□□□□□□□□□□□□□□□□□身若痒，若不痒，以◇。

◇：黑发益气，取□□□□□□□□□□□□□□□□□□□行，复盛，以一复行□□□□□□□□□□□□食，火毋绝，卅□□冶，以□裹，□□□□□□□□□□□□□□□□□八月为药。

◇：为醴，用石膏一斤少半，藁本、牛膝□□□□□□□□□□□□□二斗，上□其汁，淳□□□□□□□□□□□□□□◇。

◇：益力，敬除□心胸中恶气，取槐荚中实④，置灶□□□□□□□□□五实，痒甚。□之不痒，益之，令身若痒若不痒，□□□□□□□□□□□谷⑤名有泰室、少室⑥，其中有石，名曰骈石，取小者□□□□□□□□□□□病益寿。

◇：取刑马脱⑦脯之。段乌喙一升，以淳酒渍之，□去其滓，□□□□□□□□舆、蘪冬各□□，草薢、牛膝各五荚，□荚、桔梗、厚□二尺，乌喙十颗，并冶，以淳酒四斗渍之，毋去其滓，以◎□□尽之，□□□以韦橐⑧裹。食以三指撮为后饭。服之六末⑨强，益寿。

◇：冶云母、销⑩松脂等，并以麦㢱⑪丸之，勿□手，令大如酸枣，□之各一丸。日益⑫一丸，至十日；日后日捐⑬一丸，至十日，日□□□□□益损□□□□，令人寿不老。

醪利中

醪利中⑭：取漆□之茎⑮，少多等，而□□□□□□□□□□其清汁四斗半，□□之间为之若□□□□□□□□□□□□□以酿之。取熏乌喙八颗，□取漆、节之□□□□□□□□□□□□□□□酿下，善封其罋口，令□□□□□□□□□□□□□□□□□□□□之熟，而以平□□□□□□□□□□□□。

一曰：□九斗，先□□□□□□□□□□□□□□□□□□□□者二升其中十日，

---

① 漆：生漆，《神农本草经》曰："久服轻身耐老。"
② 男子用少而清：指男子性功能减退，精液清冷而稀少。
③ 治力：补益、增强精神和筋力。
④ 槐荚中实：指槐实，明目益气、延年。
⑤ 谷：山谷。
⑥ 泰室、少室：此二山在今河南登丰县内，东为太室山、西为少室山，合称嵩山。
⑦ 脱：指剥去其皮。
⑧ 橐（tuó驮）：口袋。
⑨ 六末：四肢及前后阴。
⑩ 销：熔解。
⑪ 麦㢱（zhāi 摘）：杂有麦糠的面粉。
⑫ 益：增加。
⑬ 捐：减少。
⑭ 醪利中：指补中之酒。利中，内补身体。
⑮ 漆□之茎：帛书整理小组疑当指漆茎，即泽泻。

冶□□□□□□□□□从器出□□□□□□□中，服之百日，令肠中无病。

一曰：为醪，细斩漆、节①各一斗，以水五□□□□浚②，以汁煮此威□□□□□□□，又浚○○○麹、◎麦麹③各一斗，□□□，卒其时，即浚□□□□黍稻□□□各一斗，并□，以麹汁滫④之，如恒饭⑤。取乌喙三颗，干姜五，焦□□，凡三物，甫□□投之。先置□罂中，即酿黍其上，□汁均沃之，又以美酒十斗沃之，勿挠，□□。涂之。十一□熟矣，即发，勿酾⑥，稍□□清汁尽，又以□□酒沃，如此三而□□，以餔食饮一杯。已饮，身体痒者，摩之。服之百日，令目明耳聪，末皆强，□□病及偏枯⑦。

冶

冶：取蠃四斗，以酢⑧醶渍二日，去蠃，以其汁渍□肉撞⑨者，□犬脯□□，复渍汁，□□。食脯一寸胜⑩一人，十寸胜十人。

折角

折角⑪：燔蟒⑫，冶。裹其灰以□牛，可以禽□折角。益力。

走

走⑬：非廉、方葵、石韦、桔梗、紫葳各一小束，乌喙三颗，□□□□□□□□大□□□等五寸，白膌蛇若苍梗蛇⑭长三四寸，若□□□□□□□，各冶，并以□若枣脂丸，大如羊矢，五十里一食。阴菌出雒⑮□□□□□□□。七百。

一曰：乌喙五，龙葵三，石韦、防风、伏菟各□，阴干，□□□□□□□去其羚□□冶五物，入酒中一日一夜，浚去其滓，以汁渍滫饭，如食顷，□□干，干又复□□干，索汁⑯而成。

一曰：乌喙二，北南陈阳□骨一，冶，并以细新白布裹三。马骨□□□□栖肥鸡□□□□，复煮瓦苔⑰长如中指，置□□□□汁，出苔，以囊盛，□□□□日弃埋□□滓。即行，渍，枼东行水⑱一杯，置□□□□□□□□□□□□□二以出□□见日饮之。

一曰：□□犬三卒◇乌喙一半，冶之，◇为◇。

一曰：走者，取女□□□□□□□□□□□□□□□□□服一斗，取◇。

一曰：□□有□□□□□□□□□□□□□□□晦⑲渍，昼干之，尽□□□行百里。

---

① 节：疑为地节的简称，即青黏。青黏，即玉竹，一说指黄精。
② 浚（jùn 俊）：去滓取汁。
③ 麦麹（qū 屈）：指用麦做成的发酵物。
④ 滫（xiǔ 朽）：用淀粉汁之类浇上并拌匀，是古时的一种烹调方法。
⑤ 恒饭：像平常做饭洗米一样。
⑥ 酾（shī 失）：过滤。
⑦ 偏枯：指半身不遂。
⑧ 酢（cù 促）：醋。
⑨ 撞：捶打。
⑩ 胜：指与女子交合。
⑪ 折角：其义不详，疑为介绍强健筋骨之方。
⑫ 蟒（xiù 秀）：疑为某种虫类药物
⑬ 走：本篇介绍加强足力的方法。
⑭ 白膌蛇、苍梗蛇：待考。膌蛇一般指神蛇，一说即指蟒蛇。另，《广韵》载："膌蛇，或曰食禾虫。"
⑮ 雒：指洛河，发源于陕西，流入河南。
⑯ 索汁：汁尽、汁干。
⑰ 瓦苔：指瓦屋上的青苔衣。
⑱ 东行水：即流水。味平无毒，主病后虚弱。
⑲ 晦：指夜晚。

一曰：行宿①，自呼："大山之阳，天□□□，□□先□，城郭不完，□以金关②。"即禹步③三，曰以产荆④长二寸周画中。

一曰：东向呼："敢告东君明星，□来敢画所者，席彼裂瓦⑤，何人？"又即周中。

一曰：走疾欲善先者，取女子未尝男子者布⑥，县枲⑦，怀之，见旋风以投之。风止，即□□带之。

疾行

疾行：取牛车枲晕⑧带之，欲疾，一约⑨之。

一曰：行欲毋足痛者，南向禹步三，曰："何水不戴，何道不枯，气我□□。"末即取突墨□□□□□纳履中。

◇：□□□□天下□□□□□□□□宗，有气则产⑩，无气则死，是□□□□□。怒⑪而不大者，肤不至也；大而不坚者，筋不至也；坚而不热者，气不至也。肤不至而用⑫则垂⑬，筋不至而用则避，气不至而用则惰，是以圣人必□□之。汤游于瑶台，陈□□于南宫，问男女之齐至相当、毋伤于身者若何？答曰：益产⑭者食也，损产者色也，是以圣人必有法则：一曰麋□，二曰猿据，三曰蝉傅，四曰蟾诸，五曰鱼嗫，六曰青□⑮。一曰云石，二曰拈瓠，三曰濯昏⑯，四伏□，五曰□□。一曰高之⑰，二曰下之，三曰左之，四曰右之，五曰深之，六曰浅之，七曰兔骛。一曰吙，二曰噍。一曰□□，二曰震动。一曰定味，二曰致气，三曰劳实，四曰时节。

□语

□语：□见三月吉日在□，禹乃□□入于璇房，其状变，色甚雄以美，乃若台壮。群娥见之，□□□□□□□□□□□娥月之□治扣而见□，凡彼莫不既蒿有英。今人□□□□□□□□□□□□□我须眉既化⑱，血气不足，我无所乐，□□□□□□□□□□□□□欲毋言，王有□色，□□□□□□□□□□□□□昏有悟。南娥□□□女子之□□□□□□□□□□不能已。西娥□□□□□□□□□□□俞曰：□□□□□□□□□□坚病而□而不已，恐过而不悟。少娥□合⑲眉睫□□□□□□□□□□□□□其□撞而问

---

① 行宿：旅途停留。
② "大山之阳"句：这是古代巫术方法中的咒语。
③ 禹步：指古代巫祝术士施行法术时的一种步法。
④ 曰以产荆：产荆即生荆。曰，无义。
⑤ 席彼裂瓦：用破瓦片攻击之。席，一读为"袭"，攻击。
⑥ 女子未尝男子者布：即处女的月经布。
⑦ 枲（xǐ 洗）：疑读为"枹"，此处指牛车上的横辕。一说当指麻。
⑧ 枲晕：缠绕在车辕上的绳索。
⑨ 约：意思指束。
⑩ 产：意思指生。
⑪ 怒：指阴茎勃起。
⑫ 用：指性交。
⑬ 垂：指阴茎萎垂。下文避、惰的意思与此类似。
⑭ 产：此处指生命、生机。
⑮ "一曰麋□……青□"句：考注可参考《合阴阳》中"十节"、《天下至道谈》中"十势"。青□，疑当为"蜻蛉"。
⑯ 一曰云石，二曰拈瓠，三曰濯昏：考注可参考《天下至道谈》。
⑰ 一曰高之：《合阴阳》中作"一曰上之"。本段中自此以下数句的考注，可参见《天下至道谈》及《合阴阳》。
⑱ 既化：已经花白。
⑲ 合：帛书整理小组疑当为"答"。

之，以谒请故。少娥进答曰：女子之□有□□□□□□□□□□□□幼疾，暴进暴退，良气不节①。禹曰：善哉言也。□□□□□□□□□□□我欲合气，男女蕃兹②，为之若何？少娥曰：凡合气之道，必□□□□□□□□□曰：君何不羹茅艾③，取甚湛④，以实五赏石膏白□□□□□□□□□□□□，端夜茨㝹，白虽赏，登左下右，亦毋暴成。

食引
食引⑤：利益气，食饮恒移阴动之，卧又引之⑥，故曰：饮□□，又教谋⑦之。右引而曲左足。⑧

却谷食气

【按语】

《却谷食气》是出土帛书中的一篇导引养生专著，与《阴阳十一脉灸经》乙本、《导引图》写在同一幅帛书上。作者不详，且原无篇名，现所见为帛书整理小组据其内容命名。原文内容有不少残缺，据推算全篇字数当在470字以上，其中缺佚大约二百多字。因缺佚太多，给后人的阅读和理解带来诸多困难。

根据可见残篇分析得知，该篇主要记载了汉代以前导引行气的方法，以及四时食气之宜忌，是我国现存最早的气功导引专篇文献。导引又称"道引"，作为一种养生保健活动，属于运动养生的法则之一。导引和行气在中医养生历史的发展过程中关系十分密切，一般倡导二者合称，加之应合四季晨昏的自然规律特点，成为古人内修强身的重要手段。本篇在这方面的学术价值无可估量，尚待研究者搜集其他相关资料做进一步探讨，尽量充实内容，以求指导现代人的养生锻炼。

【原文校释】

却谷者食石韦⑨，朔日⑩食质⑪，日加一节，旬五⑫而止；旬六⑬始铣⑭，日□一节，至晦而复质，与月进退⑮。为⑯首重足轻体胗⑰，则呴吹⑱之，视利止⑲。食谷者食质而□，食□者为呴吹，则以始

---

① 暴进暴退，良气不节：指性交动作急暴，不能调节精气。
② 蕃兹：一说指身体健康。
③ 茅艾：茅根、艾叶。
④ 湛：汁。
⑤ 食引：指配合饮食进行的导引。
⑥ 卧又引之：指配合睡眠进行的导引。
⑦ 教谋：即教诲。
⑧ 帛书卷末图上原附有"笄光"、"臭鼠"、"□□"、"麦齿"、"穀实"、"赤珠"、"琴弦"、"付□"八个名词，可能是用来解说女子外阴解剖部位的示意图的，具体含义可参见《天下至道谈》。
⑨ 石韦：药名。一说，是指一种气。
⑩ 朔日：农历每月初一。
⑪ 质：指有形体之物。
⑫ 旬五：即十五日。
⑬ 旬六：即十六日。
⑭ 铣（guāng光）：意思是明。一读为"匡"，亏。下文同此。
⑮ 与月进退：根据月亮盈亏变化的规律，来确定食质的增减情况。
⑯ 为：如果。
⑰ 胗（zhēn珍）：痛。
⑱ 呴（gǒu狗）吹：指呼出气。
⑲ 视利止：见效即止。

卧与始兴①。凡呴中息②而吹，年廿者朝廿暮廿，二日之暮二百；◎年卅者朝卅暮卅，三日之暮三百，以此数谁③之。春食一去④浊阳，和以铣光、朝霞，昏清可。夏食一去汤风⑤，和以朝霞、行暨⑥，昏清可。秋食一去□□、霜雾，和⑦以输阳、铣，昏清可。冬食一去凌阴⑧，和以□阳、铣光、输阳、输阴⑨，昏清可。□□□□者，□四塞，清风折首者也。霜雾者，□□□□□□。浊阳者，黑四塞，天之乱气也，及日出而雾也。汤风者，□风也，热而中人者也，日□。凌阴者，入骨□□也，□□者不可食也。朝霞者，□□□□□□□□者，日出二千，春为浊□□□□□云如盖，蔽□□□者也。□□者，苑□□□□□夏昏清风也。凡食□□□□□□□□□□□□者食圆，圆者天也，方□□□。□□□者北向□□□□□□□□□□多食。□□□□□□□□□□□□□□□□则和以端阳⑩。夏气霞□□□□□□□□□□多阴，日夜分□□□□□□□□□□□□□□□□□□□□□□□□□□□□□青附⑪，青附即多朝霞。朝◎失气为白附⑫，白附即多铣光。昏失气为黑附⑬，黑附即多输□。□□□□□□□□食毋◇。

（张　岳　校注）

行气玉佩铭

【按语】

此段铭文刻于一件战国时期的青玉饰物上，现藏于天津博物馆，该玉器呈十二面空心有顶的棱柱体，每面自上而下阴文篆刻三字，有重文符号，是现存最早的气功文物资料。十九世纪四十年代闻一多在其著作《神话与诗》中将该段篆文翻译成了现代汉字，并命名为《玉秘铭》。其曰："新气既经纳入，还要设法固守，不使它泄散。《玉秘铭》曾发挥过这派守气的理论"。郭沫若在五十年代亦对此进行了释读，将其定名为《行气玉佩铭》，认为该铭文描述了"深呼吸的一个回合"。郭氏在《奴隶制时代》中释其大意为："吸气深入则多其量，使它往下伸，往下伸则定而固；然后呼出，如草木之萌芽，往上长，与深入时的径路相反而退进，退到绝顶。这样天机便朝上动，地机便朝下动。顺此行之则生，逆此行之则死。"此后亦有许多考古学者、古文字学者、气功学者从不同角度对该段铭文进行了考释，有气功学者认为此铭文阐述了小周天功的作法和行功时的注意事项。

本次校勘采用人民出版社1954年版《奴隶制时代》中郭沫若的释读，并参考了北京古籍出版社

---

① 兴：此处指起床。
② 息：一呼一吸为一息。
③ 谁：通"推"，推算。
④ 一去：完全避开。
⑤ 汤风：指夏日的热风。
⑥ 行暨（jì际）：即沆瀣，指露气。
⑦ 和：此字之前原衍"霜雾"二字，现据文义删去。
⑧ 凌阴：指冬天的冷气或冷风。
⑨ 输阴：疑为"沦阴"，指日没以后赤黄气。
⑩ 端阳：即正阳，指南方日中气。
⑪ 青附：指黎明之气。
⑫ 白附：指白昼之气。
⑬ 黑附：指夜晚之气。

1957年版《闻一多全集·神话与诗》中闻氏和陈邦怀在《战国〈行气玉铭〉考释》一文中对该铭文的译释。

【原文校释】

行气，深①则蓄②，蓄则伸③，伸则下，下则定，定则固，固则萌④，萌则长，长则退⑤，退则天。天几⑥春⑦在上，地几春在下。顺⑧则生，逆则死。

（李 瑶 校注）

引 书

【按语】

《引书》于1984年出土自湖北江陵张家山第247号汉墓，全文抄写在113枚竹简上，书名题于第一枚竹简背面，书中无小标题，每一段落之首均有墨书圆点。其抄写年代不会晚于西汉吕后二年（前186年）⑨，但原书始于何时尚无从考察。出土时竹简已错位，经整理小组整理后的释文最早发表在1990年第10期《文物》杂志上⑩。本书以此释文为底本，同时参考了高大伦先生所著的《张家山汉简〈引书〉研究》对《引书》进行校释。

《引书》之"引"为"导引"之意，主要记载了导引术式的名称、动作要领及其治疗作用和保健功效。全书可分为五个部分：第一部分总论四时调养原则与方法。第二部分对四十一个导引术式进行了动作解说，其中三十七个有名称，余下四个名称缺漏不可辨识。其术式名称有以主要动作特点命名，如"交股"、"金指"、"引胵"等，亦有以所模拟的动物活动命名，如"兔沃"、"虎引"、"度狼"等。第三部分阐述了针对"内瘅"、"肠辟"、"踝痛"等一些内、外、五官科病证进行康复治疗的导引术，每一套术式不仅详细阐述了动作要领，还写明了练习时间及持续练习至疾病恢复的周期长短。这些术式既有肢体运动招式，又有呼吸行气方法，还有借助器物的导引，可谓五花八门、形式多样。除了治疗性的导引术，还记载了具有"益阴气"效果的导引术式及预防龋齿作用的涿齿法，涿齿法成为后世一种流传较广、简便易行的牙齿保健法。第四部分指出了二十四种导引术式对身体各部位的保健功效，其中大部分导引术式在前文已提到的。第五部分分析了人产生疾病的原因，即外感风寒暑湿，加之食饮不和、起居不调、喜怒不和，总结了导引的治病保健作用和原则方法。

《庄子·刻意》篇记载："吹呴呼吸，吐故纳新，熊经鸟申，为寿而已矣。此导引之士、养形之人、彭祖寿考者之所好也。"可见导引术至少在战国时期已十分流行。与《引书》同时期的马王堆汉墓帛书《导引图》中的不少导引术式名称与《引书》相同，但缺乏详细的文字解说，而《引书》中

---

① 深：闻氏释作"居"，陈氏释作"吞"。
② 蓄：闻氏、陈氏均释作"遁"。
③ 伸：闻氏、陈氏均释作"神"。
④ 萌：闻氏、陈氏均释作"明"。
⑤ 退：闻氏释作"优"，陈氏释作"复"。
⑥ 几：闻氏、陈氏均释作"其"。
⑦ 春：闻氏释作"杳"，陈氏释作"本"。
⑧ 顺：陈氏释作"巡"。
⑨ 彭浩. 张家山汉简《引书》初探. 文物, 1990, 10.
⑩ 见张家山汉简整理组. 张家山汉简《引书》释文. 文物, 1990, 10.

对于导引术式的描述系统而完整,不仅有导引名称与具体操作,还阐述了适应病证及养生作用,且有医学理论支持,可见当时导引术已发展到了相当水平。《引书》的出土对于研究战国秦汉时期的导引术具有十分重要的意义。

【原文校释】

· 春产、夏长、秋收、冬臧(藏),此彭祖之道也。春日,蚤(早)起之后,弃水,澡漱①(漱),洒②齿,泃(敂③),被(披)发,游堂下,逆(迎)露(露)之清,受天地之精,飲(饮)水一桮(杯),所以益讎也。入宫④从昏到夜大半止之,益⑤之伤气。夏日,数沐⑥,希浴⑦,毋莫⑧[起],多食采(菜)。蚤(早)起,弃水之后,用水澡漱(漱),疏⑨齿,被(披)发。步足堂下,有闲而饮水一桮(杯),入宫从昏到夜半止,益之伤气。秋日,数浴沐,飲(饮)食饥饱次(恣)身所欲。入宫以身所利安⑩,此利道也。冬日,数浴沐,手欲寒,足欲温,面欲寒,身欲温,卧欲莫起,卧信(伸)必有正(正)⑪也。入宫从昏到夜少半止之,益之伤气。

· 举胻⑫交股⑬,更上更下三十,曰交股。信(伸)胻诎(屈)指三十,曰尺汙(蠖)。

· 傅(附)足离翕(合),繇(蹠)⑭三十,曰金指。

· 信(伸)胻直踵,繇(蹠)三十,曰埤堄⑮。

· 纍⑯足指(趾),上摇之,更上更下三十,曰纍童。左右诎(屈)胻,更进更退三十,曰袭前。

· 以足靡(摩)胻,阴阳各三十而更。正信(伸)两足三十,曰引阳筋。

· 靡(摩)足跗⑰各三十而更。

· 引胅(尻)⑱者,反昔(错)手北(背)⑲而前俯。

· 阳见者,反昔(错)手北(背)而卬(仰),后雇(顾)。

· 穷视者,反昔(错)手北(背)而前俯,后雇(顾)踵。

· 则比者,反昔(错)手北(背)而卑(顿)⑳捈㉑肩。

---

① 澡漱:即洗漱。《说文》:"澡,洒手也。漱,荡口也。"
② 洒(xǐ洗):通"洗",洗涤。
③ 敂(kòu扣):通"叩",敲。
④ 入宫:即房事。
⑤ 益:增加,超过。
⑥ 沐:洗头发。
⑦ 浴:洗澡。《说文》:"浴,洒身也"。
⑧ 莫(mù目):通"暮"。晚。下文"卧欲莫起"中"莫"同。
⑨ 疏:洗涤。
⑩ 入宫以身所利安:指房事应以利于身体健康为度。安,止也。
⑪ 卧伸必有正:指卧起应遵循常法。
⑫ 胻(héng横):小腿近膝盖处。《说文》:"胻,胫耑也。"段玉裁注:"耑,尤头也。胫近膝者胻。"
⑬ 股:大腿。也通指大腿与小腿。
⑭ 蹠:跳。
⑮ 埤堄(pínì皮腻):指城上呈凹凸形而有射孔的矮墙。
⑯ 纍(léi雷):同"累"。缠绕。
⑰ 跗(fū夫):脚背。
⑱ 引尻:导引术式名称。下同。马王堆帛书整理小组注:"尻,臀部。"
⑲ 错手背:双手交叉,背于身后。
⑳ 顿:倾头。
㉑ 捈(tú图):接触。

- 凫沃①者，反昔（错）手北（背）而挥头②。旋信（伸）者，昔（错）手，挢③而后挥。
- 枭栗者，反昔（错）手北（背）而宿（缩）颈甄（垔）头④。
- 折阴者，前一足，昔（错）手，俯而反钩（钩）之。
- 回周者，昔（错）两手而俯印（仰），并挥之。
- 龙兴⑤者，屈前䣛（膝），信（伸）后，昔（错）两手，据⑥䣛（膝）而印（仰）。
- 引膑者，屈前䣛（膝），信（伸）后，昔（错）两手，挢而后旋。
- 蛇垔（垔）者，反昔（错）手北（背），啮⑦而垔（垔）头。

□傅⑧尻，手傅□。

- 大决者，两手据地，前后足出入闲（间）。
- □□者，大决⑨足，右手据左足⑩而俯左右⑪。支落（？）者，以手□要（腰），挢一臂与足□而屈（？）。
- 受据者，右手据左足，挢左手负而俯左右。
- 参倍者，两手奉⑫，引前两旁軵（軵）⑬之。
- 县（悬）前者，俯，挢两手而印（仰），如寻状。
- 摇（摇）弘（肱）者，前挥两臂，如击状。
- 反指者，并两手，挢而后匽（偃）⑭，极之。
- 其下者，屈前䣛（膝），信（伸）⑮后，危⑯挢一臂，力引之。
- 虎引者，前一足，危挢一臂而匽（偃）。
- 引阴者，反昔（错）挢手而俯，极之。
- 引阳者，前昔（错）手而印（仰），极之。
- 复鹿者，挢两手，负而俯，极之。
- 虎匽（偃）者，并两臂，后挥肩上左右。
- 甬莫⑰者，并两手，左右上下挥之。
- 复车者，并两臂，左右危挥，下正挥之。
- 鼻胃者，俯而左右抬两臂。
- 度狼者，两手各无（抚）夜（腋）下，旋膺（膺）⑱。

---

① 凫沃：形容此导引术式似水鸟洗身状。凫，一种水鸟。沃，以水浇。
② 挥头：即摇头。挥，摇摆。
③ 挢（jiǎo 脚）：伸，举起。
④ 垔头：埋头。垔，埋没。
⑤ 龙兴：形容此导引术式似龙之飞升状。
⑥ 据：按。
⑦ 啮：啃咬。
⑧ 傅：附着，涂。此处指抚摩。
⑨ 决：此指张开。
⑩ 足：《张家山汉简〈引书〉研究》作"手"。
⑪ 俯左右：即向左右俯身。
⑫ 奉：手捧抬升到最高。
⑬ 軵：推。
⑭ 偃：仰面倒下。
⑮ 信（伸）：原作倍（信），据《张家山汉简〈引书〉研究》改。
⑯ 危：高。
⑰ 甬莫：《张家山汉简〈引书〉研究》释为"如虾蟆之跳跃"。
⑱ 膺：胸部两侧的肌肉隆起处。

- 武指者，前左足，右手前指，信（伸）臂。
- 引内瘅，危①坐，囗（右半为"卩"）尻，左手无（抚②）项，右手无（抚）左手，上扼③（?），俯，极，因余（徐）纵而精昫（响）④之，端⑤卬（仰）而已，定；有（又）复之五而囗左右皆十而已。
- 项痛不可以雇（顾），引之，炎（偃）卧囗⑥目（?），信（伸）手足囗囗囗已，令人从前后举其头，极之，因徐直之，休，复之十而已；因囗也，力拘⑦毋息，须臾之顷，汗出走（腠）理，极已。
- 引瘅病之台（始）也，意回回⑧然欲步，膞（体）浸（浸）浸（浸）⑨痛。当此之时，急治八经之引，急虖（呼）急昫（响），引阴。溃产（颜）以塞（寒）水如粲（餐）顷⑩，去水，以两手据两两簟⑪，尚⑫无（抚）产（颜）而上下榣（摇）之，口谭（呼）谭（呼），皆十而已。
- 病肠⑬之始也，必前⑭张（胀）。当张（胀）之时，属⑮意少（小）腹而精炊（吹）之，百而已。
- 病瘳（?）瘅⑯·引之之方，右手把丈（杖），乡（向）壁，毋息，左足踱⑰壁，亦卷（倦）而休；亦左手把丈（杖），右足踱壁，亦卷（倦）而休。头气下流，足不痿瘅，首不踵⑱鼽，毋事恒服之。
- 引㽪（屈）筋，夸（跨）立，据两股，壹倚左，信（伸）右股，卻（膝）傅（附）地；壹倚右，信（伸）左足股，卻（膝）傅（附）地，皆三而已。
- 苦两足步不能钩（匀）而卻（膝）善痛，两胻善塞（寒），取木善削之，令其大把，长四尺，系其两端，以新纍⑲县（悬）之，令其高地四尺，居其上，两手空（控）纍而更蹶⑳之，朝为千，日中为千，莫（暮）食为千，夜半为千，旬而已。
- 引踝痛，在右足内踝，引右股阴筋；在外踝，引右股阳筋㉑；在左㉒足内踝，引左股阴筋；在外踝，引左股阳筋，此皆三而已。

---

① 危：端正，正直。
② 抚：用手按着。
③ 扼：用力掐着，抓住。
④ 精昫（响）：小口吹气。
⑤ 端：正，直。
⑥ 囗：《张家山汉简〈引书〉研究》认为此处缺字为"闭"。
⑦ 拘：止。
⑧ 回回：纷扰烦乱貌。
⑨ 浸浸：渐渐。
⑩ 渍颜以寒水如餐顷：将额头浸在冷水里大约一顿饭的时间。颜，额头。《说文》："颜，眉目之间也。"
⑪ 簟（diàn 店）：竹席或苇席。
⑫ 尚：通"上"。向上，往上。
⑬ 病肠：即肠病。
⑭ 前：此指腹部。
⑮ 属（zhǔ 主）：（意念）集中于一点。
⑯ 病瘳（?）瘅：《张家山汉简〈引书〉研究》疑为酒病。
⑰ 踱：《广韵》释为"跣足踢地"，即光脚踏地。
⑱ 踵：当为腫，即肿。《吕氏春秋·尽数》："郁处头则为肿"。
⑲ 纍：绳索。《说文》："纍，缀得理也。一曰大索也。"
⑳ 蹶：踩，踏。
㉑ 引右股阳筋：前文有"以足摩（摩）胻，阴阳各三十而更。正信（伸）两足三十，曰引阳筋"。
㉒ 左：原脱，据上下文意补。

• 引郄（膝）痛，右郄（膝）痛，左手据权①，内挥右足，千而已；左郄（膝）痛，右手据权，而力挥左足，千而已。左手句（勾）左足指（趾），后引之，十而已；右（又）以左手据权，右手引右足指（趾），十而已。

• 股□（左半为"阝"）□□（左半为"迷"）痛，引之，端坐，信（伸）左足，挢右臂，力引之；其在右，信（伸）右足，挢左臂，而力引之，十而已。

• 苦两手少气，举之不衿（钧），指端渜渜②善痹（痹），贾（假）③缚两肘④于两胁，而力挥之，朝、日中、夜半皆为千，旬而已。

• 引肠辟，端伏，加颐⑤枕上，交手颈下，令人践亓（其）要（腰），毋息，而力举尻，三而已。亓（其）病不能自举者，令人以衣⑥为举亓（其）尻。

• 引北（背）甬（痛），熊经⑦十，前据（？）十，端立，夸（跨）足，前后俯，手傅（附）地，十而已。

• 引要（腰）甬（痛），两手之指夹脊⑧，力辄以卬（仰），极之；两手奉尻，傋⑨头，揗⑩之，头手皆下至踵，三而已。

• 支（肢）尻之上甬（痛），引之，为木鞠谈（踢）⑪，卧以当甬（痛）者，前后榣（摇）之，三百而休；举两足，指上，手抚席，举尻以力引之，三而已。

• 益阴气，恒坐夸（跨）股，勿相悔食⑫，左手据地，右手把饭，垂⑬到口，因吸饭气，极，因饭之。据两股，折要（腰），信（伸）少（小）腹，力极之，勿歠（歠）⑭咽，有（又）复之，三而已。

• 引疝⑮，其在左，反左手头上，右手句（勾）左手而力引之；其在右，反右手头上，左手⑯而力引之。危坐，夸（跨）股，□⑰手交以瘳（摩），以下盾（揗）之至股，而前轵手，反而举之，而力引之，壹上壹下，壹左壹右而休。

• 引足下筋痛，其在左足，信（伸）左足，右股危坐，右手据地，左手句（勾）左足指（趾）；其右也，信（伸）右足，左股危坐，左手据地，右手句（勾）右足指（趾），力引之，三而已。

• 引蹶⑱，危坐，信（伸）左足，右足支尻，右手抚股，左手句（勾）左足之指（趾）而引，极之，左右皆三而已。

• □（右半为"寺"）□（右半为"嵩"）上□（右半为"巨"），敦踵⑲，壹敦左，壹敦右，三

---

① 权：木杖。《说文》："权，黄华木。"
② 指端渜渜：形容指端感觉如急流水样。
③ 假：此处意为想象。
④ 肘（zhǒu肘）：古同"肘"。
⑤ 颐：下巴。
⑥ 衣：同依，依靠。
⑦ 熊经：导引术式名。《庄子·刻意》："熊经鸟伸，为寿而已"。司马彪注云："若熊之攀树引气也。"
⑧ 脊：通"脊"。
⑨ 傋：通"区"。弯曲。
⑩ 揗：通"循"。
⑪ 木鞠踢：可供踏踢的木球。《说文》："鞠，踢鞠也。"
⑫ 勿相悔食：不要在月末进食。相，选择。悔，通"晦"。
⑬ 垂：接近。
⑭ 歠（chuò啜）：饮。
⑮ 疝：病名。字残缺不全。
⑯ 左手：据上文，此后应脱"句（勾）右手"三字。
⑰ □：《张家山汉简〈引书〉研究》认为此处缺字为"两"。
⑱ 蹶：病名。《吕氏春秋》："郁……处足则为痿、为蹶。"又，"多阴则蹶，多阳则痿"。《说文》："蹶，僵也。"
⑲ 敦踵：以足跟跺地。敦，此借为顿。

百而已。信（伸）左足，右手据右卻（膝），左手抚左股，而引左之股三；有（又）引右股三；□①，因昫（呴）之三十，去卧，据则精虖（呼）之三十，精昫（呴）之三十，精炊（吹）之三十，端谈（偃），吸精气而咽之，䐈少（小）腹，以力引阴，三而已。

· 引瘈，卧，诎（屈）两卻（膝），直踵，并搖三十，日引（？）□。

· □凫沃三十，虎雇（顾）三十，有（又）复炎（偃）卧如前，二十而休；有（又）起，危坐，凫沃四十，虎雇（顾）四十，复炎（偃）卧如前，三十而休；因起，凫沃五十，虎雇（顾）五十而已。

· 引瘠（膺）痛，前瘠（膺）后手②十，引信（伸）十，后反复十而已。

· 夜日卧厥③，学（觉）心腹及匈（胸）中有痛者，无（抚）之以手而精炊（吹）之，三十而已。

· 引心痛，系纍长五寻④，系其衷（中），令其高丈，两足践板，端立，两手空（控）纍，以力偃，极之，三而已。一曰：夸（跨）足，折⑤要（腰），空（控）丈（杖）而力引之，三而已。一曰：危坐，手操⑥左掮（腕）而用力举手，信（伸）臂，以力引之，极，因下手瘴（摩）面，以下印⑦两股，力引之，三百而已。

· 引阴，端坐，张两股，左手承⑧下，右手无（抚）上，折要（腰），信（伸）少（小）腹，力引尻。

· 引㿗⑨，肠㿗⑩及筋㿗，左手据左股，诎（屈）左卻（膝），后信（伸）右足，诎（屈）右手而左雇（顾）三；有（又）前右足，后左足，曲左手，雇（顾）右，三而已。有（又）复挢两手以偃，极之三；挢左臂以偃，极之；挢右臂，左手据右尻以偃，极之，此皆三而已。

· 引腹甬（痛），县（悬）纍版（板）⑪，令人高去地尺，足践其上，手空（控）其纍，后足，前應（应）⑫，力引之，三而已。因去伏，足距⑬壁，固箸（着）少（小）腹及股卻（膝）于席，两手据，揬上，稍举头及瘠（膺）而力引腹，极，因徐直之；已，有（又）复之，三而已。因力举尻，极，三而已。

· 苦腹张（胀），夜日谈（偃）卧而精炊（吹）之三十；无益，精虖（呼）之十；无益，精昫（呴）之十；无益，复精炊（吹）之三十⑭；无益，起，治八经之引。去卧，端伏，加两手枕上，加头手上，两足距壁，兴心，印颐，引之，而贾（固）箸（着）少（小）腹及股卻（膝），三而已。去卧而尻壁，举两股，两手约（钩）两股而力引，极之，三而已。

· □吴⑮

---

① □：《张家山汉简〈引书〉研究》认为此处缺字为"卧"。
② 前瘠（膺）后手：即向前挺胸，向后伸手。
③ 夜日卧厥：夜晚及白天躺卧时发生厥。
④ 寻：古代长度单位，八尺为一寻。
⑤ 折：弯曲。
⑥ 操：拿，握。
⑦ 印：按。
⑧ 承：托着。
⑨ 㿗：病证名。即疝。
⑩ 肠㿗：《黄帝内经太素》："脉涩，气少血多而寒，故冷气冲下，广肠脱出，名曰肠㿗。"
⑪ 悬纍板：即如前文所述"取木善削之，令其大把，长四尺，系其两端，以新纍县（悬）之"。
⑫ 前应：即前脚与后脚动作相配合。
⑬ 距：通"拒"，抵抗。
⑭ 三十：《张家山汉简〈引书〉研究》作"二十"。
⑮ □吴：《张家山汉简〈引书〉初探》认为此系抄写者之名。

· 引虖①及欬（咳），端立，将②壁，手举颐，稍去③壁，极而已。

· 引肩痛，其在肩上，爰行④三百；其在肩后，前据三百；其在肩前，后复三百；其在夜（腋）下，支落⑤三百；其在两肩之间痛，危坐，夸（跨）股，把掐（腕）， 印股，以力榣（摇）肩，百而已。

· 引瘛⑥，其在胁，左手据壁，右手据尻，前左足，诎（屈）其郄（膝），信（伸）右足而力引之，极；因前右足，诎（屈）其郄（膝），信（伸）左足，各三而已。

· 引辟⑦，在［左］颊，右手据右颥（？）之发，信（伸）左手而右手引之；在右颊，引之如左，皆三而已。厕比⑧十，阳见十，凫沃十。

· 端立，被（披）发，敦踵三百，却步三百而休。

· 引膁（喉）痹，无（抚）乳，上举颐，令下齿包上齿，力印（仰）三而已。其病甚，令人骑其北（背），无（抚）颜（颜）举颐而印（仰）之，亟⑨而已。

· 引軌，危坐，以手力循（揗）鼻以印（仰）极，无（抚）心，以力引之，三而已。去立，夸（跨）足，以俯据地，极之，三而已。

· 引口痛，两手指内（入）口中，力引之；已，力张口，力张左辑⑩，有（又）力张右辑，毛（吒）而勿发⑪，此皆三而已。

· 失欲口不合⑫，引之，两手奉其颐，以两拇指口中靥⑬，穷耳而力举颐，即已矣。

· 引肘痛，囗囗三百，囗囗三百。其掐（腕）痛在左，右手把左掐（腕）而前后榣（摇）之，千而休；其在右，左手把右掐（腕）前后榣（摇）之，千而休。其在右手，左手把右掐（腕），前后榣（摇）之，千而休。其左手指痛，右手无（抚）左手指，反引之；其右手指痛，左手无（抚）右手指，力引之，十而休。

· 引目痛，左目痛，右手指靥（厌）内脉⑭，左手指无（抚）颥（？）而力引之，三而已；右如左。

· 一曰：两手之指靥（厌）两目内脉而上循（揗）之，至项，十而已。

· 一曰：起卧，而危坐，靥（摩）两手，令指热，以循（揗）两目，十而已。

· 引瘚（瘘⑮），其在右恒阳之胕（附）脉，视左足之指（趾），俯力引之；其在左，引之如右。其在右则（侧）阳筋胕（附）脉，视左肩，力引之；其在左则（侧）阳筋胕（附）脉，如右。其在左则（侧）险（阴）筋胕（附）脉，雇（顾）右足踵，力引之；其在右则（侧）险（阴）筋胕（附）脉，亦如左。其在前险筋，两手无（抚）乳上，以力举颐，此物皆十而已。

· 引聋，端坐，聋在左，信（伸）左臂，挢母（拇）指端，信（伸）臂，力引颈与耳；右如左。

---

① 虖（hū乎）：《说文》："虖，哮虖也。"此处为病证名，应指哮喘。
② 将：扶。
③ 去：离开，距离。
④ 爰行：指导引术式似猿行走状。爰，通"猿"。
⑤ 支落：导引术式名，即如前文所述"支落（？）者，以手囗要（腰），挢一臂与足囗而屈（？）。"
⑥ 瘛（chì赤）：筋脉痉挛。
⑦ 辟：喎辟不遂之症。
⑧ 厕比：导引术式名。疑即"则比"，前文有："则比者，反昔（错）手北（背）而卑（顿）挠肩。"
⑨ 亟：急。《张家山汉简〈引书〉初探》释为极。
⑩ 辑：此指颌骨。
⑪ 毛（吒）而勿发：作怒吼状但不发声。吒，怒吼。
⑫ 失欲口不合：进食时咬合不当引起口不能正常闭合。欲，饮，吞食。
⑬ 靥（yè夜）：（用手指）按压。
⑭ 内脉：即目内眦。
⑮ 瘘：颈部生疮，久而不愈，常出浓水。

·引耳痛，内（人）指耳中而力引之，壹上下，壹前后；已，因右手据左肩，力引之；已，左手据右肩，力引之，皆三而已。

·苦頯①（?）及颜（颜）痛，渍以寒水如饗（餐）顷，掌安（按）颠，指据发，更上更下而谆（呼）乎乎，手与口俱上俱下，三十而已。

·学（觉②）以涿（涿③）齿，令人不龋。其龋也，益涿（涿）之。

·闭息以利交筋④，堂落以利恒脉⑤，蛇甄以利距脑，凫沃以利首辀，周脉循奏（腠）理以利踵首，厕比以利耳，阳见以利目，启口以印（仰）以利鼻，耗（吒）而勿发以利口，抚心举颐以利膝（喉）胭（咽），枭栗以利柎⑥项，虎雇（顾）以利项尻⑦，引倍以利肩绥（锦）⑧，支落以利夜（腋）下，鸡信（伸）以利肩髀⑨，反摇（摇）以利腹心，反旋以利两胧，熊经以利膝背，复据以利要（腰），禹步以利股閒（间），前厥以利股郄（膝），反擎以利足蹄⑩，趺指以利足气，敦踵以利匈（胸）中，此物皆三而已。

人之所以得病者，必于暑湿风寒雨露，奏（腠）理启阖（合），食歓（饮）不和，起居不能与寒暑相应，故得病焉。是以春夏秋·冬之间，乱气相薄逤⑪也，而人不能自免其閒（间），故得病。是以必治八经之引，炊（吹）昫（呴）虖（呼）吸天地之精气，信（伸）复（腹）折要（腰），力信（伸）手足，剒踵曲指，去起宽亶⑫，偃治巨引，以与相求也，故能毋病。偃卧炊（吹）昫（呴）、引险（阴），春日再昫（呴），壹虖（呼）壹炊（吹）；夏日再虖（呼），壹昫（呴）壹炊（吹）；冬日再炊（吹），壹昫（呴）壹虖（呼）。人生于清（情），不智（知）爱其气，故多病而易死。人之所以善蹶，蚤（早）衰于阴，以其不能节其气也。能善节其气而实其险（阴），则利其身矣。贵人之所以得病者，以其喜怒之不和也。喜则阳气多，怒则险（阴）气多，是以道者喜则急昫（呴），怒则剧炊（吹），以和之。吸天地之精气，实其阴，故能毋病。贱人之所以得病者，劳卷（倦）饥渴，白汗夬⑬绝，自入水中，及卧寒突⑭之地，不智（知）收⑮衣，故得病焉；有（又）弗智（知）昫（呴）虖（呼）而除去之，是以多病而易死。

治身欲与天地相求，犹橐籥也，虚而不屈，动而俞（愈）出。闭玄府，启缪门⑯，阖（合）五臧（脏），逢（?）九窍，利启阖（合）奏（腠）理，此利身之道也。燥则娄虖（呼）、娄（数）卧，湿则娄炊（吹）、毋卧、实险（阴），暑则精娄昫（呴），寒则劳身，此与燥湿寒暑相应（应）之道也。

（李 瑶 校注）

---

① 頯（kuí 葵）：颧骨。

② 觉：醒来。

③ 涿（zhuō 桌）：敲击。

④ 交筋：马王堆简帛《合阴阳》中有"交筋者，玄门中交脉也，为得操插之，使体皆乐痒，悦怪以好。"指女子阴蒂。

⑤ 恒脉：疑即前文"右恒阳之胕（附）脉"。

⑥ 柎（fū 夫）：足。

⑦ 尻：通"眉"。臀部。

⑧ 肩锦：即肩甲，肩胛。

⑨ 髀：通"臂"。

⑩ 足蹄：足底。《释名》："蹄，底也。"

⑪ 逤（tà 踏）：相及。

⑫ 亶：疑指胸部。

⑬ 夬（guài 怪）：分决。《易·象》"夬，决也，刚决柔也。"

⑭ 突：空洞。

⑮ 收：聚，合拢。

⑯ 缪门：《张家山汉简〈引书〉初探》疑此为命门。

周易参同契

东汉·魏伯阳

【按语】

《周易参同契》，约成书于公元126～144年间，作者魏伯阳（公元126～167年），东汉人，名翱，号云崖子，会稽上虞（今浙江省上虞县丰惠镇）人。魏伯阳出生名门望族，按当时规定，他可以入朝为官，但他性好恬淡，喜欢养性修真。遍游山川，访师问道，后得炼丹秘诀，后隐居炼丹成功，并留《参同契》一书。

作者魏伯阳自述作书的目的乃"希时平安"和"可以长存"。也就是说是介绍健康长寿的道理和方法。全书内容有三：其一，歌叙大易；其二，引内养性；其三，配以服食。作者认为易理是纲，若用于"御政"则有"行之不繁"的妙处；如果用于指导"养性"，则有"可以长存"的威力；若用于指导"金液还丹"的冶炼和服食，则"三道合一"，就能够"安稳长生"。

作为养生之道的理论阐述，《参同契》无疑是杰出的、有见地的，后世交口称赞誉之为"万古丹经王"实不为过，因为这本著作确实透露了炼丹的原理和方法。但是，对于《周易参同契》到底是讲"内丹"还是讲"外丹"，一直存在争论，现把当代的最新研究成果做一介绍[①]。

在公元974年五代的彭晓注《参同契》之前，古人对《参同契》并不存在"内"、"外"丹的争论。那时认为的"丹"就是指道家人士经过冶炼所得的珍稀、纯净之化学物质，认为这种化学物质有神秘的"益寿延年"的作用，也就是今天所说的"外丹"。《参同契》的作者所介绍的炼丹的方法、所披露的炼丹的"火候"都指的是"外"丹，然而，自从彭晓注《契》后千余年来，此书一直都被误解，其中误解最深的是《金丹刀圭》章第十七。为便于分析，特将全章原文（陈致虚注本）重录于下："以金为隄防，水入乃优游，金计有十五，水数亦如之。临炉定铢两，五分水有余，二者以为真，金重如本初。其三遂不入，火（朱熹本作"水"）二与之俱。三物相含受，变化状若神。下有太阳气，伏蒸须臾间。先液而后凝，号曰黄舆焉。岁月将欲讫，毁性伤寿年，形体如灰土，状若明窗尘。捣治并合之，持入赤色门。固塞其际会，务令致完坚。炎火张于下，昼夜声正勤，始文使可修，终竟武乃陈。候视加谨慎，审察调寒温。周旋十二节，节尽更须亲。气索命将绝，体死亡魄魂。色转更为紫，赫然成还丹。粉提以一丸，刀圭最为神"。

据学者林中鹏介绍，这是一段公元十世纪以后屡被指认为炼"内丹"的方法和"火候"的典型文字。经过他们研究，结果表明这其实是地地道道的化学冶炼学也就是"外丹"成功实验的记录，是一篇如何炼冶朱砂的杰出的论文。这里不仅有原料配方的记录（金十五）、硫磺五分（水五分）；有冶炼过程，原料消耗情况的正确判断：水银在冶炼过程没有损失（"金重如本初"），而硫磺参加化学反应的只有两分，其他三分没有参加反应（"其三遂不入，火二与之俱"）的实验记录，而且还有冶炼过程化学反应现象的详尽观察。

冶炼大致分两阶段进行，第一阶段（"三物相含受……状若明窗尘"）水银同硫磺在加热的情况下，变化剧烈，反应神速：开始硫磺浮于水银面（"阴在上，阳下奔"）因受热而变成液体，再继续升温，熔融的硫磺就会变成暗棕色且粘滞，粘度达最高点近乎凝结（"先液而后凝"）。这是硫磺有异于其他物质的明显特征。这就是第一阶段的"半成品"：黄舆（"号曰黄舆焉"）。接着发生了及壮观

[①] 详见学者林中鹏《周易参同契钩沉千古炼丹术揭秘》一文。

的化学反应：冶炼时间充分（"岁日将欲讫"），反应完全（"毁性伤寿年"）之时，得到的是"形体如灰土、状若明窗尘"的很难看的东西：灰黑如尘土，这是水银同硫磺在一般条件下冶炼得到的产物。林中鹏学者并有实验证明了这一点，其化学成份为黑色 HgS 并夹杂些多硫化汞 HgSx（也是黑色），间或也有少许的未氧化的硫磺，因此，状若"灰土"。然后将这些成品作为丹料捣碎混匀（"捣治并合之"）装炉进入第二阶段的冶炼（"持入赤色门……节尽更须亲"）：入炉（"持入红色门"）后，将炉盖严严密密地封死（"固塞其际会，务令致完坚"）。最后得到红色无毒的硫化汞，也就是中药朱砂的主要成分。

但后世一度因为其烧炼的关键技术没能掌握，往往炼丹不成导致服食殒命，再加上对模棱两可的文意的曲解，所以渐渐将《参同契》当作"内丹"作品加以解读。

虽然是一部讲炼"外丹"的书，并不影响其作为"万古丹经王"的学术价值，《参同契》里所蕴含的自然哲学道理对于修身养性同样有非常高的参考价值，是一部依然要加以认真研究的书。

此次校勘以 1988 年 3 月文物出版社、上海书店、天津古籍出版社三家联合出版的明代正统《道藏》影印本，其中收录有彭晓、阴长生、储华谷、陈显微、朱熹、俞琰、无名氏（映八）和无名氏（容七）的八种注本，各家文字差别颇大，经过比较，选定其中较通顺的阴真人注本为底本，个别字句校对参考其它注本，并结合相关资料进行校对整理。

【原文校释】

卷 上

乾坤者，易之门户，众卦之父母。坎离①匡郭，运毂②正轴。

牝牡四卦，以为橐籥③，覆冒④阴阳。道犹御者，执衔辔⑤，准绳墨，随轨辙⑥，处中而制外，数在于历纪。月节⑦有五六，经纬奉日使，兼并为六十⑧，刚柔为表里。

朔旦屯直事，至暮蒙当受，昼夜各一卦，用之如次序。

既未晦爽终，终则复更始。日辰为期度，动静有早晚。

春夏据内体，从子到辰巳，秋冬当外用，自午讫戌亥。

赏罚应春秋，昏明顺寒暑，爻辞有仁义，随时发喜怒，如是四时之气顺，五行得其理。

天地设位，易行乎其中矣。天地者，乾坤也；设位者，列阴阳配合之位也。易谓坎离者，乾坤二用，二用无爻位，周流行六虚⑨，往来既不定，上下亦无常。幽潜⑩沦匿⑪，升化于中，包囊万物，为道纪纲。

以无制有，器用者空，故推消息，坎离没亡。

---

① 坎离：比喻水火。此两句指水火二气相运转。
② 毂（gǔ 谷）：车轮中心，有洞可以插轴的部分。
③ 橐籥（tuó yuè 驼月）：古代冶炼时用以鼓风吹火的装置，犹今之风箱，此处意为生化之机。原作"为橐为籥"，据明代正统《道藏》无名氏注本改。
④ 覆冒：包裹的意思。
⑤ 衔辔：马叉子，驾驭马的工具。
⑥ 轨辙：车的轨道，此处作法则意。
⑦ 月节：古代五日为一节。
⑧ 兼并为六十：原作"兼开六十四卦"，据明代正统《道藏》无名氏注本改。
⑨ 六虚：六方或除乾坤的其它六卦。
⑩ 幽潜：深伏。
⑪ 沦匿：隐藏。

言不苟造，论不虚生，引验见劾①，校度神明，推类结字②，原理为证。坎戊月精，离己日光，日月为易，刚柔相合。土旺四季，罗络始终，青赤白黑③，各居一方，皆中宫所禀，戊己之功。

易者象也，悬象著明，莫大乎日月。穷神以知化，阳往则阴来，辐辏④而轮转，出入更卷舒。卦有三百八十四爻，据爻摘符⑤，符谓六十四卦也。每至朔旦，震来受符，当斯之际，天地媾其精，日月相撢⑥持，雄阳播玄施⑦，雌阴化黄包⑧。混沌神交接，权舆⑨树根基，经营养鄞鄂⑩，凝神以成躯，众夫蹈以出，蠕动莫不由。

于是仲尼始鸿蒙⑪，乾坤得洞虚，稽古当元皇⑫，关雎⑬建始初，冠婚气相纽⑭，元年⑮乃芽滋。

圣人不空生，上观显天符⑯，天符有进退，屈伸以应时，故易统天心⑰。

复卦建始萌，长子继父体，因母立兆基，消息应钟律，升降据斗枢⑱。

三日出为爽⑲，震受庚西方，八日兑受丁，上弦平如绳，十五乾体就，盛满甲东方。蟾蜍与兔影，日月两气双，蟾蜍视卦节，兔者吐生光，七八数已讫，屈折低下降。

十六转受统，巽辛见平明，艮直⑳于丙南，下弦二十三，坤乙三十日，东北丧其朋，节尽相禅与，继体复生龙。

壬癸配甲乙，乾坤括始终，七八数十五，九六亦相应，四者合三十，易气索灭㉑藏。八卦列布耀，运移不失中。

元精眇㉒难视，推度效符证，居则观其象，准法其形容，立表以为范，占候定吉凶，发号顺时令，勿失爻动时。上察河图㉓文，下序地形流，中稽于人情，《参同》考三才。动则循卦节，静则象彖辞㉔，乾坤用施行，天下然后理。可不慎乎？御政之首。

---

① 劾：同"效"。
② 推类结字：指日上月下以成"易"字。
③ 青赤白黑：各指四方。青为东方，赤为南方，白为西方，黑为北方。
④ 辐辏：指像车轮的辐条一样聚合。
⑤ 符：配合。
⑥ 撢（dǎn 胆）：拂去，此处指相互轮换。
⑦ 玄施：指阳气。
⑧ 黄包：指阴气。
⑨ 权舆：指植物的萌芽。
⑩ 鄞鄂（yín è 银恶）：同"垠堮"。边际，界限，引申指形体、躯体。
⑪ 鸿蒙：指混沌初开。
⑫ 元皇：指开天辟地的盘古。
⑬ 关雎：《诗经》首篇。
⑭ 纽：交接。
⑮ 元年：开始的第一年。
⑯ 天符：指上天的运行之道。
⑰ 天心：中天之心，即紫微星所在之处。
⑱ 斗枢：即北斗的斗柄。
⑲ 爽：指平明。
⑳ 直：同"值"。
㉑ 索灭：若有若灭。
㉒ 眇（miǎo 秒）：细小，微小。
㉓ 河图：指天河两旁的众星。
㉔ 彖辞：解释卦的卦辞。

管括密微，阊①舒布宝，要道魁柄②，统化纲纽，爻象内动，吉凶始起，五纬③错顺，应时感动，四七④乖戾⑤，侈离⑥俯仰。

文昌统箓，诘责台辅⑦，百官有司，各典所部。

日合五行⑧精，月受六律⑨纪，五六三十度，度竟复更始。原始要终，存亡之绪，或君骄溢，亢满违道；或臣邪佞，行不顺轨，弦望盈缩，垂变吝咎，执法刺讥，诘过移主。

辰极受正，优游任下，明堂政德，国无害道。内以养己，安静虚无。原本隐明，内照形躯。闭塞其兑，筑固灵株⑩。三光⑪陆沉，温养子珠，视之不见，近而易求。

黄中渐通理，润泽达肌肤。初正则终循，干⑫立末⑬可持，一者以掩蔽，世人莫知之。

上德无为，不以察求；下德为之，其用不休。上闭则称有，下闭则称无，无者以奉上，上有神德居。此两孔窍法，金气亦相须。

知白守黑，神明自来。白者金精，黑者水基，水者道枢，其数名一。阴阳之始，玄含黄芽⑭，五金⑮之主，北方河车⑯。故铅外黑，内怀金华，被褐怀玉，外为狂夫。

金为水母，母隐子胎，水者金子，子藏母胞。真人至妙，若有若无。仿佛大渊，乍沉乍浮。进而分布，各守境隅。

採⑰之类白，造之则朱。炼为表卫，白里贞居。方圆径寸，混而相扶。先天地生，巍巍尊高。

旁有垣阙⑱，状似蓬壶⑲，环匝关闭，四通踟蹰，守御密固，阏⑳绝奸邪，曲阁相通，以戒不虞。可以无思，难以愁劳，神气满堂，莫之能留。守之者昌，失之者亡。动静休息，常与人俱。

是非历藏法，内视有所思。履行布斗宿，六甲以日辰。阴道厌一九，浊乱弄元胞㉑。食气荡肠胃，吐正吸所邪。昼夜不卧寐，肠鸣未尝休，身体既疲倦，恍惚状如痴，百脉鼎沸驰，不得清澄居。累垣立坛宇，朝暮敬祭祀，鬼物见形象，梦寐感慨之。心欢意悦喜，自谓必延期，遽以夭命死，腐露其形骸。举措辄有违，悖逆失枢机。诸术甚众多，千条有万余，前却违黄老，曲折戾九都㉒。

明者省厥旨，旷然知所由。勤而行之，夙夜不息。经营三载，轻举远游。跨火不焦，入水不濡，

---

① 阊（kǎi 凯）：开。
② 魁柄：代指北斗。
③ 五纬：金、木、水、火、土五星。
④ 四七：指二十八星宿。
⑤ 乖戾：指不和。
⑥ 侈离：分离。
⑦ 台辅：三公宰辅之位。
⑧ 五行：指五运。
⑨ 六律：指六气。
⑩ 灵株：指生命的根基。
⑪ 三光：原指日月星，此处指内视之光。
⑫ 干：指根本。
⑬ 末：原为"未"，据文意改。
⑭ 黄芽：指真精。
⑮ 五金：指银、铅、砂、汞、土。
⑯ 河车：指铅，道士炼丹的原料。
⑰ 採：通"采"。
⑱ 垣阙：垣，墙。阙，皇宫门前两边供瞭望的楼，代指小楼。
⑲ 蓬壶：即"蓬莱"，古代传说中仙人们居住的海岛。
⑳ 阏（è 恶）：壅塞。
㉑ 元胞：指元气元精所生之处。
㉒ 九都：黄帝的九宫，代指真术所藏之所。

能存能亡，长乐无忧。道成德就，潜伏俟时，太一乃召，移居中洲，功满上升，应箓受图。

《火记》① 不虚作，演《易》以明之。偃月②法鼎炉，白虎③为熬枢④。汞日为流珠⑤，青龙⑥与之俱。举东以合西，魂魄自相求。

上弦兑数八，下弦艮亦八，两弦合其精，乾坤体乃成。二八应一斤，易道正不倾。铢有三百八十四，亦应火候爻象之计。

以金入猛火，色不夺晶光，自开辟以来，日月不亏明。金不失其重，日月形如常。金本从月生，朔旦受日符。金反归其母，月晦日相包。隐藏其垣郭⑦，沉沦于洞虚。金复其故性，威光鼎乃熺⑧。

子午数合三，戊己号称五，三五既谐和，八石正纲纪。呼吸相贪欲，伫⑨思为夫妇。黄土金之父，流珠水之母，水以土为鬼，土填水不起。朱雀⑩为火精，气平调胜负。水盛火消灭，俱死归厚土。三性既会合，本性共宗祖。

巨胜⑪尚延年，还丹可入口。金性不败朽，故为万物宝，术士服食之，寿命得长久。土游于四季，守界定规矩。

金砂入五内⑫，雾散若风雨，薰蒸达四肢，颜色悦泽好，鬓发白变黑，更生易牙齿，老翁复丁壮，耆妪成姹女，改形免世厄，号之曰真人。

若胡粉投火中，色坏还为铅。冰雪得温汤，解释成太玄。金以砂为主，禀和于水银。变化由其真，终始自相因。植禾当以粟，覆鸡用其子，以类辅自然，物成易陶冶。类同者相从，事乖不成宝，是以燕雀不生凤，狐兔不乳马，水流不炎上，火熏不润下。

世间多学士，高妙美良材，邂逅不遭值，耗火亡货财。据按依文说，妄以意为之，端绪无因缘，度量何操持。捣治羌石胆，云母及矾磁，硫黄烧豫章⑬，铅汞合和治。鼓下五石铜，以之为辅枢，异性不同种，安肯合体居？千举必万败，侥幸讫⑭不遇。稺⑮年至白首，用索怅狐疑，背道守迷路，履径入曲邪，管窥不广见，难以揆⑯方来。

若夫至圣，不过伏羲，画八卦，效天地图，文王⑰帝之宗，修而演爻辞，夫子⑱庶圣雄，十翼⑲以辅之，三君天所挺，迭兴更御时。优劣有步骤，功德不相殊，制作有所踵，推度审分铢。有形易忖量，无兆难虑谋，造事令可法，为世定诗书。素无前识资，因师觉悟之，浩若褰帷帐，瞑目登高台。

---

① 火记：古丹书，主要讲述炼丹火候。
② 偃月：指月相未满之时的样子。
③ 白虎：指真铅。
④ 熬枢：烧炼的关键。
⑤ 流珠：指液态的水银。
⑥ 青龙：指烧炼的"水"。
⑦ 郭：城外围着城的墙。
⑧ 熺（xī 膝）：放射。
⑨ 伫（zhù 住）：同"伫"。停止，停留。
⑩ 朱雀：代表南方火。
⑪ 巨胜：即黑芝麻。
⑫ 五内：指五脏。
⑬ 豫章：亦作"豫樟"，木名。枕木与樟木的并称。此处指炭火。
⑭ 讫：毕竟；终究
⑮ 稺（zhì 治）：同"稚"。
⑯ 揆（kuí 魁）：揣测。
⑰ 文王：指周文王，曾衍八卦成六十四卦。
⑱ 夫子：孔子，曾为八卦著解释的象辞。
⑲ 十翼：关于《周易》的十篇著作，分《彖》（上、下）、《象》（上、下）、《系辞》（上、下）、《文言》、《序卦》、《说卦》、《杂卦》。

《火记》六百篇，所取等不殊。文字郑重说，世人不熟思，辄为贤者谈，曷敢诈伪词，若遂结舌瘖①，绝道获罪诛，写情寄竹帛②，恐泄天之符，犹豫增叹息，俛仰缀③虑思。陶冶有法度，未忍悉陈敷，略述其纲纪，开端见枝条。

以金为隄④防，水入乃优游。金计有十五，水数亦如之，临炉定铢两，五分水有余，二者以为真，金重如本初，其三遂不入，火二与之俱，三物相含受，变化状若神。下有太阳气，伏蒸须臾间，先液而后凝，号曰黄舆焉，岁月将欲讫，毁性伤寿年。形体为灰土，状若明窗尘。

捣治并合之，驰入赤色门。固塞其际会，务令致完坚，炎火张于下，昼夜声正勤，始文使可修，终竟武乃陈。候视加谨慎，审察调寒温，周旋十二节，节尽更始元，气索命将绝，体死亡魄魂。色转更为紫，赫然成还丹。粉提以一丸，刀圭最为神⑤。

推演诠五行，较约而不烦⑥，举水以激火，掩⑦然灭光荣。日月相激薄，常存晦朔间。水盛坎侵阳，火衰离昼昏。阴阳相饮食，交感道自然。

名者以定情，字者缘性言。金来归性初，乃得称还丹。吾不敢虚说，仿效圣人言。古记题龙虎⑧，黄帝美金华，淮南炼秋石⑨，王阳⑩加黄芽⑪。贤者能持行，不肖毋与俱。古今道犹一，对谈吐所谋。学者加勉力，留念深思惟，至要言甚露，昭昭不我欺。

卷 中

乾刚坤柔，配合相包。阳禀阴受，雄雌相须，须以造化，精气乃舒。坎离冠首，光耀垂敷，玄冥难测，不可画图。圣人揆度，参序元基⑫。四者混沌，径入虚无。六十卦用，张布为舆⑬。龙马就驾，明君御持，和则随从，路平不邪，邪道险阻，倾危国家。

君子居其室，出其言善者，千里之外应之。喻金公处神室，为万乘之主，处九重之室，发号出政，顺阴阳节令，藏器俟时，勿违卦日。屯以申子，蒙用寅戌，余六十卦，各自有日。

聊陈两象，未能究悉，当仁施德，立义刑设，逆之者凶，顺之者吉。按历法令，至诚专密，谨候日月，审察消息，纤介不正，悔吝为贼。

二至⑭改度，乖错委曲，隆冬大暑，盛夏霜雪；二分⑮纵横，不应漏刻，风雨不节，水旱相伐，蝗虫涌沸，天见其怪，山崩地圮⑯，群异旁出。孝子用心，感动皇极，近起于口，远流殊域。或以招祸，或以致福，或兴太平，或造兵革，四者之中，由乎胸臆。

动静有常，奉其绳墨。四时顺宜，与气相得。刚柔断矣，不相涉入。五行守界，不妄盈缩。易行

---

① 瘖：通"喑"，此处作沉默解。
② 竹帛：竹简和白绢，古代可供书写。
③ 缀（zhuì坠）：连接，连缀。
④ 隄（dī低）：同"堤"。
⑤ 粉提以一丸，刀圭最为神：原为"粉提一刀圭，九鼎最为神"，据明代正统《道藏》中无名氏注本改。
⑥ 烦：通"繁"。
⑦ 掩然：掩，通"奄"。奄然，微弱的样子。
⑧ 龙虎：指金和水。
⑨ 秋石：丹药名。
⑩ 王阳：古仙人名。
⑪ 黄芽：亦作"黄牙"。道教称从铅里炼出的精华。
⑫ 元基：根本。
⑬ 舆：车子。比喻六十四卦像车子一样轮转不停。
⑭ 二至：指冬至和夏至。
⑮ 二分：春分和秋分。
⑯ 圮（pǐ匹）：塌坏，倒塌。

周流，诎①伸反覆。

晦朔之间，合符行中。溷沌②鸿濛，牝牡相从，滋液润泽，施化流通，天地神灵，不可度量。利用安身，隐形而藏。始于东北，箕斗③之乡，旋而右转，呕轮吐萌。潜潭见象，发散精光。

毕昴④之上，震出为证。阳气造端，初九潜龙，阳以三立，阴以八通，故三日震动，八日兑行。九二见龙，和平有明，三五德就，乾体乃成。九三夕惕⑤，亏折神符，盛衰渐革，终还其初，巽继其统，固济操持。九四或跃，进退道危，艮主进止，不得踰⑥时，二十三日，典守弦期。九五飞龙，天位加喜。六五坤承，结括终始，蕴养众子，世为类母。阳数已讫，终则复始，推情合性，转而相与。

上九亢龙，战德于野。用九翩翩，为道规矩。循据璇玑，升降上下。周章六爻，难得察睹，故无常位，为易宗祖。

朔旦为复，阳气始通，出入无疾，立表为刚，黄钟建子，兆乃滋亨，播施柔煖⑦，黎蒸得常。

临炉施条，开云正光，光耀浸⑧进，日以益长。丑之大吕⑨，结正低昂。

仰以承泰，刚柔并隆，阴阳交接，小往大来。辐凑⑩于寅，运移趋时。

渐历大壮，侠列卯门。榆荚堕落，还归本根。刑德相负，昼夜始分。

夬阴以退，阳升而先，洗濯羽翮⑪，振索宿尘。

乾健盛明，广被四邻。阳终于巳，中而相干。

姤始端序，履霜最先。井底寒泉，午主蕤宾⑫，宾服于阴，阴为主人。

遁去世位，收敛其精，怀德俟时，栖迟昧冥。

否闭不通，萌者不生，阴伸阳屈，没阳姓名。

观其权量，察仲秋情。任畜微稚，老枯复荣。荠麦芽蘖，因冒以生。

剥烂肢体，消灭其形。化气既竭，亡失至神。

道穷则反，归乎坤元。恒知地理，承天布宣。

玄幽远眇，隔阂相连。应度育种，阴阳之源。寥廓恍惚，莫知其端。先迷失轨，后为主君。无平不陂⑬，道之自然。变易盛衰，消息相因。终坤始复，如循连环。帝王永御，千秋常存。

将欲养性，延命却期，审思始末，当虑其先，人所禀躯。元精云布，因气托初。

阴阳为度，魂魄所居，阴神月魄，阳神日魂，魂之与魄，互为室宅。性主处内，立置鄞鄂。情主营外，筑垣城郭，城郭完全，人民乃生。当斯之时，由乎乾坤。乾动而直，精布能流。坤静而翕⑭，为道舍庐。刚施而退，柔化以滋。九还七返，八归六居。男白女赤，金火相拘，拘即水定，水五行初。上善若水，清而无瑕。道之形象，真其难图。变而分布，各自独居。

类如鸡子，白黑相扶。纵横一寸，以为始初。四肢五脏，筋骨乃俱。弥历十月，脱出其胞。骨弱

---

① 诎：同"屈"。
② 溷（hùn 混）沌：混沌的样子。
③ 箕斗：二十八宿中的箕宿和斗宿。
④ 毕昴：二十八宿中的毕宿和昴宿。
⑤ 夕惕：至夜晚仍怀忧惧，工作不懈。
⑥ 踰（yú 余）：同"逾"，越过，超过。
⑦ 煖（nuǎn 暖）：古同"暖"。
⑧ 浸（jìn 晋）：古同"浸"，浸渍。
⑨ 丑之大吕：大吕，十二月律之一，配十二月丑。
⑩ 辐凑（còu 凑）：形容人或物聚集像车辐集中于车毂一样，此处比喻阴阳之气相集。凑，通"辏"。
⑪ 羽翮（hé 合）：泛指鸟的翅膀。
⑫ 蕤（ruí）宾：古人律历相配，十二律与十二月相适应，谓之律应。蕤宾位于午，在五月，故代指农历五月。
⑬ 陂（bēi 背）：山坡，斜坡。
⑭ 翕（pì 辟）：同"辟"，打开。

可卷，肉滑若铅。

阳燧以取火，非日不生光。方诸非星月，安能得水浆。二气虽玄远，化感而相通。何况近存身，切在于心胸。阴阳配日月，水火为效征。

耳目己之宝，固塞勿发扬。真人潜深渊，浮游守规中。旋曲以视览，开阖皆合同。为己之轴辖，动静不竭穷。离气内营卫，坎亦不用聪，兑合不以谈，希言顺以鸿。三者既关键，缓体处空房。委志归虚无，无念以为常。证难以推移，心专不纵横。寝寐神相抱，觉寤候存亡。颜容浸以润，骨节益坚强。排却众阴邪，然后立正阳。修之不辍休，庶气云雨行。淫淫若春泽，液液象解冰。从头流达足，究竟复上升。往来洞无极，怫怫①被器中。反者道之验，弱者德之柄。芸锄宿污秽，细微得调畅。浊者清之路，昏久则昭明。

世人好小术，不审道浅深。弃正从邪径，欲疾阏不通。盲者不任杖，聋者听宫商。投水捕雉兔，登山索鱼龙。植麦欲获黍，运规②以求方。竭力劳精神，终年无见功。欲知服食法，事约而不繁。

太阳流珠，常欲去人，卒得金华，转而相因。化为白液，凝而正坚。金华先唱③，食顷之间，解化为水，马齿阑干④。阳乃往和，情性自然，迫促时阴，拘畜禁门。慈母养育，孝子报恩，遂相衔咽，咀嚼相吞。严父施政，教饬子孙。五行错王⑤，相据以生，火性销金，金伐木荣。三五与一，天地至精。可以口诀，难以书传。

子当右转，午来东旋。卯酉界隔，主定二名。龙呼于虎，虎吸其精，两相饮食，俱相贪荣。荧惑守西，太白经天，杀气所临，何有不倾。狸之捕鼠，雀之畏鹯⑥，各得其克，何敢有声。

不得其理，难为妄言。竭殚家产，妻子饥贫，自古及今，好者亿人，讫不谐偶，希有能成。如审遭逢，睹其端绪，以类相况，揆物终始。

五行相克，更为父母，母含滋液，父生禀与，凝精留形，金石不朽，审专不泄，得为成道。立竿见影，呼谷闻响，岂不灵哉，天地至象。若以野葛一寸，巴豆一两，入喉辄僵，不得俛⑦仰。当此之时，周文揲蓍⑧，孔父占象，扁鹊操针，巫咸叩鼓，安能令苏，复起驰走。

河上姹女，灵而最神，得火则飞，不见垢尘。鬼隐龙匿，莫知所存，将欲制之，黄芽为根。

物无阴阳，违天背元，牝鸡自卵，其雏不全，夫何故乎，配合未连。三五不交，刚柔离分，施化之精，天地自然。犹火动而炎上，水流而润下，非有师导，使其然也。资始统政，不可复改。观夫雌雄，交会之时，刚柔相结，而不可解，得其节符。非有巧夫，以制御之。若以男生而伏，女偃其躯，禀乎胞胎，受气元初，男则背阳而向阴，女则背阴而向阳，非徒生时，看而见之。及其死也，亦复效之，此非父母教令，乃阴阳之顺宜其然，率在交媾定置始先。

坎男为月，离女为日，日潜遁而沉，月施德以舒光，日受月化，体不亏伤。阳失其契，阴浸以萌，晦朔薄蚀，掩冒相倾，阳销其形，阴凌生灾。男女相须，含吐以滋。雄雌杂错，以类相求。

金化为水，水性周章，火化为土，土不得行。故男动外施，女静内藏。过度淫节，为女所拘。魄以检魂，不得淫奢。不寒不暑，进退得时，各得其和，俱吐证符。

丹砂水精，得金乃并。金水相比，水火为伍。四者混沌，列为龙虎，龙阳数奇，虎阴数偶。肝青为父，肺白为母，肾黑为子，气为五行之始。三物一家，都归戊己。

---

① 怫怫（fú 扶）：这里指蒸腾的样子。
② 规：原为"圆"，据明代正统《道藏》影印本无名氏注本改。
③ 唱：通"昌"。
④ 阑干：纵横交错的样子。
⑤ 王：通"旺"。
⑥ 鹯（zhān 沾）：鹞类猛禽，亦称"晨风"。
⑦ 俛（fǔ 府）：同"俯"，屈身，低头。
⑧ 揲（shé 舌）蓍：用蓍草占卜。

刚柔迭兴，更历分布。龙东虎西，经纬卯酉。刑德并会，相见欢喜。刑主杀伏，德主生起。二月榆死，天魁临卯。八月麦生，天罡①据西。子南午北，互为纲纪。一九之数，终而复始②，含元虚危，播精于子。

关关雎鸠，在河之洲，雄不独处，雌不孤居。玄武龟蛇，蟠蚪③相扶。以明牝牡，竟当相须。使二女共室，颜色相殊，令苏秦通言，张仪结媒，发辩利口，奋舒美辞，推心调谐，成为夫妻，弊发腐齿，终不相知。药物非种，名类不同，分剂参差，失其纪纲。虽黄帝临炉，太乙执火，八公擣④炼，淮南调和，立宇崇坛，玉为阶陛，麟凤脯腊，茅籍长跪，祝祷神祇，请哀诸鬼，沐浴斋戒，冀有所望。亦犹和胶补釜⑤，以硇⑥涂疮，去冷加冰，除热用汤，飞龟舞蛇，终不可得。

卷　下

惟昔圣贤，怀玄抱真，服食九鼎，化洽无形，含精养神，通德三元，精液凑理，筋骨致坚，众邪辟除，正气常存，累积长久，变形而仙。忧悯后生，好道之伦，随傍风采，指画古文，著为图籍，开示后昆，露见枝条，隐藏本根，托号诸石，覆谬众文。学者得之，韫匮⑦终⑧身，子继父业，孙踵祖先，传世迷惑，竟无见闻。使宦者不仕，农夫失耘⑨，商人弃货，志士家贫。吾甚伤之，定录此篇。字约易思，事省不繁。披列枝条，实核可观。分两有数，因而相循，故为乱辞⑩，孔窍其门，智者审思，用意参焉。

法象莫大乎天地兮，玄遘⑪数万里。河鼓⑫临星纪兮，人民皆惊骇。晷景⑬忘前却兮，九年被凶咎，皇上亲览视兮，王者退自改。关键有低昂兮，同气而奔走。江淮之枯竭兮，水流注于海。天地之雄雌兮，徘徊子与午。寅申阴阳之祖兮，出入终复始，循斗而招摇⑭兮，执衡⑮定元纪。

升熬于甑⑯山兮，炎火张设下。白虎倡导前兮，苍液和于后，朱雀翱翔戏兮，飞扬色五彩。遭遇罗网施兮，压之不得举。谑谑⑰声甚悲兮，婴儿之慕母，颠倒就汤镬⑱兮，摧折伤毛羽，漏刻未过半兮，龙鳞狎猎起，五色象炫耀兮，变化无常主，潏潏⑲鼎沸驰兮，暴涌不休止，接连重叠累兮，犬牙相错距。形如仲冬冰兮，瓓干⑳吐钟乳，崔嵬以杂厕㉑兮，累积相支柱。

---

① 天罡：星名，即北斗七星的柄。原作"天刚"，据明代正统《道藏》影印本无名氏注本改。
② 一九之数，终而复始：原作"九一之终，终则复始"，据明代正统《道藏》影印本无名氏注本改。
③ 蟠蚪（pán dǒu 盘斗）：形容环绕，盘伏。原作"盘虬"，据明代正统《道藏》影印本无名氏注本改。
④ 擣（dǎo 岛）：同"捣"。
⑤ 釜（fǔ 府）：古炊器。
⑥ 硇（náo 挠）：矿物，黄白色粉末或块状，味辛咸，医药上可做祛痰剂。
⑦ 韫匮（yùn kuì 运窥）：藏在柜子里。
⑧ 终：原作"诸"，据明代正统《道藏》影印本无名氏注本改。
⑨ 耘：原为"芸"，据上下文改。
⑩ 乱辞：文章结尾用于总结的一段文字。
⑪ 遘：通"构"。
⑫ 河鼓：天上的星座，属二十八宿中的牛虚。
⑬ 晷（guǐ 鬼）：亦作"晷影"。晷表之投影。晷表，古代用于记录时间的工具。
⑭ 招摇：北斗都杓的一颗星。
⑮ 衡：指玉衡星。
⑯ 甑（zèng 赠）山：甑，古代蒸饭的一种瓦器。底部有许多透蒸气的孔格，置于鬲上蒸煮，如同现代的蒸锅。甑山，比喻很大的蒸器。
⑰ 谑谑（xuè 穴）：原指喜乐的样子，此处指凄哀的叫声。
⑱ 汤镬（huò 获）：煮着滚水的大锅。
⑲ 潏潏（yù 玉）：水涌出的样子。
⑳ 瓓干：应为"瓓玕（làngān 栏干）"，似玉的美石。
㉑ 杂厕：错落有致。

阴阳得其配兮，淡泊而相守。青龙处房六兮，春华震东卯。白虎在昴七兮，秋芒兑西酉。朱雀①在张二兮，正阳离南午。三者俱来朝兮，家属为亲侣。本之但二物兮，末之为三五。三五之与一兮，都集应二所。治之如上科②兮，日数亦取甫③。

先白后黄兮，赤黑达表里。名曰第一鼎兮，食如大稻米。自然之所为兮，非有邪伪道。若山泽气相蒸兮，兴云为风雨，泥竭遂成尘兮，火灭化为土，若蘖④以染黄兮，似蓝成绿组，皮革煮成胶兮，麹⑤糵化为酒，同类易施功兮，非种难为巧。唯斯之妙术兮，审谛不诳语，传于亿后代兮，昭然如可考。焕若星经汉兮，昺⑥如水带海。思之务令熟兮，反复视上下，千周灿灿兮，万徧⑦将可睹，神明或告人兮，魂灵乍自悟。操端索其绪兮，必得其门户，天道无适莫兮，常传与贤者。

《参同契》者，敷陈梗概，不能纯一，泛滥而说，纤微未备，阔略仿佛，今更撰录，补塞遗脱，润色幽深，钩援⑧相连，旨意等齐，所趋不悖，故复作此，五相类则，大易之情性尽矣。

各如其度，黄老用究，较而可御，炉火之事，真有所据。三道由一，俱出径路。

枝茎华叶，果实垂布，正在根株，不失其素，诚信所言，审而不误。

象彼仲冬节，竹木皆催伤，佐阳诘贾旅，人君深自藏。象时顺令节，闭口不用谈。天道甚浩广，太玄无形容，虚空不可睹，匡郭以消亡。谬误失事绪，言还自败伤。别序斯四象，以晓后生盲。

鲁国鄙夫，幽谷朽生，挟怀朴素，不乐欢荣，栖迟僻陋，忽略利名，执守恬淡，希时安平。晏然闲居，乃撰斯文。歌咏大易，三圣遗言。察其所趋，一统共论。

务在顺理，宣耀精神，神化流通，四海和平。表以为历，万世可循，序以御政，行之不烦。引内养性，黄老自然，含德之厚，归根返元。近在我形，不离己身。抱一毋舍，可以长存。挺除武都⑨，五石弃捐。

审用成物，世俗所珍，罗列三条，枝茎相连。俱出异名，皆由一门。非徒累句，谐偶斯文。殆有其真，砾硌⑩可观。使予敷伪，披却赘愆。命《参同契》，唯览其端，辞寡意大，后嗣宜遵。委时去世，依托丘山，循游寥廓，与鬼为邻。化形而亡，沦寂无声。百代一下，遨游人间。陈敷羽翮，东西奔倾。汤遭厄际，水旱隔并，柯叶萎黄，失其华荣。吉人相乘，安隐长生。

鼎器歌

圆三五，寸一分⑪，口四八，两寸唇⑫，长尺二⑬，厚薄匀。腹齐三，坐垂温，阴在上，阳下奔。首尾武，中间文，始七十，终三旬，二百六，善调均。阴火白，黄芽铅，两七聚，辅翼人。赡理脑，定升玄，子处中，得安存。来去游，不出门，渐成土，性情纯。却归一，还本原，至一周，甚辛勤，密防护，莫迷昏，途路远，复幽玄，若达此，会乾坤。片子⑭䨪，净魂魄，乐道者，寻其根。审五

---

① 雀：原为"鸟"，据明代正统《道藏》影印本无名氏注本改。
② 上科：上文。
③ 甫：开始。
④ 蘖（niè 聂）：树木砍去后从残存茎根上长出的新芽，泛指植物近根处长出的分枝。
⑤ 麹（qū 曲）：同"曲"。
⑥ 昺（bǐng 炳）：古同"炳"。光明，显著。
⑦ 徧（biàn 变）：同"遍"。
⑧ 钩援：即钩梯，此处为相勾连意。
⑨ 武都：即甘肃武都山，出雄黄的地方。
⑩ 砾硌（lì luò 立落）：重叠累积的样子。
⑪ 圆三五，寸一分：指鼎器的周长3.5寸，直径一寸。
⑫ 口四八，两寸唇：开口的地方4.8寸，壁厚两寸。
⑬ 长尺二：指整个鼎的高度有二尺。
⑭ 片子：此处指每日服食一粒。

行，定铢分，谛思之，不须论。深藏守，莫传文，御白鹤兮驾龙鳞，游太虚兮谒仙君，录天图兮号真人。

（谢青云　校注）

高上玉皇胎息经

【按语】

《高上玉皇胎息经》又名《胎息经》，作者及成书年代已无考，《抱朴子·遐览》中即有著录，可见其成书当早于东晋时期。

《胎息经》借玉皇之口，论述生命的存在和维持是以"神"、"气"相守为主，长生之道在于"守虚无，以养神气"。要做到如此，重点在于调心，做到"心不动念"。

《胎息经》中的"胎息"一词，依据文意来看，应是一种自然的丹田呼吸状态，是气功练习到一定阶段，"神"、"气"相注而出现的柔细深长、悠然自在的丹田呼吸，同婴儿在母胎中通过脐带呼吸的神态相似，这同道家始祖老子"专气致柔，能婴儿乎"的说法比较一致。此种"胎息"不同于后世某些以闭气为手段的"胎息"，应注意加以区别。

此次校勘以1988年3月文物出版社、上海书店、天津古籍出版社三家联合出版的明代正统《道藏》影印本中收录的《高上玉皇胎息经》为底本，以幻真先生的《胎息经注》为校本，同时参考其它相关资料对该书进行校对整理。

【原文校释】

玉皇天尊曰：

胎从伏气中结，气从有胎中息。

气入身来谓①之生，神去离形谓之死。

知神气，可以长生。

故②守虚无，以养神气。

神行即气行，神住即气住。

若欲长生，神气相注。

心不动念，无来无去，不出不入，自然常在③。

勤而行之，是真道路。

（谢青云　校注）

---

① 谓：《胎息经注》作"为"，下同。
② 故：《胎息经注》作"固"。
③ 在：《胎息经注》作"住"。

魏晋南北朝时期

养 生 论

三国·嵇 康

【按语】

《养生论》为三国·嵇康作。是我国古代养生论著中较早的名篇。论述了养生的必要性与重要性，主张形神共养，尤重养神；提出养生应见微知著，防微杜渐，以防患于未然；要求养生须持之以恒，通达明理，并提出了一些具体养生途径。现存《嵇中散集》、《昭明文选》等书中。

嵇康，字叔夜。谯郡铚县（今安徽濉溪）人。"竹林七贤"的领袖人物。三国时魏末著名的文学家、思想家、音乐家，是魏晋玄学的代表人物之一。"常修养性服食之事，弹琴咏诗，自足于怀。以为神仙禀之自然，非积学所得，至于导养得理，则安期、彭祖之伦可及，乃著《养生论》"。（见《晋书》本传）。

本次校勘以《养生论》明嘉靖四年乙酉（1525）刻本为底本，以《鲁迅辑录古籍丛编》之《嵇康集第三卷·养生论》为校本，再参照其他有关资料对该书进行校点整理。

【原文校释】

世或有谓神仙可以学得，不死可以力致者；或云上寿百二十，古今所同，过此以往，莫非妖妄者。此皆两失其情，请试粗论之。

夫神仙虽不目见，然记籍所载，前史所传，较而论之，其有必矣。似特受异气，禀之自然，非积学所能致也。至于导养得理，以尽性命，上获千余岁，下可数百年，可有之耳。而世皆不精，故莫能得之。何以言之？夫服药求汗，或有弗获；而愧情一集，涣然流离。终朝未餐，则嚣然思食而曾子衔哀，七日不饥。夜分而坐，则低迷思寝；内怀殷忧，则达旦不瞑。劲刷理鬓，醇醴①发颜，仅乃得之；壮士之怒，赫然殊观，植发冲冠。由此言之，精神之于形骸，犹国之有君也。神躁于中，而形丧于外，犹君昏于上，国一作臣乱于下也。

夫为稼于汤之一无之字世，偏有一溉之功者，虽终归归下一有于字燋烂，必一溉者后枯，然则一溉之益，固不可诬也。而世常谓一怒不足以侵性，一哀不足以伤身，轻而肆之，是犹不识一溉之益，而望嘉谷于旱苗者也。是以君子知形恃神以立，神须形以存，悟生理之易失，知一过之害生。故修性以保神，安心以全身，爱憎不栖于情，忧喜不留于意，泊然无感，而体气和平。又呼吸吐纳，服食养身，使形神相亲，表里俱济也。

夫田种者，一亩十十下一有二字斛，谓之良田，此天下之通称也，不知区种可百余斛。田种一也，至于树养不同，则功收相悬。谓商无十倍之价②，农无百斛之望，此守常而不变者也。且豆令人重，榆令人瞑，合欢蠲忿，萱草忘忧，愚智所共知也；薰辛害目，豚鱼不养，常世所识也。虱处头而黑，麝食柏而香，颈处险而瘿，齿居晋而黄。推此而言，凡所食之气，蒸性染身，莫不相应。岂惟蒸之使重，而无使轻；害之使暗，而无使明；薰之使黄，而无使坚；芬之使香，而无使延哉？故神农曰"上药养命，中药养性"者，诚知性命之理，因辅养以通也。而世人不察，惟五谷是见，声色是③耽，

---

① 醇醴：甜酒。
② 价：校本作"利"。
③ 燋（jiāo 焦）：古同"焦"。

目惑玄黄，耳务淫哇①。滋味煎其府藏，

醴醪鬻—作煮其肠胃，香芳腐其骨髓，喜怒悖其正气，思虑销其精神，哀乐殃其平粹。

夫以蕞②尔之躯，攻之者非一涂，易竭之身，而外内受敌，身非木石，其能久乎？其自用甚者，饮食不节，以生百病；好色不倦，以致乏绝。风寒所灾，百毒所伤，中道夭于众难，世皆知笑悼，谓之不善持生也。至于措身失理，亡之于微，积微成损，积损成衰，从衰得白，从白得老，从老得终，闷若无端。中智以下，谓之自然；纵少觉悟，咸叹恨于所遇之初，而不知慎众险于未兆。是由桓侯抱将死之疾，而怒扁鹊之先见，以觉痛之日，为受病之始也。害成于微而救之于著，故有无功之治；驰骋常人之域，故有一切之寿。仰观俯察，莫不皆然。以多自证，以同自慰，谓天地之理，尽此而已矣。纵闻养生之事，则断以所见，谓之不然。其次狐疑，虽少庶几，莫知所由。其次自力服药，半年一年，劳而未验，志以厌衰，中路复废。或益之以畎浍③，而泄之以尾闾④，欲坐望显报者。或抑情忍欲，割弃荣原，而嗜好常在耳目之前，所希在数十年之后。又恐两失，内怀犹豫，心战于内，物诱于外，交赊相倾，如此复败者。夫至物微妙，可以理知，难以目识。譬犹豫章，生七年然后可觉耳。今以躁竞之心，涉希静之涂，意速而事迟，望近而应远，故莫能相终。夫悠悠者既以未效不求，而求者以不专丧业，偏恃者以不兼无功，追术者以小道自溺，凡若此类，故欲之者，万无一能成也。善养生者则不然矣，清虚静泰，少私寡欲。知名位之伤德，故忽而不营，非欲而强禁也；识厚味之害性，故弃而弗顾，非贪而后抑也。外物以累心不存，神气以醇白独著，旷然无忧患，寂然无思虑。又守之以一，养之以和。和理日济，同乎大顺。然后蒸以灵芝，润以醴泉，晞以朝阳，绥以五弦。无为自得，体妙心玄。忘欢而后乐足，遗生而后身存。若此以往，恕可与羡门比寿，王乔争年，何为其无有哉？

（何丽清　校注）

抱朴子内篇（节选）

晋·葛　洪

【按语】

葛洪，字稚川，自号抱朴子，是东晋的医药学家、道家。有《抱朴子》内、外篇七十卷，《肘后备急方》三卷和《金匮药方》留传于世。葛洪身处的西晋与东晋正是道家"炼丹"热之时，为《抱朴子》打下了客观基础。《抱朴子内篇》共二十卷，正如《外篇·自叙》说"其《内篇》言神仙、方药、鬼怪、变化养生延年、禳邪却祸之事，属道家。"

《内篇》是葛洪养生学的代表作。在《畅玄》、《地真》两卷中论道及养生思想有"玄"、"道"、"一"。"玄者，自然之始祖，而万殊之大宗也。"其次是养生的形神观，认为"形须神而立"，"形者，神之宅"，"苟能令正气不衰，形神相卫，莫能伤也"。而在内丹功法方面又有宝精、行气、导引三种养生方法，其"清晨建齿三百过者，永不动摇"的健齿之道简单易学。此外，葛洪倡导养生不能偏修一事，要兼及服药、行气、导引，还要懂房中之术。最后，《内篇》原文中载述了10余种养生方法，亦提供了很多具体方药及方术。在《仙药》及其它卷中，论有今日所常用的茯苓、地黄等

---

① 淫哇：指靡靡之音。
② 蕞：古代演习朝会礼仪时捆扎茅草立放着用来标志位次。
③ 畎浍：田地中的水沟。
④ 尾闾：海水所归之处。

延年益寿药物，对现代的养生保健药物的使用有一定的指导意义。

本书节选卷一全文，卷五、卷六、卷八、卷十一、卷十三、卷十五、卷十八部分内容。鉴于历史原因，我们应对其中的内容进行批判地吸收。

本次校勘以道藏为底本，以1985年3月中华书局《抱朴子内篇校释》为主校本，再参照其它有关资料进行整理。

【原文校释】

卷一　畅玄

抱朴子曰："玄①者，自然之始祖，而万殊之大宗也。眇昧②乎其深也，故称微③焉。绵邈④乎其远也，故称妙焉。其高则冠盖⑤乎九霄，其旷则笼罩乎八隅。光乎日月，迅乎电驰。或倐⑥烁而景逝⑦，或飘曶而星流，或滉漾于渊澄，或雰霏⑧而云浮。因兆类⑨而为有，讬潜寂而为无。沦大幽而下沈，凌辰极⑩而上游。金石不能比其刚，湛露不能等其柔。方而不矩，圆而不规。来焉莫见，往焉莫追。乾以之高，坤以之卑，云以之行，雨以之施。胞胎元一，范铸两仪，吐纳大始，鼓冶亿类，徊旋四七，匠成草昧，辔策⑪灵机，吹嘘四气，幽括冲默，舒阐粲尉，抑浊扬清，斟酌河渭，增之不溢，挹之不匮，与之不荣，夺之不瘁。故玄之所在，其乐不穷。玄之所去，器弊神逝。夫五声八音，清商流徵，损聪者也。鲜华艳采，彧丽炳烂，伤明者也。宴安逸豫，清醪芳醴，乱性者也。冶容媚姿，铅华素质，伐命者也。其唯玄道，可与为永。不知玄道者，虽顾眄⑫为生杀之神器，唇吻为兴亡之关键，绮榭⑬俯临乎云雨，藻室华绿以参差。组帐雰合，罗帱云离。西毛⑭陈于闲房，金觞华以交驰，清弦嘈囋以齐唱，郑舞纷縰以蟋蚾，哀箫鸣以凌霞，羽盖⑮浮于涟漪，掇芳华于兰林之囿，弄红葩于积珠之池，登峻则望远以忘百忧，临深则俯揽以遗朝饥，入宴千门之焜煌⑯，出驱⑰朱轮之华仪。然乐极则哀集，至盈必有亏。故曲终则叹发，燕⑱罢则心悲也。寔⑲理势⑳之攸召㉑，犹影响之相归也。彼假借而非真，故物往若有遗也。

---

① 玄：指道之本源，即玄一，玄根。道家以"玄"为精神性的宇宙本体。
② 眇昧：高远的样子。
③ 微：幽深微妙。
④ 绵邈：遥远。
⑤ 冠盖：本指礼帽和车盖。文中与下文"笼罩"对举。
⑥ 倐：迅速，极快。
⑦ 景逝：象影子一样消失。景同"影"。
⑧ 雰霏（fēn fēi 纷飞）：飞散。
⑨ 兆类：万物。
⑩ 辰极：北辰，既北极星。
⑪ 辔策：驾驭，掌握。
⑫ 顾眄：视。环视曰顾，斜视曰眄。
⑬ 绮榭：华美的台榭，与下文的"藻室"对举。
⑭ 西毛：指西施，毛嫱。
⑮ 羽盖：以翠羽为饰的车盖。
⑯ 焜煌（kūn huǎng 昆晃）：光耀夺目。
⑰ 驱（qū驱）：同"驱"。
⑱ 燕：同"宴"。
⑲ 寔（shí 实）：实在。
⑳ 理势：事理发展的必然趋势。
㉑ 攸召：即"所召"。

夫玄道者，得之乎内，守之者外，用之者神，忘之者器，此思玄道之要言也。得之者贵，不待黄钺①之威。体之者富，不须难得之货。高不可登，深不可测。乘流光，策飞景，凌六虚，贯涵溶②。出乎无上，入乎无下。经乎汗漫之门，游乎窈眇之野。逍遥恍惚之中，倘佯彷彿之表。咽九华③于云端，咀六气于丹霞。俳徊茫昧，翱翔希微④，履略蜿虹，践蹋旋玑⑤，此得之者也。

其次则真知足，知足者则能肥遁勿用⑥，颐光⑦山林。纤鸾龙之翼于介之伍，养浩然之气于蓬荜之中。褴缕带索，不以贸龙章之暐晔⑧也。负步杖筴⑨，不以易结驷之骆驿⑩也。藏夜光于嵩岫，不受他山之攻。沉灵甲于玄渊，以违钻灼⑪之灾。动息知止，无往不足。弃赫奕⑫之朝华，避偾车⑬之险路。吟啸苍崖之间，而万物化为尘氛。怡颜丰柯之下，而朱户变为绳枢。握耒甫田⑭，而麾节忽若执鞭。啜荈⑮漱泉，而太牢⑯同乎藜藿。泰尔有余欢于无为之场，忻然齐贵贱于不争之地。含醇守朴，无欲无忧，全真虚器，居平味澹。恢恢荡荡，与浑成等其自然。浩浩茫茫，与造化钩其符契⑰。如闇如明，如浊如清，似迟而疾，似亏而盈。岂肯委尸祝之坐，释大匠之位，越樽俎以代无知之庖，舍绳墨而助伤手之工。不以臭鼠之细琐，而为庸夫之忧乐。藐然不喜流俗之誉，坦尔不惧雷同之毁。不以外物汩其至精，不以利害污其纯粹也。故穷富极贵，不足以诱之焉，其余何足以悦之乎？直刃沸镬，不足以劫之焉，谤讟⑱何足以威之乎？常无心于众烦，而未始与物杂也。

若夫操隋珠以弹雀，舐秦痔以属车，登朽缯以探巢，泳吕梁以求鱼，且为称孤之客，夕为狐鸟之余。栋挠⑲餗覆⑳，倾溺不振，盖世人之所为载驰企及，而达者之所为寒心而凄怆者也。故至人嘿韶夏㉑而韬藻梲㉒。奋其六羽于五城之墟，而不烦衔芦之卫。翳其鳞角乎勿用之地，而不恃曲穴之备。俯无倨鸹之呼，仰无亢极之悔，人莫之识，邈矣辽哉！

卷五　至理（节选）

抱朴子曰：微妙难识，疑惑者众。吾聪明岂能过人哉？適偶有所偏解，犹鹤知夜半，燕知戊巳，而未必达于他事也。亦有以校验，知长生之可得，仙人之无种耳。夫道之妙者，不可尽书，而其近

---

① 黄钺：以黄金为饰之钺，为天子所用，后指帝王之仪仗。
② 贯涵溶：这里指横贯潜行于广阔的水域。
③ 九华：日月之精华。
④ 希微：言无声无行。
⑤ 旋玑：北斗之星名。
⑥ 肥遁勿用：阴遁不用于世。
⑦ 颐光：颐养精神。
⑧ 暐晔（wěi yè 伟业）：指服饰文采鲜明。
⑨ 杖筴：拄着拐杖。
⑩ 结驷之骆驿：即"络绎之结驷"，来往不断的驷车。
⑪ 钻灼：古卜法。
⑫ 赫奕：显赫，盛大。
⑬ 偾（fèn 奋）车：翻车。偾：倒覆。
⑭ 握耒（lěi 垒）甫田：即"握耒于甫田"，在大田里耕作。
⑮ 啜荈（chuǎn 喘）：饮茶。
⑯ 太牢：牛、羊、豕三牲之肉。
⑰ 造化钧其符契：天地像符契剖而为二一样平均而又合为一体。
⑱ 讟（dú 读）：诽谤。
⑲ 栋挠：栋梁摧折。
⑳ 餗（sù 素）覆：鼎中食物倾覆而出。
㉑ 嘿韶夏：嘿，同"默"，沉默。韶、夏，古乐章名。
㉒ 韬藻梲：韬，隐藏、掩盖。藻梲，梁上有文采藻饰的短柱。此句言至人对美乐与梁柱的彩饰都不用。

者,又不足说。昔庚桑胼胝,文子①犛颜②,勤苦弥久,及受大诀,谅有以也。夫圆首含气,孰不乐生而畏死哉?然荣华势利诱其意,素颜玉肤惑其目,清商流徵乱其耳,爱恶利害搅其神,功名声誉束其体,此皆不召而自来,不学而已成,自非受命应仙,穷理独见,识变通于常事之外,运清鉴于玄漠之域,寤身名之亲疏,悼过隙之电速者,岂能弃交修赊,抑遗嗜好,割目下之近欲,修难成之远功哉?夫有因无而生焉,形须神而立焉。有者,无之宫也。形者,神之宅也。故譬之于堤,堤坏则水不留矣。方之于烛,烛糜则火不居矣。身劳则神散,气竭则命终。根竭枝繁,则青青去木矣。气疲欲胜,则精灵离身矣。夫逝者无反期,既朽无生理,达道之士,良所悲矣!轻璧重阴,岂不有以哉?故山林养性之家,遗俗得意之徒,比崇高于赘疣,方万物乎蝉翼,岂苟为大言,而强薄世事哉?诚其所见者了,故弃之如忘耳。是以遐栖幽遁,韬鳞掩藻,遏欲视之目,遣损明之色,杜思音之耳,远乱听之声,涤除玄览,守雌③抱一④,专气致柔,镇以恬素,遣欢戚之邪情,外得失之荣辱,割⑤厚生⑥之腊毒⑦,谧多言于枢机⑧,反听而后所闻彻,内视而后见无朕,养灵根于冥钧,除诱慕于接物,削斥浅务,御以愉慔,为乎无为,以全天理尔。乃咦吸宝华,浴神太清,外除五曜,内守九精,坚玉钥于命门,结北极于黄庭,引三景于明堂,飞元始以炼形,采灵液于金梁,长驱白而留青,凝澄泉于丹田,引沈珠于五城,瑶鼎俯爨,藻禽仰鸣,瑰华擢颖,天鹿吐琼,怀重规于绛宫,潜九光于洞冥,云苍郁而连天,长谷湛而交经,履蹑乾兑,召呼六丁,坐卧紫房,咀吸金英,晔晔秋芝,朱华翠茎,皛皛⑨珍膏,溶溢霄零,治饥止渴,百痾不萌,逍遥戊己⑩,燕和饮平⑪,拘魂制魄,骨填体轻,故能策风云以腾虚,并混舆而永生也。然梁尘之盈尺,非可求之漏刻,山霤⑫洞彻,非可致之于造次也。患于闻之者不信,信之者不为,为之者不终耳。夫得之者甚希而隐,不成者至多而显。世人不能知其隐者,而但见其显者,故谓天下果无仙道也。

抱朴子曰:防坚则水无漉弃之费,脂多则火无寝曜之患,龙泉以不割常利,斤斧以日用速弊,隐雪以违暖经夏,藏冰以居深过暑,单帛以幔镜不灼,凡卉以偏覆越冬。泥壤易消者也,而陶之为瓦,则与二仪齐其久焉。柞楢速朽者也,而燔之为炭,则可亿载而不败焉。辕豚以优畜晚卒,良马以陟峻早毙,寒虫以适己倍寿,南林以处温长茂,接煞气则彫瘁于凝霜,值阳和则郁蔼而条秀。物类一也,而荣枯异功,岂有秋收之常限,冬藏之定例哉?而人之受命,死生之期,未若草木之于寒天也,而延养之理,补救之方,非徒温暖之为浅益也,久视之效,何为不然?而世人守近习隘,以仙道为虚诞,谓黄老为妄言,不亦惜哉?夫愚夫乃不肯信汤药针艾,况深于此者乎?皆曰,俞跗扁鹊和缓仓公之流,必能治病,何不勿死?又曰,富贵之家,岂乏医术,而更不寿,是命有自然也。乃责如此之人,令信神仙,是使牛缘木,马逐鸟也。

抱朴子曰:召魂小丹三使之丸,及五英八石小小之药,或立消坚冰,或入水自浮,能断绝鬼神,禳却虎豹,破积聚于腑脏,追二竖于膏肓,起猝死于委尸,返惊魂于既逝。夫此皆凡药也,犹能令已死者复生,则彼上药也,何为不能令生者不死乎?越人救虢太子于既殒,胡医活绝气之苏武,淳于能

---

① 文子:老子弟子。
② 犛(lí厘)颜:黑面孔。
③ 守雌:指以柔道自守,不与人争。
④ 抱一:道家谓道生于一,故称精思固守为抱一。
⑤ 割:抛弃。
⑥ 生:疑当作"味"。
⑦ 腊毒:久毒,亟毒。
⑧ 谧多言于枢机:在关键时刻要少说话。
⑨ 皛皛(jiǎo角):通白光亮。
⑩ 戊己:指人体丹田,一说指脾宫。
⑪ 燕和饮平:即"燕饮和平",咽饮平和之气。
⑫ 山霤(liù溜):山泉。

解颅以理脑，元化能刳腹以澣胃，文挚愆期以瘳危困，仲景穿胸以纳赤饼，此医家之薄技，犹能若是，岂况神仙之道，何所不为？夫人所以死者，诸欲所损也，老也，百病所害也，毒恶所中也，邪气所伤也，风冷所犯也。今道引行气，还精补脑，食饮有度，兴居有节，将服药物，思神守一，柱天禁戒，带佩符印，伤生之徒，一切远之，如此则通，可以免此六害。今医家通明肾气之丸，内补五络之散，骨填枸杞之煎，黄耆建中之汤，将服之者，皆致肥丁。漆叶青蓁，凡弊之草，樊阿服之，得寿二百岁而耳目聪明，犹能持针以治病，此近代之实事，良史所记注者也。

又云，有吴普者，从华陀受五禽之戏，以代导引，犹得百余岁。此皆药术之至浅，尚能如此，况于用其妙者耶？今语俗人云，理中四顺，可以救霍乱，款冬、紫苑，可以治咳逆，萑芦、贯众之煞九虫，当归、芍药之止绞痛，秦胶、独活之除八风，菖蒲、干姜之止痹湿，菟丝、苁蓉之补虚乏，甘遂、葶苈之逐痰癖，栝楼、黄连之愈消渴，荠苊、甘草之解百毒，芦如益热之护众创，麻黄、大青之主伤寒，俗人犹谓不然也，宁煞生请福，分耆问祟，不肯信良医之攻疾病，反用巫史之纷若，况乎告之以金丹可以度世，芝英可以延年哉？昔留侯张良，吐出奇策，一代无有，智虑所及，非浅近人也，而犹谓不死可得者也，其聪明智用，非皆不逮世人，而曰吾将弃人间之事，以从赤松游耳，遂修道引，绝谷一年，规轻举之道，坐吕后逼蹴，从求安太子之计，良不得已，为画致四皓之策，果如其言，吕后德之，而逼令强食之，故令其道不成耳。按孔安国秘记云，良得黄石公不死之法，不但兵法而已。又云，良本师四皓，角里先生绮里季之徒，皆仙人也，良悉从受其神方，虽为吕后所强饮食，寻复修行仙道，密自度世，但世人不知，故云其死耳。如孔安国之言，则良为得仙也。又汉丞相张苍，偶得小术，吮妇人乳汁，得一百八十岁，此盖道之薄者，而苍为之，犹得中寿之三倍，况于备术，行诸秘妙，何为不得长生乎？此事见于汉书，非空言也。

抱朴子曰：服药虽为长生之本，若能兼行气者，其益甚速，若不能得药，但行气而尽其理者，亦得数百岁。然又宜知房中之术，所以尔者，不知阴阳之术，屡为劳损，则行气难得力也。夫人在气中，气在人中，自天地至于万物，无不须气以生者也。善行气者，内以养身，外以却恶，然百姓日用而不知焉。

卷六　微旨（节选）

或曰："方术繁多，诚难精备，除置金丹，其余可修，何者为善？"抱朴子曰："若未得其至要之大者，则其小者不可不广知也。盖藉众术之共成长生也。大而谕之，犹世主之治国焉，文武礼律，无一不可也。小而谕之，犹工匠之为车焉，辕辋轴辖，莫或应亏。所为术者，内修形神，使延年愈疾，外攘邪恶，使祸害不干，比之琴瑟，不可以子弦①求五音也，方之甲胄，不可以一札待锋刃也。何者，五音合用不可阙，而锋刃所集不可少也。凡养生者，欲令多闻而体要，博见而善择，偏修一事，不足必赖也。又患好生②之徒，各仗其所长，知玄素之术者，则曰唯房中之术，可以度世矣；明吐纳之道者，则曰唯行气可以延年矣；知屈伸之法者，则曰唯导引可以难老矣；知草木之方者，则曰唯药饵可以无穷矣。学道之不成就，由乎偏枯之若此也。浅见之家，偶知一事，便言已足，而不识真者，虽得善方，犹更求无已，以消工弃日，而所施用，意无一定，此皆两有所失者也。或本性憨钝，所知殊尚浅近，便强入名山，履冒毒螫，屡被中伤，耻复求还。或为虎狼所食，或为魍魉所杀，或饿而无绝谷之方，寒而无自温之法，死于崖谷，不亦愚哉？夫务学不如择师，师所闻素狭，又不尽情以教之，因告云，为道不在多也。夫为道不在多，自为已有金丹至要，可不用余耳。然此事知之者甚希，宁可虚待不必之大事，而不修交益之小术乎？譬犹作家，云不事用他物者，盖谓有金银珠玉，在乎掌握怀抱之中，足以供累世之费者耳。苟其无此，何可不广播百谷，多储果疏乎？是以断谷辟兵，

---

① 子弦：独弦。
② 生：中华书局《抱朴子内篇校释》作"事"。

厌劾鬼魅，禁御百毒，治救众疾，入山则使猛兽不犯，涉水则令蛟龙不害，经瘟疫则不畏，遇急难则隐形，此皆小事，而不可不知，况过此者，何可不闻乎？"

或曰："窃闻求生之道，当知二山①，不审此山，为何所在，愿垂告悟，以祛其惑。"抱朴子曰："有之，非华霍也，非嵩岱也。夫太元之山②，难知易求，不天不地，不沉不浮，绝险绵邈，崔嵬③崎岖，和气絪缊，神意并游，玉井④泓邃，灌溉匪休，百二十官，曹府相由，离坎列位，玄芝万株，绛树特生⑤，其宝皆殊，金玉嵯峨⑥，醴泉出隅⑦，还年之士，挹其清流，子能修之，松乔可俦，此一山也。长谷之山⑧，杳杳巍巍，玄气飘飘，玉液霏霏，金池紫房，在乎其隈，愚人妄往，至皆死归，有道之士，登之不衰，采服黄精，以致天飞，此二山也。皆古贤之所秘，子精思之。"或曰："愿闻真人守身炼形之术。"抱朴子曰："深哉问也。夫始青之下月与日，两半同升合成一。出彼玉池入金室，大如弹丸黄如橘，中有嘉味甘如蜜，子能得之谨勿失。既往不追身将灭，纯白之气至微密，升于幽关三曲折，中丹煌煌独无匹，立之命门形不卒，渊乎妙矣难致诘。此先师之口诀，知之者不畏万鬼五兵也。"

或曰："闻房中之事，能尽其道者，可单行致神仙，并可以移灾解罪，转祸为福，居官高迁，商贾倍利，信乎？"抱朴子曰："此皆巫书妖妄过差之言，由于好事增加润色，至令失实。或亦奸伪造作虚妄，以欺诳世人，隐藏端绪，以求奉事，招集弟子，以规世利耳。夫阴阳之术，高可以治小疾，次可以免虚耗而已。其理自有极，安能致神仙而却祸致福乎？人不可以阴阳不交，坐致疾患。若欲纵情恣欲，不能节宣，则伐年命。善其术者，则能却走马以补脑，还阴丹以朱肠，采玉液于金池，引三五于华梁，令人老有美色，终其所禀之天年。而俗人闻黄帝以千二百女升天，便谓黄帝单以此事致长生，而不知黄帝于荆山之下，鼎湖之上，飞九丹成，乃乘龙登天也。黄帝自可有千二百女耳，而非单行之所由也。凡服药千种，三牲之养，而不知房中之术，亦无所益也。是以古人恐人轻恣情性，故美为之说，亦不可尽信。玄素谕之水火，水火煞人，而又生人，在于能用与不能耳。大都知其要法，御女多多益善，如不知其道而用之，一两人足以速死耳。彭祖之法，最其要者。其他经多烦劳难行，而其为益不必如其书。人少有能为之者。口诀亦有数千言耳。不知之者，虽服百药，犹不能得长生也。"

卷八　释滞（节选）

抱朴子曰："欲求神仙，唯当得其至要，至要者在于宝精行炁⑨，服一大药⑩便足，亦不用多也。然此三事，复有浅深，不值明师，不经勤苦，亦不可仓卒而尽知也。虽云行炁，而行炁有数法焉。虽曰房中，而房中之术，近有百余事焉。虽言服药，而服药之方，略有千条焉。初以授人，皆从浅始，有志不息，勤劳可知，方乃告其要耳。故行炁或可以治百病，或可以入瘟疫，或可以禁蛇虎，或可以止疮血，或可以居水中，或可以行水上，或可以辟饥渴，或可以延年命。其大要者，胎息而已。得胎息者，能不以鼻口嘘吸，如在胞胎之中，则道成矣。初学行炁，鼻中引炁而闭之，阴以心数至一百二十，乃以口微吐之，及引之，皆不欲令己耳闻其炁出入之声，常令入多出少，以鸿毛著鼻口之上，吐

---

① 二山：下文中所言太元之山、长谷之山。
② 太元之山：原为神名，文中指人体上丹田，用很多比喻言其神秘。
③ 崔嵬：高峻的样子。同"崔嵬"。
④ 玉井：对井的美称。文中指人体关窍。
⑤ 玄芝万株，绛树特生：比喻心肾二气相交的内景。
⑥ 金玉嵯峨：比喻金丹降落之象。
⑦ 醴泉出隅：舌下生津之象。
⑧ 长谷之山：文中是人体性器官的隐语。
⑨ 炁：同"气"。道家呼吸吐纳之术，又曰服炁，今称气功。
⑩ 大药：指外丹，即金丹。

炁而鸿毛不动为候也。渐习转增其心数，久久可以至千，至千则老者更少，日还一日矣。夫行炁当以生炁之时，勿以死炁之时也。故曰仙人服六炁，此之谓也。一日一夜有十二时，其从半夜以至日中六时为生炁，从日中至夜半六时为死炁，死炁之时，行炁无益也。善用炁者，嘘水，水为之逆流数步；嘘火，火为之灭；嘘虎狼，虎狼伏而不得动起；嘘蛇虺，蛇虺蟠而不能去。若他人为兵刃所伤，嘘之血即止；闻有为毒虫所中，虽不见其人，遥为嘘祝我之手，男嘘我左，女嘘我右，而彼人虽在百里之外，即时皆愈矣。又中恶急疾，但吞三九之炁，亦登时差也。但人性多躁，少能安静以修其道耳。又行炁大要，不欲多食，及食生菜肥鲜之物，令人炁强难闭。又禁恚怒，多恚怒则炁乱，既不得溢，或令人发咳，故鲜有能为者也。予从祖仙公，每大醉及夏天盛热，辄入深渊之底，一日许乃出者，正以能闭炁胎息故耳。房中之法十余家，或以补救伤损，或以攻治众病，或以采阴益阳，或以增年延寿，其大要在于还精补脑①之一事耳。此法乃真人口口相传，本不书也，虽服名药，而复不知此要，亦不得长生也。人复不可都绝阴阳，阴阳不交，则坐致壅阏之病；故幽闭怨旷，多病而不寿也。任情肆意，又损年命。唯有得其节宣之和，可以不损。若不得口诀之术，万无一人为之而不以此自伤煞者也。玄素子都容成公彭祖之属，盖载其麁事，终不以至要者著于纸上者也。志求不死者，宜勤行求"之。余承师郑君之言，故记以示将来之信道者，非臆断之谈也。余实复未尽其诀矣。一涂之道士，或欲专守交接之术，以规神仙，而不作金丹之大药，此愚之甚矣。

卷十一　仙药（节选）

抱朴子曰：神农四经曰，上药令人身安命延，升为天神，遨游上下，使役万灵，体生毛羽，行厨立至。又曰，五芝及饵丹砂、玉札、曾青、雄黄、雌黄、云母、太乙禹余粮，各可单服之，皆令人飞行长生。又曰，中药养性，下药除病，能令毒虫不加，猛兽不犯，恶气不行，众妖并辟。又孝经援神契曰，椒姜御湿，菖蒲益聪，巨胜延年，威喜辟兵。皆上圣之至言，方术之实录也，明文炳然，而世人终于不信，可叹息者也。仙药之上者丹砂，次则黄金，次则白银，次则诸芝，次则五玉，次则云母，次则明珠，次则雄黄，次则太乙禹余粮，次则石中黄子，次则石桂，次则石英，次则石脑，次则石硫黄，次则石𥑐，次则曾青，次则松柏脂、茯苓、地黄、麦门冬、木巨胜、重楼、黄连、石韦、楮实、象柴，一名托卢是也。或云仙人杖，或云西王母杖，或名天精，或名却老，或名地骨，或名苟杞②也。天门冬，或名地门冬，或名莚门冬，或名颠棘，或名淫羊食，或名管松，其生高地，根短而味甜，气香者善。其生水侧下地者，叶细似蕴而微黄，根长而味多苦，气臭者下，亦可服食。然喜令人下气，为益尤迟也。服之百日，皆丁壮倍驶于术及黄精也，入山便可蒸，若煮啖之，取足可以断谷。若有力可饵之，亦可作散，并及绞其汁作酒，以服散尤佳。楚人呼天门冬为百部，然自有百部草，其根俱有百许，相似如一也，而其苗小异也。真百部苗似拔揳，唯中以治咳及杀虱耳，不中服食，不可误也。如黄精一名白及，而实非中以作糊之白及也。按本草药之与他草同名者甚多，唯精博者能分别之，不可不详也。黄精一名兔竹，一名救穷，一名垂珠。服其花胜其实，服其实胜其根，但花难多得。得其生花十斛，干之才可得五六斗耳，而服之日可三合，非大有役力者不能辨也。服黄精仅十年，乃可大得其益耳。俱以断谷不及术，术饵令人肥健，可以负重涉险，但不及黄精甘美易食，凶年可以与老小休粮，人不能别之，谓为米脯也。

五芝者，有石芝，有木芝，有草芝，有肉芝，有菌芝，各有百许种也。

石芝者，石象芝生于海隅名山，及岛屿之涯有积石者，其状如肉象有头尾四足者，良似生物也，附于大石，喜在高岫险峻之地，或却著仰缀也。赤者如珊瑚，白者如截肪，黑者如泽漆，青者如翠羽，黄者如紫金，而皆光明洞彻如坚冰也。晦夜去之三百步，便望见其光矣。大者十余斤，小者三四

---

① 还精补脑：又称引坎填离，是脑导引小周天之功，主要功效是从肾俞引精气上升济脑。
② 苟杞：即枸杞。

斤,非久斋至精,及佩老子入山灵宝五符,亦不能得见此辈也。凡见诸芝,且先以开山却害符置其上,则不得复隐蔽化去矣。徐徐择王相之日,设醮祭以酒脯,祈而取之,皆从日下禹步闭气而往也。又若得石象芝,捣之三万六千杵,服方寸匕,日三,尽一斤,则得千岁;十斤,则万岁。亦可分人服也。又玉脂芝,生于有玉之山,常居悬危之处,玉膏流出,万年已上,则凝而成芝,有似鸟兽之形,色无常彩,率多似山玄水苍玉。亦鲜明如水精,得而末之,以无心草汁和之,须臾成水,服一升,得一千岁也。七明九光芝,皆石也,生临水之高山石崖之间,状如盘碗,不过径尺以还,有茎蒂连缀之,起三四寸,有七孔者,名七明,九孔者名九光,光皆如星,百余步内,夜皆望见其光,其光自别,可散不可合也。常以秋分伺之得之,捣服方寸匕,入口则翕然身热,五味甘美,尽一斤则得千岁,令人身有光,所居暗地如月,可以夜视也。石蜜芝,生少室石户中,户中便有深谷,不可得过,以石投谷中,半日犹闻其声也。去户外十余丈有石柱,柱上有偃盖石,高度径可一丈许,望见蜜芝从石户上堕入偃盖中,良久,辄有一滴,有似雨后屋之余漏,时时一落耳。然蜜芝堕不息,而偃盖亦终不溢也①。户上刻石为科斗字,曰得服石蜜芝一斗者寿万岁。诸道士共思惟其处,不可得往,唯当以碗器著劲竹木端以承取之,然竟未有能为之者。按此石户上刻题如此,前世必已有得之者也。石桂芝,生名山石穴中,似桂树而实石也。高尺许,大如径尺,光明而味辛,有枝条,捣服之一斤得千岁也。石中黄子,所在有之,沁水山为尤多。其在大石中,则其石常润湿不燥,打其石有数十重,乃得之。在大石中,赤黄溶溶,如鸡子之在其壳中也。即当饮之,不饮则坚凝成石,不复中服也。法正当及未坚时饮之,既凝则应末服也。破一石中,多者有一升,少者有数合,可顿服也。虽不得多,相继服之,共计前后所服,合成三升,寿则千岁。但欲多服,唯患难得耳。石脑芝,生滑石中,亦如石中黄子状,但不皆有耳。打破大滑石千许,乃可得一枚。初破之,其在石中,五色光明而自动,服一升得千岁矣。石硫黄芝,五岳皆有,而箕山为多。其方言许由就此服之而长生,故不复以富贵累意,不受尧禅也。石硫丹者,石之赤精,盖石硫黄之类也。皆浸溢于崖岸之间,其濡湿者可丸服,其已坚者可散服,如此有百二十,皆石芝也,事在太乙玉策及昌宇内记,不可具称也。

及夫木芝者,松柏脂沦入地千岁,化为茯苓,茯苓万岁,其上生小木,状似莲花,名曰木威喜芝。夜视有光,持之甚滑,烧之不然,带之辟兵,以带鸡而杂以他鸡十二头其笼之,去之十二步,射十二箭,他鸡皆伤,带威喜芝者终不伤也。从生门上采之,于六甲阴干之,百日,末服方寸匕,日三,尽一枚,则三千岁也。千岁之栝木,其下根如坐人,长七寸,刻之有血,以其血涂足下,可以步行水上不没;以涂人鼻以入水,水为之开,可以止住渊底也;以涂身则隐形,欲见则拭之。又可以治病,病在腹内,刮服一刀圭,其肿痛在外者,随其所在刮一刀圭,即其肿痛所在以摩之,皆手下即愈,假令左足有疾,则刮涂人之左足也。又刮以杂巨胜为烛,夜遍照地下,有金玉宝藏,则光变青而下垂,以锸掘之可得也。末之,服尽十斤则千岁也。又松树枝三千岁者,其皮中有聚脂,状如龙形,名曰飞节芝,大者重十斤,末服之,尽十斤,得五百岁也。又有樊桃芝,其木如升龙,其花叶如丹罗,其实如翠鸟,高不过五尺,生于名山之阴,东流泉水之土,以立夏之候伺之,得而末服之,尽一株得五千岁也。参成芝,赤色有光,扣之枝叶,如金石之音,折而续之,即复如故。木渠芝,寄生大木上,如莲花,九茎一丛,其味甘而辛。建木芝实生于都广,其皮如缨蛇,其实如鸾鸟。此三芝得服之,白日升天也。黄卢子、寻木华、玄液华,此三芝生于泰山要乡及奉高,有得而服之,皆令人寿千岁。黄蘖檀桓芝者,千岁黄蘖木下根,有如三斛器,去本株一二丈,以细根相连状如缕,得末而服之,尽一枚则成地仙不死也。此辈复百二十种,自有图也。

草芝有独摇芝,无风自动,其茎大如手指,赤如丹,素叶似苋,其根有大魁如斗,有细者如鸡子十二枚,周绕大根之四方,如十二辰也,相去丈许,皆有细根,如白发以相连,生高山深谷之上,其所生左右无草。得其大魁末服之,尽则得千岁,服其细者一枚百岁,可以分他人也。怀其大根即隐

---

① "有一滴⋯"至"而偃⋯"句:共二十四字,《御览》引有,据之补全。

形，欲见则左转而出之。牛角芝，生虎寿山及吴坂上，状似葱，特生如牛角，长三四尺，青色，末服方寸匕，日三，至百日，则得千岁矣。龙仙芝，状如升龙之相负也，以叶为鳞，其根则如蟠龙，服一枚则得千岁矣。麻母芝，似麻而茎赤色，花紫色。紫珠芝，其花黄，其叶赤，其实如李而紫色，二十四枝辄相连，而垂如贯珠也。白符芝，高四五尺，似梅，常以大雪而花，季冬而实。朱草芝，九曲，曲有三叶，叶有三实也。五德芝，状似楼殿，茎方，其叶五色各具而不杂，上如偃盖，中常有甘露，紫气起数尺矣。龙衔芝，常以仲春对生，三节十二枝，下根如坐人。凡此草芝，又有百二十种，皆阴干服之，则令人与天地相毕，或得千岁二千岁。

肉芝者，谓万岁蟾蜍，头上有角，颔下有丹书八字再重，以五月五日日中时取之，阴干百日，以其左足画地，即为流水，带其左手于身，辟五兵，若敌人射己者，弓弩矢皆反还自向也。千岁蝙蝠，色白如雪，集则倒县，脑重故也。此二物得而阴干末服之，令人寿四万岁。千岁灵龟，五色具焉，其雄额上两骨起似角，以羊血浴之，乃剔取其甲，火炙捣服方寸匕，日三，尽一具，寿千岁。行山中，见小人乘车马，长七八寸者，肉芝也，捉取服之即仙矣。风生兽似貂，青色，大如狸，生于南海大林中，张网取之，积薪数车以烧之，薪尽而此兽在灰中不然，其毛不焦，斫刺不入，打之如皮囊，以铁锤锻其头数十下乃死，死而张其口以向风，须臾便活而起走，以石上菖蒲塞其鼻即死。取其脑以和菊花服之，尽十斤，得五百岁也。又千岁燕，其窠户北向，其色多白而尾掘，取阴干，末服一头五百岁。凡此又百二十种，此皆肉芝也。

菌芝，或生深山之中，或生大木之下，或生泉之侧，其状或如宫室，或如车马，或如龙虎，或如人形，或如飞鸟，五色无常，亦百二十种，自有图也。皆当禹步往采取之，刻以骨刀，阴干末服方寸匕，令人升仙，中者数千岁，下者千岁也。欲求芝草，入名山，必以三月九月，此山开出神药之月也，勿以山很日，必以天辅时，三奇会尤佳。出三奇吉门到山，须六阴之日，明堂之时，带灵宝符，牵白犬，抱白鸡，以白盐一斗，及开山符檄，著大石上，执吴唐草一把以入山，山神喜，必得芝也。又采芝及服芝，欲得王相专和之日，支干上下相生为佳。此诸芝名山多有之，但凡庸道士，心不专精，行秽德薄，又不晓入山之术，虽得其图，不知其状，亦终不能得也。山无大小，皆有鬼神，其鬼神不以芝与人，人则虽践之，不可见也。

又云母有五种，而人多不能分别也，法当举以向日，看其色，详占视之，乃可知耳。正尔于阴地视之，不见其杂色也。五色并具而多青者名云英，宜以春服之。五色并具而多赤者名云珠，宜以夏服之。五色并具而多白者名云液，宜以秋服之。五色并具而多黑者名云母，宜以冬服之。但有青黄二色者名云沙，宜以季夏服之。晶晶纯白名磷石，可以四时长服之也。服五云之法，或以桂葱水玉化之以为水，或以露于铁器中，以玄水熬之为水，或以硝石合于筒中埋之为水，或以蜜搜为酪，或以秋露渍之百日，韦囊挺以为粉，或以无巅草樗血合饵之，服之一年，则百病除，三年久服，老公反成童子，五年不阙，可役使鬼神，入火不烧，入水不濡，践棘而不伤肤，与仙人相见。又他物埋之即朽，著火即焦，而五云以纳猛火中，经时终不然，埋之永不腐败，故能令人长生也。又云，服之十年，云气常覆其上，服其母以致其子，理自然也。又向日看之，晻晻纯黑色起者，不中服，令人病淋发疮。虽水饵之，皆当先以茅屋霤水，若东流水露水，渍之百日，淘汰去其土石，乃可用耳。中山卫叔卿服之，积久能乘云而行，以其方封之玉匣之中，仙去之后，其子名度世，及汉使者梁伯，得而按方合服，皆得仙去。

又雄黄当得武都山所出者，纯而无杂，其赤如鸡冠，光明晔晔者，乃可用耳。其但纯黄似雄黄色，无赤光者，不任以作仙药，可以合理病药耳。饵服之法，或以蒸煮之，或以酒饵，或先以硝石化为水乃凝之，或以玄胴肠裹蒸之于赤土下，或以松脂和之，或以三物炼之，引之如布，白如冰，服之皆令人长生，百病除，三尸下，瘢痕灭，白发黑，堕齿生，千日则玉女来侍，可得役使，以致行厨。

又玉女常以黄玉为志①，大如黍米，在鼻上，是真玉女也，无此志者，鬼试人耳。

玉亦仙药，但难得耳。玉经曰：服金者寿如金，服玉者寿如玉也。又曰：服玄真者，其命不极。玄真者，玉之别名也。令人身飞轻举，不但地仙而已。然其道迟成，服一二百斤，乃可知耳。玉可以乌米酒及地榆酒化之为水，亦可以葱浆消之为𩛆，亦可饵以为丸，亦可烧以为粉，服之一年已上，入水不霑，入火不灼，刃之不伤，百毒不犯也。不可用已成之器，伤人无益，当得璞玉，乃可用也，得于阗国白玉尤善。其次有南阳徐善亭部界中玉及日南卢容水中玉亦佳。赤松子以玄虫血渍玉为水而服之，故能乘烟上下也。玉屑服之与水饵之，俱令人不死。所以为不及金者，令人数数发热，似寒食散状也。若服玉屑者，宜十日辄一服雄黄丹砂各一刀圭，散发洗沐寒水，迎风而行，则不发热也。董君异尝以玉醴与盲人服之，目旬日而愈。有吴延稚者，志欲服玉，得玉经方不具，了不知其节度禁忌，乃招合得珪璋环璧，及校剑所用甚多，欲饵治服之，后余为说此不中用，乃叹息曰：事不可不精，不但无益，乃几作祸也。

又银但不及金玉耳，可以地仙也。服之法，以麦浆化之，亦可以朱草酒饵之，亦可以龙膏炼之，然三服，辄大如弹丸者，又非清贫道士所能得也。

又真珠径一寸以上可服，服之可以长久，酪浆渍之皆化如水银，亦可以浮石水蜂窠化，包彤蛇黄合之，可引长三四尺，丸服之，绝谷服之，则不死而长生也。

淳漆不沾者，服之令人通神长生，饵之法，或以大无肠公子，或云大蟹，十枚投其中，或以云母水，或以玉水合服之，九虫悉下，恶血从鼻去，一年六甲行厨至也。

桂可以葱涕合蒸作水，可以竹沥合饵之，亦可以先知君脑，或云龟，和服之，七年，能步行水上，长生不死也。

巨胜一名胡麻，饵服之不老，耐风湿，补衰老也。桃胶以桑灰汁渍，服之百病愈，久服之身轻有光明，在晦夜之地如月出也，多服之则可以断谷。

柠②木实之赤者，饵之一年，老者还少，令人彻视见鬼。昔道士梁须年七十乃服之，转更少，至年百四十岁，能夜书，行及奔马，后入青龙山去。槐子以新瓮合泥封之，二十余日，其表皮皆烂，乃洗之如大豆，日服之，此物主补脑，久

服之，令人发不白而长生。玄中蔓方，楚飞廉、泽泻、地黄、黄连之属，凡三百余种，皆能延年，可单服也。灵飞散、未央丸、制命丸、羊血丸，皆令人驻年却老也。

南阳郦县山中有甘谷水，谷水所以甘者，谷上左右皆生甘菊，菊花堕其中，历世弥久，故水味为变。其临此谷中居民，皆不穿井，悉食甘谷水，食者无不老寿，高者百四五十岁，下者不失八九十，无夭年人，得此菊力也。故司空王畅太尉刘宽太傅袁隗，皆为南阳太守，每到官，常使郦县月送甘谷水四十斛以为饮食。此诸公多患风痹及眩冒，皆得愈，但不能大得其益，如甘谷上居民，生小便饮食此水者耳。又菊花与薏花相似，直以甘苦别之耳，菊甘而薏苦，谚言所谓苦如薏者也。今所在有真菊，但为少耳，率多生于水侧，缑氏山与郦县最多，仙方所谓日精、更生、周盈皆一菊，而根、茎、花、实异名，其说甚美，而近来服之者略无效，正由不得真菊也。夫甘谷水得菊之气味，亦何足言。而其上居民，皆以延年，况将复好药，安得无益乎？

或问："服食药物，有前后之宜乎？"抱朴子答曰："按中黄子服食节度云，服治病之药，以食前服之；养性之药，以食后服之。吾以咨郑君，何以如此。郑君言，此易知耳，欲以药攻病，既宜及未食，内虚，令药力势易行，若以食后服之，则药但攻谷而力尽矣；若欲养性，而以食前服药，则力未行，而被谷驱之下去不得止，无益也。"

或问曰："人服药以养性，云有所宜，有诸乎？"抱朴子答曰："按玉策记及开明经，皆以五音六

---

① 志：同"痣"。
② 柠：中华书局《抱朴子内篇校释》作"楮"。

属，知人年命之所在。子午属庚，卯酉属己，寅申属戊，丑未属辛，辰戌属丙，巳亥属丁。一言得之者，宫与土也。三言得之者，徵与火也。五言得之者，羽与水也。七言得之者，商与金也。九言得之者，角与木也。若本命属土，不宜服青色药；属金，不宜服赤色药；属木，不宜服白色药；属水，不宜服黄色药；属火，不宜服黑色药。以五行之义，木克土，土克水，水克火，火克金，金克木故也。若金丹大药，不复论宜与不宜也。

一言宫。庚子庚午，辛未辛丑，丙辰丙戌，丁亥丁巳，戊寅戊申，己卯己酉。
三言徵。甲辰甲戌，乙亥乙巳，丙寅丙申，丁酉丁卯，戊午戊子，己未己丑。
五言羽。甲寅甲申，乙卯乙酉，丙子丙午，丁未丁丑，壬辰壬戌，癸巳癸亥。
七言商。甲子甲午，乙丑乙未，庚辰庚戌，辛巳辛亥，壬申壬寅，癸卯癸酉。
九言角。戊辰戊戌，己巳己亥，庚寅庚申，辛卯辛酉，壬午壬子，癸丑癸未。
禹步法：前举左，右过左，左就右。次举右，左过右，右就左。次举右，右过左，左就右。
如此三步，当满二丈一尺，后有九迹。

卷十三 极言（节选）

抱朴子曰："俗民既不能生生①，而务所以煞生。夫有尽之物，不能给无已之耗；江河之流，不能盈无底之器也。凡人利入少而费用多者，犹不供也，况无锱铢之来，而有千百之往乎？人无少长，莫不有疾，但轻重言之耳。而受气各有多少，多者其尽迟，少者其竭速。其知道者补而救之，必先复故，然后方求量表之益。若令服食终日，则肉飞骨腾，导引改朔，则羽翮参差，则世间无不信道之民也。患乎升勺之利未坚，而钟石之费相寻，根柢之据未极，而冰霜之毒交攻。不知过之在己，而反云道之无益，故捐丸散而罢吐纳矣。故曰非长生难也，闻道难也；非闻道难也，行之难也；非行之难也，终之难也。良匠能与人规矩，不能使人必巧也。明师能授人方书，不能使人必为也。夫修道犹如播谷也，成之犹收积也。厥田虽沃，水泽虽美，而为之失天时，耕锄又不至，登稼被垄，不穫不刈②，顷亩虽多，犹无获也。凡夫不徒不知益之为益也，又不知损之为损也，夫损易知而速焉，益难知而迟焉，人尚不悟其易，安能识其难哉？夫损之者如灯火之消脂，莫之见也，而忽尽矣。益之者如苗禾之播殖，莫之觉也，而忽茂矣。故治身养性，务谨其细，不可以小益为不平而不修，不可以小损为无伤而不防。凡聚小所以就大，积一所以至亿也。若能爱之于微，成之于著，则几乎知道矣。"

或问曰："世有服食药物，行气导引，不免死者，何也？"抱朴子答曰："不得金丹，但服草木之药及修小术者，可以延年迟死耳，不得仙也。或但知服草药，而不知还年之要术，则终无久生之理也。或不晓带神符，行禁戒，思身神，守真一，则止可令内疾不起，风湿不犯耳。若卒有恶鬼强邪，山精水毒害之，则便死也。或不得入山之法，令山神为之作祸，则妖鬼试之，猛兽伤之，溪毒击之，蛇蝮螫之，致多死事，非一条也。或修道晚暮③，而先自损伤已深，难可补复。补复之益，未得根据，而疾随复作，所以克伐之事，亦何缘得长生哉？或年老为道而得仙者，或年少为道而不成者，何哉？彼虽年老而受气本多，受气本多则伤损薄，伤损薄则易养，易养故得仙也。此虽年少而受气本少，受气本少则伤深，伤深则难救，难救故不成仙也。夫木槿杨柳，断殖之更生，倒之亦生，横之亦生。生之易者，莫过斯木也。然埋之既浅，又未得久，乍刻乍剥，或摇或拔，虽壅以膏壤，浸以春泽，犹不脱于枯瘁者，以其根荄④不固，不暇吐其萌芽，津液不得遂结其生气也。人生之为体，易伤

---

① 生生：使生命生存。
② 刈（yì 意）：割。
③ 晚暮：垂暮之年。
④ 根荄：根部。荄，草根。

难养，方之二木，不及远矣。而所以攻毁之者，过于刻剥，剧乎摇拔也。济之者鲜，坏之者众，死其宜也。夫吐故纳新者，因气以长气，而气大衰者则难长也。服食药物者，因血以益血，而血垂竭者则难益也。夫奔驰而喘逆，或咳或满，用力役体，汲汲①短乏者，气损之候也。面无光色，皮肤枯腊，唇焦脉白②，腠理萎瘁者，血减之证也。二证既衰于外，则灵根③亦凋于中矣。如此，则不得上药，不能救也。凡为道而不成，营生而得死者，其人非不有气血也。然身中之所以为气为血者，根源已丧，但余其枝流也。譬犹入水之烬，火灭而烟不即息；既断之木，柯叶犹生。二者非不有烟，非不有叶，而其所以为烟为叶者，已先亡矣。世人以觉病之日，始作为疾，犹以气绝之日，为身丧之候也。唯怨风冷与暑湿，不知风冷暑湿，不能伤壮实之人也，徒患体虚气少者，不能堪之，故为所中耳。何以较之，设有数人，年纪老壮既同，服食厚薄又等，俱造沙漠之地，并冒严寒之夜，素雪堕于上，玄冰结于下，寒风摧条而宵骇，咳唾凝冱④于唇吻，则其中将有独中冷者，而不必尽病也。非冷气之有偏，盖人体有不耐者耳。故俱食一物，或独以结病者，非此物之有偏毒也。钧⑤器齐饮，而或醒或醉者，非酒势之有彼此也。同冒炎暑，而或独以暍死者，非天热之有公私也。齐服一药，而或昏瞑烦闷者，非毒烈之有爱憎也。是以冲风赴林，而枯柯先摧；洪涛凌崖，而拆隙首颓；烈火燎原，而燥卉前焚；龙碗坠地，而脆者独破。由兹以观，则人之无道，体已素病，因风寒暑湿者以发之耳。苟能令正气不衰，形神相卫，莫能伤也。凡为道者，常患于晚，不患于早也。恃年纪之少壮，体力之方刚者，自役过差，百病兼结，命危朝露，不得大药，但服草木，可以差于常人，不能延其大限也。故仙经曰：养生以不伤为本。此要言也。神农曰：百病不愈，安得长生？信哉斯言也。"

或问曰："所谓伤之者，岂非淫欲之间乎？"抱朴子曰："亦何独斯哉？然长生之要，在乎还年之道。上士知之，可以延年除病；其次不以自伐者也。若年尚少壮而知还年，服阴丹以补脑，采玉液于长谷者，不服药物，亦不失三百岁也，但不得仙耳。不得其术者，古人方之于冰杯之盛汤，羽苞之蓄火也。且又才所不逮，而困思之，伤也；力所不胜，而强举之，伤也；悲哀憔悴，伤也；喜乐过差，伤也；汲汲所欲，伤也；久谈言笑，伤也；寝息失时，伤也；挽弓引弩，伤也；沉醉呕吐，伤也；饱食即卧，伤也；跳走喘乏，伤也；欢呼哭泣，伤也；阴阳不交，伤也；积伤至尽则早亡，早亡非道也。是以养生之方，唾不及远，行不疾步，耳不极听，目不久视，坐不至久，卧不及疲，先寒而衣，先热而解，不欲极饥而食，食不过饱，不欲极渴而饮，饮不过多。凡食过则结积聚，饮过则成痰癖。不欲甚劳甚逸，不欲起晚，不欲汗流，不欲多睡，不欲奔车走马，不欲极目远望，不欲多啖生冷，不欲饮酒当风，不欲数数沐浴，不欲广志远愿，不欲规造异巧。冬不欲极温，夏不欲穷凉，不露卧星下，不眠中见肩，大寒大热，大风大雾，皆不欲冒之。五味入口，不欲偏多，故酸多伤脾，苦多伤肺，辛多伤肝，咸多则伤心，甘多则伤肾，此五行自然之理也。凡言伤者，亦不便觉也，谓久则寿损耳。是以善摄生者，卧起有四时之早晚，兴居有至和之常制；调利筋骨，有偃仰之方；杜疾闲邪，有吞吐之术；流行荣卫，有补泻之法；节宣劳逸，有与夺之要。忍怒以全阴气，抑喜以养阳气。然后先将服草木以救亏缺，后服金丹以定无穷，长生之理，尽于此矣。若有欲决意任怀，自谓达识知命，不泥异端，极情肆力，不营久生者，闻此言也，虽风之过耳，电之经目，不足谕也。虽身枯于流连之中，气绝于纨绮之间，而甘心焉，亦安可告之以养生之事哉？不惟不纳，乃谓妖讹也。而望彼信之，所谓以明鉴给朦瞽⑥，以丝竹娱聋夫也。"

---

① 汲汲：本指心情急切，文中指呼吸急促。
② 脉白：体表露出的经脉颜色浅淡。
③ 灵根：本根，文中指气血生化的基础。
④ 冱（hù互）：冻结。
⑤ 钧：同"均"，平等。
⑥ 朦瞽：双目失明的人。

卷十五 杂应（节选）

或问曰："为道者可以不病乎？"抱朴子曰："养生之尽理者，既将服神药，又行气不懈，朝夕导引，以宣动荣卫，使无辍阂，加之以房中之术，节量饮食，不犯风湿，不患所不能，如此可以不病。但患居人间者，志不得专，所修无恒，又苦懈怠不勤，故不得不有疹疾耳。苦徒有信道之心，而无益己之业，年命在孤虚之下，体有损伤之危，则三尸①因其衰月危日，入绝命病乡之时，招呼邪气，妄延鬼魅，来作殃害。其六厄并会，三刑同方者，其灾必大。其尚盛者，则生诸疾病，先有疹患者，则令发动。是故古之初为道者，莫不兼修医术，以救近祸焉。凡庸道士，不识此理，恃其所闻者，大至不关治病之方。又不能绝俗幽居，专行内事，以却病痛，病痛及己，无以攻疗，乃更不如凡人之专汤药者。所谓进不得邯郸之步，退又失寿陵之义者也。

或问坚齿之道。抱朴子曰："能养以华池，浸以醴液，清晨建齿三百过者，永不摇动。其次则含地黄煎，或含玄胆汤，及蛇脂丸、矾石丸、九棘散。则已动者更牢，有虫者即愈。又服灵飞散者，则可令既脱者更生也。"

或问聪耳之道。抱朴子曰："能龙导虎引，熊经龟咽，燕飞蛇屈鸟伸，天俛地仰，令赤黄之景，不去洞房，猿据兔惊，千二百至，则聪不损也。其既聋者，以玄龟薰之，或以棘头、羊粪、桂毛、雀桂成裹塞之；或以狼毒治葛，或以附子葱涕，合内耳中，或以蒸鲤鱼脑灌之，皆愈也。"

或问明目之道。抱朴子曰："能引三焦之升景，召大火于南离，洗之以明石，慰之以阳光，及烧丙丁洞视符，以酒和洗之，古人曾以夜书也。或以苦酒煮芜菁子令熟，曝干，末服方寸匕，日三，尽一斗，能夜视有所见矣。或以犬胆煎青羊、班鸠、石决明、充蔚百华散，或以鸡舌香、黄连、乳汁煎注之。诸有百疾之在目者皆愈，而更加精明倍常也。"

卷十八 地真（节选）

抱朴子曰："余闻之师云，人能知一，万事毕。知一者，无一之不知也。不知一者，无一之能知也。道起于一，其贵无偶，各居一处，以象天地人，故曰三一也。天得一以清，地得一以宁，人得一以生，神得一以灵。金沈羽浮，山峙川流，视之不见，听之不闻，存之则在，忽之则亡，向之则吉，背之则凶，保之则遐祚罔极，失之则命彫气穷。老君曰：忽兮恍兮，其中有象；恍兮忽兮，其中有物。一之谓也。故仙经曰：子欲长生，守一当明；思一至饥，一与之粮；思一至渴，一与之浆。一有姓字服色②，男长九分，女长六分，或在脐下二寸四分下丹田中，或在心下绛宫金阙中丹田也，或在人两眉间，却行一寸为明堂，二寸为洞房，三寸为上丹田也。此乃是道家所重，世世歃血口传其姓名耳。一能成阴生阳，推步寒暑。春得一以发，夏得一以长，秋得一以收，冬得一以藏。其大不可以六合阶，其小不可以毫芒比也。昔黄帝东到青丘，过风山，见紫府先生，受三皇内文，以劾召万神，南到圆陇阴建木，观百灵之所登，采若干之华，饮丹峦之水；西见中黄子，受九加之方，过崆峒③，从广成子受自成④之经；北到洪隄，上具茨，见大隗君黄盖童子，受神芝图，还陟⑤王屋，得神丹金诀记。到峨眉山，见天真皇人于玉堂，请问真一之道。皇人曰：子既君四海，欲复求长生，不亦贪乎？其相覆不可具说，粗举一隅耳。夫长生仙方，则唯有金丹；守形却恶，则独有真一，故古人尤重也。仙经曰：九转丹，金液经，守一诀，皆在昆仑五城之内，藏以玉函，刻以金札，封以紫泥，印以中章焉。吾闻之于先师曰：一在北极大渊之中，前有明堂，后有绛宫；巍巍华盖，金楼穹隆；左罡右魁，

---

① 三尸：三尸神。
② 服色：古时的车马祭牲颜色。文中以拟人法描述"一"既穿有服饰，又有颜色。
③ 崆峒：原作"洞庭"，《御览》作"崆峒"，山名。
④ 自成：《抱朴子内篇·遐览》作"自然"。
⑤ 陟：登。

激波扬空；玄芝被崖，朱草蒙珑；白玉嵯峨，日月垂光；历火过水①，经玄涉黄②；城阙交错，帷帐琳琅；龙虎③列卫，神人在傍；不施不与，一安其所；不迟不疾，一安其室；能暇能豫，一乃不去；守一存真，乃能通神；少却约食，一乃留息；白刃临颈，思一得生；知一不难，难在于终；守之不失，可以无穷；陆辟恶兽，水卻蛟龙；不畏魍魉，挟毒之虫；鬼不敢近，刃不敢中。此真一之大略也。"

抱朴子曰："生可惜也，死可畏也。然长生养性辟死者，亦未有不始于勤，而终成于久视也。道成之后，略无所为也。未成之间，无不为也。采掘草木之药，劬劳山泽之中，煎饵治作，皆用筋力，登危涉险，夙夜不息，非有至志，不能久也。及欲金丹成而升天，然其大药物，皆用钱直，不可卒办。当复由于耕牧商贩以索资，累年积勤，然后可合。及于合作之日，当复斋洁清净，断绝人事。有诸不易，而当复加之以思神守一，卻恶卫身，常如人君之治国，戎将之待敌，乃可为得长生之功也。以聪明大智，任经世济俗之器，而修此事，乃可必得耳。浅近庸人，虽有志好，不能克终矣。故一人之身，一国之象也。胸腹之位，犹宫室也。四肢之列，犹郊境也。骨节之分，犹百官也。神犹君也，血犹臣也，气犹民也。故知治身，则能治国也。夫爱其民所以安其国，养其气所以全其身。民散则国亡，气竭即身死，死者不可生也，亡者不可存也。是以至人消未起之患，治未病之疾，医之于无事之前，不追之于既逝之后。民难养而易危也，气难清而易浊也。故审威德所以保社稷，割嗜欲所以固血气。然后真一存焉，三七守焉，百害却焉，年命延矣。"

（何丽清　校注）

灵 剑 子

晋·许 逊

【按语】

《灵剑子》题为晋代许逊著，有人提出其为托名，实此书撰于北宋，为北宋许逊崇拜的产物。此书有不少神道思想，读者在阅读时要加以鉴别。

许逊，早在东晋时就为人称道，并有许多神话传说传世。如《太平寰宇记》卷一零七收录的南齐刘澄之《鄱阳记》称他为术士，说因为他斩蛟于岩下，其岩得名。唐代尊称许逊为高明大使许真君，出现了以他为首的十二真君神话。

《灵剑子》书名由来，也与其一个传说有关。书内松沙记第六曰："吾著《气法医言郡》五十卷，流传于世，子请不忧尔。上足回剑斩南湖石兽，飞剑入兽眼中，其兽虽吐气如云，祇引出其面受诛，兽不动眼，如此兽无过，剑不诛之。收剑而回。以此之功，故号灵剑子，而传授后来得仙之士"。因而此著作亦命名为《灵剑子》。

《灵剑子》全书紧扣以气为中心的修炼思想，并将气等同于道，可称之为"道气论"，如序曰："夫欲学道长生，服气为先……夫子称予不知道本根由，乃问老子，方知道之是气。"

《灵剑子》的另一思想是贵血重脾。服气篇曰："气之为母，血之为子，血之为母，精之为子"。暗柱铭篇曰："赤水路无媒。"注曰："赤水者，血也。玄珠未得津血不成，无媒路也"。根据中医理

---

① 火、水：火，指真火。水，指肾间动气。
② 玄、黄：指人的身体。
③ 龙虎：内丹术语。指元神元气。神者是龙，气者是虎。

论，脾脏为后天之本，为气血生化之源，主要功能包括运化水谷、运化水液和统摄五脏血液等。因此，重血即重脾。导引势篇共述导引十六势，分别是春补肝脏三势，夏补心脏三势，秋补肺脏三势，冬补肾脏三势，四季补脾脏四势，脾脏被置于突出地位。

《灵剑子》在修炼上还提倡贵精重肾，并反复强调失精的危险。如服气篇规定服气的前三年，要通过淡食、食酒、食药、食蔬菜水果等法，最终做到绝粒。该篇说在此过程中，当眼里出现神光时，是道欲成的征兆，应特别注意固精。其曰："急守闭精髓，道欲成也。而有此矣，乃天发地应尔。不能急守，乱起奸淫，死之致也。神光魂神彰出时，则神欲离散于身形。神光去也，亦乃出之。故急守精闭室制伏，则是神光见、阳魂盛、阴滓欲尽之状。如不能急守，徒忍饥绝味，非入神仙之格尔"。

《灵剑子》除对服气法加以介绍外，还提出气功锻炼过程中要结合导引和食疗等内容，对后世影响很大。另有《灵剑子子午导引记》一书，亦为导引炼气之法，疑原为书中内容，后被单独抽出。

本书录取全文，校勘以1988年3月文物出版社、上海书店、天津古籍出版社三家联合出版的明代正统《道藏》影印本为底本，参考其它相关资料进行校对整理。

【原文校释】

序 第一

夫欲学道长生，服气为先。处俗求利名，名彰则利盈，名成则利生，气成则延龄。是君子之抱命，岂小人之矜智。及文武俱备，可为佐国之忠臣，精气双全，乃是真仙之子。夫子称予不知道本根由，乃问老子，方知道之是气。形神不足，虚受辛勤，愿若偏，终无所得。心正则神调，神调则道气足矣。

学问第二

凡守妙道，皆异形仪，非可造次求之，无不夙缘积德，尽有出世之相。或学问而举动轻狂，或坚贞而一志淳直，不以眉出长毫、眼瞳倒侧、耳目赤白，异于面颜。齿三十六至四十二，当腹黑子，舌里通长，手垂过膝，耳与项齐，脚掌文通至根，手文川字相离。或额有乾坤之文，或胸文吉字，容仪丰丽。或毁汙①身衣，或在众人之内，蕴洁固之心，迹浑尘泥，垢腻不洗，日月灯前而无影。常行德惠于人，食速粪迟，尿珠毛孔。口方而项峰如角日月之状，或如麒麟、龙虎之角，玉枕通犀而棱利。如此之人，亦易成道。志士贞信不退，尽获超升，皆出世之真人，亦乃功成而拔宅冲天。智量高深，轻财重法，不尔官班仙府，虽无神通变异，终怀德而崇深，只候阴德功成，尽皆得道之俦矣。如无此相，虚役迷心，纵能饮冰食栢②之勤，终沉下鬼。余又寻诸子，实痛于心，若伸之悟人，不退志行，有此相者，则易成仙道，亦数世于道中有大利益。方志心慕道，深有希生之意，急于玄牝当修者，皆于道门广行施惠，有此异相功成者，皆积世勤心，至此生而得度矣。今生乐道修生切者，是积修之庆也。

服气第三

形之所依者，气也。气之所因者，形也。形气因依而成身体，魂魄蜷而往来，降注为神，而生五脏焉。气之为母，血之为子。血之为母，精之为子。精之为母，神之为子。神之为母，形之为子。未有无气而自成形者也。气因形有，乃魂魄偕之。神者，气之母也。胎息者，想婴儿而成焉，而号冲和，冲和则元和矣。出入呼吸之间，三元之内，毛发之中，无不通透。皆了心君意臣，调制节之。无

---

① 汙（wū 乌）：同"污"。
② 栢（bǎi 百）：同"柏"。

为事心，主安之，有虑有思，便失自然之理。心者，猛狞之猿火，巳午属之。肾者，阴女之容仪，亥子①窈窕之元根，故青龙白虎一飞一伏之能气。日心之火为云津，月湿之水为云雨，相随北坎，而行归子亥肾海气宫。向巳心之气，上通泥丸宫，下补八尸百关，毛发悉能应彻，故无碍元和，理疗千瘵万病。心君发火，亘天地无有不焚，明然百谷五味，久行自渐稀之。

初可三十六咽，一干一湿，存心中之气，以意送之，归脐下气海之中，夹之日月。左肾为日，右肾为月，此乃两畔同升合为一。即先存思右肾为月，白气入气海中，从脊右边，上至顶泥丸宫，眉间入三寸是也。却存历洞房宫，又历明堂宫，守寸双田下，历十二重楼，历绛宫，入气海金室，日月照两畔。又存左肾为日，黄气从脊左边骨缝上，直入泥丸宫存，出历洞房宫、明堂宫，守寸双田下，历十二重楼②，历绛宫③，入气海中心，日月④左右照。又存白气为裹，黄气为表，团圆为珠尔。外黄内白，悬在气海之中，黄光灿烂，圆如弹丸，黄如橘，久久行之光斗日月，此为玄珠尔，玄牝子肾宫尔，珠则珠尔。亦曰两物合成一体，一阴一阳而成，俱黄者为表，黄表却白里尔。赤水则血尔，玄珠若成，津血自盈。若欲知验，苦酒和精露，一宿却还血尔。九年行之，筋骨变换，轻举通神为地仙。未可修大药，先须气成，凭气补形精，大药方始灵。

初服气之士，未可便思玄珠，但且三年淡食，未可便绝粮，色欲须顿绝，不尔，反夭身命。五更三十六咽，津气相连，渐渐少食。所食淡食，去盐醋冷热之物。日中饱餐，旦暮少食。三年旦暮行之，渐觉淡食有味，不可便顿绝粮，极有所损尔。如觉有味，不思俗味，则五脏坚实，如若五脏衰弱，以药补充盛壮也，故淡食诸物有味也。如此后，可日渐减五味、五谷。三日淡食粥、菜汁、胡麻叶茎、枸杞、黄精、枣之类将助之，方可绝粒，亦当自饱无饥渴。忽闻谷气蒸煮之气触，修服食之气，久久亦自知，自不欲食。经三日或七日，饥困，更以淡面叶子馎饦⑤放冷食之。如遇饥渴，想心中内气，不以早晚，但依前法服之，当能代食能饱，一如餐物。了来如要餐物亦得，则可芋头、薯药、何首乌之类，茶少食，若入盐，立便饥矣。五味为五贼，又为五毒，盐、醋、水、豉、辛物。是时，以好酒及椒黄丸、糯米、生椒食之。糯能吁荣胃气，椒能引气归下元。淡煮糟芋、冬瓜、薯药、薤羹亦得，切须放冷食之。酒能助气，酒糟作羹，尽能引元气易成，酒后气当易通。美酒不须多，及醉吐则有所损矣。时复一杯，止饥代食。酒能涛荡阴滓，得道之人无不好于酒也。酒能炼真养气，不须服人参汤，人参汤能开胃，故易饥也。茯苓、枣子甚益，瓜、桃助气，橘亦得，不须吃皮，便饥也。大栗、桃子、鸡头、莲藕亦得。菱少食，冷，能动气。

若经时，当精神聿⑥壮，夜自不困，眼中神光时出如电，渐夜黑见物。如此之兆，急守闭精髓，道欲成也，而有此矣，乃天发地应尔，不能急守，乱起奸淫，死之致也。神光魂神彰出时，则神欲离散于身形，神光去也，亦乃出之。故急守精闭室制伏，则是神光见、阳魂盛、阴滓欲尽之状。如不能急守，徒忍饥绝味，非入神仙之格尔。如未能便断嗜欲，则须房中将息节服之，则施而不泄不泻，精髓一出，永为涕泻，如此则非上真之士。浑浊精漏之夫，房中之事，稍难擒制，皆返神退智。须假俗味，方度朝昏，肉面助之，不尔，立沉下鬼。如房中得擒制之理，深达洞微，乃知究竟。及遇少女，采翫⑦精气，咽而服之，可谓如虎戴角、文武全备，此皆福德之人所行，而非常流之见矣。夫精失位，似海竭山崩，百渎失绪，千域倾败，莫能救治，百病俱臻，业鬼相亲，再修难成，千中无一。如修前气灰心绝，想百病不侵，瘟瘴疫毒莫能为患。若脑中髓耗，瘟疫从顶而入。若脑实精充，鬼神莫

---

① 亥子：亥为阴尽，子为阳生。即阴尽阳生之时。
② 十二重楼：即人之气管部位。
③ 绛宫：又称赤帝宫。绛宫属于心的部位，乃为心下一窍。心肾二气相通，即由此窍。
④ 日月：此处指双眼。
⑤ 馎饦（bó tuō 伯拖）：汤饼的别名，古代一种水煮的面食。
⑥ 聿（yù 玉）：轻快。
⑦ 翫（wán 玩）：同"玩"。

能为害。凡有诸疾，早起但调气辟之，以气通之，逼逐五脏六腑、百关毛发中出。觉热汗如胶，则是效矣。未退，依前调气，存身上内外百神，咽闭或于帐中衣被裹伏，遂为之服气应，有是风、是气、是瘴、是劳、是毒诸疾，皆用前法驱逐之，从筋骨髓中而出矣，千万药功皆不及矣。二百二病，是热为风，二百二病，是冷为气，悉能疗之，故曰四百四病也。《黄庭经》云："仙人道士非有神，积精累气结成真。"非大药能先成也。自古得道之人，竺干风后，七元三老，皆从气中而全真，非先大药之能。诸得道神仙、圣贤、上士，初成道皆从气也，别无径路，可超出三界之外，飞云走雾，神变通灵，遨游日月之上、阳界之中，观行三岛、十洲、水府、阴山之境洞，跨鹤乘龙上鱼皆浮龟行，蜂饭掷杯，透壁种花，飞符入柱，皆是气之因依。而一日一夜一万三千五百通息，出入气脘二万七千气。一神一气，皆能指用。是故气成之后，变寒暄于呼吸之间，视六合于毫芒之内，海水用气吹之可以逆流千里，皆从凡入神也。初服气之士，静去于鼻中毫，鼻中能通彻五脏六腑，出入气息之沟也。微微鼻吸，清气咽之，口吐浊气，微微出之。凡诸热疾，大开口呵之为泻，不必六气也。有疾冷，即吹以补之，则调理上焦之疾，往来微，自求安之道也。二段者，上元一段，从心中元并下元为一段，号曰二段。上段理上焦诸疾用之，下段服气心中之内气。凡服气调咽用内气，号曰内丹。心中意气，存之绵绵，不得用上段外气引外风，损人五脏，故曰两段分理之者。不能分之两段，玄珠赤水莫能知之。凡服气，曾服者有师，则气熟易行，不曾服者无师，则气生难服之。久久能行之，犯了自诀之，亦乃自知矣。

道海喻第四

道海者，如大海茫洋之阔，深溺不异风涛。如不曾自往，经游涉历险阻，忧危之内岂得知之？但闻众庶惑之，而莫能采摘，求奇无过，自涉鲸波尽知尔。喻曾游幽青滑魏之州后，而更游则关津、渡镇、乡坊、观院、道舍、灵坛、神庙、洞府，名山，皆能知之，直径而行，必无阻滞，意往便往，得达彼中。谓曾游，谙知熟尔，故曰易也。服内气之人，亦乃如然，不曾自涉经游者，意欲往之，岂得直到彼中，又无人指引，终乃辛勤能究问而求之，心坚不退，亦达彼处，则辛勤而迟矣。仙洞幽深，或退坚心宜之，信智迷而不曾游尔，不行径路，故修奉之难矣。气委若熟，放任㧑①谦赐福，或连年休绝，或一日三餐，或食或不食，或三日一餐，或时一日一粥，如斯饥渴，得之擒制，五脏安和，则是气成熟尔。草石等药，及符水、紫芝、南烛②、黄精、白荆③、松脂、仄栢④、茯苓、苍术、白术、枸杞、何首乌、金樱、鸡头⑤、蜡、腻粉⑥、朱砂、乳香、皂角子、黑豆、白胶香⑦，并宜服之。道气虽然服药，不服冲和之气，开食休绝，腹肠枯竭，血脉干焦，比望于长生自由，不如独服元气，开绝自在，见食而食，要休即休，可谓气之成焉。气若功成，筋骨和柔，百关调畅，胎津日盛，血脉壮强，手脚盘顶，上成物丸，随意努气，出如毬⑧子。或纯筋而无骨，精实血充，故如之尔，发毛俱换。岂不闻《道德经》云：天下莫能知，莫能行。至于夫子、伯夷、叔齐、比干、屈原之士，尚不能知之，若为庶俗萦⑨迫，实难知之尔。痛哉！但纵贪奢色欲，及至衰败，齿焦发白，自相承老耄，甘散形魂，而埋荒蛩土。又作婴儿牛马猪羊之属，鸡犬鱼虫之类，自苦形魂。其业力大者，身漂流

---

① 㧑（huī 辉）：谦让，诚挚和谦逊的。
② 南烛：杜鹃花科南烛属植物南烛，以茎、叶及果入药，有强筋益气、固精之效。
③ 白荆：即白荆树，树皮入药即秦皮。
④ 仄栢：即侧柏。
⑤ 鸡头：即芡实，有固涩补肾的作用。
⑥ 腻粉：亦名汞粉、轻粉、峭粉。由水银、白矾、食盐合炼而成。
⑦ 白胶香：为金缕梅科植物枫香的树脂，有凉血解毒之效。
⑧ 毬（qiú 求）：同"球"。
⑨ 萦（yíng 营）：缭绕。

浪，爱河冤业。力小者，身作蚊蛆之属。大道之力，而不能及也，不知此理多也。岂知其道若大海，接廕①力成山川，鱼龙虬虿，皆能兴云布雨，猛勇惊人。故大道抱微贯细，若海幽深，莫能采觅。故《阴符经》谓之：天发杀机，万物果草、虫鱼、蚊蛆、蝼蚁之属，皆含道气。道在其中，如鱼在水，鱼不知水之养其形，道在人中，如风之莫能见其形也。故《黄庭经》云：象龟引气到灵根。此谓龟之得气，长年不死矣。蛇冬藏含石而不食，乃石化为蛇黄，得气之效。凤鹤得气之妙，游飞仙洞三岛十洲，大仙乘跨，此乃凤鹤得气之妙。蜯②含秋月光而成珠，猕猴学禅入定，白鹿善能伸舒关节，永寿九千年。唯人不知导引成仙矣。鳖冬服气沙中，鳝③鱼跧于干土之中，鲢鱼食其水沫，鲤鱼能化龙兴云布雨。人之处世，不修道法，于身外求生，岂得再获人身？痛哉悲哉，故经曰：若存若亡。道存则成之，亡则失之，故知人失道者亡，鱼失水者死。嗟呼，世人入山求道，如上树求鱼。远涉而寻师，如旱天求雨。故《阴符经》云：三返昼夜用师万倍矣。万物能盗人，人能盗万物，但虚心实腹，道气自来，布德施功，甘泽时降矣。道之贼也，凡食五谷地之所生者，精气是土，终久害人，人遭土埋。有食太和阴阳气之土，不食有限之物，永既在天厨。故天不能杀，地不能埋，我命在我，不在天地尔。故金母言：三关已定生死。何来道气喻于蟾影？家家光彩洁明，至于拔宅冲天，人人尽怀道气。津生满口咽而服，是为之琼液，此乃仙人之粮矣。一年修之藏腑全，二年修之病身痊，三年修之血脉坚，四年修之筋骨迁，五年修之眼目皎然，六年修之命永延，七年修之骨髓如绵，八年修之作地仙，九年修之发黑玄。九年修之后，时轻举百十丈高，时往游诸名山洞府，无滞无碍，兵马不能害，水火不能灾，鬼神不能挠，龙自降虎自伏，神通自在，号曰真人。更修上升之法，咏洞讲玄，高奔阳界偃息，优游日月之上，号曰天仙。或管主仙洞，或掌领仙籍，或主张修道之士名历，以次推迁，还如人间官职，各有主执。如不修上升之法术，遁隐洞府，长作地仙矣，修习功果成焉。凡修学之人，须假阴骘④，助之三千，善功修满，玉帝自然诏上玄都受职尔。若不修阴功，名不得上升玄都，虽录修学道之名，且无阴骘之簿，上命无功而不召迁。故修上法，阴骘为先，方度他人而自身功全。自古得道，皆复如然。道以信为合，德以智为先。吾道若海，谓之道海，不信不修，吾亦尽言。智浅德薄，勿轻泄传，然及先祖遣累连延人，格之侣肘，步师前授，以金宝质，盟十天清斋，沐浴叩头，拜受方始授焉。愚者，萃财千万，收御百般草石之药，少有治病之能，且无延命之效。若学神仙，须凭气术，存左牙为金钟，右牙为玉磬，上下当门齿为玉版。又为天鼓，聚神启奏，迳⑤御表章，乞除灾厄祸祟，当动天鼓三十六通，飞符诛魅，返祸除灾，皆动金钟二十四通，施药服食，动于玉磬十二通矣。

暗铭注第五

　　学道养圣胎长生久视之道，人人尽有。希生之心亦少学者也。圣胎者，胎息也。想婴儿赤子，即长生不死之道也。存亡不存来有信道气之者，不惜身命，始坚学道之心，深采玄微，方知究竟，则存亡而不存来。学之道气，通流以得，玄趣为期，不畏亡而成之也。泥丸通百节泥丸，眉间入三寸是也。中有路入，通顶后背脊，兼通达脚骨中，入气海，大小利门出，似醍醐之效也。丹阙脉三才丹阙，中宫，心所治丹者，赤色也，为绛宫心君治之，管百城千国皆心君，血脉通焉。脉者，调摄和净也。三才者三焦，上焦象天，中焦象人，下焦象地，法取元和之气也。去作三周计不知玄道是气，罔测远近宽迮⑥程途，亦恐不逢，坚志往游，且若探讨学之周也，还时七日回探讨得气之术，妙不能己身，不在他人，故不用多时回也。玄珠求海阔玄珠前章已解，如海内求珠，向来曾求，则求无不得也。但思之能成若不曾求，即如海阔

---

① 廕（yìn 印）：同"荫"。
② 蜯（bàng 棒）：同"蚌"。
③ 鳝（shàn 善）：同"鳝"。
④ 阴骘（zhì 至）：即"阴德"。
⑤ 迳（jìng 静）：同"径"。
⑥ 迮：通"窄"。狭窄。

也，赤水路无媒赤水者，血也。玄珠未得，津血不成，无媒路也。善恶怀中秀长生之术，善修之则易到，恶者不达之玄妙。修到气海，怀生光彩，一如秀影也。尿阿两畔催唯思蕙白之气于背脊两畔去来。催者，急也。而成玄珠，前章释也。其中无一物气在其中，元无一物，道气已成，用心已到无心之境，行住合无为之理，自然之乡也。搔首坐瑶台首者，头也。搔者，动也，去之貌也。瑶台琼室，则日月之宫也。此为阳界三魂受事之府，人神所居之宫也。

松沙记第六

余自修道，方明气术为先，阴功为首，顷获灵剑，扫荡妖精。蛇蜃之毒，伤害于民，滋潭之上，铸铁篆以封蜃穴。夜使鬼神铸二铁柱，暗锁豫章一柱在于南，又于西岭，恐蜃奔冲，陷溺庶民，立一柱在西山，东面双岭之前。斩大蛇于西平建昌之界，有子从腹而出，走投入海，遂飞神剑逐之，缘此蛇子无过，致神剑不诛。上足吴猛云：蛇子五百年后，当准前害于人民，但当以松坛为记，松枝低覆于坛拂地，合当五百年矣。吾当自下观之，若不伤害于民，吾之灵剑亦不能诛之。今来豫韦之境，五陵之内，相次已去，前后有八百人，皆于此得道，而获地仙。当此之时，自有后贤而降伏之。吴君云：将何物为记？答曰：豫章大江中心，忽生沙洲，渐长延下，掩过沙市口，与龙沙相对，遮掩是也。其得道渐修之，各自成功，相次超升金阙。及为洞府名山主者，道首人师当出豫章之地，大扬吾道。吾著《气法医言郡》五十卷，流传于世，子请不忧尔。上足回剑斩南湖石兽，飞剑入兽眼中，其兽虽吐气如云，秖①引出其面受诛，兽不动眼，如此兽无过，剑不诛之。收剑而回。以此之功，故号灵剑子，而传授后来得仙之士。豫章河西城，寻获魏夫人洪传先生旧迹，入府内得金钱丹药，亦重宣气术阴功。学道之士，初广布阴骘，先行气攻，持内丹长生久视之法，前章语毕，不劳重说。气成之后，方修大药矣。自十得道超升之士，尸解之徒，皆以阴骘为先，或济贫拔难，或暗行施惠，将救饥寒，种种方便，以添三千功满自然矣。司命、司录言奏于上玄，大药可修矣。

道诫第七

道以清净为本，德以阴骘为先，切断嗜欲于足而成焉。绝谷味以为实腹，腹实无滞而易行，则腹实矣。清虚心腹，是道之常。初修之人，目不视色欲，耳不听哀声，口不纳珍味，鼻不取异香，身不染秽浊，是上真俱恶此也，谓之六根不漏矣。能如此依诫断绝，则为大仙矣。凡初学之士，勿便顿绝，但将淡食为之。俗食俗务，兼废人事，亦渐希之。恐人觉悟之，人乃动众惊恐，常流祸来逼，身致太阴之下，白骨作堆，此则学道祸刑灭身也。佯颠佯狂，毁改衣装，外从垢腻，此并浑世清荡阴淬，保惜于命，深了玄趣，洞达幽微，道气成矣。欲传后学，依格付之。出度一人，立减气功一年。授一人更度一久，减气功二年，二人不行此法。得此法不信，不修疑惑，师减气功三年，三人得趣。道气成功，传此文理，增得静纪。泛欲传度，先观前人行，行心有慈悲，口常谈道德，孝敬中外，信义忠良，仁和礼善，卑逊德行，聪明英秀，异智高见，有此之功，方可传授本诀，与之为弟子。如不入此格付之，减寿夺功矣。更有慈悲愍念敬道之心，真人可同共之。此道授之，或未能修奉，但业俗务萦牵时，将此文于日月之下，星斗分明之时，香灯鲜果好花好酒供养，心祝曰：某自传妙法，未能修奉，乞不减折本师气功，皆托玄穹鉴察，则师不减气功也。如不依此法告祝星辰，则当有不测之疾，刑害身命。觉有此疾，药力治疗不退，还告上穹，了以道气，依前调习驱逐，当见神功。不得用药攻之，立沉幽府。唯道气可凭信，至于鬼神，岂可凭焉。其如饥饱劳逸，寒暑湿风，吐酒及醉房室，久行久立，久坐久卧，久声久笑，久悲久乐，久喜久哭，并减气功，诸子书并载，余不录之。此书久随仙驾，已在天宫，未传于下世，因吴猛女彩鸾执吾沉海溺之籍，因中秋游吾仙府旧宅之所睹，求恩十方，男女相把手唱歌词场调美，便入歌场尔，唱仙凡之语，聆聆又乐。忽睹文箫，词华无滞，出语捷机，二人各有心相慕，词中相接，有似宿缘，歌罢秉烛，引到仙居之地，夜之琴瑟和鸣。晨有

---

① 秖（zhǐ 只）：仅仅。

仙童来呈文簿，而文箫问之，为泄天机，上帝罚为民妻一纪。恐文箫不修道气，取此教之。箫修行一纪，道气成而升上玄都矣。

导引势第八

凡欲胎息服气，导引为先，开舒筋骨，调理血脉，引气臻圆，使气存至极力后见焉。摩拭手脚，偃亚毯拳，伸展挐搦，任气出旋，诸疾退散，是病能痊，五脏六腑，神气通玄，来往自熟，道气成焉。或存至泥丸顶发，或下至脚板涌泉。久久修之，后知自然。魂魄聿盛，精髓充坚。行此法者，皆作神仙。五脏有势，逐时补元。春夏秋冬，以意通宣。老子学道，亦乃如然。岂悟众圣，造次流传。子书之内，尽著佳篇，今引诸势，一十六端。

补肝藏三势春用之

一势：以两手掩口，取热汗及津液摩面，上下三五十遍。食后为之，令人华润。又以两手摩拭面，使极热，令人光泽不皱。行之三年，色如少女，兼明目，散诸故疾。从肝藏中出肩背，然引元和，补肝藏入下元。行导引之法，皆闭气为之。先使血脉通流，从徧①身中出，百病皆痊。慎勿开口，舒气为之。用力之际，勿以外邪气所入于藏腑中，返招祸害，慎护之。

二势：平身正坐，两手相叉，争力为之。治肝中风，掩项后，使面仰视之。使项与手争力，去热毒、肩疼痛、目视不明。积聚风气不散，元和心气焚之，令出散。然调冲和之气补肝，下气海，添内珠尔。

三势：以两手相重，按胜②拔去左右。极力去腰间风毒之气及胸膈，补肝，兼能明目。

补脾藏一势季春用之

四势：左右射雕，去胸胁及胸膈结聚风气、脾藏诸疾，来去用力为之，闭口使内气趁散之尔。

补心藏三势夏用之

五势：大坐斜身，用力偏敌如排山势。极力去腰脊风冷，宣通五脏六腑，散脚气。左右同。补心益智。

六势：以一手按胜，一手向上，极力如托石。去两胁间风毒，治心藏，通和血脉。左右同，闭气为之，十二月俱依此尔。第一势后，便行此法。

七势：常以两手合掌，向前筑去臂腕。淘心藏风劳，宣散关节。左右同，皆须依春法尔。

补脾藏一势季夏用之

八势：端身正坐，舒手指，直上反拘，三举，前屈。去腰脊脚膝痹风，散膀胱气。前后同。至六月十四日已后用之。

补肺藏三势秋用之

九势：以两手抱头项，宛转回旋俯仰。去胁胸筋背间风气、肺藏诸疾，宣通项脉。左右同，依正月法。

十势：以两手相叉头上，过去左右伸曳之十徧。去关节中风气，治肺藏诸疾。

十一势：以两手拳脚胫十余徧。此是开胸膊膈，去胁中气，治肺藏诸疾。并依正月，闭气为之。仍叩齿三十六通应之。

补脾藏一势季秋用之

十二势：九月十二日已后用，补脾。以两手相叉于头上，与手争力。左右同。治脾藏四肢，去胁下积滞风气、膈气，使人能食，闭气为之。

补肾藏三势冬用之

十三势：以两手相叉，一脚踏之，去腰脚拘急、肾气诸疾、冷痹、脚手风毒气、膝中疼痛之疾。

---

① 徧（biàn 变）：同"遍"，下同。
② 胜（bì 臂）：大腿。

十四势：大坐伸手指，缓拘脚指，治脚痹、诸风、注气、肾藏诸毒气、远行脚痛不安，并可常为，最妙矣。

十五势：以一手托膝反折，一手抱头，前后左右为之。去骨节间风，宣通血脉、膀胱、肾气、肾藏诸疾。

补脾藏一势季冬用之

十六势：以两手耸上，极力，三徧。去脾脏诸疾、不安。依春法用之。

上已前一十六势，并闭气为之则妙也。此导引后一千年中，有道首大扬道气，于宫商角徵羽唱阅后，多士矣，共八百众，于二炼后四元内，相次飞升矣。一炼五百年，二炼一千年。俗以十二年为一周，道以十二年为一纪，一元六十年，四元二百四十年，道为世矣。

（谢青云　校注）

养性延命录

梁·陶弘景

【按语】

《养性延命录》是华阳陶隐居弘景先生所集，是陶氏在《本草经集注》后的又一部具有里程碑式的养生综合性著作。陶弘景，字通明，丹阳秣陵人。生于公元456年，于536年去世，享年81岁。陶氏是南朝齐梁时期道教思想家、医学家。他通过自己养生的心得体会，在前人的基础上，对养生学做了较为全面的总结。正如其在序中所说"因止观微暇，聊复披览《养生要集》……今略取要法，删弃繁芜，类聚篇题。"陶氏将养生之精华要义记录在书内，而由于《养生要集》的失传，使得以流传。陶氏之著书目的"拟补助于有缘，冀凭缘以济物耳"，是为养生之法为后人惠及，延年益寿。

《养性延命录》是在《养生要集》的基础上撰集而成，是"其集乃钱彦、张湛、道林之徒，翟平、黄山之辈，咸是好事英奇，志在宝育，或鸠集仙经真人寿考之规，或得采彭铿老君长龄之术，上自农、黄以来，下及魏、晋之际，但有益于养生及招损于后患，诸本先皆记录，今略取要法，删弃繁芜，类聚篇题"而成，可谓是养生学之精华。

本书大体内容分为上、下两卷，卷各三篇。上卷三篇：教诫篇、食诫篇、杂诫忌禳害祈善篇。第一教诫篇总论养生的必要性。要使人却病延年，以至长生，就必须"养神炼形"，使神、形得到合理的保养与锻炼。从而"游心虚静，息虑无为"，使神不劳；去声色，远名利，善摄养，使体不疲；加上服饵良药，"则百年者寿是常分也"。食诫篇第二讲饮食宜忌。好的饮食习惯，对身体有莫大益处，而坏的饮食习惯和方法，则会有损健康且引起诸多疾病。特别强调饮食有节，食不过量；提倡多用素食、淡食、熟食；饭后散步等。《杂诫忌禳害祈善篇》讲日常起居的注意事项及禁忌。下卷三篇：服气疗病篇、导引按摩篇、御女损益篇。讲用行气、导引（加按摩）、房中等方术以养神、炼形。第四服气疗病篇讲行气术，记录其法十余条，包括调身、调意、调息等"三调"内容。第五导引按摩篇讲导引按摩术，记录其法近二十条。包括摩面、熨眼，搔目四眦、揩摩身体（干浴）、扣齿、漱津等导引按摩法。其中还记述了华佗"五禽戏"。第六御女损益篇讲房中术，记录其法十余条。指出男女房室不可不有（"阴阳不交，则致病"），又不可不慎。强调"凡养生，在于爱精"，"精少则病，精尽则死"。故要讲求房中节欲，注意交合方法，还要遵循房中禁忌。

《养性延命录》是一本采撷前人养生言论，加以系统归纳提炼而成的养生著作，引录之书，多达三十余种，是汉魏时期养生学之精华。其所谈养生理论和方法，虽出于长生不死的宗教要求，难免有不少糟粕，但其中许多内容是从实践中总结出来的经验之谈，具有某些科学成分，值得今人借鉴。

本书校勘以1926年上海涵芬楼据明正统道藏本影印本中的《养性延命录》为底本，《云笈七签》收辑的《养性延命录》为校本，再参照其他有关资料对该书进行点校整理。

【原文校释】

序

夫禀气含灵，唯人为贵。人所贵者，盖贵为生。生者神之本，形者神之具。神大用则竭，形大劳则毙。若能游心虚静，息虑无为，服元气于子后，时导引于闲室，摄养无亏，兼饵良药，则百年耆寿，是常分也。如恣意以耽声色，役智而图富贵，得丧恒切于怀，躁挠未能自遣，不拘礼度，饮食无节，如斯之流，宁免夭伤之患也。余因止观微暇，聊复披览《养生要集》。其集乃钱彦、张湛、道林之徒，翟平、黄山之辈，咸是好事英奇，志在宝育，或鸠集仙经真人寿考之规，或得采彭铿①老君②长龄之术，上自农、黄以来，下及魏、晋之际，但有益于养生及招损于后患，诸本先皆记录，今略取要法，删弃繁芜，类聚篇题，分为上下两卷，卷有三篇，号为《养性延命录》，拟补助于有缘，冀凭缘以济物耳【或云此书孙思邈所集】。

卷　上

教诫篇第一

《神农经》曰：食谷者，智慧聪明。食石者，肥泽不老。谓炼五石也。食芝者，延年不死。食元气者，地不能埋，天不能杀。是故食药者，与天相异，日月并列。

混元③《道经》曰：谷神不死河上公曰：谷，养也。能养神则不死。神为五脏之神。肝藏魂，肺藏魄，心藏神，肾藏精，脾藏志。五脏尽伤，则五神去，是谓玄牝言不死之道，在于玄牝。玄，天也，天于人为鼻。牝，地也，地于人为口。天食人以五气，从鼻入藏于心，五气清微，为精神聪明，音声五性，其鬼曰魂，魂者，雄也，出入人鼻，与天通，故鼻为玄也。地食人以五味，从口入藏于胃，五味浊滞，为形骸骨肉，血脉六情，其鬼曰魄，魄者，雌也，出入于口，与地通，故口为牝也。玄牝之门，是谓天地根根，原也。言鼻口之门，乃是天地之元气，所从往来也。绵绵若存鼻口呼吸喘息，当绵绵微妙，若可存，复若无有也。用之不勤用气当宽舒，不当急疾、勤劳。

混元《德经》④曰：出生谓情欲出于五内，魂定魄静，故生也入死谓情欲入于胸臆，精散神惑，故死也。生之徒十有三，死之徒十有三言生死之类，各十有三，谓之九窍而四关也。其生也，目不妄视，耳不妄听，鼻不妄嗅，口不妄言，手不妄持，足不妄行，精不妄施。其死也，反是。人之生也，动皆之死地十有三人欲求生，动作反之，十有三之死地。夫何故？以其求生之厚也所以动之死地者，以其求生之活之太厚也。远道反夭，妄行失纪。盖闻善摄生者，陆行不遇兕⑤虎，入军不被甲兵。凶无所投其角，虎无所措其爪，兵无所容其刃。夫何故以其无死地，以共不犯上，十有三之死地也以其不犯上，十有三之死地也。

《庄子》养生篇曰：吾生也有涯向秀曰：生之所禀，各有极也，而智也无涯嵇康曰：夫不虑而欲，性之动也。识而发感，智之用也。性动者，遇物而当足，则无余智，从感不求，倦而不已。故世之可患，恒在于智困，不在性动也。以有涯随无涯，殆已郭象曰：以有限之性寻无趣之智，安得而不困哉。已而为智者，殆而已矣向秀曰：已困于智矣。又为智以攻之者，又殆矣。

《庄子》曰：达生之情者，不务生之所无以为向秀曰：生之所无以为者，性表之事也。张湛曰：生理自全，

---

① 彭铿：即彭祖，姓钱名铿。《云笈七签》本即作彭祖。
② 老君：在此指老聃，即老子。《云笈七签》本作李聃。
③ 混元：指太上老君。《云笈七签》作"老君"。
④ 《德经》：原写为《道德经》，衍文，改为《德经》。原文出自《德经》。
⑤ 兕（sì 肆）：古代犀牛一类兽的名称。《说文》曰："兕，如野牛而青，象形。"

魏晋南北朝时期　143

为分外所为，此是以有涯随无涯也。达命之情者，不务智之所无奈何向秀曰：命尽而死者是。张湛曰：秉生顺之理，穷所禀分，岂智所知何也。

《列子》曰：少不勤行，壮不竞时，长而安贫，老而寡欲，闲心劳形，养生之方也。

《列子》曰：一体之盈虚消息，皆通于天地，应于万类张湛曰：人与阴阳通气。和之于始，和之于终，静神灭想，生之道也始终和，则神志不散。

混元《妙真经》曰：人常失道，非道失人。人常去生，非生去人。故养生者，慎勿失道。为道者，慎勿失生。使道与生相守，生与道相保。

《黄老经玄示》曰：天道施化，与万物无穷。人道施化，形神消亡，转神施精精竭。故衰形本生精，精生于神，不以生施，故能与天合德，不与神化，故能与道同式。

《玄示》曰：以形化者，尸解之类，神与形离，二者不俱。遂象飞鸟，入海为蛤，而随季秋，阴阳之气。以气化者，生可冀也。以形化者，甚可畏也。

严君平《老子指归》曰：游心于虚静，结志于微妙，委虑于无欲，归计于无为。故能达生延命，与道为久。

《大有经》曰：或疑者云：始同起于无外，终受气于阴阳，载形魄于天地，资生长于食息，而有愚有智，有强有弱，有寿有夭，天耶，人耶？解者曰：夫形生愚智，天也。强弱寿夭，人也。天道自然，人道自已。始而胎气充实，生而乳食有余，长而滋味不足，壮而声色有节者，强而寿。始而胎气虚耗，生而乳食不足，长而滋味有余，壮而声色自放者，弱而夭。生长全足，加之导养，年未可量。

《道机》曰：人生而命有长短者，非自然也，皆由将身不谨，饮食过差，淫泆无度，忤逆阴阳，魂神不守，精竭命衰，百病萌生，故不终其寿。

《河图帝视萌》曰：侮天时者凶，顺天时者吉。春夏乐山高处，秋冬居卑深藏。吉利多福，寿考无穷。

《雒书·宝予命》曰：古人治病之方，和以醴泉①，润以元气，药不辛不苦，甘甜多味，常能服之，津流五脏，系在心肺，终身无患。

《孔子家语》曰：食肉者，勇敢而悍虎狼之类。食气者，神明而寿仙人、灵龟是也。食谷者，智慧而夭人也。不食者，不死而神直任喘息而无思虑。

《传》曰：杂食者，百病妖邪所钟。所食愈少，心愈开，年愈益；所食愈多，心愈塞，年愈损焉。

太史公司马谈曰：夫神者，生之本，形者，生之具也。神大用则竭，形大劳则毙。神形早衰，欲与天地长久，非所闻也。故人所以生者，神也。

神之所托者，形也。神形离别则死，死者不可复生，离者不可复返，故乃圣人重之。夫养生之道，有都领大归，未能具其会者，但思每与俗，反则暗践胜辙，获过半之功矣。有心之徒，可不察欤。

《小有经》曰：少思、少念、少欲、少事、少语、少笑、少愁、少乐、少喜、少怒、少好、少恶，行此十二少，养生之都契也。多思则神殆，多念则志散，多欲则损志，多事则形疲，多语则气争，多笑则伤脏，多愁则心慑，多乐则意溢，多喜则忘错惛乱，多怒则百脉不定，多好则专迷不治，多恶则憔煎无欢，此十二多不除，丧生之本也。无多者，几乎真人大计。奢懒者寿，悭②勤者夭，放

---

① 醴泉：原指甘美的泉水，此指唾液。《黄庭内景经·口为章第三》务成子注："口中津液……一名醴泉。"《医心方》卷二七"用气第四"："唾者凑为醴泉。"

② 悭（qiān 千）：吝啬。

散劬①悷②之异也。田夫寿，膏粱夭，嗜欲少多之验也。处士少疾，游子多患，事务凡简之殊也。故俗人竞利，道士罕营。胡昭曰：目不欲视不正之色，耳不欲听丑秽之言，鼻不欲向膻腥之气，口不欲尝毒刺之味，心不欲谋欺诈之事，此辱神损寿。又居常而叹息，晨夜而吟啸，千正来邪也。夫常人不得无欲，又复不得无事，但当和心少念，静身损虑，先去乱神犯性，此则啬神之一术也。

《黄庭经》曰：玉池清水灌灵根，审能修之可长存，名曰饮食自然。自然者，则是华池。华池者，口中唾也。呼吸如法，咽之则不饥也。

《老君尹氏内解》曰：唾者，凑为醴泉，聚为玉浆，沉为华池，散为精浮，降为甘露。故口为华池，中有醴泉，漱而咽之，溉脏润身，流利百脉，化养万神、支节、毛发，宗之而生也。

《中经》曰：静者寿，躁者夭。静而不能养减寿，躁而能养延年。然静易御，躁难将，尽顺养之宜者，则静亦可养，躁亦可养。

韩融元长曰：酒者，五谷之华，味之至也，亦能损人。然美物难将而易过，养性所宜慎之。

邵仲湛曰：五谷充肌体而不能益寿，百药疗疾延年而不甘口。甘口充肌者，俗人所珍，苦口延年者，道士之所宝。

《素问》曰：黄帝问歧伯曰：余闻上古之人，春秋皆百岁而动作不衰谓血气犹盛也，今时之人，年始半百动作皆衰者，时世异耶，将人之失耶？歧伯曰：上古之人，其知道者，法则阴阳，和于术数房中交接之法。饮食有节，起居有度，不妄动作。故能与神俱，尽终其天命，寿过百岁。今时之人则不然，以酒为浆，以妄为常，醉以入房，以欲竭其精，以好散其真，不知持满，不时御神，务快其心，游于阴阳，生治起居，无节无度③，故半百而衰也。

老君曰：人生大期，百年为限，节护之者，可至千岁。如膏之用，小炷与大耳。众人大言而我小语，众人多烦而我少记，众人悖暴而我不怒，不以人事累意，不修仕禄之业，淡然无为，神气自满，以为不死之药，天下莫我知也。无谓幽冥，天知人情。无谓暗昧，神见人形。心言小语，鬼闻人声。犯禁满千，地收人形。人为阳善，吉人报之。人为阴善，鬼神报之。人为阳恶，贼人治之。人为阴恶，鬼神洽之。故天不欺人依以影，地不欺人依以响。

老君曰：人修善积德而遇其凶祸者，受先人之余殃也。犯禁为恶而遇其福者，蒙先人之余殃也。

《名医叙病论》曰：世人不终耆寿，咸多夭殁者，皆由不自爱惜，忿争尽意，邀名射利，聚毒攻神，内伤骨髓，外贬筋肉，血气将无，经脉便壅，肉里空疏，唯招蛊疾，正气日衰，邪气日盛矣。不异举沧波以注爝火，颓华岭而断涓流，语其易也，甚于兹矣。

彭祖曰：道不在烦，但能不思衣，不思食，不思声，不思色，不思胜，不思负，不思失，不思得，不思荣，不思辱，心不劳，形不极，常导引纳气胎息尔，可得千岁。欲长生无限者，当服上药。

仲长统曰：荡六情五性，有心而不以之思，有心而不以之言，有体而不以之安，安之而能迁，乐之而不爱，以之图之，不知日之益也，不知物之易也。其彭祖老聃庶几，不然彼何为与人者同类，而与人者异寿。

陈纪元方曰：百病横夭，多由饮食，饮食之患，过于声色，声色可绝之窬年，饮食不可废之一日，为益亦多，为患亦叨，多则切伤，少则增益。

张湛云：凡脱贵势者，虽不中邪，精神内伤，身心死亡非妖祸外侵，直由冰炭内煎，则自崩伤中呕血也。始富后贫，虽不中邪，皮焦筋出，委辟为挛贫富之于人利害，犹于权势，故疴疹损于形骸而已。动胜寒，静胜热，能动能静，所以长生。精气清静，乃与道合。

《庄子》曰：真人其寝不梦。

---

① 劬（qú 渠）：过分劳苦，勤劳。
② 悷（lì 吝）：同"吝"，吝啬。
③ "游于阴阳……无节无度"：《内经》原文为"逆于生乐，起居无常"。

《慎子》云：昼无事者，夜不梦。张道人年百数十，甚翘壮也。云养性之道，莫久行、久坐、久卧、久视、久听，莫强食饮，莫大沉醉，莫大愁忧，莫大哀思，此所谓能中和。能中和者，必久寿也。

《仙经》曰：我命在我不在天，但愚人不能知。此道为生命之要，所以致百病风邪者，皆由恣意极情，不知自惜，故虚损生也。辟如枯朽之木，遇风即折，将崩之岸，值水先颓。今若不能服药，但知爱精节情，亦得一二百年寿也。

张湛《养生集》叙曰：养生大要，一曰啬神，二曰爱气，三曰养形，四曰导引，五曰言语，六曰饮食，七曰房室，八曰反俗，九曰医药，十曰禁忌。过此已往，义可略焉。

青牛道士言：人不欲使乐，乐人不寿，但当莫强健为力，所不任举重，引强掘地，苦作倦而不息，以致筋骨疲竭耳。然于劳苦胜于逸乐也。能从朝至暮，常有所为，使之不息乃快，但觉极当息，息复为之。此与导引无异也。夫流水不腐，户枢不朽者，以其劳动数故也。饱食不用坐与卧，欲得行步，务作以散之。不尔，使人得积聚不消之疾，及手足痹蹶，面目黧䵟，必损年寿也。

皇甫隆问青牛道士青牛道士姓封，字君达其养性法则可施用。大略云：体欲常劳，食欲常少，劳无过极，少无过虚，去肥浓，节咸酸，减思虑，捐喜怒，除驰逐，慎房室。武帝行之有效。

彭祖曰：人之受气，虽不知方术，但养之得理，常寿之一百二十岁。不得此者，皆伤之也。小复晓道，可得二百四十岁，复微加药物，可得四百八十岁嵇康亦云：导养得理，上可寿千岁，下可寿百年。

彭祖曰：养寿之法，但莫伤之而已。夫冬温夏凉，不失四时之和，所以适身也。

彭祖曰：重衣厚褥，体不劳苦，以致风寒之疾。厚味脯腊，醉饱厌饫，以致聚结之病。美色妖丽，嫔妾盈房，以致虚损之祸。淫声哀音，怡心悦耳，以致荒耽之惑。驰骋游观，弋猎原野，以致发狂之失。谋得战胜，兼弱取乱，以致骄逸之败。盖圣贤或失其理也。然养生之具，譬犹水火不可失适，反为害耳。

彭祖曰：人不知道，径服药损伤，血气不足，肉理空疏，髓脑不实，内已先病，故为外物所犯，风寒酒色，以发之耳。若本充实，岂有病乎！

仙人曰：罪莫大于淫，祸莫大于贪，咎莫大于僭。此三者，祸之车，小则危身，大则危家。若欲延年少病者诫，勿施精命夭残，勿大温消骨髓，勿大寒伤肌肉，勿咳唾失肥液，勿卒呼惊魂魄，勿久泣神悲戚，勿恚怒神不乐，勿念内志恍惚，能行此道，可以长生。

食诫篇第二

真人曰：虽常服药物，而不知养性之术，亦难以长生也。养性之道，不欲饱食便卧及终日久坐，皆损寿也。人欲小劳，但莫至疲及强所不能堪胜耳。人食毕，当行步踌躇，有所修为为快也。故流水不腐，户枢不朽蠹，以其劳动数故也。故人不要夜食，食毕但当行中庭如数里可佳。饱食即卧生百病，不消成积聚也。食欲少而数，不欲顿多难消，常如饱中饥，饥中饱。故养性者，先饥乃食，先渴而饮。恐觉饥乃食，食必多盛；渴乃饮，饮必过。食毕当行，行毕，使人以粉摩腹数百过，大益也。

青牛道士言：食不欲过饱，故道士先饥而食也；饮不欲过多，故道士先渴而饮也。食毕行数百步中益也。暮食毕行五里许乃卧，令人除病。凡食，先欲得食热食，次食温暖食，次冷食。食热暖食讫，如无冷食者，即吃冷水，一、两咽甚妙。若能恒记，即是养性之要法也。凡食，欲得先微吸取气，咽一、两咽乃食，主无病。

真人言：热食伤骨，冷食伤脏，热物灼唇，冷物痛齿。食讫踟蹰长生。饱食勿大语。大饮则血脉闭，大醉则神散。春宜食辛，夏宜食酸，秋宜食苦，冬宜食咸，此皆助五脏，益血气，辟诸病。食酸咸甜苦，即不得过分食。春不食肝，夏不食心，秋不食肺，冬不食肾，四季不食脾，如能不食，此五脏尤顺天理。燕不可食，入水为蛟蛇所吞，亦不宜杀之。饱食讫即卧成病背疼。饮酒不欲多，多即吐，吐不佳。醉卧不可当风，亦不可用扇，皆损人。白蜜勿合李子同食，伤五内。醉不可强食，令人发痈疽，生疮。醉饱交接，小者令人面䵟，咳嗽，不幸伤绝脏脉，损命。凡食，欲得恒温暖，宜入易消，胜于习冷。凡食，皆熟胜于生，少胜于多。饱食走马成心痴。饮水勿忽咽之，成气病及水癖。人食酪，勿食酢，变为血痰及尿血。食热食，汗出，勿洗面，令人失颜色，面如虫行。食热食讫，勿以醋浆漱口，令人口臭及蛋齿。马汗息及马毛入食中，亦能害人。鸡、兔、犬肉，不可合食。烂茆①屋上水滴浸者，脯名曰郁脯，食之损人。久饥不得饱食，饱食成癖病。饱食夜卧失覆，多霍乱死。时病新差②，勿食生鱼，成痢不止。食生鱼，勿食乳酪，变成虫。食兔肉，勿食干姜，成霍乱。人食肉，不用取上头最肥者，必众人先目之，食者变成结气及痖③疠食皆然。空腹勿食生果，令人膈上热，骨蒸，作痈疖。铜器盖食，汗出落食中，食之发疮肉疽。触寒未解食热食，亦作刺风。饮酒热未解，勿以冷水洗面，令人面发疮。饱食勿沐发，沐发令人作头风。荞麦和猪肉食，不过三顿成热风。干脯勿置秫米瓮中，食之闭气。干脯火烧不动，出火始动，擘之筋缕相交者，食之患人或杀人。羊脾中有肉如珠子者，名羊悬筋，食之患癫痫。诸湿食不见形影者，食之成痖，腹胀。暴疾后不周饮酒，膈上变热。新病差不用食生枣、羊肉、生菜，损颜色，终身不复，多致死，膈上热蒸。凡食热脂饼物，不用饮冷醋、浆水，善失声若咽。生葱白合蜜食，害人。切忌干脯得水自动，杀人。曝肉作脯，不肯燥勿食。羊肝勿合椒食，伤人心。胡瓜合羊肉食之发热。多酒食肉，名曰痴脂，忧狂无恒。食良药、五谷充悦者，名曰中士，犹虑疾苦。食气，保精存神，名曰上士，与天同年。

杂诫忌禳害祈善篇第三

久视伤血，久卧伤气，久立伤骨，久行伤筋，久坐伤肉。凡远思强健伤人，忧患悲哀伤人，喜乐过差伤人，忿怒不解伤人，汲汲所愿伤人，戚戚所患伤人，寒热失节伤人，阴阳不交伤人。凡交须依导引诸术。若能避众伤之事而复阴阳之术，则是不死之道。大乐气飞飏④，大愁气不通。用精令人气力乏，多视令人目盲，多睡令人心烦，贪美食令人泄痢。俗人但知贪于五味，不知元气可饮。圣人知五味之生病，故不贪，知元气可服，故闭口不言，精气自应也。唾不咽则海不润，海不润则津液乏，是知服元气，饮醴泉，乃延年之本也。沐浴无常不吉，夫妇同沐浴不吉，新沐浴及醉饱，远行归还，大疲倦，并不可行房室之事，生病，切慎之。丈夫勿头北卧，令人六神不安，多愁忘。勿跂井，今古大忌。若见十步地墙，勿顺墙坐卧，被风吹，发癫痫疾。勿怒目久视日月，失目明。凡大汗忽脱衣，不慎多患偏风，半身不遂。新沐浴了，不得露头当风，不幸得大风刺风疾。触寒来，勿临面火上，成痫，起风眩。凡汗，勿跂床悬脚；久成血痹，足重，腰疼。凡脚汗，勿入水。作骨痹，亦作遁痖。久忍小便，膝冷兼成冷痹。凡食热物汗出，勿荡风，发痓头痛，令人目涩，饶睡。凡欲眠，勿歌咏，不祥。起眠讫，勿大语，损人气。凡飞鸟投人，不可食焉，若开口及毛下有疮，并不可食之。凡热泔洗头，冷水濯，成头风。凡人卧，头边勿安火炉，令人头重、目赤、鼻干。凡卧讫，头边勿安灯，令人六神不安。冬日温足冻脑，春秋脑足俱冻，此乃圣人之常法也。凡新哭泣讫便食，即成气病。夜卧勿覆头，妇人勿跂灶坐，大忌。凡若睡不用远，远即成肺病，令人手重，背疼，咳嗽。凡人魇，勿点灯，照定魇死，暗唤之即吉，亦不可近前及急唤。凡人卧勿开口，久成消渴，并失血色。凡旦起勿以冷水开目洗面，令人目涩，失明，饶泪。凡行途中触热，逢河勿洗面，生乌䵟。人睡讫忽觉，勿饮水更卧，成水痹。凡时病新汗解，勿饮冷水，损人心腹，不平复。凡空腹不可见闻臭尸，气入鼻令人成病。凡欲见死尸，皆须先饮酒及咬蒜辟毒气。凡小儿不用令指月，两耳后生疮，是断名月蚀疮，捣虾

---

① 茆：同"茅"。
② 差：通"瘥"，下同。
③ 痖（yā）：痴貌。
④ 飏：通"扬"。《说文》曰："飏，风所飞扬也。"

蟆末敷即差，并别余疮并不生。凡产妇不可见狐臭人，能令产妇著肿。凡人卧不用于窗栊①下，令人六神不安。凡卧，春夏欲得头向东，秋冬头向西，有所利益。

凡丈夫饥，欲得坐小便，饱则立小便，令人无病，凡人睡，欲得屈膝侧卧，益人气力。凡卧，欲得数转侧，微语笑，欲令至少语，莫令声高。大春欲得瞑卧早起，夏秋欲得侵夜卧早起，冬欲得早卧晏起，皆有所益。虽云早起莫在鸡鸣前，晏起莫在日出后，冬日天地闭，阳气藏，人不欲劳作汗出，发泄阳气，损人。新沐浴讫，勿当风湿语，勿以湿头卧，使人患头风，眩闷，发颓，面肿，齿痛，耳聋。湿衣及汗衣，皆不可久著，令发疮及患风瘙痒。

老君曰：正月旦中庭向寅地，再拜呪曰：某甲年年受大道之恩，太清玄门愿还（某甲）去岁之年。男女皆三通。自呪常行此道，延年玄女有清神之法，淮南崇祠灶之规，咸欲体合，真灵护卫，真生者。仙经秘要，常存念心中，有气大如鸡子，内赤外黄，辟众邪延年也。欲却众邪百鬼，常存念为炎火如斗，煌煌光明，则百邪不敢干人，可入瘟疫之中。暮卧，常存作赤气在外，白气在内，以覆身，辟众邪鬼魅。

老君曰：凡人求道，勿犯五逆六不祥，有犯者凶。大小便向西一逆，向北二逆，向日三逆，向月四逆，仰视天及星辰五逆。夜起倮形一不祥，旦起嗔恚二不祥，向灶骂詈三不祥，以足内火四不祥，夫妻昼合五不祥，盗恚师父六不祥。凡人旦起恒言善事，天与之福，勿言奈何歌啸，名曰请祸。慎勿上床卧歌凶，始卧伏床凶，饮食伏床凶，以匙筋系盘上凶。司阴之神在人口左，人有阴祸。司阴白之于天，天则考人魂魄。司杀之神在人口右，人有恶言。司杀白之于司命，司命记之，罪满即杀。二神监口，唯向人求，非安可不慎言。舌者身之兵，善恶由之而生，故道家所忌。食玉泉者，令人延年，除百病。玉泉者，口中唾也。鸡鸣、平旦、日中、日晡、黄昏、夜半时，一日一夕。凡七漱玉泉食之，每食辄满口咽之，延年。发，血之穷。齿，骨之穷。爪，筋之穷。千过梳发发不白，朝夕啄齿齿不龋，爪不数截筋不替。人常数欲照镜，谓之存形，形与神相存，此其意也。若矜容颜色自爱，玩不如勿照。凡人常以正月一日，二月二日，三月三日，四月八日，五月一日，六月二十七日，七月十一日，八月八日，九月二十一日，十月十四日，十一月十一日，十二月三十日，但常以此日取枸杞菜，煮作汤沐浴，令人光泽，不病、不老。月蚀宜救活人，除殃。活万人与天同功天不好杀，圣人则之。不好杀者，是助天地长养，故招胜福。善梦可说，恶梦默之，则养性延年也。

卷 下

服气疗病篇第四

《元阳经》曰：常以鼻纳气含而漱，满舌料唇齿咽之，一日一夜得千咽甚佳。当少饮食，饮食多则气逆，百脉闭，百脉闭则气不行，气不行则生病。

《玄示》曰：志者，气之帅也。气者，体之充也。善者遂其生，恶者丧其形。故行气之法，少食自节，动其形，和其气血，因轻而止之，勿过失，突复而还之，其状若咽，正体端形，心意专一，固守中外，上下俱闭，神周形骸调畅，四溢修守，关元满而足实，因之而众邪自出。

彭祖曰：常闭气纳息，从平旦至日中，乃跪坐拭目，摩搦身体，舐唇咽唾，服气数十，乃起行言笑。其偶有疲倦不安，便导引闭气，以攻所患，必存其身，头面九窍，五脏四肢，至于发端，皆令所在。觉其气云行体中，起于鼻口，下达十指，末则澄和真神，不须针药灸刺。凡行气欲除百病，随所在作念之。头痛念头，足痛念足，和气往攻之，从时至时，便自消矣。时气中冷，可闭气以取汗，汗出辄周身则解矣。行气闭气，虽是治身之要，然当先达解其理，又宜空虚不可饱满。若气有结滞，不

---

① 窗栊（bó博）：斗拱。我国传统建筑特有的一种结构。

得空流，或致发疮，譬如泉源不可壅遏。若食生鱼、生菜、肥肉，及喜怒忧恚不除而以行气，令人发上气。凡欲学行气，皆当以渐。

刘君安曰：食生吐死，可以长存，谓鼻纳气为生，口吐气为死也。凡人不能服气，从朝至暮，常习不息，徐而舒之，常令鼻纳口吐，所谓吐故纳新也。

《服气经》曰：道者，气也。保气则得道，得道则长存。神者，精也。保精则神明，朴明则长生。精者，血脉之川流，守骨之灵神也。精去则骨枯，骨枯则死矣。是以为道，务宝其精，从夜半至日中为生气，从日中后至夜半为死气，常以生气时正僵卧，瞑目握固握固者，如婴儿之拳手，以四指押拇指也，闭气不息，于心中数至二百，乃口吐气出之，日增息。如此身神具，五脏安，能闭气至二百五十，华盖明华盖，眉也，耳目聪明，举身无病，邪不干人也。凡行气，以鼻纳气，以口吐气，微而引之，名曰长息。纳气有一吐气，有六纳气。一者谓吸也。吐气有六者，吹、呼、唏、呵、嘘、呬，皆出气也。凡人之息，一呼一吸，元有此数。欲为长息吐气之法，时寒可吹，时温可呼。委曲治病，吹以去风，呼以去热，唏以去烦，呵以下气，嘘以散滞，呬以解极。凡人极者，则多嘘呬。道家行气，率不欲嘘呬。嘘呬者，长息之心也，此男女俱存法，法出于《仙经》。行气者，先除鼻中毛，所谓通神之路。若天露恶风、猛寒大热时，勿取气。

《明医论》云：疾之所起，自生五劳，五劳既用，二脏先损，心肾受邪，腑脏俱病。五劳者，一曰志劳，一曰思劳，三曰心劳，四曰忧劳，五曰疲劳。五劳则生六极，一曰气极，二曰血极，三曰筋极，四曰骨极，五曰精极，六曰髓极。六极即为七伤，七伤故变为七痛，七痛为病，令人邪气多，正气少，忽忽喜忘，悲伤不乐，饮食不生，肌肤颜色无泽，发白枯槁。甚者令人得大风偏枯，筋缩，四肢拘急，挛缩，百关膈塞，羸瘦短气，腰脚疼痛，此由早娶用精过差，血气不足，极劳之所致也。凡病之来，不离于五脏，事须识根。不识者勿为之耳。心脏病者，体有冷热，呼吹二气出之。肺脏病者，胸背胀满，嘘气出之。脾脏病者，体上游风，习习身痒、疼闷，唏气出之。肝脏病者，眼疼，愁忧不乐，呵气出之。已上十二种调气法，依常以鼻引气，口中吐气，当令气声逐字吹、呼、嘘、呵、唏、呬吐之。若患者依此法，皆须恭敬用心为之。无有不差愈病，长生要术。

导引按摩篇第五

《导引经》云：清旦未起，先啄齿二七，闭目握固，漱满唾，三咽气，寻闭不息自极，极乃徐徐出气，满三止，便起狼踞鸱顾，左右自摇，亦不息自极，复三，便起下床，握固不息，顿踵三还，上一手，下一手，亦不息自极三；又叉手项上，左右自了戾，不息复三，又伸两足及叉手前却，自极复三。皆当朝暮为之，能数尤善。平旦以两手掌相摩令热，熨眼三过，次又以指搔目四眦，令人目明。按经文拘魂门、制魄户，名曰握固，与魂魄安门户也。此固精明目留年还白之法，若能终日握之，邪气百毒不得入握固法：屈大拇指于四小指下把之。积习不止，眼中亦不复开。一说云：令人不遭魔魅。

《内解》云：一曰精，二曰唾，三曰泪，四曰涕，五曰汗，六曰溺，皆所以损人也。但为损者，有轻重耳。人能终日不涕唾，随有，漱满咽之。若恒含枣核咽之，令人爱气生津液，此大要也谓取津液，非咽核也。常每旦啄齿三十六通，能至三百弥佳，令人齿坚不痛。次则以舌搅漱口中津液，满口咽之，三过止。次摩指少阳令热，以熨目，满二七止，令人目明。每旦初起，以两手叉两耳极上下，热挼之二七止，令人耳不聋。次又啄齿漱玉泉三咽，缩鼻闭气，右手从头上引左耳二七，复以左手从头上引右耳二七止，令人延年不聋。次又引两鬓发举之一七，则总取发两手向上，极势抬上一七，令人血气通，头不白。又法，摩手令热，以摩面从上至下，去邪气，令人面上有光彩。又法，摩手令热，雷摩身体，从上至下，名曰干浴，令人胜风寒，时气热，头痛，百病皆除。夜欲卧时，常以两手，揩摩身体，名曰干浴，辟风邪。峻坐，以左手托头，仰右手，向头上尽势托，以身并手振动三，右手托头，振动亦三，除人睡闷。平旦日未出前，面向南峻坐，两手托胜①，尽势振动三，令人面有光泽。平旦起未梳洗前峻坐，以左手握右手于左胜上，前却尽势挼左胜三。又以右手握左手于右胜上，前却挼右胜亦三次。又叉两手向前，尽势推三次，叉两手向胸前，以两肘向前，尽势三次，直引左臂，拳曲右臂，如挽一斛五斗弓势，尽力为之，右手挽弓势亦然。次以右手托地，左手仰托天尽势，右亦如然。次拳两手向前筑，各三七次，拳左手尽势，向背上握指三，右手亦如之。疗背膊臂肘劳，气数为之弥佳。平旦便转讫，以一长柱杖策腋，垂左脚于床前，徐峻尽势，掣左脚五七，右亦如之。疗脚气，疼闷，腰肾间冷气，冷痹及膝冷脚冷，并主之。日夕三掣弥佳。勿大饱及忍小便。掣如无杖，但遣所掣脚不着地，手扶一物亦得。晨夕以梳梳头满一千梳，大去头风，令人发不白。梳讫，以盐花及生麻油搓头顶上弥佳。如有神明膏，搓之甚佳。

且欲梳洗时，叩齿一百六十，随有津液便咽之讫，以水漱口，又更以盐末揩齿，即含取微酢、清浆半小合许熟漱，取盐汤吐洗两目讫，闭目以冷水洗面，必不得遣冷水入眼中，此法齿得坚净，目明无泪，永无龋齿。平旦洗面时漱口讫，咽一两咽冷水，令人心明净，去胸臆中热。谯国华佗，善养生，弟子广陵吴普、彭城樊阿，受术于佗，佗语普曰：人体欲得劳动，但不当使极耳。人身常摇动，则谷气消，血脉流通，病不生，譬犹户枢不朽是也。古之仙者及汉时有道士君倩，倩为导引之术，作熊经鸱顾，引挽腰体，动诸关节，以求难老也。吾有一术，名曰五禽戏。一曰虎，二曰鹿，三曰熊，四曰猿，五曰鸟，亦以除疾，兼利手足，以常导引。体中不快，因起作一禽之戏，遣微汗出即止。以粉涂身，即身体轻便，腹中思食。吴普行之，年九十余岁，耳目聪明，牙齿坚完，吃食如少壮也。虎戏者，四肢距地，前三踯却二踯，长引腰侧，脚仰天，即返距行，前却各七过也。鹿戏者，四肢距地，引项反顾，左三右二伸，左右脚伸缩亦三亦二也。熊戏者，正仰，以两手抱膝下，举头左擗地七，右亦七，蹲地，以手左右托地。猿戏者，攀物自悬，伸缩身体，上下一七，以脚拘物，自悬左右七，手钩却立，按头各七。鸟戏者，双立手，翘一足，伸两臂，扬眉，用力各二七，坐伸脚，手挽足趾各七，缩伸二臂各七也。夫五禽戏法，任力为之，以汗出为度。有汗，以粉涂身，消谷气，益气力，除百病，能存行之者，必得延年。又有法，安坐未食前，自按摩。以两手相叉，伸臂股，导引诸脉，胜如汤药。正坐，仰天呼出，欲食群饱之气立销。夏天为之，令人凉，不热。

御女损益篇第六

道以精为宝，施之则生人，留之则生身，生身则求度在仙位，生人则功遂而身退，功遂而身退，则陷欲以为剧。何况妄施而废弃，损不觉多，故疲劳而命堕。天地有阴阳，阴阳人所贵，贵之合于道，但当慎无费。

彭祖曰：上士别床，中士异被。服药千裹，不如独卧。色使目盲，声使耳聋，味使口爽②，苟能节宣其道，适抑扬其通塞者，可以增寿。一日之忌，暮食无饱夜饱食眠，损一日之寿。一月之忌，暮饮无醉夜醉卧，损一月之寿。一岁之忌，暮须远内一交损一岁之寿，养之不复。终身之忌，暮须护气暮卧习闭口，开口失气，又邪从口入。采女问彭祖曰：人年六十，当闭精守一，为可尔否？彭祖曰：不然。男不欲无女，无女则意动，意动则神劳，神劳则损寿。若念真正无可思而大佳，然而万一焉。有强郁闭之，难持易失，使人漏精尿浊，以致鬼交之病。又欲令气未感动，阳道垂弱。欲以御女者，先摇动令其强起，但徐徐接之，令得阴气，阴气推之，须臾自强，强而用之，务令迟疏。精动而正闭精，缓息瞑

---

① 胜：语音、义皆不详，据文义疑指臀部。
② 色使目盲，声使耳聋，味使口爽：源于《老子》"五色令人目盲，五音令人耳聋，五味令人口爽"，《老子本义·十一章》注曰："爽，差也，谓失正味也"。

目，偃卧导引，身体更复，可御他女。欲一动则辄易人，易人可长生。若御一女，阴气既微，为益亦少。又阳道法火，阴道法水，水能制火；阴亦消阳，久用不止，阴气噏①阳，阳则转损，所得不补所失。但能御十二女子而复不泄者，令人老有美色。若御九十三女而不泄者，年万岁。凡精少则病，精尽则死。不可不忍，不可不慎。数交而时一泄，精气随长，不能使人虚损。若数交接则泻精，精不得长益，则行精尽矣。在家所以数数交接者，一动不泻则赢，得一泻之精减，即不能数交接。但一月辄再泻精，精气亦自然生长，但迟微不能速起，不如数交接不泻之速也采女者，少得道，知养性，年一百七十岁，视如十五。殷王奉事之，年问道于彭祖也。

彭祖曰：奸淫所以使人不寿者，非是鬼神所为也。直由用意俗猥，精动欲泄，务副彼心，竭力无厌，不以相生，反以相害，或惊狂消渴，或癫痴恶疮，为失精之故。但施泻辄导引，以补其处，不尔，血脉髓脑日损，风湿犯之，则生疾病，由俗人不知补泻之宜故也。

彭祖曰：凡男不可无女，女不可无男。若孤独而思交接者，损人寿，生百病，鬼魅因之共交，失精而一当百。若欲求子，令子长命，贤明富贵，取月宿日施精大佳月宿日，直录之于后。

天老曰：人生俱禀五常，形法复同，而有尊卑贵贱者，皆由父母合八星阴阳，阴阳不得其时中也。不合宿，或得其时人中上也。不合宿，不得其时，则为凡夫矣。合宿交会者，非生子富贵，亦利己身，大吉之兆八星者，室参井鬼柳张心斗月宿，在此星可以合阴阳，求子。月二日、三日、五日、九日、二十日，此是王相生气日，交会各五倍，血气不伤，令人无病。仍以王相日，半夜后，鸡鸣前，徐徐弄玉泉，饮玉浆戏之。若合用春甲寅、乙卯，夏丙午、丁未，秋庚申、辛酉，冬壬子、癸亥，与上件月宿日合者，尤益佳。若欲求子，待女人月经绝后一日、三日、五日择中王相日，以气生时，夜半之后乃施精，有子皆男，必有寿贤明。其王相日，谓春甲乙、夏丙丁、秋庚辛、冬壬癸。凡养生，要在于爱精。若能一月再施精，一岁二十四气施精，皆得寿百二十岁。若加药饵，则可长生。所患人年少时不知道，知道亦不能信行，至老乃始知道，便以晚矣，病难养也。虽晚而能自保，犹得延年益寿。若少壮而能行道者，仙可冀矣。

《仙经》曰：男女俱仙之道，深内勿动精，思脐中赤色大如鸡子，乃徐徐出入，精动便退，一旦一夕可数十为之，令人益寿。男女各息，意共存之，唯须猛念。

道人刘京云：春三日一施精，夏及秋一月再施精，冬常闭精勿施。夫天道，冬藏其阳，人能法之，故得长生。冬一施，当春百。

蒯道人言：人年六十便当都绝房内。若能接而不施精者，可御女耳。若自度不辨者，都远之为上。服药百种，不如此事可得久年也。

《道林》云：命本者，生命之根本，决在此道，虽服大药及呼吸导引，备修万道，而不知命之根本。根本者，如树木，但有繁枝茂叶而无根本，不得久活也。命本者，房中之事也。故圣人云：欲得长生，当由所生。房中之事，能生人，能煞②人。辟如水火，知用之者，可以养生，不能用之者，立可死矣。交接尤禁醉饱，大忌，损人百倍。欲小便忍之以交接，令人得淋病，或小便难，茎中痛，小腹强。大恚怒后交接，令人发痈疽。道机房中禁忌，日月晦朔，上下弦望，日月蚀，大风恶雨，地动，雷电，霹雳，大寒暑。春夏秋冬节变之日，送迎五日之中，不行阴阳，本命行年月日忌禁之尤重阴阳交错不可合，损血气，泻正纳邪，所伤正气甚矣，戒之。新沐头，新行疲倦，大喜怒，皆不可行房室。

彭祖曰：消息之情，不可不知也。又须当避大寒，大热，大雨，大雪，日月蚀，地动，雷震，此是天忌也。醉饱，喜怒忧愁，悲哀恐惧，此人忌也。山川神祇，社稷井灶之处，此为地忌也。既避此三忌，又有吉日，春甲乙，夏丙丁，秋庚辛，冬壬癸，四季之月戊巳，皆王相之日也。宜用嘉会，令

---

① 噏（xī吸）：同"吸"。

② 煞：同"杀"。

人长生有子必寿。其犯此忌，既致疾，生子亦凶夭短命。

老子曰：还精补脑，可得不老矣。

《子都经》曰：施泻之法，须当弱入强出何谓弱入强出，纳玉茎于琴弦①麦齿②之间，及洪大便出之，弱纳之，是谓弱入强出。消息之，令满八十动，则阳数备，即为妙也。

老子曰：弱入强出，知生之术。强入弱出，良命乃卒，此之谓也。

（高明慧　校注）

---

① 琴弦：指女性的阴道。丹波康赖《医心方》卷二八"临御第五"引《素女经》"浅刺琴弦"。
② 麦齿：女性生殖器的一个部位。据《素女经·浅深篇》："阴道深二寸（二指宽）为麦齿"。

隋唐五代时期

诸病源候论（节选）

隋·巢元方

【按语】

《诸病源候论》是中国最早的论述以内科为主各科病病因和证候的专著。又称《诸病源候总论》、《巢氏病源》，共50卷，隋代巢元方等撰于大业六年（610年）。该书总结了隋以前的医学成就，对临床各科病证进行了搜求、征集、编纂，并予系统地分类。全书分67门，载列证候论1739条。叙述了各种疾病的病因、病理、证候等。诸证之末多附导引法，但不记载治疗方药。《诸病源候论》内容丰富，包括内、外、妇、儿、五官、口齿、骨伤等多科病证，对一些传染病、寄生虫病、外科手术等方面，有不少精辟论述，对后世医学影响较大。

气功是通过意识的运用使身心优化的自我锻炼方法，是中华原创医学中的瑰宝。古称养生、导引、吐纳、守一等等，称谓不下30种。其中"导引"和"养生"最为贴切。导引，意为"导气令和，引体令柔"之意，比较全面地反映气功锻炼的内容，使"气"更平和，使"体"更柔软，是技术关键。养生，则更强调锻炼的目的。

为了呵护自我健康的导引和养生方法已经风行数千年，但是正式作为医疗手段之一而由中央政府权威机关颁布的，则是公元610年隋代太医令巢元方《诸病源候论》一书。此书不同于前人之处在于，全书基本不涉及方药，只在每论末尾写上"其汤、熨、针、石，别有正方，补养宣导，今附于后。"一笔带过。相反，全书共载"养生方"或"导引法"289条，213种具体方法。可以说巢元方是集之前数千年医学气功成就之大成者，也是今日"医学气功学"最早的领路人。《诸病源候论》的问世，标志着气功在医学上的应用已进入成熟的阶段。"辨症施功"是本书最大特色，全书所介绍的213法绝大多数是根据不同症候选用。五脏六腑诸病候均有不同方法。例如标明"肝病候"条目下的方法是"肝脏病者，愁忧不乐，悲思嗔怒，头眩眼痛，'呵'气出而愈；"心病候"条目下导引法是："心脏病者，有冷热，若冷'呼'入；若热'吹'气出"；"脾病候"导引法是："脾脏病者，体面上游风习习，痛，身体痒，烦闷疼痛，用'嘻'气出。""肺病候"导引法："肺脏病者，咽喉窒塞，腹满耳聋，用'呬'气出。"呵"、"呼"、"吹"、"嘻"、"嘘"、"呬"六字用以治五脏病并非始自巢氏，五代梁朝之陶弘景（公元452~531年）已有记述，但作为政府颁布之医疗方法则是巢氏的功劳。

本书校勘以《巢氏诸病源候论》明嘉靖聚奎堂刻本为底本，《巢氏诸病源候论》周氏光绪辛卯本（简称"周本"）为校本，再参照其他有关资料对该书进行校点整理。

【原文校释】

卷之一　风病诸候上

五、风失音不语候

养生方云：醉卧当风，使人发瘖①。

---

① 瘖（yīn音）：突然失音，哑。

九、风口㖞候

养生方云：夜卧，当耳勿得有孔，风入耳中，喜①令口㖞。②

十三、风偏枯候

养生方导引法云：正倚壁，不息行气③，从头至足止。愈疽、疝、大风、偏枯、诸风痹。④

又云：仰两足指，五息止。引腰背痹、偏枯，令人耳闻声。常行，眼耳诸根⑤，无有挂碍⑥。⑦

又云：以背正倚，展两足及指，瞑心⑧，从头上引气，想以达足之十趾及足掌心，可三七引，候掌心似受气止。盖谓上引泥丸⑨，下达涌泉⑩是也。⑪

又云：正住倚壁，不息行气，从口趣⑫令气至头始止。治疽、痹、大风偏枯。⑬

又云：一足踏⑭地，足不动，一足向侧相，转身欹⑮势，并手尽急回，左右迭互二七。去脊风冷、偏枯不通润。⑯

十四、风四肢拘挛不得屈伸候

养生方导引法云：手前后递互拓⑰，极势，三七。手掌向下，头低面心，气向下至涌泉、仓门。

---

① 喜：容易发生某种变化。《金匮要略·痰饮咳嗽篇》："脉双弦者，皆大下后喜虚"。

② 本段语释：养生方说：夜里睡觉，对着耳朵的地方不能有漏风的孔隙。因为风从孔隙吹入耳中，容易使人嘴歪。

③ 不息行气："不息"，指闭气不呼吸。本书卷二十七白发候养生导引法："不息，不使息出，极闷已，三嘘而长细引。"《千金方》卷二十七调气法："引气从鼻入腹，足则停止，有力更取，久住气闷，从口细细吐出尽，还以鼻细细引入，出气一准前法。"行气，在此指以自己的意念引导气的运行。《赤凤髓》行气诀："得内元气，以意送之"。现在气功养生诸书多称为"以意领气"或"以意引气"。

④ 本段语释：养生方导引法说：身体正立，背部倚靠墙壁，安神定志，专心念气，以鼻纳气，闭气不息，用意念把"内气"从头上引到脚部为止，可治愈疽病、疝气、麻风、半身不遂以及各种风痹病。

⑤ 根：佛学术语。能生之义，增上之义。草木之根，有增上之力，能生干枝。佛家以眼、耳、鼻、舌、身、意为六根，指眼根能生眼识，耳根能生耳识，鼻根能生鼻识，舌根能生舌识，身根能生身识，意根能生意识。

⑥ 挂碍：佛家语，谓障于前后左右上下而进退无途。挂，通"罣"，为四面之障碍。

⑦ 本段语释：又说：正身仰卧，四肢自然平方，安心定意，仰起两脚十趾，进行吐纳，连续进行吐纳五次为止，能导引治疗腰背痹着以及半身不遂，并使人的听觉改善。经常施行此法，可使眼、耳等感觉器官不受外界事物的干扰和影响，保持清净状态。

⑧ 瞑心：收心使之安静。

⑨ 泥丸：道家语，指头脑或头顶部位。《赤凤髓》："泥丸，脑宫津名也。"《黄庭内景经》："脑神精根字泥丸"。《医心方》卷二十七导引第五引《养生要集》："旦起东向坐，以两手相摩令热，以手摩额上及顶上，满二九止，各曰存泥丸。"

⑩ 涌泉：经穴名。在足心陷中，属足少阴肾经。

⑪ 本段语释：又说：正身站立，以背正靠墙，伸展放松两脚和脚趾，静下心来，不想杂事，从头上引气下行，用意念送气，达到两脚的十趾和脚心。可反复引气三七二十一次，候脚底似有受气时为止。所谓上引泥丸，下达涌泉，说的就是此法。

⑫ 趣（cù 簇）：义同"促"。

⑬ 本段语释：又说：正身站立，以背正靠墙，闭息行气，把气从口引导到头，至头脑感到受气为止。此法可治疽病、痹症、麻风和半身不遂等。

⑭ 踏（tà 榻）：同"踏"。踏。

⑮ 欹（qī 欺）：通"倚"。倾斜，即身体取侧向姿势。

⑯ 本段语释：又说：身体正立，自然放松，一只脚平踏于地，踏稳不动；另一脚横向身侧面，形成"丁"字步，转身成斜势，两手尽力跟着急速回转，以上动作左右交替各做二七十四次。此法可祛除脊背风冷，半身不遂，气血不能通达滋润等病。

⑰ 拓：通"托"，以手承物或推物。

却努，一时取势，散气放纵，身气平。头动髆①前后欹侧，柔转二七。去髆井②冷血、筋急，渐渐如消。③

又云：两手抱左膝，伸腰，鼻内气七息，展左足。除难屈伸拜起、胫中痛痿。④

又云：两手抱右膝，着膺。除下重、难屈伸。⑤

又云：踞坐⑥，伸右脚，两手抱左膝头，伸腰，以鼻内气，自极，七息，展左足著外。除难屈伸拜起、胫中疼痹。⑦

又云：立，身上下正直，一手上拓，仰手如似推物势，一手向下如捺⑧物，极势，上下来去，换易四七。去髆内风、两髆井内冷血、两掖⑨筋脉挛急。⑩

又云：踞，伸左脚，两手抱右膝，伸腰，以鼻内气，自极，七息，展左足⑪著外。除难屈伸拜起、胫中疼。⑫

十五、风身体手足不随候

养生方导引法云：极力右掖⑬振两臀，不息九通⑭。愈臀痛、劳倦、风气不随。振两臀者，更互蹄踏⑮，犹言蹶⑯。九通中间，偃伏⑰皆为之，名虾蟆⑱行气。久行⑲不已，愈臀痛、劳倦、风气不随、

---

① 髆（zhuàn 赚）：同"膊"，胳膊。《说文》："肩胛也"。与"肩"同义。本书均用"髆"字而不用"肩"字，是避隋文帝杨坚讳而连及同音字。

② 髆井：即肩井。

③ 本段语释：养生方导引法说：身体正立，两足站稳，全身放松，提起两手与肩平行，仰掌似托物状，然后一手伸展向前，一手退却往后，前后顺序交替互推，伸展手臂，要尽量用力，连续做三七二十一次，然后手掌向下，低头面向心胸，引气下行至足底涌泉和胁下仓门处。收功时要采取正常的姿势，使气放散，身正气平，头向两肩前后倾斜，柔和地转动三七二十一次。可祛除肩部血冷和筋肉拘急，使其逐渐消除。

④ 本段语释：双手抱左膝头，伸腰，鼻吸气七次，伸右脚，可消除下肢活动障碍、难以屈伸、跪拜、起立，小腿疼痛痿软无力。

⑤ 本段语释：两手抱右膝贴胸。可消除下肢沉重，难以屈伸。

⑥ 踞坐：坐时两脚底和臀部着地，两膝上耸，即身体下蹲。

⑦ 本段语释：身体下蹲，伸展右脚，两手抱左膝头，全身重心亦转移至此，把腰伸直放松，以鼻纳气，尽力连续吐纳七次，伸左足外展。此法可消除下肢难以屈伸，跪拜，起立，小腿疼痛麻木等症。

⑧ 捺（nà 纳）：用手按。

⑨ 掖（yè 叶）：同"腋"，上肢同肩膀相连处靠里凹入的部分。

⑩ 本段语释：身体站起，上下正直，一手向上托，仰掌，如推东西的姿势，一手向下，如拿捺东西，两手尽量用力，上下来去交换各做四七二十八次。此法可祛除肩臂内受风，两髆井内血冷，两腋筋脉痉挛拘急等病。

⑪ 左足：根据前几段导引法，疑为"右足"。

⑫ 本段语释：踞坐，伸展左脚，两手抱膝，把腰伸直，以鼻纳气，尽力吐纳七次，伸右脚外展。此法可消除下肢难于屈伸、跪拜、起立，小腿疼痛等症。

⑬ 极力右掖：根据下文义，与导引动作不协调，疑为"极力左右"之误。

⑭ 不息九通：闭气不呼吸，至极限时才慢慢吐出，为一遍。如此连续作九遍。本书卷二十七白发候养生方导引法云："一通者，一为之，令此身囊之中满其气"。

⑮ 蹄踏（dì cù 地促）：两脚更替相踢。"蹄"同"蹄"，踢腿。踏通"蹙"，踏。

⑯ 蹶（jué 决）：通"蹶"，骡马等牲畜用后蹄踢人，如"尥蹶子"。在此指向后踢腿。

⑰ 偃伏：仰卧和俯伏。导引伏势，有特殊要求，如本书卷二十七白发候养生方导引法云："伏者，双膝着地，额直至地，解发破髻舒头长敷在地。"

⑱ 虾蟆：即"蛤蟆"。

⑲ 久行：此二字原在下文"不觉痛痒"之前，据文意乙正。

不觉痛痒，作种种形状。①

又云：偃卧，合两膝，布两足，伸腰，口内气②，振腹③七息。除壮热疼痛、两胫不随。④

又云：治四肢疼闷⑤及不随，腹内积气。床席必须平稳，正身仰卧，缓解衣带，枕高三寸。握固⑥者，以两手各自以四指把手拇指。舒臂，令去身各五寸，两脚竖指，相去五寸。安心定意，调和气息，莫思余事，专意念气。徐徐漱醴泉者，以舌舐略⑦唇口牙齿，然后咽唾。徐徐以口吐气，鼻引气入喉。须微微缓作，不可卒急强作。待好调和，引气，勿令自闻出入之声。每引气，心心念送之，从脚趾头使气出。引气五息、六息，一出之，为一息⑧。一息数至十息，渐渐增益，得至百息、二百息，病即除愈。不用食生菜及鱼肥肉。大饱食后，喜怒忧恚，悉不得辄行气。惟须向晓清静时行气，大佳，能愈万病。⑨

十七、风痹手足不随候

养生方导引法云：左右拱手两臂，不息九通。治臂足痛、劳倦、风痹不随。⑩

十九、偏风候

养生方导引法云：一手长舒，仰掌合掌，一手捉颏⑪，挽之向外，一时极势，二七。左右亦然。

---

① 本段语释：养生法导引法说：正身仰卧，手足自然伸直，交替向前上方踢腿，极力左右振动两臂，以鼻纳气，闭气不息，连做九次。可治疗臀痛，劳累疲乏，风气不遂等症。所谓振动两臂，就是左右交替向前后踢动两腿，犹如牲畜尥蹶子那样。不息九通中间，仰卧俯伏时都要做。这种导引法，称为虾蟆行气。可治疗臀痛，劳累疲乏，风气不遂，走路多了下肢麻木不知痛痒等病证，并能做出各种活动，轻便自如。

② 内气：内，通"纳"，即吸气。

③ 振腹：周本作"振腹自极"。

④ 本段语释：又说：正身仰卧，两膝屈曲，膝头向内靠拢，以手向外展开两脚，伸直腰部，以口吸气，振起腹部，使清气充满于腹中，达到极致，而后慢慢口呼出，即吸一次气，振腹一次为一息，连作七息。此法可消祛除高热，疼痛，两腿动作不便等病。

⑤ 闷：在此指肌肤不舒适感。《嵇康书》："头面常一月、十五日不洗。不大闷痒，不能沐也。"

⑥ 握固：除本文解释其姿式外，本书卷二十七白发候养生方导引法云："握固两手，如婴儿握，不令气出。"

⑦ 以舌舐（shì试）略：用舌头舔取。《说文》："略，一曰取也。"

⑧ 引气五息、六息一出之，为一息：即将气几次吸入一次呼出为一息。本书卷三十二疽候养生方导引法："行气者，鼻内息五入方一吐，为一通。"可参考。

⑨ 本段语释：又说：治疗四肢疼闷不舒，瘫痪行动不便，以及腹中积气均可采用导引行气方法。具体做法，床和铺席必须平稳，柔软温和。正身仰卧，松解衣带，枕高三寸，两手握固。握固要求两手各用四指握住拇指。并且舒展两臂，距离身体各五寸。两脚自然伸直，脚趾竖起，两脚间相距约五寸。安心定意，调和呼吸，处于入静状态，不想其他杂事，专心想气，调和气息。同时慢慢地漱醴泉。所谓漱醴泉，就是用舌头来回舔唇口和牙齿，待唾液满口，然后慢慢咽下唾液。接着行气，慢慢从口中吐出身体浊气，以鼻纳气，引清气进入喉咙中。这些动作，都要轻柔缓慢，不能匆促地硬做。要认真调和吸气及呼气，使自己听不到呼吸的声音。每吸气，要用意念运送它，想气由脚趾端出去。引气五至六息，而一出气为一息。初做者，由一息数到十息，以后渐渐增加，能到一、二百息，然后放松收功。如此则正气充足，邪气被祛，其病自然能痊愈。但需注意，在治疗期间，不可吃生菜、鱼和肥肉。进食过饱之后，以及喜怒忧忿时，都不可以行气。最好在拂晓凌晨，清净之时，行气最佳，能治疗各种疾病。

⑩ 养生方导引法说：取站立姿式导引行气，身体正立，两足站稳，舌抵上腭，闭口微息，而后将两臂屈曲上举，做拱手姿势，向左向右摆动各七次，然后拱手不动，安神定志，以鼻纳气，五息六息，吸气后口鼻巨闭，不使息出，待清气充满于体内，周行于四肢，至闷极之时，才缓缓细长从口呼出体内恶浊邪气。如此为一通，连续九通。这种方法，能够治疗臂足疼痛，劳倦内伤，风痹日久，手足不能随意活动等病。

⑪ 捉颏（kē柯）：握住下巴。"颏"，指下巴。本书卷二风头眩候作"颐"，其义近，均指下巴。

手不动，两向侧极①势，急挽之，二七。去颈②骨急强、头风脑旋、喉痹、髀内冷注、偏风。③

又云：一足踚地，一手向后长舒努之，一手捉涌泉急挽，足努手挽，一时极势。左右易，俱二七。治上下偏风、阴气不和。④

二十一、风不仁候

养生方导引法云：赤松子⑤曰：偃卧，展两胫、两手，足外踵⑥，指相向，以鼻内气，自极，七息。除死肌、不仁、足寒。⑦

又云：展两足上。除不仁、胫寒之疾也。⑧

二十二、风湿痹候

养生方导引法云：任臂，不息十二通。愈足湿痹不任行、腰脊痹痛。⑨

又，正卧，叠两手着背下，伸两脚，不息十二通。愈足湿痹不任行、腰脊痛痹。有偏患者，患左压右足，患右压左足。久行。手亦如足用行，满十方止。⑩

又云：以手摩腹，从足至头，正卧，蜷臂导引，以手持引足，住，任臂，闭气不息，十二通。以治痹湿不可任、腰脊痛。⑪

二十三、风湿候

养生方《真诰》⑫云：栉头⑬理发，欲得多过⑭，通流血脉，散风湿。数易栉，更番用之。⑮

---

① 极：原无，据本书卷二风头眩候补。

② 颈：原作"头"，根据本书卷二风头眩候改。

③ 本段语释：养生方导引法说：身体正立，两足站稳，舌抵上腭，闭口微息。先一手提起长伸，手掌上仰；另一手亦提起，握着下巴，挽之向外，两手从各自方向外展，相反拉紧，尽量伸展，片刻后两手放松，如连续做二七十四次。再变换双手位置，重复上述动作。运动完后，两手不动，以握住下巴的手再向左右两侧尽量转动，做快速牵拉动作二七十四次。此法可祛除颈椎活动障碍，头痛脑旋，喉痹，臂髀冷注，偏风等病。

④ 本段语释：又说：坐于凳上或床上，左脚踏地，左手向后用力伸展，右手抓着右足底涌泉快速向上拉，一时足努脚挽，各自向相反方向用力，交换左右手脚姿势，如前动作各作二七十四次，最后静息收功。可治疗上下偏风，阴气不和等病。

⑤ 赤松子：古代传说中的仙人名。《列仙传》："赤松，神农时雨师。"

⑥ 踵（zhǒng 肿）：脚跟。

⑦ 本段语释：养生方导引法说：赤松子讲，正身仰卧，舒展两手，自然伸直，放于身旁；两脚亦舒展，自然伸直，足跟向外，两脚脚趾相对，安神定志，以鼻纳气，使清气充满于胸中，到最大限度后缓缓呼出体内恶浊之气，如此连续七息。这种方法，可消除肌肉瘫痪，麻木不仁，两足寒冷等病。

⑧ 本节语释：又说：正身仰卧，舒展两脚，伸直腿膝，用力向上举起，又复落下，如此连续二七一十四次。这种方法，能够消除麻木不仁，足胫寒冷等病。

⑨ 本段语释：养生方导引法说：端正身体，平直仰卧，放松两臂，安神定志，以鼻纳气，吸气后口鼻俱闭，不使息出，待清气充满于体内，下行于腰脊两足，然后缓缓呼出，引出体内浊气，如此为一通，连续十二通，然后静息收功。这种方法能治愈足湿痹证不得行动、以及腰脊痹着疼痛等病。

⑩ 本段语释：又法，端正身体，平直仰卧，将两手重叠，放于背脊之下，手掌向着身体，掌心劳宫穴对准腰背命门穴；伸展两脚，放松下肢，然后如上条行不息式吐纳法十二通。这种方法，也能治愈足湿痹证不得行动、以及腰脊痹着疼痛等病。如果患者湿痹偏于半身，改用侧卧位行动，将下肢向左或向右上下相叠；病患在左侧的，把左足存想放松，压在右足上；病患在右侧的，把右足存想放松，压在左足上。坚持去做。如是上肢偏患者，即分别左右手亦如上文治足一样，采用此法，连做十次以上。

⑪ 本段语释：又说：仰卧，用手按于腹部，从脚向头顶方向轻柔按摩。按摩无限数，愈多愈佳。正身仰卧，卷起两臂，左右导引，或伸或屈。导引完后，用手牵引两脚屈曲向上，着意捏紧，以意守住，然后放松两臂，亦放松全身，行闭气不息之法，连续十二遍。该法可治湿痹不能行动、腰脊疼痛等病。

⑫《真诰》：道家书名，梁·陶弘景著，全书20卷。见《道藏》第二十册。

⑬ 栉（zhì 治）头：栉，梳子和篦子的统称。栉头，指用梳篦梳头。

⑭ 过：遍也。

⑮ 本段语释：养生方真诰说：梳头理发，要多梳几遍，可以流通血脉，消散风湿。还要多调换梳篦，轮流替换使用。

二十四、风痹候

养生方云：一曰，以右踵拘左足拇趾，除风痹。二曰，以左踵拘右足拇趾，除厥痹。三曰，两手更引足趺①，置膝上，除体痹。②

又云：因汗入水，即成骨痹。③

又云：偃卧，合两膝头，翻两足，伸腰，口内气，胀腹，自极，七息。除痹痛、热痛、两胫不随。④

又云：踞坐，伸腰，以两手引两踵，以鼻内气，自极七息，引两手⑤布两膝。除痹呕。⑥

又云：忍尿不便，膝冷成痹。⑦

又云：偃卧，端展两手足臂，以鼻内气，自极，七息，摇足三十而止。除胸足寒、周身痹、厥逆。⑧

又云：正倚壁，不息行气，从头至足止。愈大风、偏枯、诸痹。⑨

又云：左右手夹据地，以仰引腰，五息止。去痿痹，利九窍。⑩

又云：仰两足指，引五息。止腰背痹、枯，令人耳闻声。久行，眼耳诸根，无有挂碍。⑪

又云：踞，伸右脚，两手抱左膝头，伸腰，以鼻内气，自极，七息。除难屈伸拜起、胫中疼痛痹。⑫

又云：左右拱两臂，不息九通。治臂足痛、劳倦、风痹不随。⑬

又云：凡人常觉脊背皆⑭偃强而闷，不问时节，缩咽髆内⑮，仰面努髆井向上，头左右两向挪之，左右三七，一住⑯，待血行气动定，然始⑰更用。初缓后急，不得先急后缓。若无病人，常欲得旦起、午时、日没三辰⑱，如用，辰别二七。除寒热病、脊腰颈痛、风痹。两膝颈头，以鼻内气，自极七

---

① 足趺：足背。
② 本段语释：养生方导引法说：一法，用右脚跟勾住左脚拇趾，以意念守住，进行调息，以鼻纳气，能够治疗风痹；二法，用左脚跟勾住右脚拇趾，以意念守住，进行调息，以鼻纳气，可治疗厥痹；三法，用左右两手交替牵挽对侧两脚向上，把脚背放在对侧膝盖上，并以意念守住，进行调息，以鼻纳气，能够治疗体痹症。
③ 本段语释：出汗后下水，可成骨痹之病。
④ 本段语释：参见本书卷一第十五候风身体手足不随候养生方导引法。
⑤ 引两手：此三字原在下文"除痹呕"之后，据文意乙正。
⑥ 本段语释：又说：踞坐伸腰，用两手攀两脚后跟，以鼻纳气，尽力做七息，然后以两手放在两膝头上。可以除痹止呕。
⑦ 本段语释：又说：忍住小便不解，可使膝冷成痹症。
⑧ 本段语释：又说：平直仰卧，舒展伸长两手臂两脚，以鼻纳气，使清气充满于胸中，遍行于四肢，至极处，再慢慢呼气，如此为一息，尽力做七息，然后两脚并行，向左向右各摇摆脚部三十次而止。这种方法，可消除胸中寒、足冷，周身痹痛，四肢厥冷等病。
⑨ 本段语释：参见本书卷一第十三候风偏枯候养生方导引法。
⑩ 本段语释：又说：身体下蹲，左右两手向身靠拢，向下按地，仰头向上伸展腰部，然后行气，以鼻纳气五息为止，可以去痿痹，通利九窍。
⑪ 本段语释：参见本书卷一第十三候风偏枯候养生方导引法。
⑫ 本段语释：参见本书卷一第十四候风四肢拘挛不得屈伸候养生方导引法。
⑬ 本段语释：参见本书卷一第十七候风痹手足不随候养生方导引法。
⑭ 背皆：原无。据本书卷二十九牙齿病第四候风齿候养生方、卷三十第一候口舌疮候养生方导引法重出此文补。
⑮ 不问时节，缩咽髆内：原无，据本书卷二第四十二候风头眩候、卷五第一候腰痛候、卷二十九牙齿病第四候风齿候养生方、卷三十第一候口舌疮候养生方导引法重出此文补。
⑯ 一住：暂停之意。
⑰ 然始：然后。
⑱ 辰：时辰；时候。

息。除腰痹背痛①，口内生疮、牙齿风、头眩尽除。②

又云：大汗勿偏脱衣，喜偏风半身不随。③

《养生经要集》云：大汗急傅④粉。着汗湿衣，令人得疮，大小便不利。⑤

二十九、风惊候

养生方云：精藏于玉房⑥，交接太数⑦，则失精。失精者，令人怅怅，心常惊悸。⑧

卷之二　风病诸候下

三十四、刺风候

养生方云：触寒，来寒未解，食热物，亦成刺风。⑨

三十六、风冷候

养生方导引法云：一足蹋地，足不动，一足向侧，如丁字样，转身倚势，并手尽急回，左右迭互二七⑩。去脊风冷、偏枯不通润。⑪

又云：蹲坐，身正头平，叉⑫手安颔下，头不动，两肘向上振摇，上下来去七七。亦持手三七，放纵身心。去乳房风冷肿闷、鱼寸⑬不调、日日损。⑭

又云：坐，两足长舒，自纵身，内⑮气向下，使心内柔和适散，然始屈一足，安膝下，长舒一足，仰足趾向上使急，仰眠，头不至席，两手急努前，头向上努挽，一时各各取势，来去二七，迭互

---

① 两膝颈头，以鼻内气，自极七息，除腰痹背痛：此四句十七字，本书风头眩候、腰痛候、风齿候、口舌疮候养生方导引法重出此文时皆无，且与上下文义不贯通，疑为错简。

② 本段语释：又说：凡是人们常觉得脊背部分板闷，倔强不舒，无论什么时节，均可运用此导引法来治疗。身体正立，两臂自然下垂，舌抵上腭，闭口微息。然后用意使咽喉骨下缩，尽量往下，缩至胸骨上窝；同时又仰面向上，并抬起肩井人，形成缩颈抬肩姿势，尽量上下活动头部，并将头部向左右两侧挪动各三七二十一次。做完一遍后，停下，静息片刻，待血气行动安定以后，再做如上导引，连续二七一十四次，恢复原位。该导引主要活动在咽颈关隘之处，要注意稳妥，开始时动作应缓慢，渐渐加快，切不得先急后缓。如果无病之人用此导引法锻炼，当须在天明起身时、中午和傍晚三个时辰进行，每个时辰分别导引二七一十四次。这种导引法，能够治疗多种疾病，如寒热病、背脊、腰部、颈项疼痛、风痹病，以及口内生疮、牙齿风、头眩等病。

③ 本段语释：又说：大量出汗后，不要脱去单侧衣服，否则容易得偏风半身不遂。

④ 傅（fū夫）：通"敷"。搽，抹。

⑤ 本段语释：《养生经要集》说：大量出汗，要赶快搽粉。要是穿汗湿的衣服，可使人生疮，大小便不利。

⑥ 玉房：又称"精房"，即"丹田"。《圣济总录》卷第二百神仙服气上："丹书玉房为丹田，方一寸。"注："玉房在脐下三寸是。"

⑦ 数（shuò硕）：频繁。

⑧ 本段语释：养生方说：男子之精贮藏于精房中，性交太频繁，使精液消耗过多，称为失精。失精的症候，使人精神闷闷不乐，心脏容易发生惊悸。

⑨ 本段语释：养生方说：受寒气侵犯到人，在寒气还没有消除的时候，就吃热的食物，会形成刺风之病。

⑩ 二七：原本与周本无，据本书卷一偏枯候养生导引法条文补。

⑪ 本段语释：与卷一风偏枯候养生导引法条文相同，其语释见前文。

⑫ 叉：原本作"义"，周本作"叉"据上下文意，疑为"叉"之异形，故改之。

⑬ 鱼寸：其义未详。

⑭ 本段语释：又说：蹲坐，头身平正，两手十指交叉，反托在下巴之下，头不动，而用两肘向上振动摆动，上下来去摇动七七四十九次。接着，两手再做握手动作三七二十一次。然后恢复蹲坐，全身放松，安定意念，静息收功。这种功法，可消除乳房因受风冷而致的肿痛不舒，以及鱼寸不调，日渐亏损。

⑮ 内："纳"的本字。

亦然。去脚疼、腰髀冷、血冷、风痹①、日日渐损。②

又云：长舒足，肚腹着席，安徐看气③向下，知有去处，然始着两手掌拓席，努使臂直，散脊背气向下，渐渐尽势，来去二七。除脏腑内宿冷，脉急，腰髀风冷。④

又云：欲以气出汗，拳⑤手屈膝侧卧，闭气自极，欲息气定，复闭气，如此汗出乃止。复转卧，以下居上，复闭气如前，汗大出乃止。此主治身中有风寒。欲治股胫手臂痛法：屈一胫一臂，伸所病者，正偃卧，以鼻引气，令腹满，以意推之，想气行至上，温热，即愈。⑥

又云：肚腹着席，长舒一足，向后急努足指，一手舒向前尽势，将一手向背上挽足倒极⑦势，头仰蹙⑧背，使急。先用手足斜长舒者，两向自相挽急，始屈手足共头，一时取势。常记动手足，先后交番，上下来去二七，左右亦然。去背项腰膝髀井风冷疼闷、脊里倔强。⑨

又云：正坐⑩，两手向后捉腕，反向拓席，尽势，使腹弦弦，上下七，左右换手亦然。损腹肚冷风宿气积，胃口冷，食饮进退⑪，吐逆不下。⑫

又云：凡学将息人，先须正坐，并膝头、足。初坐，先足趾相对，足跟外扒。坐上，欲安稳，须两足跟向内相对，坐上，足指外扒。觉闷痛，渐渐举身似欹⑬，便坐上。待其内坐相似不痛，始⑭双

---

① 风痹：周本作"风"。

② 本段语释：又说：端正身体，平坐于床席或地上，两脚伸直，全身放松，引气向下，使心中感到柔和舒适为度，然后屈曲一脚，放在另一腿的膝下，另一脚伸直，并使脚趾上屈，尽量用力伸展，上半身向后仰倒，在头接近床席还没着席时，两手臂立即用力向前伸，带动头部向上起身呈被拉欲起之状，这些动作要快，身、手、头、足要一齐用力，一时间都动起来回复到原先位置。上下来去做二七十四次。更换两脚后再按此法做。这种方法，可以消除脚疼、腰背肩臂冷血冷风、日渐亏损之病。

③ 看气：即"内视法"，《千金方》："常当习黄帝内视法，存想思念，令见五脏如悬磐，五色了了分明……心眼观气，上入顶，下达涌泉．'

④ 本段语释：又说：身体俯卧，两脚伸直，肚腹着席，运用内视法，存想思念，使能安适而徐缓地看到气从上向下运行，并知道气的去处，达到丹田。然后用两手掌推着床席用力撑起身体，使两臂伸直，并使头背仰伸，放松脊背经脉骨节，使气便于向下行，再慢慢地恢复原来俯卧的姿势，如此俯卧又撑起，行气又散气，反复做二七十四次。这种导引法，可以消除脏腑内的宿积风冷，筋脉拘急，腰背肩臂风冷等病。

⑤ 拳：通"蜷"、"卷"。

⑥ 本段语释：又说：如要运气出汗，可两手握固，屈膝侧身躺卧，安神定志，两目轻闭，以鼻纳气，尽量闭气不使息出，达到极致，再微微息出，以意引气，往攻患处；如果出息气粗，则不能再闭气，要等气息平稳后，再纳气、闭气，如此反复做到出汗为止。然后再转身侧卧，使原来在下面的一侧身体翻转到上面，再闭气如前法，到汗大出为止。此法主治体内有风寒。如果要治疗四肢疼痛，其方法是：正身仰卧，身体放松，屈曲一腿和一臂，自然伸展患肢，以鼻纳气，使腹部充满清气，用意念去推动气的运行，存想该气运行到病处，反复进行，直至患处温热通润，汗大出而止。此时四肢之疼痛亦即随之而愈。

⑦ 极：周本作"急"。

⑧ 蹙（cù 促）：迫促。

⑨ 本段语释：又说：俯卧，腹部着席，伸展一脚，脚趾用力向后，一手尽量用力向前舒展，然后将一手从背后拉脚，使脚尽量倒转，同时仰头向后，迫使背部紧缩。先将斜伸得一手一足，各自用力拉紧，然后才弯手脚和头，同时采取动作姿势。做功时要经常记住，手足动作的先后次序，交替上下来去共做十四次，左右相同。可消除背、项、腰、膝、肩井等处的风冷疼闷，脊背中倔强。

⑩ 正坐：原本及周本均作"坐正"，据本书卷二十一呕吐候养生导引法重出此文移正。

⑪ 进退：偏义复词，义指"退"，即减少之意。

⑫ 本段语释：又说：正坐，头目平视，上身正直，两手反伸向背后，左手握住右手的腕部，右手则覆掌向下，撑托于席地上，尽量用力托住上身，以鼻纳气，随呼吸使腹部一张一弛而振动，一上一下为一次，连续七次。再交换左右手握腕后也如上法做。这种导引，可以减轻肚腹受寒受风，久宿气积，胃口冷，饮食不胃，呕逆不下等病。

⑬ 欹：同"欤"，空。原作"疑"，根据本书卷五第一候腰痛候养生方导引法改。

⑭ 始：原本作"如"，周本为"始"，疑为形近之误，据本书卷五腰背病、卷十三上气候改。始，指始然，然后之简语。

竖足跟向上，坐上，足趾并反向外。每坐常学①。去膀胱内冷②，膝冷、两足冷疼、上气、腰痛，尽自消适。③

又云：长舒一足，一脚屈，两手挽膝三里④，努膝向前，身却挽，一时取势，气内散消，如似骨解。迭互换足，各别三七，渐渐去髀脊冷风冷血、筋急。⑤

又云：两手向后，倒挽两足，极势。头仰，足指向外努之，缓急来去七，始手向前直舒，足自摇，膝不动，手足各二七。去脊腰闷、风冷。⑥

又云：身平正，舒两手向后，极势。屈肘向后，空捺四七。转腰，垂手向下，手掌四面转之。去臂内筋急。⑦

又云：两手长舒，合掌向下，手高举与髀齐，极势，使髀闷痛，然始上下摇之二七。手下至髀还，上下缓急。轻手前后散振七。去髀内风冷疼，日消散。⑧ 双手前拓，努手合掌向下。⑨

又云：两⑩手掌倒拓两髆井前，极势。上下傍两掖，急努振摇，来去三七。竟，手不移处，努两肘向上急势，上下振摇二七，欲得拳两手七，因相将三七。去项、髆筋脉急劳⑪。一手屈拳向左，一手捉肘头，向内挽之，上下一时尽势。屈手散放，舒指三，方转手，皆极势四七。调肘髆骨筋急强。⑫

又云：两手拓，向上极势，上下来去三七。⑬ 手不动，时两肘向上，极势七。不动手肘臂，侧身

---

① 学：原本与周本无，根据本书卷五腰痛候中与本段相似条文补，本书卷十三上气候作"觉"。

② 冷：周本作"气"。

③ 本段语释：又说：凡是学习养生调息的人，先要练习正坐姿式，即屈膝下蹲，并拢膝头及两脚，端正而坐。开始正坐的时候，先两脚足趾相对，足跟向外扳开，正坐于足跟上。坐定要安稳，须交换动作，改为两足跟朝里相对，足趾外扳。感觉闷痛后，慢慢地抬身好像凌空一样，然后再坐上，等到两种坐法都已适应不觉疼痛的时候，才可以竖起两足跟向上，并坐于足跟上，此时两足趾都翻向外。要每逢坐下就这样练习。这种正坐方法，可以祛除膀胱里的冷气，膝冷，两脚冷痛，上气腰痛，这些全可以消除，并感到舒适。

④ 膝三里：经穴名，即"足三里"。在膝下三寸，属足阳明胃经。在此是指该处部位。

⑤ 本段语释：又说：身体下蹲，腰背挺直，一脚伸展放松，一脚屈曲耸膝，用两手十指交叉抱住膝三里部位，膝向前用力，身体向后用力靠，持续一段时间，则体内之气消散，好像骨节松解似的。如此两脚互换各做三七二十一次。此法，可以慢慢消除臂髆脊背的风寒冷血筋急等症。

⑥ 本段语释：又说：身体俯卧，额直至地，肚腹着席，自然呼吸，两手向后伸展，倒挽两足，并尽量用力。头向后仰，足趾向外用力，各部位用力尽量达到极致，一松一紧地来去为一次，连续做七次，然后两臂向前舒展伸开，两脚自然摇动，膝部不动，手伸脚摇各做二七十四次，最后回复原位，静息收功。此法，可消除腰脊不舒和风冷等症。

⑦ 本段语释：又说：身体站立平正，伸展两手，向后尽量用力，然后屈两肘移至背后，空捺四七二十八次。回复原位，再转动腰部，垂手向下，手掌四面转动。这种导引法，可消除臂内筋脉拘急等病。

⑧ 本段语释：又说：身体站稳，舒展两手，仰托向前，再反手使掌心向下，手高举与肩平，尽量用力保持，当肩臂感到疼痛不舒时，然后将两手放下，上下摇动二七十四次。手向下至髋骨部位而回，手向上举要缓慢，向下落时可以快些。完毕后回复原位，接着散开双手轻轻前后随意抖动七次，静息收功。该法可除肩内风冷疼痛，使之日渐消散。

⑨ 双手前拓，努手合掌向下：原本无，周本有，疑为错简。

⑩ 两：原无，据本书卷二十二筋急候养生方导引法重出此文补。

⑪ 劳：原本与周本均作"努"，与文中义不符，据本书卷二十二改。

⑫ 本段语释：又说：身体站稳，四肢自然垂直。先两手掌向后翻托，两肩膀尽量向前用力，两臂上下依傍两腋，快速前后用力振摇，往返三七二十一次。摆动完毕后，手不移动位置，两肘向上抬起，尽量用力，抬到顶处，然后落下，上下振摇二七十四次，还要两手做倒卷动作七次，共做三七二十一次。该法可消除因肩项筋脉拘急而引起的活动费力。左手握固屈曲向左，另一手握住左肘头，向内拉，极力上下拉紧。然后握拳的手散开放松，并舒展手指三次后，再转换两手姿势，继续如上动作，都尽力去做，两手交替各连做四七二十八次。这种方法能够调和肩肘部的筋脉拘急，骨节强硬。

⑬ 两手拓，上下极势，上下来去三七：本句原在"又云"之前，根据上下文意疑为错简，故移之。

极势，左右回三七。去颈骨冷气风急。前一十二件有此法，能使气。人行之，须在疾中可量。①

三十八、风气候

养生方导引法云：一手前拓使急，一手发乳房，向后急挽之，不得努用力气，心开下散，迭互相换手，三七。始将两手攀膝头，急捉，身向后极势，三七。去惋②闷疼，风府③、云门④。⑤

四十一、头面风候

养生方云：饱食仰卧，久成气病头风。⑥

又云：饱食沐发，作头风。⑦

又云：夏不用露面卧，露下堕面上，令面皮厚，喜成癣。一云作面风。其汤熨针石，别有正方，补养宣导，今附于后。⑧

又云：人常须日已没食讫⑨，食讫即更不须饮酒，终天不干呕。诸热食腻物，不饮冷醋浆，喜失声失咽。热食枕手卧，久成头风目涩。⑩

养生方导引法云：一手拓颐，向上极势，一手向后长舒急努，四方显手掌，一时俱极势，四七。左右换手皆然。拓颐，手两向共头欹侧，转身二七。去臂髆风、头风、眠睡⑪。⑫

又云：解发，东向坐，握固，不息一通，举手左右导引，手掩两耳。治头风，令发不白。以手复捋头五，通脉也。⑬

又云：端坐伸腰，左右倾头，闭目，以鼻内气，除头风。自极七息止⑭。⑮

---

① 本段语释：又说：先用两手仰掌如托物而上举，达到最高处而后落下，如此一上一下，来去三七二十一次。接着仰托手不动，将两肘极力向上横开，然后放下，一上一下，来去做七次。最后手肘臂放平，全身平直站立，尽力侧身，左右回旋三七二十一次。该法可消除颈骨冷气风急，拘急不舒。前面十二条养生导引行气法，皆能治疗项背肩臂风冷疾病。运用导引运气的人，可以根据病情需要来灵活运用以增强疗效。

② 惋：原为"腕"，根据文意，疑为"惋"之误，故改。

③ 风府：经穴名。在项后正中入发际一寸处，属督脉。在此是指该处部位。

④ 云门：经穴名。在锁骨下缘，距前正中线六寸处，属手太阴肺经。在此是指该处部位。周本在"云门"后有"气散"两字。

⑤ 本段语释：养生方导引法说：身体下蹲，腰背挺直，然后提起一手向前立掌，用力伸直；另一手提起与乳房向平，从乳房出发急速向后倒挽，不要用力过猛，可使人心中舒畅，更换两手姿势，轮番各做三七二十一次。然后用两手攀住两膝头，而上身用力后仰，仰至极处而放松，如此亦三七二十一次。该法，可去除烦惋闷痛，风府、云门气散等。

⑥ 本段语释：《养生方》说：饱食后就仰卧，日久如此，可导致气病和头风。

⑦ 本段语释：又说：饱食后洗头发，会发生头风病。

⑧ 本段语释：又说：夏夜不要在外露面睡觉，因为露水落到脸上，会使脸皮变厚，并容易生癣。一说可能产生面风。其汤熨针石，别有正方，补养宣导之法，现附于后。

⑨ 食讫（qì 起）：吃完饭。

⑩ 本段语释：又说：人们常要日落以后吃完晚饭，饭后就不要再喝酒，这样就不会干呕。吃各种油腻的热食以后，不要再喝冷醋酸汤，否则容易声音嘶哑，吞咽失常。饮热食后枕手卧睡，日久如此，可导致头风和眼睛干涩。

⑪ 眠睡：在此指病理性眠睡，如嗜睡症等。

⑫ 本段语释：养生方导引法说：身体正立，一手仰掌托下巴，尽量用力往上托起，另一手则向后伸展，尽量伸直快速转手，手掌向四方显示转动一周，一时前后两手动作俱用力至极度，然后放松为一次，如此做四七二十八次。左右两手更换姿势再这样做。然后双手托下巴与头，以腰为轴，头身同时转侧，向左向右各二七十四次。这种导引，可消除肩臂头风、嗜睡等病。

⑬ 本段语释：又说：解开头发，面向东坐，两手握固，闭气不息一次，举起两手向左向右活动筋脉后，用手捂住两耳，一按一放，反复做。此法可以治疗头风。要使头发不白，可张开双手十指做梳，从前向后梳理头发，连做五次，以疏通血脉。

⑭ 除头风。自极七息止：周本同底本，但根据上下文意，应为"自极七息止。除头风。"

⑮ 本段语释：又说：端坐伸腰，将头部向左右两侧倾斜摆动，摆动同时闭目，以鼻纳气，用力纳气到极度后缓慢吐气，连续七次而止。此法可祛除头风病。

又云：头痛，以鼻内气，徐吐出气，三十过休。①

又云：抱两膝，自弃于地，不息八通。治胸中上至头诸病，耳目鼻喉痛。②

又云：欲治头痛，偃卧闭气，令鼻极乃息③，汗出乃止。④

又云：叉两手头后，极势，振摇二七，手掌翻覆安⑤之七，头欲得向后仰之，一时一势，欲得倚斜四角，急挽之，三七。去头掖髀肘风。⑥

四十二、风头眩候

养生方导引法云：以两手抱右膝，着膺，除风眩。⑦

又云：以两手承辘轳⑧倒悬，令脚反在其上元⑨。愈头眩风癫。坐地，舒两脚，以绳絆⑩之，大绳絆讫，拖辘轳上来下去，以两手挽绳，使脚上头下，使离地，自极十二通。愈头眩风癫。久行，身卧空中，而不堕落。⑪

又云：一手长舒，合⑫掌仰，一手捉颐，挽之向外，一时极势，二七。左右亦然。手不动，两向侧，极势，急挽之，二七。去颈骨急强、头风脑旋、喉痹，髀内冷注、偏风。⑬

又云：凡人常觉脊背倔强，不问时节，缩咽髀内，仰面，努髀并向上，头左右两向挪之，左右三七。一住，待血行气动住，然始更用。初缓后急，不得先急后缓。若无病人，常欲得旦起、午时、日没三辰，如用，辰别二七。除寒热病，脊腰颈项痛、风痹、口内生疮、牙齿风、头眩，众病尽除。⑭

又云：坐地，交叉两脚，以两手从曲脚中入，低头，叉手项上。治久寒不能自温，耳不闻声。⑮

又云：脚著项上，不息十二通。愈⑯大寒不觉暖热，久顽冷患，耳聋目眩病。久行即成法，法

---

① 本段语释：又说：治疗头疼，可用吐纳行气法治疗，安神定志，以鼻纳气，而后徐徐吐气，如此三十次而止。

② 本段语释：又说：身体下蹲，双手抱住两膝头，倒卧在地，闭气不息八次。本法可以治疗从胸到头的许多病，如眼、耳、鼻、喉疼痛等。

③ 偃卧闭气，令鼻极乃息：周本为"闭气，令鼻极偃卧乃息"。

④ 本段语释：又说，要治疗头疼，可仰卧，以鼻纳气，口鼻俱闭，不使息出，引气上行至患处，当鼻闭气到极限，再徐徐呼出，这样做到发热出汗为止。

⑤ 安：通"按"。

⑥ 本段语释：又说：身体正立，两手交叉放在头后，用力拉紧，以两肘臂上下摇摆，用力振摇二七十四次，手掌反复按摩头部项背二七十四次。然后头用力向后仰，两手按颈往前推，每一姿势做一段时间，并向四方倾斜摇摆，快速用力拉三七二十一次。该导引法可除头、腋、臂、肘风气，如头痛、上肢拘急疼痛等病。

⑦ 本段语释：养生方导引法说：身体下蹲，两手抱住右膝头，并把膝头挽起，顶着胸膺部位，配合行气。这种方法，能够祛除风眩病。

⑧ 辘轳（lù lú 鹿卢）：汲取井水的起重装置。井上立支架，上承横轴，其中段两边装有若干直木，状如车辐，两者之间又连以横木，以扩大横轴转动时的半径，而便于汲水。

⑨ 元：头，首。

⑩ 絆（bàn 半）：同"绊"。《增韵》："系足曰绊。"

⑪ 本段语释：又说：用两手抓住辘轳横木倒悬身体，使脚反在其上头。可治疗头晕风癫。具体做法：先坐在地上，伸展两脚，用绳扎好，再用大绳缚扎停当，并绑在辘轳上，转动辘轳上来下去，用两手挽住绳，使脚在上头在下，全身离地，这样尽力做二七十二次。可治疗头晕风癫。长期施行此法，可使身体随着辘轳旋转而不会落地。

⑫ 合：周本作"令"，根据上下文，"令掌仰"似更合文意。

⑬ 本段语释：参见本书卷一第十九候偏风候养生方导引法。

⑭ 本段语释：参见本书卷一第二十四候风痹候养生方导引法。

⑮ 本段语释：又说：蹲坐在地，交叉两脚，用两手从脚弯中伸入，抱住两腿，然后低头尽量深入两腿之间，松开双手，十指交叉按在后项之上，并配合呼吸吐纳。本导引法可以治疗久寒不能自行恢复温度，耳聋失聪等病。

⑯ 愈：此后原有"又云"两字，并另起一行作别条，据本书卷二十九耳聋候养生方导引法删改。

身①五六，不能变也。②

又云：低头，不息六通。治耳聋、目癫眩、咽喉不利。③

又云：伏④，前，侧牢，不息六通。愈耳聋目眩。随左右聋伏，并两膝，耳著地，牢，强意多用力至大极。愈耳聋目眩病。久行不已，耳闻十方，亦能倒头，则不眩也。八件有此术，亦在病疾难为。⑤

四十三、风癫候

养生方云：夫人见十步直墙，勿顺墙而卧，风利吹人，必发癫痫及体重。人卧春夏向东，秋冬向西，此是常法。其汤熨针石，别有正方，补养宣导，今附于后。

养生方导引法云：还向反望，不息七通。治咳逆、胸中病、寒热癫疾、喉不利、咽干咽塞。⑥

又云：以两手承辘轳倒悬，令脚反在上元。愈头眩风癫。坐地，舒两脚，以绳靽之，以大绳靽讫，拖辘轳上来下去，以两手挽绳，使脚上头下，不使离地，自极十三通。愈头眩风癫。久行，身卧空中，而不坠落。⑦

四十六、风邪候

养生方导引法云：脾主土，土暖如⑧人肉，始得发汗，去风冷邪气。若腹内有气胀，先须暖足，摩脐上下并气海⑨，不限遍数，多为佳。如得左回右转，三七。和气如用，要用身内一百一十三法，回转三百六十骨节，动脉摇筋，气血布泽，二十四气⑩和润，脏腑均调。和气在用，头动转摇振，手气向上，心气则下，分明知去知来。莫问平手、欹腰，转身、摩气，屈蹙回动尽，心气放散，送至涌泉，一一不失。气之行度，用之有导。不解用者，疑如气乱。⑪

---

① 法身：佛家语，即佛的真身。

② 本段语释：又说：如上式踞坐于地，两手伸入腿弯抱起双腿，低头伸入两腿间，改用双手抬起两足，把脚交叉放在后项上，并做闭气不息十二次。可治身体大寒不觉暖热，顽固的冷患，耳聋目眩病。此法难度大，坚持练习，方能成功，一旦修炼成功，对身体益处很多，甚至能修成佛法真身。

③ 本段语释：又说：取坐式、站式均可，低头下视，专心致志，以鼻纳气，闭气不息，使清气充满体内，上引至头，而后微微呼气，如此为一次，连续做六次。此法可治疗耳聋，目眩、风癫，咽喉不利等病。

④ 伏：底本原作"大"，据周本及上下文意改。

⑤ 本段语释：又说：跪伏，俯身侧耳用力贴地，行不息吐纳法，闭气不息六次。可治疗耳聋目眩。随左右耳聋的患侧伏卧，合并两膝，耳紧紧贴地，专心用力至极限。可治疗耳聋目眩病。长久应用此法不停，可使听力改善，耳闻十方，也可使得头倒转向下时不感到眩晕。以上八条中有类似运动头颈的方法，虽因病情导致患者实施此类功法较难，但能坚持练习的话对治疗疾病很有帮助。

⑥ 本段语释：养生方导引法说：身体正立，两臂自然下垂，双手握固，头目平视，身体不动，缓缓转动头部，向后回头反看；又渐渐向前回转，恢复向前平视，如此往左往右，安心宁神，闭目吐纳，以鼻纳气，口鼻俱闭，不使息出，至闷极方缓缓吐气，如此为一通，连续七通。这种方法，能够治疗多种病症，如咳逆上气，胸中诸病，寒热病，癫疾，以及喉中不利，咽干咽塞等病。

⑦ 本段语释：参见本书卷二第四十二候风头眩候养生方导引法。

⑧ 如：往；至。《尔雅》："如，往也"。在此引申为"至"。

⑨ 气海：经穴名。在脐下一寸五分，属任脉。在此是指该处部位。

⑩ 二十四气：即上中下二十四真神。上八神为脑、发、皮肤、目、项、膂、鼻、舌神；中八神为喉、肺、心、肝、胆、左肾、右肾、脾神；下八神为胃、穷肠、大小肠、胴中、胸膈、两胁、左阴左阳、右阴右阳神。

⑪ 本段语释：养生方导引法说：脾在五行中属中土，是谷气、卫气的发源地，谷气、卫气是脾胃温和之气，也属于阳气，能够外行于肌肉，使汗出有源，腠理开合正常。从而祛除风冷邪气。如果患者腹中气胀，要先温暖两脚，同时按摩肚脐上下和气海部位，不限次数，以多为好，至少要左回右转，连做三七二十一次。要使气和，当用身内一百十三法，转动三百六十骨节，推动经脉的运行，使血脉流通，筋骨活动，血气流畅，二十四气调和均匀，脏腑也都能得到调和。要使气和，须知气的用法，使头转动摇振，手气上行，心气下行，要清楚地知气的去处和来处。不论是平手、斜腰，转身、按摩、运气，屈蹙回动等活动完了，都要放散心气，送到脚心涌泉部位，每一步骤和动作，都要准确。气的运行有一定的法度，运用好可使身体受益；不懂得运用功法行气的人，可能导致气乱，反生偏差。

四十七、鬼邪候

养生方云：《上清真人诀》曰：夜行常琢齿，杀鬼邪。①

又云：仙经治百病之道，叩齿二七过，辄咽气二七过，如三百通乃止。为之二十日，邪气悉去；六十日，小病愈；百日，大病除，三蛊②伏尸皆去，面体光泽。③

又，《无生经》曰：治百病、邪鬼、蛊毒，当正偃卧，闭目闭气，内视④丹田⑤，以鼻徐徐内气，令腹极满，徐徐以口吐之，勿令有声，令入多出少，以微为之。故存视五脏，各如其形色，又存胃中，令鲜明洁白如素。为之倦极，汗出乃止，以粉粉身，摩捋形体。汗不出而倦者，亦可止，明日复为之。⑥

又当存作大雷电，隆隆鬼鬼⑦，走入腹中。为之不止，病自除矣。⑧

又云：封君达常乘青牛，鲁女生常乘驳牛，孟子绰常乘驳马，尹公度常乘青骡。时人莫知其名字为谁，故曰：欲得不死，当问青牛道士。欲得此色，驳牛为上，青牛次之，驳马又次之。二色者，顺生之气也。故云青牛者，乃柏木之精；驳牛者，古之神示之先；驳马者，乃神龙之祖也。云道士乘此以行于路，百物之恶精、疫气之疠鬼，长摄之焉。

五十二、风瘙身体隐𤺉候

养生方云：汗出不可露卧及浴，使人身振、寒热、风𤺉。⑨

五十七、诸癞候

养生禁忌云：醉酒露卧，不幸生癞⑩。⑪

又云：鱼无鳃，不可食。食之，令人五月发癞。⑫

卷之三　虚劳病诸候上

一、虚劳候

养生方导引法云：唯欲嘿气⑬养神，闭气使极，吐气使微。又不得多言语、大呼唤，令神劳损。

---

① 本段语释：养生方说：《上清真人诀》中说：夜间走路时常叩击牙齿，可以祛除鬼邪。
② 三蛊：即三虫，长虫、赤虫、蛲虫。《说文》："蛊，腹中虫也。"
③ 本段语释：又说：《仙经》治疗百病的方法，是牙齿相互叩击十四次，咽气十四次，为一遍，如此做三百遍为止。连做二十天，体内邪气都可以祛除；做六十天，小病可愈；做到一百天，大病消除，三蛊伏尸等病都可以祛除，并且面体光润。
④ 内视：见本卷风冷候导引"看气"注。
⑤ 丹田：关于丹田的部位，前人说法不一。有谓脐下三寸，有谓脐下一寸五分，有谓脐下一寸三分，有谓脐内一寸三分等。又说，丹田有三，上丹田在两眉之间（或谓在两眼之间），中丹田在心下（或谓在脐下），下丹田在脐下（或谓在会阴）。
⑥ 本段语释：还有，《无生经》说：治百病、邪鬼、蛊毒，应该正身仰卧，闭目闭气，意守丹田，内视丹田部位，用鼻慢慢吸气，使腹部极度充盈，再缓缓从口中吐出，不要发出声音。要吸气多出气少，轻微地呼吸。在内视同时，还要存想五脏的形状和颜色；再存想胃中，颜色鲜明，洁白如丝绢。这种闭气、内视存想之功，要做到极为疲倦，周身大汗而停止，然后用止汗粉扑于周身，并轻轻用手摩擦身体。如果在闭气内视过程中，尚未汗出但身体已疲倦的，也可随时中止，不要勉强，待第二天再做。
⑦ 隆隆鬼鬼：本书卷二十五蛊毒候养生方导引法作"隆晃"。隆晃（huǎng谎）：形容雷电的巨声和亮光。
⑧ 本段语释：又说，也可存想有大雷闪电，雷声隆隆，闪电晃晃，其声光进入腹中，大张正气，驱逐邪鬼。如此坚持去做，鬼邪疾病自然消除。
⑨ 本段语释：养生方说：出汗的时候，不能露宿和洗澡，不然会使人身体颤栗，恶寒发热，出风疹。𤺉（zhěn枕），通"疹"。风𤺉，即风疹，一种皮肤病。
⑩ 癞：即恶风、大风恶疾，类似今称之麻风病。
⑪ 本段语释：养生禁忌说：酒醉后露天睡觉，可能生癞病。
⑫ 本段语释：又说：没有腮的鱼不能吃。吃了，会使人五月发生癞病。
⑬ 嘿气：静默地调和气息。"嘿"，同"默"。

亦云：不可泣泪，及多唾涕①。此皆为损液漏津，使喉涩大渴。②

又云：鸡鸣时，叩齿三十六通讫，舐唇漱口，舌聊③上齿表，咽之三过。杀虫，补虚劳，令人强壮。④

又云：两手拓两颊，手不动，搂肘使急，腰内亦然，住定。放两肘头向外，肘髆⑤气散，尽势，大闷始起，来去七通，去肘臂劳。⑥

又云：两手抱两乳，急努，前后振摇，极势二七。手不动，摇两肘头上下来去三七。去两肘内劳损，散心向下，众血脉遍身流布，无有壅滞。⑦

又云：两足跟相对，坐上，两足指向外扒，两膝头拄⑧席，两向外扒使急。始长舒两手，两向取势，一一皆急，三七。去五劳、腰脊膝疼、伤冷脾痹。⑨

又云：跪一足，坐上，两手脾⑩内捲⑪足，努踹⑫向下。身外扒，一时取势，向心来去二七。左右亦然。去五劳、足臂疼闷、膝冷、阴冷。⑬

又云：坐抱两膝，下去三里二寸，急抱向身极势，足两向身，起，欲似胡床⑭，住势，还坐。上下来去二七。去腰足臂内虚劳、膀胱冷。⑮

又云：外转两脚，平踏而坐，意努动膝节，令骨中鼓，挽向外十度，非转也。⑯

又云：两足相踏，向阴端急蹙，将两手捧膝头，两向极势，捺之二七，竟，身侧两向取势二七，前后努腰七。去心劳、痔病、膝冷。调和未损尽时，须言语不瞋喜，偏跏⑰，两手抱膝头，努膝向

---

① 唾涕：唾沫鼻涕。"咦涕"，即鼻涕。
② 本段语释：养生方导引法说：要默气养神，尽量闭气至极限，而吐气要微细。并且不要多说话，大喊大叫，使精神劳累损耗。也有说不可哭泣流泪，以及多吐唾沫，多擤鼻涕。这些都会损耗津液，使人的喉咙干涩、大渴。
③ 聊：通"撩"。
④ 本段语释：又说：早晨鸡叫的时候，以下齿叩击上齿三十六次，完毕以后，用舌舔嘴唇，唾液漱口，用舌挑弄上牙外面，咽唾三次。可以杀虫补虚劳，使人强壮。
⑤ 肘髆：周本作"肘髆腰"。
⑥ 本段语释：又说：身体正直坐定，头目平视，全身放松，举起两手托住两颊，手不动，将两肘用力靠拢搂紧，腰部也同样用力伸直，持续一段时间，然后手不动，两肘头抬起向外，用力使肩肘腰气散尽，感到大闷时稍息再做，反复七次。此法可以治疗肘臂的劳损。
⑦ 本段语释：又说：身体正直坐定，头目平时，身体放松，举起两手抱住两乳，用力握住前后振摇，尽力做二七十四次。然后手不动摇，两肘头上下来去二十一次。可祛除肘内的劳损，使心气向下散放，血脉遍身流畅，没有壅滞。
⑧ 拄（zhù主）：支撑。
⑨ 本段语释：又说：身体下蹲，使两足跟相对，坐于足跟上，两脚趾向外扒开，两膝头前倾跪在地上，并也用力向外扒开，尽量伸展腰脊胯腿，伸直上半身。然后伸展两手，伸向左右两边做平衡姿势。此时，足膝腰脊两手都要一一用力牵引，达到极度，然后放松为一次，连续导引三七二十一次。这种功法，能够祛除五劳，腰脊膝痛，伤冷脾痹等病。
⑩ 脾（bì陛）：通"髀"，大腿。
⑪ 捲（juǎn卷）：同"卷"，把东西弯转裹起。
⑫ 踹（shuàn涮）：足跟。
⑬ 本段语释：又说：跪一只脚，身体虚坐在足跟上，另一脚屈曲，保持身体平衡。两手在大腿内挽屈曲的脚掌上翻，使脚跟向下用力，身体向外侧倾斜，用力保持一会儿，然后身子由外向中来去二七十四次。再换另一足跪式重复以上动作。这种导引法可以祛除五劳，足臂痛闷，膝冷阴冷等病。
⑭ 胡床：一种可以折叠的轻便坐具。《清异录》："胡床，施转关以交足，穿绠绦以容坐，转缩须臾，重不数斤。"
⑮ 本段语释：又说：踞坐，两手抱住膝下距离足三里二寸处，很快地抱膝贴身，用力抱紧，两脚亦贴身悬起，形状像折叠的胡床那样。保持这样的姿势一会儿以后，才恢复原来的坐姿，再作抱膝的动作，如此反复二七十四次。这种导引法可以祛除腰部、足部、臂内虚劳损伤，膀胱风冷等病。
⑯ 本段语释：又说，外转两脚，身体下蹲，坐于地上，两足亦平放于地，是指努动膝关节，使膝骨用力，挽足向外10度左右；作用是张后弛，并非把整个两脚向外来去转动。本段无主治病症，疑为本篇最后一条之解释说明。
⑰ 偏跏（jiā加）：俗称单盘膝，即盘膝而坐时，一足压于对侧大腿上的姿式。

外，身手膝各两向极势，挽之三七，左右亦然。头须左右仰扒。去背急臂劳。①

又云：两足相踏，令足掌合也；蹙足极势，两手长舒，掌相向脑项之后，兼至髆，相挽向头髆，手向席，来去七；仰手七，合手七。始两手角上极势，腰正，足不动。去五劳、七伤，齐下冷暖不和。数用之，常和调适。②

又云：一足蹹地，一足屈膝，两手抱犊鼻③下，急挽向身极势，左右换易四七。去五劳、三里气不下。④

又云：蛇行气，曲卧，以正身复起，踞，闭目，随气所在，不息。少食裁⑤通肠，服气为食，以舐为浆，春出冬藏，不财不养。以治五劳七伤。⑥

又云：虾蟆行气，正，动摇两臂，不息十二通。以治五劳、七伤、水肿之病也。⑦

又云：外转两足，十遍引，去心腹诸劳。内转两足，各十遍引，去心五息止，去身一切诸劳疾疹⑧。⑨

二、虚劳羸瘦候

养生方云：朝朝服玉泉，使人丁壮⑩，有颜色，去虫而牢齿也。玉泉，口中唾也。朝未起，早漱口中吞之，辄琢齿二七过，如此者三，乃止，名曰练精。

又云：咽之三过，乃止。补养虚劳，令人强壮。⑪

六、虚劳寒冷候

养生方导引法云：坐地交叉两脚，以两手从曲脚中入，低头，叉手项上。治久寒不能自温，耳不闻声。⑫

---

① 本段语释：又说：身体平坐于地，两脚掌相对平踏合拢，向前阴处紧靠，用两手捧起两膝头，从左右两侧方向极力张开，又向下按捺。如此捧起、按下，来去二七十四次完毕后，身体向左右两侧摆动二七十四次，再前后活动腰部连续七次。此导引法可祛除心劳，痔疮，膝冷等病。但在调治其虚损病情尚未完全恢复的时候，言语交往中在要避免喜怒，和平养气。单盘膝坐，两手抱起两膝头，使两膝向外用力张开，此时，上身、两手、两膝尽量相反用力伸展、放松，连续三七二十一次，左右都这样活动。头要向左右仰起向外摆动。这种导引法可以祛除背急臂劳等病。

② 本段语释：又说：身体平坐于地，两脚对踏，使足掌相合，尽力弯腿向身靠近。两手伸展，手掌相对，屈肘放于脑项之后，并至肩部，此时两手十指交叉按住头后，向头用力，臂手向地上下七次，再仰手做七次，合手做七次。然后把两手从头侧向上尽量用力伸，腰要正，脚不动。这种导引法可祛除五劳七伤，脐下冷暖不和。常用此法，可使身体调和舒适。

③ 犊鼻：经穴名。在髌骨下缘，髌韧带外侧凹陷中，属足阳明胃经。在此是指该处部位。

④ 本段语释：又说：踞坐，身体下蹲，后一脚踏在地上，另一腿屈膝抬起，两手抱着屈膝腿之犊鼻下方，尽力挽起，向身贴紧，达到极度后放松，左右脚交换各做四七二十八次。这种导引法，可以祛除五劳，足三里处气不下行等病。

⑤ 裁：通"才"。

⑥ 本段语释：又说：行蛇行气法，先曲身侧卧，安神定志，全身放松，再正身仰卧，片刻后，起身改为踞坐，身体下蹲，闭目随着气之所在，闭气不息；同时，要少进饮食，肠道方可通畅行气，咽气当作进食，用舌舔出唾液当作水浆。起居适时，春出冬藏，不追求过分富裕的生活。以此治疗五劳七伤。

⑦ 本段语释：又说：行虾蟆行气法，正坐，摇动两臂，闭气不息十二次。以此治疗五劳、七伤、水肿等病。

⑧ 疹（chēn 趁）：通"疢"。

⑨ 本段语释：又说：身体下蹲，坐于地上，两足亦平放于地，意使两脚向外转，引气十遍。可祛除心腹各种劳病。意使两脚向内转，引气十遍。可祛除身体各种劳损疾病。

⑩ 丁壮：连绵字，强壮之意。

⑪ 本段语释：养生方说：每天早晨吞咽玉泉，使人强壮，和颜悦色，可去掉蛀虫而使牙齿牢固。所谓玉泉，就是口中的唾液。早晨未起床时，以舌舔唇齿，使口中唾液渐满，即以之漱口，然后咽下，再以下齿叩击上齿十四次。这样共做三遍为止，名为练精。

⑫ 本段语释：参见本书卷二第四十二候风头眩候养生方导引法。

十四、虚劳少气候

养生方导引法云：人能终日不唾，随有漱漏咽之。若①恒含枣核而咽之，受气生津，此大要也。②

十七、虚劳里急候

养生方云：正偃卧，以口徐徐内气，以鼻出之，除里急、饱食。后小咽气数十，令温。寒者，干呕腹痛，从口内气七十所，大填腹内，小咽气数十，两手相摩，令极热，以摩腹，令气下。③

三十七、虚劳体痛候

养生方导引法云：双手舒指向上，手掌从面向南，四方回之，屈肘上下尽势四七，始放手向下垂之，向后双振，轻散气二七，上下动两髀二七。去身内、臂、肋疼闷。渐用之，则永除。④

又云：大跂坐⑤，以两手捉足五指，自极，低头不息九通。治颈、脊、腰、脚痛劳疾。⑥

又云：偃卧，展两足，指右向，直两手身旁，鼻内气七息。除骨痛。⑦

又云：端坐，伸腰，举右手，仰其掌，却左臂，覆右手。以鼻内气，自极七息，息间，稍顿左手。除两臂背痛。⑧

又云：胡跪⑨，身向下，头去地五寸，始举头，面向上，将两手一时抽出，先左手向身前长舒，一手向后身长舒，前后极势二七，左右亦然。去臂骨脊筋阴阳不和、痛闷疠⑩痛。⑪

又云：坐一足上，一足横铺，安膝下押⑫之，一手捺上膝向下，急，一手反向取势长舒，头仰向前，共两手一时取势，捺摇二七，左右迭互亦然。去髀、胸、项、被脉血迟涩、挛痛闷疼。双足互跪安稳，始抽一足向前，极势，头面过前两足指，上下来去三七，左右换足亦然。去臂、腰、背、髀、膝内疼闷不和，五脏六腑气津调适。一足屈如向前，使膀胱着膝上，一足舒向后，尽势，足指急势，

---

① 随有漱漏咽之，若：原本及周本脱，根据《养性延命录》补。

② 本段语释：养生方导引法说：人最好能从早到晚，整天不涕不唾；如有玉泉漱漏，便即咽下。若能经常口含个枣核，使生津液，含而咽之，可得气生津，这是至关重要的大事。

③ 本段语释：正身仰卧，轻闭两目，双手握固，舒臂伸足，调和气息，然后以口徐徐纳气，使清气充满于腹中，下达于丹田，再从鼻缓缓吐出，吐出恶浊伏邪之气。这种正身仰卧吐纳法，能够祛除腹中拘急，饱食腹痛等病。然后再小咽气数十次，增强温中益气作用，使感觉到腹中温和为止，则里急腹痛可以痊愈。如果是腹中寒气为患，尤其是寒伤冲脉之气而上逆，可使人干呕；内寒则络脉拘急，更能导致腹痛。此时可再从口中纳气七十次，随即咽下，使清气填满于腹内，充实下元。这种连续纳气、咽气的方法，可以祛除邪气，补益正气，温中降逆，阳气来复，即可以止呕，可以止痛。或者小咽气数十次后，以两手相摩擦，摩到手掌热极，用以按摩腹部，数十转甚至更多，摩至腹中感觉温暖转气为效，能够驱逐寒气下行，得矢气而寒邪亦即排泄出体外。

④ 本段语释：养生方导引法说：身体正立，两手舒展十指，向上举起，手掌随面部向南方，四方回旋，接着弯肘上下尽力活动四七二十八次，然后放松，两手下垂，又同时向后抖动，存想从两臂向下至手心，轻轻地散气，如此连做二七十四次，再上下活动两肩二七十四次。这种导引法可祛除身体中两臂和肋部的疼痛不舒。如能坚持做此法，就可永远消除这些疾患的病根。

⑤ 跂（jī基）坐：坐时两脚伸直岔开，形似簸箕。"跂"，同"箕"。"跂坐"，犹言"箕踞"。

⑥ 本段语释：又说：正坐地上，两脚伸直岔开坐，然后上身前俯，用两手握住两脚的五趾，用力抓紧，尽力坚持到最大限度，低头闭气不息九次。此法可治颈、脊、腰、脚疼痛，劳疾等病。

⑦ 本段语释：又说：仰面躺下，伸直两脚，双脚脚趾均侧向右方，两臂伸直，放在身旁，以鼻纳气，使清气充满体内，连续进行七息。这种方法能够消除骨痛。

⑧ 本段语释：又说：端正坐平，伸直腰部，举起右手并仰掌向上，用左臂覆盖右手，以鼻纳气，使清气充满体内，而后呼气，如此吐纳行气进行七息。呼气过程中稍稍抖动左手。这种方法可消除两臂及背部疼痛。

⑨ 胡跪：西域少数民族半蹲半跪的一种姿态，右膝着地，竖左膝危坐，倦则两膝姿势互换。又称互跪。

⑩ 疠（jiǎo绞）："疠"之俗字。《广韵》："疠，腹中急痛；俗作疠。"

⑪ 本段语释：又说：跪右膝着地，竖左膝危坐，身体前俯向下，双手伸于膝前，撑于地面，头部低垂至离地五寸时，再起身抬头，仰面向上，并将两手同时抽出，恢复原位。左手向身前舒展长伸，接着用右手向身后舒展长伸，向前向后均尽力伸展二七十四次。替换左右手重复此法动作。这种导引法，可以祛除臂骨脊筋的气血不和，疼闷疠痛等病症。

⑫ 押：通"压"。《正字通》："押与压通。"

两手向后,形状欲似飞仙虚空,头昂,一时取势二七,足左右换易一寸,去遍身不和。①

又云:长舒两足,足指努向上,两手长舒,手掌相向,手指直舒,仰头努脊,一时极势,满三通。动足相去一尺,手不移处,手掌向外七通。须臾,动足二尺,手向下拓席,极势,三通。去遍身内筋节劳虚、骨髓疼闷。长舒两手,向身用上,两手足指急搦②心,不用力,心气并在足下,手足一时努纵,极势,三七。去踹臂腰疼、解溪③蹙气、日日渐损。④

三十九、虚劳口干燥候

养生方导引法云:东向坐,仰头不息五通,以舌撩口中,漱满二七,咽,愈口干。若引肾水⑤发醴泉,来至咽喉。醴泉⑥甘美,能除口苦,恒香洁,食甘味和正。久行不已,味如甘露,无有饥渴。⑦

又云:东向坐,仰头不息五通,以舌撩口,漱满二七,咽。治口苦干燥。⑧

卷之四 虚劳病诸候下

六十五、虚劳膝冷候

养生方导引法云:两手反向拓席,一足跪,坐上,一足屈,如仰面,看气道众处散适,极势振之四七,左右亦然。始两足向前双蹋,极势二七。去胸腹病、膝冷、脐闷。⑨

又云:互跪,调和心气,向下至足,意想气索索然⑩,流布得所。始渐渐平身⑪,舒手傍肋,如似手掌内气出气不止⑫。面觉急闷,即起背⑬至地,来去三七。微减去膝头冷、膀胱宿病、腰内脊强、

---

① 本段语释:又说:身体下蹲,臀部虚坐于左脚上,右脚横放在左膝下,左膝跪下压之,左手用力向下按上边膝头,右手则返身向后,尽力伸长舒展。同时仰头向前,两手随之,同时向各自方向用力,按摇二七十四次,更换左右手足位置后,重复上述动作。这种方法,可以祛除股、胸、颈、腋的血脉迟涩,挛痛闷疼等病。两脚同跪安稳后,抽出一脚尽力向前方伸直,同时两手撑地,带动头面胸部尽力前倾,要超过所伸足趾,并上下来去做三七二十一次,交换两足位置再重复如上动作。这种导引法,可以祛除臂、腰、背、股、膝内疼闷不舒适,使五脏六腑之气和津液调适。先一足屈曲下蹲向前,上身亦前倾使小腹紧贴在腿上,另一足则长舒向后,并用力绷直脚趾,两手伸向身后,如身上张开两翼,形状像飞仙,凌空昂首,连续用力做二七十四次,替换左右脚再做一遍。此法可以祛除全身不适。

② 搦(nuò 诺):按、捏、握。

③ 解溪:经穴名。在足背踝关节横纹中央凹陷中,属足阳明胃经。在此是指该处部位。

④ 本段语释:又说:伸展两脚,脚趾用力向上,两手伸展,两掌相对,手指伸直,仰头挺脊,尽力做一段时间,如此做满三遍。然后移动两脚,使相距一尺,手不移动位置,手掌外翻七次。过一会,再移动两脚,使相距二尺,手向下按地,尽力用力三遍。可祛除全身中筋节劳虚,骨髓痛闷。伸展两手,贴身向上,然后用两手握两脚趾,用力捏,但心不用力,使心气走向脚下,手脚一齐用力在放松,尽力做二十一次。可祛除足跟、臂部及腰部疼痛,脚腕部拘紧不舒,日见瘦损。

⑤ 肾水:在此指津液。《素问》逆调论:"肾者水脏,主津液。"

⑥ 醴(lǐ 里)泉:甘美的泉水。在此指唾液。《医心方》卷二十七用气第四:"唾者凑为醴泉"。

⑦ 本段语释:养生方导引法说:面向东坐,仰头闭气不息五次,用舌撩口中,漱口满十四次,咽下。治疗口干。好像引来肾脏的津液,上发为唾液,送到咽喉。唾液甘美,能消除口苦,使口腔经常香洁,吃东西甘美,味道好。经常这样做不中断,味如甜美的露水,使人不感觉饥渴。

⑧ 本段语释:参见上条。

⑨ 本段语释:养生方导引法说:一足跪下,臀部坐于足上,屈另一腿,两手反向身后,撑于地面,上身后倾并仰面向上,微闭双目,意想看气各处流通感到舒畅,尽力连续抖动四七二十八次,再交换左右两脚位置重复此法动作。然后改为坐姿,双手仍用原势,两脚向前双踏,用力踏二七十四次。这种导引方法可以祛除胸腹病,膝冷脐闷等病。

⑩ 索索然:象声词,比喻意念存想气之流动,犹如风吹树叶、流水而索索作声。

⑪ 平身:原本、周本均作"平手",根据上下文义,有误,据本书卷十五膀胱病候养生导引法重出此文改为"平身"。平身,即起立。凡行跪拜礼,由跪而起立谓平身。

⑫ 止:原本、周本均作"上",根据上下文义,疑为形近之误。据本书卷十五膀胱病候养生导引法改之。

⑬ 背:周本作"脊"。

脐下冷闷。①

又云：舒两足坐，散气向涌泉，可三通。气彻到，始收右足屈卷，将两手急捉脚涌泉，挽。足蹋手，挽，一时取势。手足用力，送气向下，三七，不失气。数寻②，去肾内冷气、膝冷、脚疼。③

又云：跪一足，坐上，两手髀内卷足，努踹向下，身外扒，一时取势，向心来去二七。左右亦然。去痔、五劳、足臂疼闷、膝冷、阴冷。④

又云：卧，展两胫，足十指相柱，伸两手身旁，鼻内气七息。除两胫冷、腿骨中痛。⑤

又云：偃卧，展两胫、两手，足外踵者，指相向，以鼻内气，自极七息。除两膝寒、胫骨疼、转筋。⑥

又云：两足指向下柱⑦席，两涌泉相拓，坐两足跟头，两膝头外扒，手身前向下尽势，七通。去劳损、阴疼、膝冷、脾瘦、肾干。⑧

又云：两手抱两膝，极势，来去摇之七七，仰头向后。去膝冷。⑨

又云：偃卧，展两胫，两足指左向，直两手身旁，鼻内气七息。除死肌及胫寒。⑩

又云：立，两手搦腰遍，使身正，放纵，气下使得所，前后振摇七七，足并头两向，振摇二七，头上下摇之七，缩咽举两髆，仰柔脊，冷气散，令脏腑气向涌泉通彻。⑪

又云：互跪，两手向后，手掌合地，出气向下。始渐渐向下，觉腰脊大闷，还上，来去二七。身正，左右散气，转腰三七。去脐下冷闷、膝头冷、解溪内病。⑫

---

① 本段语释：又说：互跪，为先左膝下跪着地，右膝竖起端坐，倦则两膝姿势互换，调和心气，使气向下到脚底涌泉，意念存想下行之气有流水样的声音，接连不断，流布到身体各处，到达病所。然后才渐渐平身，把双手自然舒展放在两肋旁，全身放松，继续行气，感觉手掌中纳气行气不止，气行至面部觉得紧缩不舒时，就以腰为轴，弓起脊背，向下弯到地面时又仰起头部，恢复站式。如此上下三七起伏二十一次。本导引法可以祛除膝头冷，膀胱的宿病，腰脊僵硬，脐下冷闷不舒等病。

② 数寻：多次使用这种方法。寻，用也。

③ 本段语释：又说：伸展两脚平坐于地，全身放松，专神念气，散气下行，引气向涌泉，如此为一次，可连续三次。待足心有受气感，即气达到并透彻涌泉。再收回并屈曲右脚，用两手紧握脚底并向上拉，脚踏手拉，一段时间各从相反方向用力，连续送气向下三七二十一次，要使得气，然后放松。常行此法，可祛除肾内冷气，膝冷，脚痛等病。

④ 本段语释：参见本书卷三第一候虚劳候养生方导引法。

⑤ 本段语释：又说：正身仰卧，伸展两腿，两脚的十趾均竖起如柱，舒展两手，放在身旁，以鼻纳气，行气于全身，连续进行七次。本导引法可消除两小腿寒冷，腿骨中痛等病。

⑥ 本段语释：参见本书卷一第二十一候风不仁候养生方导引法。

⑦ 柱：通"拄（zhù 主）"。支撑。

⑧ 本段语释：又说：身体下蹲，两脚十趾向下支地，两脚底相互合拢，身体坐在两足跟上，两膝头外扳，两手和上身前俯向下，尽力连续做七次。本导引法可祛除五体劳损，阴部疼痛，两膝寒冷，四肢肌肉消瘦，肾脏精液枯槁等病。

⑨ 本段语释：又说：身体下蹲，两手抱住两膝，用力抱紧，仰头向后，到极点后慢慢放松，如此反复摇动七七四十九次。这种导引法可以祛除膝部风冷。

⑩ 本段语释：正身仰卧，两目轻闭，安心宁神，舌抵上腭，闭口微息。两手握固，两臂自然伸直，平放于身体两侧，舒展两脚，十趾均侧向左方，并意念守住。同时以鼻纳气，使清气充满全身，归于丹田，并下行于涌泉、足趾，而后呼气，散气除邪，从两足十趾外出，放松，如此为一息，连续进行七息。最后恢复原位，静息收功。这种导引法，能够去除死肌及两足寒冷等症。

⑪ 本段语释：又说：身体正立，用两手按捏腰部，周遍数过，然后使身体端正放松，引气向下到应得处所，身体前后摇动四十九次，脚和头向左右摇动二七十四次，头部上下摇七次，然后下缩咽喉，耸抬两肩，后仰以柔和脊背，可使风冷之气消散，脏腑之气向涌泉通透。

⑫ 本段语释：又说：两膝跪地，两手向后，手掌贴地，使出气向下。身体开始慢慢向后仰，当感到腰脊很不舒服时再回而向上仰起，如此上下二七十四次。然后身体放正，左右散气，转腰三七二十一次。这种导引法，可以祛除脐下冷闷，膝头冷，脚腕内痛等症。

六十九、虚劳阴萎候

养生方云：水银不得近阴，令玉茎消缩。①

七十、虚劳阴痛候

养生方导引法云：两足指向下柱席，两涌泉相拓，坐两足跟头，两膝头外扒，手身前向下尽势，七通。去劳损、阴冷、膝冷。②

七十三、虚劳阴下痒湿候

养生方导引法云：偃③卧，令两手布膝头，取踵置尻下，以口内气，腹胀自极，以鼻出气，七息。除阴下湿，少腹里痛、膝冷不随。④

七十五、风虚劳候

养生方导引法云：屈一足，指向地努之，使急，一手倒挽足解溪，向心极势，腰、足解溪、头如似骨解气散，一手向后拓席，一时尽势三七。左右换手亦然。去手、足、腰、髀风热急闷。⑤

又云：抑头却背，一时极势，手向下至膝头，直腰，面身正。还上，来⑥去三七。始正身，纵手向下，左右动腰二七，上下挽背脊七。渐去背脊、臂髀、腰冷不和。头向下，努手长舒向背上，高举手向上，共⑦头，渐渐五寸，一时极势，手还收向心前、向背后，去来和谐，气共力调，不欲气强于力，不欲力强于气，二七。去胸背前后筋脉不和、气血不调。⑧

又云：伸左胫，屈右膝内压之，五息止。引肺气⑨，去风虚，令人目明。根据经为之，引肺中气，去风虚病，令人目明，夜中见色，与昼无异。⑩

卷之五　腰背病诸候

一、腰痛候

养生方云：饭了勿即卧，久成气病，令腰疼痛。⑪

又曰：大便勿强努，令人腰疼目涩。⑫

---

① 本段语释：养生方说：水银不能靠近阴茎，否则会使阴茎萎缩。
② 本段语释：参见本书卷四第六十五候虚劳膝冷候养生方导引法。
③ 偃：原本及周本脱。根据本书卷十四诸淋候补。
④ 本段语释：养生方导引法说：正身仰卧，把两手按在膝头上，脚跟放在臀下，以口纳气，吸至极满，腹部胀满时，缓缓从鼻出气，连续进行七息。这种导引法可以消除阴部下湿，小腹内痛，膝冷动作不便等病。
⑤ 本段语释：养生方导引法说：身体下蹲，屈曲一脚，提起脚跟，使脚趾向地，尽量使竖直，又用同侧手倒拉脚腕，尽力向上拉，使腰部、脚部、足踝和膝头好像骨松气散一样，此时另一手伸向身后按在地上，保持全身平衡，一时间各部位用力到极度，再慢慢放松，如此为一次，重复做三七二十一次。交换左右手足位置，重复如此法。这种导引法，可祛除手脚腰肩的风热急闷等病。
⑥ 来：原无，文意不通，根据以下同类例句补之。
⑦ 共（gǒng 拱）：通"拱"，怀抱，拱卫之意。《论语·为政》："譬如北辰，居其所，而众星共之。"
⑧ 本段语释：又说：身体站立，低头，背向后弓，一时间要达到最大限度，即两手向下垂到膝头，然后再伸直腰部，使头身恢复正立，如此三七二十一次。再正身站立，两手放松垂下，左右转动腰部二七十四次，上下牵拉背脊七次。这种导引，可以逐渐祛除背脊、肩臂和腰部的寒冷不适等病。身体正立，自然呼吸，低头向下，两手用力向后背伸展，再高举两手向上，拱于头部两侧，慢慢靠近头五寸处，极力用力一段时间，然后将手收回，放在心胸前，再用力反向背后，一来一去，要来去和顺协调，气和力的使用要平衡，不要气强于力，也不要力大于气，以免使活动发生偏差。如此做二七十四次。这种导引法，可以祛除胸背前后的筋脉不和，气血不调等病。
⑨ 引肺气：原本与周本均作"引肺"，根据上下文义，解释为"引肺气"较通顺，故改。
⑩ 本段语释：又说：身体正直，自然仰卧，舒伸左腿，屈曲右膝，收足向内压在左腿上，以鼻纳气，使体内充满清气，然后微微呼气，连续进行五息吐纳为止。这种方法，可以导引肺气，祛除风虚，使人眼目清明。只要依照仙经方法去做，可以导引肺中清气，去风虚病，令人目明，在夜间看得见东西，如同白昼。
⑪ 本段语释：养生方说：饭后不要立即躺下，否则日久会成气病，使人腰部疼痛。
⑫ 本段语释：又说：大便时不要过分用力，否则会使人腰痛和眼涩。

隋唐五代时期　173

又云：笑多，即肾转腰痛。①

又云：人汗次，勿企②床悬脚，久成血痹、两足重及腰痛。③

养生方导引法云：一手向上极势，手掌四方转回，一手向下努之，合手掌努指，侧身敧形，转身向似看，手掌向上，心气向下，散适，知气下缘上，始极势，左右上下四七亦然。去髋井、肋、腰脊痛闷。④

又云：平跪，长伸两手，拓席向前，待腰脊须转，遍身骨解气散，长引腰极势，然始却跪使急，如似脊内冷气出许，令臂髋痛，痛欲似闷痛，还坐，来去二七。去五脏不和、背痛闷。⑤

又云：凡人常觉脊强，不问时节，缩咽转内似回髋内，仰面努搏井向上也。头左右两向挪之，左右三七，一住，待血行气动定，然始更用，初缓后急，不得先急后缓⑥。若无病人，常欲得旦起、午时、日没三辰，如用，辰别三七。除寒热、脊、腰、颈痛。⑦

又云：舒两足，足指努上，两手长舒，手掌相向，手指直舒，仰头努脊，一时极势，满三通。动足相向一尺，手不移处，手掌向外七通。更动足二尺，手向下拓席，极势，三通。去遍身内筋脉虚劳、骨髓痛闷。长舒两足，向身角上，两手捉两足指急搦，心不用力，心气并在足下，手足一时努纵，极势三七。去踹、臂、腰疼，解溪足气，日日渐损。⑧

又云：凡学将息人，先须正坐，并膝头、足。初坐，先足指指向对，足跟外扒。坐上少欲安稳，须两足跟向内相对，坐上，足指抧，觉闷痛，渐渐举身似款，便两足上，待其坐相似，不痛，始双竖足跟而上，足指并反而向外，每坐常学。去膀胱内冷、面冷风、膝冷、足疼、上气、腰疼，尽自消适也。⑨

二、腰痛不得俯仰候

养生方导引法云：伸两足，两手著足五指上。愈腰折不能低着，唾血、久疼愈。⑩

又云：长伸两脚，以两手捉五指七通。愈折腰不能低仰也。⑪

十、胁痛候

养生方导引法云：卒左胁痛，念肝为青龙，左目中魂神，将五营兵千乘万骑，从甲寅直符吏，入

---

① 本段语释：又说：笑得太多，会使人的肾脏扭转而腰痛。

② 企：通"跂"。跂坐，是指垂足而坐，跟不及地。

③ 本段语释：又说：人出汗时，不要坐在床边而两脚不着地，否则，日久会成血痹，两脚沉重和腰痛。

④ 本段语释：养生方导引法说：身体正立，然后举一手尽量向上伸展，手掌向四方回旋一转，另一手向下用力按，手掌向四方回旋一转。然后收回两手，屈肘合掌，拱于胸前，十指合拢用力，侧身斜势，转身同时，要存想手掌中气向上行，而心气向下疏散，感到向下的气下至涌泉又返而向上循行至头顶泥丸时为最大限度。连续做四七二十八次，再改换两手及转侧方向重复如此法动作。这种导引法，可以祛除肩部、胁肋、腰脊的疼闷等病症。

⑤ 本段语释：又说：两膝跪地，伸直腰部，然后伸展两手向前按在地上，此时转动腰脊，转动幅度由小及大，待到全身骨松气散时，用最大力伸腰。然后身体后仰而跪，就会立刻感觉到脊背里似乎有冷气出来，使肩臂感到疼痛，而且又胀不舒，恢复跪坐，来回连续做二七十四次。此法可以祛除五脏不和，背痛闷等。

⑥ 初缓后急，不得先急后缓：原本作"初缓后急"，周本作"初缓后急，不得先急后缓"，卷一风痹候养生方导引法中为"初缓后急，不得先急后缓"。故根据周本及卷一风痹候养生方导引法补之。

⑦ 本段语释：参见本书卷一第二十四候风痹候养生方导引法。

⑧ 本段语释：参见本书卷三第三十七候虚劳体痛候养生方导引法。

⑨ 本段语释：参见本书卷二第三十六候风冷候养生方导引法。

⑩ 本段语释：养生方导引法说：身体下蹲，平坐于地，伸展两脚，上身前倾，两手抓住脚五趾，以意念守住。这种方法可以治愈腰痛似折，不能弯腰，吐血久疼等病。

⑪ 本段语释：又说：平坐于地，长伸两脚，用两手抓住脚五趾，反复牵拉连续进行七次。这种方法可以治愈腰痛不能前俯后仰等病。

左胁下取病去。①

又云：右胁痛，念肺为白帝，右目中魄神，将五营兵千乘万骑，从甲申直符吏，入右胁下取病去。②

胁侧卧，伸臂直脚，以鼻内气，以口出之，除胁皮肤痛，七息止。③

又云：端坐伸腰，右顾视目④，口内气，咽之三十。除左胁痛，开目。⑤

又云：举手交项上，相握自极。治胁下痛。坐地，交两手着不周遍握，当挽。久行，实身如金刚，令息调长，如风云、如雷。⑥

卷之六　消渴病诸候

一、消渴候

养生法云：人睡卧，勿张口，久成消渴及失血色。⑦

赤松子云：卧，闭目不息十二通，治饮食不消。其汤熨针石，别有正方，补养宣导，今附于后。⑧

法云：解衣惔⑨卧，伸腰膜少腹，五息止。引肾气⑩，去消渴，利阴阳。解衣者，无使挂碍。惔卧者，无外想，使气易行。伸腰者，使肾无逼蹙。膜者，大努使气满小腹者，即摄腹牵气使上，息即为之。引肾者，引水来咽喉，润上部，去消渴枯槁病。利阴阳者，饶气力也。此中数虚，要与时节而为避，初食后，大饥时，此二时不得导引，伤人。亦避恶日，时节不和时亦避。导已，先行一百二十步，多者千步，然后食之。法不使大冷大热，五味调和。陈秽宿食，虫蝎余残，不得食。少眇着口中，数嚼少湍咽。食已，亦勿眠。此名谷药，并与气和，即真良药。⑪

---

① 本段语释：如果突然左胁作痛，可以用闭目内视存想法治疗。存想默念肝脏魂神名青龙神，从左目而出，率领五营兵千乘万骑，以甲寅值日官为先导，直接闯入左胁之下，将胁痛病魔取走而去。

② 本段语释：如果是右胁作痛，存想默念肺脏魄神名曰虎神，从右目而出，率领五营兵千乘万骑，以甲申值日官为先导，直接闯入右胁之下，将胁痛病魔取走而去。

③ 本段语释：身体侧卧，随胁痛病情位置选择左侧卧或右侧卧。伸展两臂，伸直两腿，以鼻徐徐纳气，使清气充满于身中，达到胁痛部位，往攻其病，然后以口慢慢吐气，吐出身中恶浊之气。如此连续七息而止。这种方法，能够祛除胁肋与皮肤疼痛等病。

④ 目：周本为"月"。

⑤ 本段语释：身体下蹲，正坐于两足跟上，伸直腰部，头微上仰，两目顾视有房，安神定志，以口徐徐纳气，并咽气三十次，此法需睁开眼睛行功。这种方法，能够去除左胁作痛。

⑥ 本段语释：平坐于地，举起双手，交叉项上，两手相握，挽项向前拉，颈项用力后仰，前后争相使急，然后放松，如此一挽一松，反复进行，以不劳累为度。这种方法，可以治疗胁下作痛。如能坚持该导引法，能使身体结实，坚强像金刚一样，并且能够气息调和，深长有力，行动敏捷，犹如风云变幻、迅雷骤起，活泼有劲。

⑦ 本段语释：养生法说：人睡卧时，不要张口，否则日久可得消渴病，颜面失去血色。

⑧ 本段语释：赤松子说：正身仰卧，全身放松，闭目，以鼻纳气，不使气出，使清气充满全身，而后微微呼气，呼出恶浊之邪，如此闭气不息十二次。这种导引法法可治饮食不消之病。其汤熨针石，别有正方，补养宣导之法，现附于后。

⑨ 惔（dàn 淡）：安静，淡泊。

⑩ 引肾气：校本周本为"引肾"。

⑪ 本段语释：养生法说：解开衣服，安静卧下，伸展腰部，鼓起出小腹，吐纳五次为止。可以引来肾水，祛除消渴，有利于阴阳。解开衣服，是为了保证导引时气行不受阻碍。静卧，是使心中没有妄想，使气容易在体内运行。伸展腰部，是为了使肾脏不受压迫。膜少腹者，是用力吸气使小腹胀满，然后就收腹聚气，经五次吐纳为止。引肾，是引肾水到咽喉，润泽上部，以祛除消渴枯槁病。利阴阳，是使人多气力。在导引中如常有虚弱现象，就要根据时节进行避忌。例如，刚刚进食之后和过度饥饿时，不能进行导引，因其会损伤人体。还应该避开不好的日子，时辰节令不适当的时候，也应该避开，不做导引。导引完毕，要先步行一百二十步，多的可行一千步，然后才能进食。所进之食要按照导引的要求，不能太冷或太热，并且要五味调和。陈腐的隔夜食物，虫蝎爬过的剩余食物，都不能吃。进食时，要小口细嚼慢咽。进食后，不要立即睡觉。这名为谷药，再加上气和，就是养生防病的真正良药。

卷之七 伤寒病诸候上

一、伤寒候

养生方导引法云：端坐生腰①，徐以鼻内气，以右手持鼻，闭目吐气。治伤寒头痛洗洗②，皆当以汗出为度。③

又云：举左手，顿左足，仰掌，鼻内气四十息止，除身热背痛。④

卷之八 伤寒病诸候下

七十二、伤寒劳复候

伤寒病新瘥，津液未复，血气尚虚，若劳动早，更复成病，故劳复也。若言语思虑则劳神，梳头澡洗则劳力，劳则生热，热气乘虚还入经络，故复病也。其脉沉紧者，宜下之。⑤

七十三、伤寒病后食复候

伤寒病新瘥，及大病之后，脾胃尚虚，谷气未复，若食猪肉、肠、血、肥鱼及油腻物，必大下利，医所不能治也，必至于死。若食饼饵、糍糕⑥黍、饴餔⑦、炙脍、枣、栗诸果脯物，及牢强难消之物，胃气虚弱，不能消化，必更结热。适以药下之，则胃气虚冷，大利难禁。不可下之必死，下之亦危，皆难救也。大病之后，多坐此死，不可不慎护也。⑧

夫病之新瘥后，但得食糜粥，宁少食乃饥，慎勿饱，不得他有所食，虽思之勿与，引日转久，可渐食羊肉糜若羹，慎不可食猪狗等肉。⑨

七十四、伤寒病后令不复候

伤寒病后，多因劳动不节，饮食过度，更发于病，名之为复。复者，谓复病如初也。此由经络尚虚，血气未实，更致于病耳。令预服药及为方法以防之，故云令不复也。⑩

七十五、伤寒阴阳易候

阴阳易病者，是男子妇人伤寒病新瘥未平复，而与之交接得病者，名为阴阳易也。其男子病新瘥未平复，而妇人与之交接得病者，名阳易。其妇人得病新瘥未平复，而男子与之交接得病者，名阴

---

① 生腰：原本及周本均为"生腰"，即伸腰之意。
② 洗洗：同"洒洒"。寒冷貌。
③ 本段语释：养生方导引法说：正坐直腰，徐徐以鼻纳气，并以右手捏住鼻子，祝其闭住气息，闭眼慢慢吐气，反复进行，应当导引至汗出为止。这种导引法，可以治疗伤寒头痛，洒洒恶寒等病。
④ 本段语释：又说：身体正立，举起左手，用左脚踩地，仰掌向上，以鼻纳气，连续吐纳四十息为止。这种方法可以祛除身体发热，脊背疼痛等病。
⑤ 本段语释：伤寒病刚愈，津液尚未恢复，血气亦尚虚弱，如其劳动过早，便复发为病。如讲话太多，思虑过度，都能劳神，梳头洗澡，都能劳力。劳累之后，可以产生内热，热气乘虚入经络，所以其病复发，成为劳复。诊其脉，见紧者，为里实积滞，治宜攻下。
⑥ 糕（zǐ字）：同粢，糍饭团。
⑦ 饴餔：为饴糖的一种成品。《释名》："糖之清者曰饴，稠者曰饧，如饧而浊者曰餔"。
⑧ 本段语释：伤寒病新愈，或其他大病以后，脾胃之气尚虚，运化功能尚未恢复，此时若食用猪肉、肠、血，肥鱼以及油腻之物等，必然引起下利，甚至医生也不能治，因而导致死亡。若食用谷黍制成的糕饼，或饴餔、炙鲙、栗等果脯，以及坚硬难以消化的食物，因胃气尚虚，不能消化，必致结滞蕴热。若用下法，则胃气虚冷，可导致下利不止，不用下法，则病邪又难以去除，可致死亡，如用下法，也是很危险的。所以二者均难救治。大病之后，由于这种情况而死亡的很多，所以不可不重视病后的护理。
⑨ 本段语释：伤寒等大病刚愈，只能先给予稀粥之类，宁可少吃一些，使病人有饥饿的感觉，千万不可过饱，更不能给吃其他杂食，即使病人想吃，也不要随便给他；须稍过几天，待气血渐复，方可以吃一些煨烂的羊肉糜或汤，至于猪肉、狗肉，慎勿进服。
⑩ 本段语释：伤寒病愈后，多因劳动不节制、饮食过量而再次发病，这种情况称为复。复，就是发病如初的意思。这是由于经络还很虚弱，气血尚未充实而再次致病。让患者提前服药来预防该病这种方法，就是令不复。

易。若二男二女，并不相易。所以呼为易者，阴阳相感，动其毒，度着如人之换易也。其得病之状，身体热冲胸，头重不能举，眼内生眵①，四支拘急，小腹疞痛②，手足拳皆即死。其亦有不即死者，其亦有不即死者，病苦小腹里急，热上冲胸，头重不欲举，百节解离，经脉缓弱，气血虚，骨髓空竭，便恍恍吸吸，气力转少，着床不能摇动，起居仰人，或引岁月方死。

七十六、伤寒交接劳复候

夫伤寒病新瘥，未满百日，气力未平复而以房室者，略无不死也。有得此病，愈后六十日，其人已能行射猎，因而房室，即吐涎而死。病虽云瘥，若未平复，不可交接，必小腹急痛，手足拘拳，二时之间亡。《范汪方》云：故督邮顾子献，得病已瘥未健，诣华旉③视脉，旉曰：虽瘥尚虚，未平复，阳气不足，勿为劳事也，余劳尚可，女劳即死。临死当吐舌数寸。献妇闻其瘥，从百余里来省之，住数宿止，交接之间，三日死。妇人伤寒，虽瘥未满百日，气血骨髓未牢实，而合阴阳快者，当时乃未即觉恶，经日则令百节解离，经络缓弱，气血虚，骨髓空竭，便恍恍吸吸，气力不足，着床不能动摇，起居仰人，食如故，是其证也。丈夫亦然。其新瘥，虚热未除而快意交接者，皆即死。若瘥后与童男交接者，多不发复，复者，亦不必死。

卷之九　时气病诸候

一、时气候

养生方导引法云：清旦初起，以左右手交互从头上挽两耳，举，又引鬓发，即血气④流通，令头不白，耳不聋。

又，摩手掌令热，以摩面从上下二七止。去肝气⑤，令面有光。

又，摩手令热，令热从体上下名曰干浴。令人胜风寒时气，寒热头痛，百病皆愈。⑥

三十七、时气劳复候

夫病新瘥者，血气尚虚，津液未复，因即劳动，更成病焉。若言语思虑则劳于神，梳头澡洗则劳于力，未堪劳而强劳之，则生热，热气还经络，复为病者，名曰劳复。⑦

三十八、时气食复候

夫病新瘥者，脾胃尚虚，谷气未复，若即食肥肉、鱼鲙、饼饵、枣、栗之属，则未能消化，停积在于肠胃，使胀满结实，因更发热，复为病者，名曰食复也。⑧

三十九、时气病瘥后交接劳复候

夫病新瘥者，阴阳二气未和，早合房室，则令人阴肿入腹，腹内疞痛，名为交接劳复。

四十、时气病后阴阳易候

阴阳易病者，是男子、妇人时气病新瘥未平复，而与之交接得病者，名阴阳易也。其男子病新瘥未平复，而妇人与之交接得病者，名曰阳易。其妇人得病新瘥未平复，而男子与之交接得病者，名曰阴易。若二男二女，并不相易。所以呼为易者，阴阳相感动，其毒度著于人，如换易也。其病之状，

---

① 眵（miè 灭）：目赤多眵。
② 疞（jiǎo 绞）痛：腹中绞急作痛。
③ 华旉（fū 富）：即华佗。
④ 气血：原无，据《养性延命录》补。
⑤ 去肝气：根据上下文意，疑"去汗气"。
⑥ 本段语释：养生方导引法说：早晨刚起床时，用左右手交互从头上挽起对侧耳朵，拉住耳廓向上，连续牵拉二七十四次。并以两手梳引头面两侧鬓发，举起七次。这种方法能使头面气血流通顺畅，使人头发不白，耳不聋。又，摩擦手掌使之发热，用以摩擦脸部，从上而下十四次为止。此法可去除汗气，使面色有光泽。又，摩擦双手使之发热，用热手从上到下擦身，名为干浴。这种方法，能够帮助人抵御风寒时气，寒热头痛等病。坚持去做，许多病都能治愈。
⑦ 本段语释：参见本书卷八第七十二候伤寒劳复候。
⑧ 本段语释：可参见本书卷八第七十三候伤寒病后食复候相似条文。

身体热冲胸，头重不能举，眼中生眯，四肢拘急，小腹疠痛，手足拳，皆即死。其亦有不即死者，病苦小腹里急，热气上冲胸，头重不欲举，百节解离，经脉缓弱，气血虚，骨髓竭，便恍恍吸吸，气力转少，着床不能摇动，起居仰人，或引岁月方死。

卷之十　热病诸候

一、热病候
养生方云：三月勿食陈齑①，必遭热病。

二十七、热病劳复候
夫热病新瘥，津液未复，血气尚虚，因劳动早，劳则生热，热气乘虚还入经络，故复病也。

二十八、热病后沉滞②候
凡病新瘥后，食猪肉及肠血、肥鱼、脂腻，必大下利，医所不能复治也，必至于死。若食饼饵、粱饴，脯炙脍、枣、栗诸果物脯，及牢实难消之物，胃气尚虚弱，不能消化，必结热复病，还以药下之。③

卷之十一　温病诸候

二十九、温病劳复候
谓病新瘥，津液未复，血气尚虚，因劳动早，更生于热，热气还入经络，复成病也。

三十、温病食复候
凡得温毒病新瘥，脾胃尚虚，谷气未复，若食犬、猪、羊肉并肠血及肥鱼炙脂腻食，此必大下利。下利则不可复救。又禁食饼饵、炙脍、枣、栗诸生果难消物，则不消化，停积在于肠胃，便胀满结实，大小便不通，因更发热，复成病也。非但杂食，梳头、洗浴诸劳事等，皆须慎之。④

三十一、温病阴阳易候
阴阳易病者，是男子、妇人温病新瘥未平复，而与之交接，因得病者，名为阴阳易也。

其男子病新瘥未平复，而妇人与之交接得病者，名阳易。其妇人得病虽瘥未平复，男子与之交接得病者，名阴易。若二男二女，并不相易。所以呼为易者，阴阳相感动，其毒度着于人，如换易也。其病之状，身体热冲胸，头重不举，眼中生眯，四肢拘急，小腹疠痛，手足拳，皆即死。其亦有不即死者，病苦小腹里急，热上冲胸，头重不欲举，百节解离，经脉缓弱，气血虚，骨髓竭，便恍恍吸吸，气力转少，着床不能摇动，起居仰人，或引岁月方死。

三十二、温病交接劳复候
病虽瘥，阴阳未和，因早房室，令人阴肿缩入腹，腹疠痛，名为交接之劳复也。

三十三、温病瘥后诸病候
谓其人先有宿痁⑤，或患虚劳、风冷、积聚、寒疝等疾，因温热病，发汗、吐、下之后，热邪虽退，而血气损伤，腑脏皆虚，故因兹而生诸病。⑥

---

① 齑（jī基）：细切的腌菜或酱菜；或捣碎的姜、蒜、韭菜等。
② 沉滞：形容病情缠绵反复。
③ 本段语释：可参见本书卷八第七十三候伤寒病后食复候相似条文。
④ 本段语释：可参见本书卷八第七十三候伤寒病后食复候相似条文。
⑤ 宿痁（chèn 趁）：旧病。"痁"同"疹"。
⑥ 本段语释：患者原来有旧病，或者虚劳、风冷、积聚、寒疝等疾，又因温热病而用发汗、吐、下等法，经治之后，邪气虽退，而血气损伤，脏腑虚弱，因而易于变生其他疾患。

卷之十二　冷热病诸候

一、病热候

养生方导引法云：偃卧，合两膝，布两足而伸腰，口内气，振腹七息。除壮热疼痛，通两胫不随。①

又云：覆卧，去枕，立两足，以鼻内气四十所，复以鼻出之，极令微气入鼻中，勿令鼻知。除身中热、背痛。②

又云：两手却据，仰头向日，以口内气，因而咽之数十。除热、身中伤、死肌。③

三、病冷候

养生方导引法云：一足向下踏地，一足长舒向前，极势，手掌四方取势，左右换易四七。去肠冷、腰脊急闷、骨疼，令使血气上下布润。④

又云：两足相合，两手仰捉两脚，向上急挽，头向后振，极势三七。欲得努足，手两向舒张，身手足极势二七。去窍⑤中生百病、下部虚冷。⑥

又云：叉跌，两手反向拓席，渐渐向后，努齐⑦腹向前散气，待火⑧急还放，来去二七。去齐下冷、脚疼、五脏六腑不和。⑨

又云：两手向后拓腰，蹙髀极势，左右转身来去三七。去腹肚齐冷、两髀急、胸掖不和。⑩

又云：互跪，两手向后，手掌合地，出气向下。始渐渐向下，觉腰脊大闷还上，来去二七。身正，左右散气，转腰三七。去齐下冷闷、解溪内疼痛。⑪

五、寒热往来候

养生方云：已醉饱食，发寒热也。⑫

---

① 本段语释：参见本书卷一第十五候风身体手足不随候养生方导引法。
② 本段语释：又说：俯身躺下，去掉枕头，两脚伸直并拢，脚趾着力，足跟倒立，以鼻纳气，进行调息，如此连续四十多次，仍由鼻呼出。吸气时要使气以极轻微地状态进入鼻中，要使鼻中几乎没有感觉。这种方法，可以去除身中热，背痛等病。
③ 本段语释：又说：身体下蹲，两手向后按地，仰头面向太阳，以口纳气，吸收日之精华，随即咽下，如此连续数十次。这种方法可以去除热病，治愈身中伤和肌肉死板等症。
④ 本段语释：养生方导引法说：身体正立，一脚向下踩地，另一脚尽力前伸，两手自然下垂，手掌向四方回转活动，再交换左右足做如上动作，各做四七二十八次。这种导引法，可以祛除肠中寒冷，腰背紧闷，骨痛等病，并能使气血上下分布滋润。
⑤ 窍：九窍。《素问》阴阳应象大论"清阳出上窍，浊阴出下窍"王冰注："上窍，谓耳目鼻口；下窍，谓前阴后阴"。
⑥ 本段语释：又说：身体下蹲，席地而坐，两脚掌相向合拢，两手前移，仰掌托起两脚，向上急速挽起，同时头向后仰，带动上半身向后摇摆，尽力做三七二十一次。然后再用力将两手两脚向两侧伸展，全身和两手两足一起用力，连续做二七十四次。这种方法，可以祛除窍中所生诸病，下身虚冷等病。
⑦ 齐：通"脐"。下同。
⑧ 火：据上下文意，似为"大"之误。
⑨ 本段语释：又说：身体下蹲，交叉两脚，两手向后反向撑地，慢慢向后仰，用力使脐腹努向前，行气散气，到极限时放松，如此反复二七十四次。这种导引法可以祛除脐下冷，脚疼，五脏六腑不调等病。
⑩ 本段语释：又说：正身站立，两手向后，托住腰部，尽力使两肩内收拢紧，然后以腰为轴，左右转动身体，反复三七二十一次。这种方法，可以祛除肚腹和脐冷，两肩发紧，胸部和腋下不适等病。
⑪ 本段语释：参见本书卷四第六十五候虚劳膝冷候养生方导引法。
⑫ 本段语释：养生方说：已经醉酒而又饱食，会使人发寒热。

七、寒热厥候

养生方导引法云：正偃卧，展两足，鼻内气，自极，摇足三十过止。除足寒厥逆也。①

卷之十三 气病诸候

一、上气候

养生方云：饮水勿急咽，久成气病。其汤熨针石，别有正方，补养宣导，今附于后。②

养生方导引法云：两手向后，合手拓腰向上，急③势，振摇臂肘，来去七。始得手不移，直向上向下，尽势，来去二七。去脊、心、肺气壅闷消散。④

又云：凡学将息人，先须正坐，并膝头、足。初坐，先足指相对，足跟外扒。坐上⑤，少欲安稳，须两足跟向内相对坐，坐上⑥足指外扒，觉闷痛，渐渐举身似款，便坐足上。待共内坐相似，不痛，始双竖脚跟向上，坐上，足指并反向外。每坐常学⑦。去膀胱内冷、膝风冷、足疼、上气、腰痛，尽自消适也。⑧

又云：两足两指相向，五息正。引心肺，去厥逆上气。极用力，令两足相向，意止引肺中气出，病人行肺内外，展转屈伸，随适⑨，无有违逆。⑩

二、卒上气候

养生方导引法云：两手交叉颐下，自极，致补气，治暴气咳。以两手交颐下，各把两颐脉，以颐句⑪交中，急牵来着喉骨，自极三通，致补气充足，治暴气上气、写喉⑫等病，令气调长，音声弘亮。⑬

九、结气候

养生方云：哭泣悲来，新哭讫，不用即食，久成气病。其汤熨针石，别有正方，补养宣导，今附于后。⑭

养生方导引法云：坐，伸腰，举左手，仰其掌，却右臂，覆右手，以鼻内气，自极七息，息间稍

---

① 本段语释：养生方导引法说：正身俯卧，伸展两脚并放松，以鼻纳气进行吐纳，两足向左右摇摆三十次而止。这种导引法，可以祛除足胫寒冷、厥逆等病。

② 本段语释：《养生方》说：喝水时不要咽得太急，否则日久可能生成气病。其汤熨针石，别有正方，补养宣导之法，现附于后。

③ 急：周本作"极"。

④ 本段语释：养生方导引法说：身体正立，两手向后，相互合拢，托住腰部，上身尽力后仰向上，振摇臂肘来去连做七次。然后两手仍在原位，直上直下尽力反复做二十四次。这种导引法，可以祛除脊、心、肺气痞闷，使之消散。

⑤ 上：原本及周本作"止"。根据文意及本书卷二第三十六候风冷候改之。

⑥ 上：原本及周本无。据本书卷二第三十六候风冷候及卷五第一候腰痛候养生方导引法补。

⑦ 学：原本及周本作"觉"，误，根据本书卷五第一候腰痛候养生方导引法改。

⑧ 本段语释：参见本书卷二第三十六候风冷候养生方导引法。

⑨ 适：原本无，据周本补，以使文意畅。

⑩ 本段语释：又说：平直仰卧，两脚足趾向内相对，吐纳五息为止，引心肺之气下行，尽量用力使两脚相对，意念控制肺中气出来。病人用意念运行肺气，使其内外辗转屈伸，到处循行都感到顺适而没有阻碍。这种方法，可以祛除厥逆上气等病。

⑪ 句（gōu 勾）：通"钩"。

⑫ 写喉：似指失音。"写"，疑为"泻"之误。

⑬ 本段语译：养生方导引法说：身体正立，举起双手，仰掌交叉在下巴之下，尽量用力，可以通利肺气，可以治疗暴气咳嗽。用双手交叉在下巴下，各按一侧的颈总动脉，急向中间牵引，与喉骨尽量接近三次，能补气使其充足，可治疗暴气上气，泻喉等病，并且能使气机调和，气息悠长，说话声音宏亮。

⑭ 本段语释：养生方说：哭泣是由悲哀而来，因此刚哭过的人，不要立即进食，否则日久就会生气病。其汤熨针石，别有正方，补养宣导之法，现附于后。

顿右手。除两臂背痛、结气。①

又云：端坐，伸腰，举左手，仰掌，以右手承右胁，以鼻内气，自极七息。除结气。②

又云：两手拓肘头，拄席，努肚上极势，待大闷始下，来去上下五七。去脊背体内疼、骨节急强、肚肠宿气。行忌太饱，不得用肚编③也。④

十五、逆气候

养生方导引法云：以左足踵拘右足拇指，鼻内气自极七息，除癖、逆气。⑤

卷之十三　脚气病诸候

一、脚气缓弱候

养生方导引法云：坐，两足长舒，自纵身，内气向下，使心内柔和适散。然后屈一足，安膝下，长舒一足，仰足⑥指向上使急。仰眠，头不至席，两手急努向前，头向上努挽。一时各各取势，来去二七，递互亦然。去脚⑦疼、腰髀冷、血冷、风痹、日日渐损。⑧

又云：覆卧，傍视，内踵，伸腰，以鼻内气，自极七息。除脚中弦痛、转筋、脚酸疼、脚痹弱。⑨

又云：舒两足坐，散气向涌泉，可三通，气彻到始收。右足屈卷，将两手急捉脚涌泉，挽。足踏手挽，一时取势。手足用力，送气向下，三七，不失气。数寻⑩，去肾内冷气、膝冷，脚疼也。⑪

又云：一足屈之，足指仰，使急，一足安膝头，散心，两足跟出气向下。一手拓膝头向下急捺，一手向后拓席，一时极势。左右亦然，二七。去膝髀疼急。⑫

又云：一足踏地，一足向后，将足解溪安跟上。急努两手，偏相向后，侧身如转，极势，二七，左右亦然。去足疼痛痹急、腰痛也。⑬

---

① 本段语释：养生方导引法说：身体下蹲，虚坐在后脚跟上，伸腰举左手，仰掌向上，右臂垂后，右掌向下。以鼻纳气，尽力呼吸七次。呼吸中间稍抖擞右手。这种导引法可以消除两臂背痛，结气等病。

② 本段语释：又说，正身端坐，伸直腰部，举左手掌向上，右手屈曲托住右胁，以鼻纳气，尽力吐纳七次。这种导引法可以消除结气等病。

③ 肚编：即肚带。现称裤带。

④ 本段语释：又说：身体下蹲，伸直腰部，两手向后，交叉托住两肘头，身体后倾，以肘头支撑在地上，尽力鼓起肚腹向上，突到极度，等感觉大闷不舒时才放松落下，上下反复五七三十五次。这种导引法可以祛除脊背和体内疼痛，骨节拘急强直、肚肠积气等病。做这种导引法时，切忌吃得太饱，也不可使用肚带。

⑤ 本段语译：参见本书卷一第二十四候风痹候养生方导引法。

⑥ 足：原作"取"，根据文意及本书卷二第三十六候风冷候养生方导引法改。

⑦ 脚：原作"腰"，误，根据文意及本书卷二第三十六候风冷候养生方导引法改。

⑧ 本段语释：参见本书卷二第三十六候风冷候养生方导引法。

⑨ 本段语释：又说：身体俯卧，两眼侧视，脚跟向上竖起，脚趾抵住床席，伸直腰部，以鼻纳气，使清气充满体内，尽力吐纳七次。这种导引法可以消除脚中弦痛，转筋、脚酸疼、脚痹弱等病。

⑩ 数寻：周本作"数行"。

⑪ 本段语释：参见本书卷四第六十五候虚劳膝冷候养生方导引法。

⑫ 本段语释：又说：身体平坐于地，屈屈一脚，尽力使脚趾向上翘；另一脚按在屈曲脚的膝头上，呈叠腿盘坐姿势，意念引散心气，从两足跟向下出气。一手按膝头极力向下，另一手向后按地，同时作势到最大限度，然后左右交换做，同样各做二七十四次。这种导引法可以祛除膝髀疼急等病。

⑬ 本段语释：又说：身体下蹲，一脚踏地，一脚向后把脚腕放在脚跟上，两手用力从踏地足侧向后平伸至身后偏侧，侧身用力转动二七十四次。换左右脚按同样方法做。这种方法可以祛除足疼痛痹急，腰痛等病。

卷之十四　咳嗽病诸候

十、咳逆候

养生方导引法云：先以鼻内气，乃闭口咳，还复以鼻内气，咳则愈。①

向晨，去枕，正偃卧，伸臂胫，瞑目，闭口，无息，极，胀腹、两足，再息②，顷间，吸腹，仰两足，倍拳③，欲自微息定，复为之。春三、夏五、秋七、冬九，荡涤五脏，津润六腑。所病皆愈④。⑤

又云：还向反望，倒望，不息七通。治咳逆、胸中病、寒热也。⑥

淋病诸候

一、诸淋候

养生方导引法云：偃卧，令两手⑦布膝头，斜踵置尻下，口内气，振腹自极，鼻出气。去淋、数小便。⑧

又云：蹲踞，高一尺许，以两手从外屈膝内入，至足跌上，急手握足五指，极力一通，令内曲入，利腰髋，治淋。⑨

二、石淋候

养生方导引法云：偃卧，令两手布⑩膝头，斜踵置尻⑪，口内气，振腹，鼻出气，去石淋、茎中痛。⑫

三、气淋候

养生方导引法云：以两足踵布膝，除癃。⑬

又云：偃卧，以两足布膝头，取踵置尻下，以口内气，腹胀自极，以鼻出气七息。除气癃、数小便、茎中痛、阴以下湿、小腹痛、膝不随也。⑭

---

①　本段语释：养生方导引法说：取正坐或站立姿势，先以鼻纳气，然后闭口鼻，不使息出，故意咳嗽，咳后再重复以鼻纳气等动作，如此反复，以咳嗽向愈为度。

②　息：原脱，据本书卷十九第一候积聚候养生方导引法补。

③　倍拳：反向屈曲。"倍"，通"背"；"拳"，通"卷"，屈曲。

④　所病皆愈：原脱，据本书卷十九第一候积聚候养生方导引法补。

⑤　本段语释：清晨醒时，去掉枕头，正身平直仰卧，伸展四肢，自然垂直，两手握固，闭目凝神，以鼻纳气，闭气不息，达到极致，鼓起腹部，张开两脚，使清气尽量充满全身，然后再缓缓呼出，同时，内收腹部，仰起两脚，连腰背反屈挺起，尽量迫使腹内浊气排出，散发散邪，然后放松。如此张腹吸腹，纳新吐故为一遍，待到气息平稳后再重复如上运动。一般做功，其遍数是春天三遍，夏天五遍，秋天七遍，冬天九遍。此法可荡涤五脏，滋润六腑，而所有诸病，皆能治愈。

⑥　本段语释：参见本书卷二第四十三候风癫候养生方导引法。

⑦　手：原作"足"，据卷四第七十三候虚劳阴下痒湿候养生方导引法改。

⑧　本段语释：养生方导引法说：正身仰卧，把两手放在膝头上，脚跟放在臀下，用口吸气，使腹部尽力胀起，然后用鼻呼气。可祛除淋病、小便频数。本段与卷四第七十三候虚劳阴下痒湿候相似，可互参。

⑨　本段语释：又说：身体下蹲，臀部离地面一尺左右，身体稍前倾，用两手从外侧经膝弯下由小腿内侧到足背上，立即用两手各握一脚的五趾，尽力使五趾内弯，然后放松。这种方法可以通利腰髋，治疗淋病等。

⑩　手布：手，原作"足"；布，原脱。据卷四第七十三候虚劳阴下痒湿候与本卷诸淋候养生方导引法改。

⑪　尻：原作"鸠"，根据文意及卷四第七十三候虚劳阴下痒湿候与本卷诸淋候养生方导引法改。

⑫　本段语释：参见本卷诸淋候养生方导引法。

⑬　本段语释：养生方导引法说：平坐或仰卧，将两脚跟交替按放在对侧膝上，配合呼吸吐纳及存想。这种方法，可以治疗小便淋闭等病。

⑭　本段语释：参见卷四第七十三候虚劳阴下痒湿候与本卷诸淋候养生方导引法。

小便病诸候

二、小便数候

养生方导引法云：以两踵布膝，除数尿。①

又云：偃卧，令两手布膝头，斜踵置尻②，口内气，振腹，鼻出气。去小便数。③

六、遗尿候

养生方导引法云：蹲踞，高一尺许，以两手从外屈膝内入，至足跗上，急手握足五指，极力一通，令内曲入，利腰髋，治遗尿。④

大便病诸候

一、大便难候

养生方导引法云：偃卧，直两手，捻左右胁。除大便难、腹痛、腹中寒。口内气，鼻出气，温气咽之数十，病愈。⑤

二、大便不通候

养生方导引法云：龟行气，伏衣被中，覆口鼻头面，正卧，不息，九通，微鼻出气。治闭塞不通。⑥

五、大小便难候

养生方导引法云：正坐，以两手交背后，名曰带便。愈不能大便，利腹，愈虚羸。反叉两手着背上，推上使当心许，踑坐，反到九通。愈不能大小便，利腹，愈虚羸也。⑦

卷之十五　五脏六腑病诸候

一、肝病候

养生方云：春三月，此谓发陈⑧，天地俱生，万物以荣⑨。夜卧早起，广步于庭。被⑩缓形，以使春志生。生⑪而勿杀，与而勿夺，赏而勿罚，此春气之应也；养生之道也。逆之则伤于肝，夏变为寒，则奉长生者少。

---

① 本段语释：参见本卷气淋候养生方导引法。
② 尻：原作"鸠"，根据文意及卷四第七十三候虚劳阴下痒湿候与本卷诸淋候养生方导引法改。
③ 本候语释：参见本卷气淋候养生方导引法。
④ 本段语释：参见本卷诸淋候养生方导引法。
⑤ 本段语释：养生方导引法说：正身仰卧，伸直两手，按摩左右两胁部，上下前后反复按摩。本导引法可以消除大便难，腹痛，腹中寒等症。接着行气，以口纳气，以鼻出气，口中温气咽数十次，病即痊愈。
⑥ 本段语释：养生方导引法说：行龟行气法，伏于衣被之中，盖住口鼻头面，正身仰卧，闭气不息九次，出气时微微由鼻中呼出。这种导引法能够治疗大便闭塞不通等气机闭塞之病。
⑦ 本段语释：养生方导引法说：正身端坐，两手交叉在背后，名为带便。可治疗不能大便，有利于腹部疾患，并可治疗虚劳羸瘦。反叉双手放于背上，将手推到上面，使其正对心的位置，两脚伸直岔开而坐，头身向后反仰九次。本导引法可以治疗不能大小便，有利于腹部疾患，并可治虚劳羸瘦。
⑧ 发陈：《太素》卷二杨上善注："陈，旧也，言春三月，草木旧根旧子皆发生也。"
⑨ 荣：草木茂盛。
⑩ 被（pī批）发：披散头发。"被"，通"披"。
⑪ 生：《素问·阴阳应象大论》："天有四时五行，以生长收藏"。生长收藏，即春生、夏长、秋收、冬藏。这是万物生化的自然规律。

又云：肝脏病者，愁忧不乐，悲思嗔怒，头旋眼痛，呵①气出而愈。②

二、心病候

养生方云：夏三月，此谓蕃莠③。天地气交，万物英实④。夜卧早起，无厌⑤于日。使志无怒，使华英成秀，使气得泄，若所爱在外。此夏气之应，养长之道也。逆之则伤心，秋为痎疟⑥。其汤熨针石，别有正方，补养宣导，今附于后。

养生方导引法云：心脏病者，体有冷热。若冷，呼气入；若热，吹气出⑦。⑧

又云：左卧，口内气，鼻出之。除心下不便也。⑨

三、脾病候

《养生方·导引法》云：脾脏病者，体⑩面上游风习习，痛，身体痒，烦闷疼痛，用嘻气出。⑪

四、肺病候

养生方云：多语则气争，肺胀，口燥。⑫

又云：秋三月，此为容平⑬。天气以急，地气以明。早卧早起，与鸡俱兴。使志安宁，以缓秋刑⑭。收敛神气，使秋气平。无外其志，使肺气清。此秋气之应也，养收之道也。逆之则伤肺，冬为飧泄。其汤熨针石，别有正方，补养宣导，今附于后。

养生方导引法云：肺脏病者，体胸背痛满，四肢烦闷，用嘘气出。⑮

以两手据地覆之，口内气，鼻出之，除胸中、肺中病也。⑯

五、肾病候

养生方云：冬三月，此为闭藏⑰。水冰地坼，无扰乎阳。早卧晚起，必待日光。使志若伏匿，若

---

① 呵：六字气诀的一个字。六字气诀是一种读字出气的导引方法，包括呵、呼、呬、嘘、嘻、吹六字。行动时，无声读字出气。其治疗和预防的疾病，古今有不同。自明代以后，多为呵主心、呼主脾、呬主肺、嘘主肝、嘻主三焦，吹主肾。

② 本段语释：养生方导引法说：肝脏病患者，往往伴有情志变化，表现为忧愁不乐，悲伤发怒，出现头眩眼痛，这些病症，用呵字出气可治愈。

③ 蕃（fán 凡）秀："蕃"，茂盛。"秀"，开花。

④ 英实："英"，花。"实"，果实。在此引伸为开花结果。

⑤ 无厌："无"通"毋"，不要。"厌"通"餍"。

⑥ 痎（jiē 阶）疟：间日疟。《说文》："痎，二日一发疟也。"

⑦ 若冷，呼气出；若热，吹气出：为导引治疗心脏病的方法。《千金方》卷二十七调气法："心脏病者，体冷热……疗法，用呼吹二气，呼疗冷，吹治热"。

⑧ 本段语释：养生方导引法说：心脏病患者，身体有寒有热。用导引法治疗时，寒症，用呼字出气；热症，用吹字出气。

⑨ 本段语释：又说：左侧躺卧，以口纳气，以鼻呼气，反复吐纳。这种方法能够祛除心下否鞭等病。

⑩ 体：四肢。

⑪ 本段语释：养生方导引法说：脾脏病的患者，体表和面上有微风习习游走的感觉。出现作痛，身体痒，烦闷疼痛等症，可用嘻字出气治疗。

⑫ 本段语释：养生方说：多讲话就会气急，以致肺部胀满，口干唇燥。

⑬ 容平：《太素》卷二杨注："夏气盛长，至秋也，不盛不长，以结其实，故曰容平也。"

⑭ 秋刑：指秋天肃杀之气对人体的伤害。"刑"，害，伤害。

⑮ 本段语释：养生方导引法说：肺脏病证，见身体胸背作痛，胀闷不舒，四肢烦热等不适，可以用六字气诀中的"嘘"字诀治疗，嘘去邪气则病愈。

⑯ 本段语释：身体平坐于地，伸直腰部，舒展两脚，用两手按地伏身向下，以口纳气，以鼻呼气，吐故纳新，反复进行。这种导引法可以祛除胸中肺中诸病。

⑰ 闭藏：张志聪《素问集注》："万物收藏，闭塞而成冬也"。

有私意，若已有得。去寒就温，无泄皮肤，使气亟夺①。此冬气之应也，养藏之道也。逆之则伤肾，春为痿厥。其汤熨针石，别有正方，补养宣导，今附于后。

养生方导引法云：肾脏病者，咽喉窒塞，腹满耳聋，用呬气出。②

又云：两足交坐，两手捉两足解溪，挽之，极势，头仰，来去七。去肾气壅塞。③

十、膀胱病候

《养生方·导引法》云：蹲坐，欹身，弩两手向前，仰掌，极势，左右转身腰三七。去膀胱内冷、血风、骨节急强。④

又云：互跪，调和心气，向下至足，意里想气索索然，流布得所。始渐渐平身，舒手傍肋，如似手掌内气出气不止，面觉急闷，即起背⑤至地，来去二七。微减膝头冷、膀胱宿病、腰脊强、齐下冷闷。⑥

十二、五脏横病候

养生方导引法云：从膝以下有病，当思齐下有赤光，内外连没身也。从膝以上至腰有病，当思脾黄光。从腰以上至头有病，当思心内赤光。病在皮肤寒热者，当思肝内青绿光。皆当思其光，内外连而没已身，闭⑦气，收光以照之。此消疾却邪甚验。笃信精思行之，病无不愈。⑧

卷之十六　腹痛病诸候

一、腹痛候

养生方导引法云：治股、胫、手臂痛法：屈一胫一臂，伸所痛者⑨，正偃卧，以鼻引气，闭气⑩，令腹满⑪，以意推之，想气往至痛上俱热，即愈。⑫

又云：偃卧，展两胫、两手，仰足指，以鼻内气，自极，七息。除腹中弦急切痛。⑬

又云：偃卧，口内气，鼻出之。除里急、饱食。后小⑭咽气数十，令温中。寒，干吐呕腹痛。口

---

① 无泄皮肤，使气亟（qì弃）夺：冬天要顾护腠理，勿使皮肤过多出汗，而导致闭藏之阳气受到损耗。亟，多次。夺，丧失。

② 本段语释：养生方导引法说：肾脏病患者，出现咽喉阻塞，腹部胀满，耳聋不聪等症状。可以用六字气诀中"呬"字诀呼出邪气来治疗。

③ 本段语释：又说：身体平坐，两脚交叉，用两手握住对侧脚腕，尽力拉起两脚并仰起头部和身体，来回连续做七次。这种方法，可以祛除肾气壅塞等症。

④ 本段语释：养生方导引法说：身体下蹲，侧转身体，用力举起两手向前，手掌向上，两手伸直，尽量用力，然后以腰为轴，左右转动身腰三七二十一次。这种导引法，可以祛除膀胱内冷血风，骨节拘强等病。

⑤ 背：原作"皆"，形近之误，据卷四第六十五候虚劳膝冷候改。

⑥ 本段语释：参见卷四第六十五候虚劳膝冷候养生方导引法。

⑦ 闭：底本为"闲"，周本为"闭"，根据文意及周本改。

⑧ 本段语释：养生方导引法说：正坐或仰卧，全身放松，轻闭两目，进行内视，以心代眼，存想五脏光芒。如自膝部向下有病时，应当存想脐下有红光，从体里外相连而遮没身体；自膝部向上到腰部有病时，应当存想脾有黄光；自腰部向上到头部有病时，应当存想心里有红光；病在皮肤而有寒热时，应当存想肝内有青绿光。要根据病位而存想其光，从体里外相连而遮没自己的身体，然后闭气不息，集中光点以照病所，用此法治病祛邪，很有效验。只要坚定信念，集中思想，坚持施行此法，疾病都能治愈。

⑨ 屈一胫一臂，伸所痛者：原作"屈一胫，臂中作痛者"，文字有误脱，根据本书卷二第三十六候风冷候改。

⑩ 以鼻引气，闭气：原作"口鼻闭气"，根据本书卷二风冷候改。

⑪ 令腹满：原作"腹痛"，根据本书卷二风冷候改。

⑫ 本段语释：养生方导引法说：治疗大腿、小腿、手臂疼痛的方法是，正身仰卧，弯屈疼痛的腿和臂，使疼痛的肢体自然伸直，放松，两目轻闭，以鼻纳气，口鼻闭气，待清气充满腹中后，用意念推之，存想气行到痛处，反复进行，至患处有热感，疼痛即随之而愈。可参见卷二风冷候养生方导引法相似条文。

⑬ 本段语释：又说：仰卧，舒展两腿和两手，足趾向上，以鼻纳气，尽力吐纳七次。可消除腹中拘急剧痛。

⑭ 食。后小：原无，据本书卷三第十七候虚劳里急候补。

内气七十所，大振腹。咽气数十，两手相摩，令热，以摩腹，令气下。①

又云：偃卧，仰两足、两手，鼻内气七息。除腹中弦切痛。②

三、腹胀候

养生方导引法云：蹲坐，住心，卷两手，发心向下，左右手摇臂，递互欹身，尽髀势，卷头筑肚，两手冲脉至脐下，来去三七。渐去腹胀肚急闷，食不消化。③

又云：腹中苦胀，有寒，以口呼出气，三十过止。④

又云：若腹中满，食饮苦饱，端坐，伸腰，以口内气数十，满吐之，以便为故，不便复为之。有寒气，腹中不安，亦行之。⑤

又云：端坐，伸腰，口内气数十。除腹满、食饮过饱、寒热、腹中痛病。⑥

又云：两手向身侧一向，偏相极势。发顶足，气散下，欲似烂物解散。手掌指直舒，左右相皆然，去来三七。始正身，前后转动髀腰七。去腹肚胀，膀胱、腰、脊、臂冷，血脉急强，悸也。⑦

又云：苦腹内满，饮食善饱，端坐，伸腰，以口内气数十，以便为故，不便复为。⑧

又云：脾主土，土暖如人肉，始得发汗，去风冷邪气。若腹内有气胀，先须暖足，摩⑨上下并气海，不限遍数，多为佳。始得左回右转三七。和气如用，要用身内一百一十三法，回转三百六十骨节，动脉摇筋，气血布泽，二十四气和润，脏腑均调，和气在用。头动转摇振，手气向上，心气向下，分明知去来。莫问⑩平手、欹腰、转身、摩气、屈蹙迴动，尽，心气放散，送至涌泉，一一不失气之行度。用之有益，不解用者，疑如气乱⑪。

心腹痛病诸候

一、心腹痛候

养生方导引法云：行大道，常度日月星辰。清净以鸡鸣，安身卧，嗽⑫口三咽之。调五脏，杀蛊虫，令人长生，治心腹痛。⑬

---

① 本段语释：参见本书卷三第十七候虚劳里急候养生方导引法。

② 本段语释：又说：正身仰卧，舒展四肢，仰伸两脚和两手，立掌，以鼻纳气，连续七息。这种导引法可祛除腹中拘急剧痛等病。

③ 本段语释：养生方导引法说：蹲坐，安心定意，卷曲两手置于心胸处，手势向下，然后左右上下摇动两臂，随臂摆摇而上身自然向左右交替倾斜，转动时两肩尽量用力。然后两手恢复原位，低头面向肚腹，两手沿冲脉按摩到脐下，上下反复三七二十一次。这种导引法，可以逐渐祛除肚腹胀闷，食不消化等症。

④ 本段语释：又说：腹中苦于发胀有寒气，可用六字诀中的"呼"字诀呼出其邪气来治疗，连续呼气三十次为止。

⑤ 本段语释：又说：如果腹中胀满，饮食后更加饱胀，可以端坐，伸直腰部，以口纳气，使清气充满体内，又从口吐出体内浊气，如此连续数十次，以腹中安和为度。如果吐纳行气后仍觉腹中胀饱，可再行此法。如有寒气内积，腹内胀满不安的病情，也可以施行此法。

⑥ 本段语释：又说：身体端坐，伸展腰部，以口纳气呼气，连续数十次。可消除肚腹胀满，饮食过饱作胀后，出现恶寒发热，腹中疼痛等病。

⑦ 本段语释：又说：正身站立，提起两手，手掌手指都伸直，平行转向身体一侧，尽力侧转，同时意念行气，使气从头顶下散到脚，毫无障碍，犹如腐烂的东西解散，迅速崩溃四散。向左向右都如此法，来回做三七二十一次。然后才转正身体，前后转动两肩臂和腰部七次。这种方法，可以祛除肚腹作胀，膀胱、腰脊和臀部寒冷，血脉急强悸动等病。

⑧ 本段语释：参见本候第三条条文。

⑨ 摩：周本作"摩脐"。

⑩ 问：原作"阎"，形近之误，据本书卷二第四十六候风邪候改。

⑪ 本段语释：参见本书卷二第四十六候风邪候养生方导引法。

⑫ 嗽：通"漱"。

⑬ 本段语释：养生方导引法说：修行养生之道，有存想、引度日月星辰之光芒等很多方法。如服醴泉，要选择清晨当鸡鸣时，正身安卧，漱醴泉满口，然后缓缓分三次咽下。这种方法，可以调和五脏，杀灭蛊虫，使人长寿，并治疗心腹疼痛。

四、心腹胀候

养生方导引法云：伸右胫，屈左膝，内压之，五息。引脾，去心腹寒热，胸臆①邪胀。依经为之，引脾，去心腹寒热，胸臆邪气胀满。久行，无有寒热、时节之所中伤，名为真人②之方。③

卷之十七　痢病诸候

一、水谷痢候

养生方云：秋三月，此谓容平。天气以急，地气以明，早卧早起，与鸡俱兴。使志安宁，以缓秋刑。收敛神气，使秋气平。无外其志，使肺气精④。此秋气之应也，养收之道也。逆之则伤肺，冬为飧泄。

又云：五月勿食未成核果及桃枣，发痈疖。不尔，发寒热，变黄疸，又为泄痢。

十五、冷热痢候

养生方导引法云：泄下有寒者，微引气，以息内腹，徐吹欲⑤息。以鼻引气，气足复前即愈。其有热者，微呼以去之。⑥

卷之十八　九虫病诸候

二、三虫候

养生方导引法云：以两手着头相叉，长气，即吐之。坐地，缓舒两脚，以两手从外抱膝中，疾低头，入两膝间，两手交叉头上，十二通，愈三尸⑦也。⑧

又云：叩齿二七过，辄咽气二七，如三百通乃止。为之二十日，邪气悉去；六十日，小病愈；百日，大病除，三虫伏尸皆去，面体光泽也。⑨

卷之十九　积聚病诸候

一、积聚候

养生方导引法云：以左足践右足上。除心下积。⑩

又云：病心下积聚，端坐伸腰，向日仰头，徐以口内气，因而咽之，三十过而止，开目。⑪

---

① 臆（yì 亿）：即胸。
② 真人：旧称修真得道的人。
③ 本段语释：养生方导引法说：正直仰卧，伸展右腿，弯曲左膝，收足向内压在右腿上，进行吐纳，连续五息为止。这种方法，可以引出脾中邪气外出，祛除心腹中的寒热之邪，胸中的邪气胀满。依经脉导引，能把脾的热气引出，治疗腹中的寒热不和，胸部邪气胀满。常久坚持此法，可避免受到寒热之邪及时令节气的伤害，此实为真人养生导引的好方法。
④ 精：通"清"。
⑤ 欲：据文意疑为衍文。
⑥ 本段语释：养生方导引法说：如果是泄泻属于寒证的人，当微微纳气吸入腹中，然后慢慢地以吹字出气。吸气时，以鼻纳气，使清气充满全身后再照前做，即慢慢地以吹字出气，这样，其病即可治好。如果是泄泻有热的人，可微微用呼字出气治之。
⑦ 三尸：疑为"三虫"之误。
⑧ 本段语释：养生方导引法说：身体下蹲，坐在地上，慢慢地伸展两脚，用两手从外边将膝抱起，急低头进入两膝之间，把两手交叉放在头上，长吸气即吐出，连续做十二次。这种方法可以治愈三虫病。
⑨ 本段语释：与本书卷二第四十七候鬼邪候、卷二十三尸病第七候相重，语释可互参。
⑩ 本段语释：养生方导引法说：身体正立，以左脚踏在右脚上，以鼻纳气，用意念行气，排邪下行。这种导引法，可以治疗心下胃部的胀闷等病。
⑪ 本段语释：又说：病人患心下积聚之病，当正坐，伸直腰部，仰头向日，慢慢以口纳气，吸取日光精华之气咽下，如此连续三十次而止。这种功法要睁开眼睛进行。

又云：左胁侧卧，申臂直脚，以口内气，鼻吐之，周而复始。除积聚、心下不便①。②

又云：以左手按右胁，举右手极形。除积及老血。③

又云：闭口微息，正坐向王气，张鼻取气，逼置脐下，小口微出十二通气。以除结聚。低头不息十二通，以消饮食，令身轻强。行之，冬月令人不寒。④

又云：端坐伸腰，直上，展两臂，仰两手掌，以鼻内气闭之，自极七息，名曰蜀王乔。除胁下积聚。⑤

又云：向晨，去枕，正偃卧，伸臂胫，瞑目闭口不息，极，张腹、两足，再息，顷间吸腹仰两足，倍拳，欲自微息定，复为之。春三、夏五、秋七、冬九。荡涤五脏，津润六腑，所病皆愈。腹有疾积聚者，张吸其腹，热乃止，癥瘕散破，即愈矣。⑥

瘕病诸候

二、癥瘕候

养生方云：饮食大走，肠胃伤，久成癥瘕，时时结痛。⑦

养生方导引法云：向晨，去枕，正偃卧，伸臂胫，瞑目，闭口无息，极张腹、两足，再息。顷间，吸腹仰两足，倍拳，欲自微息定，复为之。春三、夏五、秋七、冬九。荡涤五脏，津润六腑，所病皆愈。腹有疾积聚者，张吸其腹，热乃止，瘕散破即愈矣。⑧

十二、鳖瘕候

养生方云：六月勿食泽中水，令人成鳖瘕也。⑨

十三、鱼瘕候

养生方云：鱼赤目，作鲙⑩食之，生瘕。⑪

卷之二十　疝病诸候

二、寒疝候

养生方导引法云：蹲踞，以两手举足，蹲极横。治气冲⑫肿痛，寒疝入上下，致肾气。蹲踞，以

---

① 不便：周本作"否鞭"，义略明晰。
② 本段语释：参见本书卷十五第二候心病候养生方导引法。
③ 本段语释：又说：端坐或站立，腰部伸直，用左手按摩右胁，同时尽力举起右手伸展，使胸胁展开，左手前后上下，来回按摩右胁，交换左右手继续按摩左胁。坚持练习这种导引法，可以治疗积病和老血等病。
④ 本段语释：又说：闭口，微微呼吸，正坐，面对东方，张鼻吸气，逼气下行停于脐下，然后用小口慢慢出气，如此十二次，可以去掉积聚。低头停止呼吸十二次，可以消化饮食，使身体轻快强健。冬天这样做，可使人不怕冷。
⑤ 本段语释：又说：端正蹲坐，伸直腰部，向上伸直两臂，平仰两手掌，以鼻纳气后闭气不息，到极限时缓缓从鼻呼出，如此七息。这种功法称为蜀王乔。能够消除胁下的积聚。
⑥ 本段语释：又说：清晨，去掉枕头，正身仰卧，伸展臂腿，合眼闭口，闭气不息，尽量鼓起腹部，两腿用力，然后再进行呼吸。过一会儿，内收腹部，仰起两脚，反屈，等到呼吸平稳后再重做。其遍数是春天三遍，夏天五遍，秋天七遍，冬天九遍。此法可洗涤五脏，滋润六腑，脏腑的病都可治好。腹内有积聚病者，可反复鼓起和内收腹部，到有热感时为止。这样，癥瘕消散，病就能好。
⑦ 本段语释：养生方说：饮食以后疾走，会使肠胃受伤，日久形成癥瘕，常常发生硬结疼痛。
⑧ 本段语释：参见本书卷十四第十候咳逆候养生方导引法。
⑨ 本段语释：养生方说：六月不要喝沼泽里面的水，否则会生鳖瘕。
⑩ 鲙（kuài 快）：细切的鱼肉。
⑪ 本段语释：养生方说：眼睛发红的病鱼做鲙，吃了可生瘕病。
⑫ 气冲：经穴名。在脐下五寸旁开二寸处，属足阳明胃经。在此是指鼠蹊部，即腹部与大腿的连接处。

两手捉趾令离地，低跟，极横挽，自然一通，愈荣卫中痛。①

十一、疝瘕候

养生方导引法云：挽两足指，五息止，引腹中气。去疝瘕，利孔窍。②

又云：坐，舒两脚，以两手捉大拇指，使足上头下，极挽，五息止，引腹中气遍行身体。去疝瘕病，利诸孔窍，往来易行。久行精爽，聪明修长。③

痰饮病诸候

一、痰饮候

养生方导引法云：左右侧卧，不息十二通，治痰饮不消。右有饮病，右侧卧；左有饮病，左侧卧。又有不消，以气排之，左右各十有二息。治痰饮也。④

十三、诸饮候

养生方导引法云：行左之右之侧卧，闭目，气不息十二通，治诸饮不消。右有饮病，右侧卧⑤，不息，排下消之。⑥

又云：鹜行气，低头倚壁，不息十二通，以意排之，痰饮宿食从下部出，自愈。鹜行气者，身直颈曲，排气下行，十二通⑦，愈宿食。久行自然能出，不须孔塞⑧也。⑨

癖病诸候

一、癖候

养生方云：卧觉，勿饮水更眠，令人作水癖。⑩

又云：饮水勿急咽，久成水癖。⑪

又云：举两膝，夹两颊边，两手据地蹲坐，故久行之，愈伏梁。伏梁者，宿食不消成癖，腹中如杯如盘。宿痈者，宿水宿气癖数生痈。久行，肠化为筋，骨变为实。⑫

---

① 本段语释：养生方导引法说：屈曲两膝，下蹲如坐，用两手握住脚趾，使其离开地面，两腿尽量横向两侧展开。可治疗气冲部肿痛，寒疝上下出入，并可使肾气通畅。屈曲两膝如坐，用两手握脚趾，使脚趾离地，跟着地，将两脚尽量向两侧横拉，要能很自然地做一遍。这种功法可以治愈气血中痛。

② 本段语释：养生方导引法说：身体平坐于地，用手拉两脚趾，以鼻纳气，持续到吐息五息为止，然后导引腹中之气周行全身。这种方法可以祛除疝瘕病，通利孔窍等。

③ 本段语释：又说：坐下伸展两脚，用两手握着足大拇指向上拉，使脚上翻，头向脚，尽力达到吐纳五次为止，然后引出腹中之气，使其便行全身。可祛除疝瘕病，通利诸孔窍，往来流畅。常做此功，可使人精神爽快，耳聪目明，健康长寿。

④ 本段语释：养生方导引法说：向左侧卧或向右侧卧，闭气不息十二次，可治疗痰饮不化。右边有饮病，要向右侧卧；左边有饮病，要向左侧卧。如果又有痰饮不消，可引气排除之，左右各呼吸十二次，坚持练习，能够治好痰饮病。

⑤ 右侧卧：原作"左"，误，据本卷痰饮候养生方导引法相同句改之。

⑥ 本段语释：参见本卷痰饮候养生方导引法。

⑦ 十二通：原作"而一通"，误，据本书卷二十一宿食病第一候宿食不消候改之。

⑧ 孔塞：通其闭塞。孔，即通。

⑨ 本段语释：又说：行鹜行气法，身体下蹲，上身正直，倚靠墙壁，安神定志，专心念气。然后低头弯曲颈项，犹如鸭子状，行闭气不息吐纳十二次，并用意念引气推动，使痰饮和不消化的宿食，从下部排出而愈。其所以称为鹜行气，是因为身直颈曲的姿势，能够排气下行，使脏腑之气为一通，而治愈宿食不消之病。常练此行气排积之法，痰饮宿食自然能够排出，不必另用疏通其闭塞的方药。

⑩ 本段语释：养生方说：睡觉醒来，不要喝水再睡，否则会使人得水癖病。

⑪ 本段语释：喝水过快地咽下，日久会形成水癖病。

⑫ 本段语释：养生方导引法说：身体下蹲，低头下倾，耸举两膝，夹在两颊旁边，两手按地蹲坐，同时进行吐纳呼吸。能持久进行此法，可以治好伏梁病。伏梁病，就是宿食不能消化而成癖，在腹中为块状，形如杯盘。宿痈病就是积水积气，日久成癖，因癖生痈。久行此法，能增强肠的功能，并使骨骼坚实。

痞噎病诸候

二、诸痞候

养生方导引法云：正坐努腰，胸仰举头，将两手指相对，向前捺席使急，身如共头胸向下，欲至席还起，上下来去二七。去胸胁痞、脏冷、臑疼闷、腰脊闷也。①

卷之二十一　脾胃病诸候

二、脾胃气不和不能饮食候

养生方导引法云：欹身，两手一向偏侧，急努身舒头，共手竞扒相牵，渐渐一时尽势。气共力皆和，来去左右亦然，各三七。项前后两角缓舒手，如是似向外扒，放纵身心，摇三七，递互亦然。去太仓②不和、臂腰虚闷也。③

呕哕病诸候

四、呕吐候

养生方云：八月勿食姜，一云被霜瓜，向冬发寒热及温病，食欲吐，或心中停饮不消，或为反胃。其汤熨针石，别有正方，补养宣导，今附于后。④

养生方导引法云：正坐，两手向后捉腕，反拓席，尽势，使腹弦弦，上下七，左右换手亦然。除腹肚冷风、宿气积、胃口冷、食饮进退、吐逆不下。⑤

又云：偃卧，展胫、两手，左跷⑥两足踵，以鼻内气，自极七息。除腰⑦中病，食苦。⑧

又云：坐，直舒两脚，以两手挽两足，自极十二通。愈肠胃不能受食，吐逆。以两手直叉两脚底，两脚痛，舒。以头枕膝上，自极，十二通。愈肠胃不能受食，吐逆。⑨

宿食不消病诸候

一、宿食不消候

养生方导引法云：凡食讫，觉腹内过饱，肠内先有宿气，常须食前后，两手撩膝⑩，左右欹身，肚腹向前，努腰就肚，左三七，右二七，转身按腰脊，极势。去太仓腹内宿气不化、脾痹肠瘦、脏腑

---

①　本段语释：养生方导引法说：身体正坐，伸直腰部，挺胸抬头，两手手指相对，用力向前按地，然后上身和头胸部一起前俯向下，近地时即回身向上，如此上下反复二七十四次。这种导引法，可以祛除胸胁中的痞块，五脏冷，臂痛不舒，腰脊不适等病。

②　太仓：指胃。《灵枢》胀论："胃者，太仓也。"

③　本段语释：养生方导引法说：正身站立，向后侧转身体，两手偏向同侧，快速挺直身，舒展头和手，两手屈指相握，争相牵拉，慢慢持续一段时间，尽力保持原势，要使气和力都平稳，换左右两侧反复这样做。各三七二十一次。然后从脖子前后两角缓缓伸开手，好像向外张开，放松身心，摇动三七二十一次，左右也交替这样做。这种导引法，可以祛除胃部的不和，臂腰的虚闷。

④　本段语释：养生方说：八月不要吃姜，一说是披霜的瓜，否则到冬天就会发寒热和温病，食谷欲吐，或胃中停水饮不消，或成反胃。其汤熨针石，别有正方，补养宣导，今附于后。

⑤　本段语释：参见本书卷二第三十六候风冷候养生方导引法。

⑥　跷（qiāo悄）：举足。

⑦　腰：周本为"腹"。

⑧　本段语释：又说：正身仰卧，舒展两脚和两手，跷起两脚跟，并以意念守住，以鼻纳气，尽力吐纳七次。这种导引法，可以消除腰中病，食后苦于呕吐等。

⑨　本段语释：又说：平坐于地，伸直两脚，用两手挽拉两脚，尽力拉十二次。可治愈肠胃不能受食而呕吐。用两手指交叉兜住两脚底，至两脚酸痛时松开，然后把头枕在膝上，如此尽力做十二次。这种导引法，可以治好胃肠不能受纳食物而吐逆。

⑩　撩膝：抱拢两膝。

不和。得令腹胀满，日日消除。①

又云：闭口微息，正坐向王气，张鼻取气，逼置齐②下，小口微出，十二通气，以除结聚，低头不息，十二通，以消饮食，令身轻强，行之，冬月不寒。③

又云：端坐，伸腰，举右手承左胁，鼻内气，七息，除胃中寒、食不消。④

又云：端坐，伸腰，举右手，仰掌，以左手承左胁。以鼻内气，自极七息。所除胃寒，食不变，则愈。⑤

又云：鹜行气，低头倚壁，不息，十二通。以意排，痰饮宿食从下部出，自愈。鹜行气者，身直颈曲，排气下行，十二通，愈宿食。⑥

又云：雁行气，低臂推膝，踞，以绳自缚拘左，低头，不息十二通。消食轻身，益精神，恶气不入，去万邪。一本云：正坐，仰天，呼吸天精，解酒食饮饱。出气吐之数十，须臾立饥且醒。夏月行之，令人清凉。⑦

二、食伤饱候

养生方导引法云：若腹中满，食饮苦⑧饱，端坐伸腰，以口内气数十，满，吐之，以便为故，不便复为之。有寒气，腹中不安，亦行之。

又云：端坐伸腰，口内气数十。除腹中满、食饮过饱、寒热、腹中痛病。⑨

水肿病诸候

一、水肿候

养生方云：十一月，勿食经夏自死肉脯，内动于肾，喜成水病。其汤熨针石，别有正方，补养宣导，今附于后。⑩

养生方导引法云：蛤蟆行气，正坐，动摇两臂，不息，十二通。以治五劳、水肿之病。⑪

又云：人卧，勿以脚悬踏高处，不久遂致成肾水也。⑫

卷之二十二　霍乱病诸候

一、霍乱候

养生方云：七月食蜜，令人暴下，发霍乱。⑬

---

① 本段语释：养生方导引法说：大凡吃完饭后，觉得腹中过于饱胀，这是肠内先有宿食积气。应经常在吃饭前后，用两手抱拢两膝，向左右倾斜身体，凸腹向前，挺腰就肚，然后左边三七二十一次，右边二七十四次，在尽力转身的同时要按摩腰脊。这种导引法，可以祛除胃和腹内的积气不化、脾痹、肠瘦、脏腑不和。能使腹部的胀满，日渐消除。

② 齐：通"脐"。

③ 本段语释：参见本书卷十九第一候积聚候养生方导引法。

④ 又云……：本段文字与下条相近，并有误缺，周本无此条。

⑤ 本段语释：又说：身体正坐，伸直腰部，举右手仰掌向上，以左手托左胁，以鼻纳气，尽力吐纳七次。这种导引法，可以消除胃中寒气，食不消化等病。

⑥ 本段语释：参见本书卷二十痰饮病第一候痰饮候养生方导引法。

⑦ 本段语释：雁行气，低头抱住两膝蹲下，用绳子自己把左臂与左膝紧捆起来，低头闭气不息吐纳十二次。这种导引法，可以消食，使身体轻健，增长精神，恶气不得犯身，去各种病邪。另一种本子说：身体正坐，抬头向天，呼吸天的精气，可解除酒食的饱胀。吐出浊气时要用口呼，如此做几十次，一会儿就会觉得饥饿，而且酒也醒了。夏天做此功，能使人有清凉的感觉。

⑧ 苦：原作"若"，形近之误，据本书卷十六腹痛病第一候腹胀候养生方导引法改。

⑨ 本候语释：参见本书卷二十痰饮病第一候痰饮候养生方导引法。

⑩ 本段语释：养生方说：十一月，不要吃过夏自死的牲畜干肉，因为它能影响肾脏功能，容易得水肿病。

⑪ 本段语释：参见本书卷三第一候虚劳候养生方导引法。

⑫ 本段语释：又说：人躺下时，不要把脚悬放在高处。否则不久会生肾水病。

⑬ 本段语释：养生方说：七月食用蜂蜜，会使人猝然泻下发霍乱病。

二十二、转筋候

养生方导引法云：偃卧，展两胫两手，外踵，相向，亦鼻内气，自极七息。除两膝寒、胫骨疼、转筋。①

又法：覆卧，傍视，立两踵，伸腰，鼻内气。去转筋。

又云：张胫、两足指，号五息止，令人不转筋。极自用力，张脚，痛挽两②指，号言宽大，去筋节急挛躄痛。久行，身开张。③

又云：覆卧，傍视，立两踵，伸腰，以鼻内气，自极七息已。除脚中弦痛、转筋、脚酸疼。一本云：治脚弱。

二十三、筋急候

养生方导引法云：两手抱足，头不动，足向口面受气④，众节气散，来往三七。欲得捉足，左右侧身，各各急挽，腰不动。去四肢、腰上下髓内冷，血脉冷，筋急。⑤

又云：一足向前互跪，押踵极势，一手向前，长努拓势，一足向后屈，一手搦解溪，急挽尽势，膝头搂席使急，面头渐举，气融散流上下，左右换易四七。去腰、伏菟⑥、掖下闷疼，髓筋急。⑦

又云：长舒一足，屈一足，两手抱膝三里，努膝向前，身却挽，一时⑧取势，气内散消，如似骨解，递互换足，各别三七。渐渐去髀脊冷风、冷血、筋急。⑨

又云：张胫、两足指，号五息止。令人不转筋。极自用力张脚，痛挽两足指，号言宽大。去筋节急挛躄痛。久行，身开张。⑩

又云：双手反向拓腰，仰头向后努急，手拓处不动，展两肘头相向，极势三七。去两臂髀筋急、冷血、咽骨掘⑪弱。⑫

又云：一手拓前极势长努，一手向后长舒尽势，身似天⑬形，左右迭互换手亦二七，腰脊不动。去身内八节骨肉冷血，筋髓虚，项髀急。⑭

又云：一足蹋地，一手向前长舒，一足向后极势，长舒一手一足，一时尽意，急振二七，左右亦

---

① 本段语释：参见本书卷一第二十一候风不仁候养生方导引法。

② 足：原脱，据文意及后文筋急候重出条文补。

③ 本段语释：又说：正身仰卧，舒展两腿和两脚趾，尽量用力张腿，用力弯两脚趾，大声呼号，如此连续五息止。这种导引法，可以祛除筋节拘急挛缩和瘸痛。久行此法，能使肢体舒展。

④ 受气：周本为"不受气"，语义不通，疑为衍文，据本书卷三十四诸痔候养生方导引法重出此文删。

⑤ 本段语释：养生方导引法说：身体下蹲，以两手抱脚，头不动，使脚向口脸，但不要近到触及呼出之气，使全身骨节气散，如此反复作三七二十一次。还要握着脚，左右侧身，一一用力拉，但腰不转动。这种导引法，可祛除四肢、腰上下及髓里冷、血脉冷，筋急等病。

⑥ 伏菟：即伏兔。此处指部位名称，在股前部，相当于股直肌部位。膝上六寸，属足阳明胃经。

⑦ 本段语释：又说：一脚向前跪下，身体尽力压在足跟上；一手向前，用力做上托的姿势；一脚向后曲，并用一手抓住脚腕，尽量用力向上挽起；使膝头向下用力贴地，慢慢抬头，使气融和流布上下，如此左右交换，各做四七二十八次。这种导引法，可祛除腰、伏兔及腋下闷痛，髓冷筋急等病。

⑧ 时：原作"肘"，形近之误，据本书卷二风冷候养生方导引法改。

⑨ 本段语释：参见本书卷二第三十六候风冷候养生方导引法。

⑩ 本段语释：参见本书卷二十二第二十二候转筋候养生方导引法。

⑪ 掘：通"屈"。

⑫ 本段语释：又说：身体正立，双手反向身后托住腰部，尽力仰头向后，手托原处不动，展开两肘头使其在后左右相对靠拢，尽力做三七二十一次。这种导引法，可治疗两肩臂的筋急、冷血、咽骨屈弱等病。

⑬ 天：据文意，似为"大"之误字。

⑭ 本段语释：又说：身体正立，一手尽力向前推，另一手尽力向后伸展，使身体像天字形，交换左右手连续各做二七十四次，要求腰脊不动。这种导引法，可以治疗身内八节骨内冷血，筋髓虚，颈项和肩胛的筋急。

然。去髓疼，筋急，百脉不和。①

又云：两手掌倒拓两髀井前极势，上下傍两掖，急努振摇，来去三七竟，手不移处，努两肘向上急势，上下振摇二七，欲得卷两手七，自相将三七。去项髀筋脉急劳。一手屈卷向后左，一手捉肘头向内挽之，上下一时尽势，屈手散放，舒指三，左转手，皆极势四七。调肘髀骨筋急。张两手拓向上极势，上下来往三七，手不动，将两肘向上极势七，不动手肘臂，侧身极势，左右回三七。去颈骨冷气风急。②

卷之二十三　中恶病诸候

八、卒魇候

养生方导引法云：拘魂门，制魄户，名曰握固。法屈大母指，着四小指内抱之，积习不止，眠时亦不复开，令人不魇③魅。④

尸病诸候

七、伏尸候

养生方导引法云：叩齿二七过，辄咽气二七过，如此三百通乃止。为之二十日，邪气悉去；六十日，小病愈；百日，大病除，伏尸皆去，面体光泽。⑤

卷之二十四　注病诸候

一、诸注⑥候

养生方云：诸湿食不见影，食之成卒注。

二、风注候

养生方导引法云：两手交拓两髀头面，两肘头仰上极势，身平头仰，同时取势，肘头上下三七摇之。去髀肘风注，咽项急，血脉不通。⑦

十二、冷注候

养生方导引法云：一手长舒，合掌，二手捉颏，挽之向外，一时极势，二七。左右亦然。手不动，两向侧极势，急挽之二七。去颈骨急强，头风脑旋，喉痹，髀内冷注，偏风。⑧

---

① 本段语释：身体正立，一脚踏地，一手向前长伸，另一脚尽力向后，这样长伸一手一脚，尽量持续一段时间，然后用力振动两手，连续二七十四次。交换左右两手足位置，同上运动。这种导引法，可以治疗骨髓痛，筋脉拘急，全身诸脉不和等病。

② 本段语释：又说：身体站稳，四肢自然垂直。先两手掌向后翻托，两肩膀尽量向前用力，两臂上下依傍两腋，快速前后用力振摇，往返三七二十一次。摆动完毕后，手不移动位置，两肘向上抬起，尽量用力，抬到顶处，然后落下，上下振摇二七十四次，还要两手做倒卷动作七次，共做三七二十一次。该法可消除因肩项筋脉拘急而引起的活动费力。左手握固屈曲向左，另一手握住左肘头，向内拉，极力上下拉紧。然后握拳的手散开放松，并舒展手指三次后，再转换两手姿势，继续如上动作，都尽力去做，两手交替各连做四七二十八次。可以调理肘肩筋急。张开两手尽力向上托，上下反复三七二十一次，然后两手不动，将两肘尽力向外伸展再做七次，保持手、肘、臂不得，尽力侧身，左右回转三七二十一次。这种导引法，可祛除胫骨冷气、风急。可与卷二风冷候养生方导引法相似互参。

③ 魇（yǎn 掩）：梦魇。梦中遇可怕的事而呻吟，惊叫。

④ 本段语释：养生方导引法说：拘魄门，制魄户的方法叫做握固。其法即弯起大拇指，用其余四小指向内握住它，积久养成习惯，常做不止，即便睡眠时也不要松开，可使人不被梦魇所迷乱。

⑤ 本段语释：本条文亦见于本书卷二第四十七候鬼邪候与卷十八九虫病诸候第二候三虫候养生方导引法，可互参。

⑥ 注：通"疰"。

⑦ 本段语释：养生方导引法说：身体正立，两手相交按在对侧肩头，又提起两肘头，尽力上仰到极处，此时身体要平直，头向上仰，同时摆好姿势，然后用两肘头上下摇动三七二十一次。这种导引法，可以治疗肩肘的风注，咽项拘急，血脉不通等病。

⑧ 本段语释：可参见本书卷一第十九候偏风候及卷二第四十二候风头眩候养生方导引法。

十七、遁注候

养生方云：背汗倚壁，成遁注。

又，鸡肉合獭肉食之，令人病成遁注。

十八、走注候

养生方云：食米甘甜粥，变成走注。叉两胁也。

卷之二十五　蛊毒病诸候上

一、蛊毒候

养生方导引法云：两手着头相叉，坐地，缓舒两脚，以两手从外抱膝中，痛低头入两膝间，两手交叉头，十二通，愈蛊毒及三尸毒，腰中大气①。②

又云：常度日月星辰，清净，以鸡鸣，安身卧，嗽口三咽之。调五脏，杀蛊虫，令人长生，治心腹痛。③

又云：治百病邪蛊，当正偃卧，闭目闭气，内视丹田，以鼻徐徐内气，令腹极满，徐徐以口吐之，勿令有声，令入多出少，以微为之。故存视五脏，各如其形色；又存胃中，令鲜④解明洁白如素。为之倦极，汗出乃止，以粉粉身，摩捋形体。汗不出而倦者，亦可止。明日复为之。又当存作大雷电，隆晃走入腹中，为之不止，病自除。⑤

蛊毒病诸候下

二十三、食诸肉中毒候

凡可食之肉，无甚有毒。自死者，多因疫气所毙，其肉则有毒。若食此毒肉，便令人困闷，吐利无度，是中毒。⑥

二十四、食牛肉中毒候

凡食牛肉有毒者，由毒蛇在草，牛食因误唊蛇则死，亦有蛇吐毒着草，牛食其草亦死，此牛肉则有大毒。又因疫病而死者，亦有毒。食此牛肉，则令人心闷、身体痹，甚者乃吐逆、下利，腹痛不可堪，因而致死者，非一也。⑦

二十五、食马肉中毒候

凡骏马及马鞍下肉，皆有毒，不可食之，食之则死。其有凡马肉则无毒。因疫病死者，肉亦有毒。此毒中人，多洞下而烦乱。

二十六、食六畜肉中毒候

六畜者，谓牛、马、猪、羊、鸡、狗也。凡此等肉本无毒，不害人。其自死及着疫死者，皆有毒。中此毒者，亦令人心烦闷，而吐利无度。

二十七、食六畜百兽肝中毒候

凡禽兽六畜自死者，肝皆有毒，不可食，往往伤人。其疫死者弥甚。被其毒者，多洞利、呕吐而

---

① 大气：大邪之气。《素问·热论》："大气皆去"，王冰注："大气，谓大邪之气也"。

② 本段语释：参见本书卷十八九虫病候第二候三虫候养生方导引法。

③ 本段语释：参见本书卷十六心腹痛病第一候心腹痛候养生方导引法。

④ 鲜：底本作"解"，周本为"鲜"，根据上下文意以及卷二第四十七候鬼邪候养生方导引法改。

⑤ 本段语释：参见本书卷二第四十七候鬼邪候养生方导引法。

⑥ 本段语译：大凡可供食用的肉类，一般是无毒的。自死的动物，多数因生了传染性疾病而死亡，所以这样自死牲畜的肉则有毒。如果吃了这种有毒的肉，就会中毒，使人精神困顿，烦闷不安，吐泻不止。

⑦ 本段语释：食用的牛肉如有毒，其原因，有的是由于牛吃草时，误将毒蛇唊下而致死亡；有的是草上遗留了蛇毒，牛吃了毒草而死亡；还有的是因牛得了传染病而死亡的，这些死牛的肉均有毒。人吃了有毒的牛肉，就会出现心中烦闷，身体麻木，甚至呕吐泻下，腹痛不能忍受，因而致死者。而中毒的牛肉之毒并非一种。

烦闷不安。①

二十八、食郁肉中毒候

郁肉②毒者，谓诸生肉及熟肉内器中，密闭头，其气壅积不泄，则为郁肉，有毒。不幸而食之，乃杀人。其轻者，亦吐、利、烦乱不安。有脯炙之不动，得水而动，食之亦杀人。③

二十九、食狗肉中毒候

凡狗肉性甚躁热，其疫死及狂死④者，皆有毒，食之难消，故令人烦毒闷乱。

三十、食猪肉中毒候

凡猪肉本无毒，其野田间放，或食杂毒物而遇死者，此肉则有毒。人食之，则毒气攻脏，故令人吐利，困闷不安。⑤

三十一、食射罔⑥肉中毒候

射猎人多用射罔药涂箭头，以射虫⑦鹿，伤皮则死，以其有毒故也。人获此肉，除箭处毒肉不尽，食之则被毒致死。其不死者，所误食肉处去毒箭远，毒气不深，其毒则轻，虽不死，犹能令人困闷吐利，身体痹不安。

罔药者，以生乌头捣汁，日作之⑧是也。⑨

三十二、食鸭肉成病候

鸭肉本无毒，不能损人。偶食触冷不消，因结聚成腹内之病。⑩

三十三、食漏脯⑪中毒候

凡诸肉脯，若为久故茅草屋漏所湿，则有大毒，食之三日，乃成暴症，不可治，亦有即杀人者。凡脯炙之不动，得水则动，亦杀人。⑫

三十四、食鱼鲙⑬中毒候

凡人食鱼鲙者，皆是使生冷之物，食之甚利口，人多嗜之，食伤多，则难消化，令人心腹痞满，

---

① 本段语释：凡是牛、马、猪、羊、鸡、狗等各种兽类，凡属自死的，其肝脏都有毒，不能吃，吃了往往会中毒伤人。尤其是因生了传染病而死亡的动物，肝内含毒更多，食肝脏而中毒的人，多发生泄泻呕吐，烦闷不安。

② 郁肉：《金匮要略第二十四·治食郁肉漏脯中毒方》原注："郁肉，密器盖之隔宿者是也。"

③ 本段语释：郁肉毒，是指各种生肉和熟肉，盛置器皿中密封，气体壅积于里，不得宣泄，因而产生毒素，即称为郁肉毒。吃了以就会中毒。严重者有生命危险。中毒轻的也能出现呕吐下利，心中烦乱不安等症。

④ 狂死：指因狂犬病而死亡。

⑤ 本段语释：猪肉本来是没有毒的，但如放养在田野之间，偶然因为吃了有毒杂物而死亡者，这种猪肉便有毒。人吃了以后，由于毒气内攻脏腑，使人发生呕吐下利，精神困顿，胸中烦闷不安等中毒症状。

⑥ 射罔：为毛茛科植物草乌头汁制成的膏剂，有毒。"罔"，同"网"。

⑦ 虫：一为昆虫类之通称；二亦泛指其他各种动物，如老虎称大虫。在此是指后者。

⑧ 日作之：是指将药汁晒干制成膏剂。

⑨ 本段语释：打猎的人，多取罔药涂于箭头上，用以射禽兽，只需伤及禽兽的皮肤，便可致死，因为箭上有毒药的缘故。当人获得射死的禽兽后，如没有除尽箭伤处的毒肉，吃了以后，就会中毒致死。如吃离箭毒处较远的肉，其毒轻微，那就不致于死，虽然不死，但仍能使人出现困顿烦闷，呕吐下利，身体麻痹等中毒症状。所谓罔药，是用生乌头捣汁晒干制成的膏剂。

⑩ 本段语译：鸭肉本来无毒，食之亦无损于人。如果吃了鸭肉以后而触冒寒凉，不能消化，亦致滞留结聚，变成腹内疾患。

⑪ 漏脯：《金匮要略第二十四·治食郁肉漏脯中毒方》原注："漏脯，茅屋漏下沾著者是也。""脯"，干肉。

⑫ 本段语译：不论何种肉脯，如被陈旧茅草屋漏水所沾湿，往往有大毒，食之能中毒，在三日内便形成急性癥病，不易治疗。有的可以因此致死。

⑬ 鱼鲙：这里是指鱼肴之生食者。

烦乱不安。①

三十五、食诸鱼中毒候

凡食诸鱼有中毒者,皆由鱼在水中,食毒虫恶草则有毒,人食之,不能消化,即令闷乱不安也。②

三十六、食鲈鱼肝中毒候

此鱼肝有毒,人食之中其毒者,即面皮剥落,虽尔③,不至于死。④

十二、食鯸鲐⑤鱼中毒候

此鱼肝及腹内子有大毒,不可食,食之往往致死。

二十三、食蟹中毒候

此蟹食水茛,水茛有大毒,故蟹亦有毒。中其毒则闷乱欲死。若经霜以后,遇毒即不能害人。未被霜蟹,煮食之则多有中毒,令人闷乱,精神不安。

十四、食诸菜蕈菌中毒候

凡园圃所种之菜本无毒,但蕈、菌等物,皆是草木变化所生,出于树者为蕈,生于地者为菌,并是郁蒸湿气变化所生,故或有毒者。人食遇此毒,多致死,甚疾速。其不死者,犹能令烦闷吐利,良久始醒。⑥

十五、食诸虫中毒候

野菜芹荇⑦之类,多有毒虫水蛭附之,人误食之,便中其毒,亦能闷乱,烦躁不安。⑧

十六、饮酒大醉连日不解候

饮酒过多,酒毒渍于肠胃,流溢经络,使血脉充满,令人烦毒惽乱,呕吐无度,乃至累日不醒。往往有腹背穿穴者,是酒热毒气所为。故须摇动其身,以消散也。⑨

十七、饮酒中毒候

凡酒性有毒,人若饮之,有不能消,便令人烦毒闷乱。其汤熨针石,别有正方,补养宣导,今附于后。

养生方云:正坐仰天,呼出酒食醉饱之气。出气之后,立饥且醒。⑩

十八、饮酒腹满不消候

夫酒性宣通而不停聚,故醉而复醒,随血脉流散故也。今人有荣卫痞涩,痰水停积者,因复饮

---

① 本段语释:凡是吃鱼鲙的,大多是用生冷之物,因为吃起来可口,所以人们多喜欢吃它,但吃的太多,就会难以消化,使人心腹痞满,烦乱不安。

② 本段语释:凡是吃了各种鱼类而发生中毒的,都是由于鱼在水里吃了毒虫或毒草,导致鱼含有毒素,人吃了以后,不易消化,就会出现闷乱不安的中毒症状。

③ 虽尔:虽然这样。"尔",如此,这样。

④ 本段语释:鲈鱼肝含有毒素,人食之能中毒,出现面皮剥落的病变,但虽然如此,不至于死亡。

⑤ 鯸鲐(hóu tái 侯台):为鲀科鱼类的俗称,即河豚鱼。"鲐",亦作"鮧"(yí夷)。

⑥ 本段语释:凡是园圃所种的蔬菜,本来是无毒的。但对于蕈、菌一类的东西,都是从草木变化而生,如在树上生长的为蕈,在草地上生长的为菌,又都从湿热郁蒸的气候条件下生长出来,所以其中某些品种就有毒。如果人们吃了有毒的蕈菌,可导致死亡,而且死亡很快;较轻的,虽或不死,但亦必出现发生心中烦闷,上吐下泻等症状,要经过一定时间才能平复。

⑦ 芹荇(xìng杏):芹,水芹;荇,即荇菜,亦称莕菜。皆生于水中,可供食用。

⑧ 本段语释:野菜如芹菜、荇菜等,往往有毒虫、水蛭等附着在上面,如不洗净,人误食之,也会出现心中烦闷,躁扰不安等中毒症状。

⑨ 本段语释:饮酒过多的人,酒毒浸渍于胃肠,流散到经络,使血脉充盈,令人心烦意乱,神志模糊,频频呕吐,甚至昏睡终日不醒,这是由于酒热毒气所致。如其饮酒时多加活动,则有助于消散酒气。

⑩ 本段语释:养生方说:身体正坐,仰头向天,呼出酒食醉饱之气。呼出浊气之后,就会立刻感到饥饿并且酒醒。

酒，不至大醉大吐，故酒与痰相搏，不能消散，故令腹满不消。①

十九、恶酒候

酒者，水谷之精也，其气剽悍而有大毒。入于胃则胃胀气逆，上逆于胸，内蘸于肝胆，故令肝浮胆横，而狂悖变怒，失于常性，故云恶酒也。②

二十、饮酒后诸病候

酒性有毒，而复大热，饮之过多，故毒热气，渗溢经络，浸溢脏腑，而生诸病也。或烦毒壮热，而似伤寒；或洒淅恶寒，有同温疟；或吐利不安；或呕逆烦闷，随脏气虚实而生病焉。病候非一，故云诸病。③

卷之二十七　血病诸候

一、吐血候

养生方云：思虑伤心，心伤则吐衄，发则发焦也。④

四、唾血候

养生方导引法云：伸两脚，两手指着足五指上，愈腰折不能低着。若唾血、久疼，为之愈。

长伸两脚，以两手捉五指七遍。愈腰折不能低仰，若唾血、久疼、血病，久行，身则可卷转也。⑤

七、小便血候

养生方云：人食甜酪，勿食大酢，必变为尿血。⑥

毛发病诸候

一、须发秃落候

养生方云：热食汗出，勿伤风，令发堕落。其汤熨针石，别有正方，补养宣导，今附于后。⑦

养生方云：欲理发，向王地，既栉发之始，而微咒曰："太帝散灵，五老返真，泥丸玄华，保精长存。左拘隐月，右引日根，六合清炼，百神受恩。"咒毕，咽唾三过。能常行之，发不落而生。

又云：当数易栉，栉之取多，不得使痛。亦可令侍者栉。取多，血液不滞，发根常牢。⑧

三、白发候

养生方导引法云：解发，东向坐，握固，不息一通。举手左右导引，手掩两耳。治头风，令发不

---

① 本段语释：酒性辛热宣通，善于走散而不停聚，所以酒醉以后，又能复醒，这是因为饮酒入胃，通过运化而随血脉以流散之故。如醉酒者荣卫气血运行不畅，痰饮停积不化，又因饮酒过多，不至大醉大吐，但酒毒和痰饮互相搏结，毒性不容易消散，因此腹部就会胀满不消。

② 本段语释：酒，是从谷物中酿制出来的精华，其气剽悍滑利，具有较大的毒性。饮酒入胃以后，能使胃胀气逆，浊气上逆于胸，则出现烦毒闷乱，内熏于肝胆，则致肝气上浮，胆气横逆，狂悖易怒，一反常态，所以称其为酒害。

③ 本段语释：酒性有毒，又是大热之物，饮酒过多，则热毒之气渗透到经络，浸渍于脏腑，就会出现各种疾病。或者高热烦躁，类似伤寒；或者洒淅怕冷，类似温疟；或者呕吐泄泻，精神不安；或者呕恶而胸中烦闷。总之，病症的不同，是由脏气的虚实而决定的。由于出现的病症不同，所以称作诸病。

④ 本段语释：养生方说：思虑太过则会伤心，心伤就会引起吐血、衄血等症状。出血过多，头发失去濡养，则会使头发焦枯。

⑤ 本段语释：参见本书卷五第二候要同不得俯仰候养生方导引法。

⑥ 本段语释：养生方说：人食用甜乳酪以后，不能吃醋过多，否则会发生尿血。

⑦ 本段语释：养生方说：吃热食而出汗时，不要受风，否则会使人头发脱落。其汤熨针石，另有正方，补养宣导之法，现附于后。

⑧ 本段语释：又说：梳头应当常换梳子，梳时应多梳几下，但不要使头发牵拉头皮而产生疼痛。也可以使周围的人代梳，以多梳为好，这样血液不会壅滞，发根才能经常牢固。

白。以手复捋头五，通脉也。①

又云：清旦初起，左右手交互，从头上挽两耳，举，又引须发，即流通。②

又云：坐地，直两脚，以两手指脚胫，以头至地。调脊诸椎，利发根，令长美。坐舒两脚，相去一尺，以扼脚两胫，以顶至地，十二通。调身脊无患害，致精气润泽。发根长美者，令青黑柔濡滑泽，发恒不白。③

又云：伏，解发东向，握固，不息一通，举手左右导引，掩两耳。令发黑不白。伏者，双膝着地，额直至地。解发，破髻④，舒头，长敷在地。向东者，向长生之术。握固，两手如婴儿握，不令气出。不息，不使息出，极闷已，三嘘而长细引。一通者，一为之，令此身囊之中满其气。引之者，引此旧身内恶邪伏气，随引而出，故名导引。举左右手各一通，掩两耳，塞鼻孔三通，除白发患也。⑤

又云：蹲踞，以两手举足五趾，低头自极，则五脏气偏至。治耳不闻、目不明。久为之，则令发白复黑。⑥

养生方云：正月十日沐发，发白更黑。⑦

又云：千过梳头，头不白。⑧

又云：正月一日，取五香煮作汤，沐头不白。⑨

又云：十日沐浴，头不白。⑩

又云：十四日沐浴，令齿牢发黑⑪。

又云：常向本命，栉发之始，叩齿九通，阴咒⑫曰：太帝散灵，五老返真，泥丸玄华，保精长存。左廻⑬拘月，右引日根，六合清炼，百疾愈因。咽唾三过。常数行之，使人齿不痛，发牢不白。一云头脑不痛。

又云：思心气上下四布，正赤，通天地，自身大且长。令人气力增益，发白更黑，齿落再生。⑭

---

① 本段语释：参见本书卷二第四十一候头面风养生方导引法。
② 本段语释：又说：参见本书卷九第一候时气候养生方导引法。
③ 本段语释：又说：坐在地上，伸直两脚，用两手按小腿上，将头弯到地。可调理各段脊椎，有利于头发根部生长，使头发长而美观。正身坐下，舒伸两脚，相距一尺，用手握两小腿，以头顶着地十二次。可调理身体脊椎，使之无病，精气润泽，上面所说利发根，令长美，是说能使头发青黑柔软滑润，长期不白。
④ 髻（jì技）：发结。
⑤ 本段语释：又说：身体跪伏，解开头发，面向东方，两手握固，闭气不息一次，举手左右导引，捂住双耳。可使头发乌黑而不白。所谓伏，就是两膝着地，前额触地，解开头发，打散发髻，把头发长铺在地上。向东，是因为东方象征春天，也就是面向长生之道。握固，是像婴儿那样把两手握得很紧，不让气散出。不息，是不使呼吸的气出来，到极闷时为止，才缓缓做三次呼出，然后再细而长地吸气。一通，是做一遍，要使身体之内气充足。引之是使原来身体内的恶邪伏气，随引而出，所以名为导引。举左右手做导引各一遍，掩捂两耳，塞住鼻孔做导引三遍。这种方法，可以消除白发。
⑥ 本段语释：又说：屈膝如坐，用两手搬起两脚的五趾，提起向上，尽力低头，使五脏之气上行至头。这种导引法，可以治疗耳聋，眼昏不明等病。长期坚持此法，可使白发重新变黑。
⑦ 本段语释：养生方说：正月十日洗头发，可使白发变黑。
⑧ 本段语释：又说：每回梳头上千次，可使头发不白。
⑨ 本段语释：又说：正月初一，用五香做汤，洗头，头发不白。
⑩ 本段语释：又说：（正月）十日洗头洗澡，头发不白。
⑪ 本段语释：又说：（正月）十四洗头洗澡，能使牙齿坚固，头发乌黑。
⑫ 阴咒：默默祝祷。阴，默默。
⑬ 廻（huí回）：同"回"，掉转。
⑭ 本段语释：又说：导引时，存想心气上下四面通达，有红光通于天地，自己的身体变得又高又大，与红光融合。这种方法，可以使人气力增加，白发变黑，齿落重生。

面体病诸候

二、面皰①候

养生方云：醉不可露卧，令人面发疮皰。②

又云：饮酒热未解，以冷水洗面，令人面发疮，轻者皵皰③。④

三、面䵟候

养生方云：饱食而坐，不行步，有所作务，不但无益，乃使人得积聚不消之病，及手足痹，面目梨䵟⑤。⑥

卷之二十八　目病诸候

七、目风泪出候

养生方导引法云：踞坐，伸右脚，两手抱左膝头，伸腰，以鼻内气，自极七息。除难屈伸拜起，去胫中痛痹、风目耳聋。⑦

又云：踞，伸左脚，两手抱右膝，伸腰，以鼻内气，自极七息。除难屈伸拜起，去胫中疼。一本云，除风目暗、耳聋。⑧

又云：以鼻内气，左手持鼻，除目暗泣出。鼻内气，口闭，自极七息。除两胁下积血气。⑨

又云：端坐，伸腰，徐以鼻内气，以右手持鼻，闭目吐气⑩。除目暗、苦⑪泪出、鼻中息肉、耳聋；亦能除伤寒头痛洗洗，皆当以汗出为度。⑫

十二、目暗不明候

养生方云：恣乐伤魂，魂通于目，损于肝，则目暗。其汤熨针石，别有正方，补养宣导，今附于后。⑬

养生方导引法云：蹲踞，以两手举足五趾，低⑭头自极，则五脏气偏。主治耳不闻人语声，目不明。久为之，则令发白复黑。⑮

---

① 皰（pào 泡）：同"疱"。皮肤上长的像水泡的小疙瘩。
② 本段语释：养生方说：醉后不能露宿，否则使人脸上长疮疱。
③ 皵皰（zhā pào 渣泡）：皮肤病。"皵"，面部所生含有白色脂肪质的小疮粒，又专指鼻部及其两侧所生的红色小疮粒。"皰"，皮肤上长的像水泡的小疙瘩。
④ 本段语释：又说：喝酒后热气尚未消散，就用冷水洗脸，会使人脸部生疮，轻者也会出现皵皰。
⑤ 梨䵟（gǎn 杆）：面容老枯焦黑。"梨"，老也。《方言》第一："眉、梨、耋、鲐，老也"。《诗·大雅·行苇》传："冻梨色，似老人面有浮垢。""䵟"，面色焦枯黝黑。
⑥ 本段语释：养生方说：饱食后就坐着，不散步，也不做些事务，这样做，不仅无益，还容易使人得积聚不消的病，以及手脚痹痛，面容老枯焦黑等。
⑦ 本段语释：参见本书卷一第十四候风四肢拘挛不得屈伸候养生方导引法。
⑧ 本段语释：参见本书卷一第十四候风四肢拘挛不得屈伸候养生方导引法。
⑨ 本段语释：以鼻纳气，并以左手捏住鼻子，助其闭住气息，同时用意念引气，往攻病所，至得气感时，方徐徐吐气。此法能够祛除目暗不明，时常流泪。以鼻纳气，闭口不使息出，达到极致，然后微微呼出，如此为一息，连续七息。最后静息收功。此法可除去两胁下的瘀血和积气。
⑩ 闭目吐气：原置于下文"苦泪出"之后，据周本及文意改。
⑪ 苦：原作"若"，形近之误，根据本书卷二十九第七候鼻息肉候重出条文改。
⑫ 本段语释：又说：身体正坐，伸直腰部，慢慢以鼻纳气后，用右手捏鼻孔，闭眼用口吐气。能消除目暗流泪，鼻中息肉，耳聋等病，可治疗伤寒头痛，洒洒恶寒等症。都要以汗出为度。
⑬ 本段语释：养生方说：放纵于欢乐，会有伤于魂魄。肝藏魂而开窍于目，损及肝时，眼睛就会昏暗。其汤熨针石，另有正方，补养宣导之法，现附于后。
⑭ 低：原脱，据本书卷二十七白发候重出条文补。
⑮ 本段语释：参见卷二十七毛发病第三候白发候养生方导引法。

又云：仰①两足指，五息止。引腰背痹、偏枯，令人耳闻声。久行，眼耳诸根，无有挂碍。②

又云：伸左胫，屈右膝内压之，五息止。引肺，去风虚，令人目明。依经为之，引肺中气，去风虚病，令人目明，夜中见色，与昼无异。③

又云：鸡鸣以两手相摩令热，以熨目，三行，以指抑目，左右有神光。令目明，不病痛。④

又云：东向坐，不息再通，以两手中指口唾之二七，相摩拭目。令人目明。以甘泉漱之，洗目，去其翳垢，令目清明。上以内气洗身中，令内睛洁，此以外洗，去其尘障。⑤

又云：卧，引为三，以手爪项边脉五通，令人目明。卧正偃，头下却亢引三通，以两手指爪项边大脉为五通。除目暗患。久行，令人眼夜能见色。为久不已，通见十方，无有剂限⑥。⑦

十三、目青盲候

养生方云：勿塞故井及水渎，令人耳聋目盲。

又云：正月八日沐浴，除目盲。

十五、目茫茫候

养生方导引法云：鸡鸣欲起，先屈左手唉盐指⑧，以指相摩，咒曰："西王母女，名曰益愈，赐我目，受之于口。"即精摩形。常鸡鸣二七著唾，除目茫茫，致其精光，彻视万里，遍见四方。咽二七唾之，以热指摩目二七，令人目不瞑。⑨

卷之二十九　鼻病诸候

一、鼻衄候

养生方云：思虑则伤心，心伤则吐、衄血。⑩

五、鼻齆⑪候

养生方导引法云：东向坐，不息三通，手捻鼻两孔，治鼻中患。交脚跂坐，治鼻中患，通脚痛疮，去其涕唾，令鼻道通，得闻香臭。久行不已，彻闻十方。⑫

---

① 仰：原脱，据本书卷一风偏枯候、风痹候重出条文补。
② 本段语释：参见本书卷一第十三候风偏枯候养生方导引法。
③ 本段语释：参见本书卷四第七十五候风虚劳候养生方导引法。
④ 本段语释：又说：黎明鸡叫时用两手互相摩擦使热，用以熨眼，如此连续三次，然后用手指轻轻按摩眼睛。这种导引法，可以使两眼有神，眼明亮，不生病痛。
⑤ 本段语释：又说：面向东坐，闭气不息两遍，以两手中指沾口中唾液，然后两指相摩用以揩拭两眼，连续做二七十四次。这种方法，可以使人眼睛明亮。用唾液漱口后洗眼，能够去除目翳和眵垢，使眼睛清爽明亮。以上几条用意念引吸入之气以洗涤身中恶浊，中间引气入眼，使眼睛清洁，外用唾液洗去眵垢障翳。
⑥ 剂限：截止的界限。犹言"极限"。《尔雅·释言》"剂，剪齐也"，疏，"齐截也"。限，即界限。
⑦ 本段语释：又说：正身仰卧，以鼻长引气三次，用手抓后项旁的筋脉五次，可使人眼睛明亮。仰卧正身，头低下向上用力牵引三次，用两手指抓后项旁的大筋五次。可消除眼暗之病。久行此法，使人眼睛在夜里能分辨颜色。久做而不间断，可以看到远方，一望无际。
⑧ 唉盐指：指食指。
⑨ 本段语释：养生方导引法说：在鸡鸣将要起身之前，屈曲左手食指，右手食指相互摩擦发热，用以熨目，并祝祷说："西王母女名曰益愈，赐我目，受之于口。"这是积精于内，外摩其形的方法。或者常在鸡鸣时分，手指上着唾液，用以拭目，连续二七十四次。能够祛除目视模糊，而致精明光亮，可以彻底透视万里之外，遍见于四方。或者咽唾液二七一十四次，并唾于两手指上，互相摩擦生热，以热指摩目二七一十四次。能够使人目明，而不昏暗。
⑩ 本段语释：养生方说：过度思虑会损伤心脉，心脉受伤则容易出现吐血、衄血等症。
⑪ 齆（wèng瓮）：鼻子堵塞不通气。
⑫ 本段语释：养生方导引法说：面向东坐定，交叉两脚，两膝岔开坐下，形似簸箕，闭气不息吐纳三次，用手轻轻揉捻两鼻孔，可治疗鼻中疾患，也可通治脚上的痈疮，还可以祛除涕唾使鼻道通畅，能分辨香臭。久行此功，可以闻到远方五气。

六、鼻生疮候

养生方导引法云：踞坐，合两膝，张两足，不息五通。治鼻疮。①

七、鼻息肉候

养生方导引法云：端坐伸腰，徐徐以鼻内气，以右手捻鼻，徐徐闭目吐气②。除目暗、泪苦出、鼻中息肉、耳聋，亦能除伤寒头痛洗洗，皆当以汗出为度。

又云：东向坐，不息三通，以手捻鼻两孔。治鼻中息肉。

耳病诸候

一、耳聋候

养生方云：勿塞故井及水渎，令人耳聋、目盲。其汤熨针石，别有正方，补养宣导，今附于后。

养生方导引法云：坐地，交叉两脚，以两手从曲脚中入，低头叉手③项上。治久寒④不自温、耳不闻声。

又云：脚着项上，不息十二通。必愈大寒不觉暖热、久顽冷患、耳聋目眩。久行即成法，法身五六，不能变。⑤

牙齿病诸候

三、齿痛候

养生方云：常向本命日，栉发之始，叩齿九通，阴咒曰：太帝散灵，五老反真；泥丸玄华，保精长存；左廻拘月，右引日根；六合清练，百疾愈因。咽唾三过。常数行之，使齿不痛，发牢不白，头脑不痛。⑥

又云：东向坐，不息四通，琢齿二七。治齿痛病。大张口，琢齿二七，一通二七。又解，四通中间，其二七大势，以意消息，瘥病而已，不复疼痛，解病。鲜白不梨，亦不疏离。久行不已，能破金刚。⑦

又云：东向坐，不息四通，上下琢齿三十六下。治齿痛。⑧

四、风齿候

养生方导引法云：凡人常觉脊背皆崛⑨强而闷，不问时节，缩咽髆内，仰面努髆井向上，头左右两向按之，左右三七，一住，待血行气动定，然始更用。初缓后急，不得先急后缓。若无病人，常欲得旦起、午时、日没三辰，如用，辰别三七。除寒热病，脊、腰、头、颈、项痛，风痹。口内生疮，牙齿风，头眩，终尽除也。⑩

---

① 本段语释：养生方导引法说：身体蹲坐，合拢两膝头，张开两脚，闭气不息吐纳五次。此法可以治鼻疮。
② 徐徐闭目吐气：原在"除目暗，泪苦出"之后，根据上下文意及本书卷七第一候伤寒候改。
③ 手：原无，从本书卷三第六候虚劳寒冷候养生方导引法补。
④ 寒：原作"塞"，据周本及文意改。
⑤ 本候语释：参见卷二第四十二候风头眩候养生方导引法。
⑥ 本段语释：参见本书卷二十七毛发病第一候须发秃落候及第三候白发候养生方导引法。
⑦ 本段语释：又说：面向东坐，闭气不息吐纳四次，叩齿二七十四次，这种方法能治疗齿痛病。大张口叩齿二七十四次，十四次为一通。又说，四通中间，其大张口叩齿二七十四次只是约数，可根据具体情况随意增减，病愈为止；牙齿不再疼痛，就不必机械去做。这种方法，能够使牙齿洁白不生污垢，也不会牙齿疏落语音不清。久行此功，牙齿有力，能咬碎很硬的东西。
⑧ 本段语释：又说：面向东坐，闭气不息吐纳四次，叩齿三十六次。这种方法，也能够治疗齿痛。
⑨ 崛：同"倔"。
⑩ 本段语释：参见本书卷一第十七候风痹候、卷二第四十二候风头眩候、卷五第一候腰痛候以及卷三十第一候口舌疮候养生方导引法。

五、齿龈肿候

养生方云：水银不得近牙齿，发肿，善落齿。①

九、齿虫候

养生方云：鸡鸣时，常叩齿三十六下。长行之，齿不蠹虫②，令人齿牢。③

又云：朝未起，早漱口中唾，满口乃吞之，辄琢齿二七过。使人丁壮有颜色，去虫而牢齿。④

又云：人能恒服玉泉，必可丁壮妍悦，去虫牢齿。玉泉⑤，谓口中唾也。⑥

十、齿龋注候

养生方云：朝夕琢齿，齿不龋。⑦

又云：食毕，常漱口数过。不尔，使人病龋齿。⑧

卷之三十　唇口病诸候

一、口舌疮候

养生方导引法云：凡人常觉脊背崛强，不问时节，缩咽髆内，仰面努髆井向上，左右两向按之，左右三七，一住，待血气行动定，然始更用。初缓后急，不得先急后缓。若无病人，常欲得旦起、午时、日没三辰，如用，辰别二七。除寒热病，脊腰颈项痛，风痹。口内生疮，牙齿风，头眩，终尽除也。⑨

八、口臭候

养生方云：空腹不用见臭尸⑩，气入脾⑪，舌上白黄起，口常臭也。⑫

十一、謇吃候

养生方云：愤满伤神，神通于舌，损心则謇吃。⑬

咽喉心胸病诸候

一、喉痹候

养生方导引法云：两手拓两颊，手不动，搂肘使急，腰内亦然，住定。放两肘头向外，肘髆腰气散尽势，大闷始起，来去七通。去喉痹。⑭

又云：一手长舒，合掌仰，一手捉颏，挽之向外，一时极势二七。左右亦然。手不动，两向侧极势，急挽之二七。去颈骨急强、头风脑旋、喉痹、髆内冷注、偏风。⑮

---

① 本段语释：养生方说：水银不能接触牙齿，否则会使齿龈发肿，容易掉牙。
② 蠹（dù 度）虫：即蛀虫。
③ 本段语释：养生方说：鸡鸣时，经常叩齿三十六次。持久行之，可不患龋齿，使人牙齿牢固。
④ 本段语释：又说：早晨未起床时，漱口中唾液，满口时即咽下。然后叩齿十四次。可使人身体健壮，颜面色好，防龋而牙齿牢固。
⑤ 玉泉：原无，根据文意及卷三第二候虚劳羸瘦候养生方补。
⑥ 本段语释：又说：人能常服玉泉，可以使人身体健壮，美好悦目，防龋固齿。所谓玉泉，即是口中唾液。
⑦ 本段语释：养生方说：早晚都叩齿，使齿不龋。
⑧ 本段语释：又说：吃完饭应当漱口几次。不然，会使人患龋齿。
⑨ 本段语释：参见卷一第二十四候风痹候、卷二第四十二候风头眩候、卷五第一候腰痛候及卷二十九牙齿病第四候风齿候养生方。
⑩ 尸：周本为"月"。月，古"肉"字。
⑪ 不用见臭尸，气入脾：《千金要方》卷二十七第七作"不用见尸，臭气入鼻"。不用，即不使。用，使也。
⑫ 本段语释：养生方说：空腹时不要见臭肉，否则臭肉之气入脾，会使舌上起白黄苔，发生口臭。
⑬ 本段语释：养生方云说：愤怒烦闷会损伤心神，而心神通于舌，当心神损伤，可以使导致说话出现口吃。
⑭ 本段语释：参见卷三第一候虚劳候养生方导引法。
⑮ 本段语释：参见卷一第十九候偏风候、卷二第四十一候头面风候养生方导引法。

十一、胸痹候

养生方云：以右足践左足上。除胸痹、食热呕。①

卷之三十一　瘿瘤等病诸候

一、瘿候

养生方云：诸山水黑土中出泉流者，不可久居，常食令人作瘿病，动气增患。②

十、多忘候

养生方云：丈夫头勿北首卧，神魂不安，多愁忘。

十一、嗜眠候

养生方导引法云：踑踞，交两手内屈脚中入，且两手急引之，愈久寐，精气不明。交脚踑踞。凡故言踑踞，以两手从内屈脚中入，左手从右跌腕上入左足，随孔下，右手从左足腕上入右足，随孔下，出抱两脚，急把两手极引二通。愈久寐，精神不明。久行则不睡，长精明。③

又云：一手拓颏，向上极势，一手向后长舒急努，四方显手掌，一时俱极势四七。左右换手皆然。拓颏手两向共④头歆侧，转身二七。去臂髀风、眠睡。寻用，永吉日康。⑤

十三、体臭候

养生方云：以手掩口鼻，临目⑥微气，久许时，手中生液，速以手摩面目。常行之，使人体香。⑦

卷之三十二　痈疽病诸候上

一、痈候

养生方云：五月勿食不成核果及桃、枣，发痈疖。不尔，发寒热，变为黄疸⑧，又为泄利。

又云：人汗入诸食中，食之则作疔疮、痈、疖等。

十五、疽候

养生方云：铜器盖食，汗入食，食之令人发恶疮内疽。⑨

又云：鲫鱼脍合猪肝肺，食之发疽。⑩

又云：乌鸡肉合鲤鱼肉⑪食，发疽。⑫

又云：鱼腹内有白如膏，合乌鸡肉食之，亦发疽也。⑬

---

① 本段语释：养生方说：身体正立，把右脚踩在左脚上，用意念行气，散邪下行。坚持去做，可以治疗胸痹，食热物呕吐等病。

② 本段语释：养生方说：凡是山水黑土中流出泉水的地方，不能过久居住，常饮用这种水，会使人生瘿病，并容易使人动气，加重病势。

③ 本段语释：张开两膝下蹲，交叉两脚，成为交脚踑踞势。然后两手从膝弯内侧伸入，左手从右足弓上伸下去抓住左足，右手从左足弓上伸下去抓住右足，两手迅速用力挽起两脚，然后放松，连续二通。这种方法，能够治疗嗜睡症，久寐不醒，精神昏沉，不得清醒。如果坚持这种锻炼，还能使人不觉倦怠，并无睡意，常常精神焕发，清醒明爽。

④ 共：周本作"其"。

⑤ 本段语释：参见本书卷二第四十一候头面风候养生方导引法。

⑥ 临目：向下看。

⑦ 本段语释：养生方说：用手捂住鼻和嘴，眼向下看，微微呼吸，过了一段时间，手心有了水气，即很快用手摩擦面目。常这样做，能使人身体发香。

⑧ 原作"疸"，据周本及本书卷十七水谷痢候重出条文改。

⑨ 本段语释：养生方说：用铜器盖食物，铜盖上的水气落入食物中后，人吃了会生恶疮内疽。

⑩ 本段语释：又说：细切的鲫鱼块和猪肝肺，两者同吃，会使人发疽。

⑪ 鲤鱼肉：原脱，据《备急千金要方》卷二十六第五补。

⑫ 本段语释：又说：乌鸡肉和鲤鱼肉合吃，亦发疽。

⑬ 本段语释：又说：鱼腹内有白色的膏状物和乌鸡肉合吃，亦发疽。

又云：鱼金鳃，食发疽也①。②

又云：已醉，强饱食，不幸发疽。其汤熨针石，别有正方，补养宣导，今附于后③。

《养生方·导引法》云：正倚壁，不息行气，从头至足止，愈疽。行气者，鼻内息，五入方一吐，为一通。满十二通愈。④

又云：正坐倚壁，不息行气，从口辄令气至头而止。治疽瘘，气不足。⑤

卷之三十三　痈疽病诸候下

二十一、风疽候

养生方云：大解汗，当以粉粉身，若令自干者，成风疽也。⑥

四十一、肠痈候

养生方云：六畜卒疫死及夏病者，脑不中食，喜生肠痈也。⑦

四十二、内痛候

养生方云：四月勿食螺鸡肉⑧，作内痛⑨，在胸掖下，出瘘也。⑩

四十五、痤疖候

养生方云：人汗入诸食中，食之作痈疖。

又云：五月勿食不成核果及桃、枣，发痈疖也。

卷之三十四　瘘病诸候

一、诸瘘候

养生方云：六月勿食自落地五果，经宿，蚍蜉、蝼蛄、蜣螂游上，喜为九瘘。⑪

又云：十二月勿食狗、鼠残肉，生疮及瘘，出颈项及口里，或生咽内。⑫

二、鼠瘘候

养生方云：正月勿食鼠残食，作鼠瘘，发于颈项；或毒入腹，下血不止；或口生疮，如有虫食。⑬

三十四、瘰候

养生方导引法云：蹞踞，以两手从曲脚入，据地，曲脚加其上，举尻，其可用行气。愈瘰疬、乳

---

① 鱼金鳃，食发疽也：《备急千金要方》卷二十六第五作"鱼无全腮，食之发痈疽"，义长。
② 本段语释：又说：鱼金腮，吃了会发疽。
③ 本段语释：又说：已经醉了又强行饱食，可能发疽。其汤熨针石，另有正方，补养宣导之法，现附于后。
④ 本段语释：参见卷一第十三候风偏枯候养生方导引法。
⑤ 本段语释：参见卷一第十三候风偏枯候养生方导引法。
⑥ 本段语释：养生方说：大汗之后，应当用粉扑身。如果等其自然干燥，就会生风疽。
⑦ 本段语释：养生方说：六畜死于传染病，或夏天生病而死的，其脑子不能吃，吃了会生肠痈。
⑧ 螺鸡肉：《备急千金要方》卷二十六第五为"暴鸡肉"。暴，"曝"的古字，晒也。
⑨ 痛：《备急千金要方》卷二十六第五作"疽"。
⑩ 本段语释：养生方说：四月不能吃曝晒的鸡肉，吃了会生内痛。在胸掖下者，并能生瘘管。
⑪ 本段语释：养生方说：六月不要吃自行落地的五果。这些果子在过夜时，每有大蚂蚁、蝼蛄、蜣螂等爬过，吃了会使人生九瘘。可能有迷信成分。
⑫ 本段语释：又说：十二月不要吃狗和老鼠吃剩的肉。吃了会生疮和瘘，多生长在脖子上、嘴里或咽喉里。
⑬ 本段语释：养生方说：正月不要吃老鼠吃过的食物，吃了会在脖子上生鼠瘘；有的是毒气进入腹内，下血不止；有的会口内生疮有如虫咬。

痛。①

三十五、癀瘘候

养生方导引法云：正偃卧，直两手、两足，念胞所在，令赤如油囊裹丹。除癀、少腹重、不便。腹中热，但口内气，鼻出之，数十，不须小咽气。即腹中不热者，七息已，温热，咽之十数。②

痔病诸候

一、诸痔候

养生方云：忍大便不出，久作气痔。其汤熨针石，别有正方，补养宣导，今附于后。③

养生方导引法云：一足踏地，一足屈膝，两手抱犊鼻下，急挽向身，极势。左右换易四七。去痔、五劳、三里气不下。④

又云：踞坐，合两膝，张两足，不息两通⑤。治五痔。⑥

又云：两手抱足，头不动，足向口面受气，众节气散，来去三七。欲得捉足，左右侧身，各急挽，腰不动。去四肢、腰上下髓内冷，血脉冷，筋急闷，痔。⑦

又云：两足相踏，向阴端急蹙，将两手捧膝头，两向极势，捺之二七，竟，身侧两向取势，二七，前后努腰七。去心劳、痔病。⑧

卷之三十五 疮病诸候

三、诸恶疮候

养生方云：铜器盖食，汗入食，发恶疮、内疽也。

又云：醉而交接，或致恶疮。⑨

又云：饮酒热未解，以冷水洗面，令人面发恶疮，轻者皶皰。

又云：五月五日，取枣叶三升，井华水捣取汁，浴，永不生恶疮。⑩

又云：井华水和粉洗足，不病恶疮。其汤熨针石，别有正方，补养宣导，今附于后。⑪

养生方导引法云：龙行气，叩头下视，不息十二通。愈风疥、恶疮，热不能入。⑫

又云：五月一日、八月二日、九月九日、十月七日、十一月四日、十二月十三日，沐浴，除恶疮。⑬

---

① 本段语释：身体下蹲，两膝向外张开，两足向内交叉，然后两手从曲脚内侧伸入，据按于地，极力撑起身体，重心由两足转移到两手。并把两脚抬起，放在两手之上，身体前倾，顺势抬起臀部，同时长息行气，然后恢复原位。这种方法，能够治愈瘰疬、乳痈、乳结核等病。

② 本段语释：正身仰卧，自然伸展两手、两脚，然后用两手搓捻阴囊和睾丸肿大处，捻至阴囊表皮发赤，犹如油囊裹着朱砂颜色。这种方法，能够祛除癀病，少腹重滞，自感不舒等症。如果病人腹中有热，则以口纳气，以鼻出气，数十次，不必小咽气；有的腹中无热，则吐纳七息以后，再温气咽之十数次。

③ 本段语释：养生方说：忍住大便不排出，日久即成气痔。其汤熨针石，另有正方，补养宣导之法，现附于后。

④ 本段语释：参见本书卷三第一候虚劳候养生方导引法。

⑤ 两通：本书卷二十九鼻生疮候重出条文作"五通"。

⑥ 本段语释：参见本书卷二十九第六候鼻生疮候养生方导引法。

⑦ 本段语释：参见本书卷二十二第二十三候筋急候养生方导引法。

⑧ 本段语释：参见本书卷三第一候虚劳候养生方导引法。

⑨ 本段语释：又说：醉酒后进行房事，可生恶疮。

⑩ 本段语释：又说：用五月五日用枣叶三升，加清晨新汲井水捣汁洗澡，永不生恶疮。

⑪ 本段语释：又说：用清晨新汲的井水和粉洗脚，不生恶疮。其汤熨针石，别有正方，补养宣导，今附于后。

⑫ 本段语释：养生方导引法说：用龙行气法低头向下看，闭气不息行气十二次。这种方法，可以治愈风疥恶疮病，并使热气不能内侵。

⑬ 本段语释：又说：五月一日、八月二日、九月九日、十月七日、十一月四日、十二月十三日洗澡，可治恶疮。

九、癣候

养生方云：夏勿露面卧。露下堕，面皮厚，及喜成癣。

二十、疥候

养生方导引法云：龙行气，叩头下视，不息十二通。愈风疥、恶疮，热不能人。①

卷之三十六　兽毒病诸候

三、猘狗②啮候

凡猘狗啮人，七日辄一发，过三七日不发，则无苦也。要过百日，方大免耳。当终身禁食犬肉及蚕蛹，食此发，则死不可救矣。疮未愈之间，禁食生鱼、猪、鸡、腻。过一年禁之乃佳。但于饭下蒸鱼，及于肥器③中食便发。若人曾食落葵④得犬啮者，自难治。若疮瘥十数年后，食落葵便发。⑤

四、狗啮重发候

凡被狗啮疮，忌食落葵及狗肉。云：虽瘥，经一二年，但食此者必重发。重发者，与初被啮不殊。其猘狗啮疮重发，则令人狂乱，如猘狗之状。⑥

腕伤病诸候

三、卒被损瘀血候

养生方导引法云：端坐，伸腰，举左手仰掌，以右手承右胁，以鼻内气，自极七息。除瘀血、结气。⑦

又云：鼻内气，口闭，自极七息。除两胁下积血气。⑧

又云：端坐，伸腰，举左手，右手承右胁，鼻内气七息。除瘀血。

又云：端坐，右手持腰，鼻内气七息，左右戾⑨头各三十止。除体瘀血、项头痛。⑩

又云：双手搦腰，手指相对向，尽势，前后振摇二七。又，将手大指向后，极势，振摇二七。不移手，上下对，与气下尽势，来去三七。去云门、腰、掖血气闭塞。⑪

---

① 本段语释：参见本卷诸恶疮候养生方导引法。

② 猘（zhì 制）狗：即狂犬。"猘"，或作"瘈"（zhì 制），疯狂（特指狗）。

③ 肥器：指盛过荤菜的器具。

④ 落葵：一种植物名。

⑤ 本段语释：人被狂犬咬伤以后，其病发作，大体以七天为期，如过了三个七天不发，则发病的可能性就减少了；但须观察一百天以上，方可免于发病。被狂犬咬伤后，当终身禁食犬肉及蚕蛹，吃了就会引起发病，并有生命危险。同时，在创口没有愈合之前，也禁食生鱼、猪、鸡等荤腥肥腻食物，最好要忌口一年。如其在饭锅里蒸鱼，或用油腻的器皿，吃了也有引起发作的可能。如果其人先吃过落葵，后被狂犬咬伤的，此病就难于治疗。如被狂犬咬伤，创口已经愈合，相隔亦有十多年后，如误食落葵，仍有引起发作的可能。

⑥ 本段语释：凡被狗咬伤，忌食落葵及狗肉。虽然病愈已经一、二年，但只要吃了此物，必然会重新发作。重发时，其症状与初被咬时，没有两样。如其是狂犬咬伤重发者，则使人发狂烦乱，犹如狂犬之状。

⑦ 本段语释：参见本书卷十三第九候结气候养生方导引法。

⑧ 本段语释：又说：端坐伸腰，以鼻纳气后，闭口不息，达到极限为止，如此做七次。这种方法，可消除两胁下积滞的气血。

⑨ 戾（lì 力）通"捩"。扭转。

⑩ 本段语释：又说：身体下蹲，用右手扶住腰部，以鼻纳气七次，向左右扭头各三十次而止。这种方法，可以消除身体瘀血，颈项疼痛等病。

⑪ 本段语释：又说：正身站立，两手按摩揉捏腰部，手指相对尽量用力，前后振摇二七十四次。又将两手大拇指尽力向后，振摇二七十四次。然后手不移位，上下同时揉动，尽力使气向下走，上下反复三七二十一次。这种导引法，可以祛除云门、腰腋的气血闭塞等病。

卷之三十七　妇人杂病诸候一

十九、月水不调候

养生方云：病忧恚泣哭，以令阴阳结气不和，故令月水时少时多，内热苦渴，色恶，体肌枯，身重。①

卷之三十八　妇人杂病诸候二

三十三、漏下候

养生方云：怀娠未满三月，服药自伤下血，下血未止而合阴阳，邪气结，因漏胎②不止，状如腐肉，在于子脏，令内虚。③

三十四、漏下五色俱下候

养生方云：夫妇自共诤讼，讼意未和平，强从，子脏闭塞，留结为病，遂成漏下黄白如膏。④

卷之三十九　妇人杂病诸候三

五十三、月水不通无子候

养生方云：少时，若新产后，急带举重，子阴挺出或倾邪，月水不泻，阴中激痛，下塞，令人无子。⑤

五十六、结积无子候

养生方云：月水未绝，以合阴阳，精气入内，令月水不节，内生积聚，令绝子，不复产乳。⑥

卷之四十　妇人杂病诸候四

一百二十二、寸白候

又云：饮白酒，以桑枝贯牛肉，食生栗、生鱼，仍饮奶酪，能变生寸白者也。

一百二十九、乳痈候

养生方云：热食汗出，露乳伤风，喜发乳肿，名吹乳，因喜作痈。⑦

一百三十三、乳结核候

养生方导引法云：跂踞，以两手从曲脚内入，据地，曲脚加其上，举尻。其可用行气。愈瘰疬、乳痛。交两脚，以两手从曲脚极挽⑧，举十二通，愈瘰疬、乳痛也。⑨

---

① 本段语释：养生方说：妇女有伤于忧愁、郁怒、哭泣者，使阴阳不调，气结不和，因而月经时少时多，内热而苦于口渴，颜色不和，肌肤枯槁，身重乏力。

② 漏胎：妊娠下血称"漏胎"。

③ 本段语释：养生方说：怀孕未满三个月，自行吃药而受伤出血。出血未止而又进行房事，则邪气结聚，因而下血不止，所下之物，形如腐烂之肉，其来自于子宫内，所以会使孕妇体内虚弱。

④ 本段语释：养生方说：夫妇互相争吵后，情绪还未平息，而勉强同房，致使子宫闭塞，留结成病而漏下，所下之物，色黄白状如脂膏。

⑤ 本段语释：养生方说：妇女年轻时，或者新产后不久，用力携物举重，可使子宫脱垂或倾斜，月经不下，阴中剧痛，下部寒冷，使人不能受孕。

⑥ 本段语释：养生方说：妇女月经未净，即性交，精气入里，使月经失调，腹中产生积聚，可以导致绝孕，不能够再生育。

⑦ 本段语释：养生方说：妇人进热食出汗，袒胸露乳而受风，容易发生乳房肿胀，称为吹乳，从而容易成乳痈。

⑧ 挽（wán完，又读guā刮）：同"刮"。又作摩、击解。

⑨ 本段语释：参见本书卷三十四第三十四候瘰疬瘘候养生方导引法。

卷之四十一　妇人妊娠病诸候上

一、妊娠候

怀娠一月，名曰始形。饮食精熟，酸美受御①，宜食大麦，无食腥辛之物，是谓才贞②，足厥阴养之。足厥阴者，肝之脉也。肝主血，一月之时，血流涩，始不出，故足厥阴养之。足厥阴穴，在足大指歧间白肉际是。③

妊娠二月，名曰始膏④。无食腥辛之物，居必静处，男子勿劳⑤，百节皆痛，是谓始藏也，足少阳养之。足少阳者，胆之脉也，主于精。二月之时，儿精成于胞里，故足少阳养之。足少阳穴，在足小指间本节后附骨上一寸陷中者是。⑥

妊娠三月，名始胎。当此之时，血不流，形像始化，未有定仪⑦，见物而变。欲令见贵盛公王，好人端正庄严，不欲令见伛偻侏儒，丑恶形人及猿猴之类。无食姜兔，无怀刀绳。

欲得男者，操弓矢，射雄鸡，乘肥马于田野，观虎豹及走犬。其欲得女者，则着簪珥环佩，弄珠玑。欲令子美好端正者，数视白璧美玉，看孔雀，食鲤鱼。欲令儿多智有力，则啖牛心，食大麦。欲令子贤良盛德，则端心正坐，清虚和一，坐无邪席，立无偏倚，行无邪径，目无邪视，耳无邪听，口无邪言，心无邪念，无妄喜怒，无得思虑，食无到齐，无邪卧，无横足，思欲果瓜，啖味酸菹⑧，好芬芳，恶见秽臭，是谓外象而变者也，手心主养之。手心主者，脉中精神，内属于心，能混神，故手心主养之。手心主穴，在掌后横文是。

诊其妊娠脉滑疾，重以手按之散者，胎已三月也。⑨

妊娠四月，始受水精，以成血脉。其食宜稻秔⑩，其羹宜鱼雁，是谓盛荣，以通耳目，而行经络。洗浴远避寒暑，是手少阳养之。手少阳者，三焦之脉也，内属于腑。四月之时，儿六腑顺成，故手少阳养之。手少阳穴，在手小指间本节后二寸是也。⑪

诊其妊娠四月，欲知男女，左脉疾为男，右脉疾为女，左右俱疾，为生二子。当此之时，慎勿泻之，必致产后之殃。何谓也？是手少阳三焦之脉，内属于三焦，静形体，和心志，节饮食。⑫

妊娠五月，始受火精，以成其气，卧必晏起，洗浣衣服，深其屋室，厚其衣裳，朝吸天光，以避

---

① 受御：采用进食的意思。
② 才贞：是形容胚胎开始形成，定居子宫。"才"，指草木出生；"贞"，即定的意思。
③ 本段语释：妊娠一月，称为始形，亦谓之才贞。是足厥阴经脉养胎。足厥阴属肝脉，主藏血，主筋，孕后则经血不外溢，蕴聚以养胎元。此时要求进食精细和熟烂、美味带酸的东西，大麦也很合适，但不能吃辛辣而又腥臭的饮食，以免引起孕妇的恶阻。足厥阴经脉的穴位，起自足大趾歧骨间的白肉际处。
④ 始膏：指胚胎开始凝聚。
⑤ 勿劳：此指勿劳房事。
⑥ 妊娠二月，称为始膏，亦谓之始藏。是足少阳经脉养胎。足少阳属胆脉，主精。二个月的时候，儿精成于胞里，所以足少阳养胎。此时在饮食方面，不能吃腥味辛辣食物，居住之处要安静，并要避免房事。可能感到遍身关节微痛。足少阳胆经的穴位，在足小趾间本节后附骨上一寸陷中处。
⑦ 未有定仪：指胎儿尚未定型。"仪"，指容貌。
⑧ 酸菹：指酸咸菜菹。
⑨ 本段语释：妊娠的脉象，滑利而数疾，重按之而散，这是妊娠三月的见证。
⑩ 秔（jīng 经）：即粳米。
⑪ 本段语释：妊娠四月，胎儿始受水精，以成血脉。此时的饮食，宜吃粳米，宜喝鱼雁汤，促进气血的旺盛，通耳目而行经络，洗浴不宜过冷过热。妊娠四月，是手少阳经养胎。手少阳是三焦的经脉，在体内与腑相连属。四个月的时候，胎儿六腑形成，所以手少阳养胎。手少阳三焦经的穴位，在手小指间本节后二寸处。
⑫ 妊娠四个月的脉象，可以辨认胎儿性别，左手脉疾者是男，右手脉疾者是女，左右两手俱疾，主生两男。妊娠四月，手少阳三焦脉养胎，慎勿用泻药，否则会引起产后的病变，因为手少阳经脉，内属于三焦，宜形体安静，心情舒畅，节制饮食。

寒殃①。其食宜稻麦，其羹宜牛羊，和以茱萸，调以五味，是谓养气，以定五脏者也。一本云：宜食鱼鳖。足太阴养之。足太阴脾之脉，主四季。五月之时，儿四支②皆成，故足太阴养之。足太阴穴，在足内踝上三寸是也。③

诊其妊娠脉，重手按之不散，但疾不滑者，五月也。又，其脉数者，必向坏；脉紧者，必胞阻④；脉迟者，必腹满喘；脉浮者，必水坏为肿。⑤

妊娠六月，始受金精，以成其筋。身欲微劳，无得静处，出游于野，数观走犬，及视走马，宜食鸷鸟⑥猛兽之肉，是谓变腠膌筋，以养其爪，以牢其背膂，足阳明养之。足阳明者，胃之脉，主其口目。六月之时，儿口目皆成，故足阳明养之。足阳明穴，在太冲上二寸是也。⑦

妊娠七月，始受木精，以成骨。劳躬摇支⑧，无使定止，动作屈伸，居处必燥，饮食避寒，常宜食稻秔，以密腠理，是谓养骨牢齿者也，手太阴养之。手太阴者，肺脉，主皮毛。七月之时，儿皮毛已成，故手太阴养之。手太阴穴，在手大指本节后，白肉际陷中是。⑨

诊其妊娠七月脉，实大牢强者生，沉细者死。怀躯七月，而不可知，时时衄而转筋者，此为躯衄，时嚏而动者，非躯也。怀躯七月，暴下斗余水，其胎必倚而堕，此非时孤浆⑩预下故也。⑪

妊娠八月，始受土精，以成肤革。和心静息，无使气极，是谓密腠理而光泽颜色，手阳明养之。手阳明者，大肠脉，大肠主九窍。八月之时，儿九窍皆成，故手阳明养之。手阳明穴，在大指本节后宛宛中是。⑫

诊其妊娠八月脉，实大牢强弦紧者生，沉细者死。⑬

妊娠九月，始受石精，以成皮毛，六腑百节，莫不毕备。饮醴食甘，缓带自持而待之，是谓养毛发，多才力，足少阴养之。足少阴者，肾之脉，肾主续缕。九月之时，儿脉续缕皆成，故足少阴养

---

① 寒殃：寒邪的侵害。"殃"，祸害。
② 支：通"肢"。
③ 本段语释：妊娠五月，胎儿始受火精，以盛其气。此时孕妇起床可以晚些，勤洗衣服，居起寒温适宜，衣服宜厚，朝起吸取日光，避免寒气，食物宜稻麦，吃牛羊肉汤，更要加食些茱萸，调和五味，这就是养气，可以安定五脏。一本说宜吃鱼鳖。五月是足太阴经脉养胎，足太阴是脾的经脉，脾主四季。五个月的时候胎儿四肢已成，所以足太阴养胎。足太阴脾经的穴位是在足内踝上三寸。
④ 胞阻：即妊娠下血，腹中痛。
⑤ 本段语释：五个月的脉象，因为是足太阴脾经养胎，脾经气旺，所以重按不散，但疾不滑。又，其脉数者，要考虑出现变化；其脉紧者，易致胞阻；其脉迟者，又易见腹满而喘；其脉浮者，必致水气泛滥为肿。
⑥ 鸷（zhì制）鸟：凶猛的鸟类，如鹰、雕。
⑦ 本段语释：妊娠六月，胎儿始受金精，以成其筋。此时孕妇要做些轻微劳动，不能过于安逸，可到郊外游玩，观看犬马的角逐，食宜甘美，如鸷鸟猛兽之肉，目的在于生养腠理筋爪，坚筋骨以强背膂。此时足阳明经养胎。足阳明是胃的经脉，主口与目。六个月的时候，胎儿口目都已形成，所以足阳明养胎。足阳明胃经的穴位，在太冲上二寸。
⑧ 劳躬摇支：使肢体活动。"躬"，指躯体。
⑨ 本段语释：妊娠七月，胎儿始受木精，以成其骨。此时孕妇宜多运动，弯弯腰部，活动肢体，不要安闲，使气血旺盛。居处宜干燥；饮食避寒冷，常宜吃粳米，以密腠理，目的在于养骨固齿。妊娠七月，是手太阴经脉养胎。手太阴者，是肺的经脉，肺主皮毛。七个月的时候，胎儿皮毛已成，所以手太阴养胎。手太阴肺经的穴位，在手大指本节后白肉际陷中。
⑩ 孤浆：即胞浆。
⑪ 妊娠七个月的脉象，见实、大、牢、强者，主生，沉细者，多死。怀孕七月，没有其他病因，时时衄血而有转筋者，这是怀孕后引起的衄血；如时时作嚏而动血者，就不是怀孕之故，是病态。怀孕七月，突然流出很多羊水者，胎儿必然下堕，这是非时的胞浆破漏，在非产期而预先下流。
⑫ 本段语释：妊娠八月，胎儿始受土精，以成皮肤。此时孕妇宜平心静气，不能过于劳动，使气疲极，目的在于使腠理致密，皮肤颜色光泽。妊娠八月，是手阳明经养胎。手阳明是大肠的经脉，大肠主九窍。八个月的时候，胎儿九窍已经形成，所以手阳明经养胎，手阳明大肠经穴位，在手大指本节后宛宛中。
⑬ 本段语释：妊娠八月的脉象，实大牢强弦紧者，主生；沉细者，主死。

之。足少阴穴，在足内踝后微近下前动脉是也。①

妊娠十月，五脏俱备，六腑齐通，纳天地气于丹田，故使关节人神咸备，然可预修滑胎方法也。②

五、妊娠禁忌候

妊娠男女未分之时，未有定仪，见物而化，故须端正庄严，清静和一③，无倾视，无邪听。儿在胎，日月未满，阴阳未备，腑脏骨节，皆未成足，故自初讫于将产，饮食居处，皆有禁忌。

卷之四十三　妇人难产病诸候

三、逆产候

养生方云：妊娠，大小便勿至非常之去处，必逆产杀人也。④

卷之四十五　小儿杂病诸候一

一、养小儿候

经说：年六岁以上为小儿，十八以上为少年，二十以上为壮年，五十以上为老年也。其六岁已还者，经所不载，是以乳下⑤婴儿病难治者，皆无所承按⑥故也。中古有巫方，立小儿《颅囟经》⑦以占夭寿，判疾病死生，世所相传，始有小儿方焉。逮乎晋宋⑧，推诸苏家，传袭有验，流于人间。⑨

小儿始生，肌肤未成，不可暖衣⑩，暖衣则令筋骨缓弱。宜时见风日，若都不见风日，则令肌肤脆软，便易伤损。皆当以故絮着衣，莫用新绵也。天和暖无风之时，令母将抱日中嬉戏，数见风日，则血凝气刚，肌肉硬密，堪耐风寒，不致疾病。若常藏在帏帐之内，重衣温暖，譬如阴地之草木，不见风日，软脆不任风寒。又当薄衣，薄衣之法，当从秋习之，不可以春夏卒减其衣，则令中风寒。从秋习之，以渐稍寒，如此则必耐寒。冬月但当着两薄襦⑪，一复裳⑫耳，非不忍见其寒，适当佳耳。

---

① 本段语释：妊娠九月，胎儿始受石精，以成皮毛，六腑百节，至此已经完备。此时孕妇宜饮醴食甘，衣着宽松，以待分娩。这时目的在于长养胎儿，使之毛发完备，智力充足。妊娠九月，是足少阴养胎。足少阴为肾的经脉，肾主续缕。九月之时，胎儿脉络缕皆成，所以足少阴养之。足少阴经穴位，在足内踝后接近该部的动脉处。

② 本段语释：妊娠十月，胎儿发育已经完成，五脏全备，六腑齐通，能够吸纳天地之气于丹田，使精神百骸都已齐备，此时孕妇可以做些准备工作，如滑胎方法，使胎儿顺利分娩出来。

③ 一：校本为"平"。

④ 本段语释：养生方说：夫人妊娠时，大小便不要到非日常去处，否则会逆产而死亡。

⑤ 乳下：指哺乳。

⑥ 承按：指承受师传，有章可按。

⑦ 颅囟经：是我国现存最早的一部儿科著作。全书分上下二卷，不著撰人姓名。唐、宋之际曾有人修订，明代以后此书已佚。今存者为清代的《四库全书》辑佚本。解放后有影印本。

⑧ 逮乎晋宋：到了东晋至刘宋时期。约公元317~479年之间。"逮"，及也。

⑨ 本段语释：医经上说，年龄在六岁以上的称小儿，十八岁以上的称少年，三十岁以上的称壮年，五十岁以上的称老年。至于六岁以下的，医经上没有记载，所以哺乳婴儿的疾病难以治疗，是因为没有师承传授和没有理论一局的缘故。到了中古时代有个名叫巫方的人，著了一本小儿《颅囟经》，用以观察婴儿的寿夭象征，判断疾病的死生，世代相传，从此才有诊治小儿疾病的方书。到了东晋与刘宋时期，要推姓苏的医家，承袭传授，有丰富的儿科经验，在民间广为流传。

⑩ 暖衣：指穿衣过暖。

⑪ 薄襦（rú 如）：薄的短袄。

⑫ 复裳：夹裤。"裳"，指下身衣服。

爱而暖之，适所以害之也。又当消息，无令汗出，汗出则致虚损，便受风寒。昼夜寤寐，皆当慎之。①

其饮乳食哺，不能无痰癖②，常当节适乳哺。若微不进，仍当将护之。凡不能进乳哺，则宜下之，如此则终不致寒热也。③

又，小儿始生，生气尚盛，无有虚劳，微恶④则须下之，所损不足言。及其愈病，则致深益。若不时下，则成大疾，疾成则难治矣。其冬月下之，难将护，然有疾者，不可不下。夏月下之后，腹中常当小胀满，故当节哺乳将护之，数日间。又节哺之，当令多少有常剂⑤。⑥

儿稍大，食哺亦当稍增。若减少者，此是腹中已有小不调也。便当微将药，勿复哺之，但当乳之，甚者十许日，轻者五六日，自当如常。若都不肯食哺，而但饮乳者，此是有癖，为疾重，要当下之。不可不下，不下则致寒热，或吐而发痫，或致下利，此皆病重，不早下之所为也，则难治。先治其轻时，儿不耗损，而病速除矣。⑦

小儿所以少病痫者，其母怀娠，时时劳役，运动骨血，则气强、胎养盛故也。若待御多，血气微，胎养弱，则儿软脆易伤，故多病痫。⑧

儿皆须着帽、项衣⑨取燥，菊花为枕枕之。儿母乳儿，三时⑩摸儿项风池，若壮热者，即须熨⑪使微汗。微汗不瘥，便灸两风池及背第三椎、第五椎、第七椎、第九椎两边各二壮，与风池凡为十壮。一岁儿七壮，儿大者，以意节度，增壮数可至三十壮，唯风池特令多，七岁以上可百壮。小儿常须慎

---

① 本段语释：初生婴儿，肌肤发育未全，衣服不要穿着过暖，衣着太暖，会使筋骨软弱。应当经常见见风日，以锻炼小儿对自然环境的适应能力，倘若长期在温暖的房间里，不见风日，则使皮肉娇嫩，腠理疏松，容易遭受外邪的侵袭，发生疾病。所穿的衣服，当用旧棉絮来做，不要用新棉。同时在风和日暖的时候抱孩子到阳光下坐息，经常见见风日，则小儿气血刚强，肌肉充实，腠理致密，经得起外界气候的急剧变化，不致发生疾病。倘若长期把孩子躲藏在帷帐里面，衣服又穿得过多过暖，这好像长在阴地上的草木，不见风日，而显得娇嫩脆弱，经不起风寒的侵袭。衣服还要穿得薄一点，薄衣的方法，最好从秋天开始锻炼，不要在春夏季节突然减少其衣服，否则就容易感受风寒外邪。在秋天气候逐渐转凉时，锻炼少穿衣服，如此小儿就有耐寒的能力。就是到了冬天，也只要穿两件薄薄的短棉袄，和一条夹套裤就够了，不是忍心让他受寒而不增加衣服，因为这样做却有好处。如果因宠爱而给他穿得过暖，实际上反而对孩子有害。并且，要时时刻刻注意天气的变化而随时增减衣服，不要穿得太暖而使出汗，汗出多了，则腠理虚疏，容易感受风寒。此外，无论白天和晚上，睡眠时更要注意衣着寒暖。

② 痰癖：因痰而生的癖块。在此是指乳食内积，即通常所称的"奶积"、"食积"。

③ 本段语释：在小儿乳食并进的时候，由于消化能力差，难免不发生食积，宜常适当的控制乳食。如发现小儿食欲稍有减退，就必须加强护理，倘若因食积而乳食显著减少，就宜用泻下药去除积滞，这样，就不会发生寒热。

④ 微恶：稍有不适。

⑤ 常剂：指通常规定的数量。

⑥ 本段语释：婴儿初生，生机旺盛，不会有虚劳之病，假若稍有饱胀等不适时，即需用泻下法下之。即使稍有损害，也是微不足道的，病治好了，对他的身体成长很有益处。如果不能及时用下法，小病可能转变为大病，成了大病，治疗就困难了。在冬季使用下法，护理上比较困难，但只要具有可下之证，也就不可不下。如在夏天使用下法以后，腹内常有轻微胀满。所以应当节制乳食，注意护理，几天之内就能恢复。乃宜节制饮食，应该使饮食有定量。

⑦ 小儿年龄增长，食量也应逐渐增多，倘若食量反而减少，这是腹中已经小有不和调，就当用一点调和脾胃的药以治疗之，不要再哺食，只饮些乳汁，这样，病重的越十多天，病轻的五六天，就可以恢复正常。要是小儿仍然不肯吃食，只饮一些乳汁，这是内有食积，病情较重，应当用药下之。此时不可不下，不下则食积不去，会发生寒热，或呕吐而发痫病，或导致下利，这些都是病情趋向严重的表现，是由于没有及时早用下法所致，而且病较难治。因此，在病轻之时，应早治疗，儿体不致耗损，病亦迅速消除。

⑧ 本段语释：有些小儿很少患痫病，是因为他的母亲在怀孕的时候，经常参加些劳动，锻炼身体，活动筋骨血脉，使气血旺盛，胎儿营养良好的缘故。相反在妊娠期间，一切均须别人照顾，自己很少劳动，则气血较弱，对胎儿的营养不足，因此小儿出生以后，往往容易发生痫病。

⑨ 项衣：指围兜。

⑩ 三时：即早、午、晚三时。

⑪ 熨：外治法的一种。将药物或食盐等炒热，布包外熨患处。

护风池,谚云:戒养小儿,慎护风池。风池在颈项筋两辕①之边,有病乃治之。疾微,慎不欲妄针灸,亦不用辄吐下,所以然者,针灸伤经络,吐下动腑脏故也。但当以除热汤②浴之,除热散③粉之,除热赤膏④摩之,又以脐中膏涂之。令儿在凉处,勿禁水洗,常以新水洗。⑤

新生无疾,慎不可逆针灸⑥。逆针灸则忍痛动其五脉,因喜成痫。河洛间⑦土地多寒,儿喜病痉。其俗生儿三日,喜逆灸以防之,又灸颊以防噤。有噤者,舌下脉急,牙车筋急,其土地寒,皆决舌下去血,灸颊以防噤。江东地温无此疾。古方既传有逆针灸之法,今人不详南北之殊,便按方用之,多害于小儿。是以田舍小儿,任自然,皆得无横夭。⑧

又云:春夏决定不得下小儿。所以尔者,小儿腑脏之气软弱,易虚易实,下则下焦必益虚,上焦生热,热则增痰,痰则成病。自非当病,不可下也。⑨

(付　衍　校注)

备急千金要方(节选)

唐·孙思邈

【按语】

《备急千金要方》为孙思邈所撰,是我国第一部综合类医学典籍。

全书共三十卷。包括总论、妇人方、少小婴孺方;七窍病、风毒脚气、诸风、伤寒方、五脏六腑病方内外科杂病方、解毒并杂治方、各种备急治法、食治、养性、平脉、针灸等篇,总计二百三十二门,合方论五千三百余首。

---

① 两辕:古代驾车用的直木,压在车轴上,左右各一。在此指项后两大筋。
② 除热汤:治少小身热,李叶汤浴方:李叶一味㕮咀,以水煮去滓,将浴儿。(摘自《千金方》卷五上第五)
③ 除热散:治少小身体壮热,不能服药;十二物寒水石散粉方:寒水石、芒硝、滑石、石膏、赤石脂、青木香、大黄、甘草、黄芩、防风、芎䓖、麻黄根。以粉儿身,日三。(摘自《千金方》)
④ 赤膏:治小儿心腹热,除热丹参赤膏方:丹参、雷丸、芒硝、戎盐、大黄。(摘自《千金方》卷五上第三)
⑤ 小儿都须戴帽,项衣要干燥,睡时用菊花作枕头。母亲在喂乳时,要早、中、晚三时抚摸小儿项后风池部位,此处若有灼热感,即为感受外邪,须及时以熨法治疗,使之微出小汗,以解表邪。假如出汗后病仍不愈,便灸两风池穴,及背部第三椎、五椎、七椎、九椎下面的肺俞、心俞、膈俞、肝俞各灸两壮,连同两风池共十壮。一岁小儿灸七壮,年龄稍大者,可根据需要,适当增加壮数,可加至三十至一百壮。小儿常须慎重护理风池,俗谚说:抚养小儿,必须慎护风池。风池在颈项两大筋的旁边,枕骨下凹陷中。有病才能用此灸法治疗,若病情轻微,就不能妄用针灸,也不要随便使用吐下的方药,因为针灸,容易伤损经络,而吐下则能伤损脏腑。但此时可以用除热汤给予洗浴,除热散给予外扑,除热赤膏给予按摩,还可用脐中膏涂脐。同时,把小儿安放到凉爽的地方,并不禁止水洗,但要常用新汲水洗澡。
⑥ 逆针灸:一种针灸方法,不详,待考。《圣惠方·卷八十二》小儿初生将护法有类似记载,作"不欲妄针灸",可参考。
⑦ 河洛间:指黄河与洛水之间的地区。
⑧ 本段语释:新生儿没有疾病,慎勿使用逆针灸之法,逆针灸使小儿蒙受痛苦,动伤经脉,容易引起痫病。在黄河、落水一带寒冷地区,小儿易生痉病。当地习俗在婴儿出生三日,喜用灸法来预防寒袭,以及灸颊车部位以防口噤。大凡口噤患者,舌下经脉和牙关筋脉都有拘急现象,因地区寒冷,多数采用刺破舌下,排去恶血,以及灸颊车部位的方法以防发噤。江东地区气候温和,基本上没有这种痉病。但是对于古方已经流传的逆针灸方法,人们不去详辨南北的差别,就按法施行,每多损害小儿。所以农家小儿,一任自然,都能避免这种横夭之祸。
⑨ 本段语释:又说:小儿在春夏季节,绝对不能随便用泻下药,这是因为小儿脏腑嫩弱,易虚易实,如不当下而用下法,其下焦必然更虚,而上焦则邪实生热,热盛则炼液为痰,痰多则容易成病,因此,非当使用下法的疾病就不要使用下法。

《备急千金要方》不同于《黄帝内经》、《神农本草经》、《伤寒论》、《诸病源候论》、《针灸甲乙经》等专著，汇聚了医论、方药、病因病机、针灸推拿、内外妇儿各科等诸多方面的内容，被誉为中国最早的临床百科全书。

本书节录了其中：卷第六下七窍病下之面药第九；卷第十三心脏之头面风第八；卷第二十六食治之序论第一、果实第二、菜蔬第三、谷米第四、鸟兽第五；卷第二十七养性之道林养性第二、居处法第三、按摩法第四、调气法第五、服食法第六、房中补益第八。内容主要涉及有关美容、食疗、养性、延年、居处、房中等。

孙思邈，唐代京兆华原（今陕西省耀县）人，在中国医学史乃至中国文化史上，都是极负盛名的重要人物。他的生卒年有多种说法，至今难能统一，目前学界大多数的认识是：公元581年至公元682年，活了101岁。亦有考证生年为公元541年，活了140多岁，均说明孙思邈不仅是中国乃至世界史上著名的医学家和药物学家是位长寿老人，尤其在平均寿命不是很高的唐代更说明了孙思邈崇尚养生，通晓养生之术，并身体力行。

孙思邈的养生理论综合了儒释道三家的养生思想和中医药的养生理论，有其独到之处。在食疗方面其基本养生思想是："安身之本，必资于食；救疾之速，必凭于药"；其延年益寿之法主要是"吐故纳新"与"流水不腐，户枢不蠹"的动静结合，提倡修身养性；孙思邈还批判了服五石企图长生的思想，同时强调服食植物类养生方剂的重要性。《备急千金要方》之"食治"一卷诗最早的营养卫生文献，其"面药"卷亦是我国最早的美容术著作。

本次点校以日本江户医学影宋本（人民卫生出版社影印）为底本，以上海涵芬楼据明正统道藏本影印本（以下简称道藏本）为校本，亦参考了其他版本和相关医著，力求准确。

【原文校释】

卷第六下　七窍病下

面药第九

五香散，治𪒠①疱②黡③䵞④黑运赤气，令人白光润方：

毕豆⑤四两　黄芪　白茯苓　萎蕤　杜若　商陆　大豆黄卷各二两　白芷　当归　白附子　冬瓜仁　杜蘅　白僵蚕　辛夷仁　香附子　丁子香　蜀水花⑥　旋覆花　防风　木兰　芎䓖　藁本　皂荚　白胶　杏仁　梅肉　酸浆　水萍　天门冬　白术　土瓜根各三两　猪胰二具，暴⑦干

上三十二味下筛，以洗面，二七日白，一年与众别。

洗手面，令白净悦泽，**澡豆**⑧方：

白芷　白术　白鲜皮　白蔹　白附子　白茯苓　羌活　萎蕤　栝楼子　桃仁　杏仁　菟丝子　商陆　土瓜根　芎䓖各一两　猪胰两具大者，细切　冬瓜仁四合　白豆面一升　面三升，溲猪胰为饼，暴干捣筛。

上十九味合捣筛，入面、猪胰拌匀，更捣。每日常用，以浆水洗手面，甚良。

---

① 𪒠（gǎn 赶）：指面黑，或者指雀斑。
② 疱：脸上的小红疙瘩，多数人认为此处疱即指粉刺，痤疮。
③ 黡（yǎn 演）：黑痣。
④ 䵞（zèng 憎）：《集韵䁀韵》："䵞，𪒠䵞，面气黑。"
⑤ 毕豆：即豌豆。豌豆又名"耽豆"，俗写为"毕豆"。
⑥ 蜀水花：即鸬鹚矢。《别录》云："鸬鹚矢，一名蜀水华。""花"古字为"华"。
⑦ 暴（pù 铺）：同"曝"，晒。
⑧ 澡豆：古时一种洗浴去污用品，一般用猪胰、香料、药物等制做而成。

治面黑不净，**澡豆洗手面方**：

白鲜皮　白僵蚕　芎䓖　白芷　白附子　鹰屎白　甘松香　木香各三两，一本用藁本　土瓜根一两，一本用甜瓜子　白梅肉三七枚　大枣三十枚　麝香二两　鸡子白七枚　猪胰三具　杏仁三十枚　白檀香　白术　丁子香各三两，一本用细辛　冬瓜仁五合　面三升

上二十味，先以猪胰和面，暴干，然后合诸药，捣末，又以白豆屑二升为散。旦用洗手面，十日色白如雪，三十日如凝脂，神验。《千金翼》无白僵蚕、芎䓖、白附子、大枣，有桂心三两。

洗面药澡豆方：

猪胰五具，细切　毕豆面一升　皂荚三挺　栝楼实三两，一方不用　萎蕤　白茯苓　土瓜根各五两

上七味捣筛，将猪胰拌和，更捣令匀。每旦取洗手面，百日白净如素。

洗面药方：

白芷　白蔹　白术　桃仁　冬瓜仁　杏仁　萎蕤各等分　皂荚倍多

上八味绢筛，洗手面时即用。

洗面药，除䵟黵悦白方：

猪胰两具，去脂　豆面四升　细辛　白术各一两　防风　白蔹　白芷各二两　商陆三两　皂荚五挺　冬瓜仁半升

上十味和土瓜根一两，捣，绢罗。即取大猪蹄一具，煮令烂，作汁，和散为饼，暴燥，更捣为末，罗过。洗手面，不过一年，悦白。

澡豆　治手干燥少润腻方：

大豆黄五升　苜蓿　零陵香子　赤小豆各二升，去皮　丁香五合　麝香一两　冬瓜仁　茅香各六合　猪胰五具，细切

上九味细捣，罗，与猪胰相合和，暴干，捣，绢筛，洗手面。

澡豆方：

白芷　青木香　甘松香　藿香各二两　冬葵子一本用冬瓜仁　栝楼仁各四两　零陵香二两　毕豆面三升，大豆黄面亦得。

上八味捣筛，用如常法。

桃仁澡豆，主悦泽，去䵟黵方：

桃仁　芜菁子各一两　白术六合　土瓜根七合　黑豆面二升

上五味合和，捣，筛，以醋浆水洗手面。

澡豆主手干燥常少润腻方：

猪胰五具，干之　白茯苓　白芷　藁本各四两　甘松香　零陵香各二两　白商陆五两　大豆末二升，绢下　菾藋灰一两

上九味为末，调和讫①，与猪胰相和，更捣，令匀。欲用，稍稍取以洗手面，八九月则合冷处贮之，至三月已②后勿用，神良。

治面无光泽，皮肉皱③黑，久用之，令人洁白光润，**玉屑面膏方**：

玉屑细研　芎䓖　土瓜根　萎蕤　桃仁　白附子　白芷　冬瓜仁　木兰　辛夷各一两　菟丝子　藁本　青木香　白僵蚕　当归　黄芪　藿香　细辛各十八铢　麝香　防风各半两　鹰屎白一合　猪胰三具，细切　蜀水花一合　白犬脂　鹅脂　熊脂各一升　商陆一两　猪肪脂一升

上二十八味，先以水浸猪、鹅、犬、熊脂，数易水，浸令血脉尽，乃可用。㕮咀诸药，清酒一斗

---

① 讫：完毕。
② 已：原作"巳"，据文意改。
③ 皱：《说文新附》："皱，皮细起也。"

渍一宿，明旦生擘猪鹅等脂安药中，取铜铛于炭火上，微微煎，至暮时乃熟，以绵滤，置瓷器中，以敷面，仍以练系白芷片，看色黄，即膏成，其猪胰取浸药酒，挼取汁，安铛①中，玉屑、蜀水花、鹰屎白、麝香末之，膏成，安药中，搅令匀。

面脂，主悦泽人面、耐老方：

白芷　冬瓜仁各三两　萎蕤　细辛　防风各一两半　商陆　芎䓖各三两　当归　藁本　蘼芜　土瓜根去皮　桃仁各一两②　木兰皮　辛夷　甘松香　麝香　白僵蚕　白附子　栀子花　零陵香半两③　猪胰三具，切，水渍六日，欲用时，以酒挼取汁渍药

上二十一味薄切，绵裹，以猪胰汁渍一宿，平旦以前④，猪脂六升，微火三上三下，白芷色黄，膏成，去滓，入麝，收于瓷器中。取涂面。

炼脂法：

凡合面脂，先须知炼脂法，以十二月买极肥大猪脂，水渍七八日，日一易水，煎，取清脂没水中。炼鹅、熊脂，皆如此法。

玉屑面脂方：

玉屑　白附子　白茯苓　青木香　萎蕤　白术　白僵蚕　蜜陀僧　甘松香　乌头　商陆　石膏　黄芪　胡粉　芍药　藁本　防风　芒硝　白檀各一两　当归　土瓜根　桃仁　芎䓖各二两　辛夷　桃花　白头翁　零陵香　细辛　知母各半两　猪脂一升　羊肾脂一具　白犬脂　鹅脂各一合

上三十三味切，以酒、水各一升，合渍一宿，出之，用铜器微火煎，令水气尽，候白芷色黄，去滓，停一宿，且以柳枝搅白，乃用之。

又方，**令黑者皆白老者皆少方**：

玉屑　寒水石　珊瑚　芎䓖　当归　土瓜根　菟丝　藁本　辛夷仁　细辛　萎蕤　商陆　白芷　防风　黄芪　白僵蚕　桃仁　木兰皮　藿香　前胡　蜀水花　桂心　冬瓜仁　半夏　白蔹　青木香　杏仁　蘼芜　芒硝　旋覆花　杜蘅　麝香　白茯苓　秦椒　白头翁　礜石　秦皮　杜若　蜀椒　芫菁子　升麻　黄芩　白薇　栀子花各六铢　栝楼仁一两　熊脂　白狗脂　牛髓　鹅脂　羊髓各五合　清酒一升　鹰屎白一合　丁香六铢　猪肪脂一升

上五十四味㕮咀，酒渍一宿，内脂等合煎，三上三下，酒气尽，膏成，绞去滓，下麝香末，一向⑤搅至凝，色变止。瓷器贮，勿泄气。

面脂，治面上皱黑，凡是面上之疾皆主之方：

丁香　零陵香　桃仁　土瓜根　白蔹　防风　沉香　辛夷　栀子花　当归　麝香　藁本　商陆　芎䓖各三两　萎蕤一本作白芨　藿香一本无　白芷　甘松香各二两半　菟丝子三两　白僵蚕　木兰皮各二两半　蜀水花　青木香各二两　冬瓜仁四两　茯苓三两　鹅脂　羊肾脂各一升半　羊髓一升　生猪脂三大升

上二十九味㕮咀，先以美酒五升，挼猪胰六具，取汁，渍药一宿，于猪脂中，极微火煎之，三上三下，白芷色黄，以绵一大两内生布中，绞去滓，入麝香末，以白木篦搅之，至凝乃止。任性用之，良。

面膏，去风寒，令面光悦，却老去皱方：

青木香　白附子　芎䓖芎䓖白蜡　零陵香　香附子　白芷各二两　茯苓　甘松各一两　羊髓一升半，炼

上十味㕮咀，以水、酒各半升，浸药经宿，煎三上三下，候水酒尽，膏成，去滓，敷面作妆，如

---

① 铛（chēng 铛）：三角釜，古代一种烹煮器具。音意同"铛"，今改为通用字。
② 各一两："一"原脱，据道藏本、四库本、后藤本补。
③ 半两：此处疑脱"各"字，应为"各半两"。
④ 前：道藏本、四库本并作"煎"。
⑤ 一向：朝一个方向。

有黚黵皆落。

猪蹄汤，洗手面，令光润方：

猪蹄一具　桑白皮　芎䓖　蒌蕤各三两　白术二两　白茯苓三两　商陆二两，一作当归　白芷三两

上八味㕮咀，以水三斗煎猪蹄及药，取一斗，去滓，温一盏，洗手面，大佳。

令人面白净悦泽方：

白蔹　白附子　白术　白芷各二两　藁本三两　猪胰三具，水渍去赤汁尽，研

上六味末之，先以芜菁子半升，酒、水各半升，相和，煎数沸，研如泥，合诸药，内酒水中。以瓷器贮，封三日。每夜敷面，旦以浆水洗之。

猪蹄浆，急①面皮，去老皱，令人光净方：

大猪蹄一具，净治如食法。以水二升，清浆水一升，不渝②釜中煮成胶，以洗手面。又以此药和澡豆，夜涂面，旦用浆水洗，面皮即急。

白面方：

牡蛎三两　土瓜根一两

上二味末之，白蜜和之，涂面即白如玉。旦以温浆水洗之，慎风日。

鹿角散，令百岁老人面如少女，光泽洁白方：

鹿角长，一握　牛乳三升　芎䓖　细辛　天门冬　白芷　白附子　白术　白蔹各三两　杏仁二七枚　酥三两

上十一味㕮咀，其鹿角先以水渍一百日，出，与诸药内牛乳中，缓火煎，令汁尽，出角，以白练袋贮之，余药勿取。至夜取牛乳，石上摩鹿角，取涂面，旦以浆洗之。无乳，小便研之亦得。

令人面洁白悦泽、颜色红润方：

猪胰五具　芜菁子二两　栝楼子五两　桃仁三两

上四味以酒和，熟捣，敷之，慎风日。

又方　采三株桃花，阴干，末之，空心饮服方寸匕，日三，并细腰身。

又方　以酒渍桃花服之，好颜色，治百病，三月三日收。

桃花丸，治面黑䵟，令人洁白光悦方：

桃花二升　桂心　乌喙　甘草各一两

上四味末之，白蜜为丸。服如大豆许，十丸，日二，十日易形。一方有白附子、甜瓜子、杏仁各一两，为七味。

铅丹散，治面黑，令人面白如雪方：

铅丹三十铢　真女菀六十铢

上二味治下筛，酒服一刀圭，日三，男十日知，女二十日知，知则止。黑色皆从大便中出矣，面白如雪。

白杨皮散，治面与手足黑，令光泽洁白方：

白杨皮十八铢，一方用橘皮　桃花一两　白瓜子仁三十铢

上三味治下筛，温酒服方寸匕，日三。欲白，加瓜子；欲赤，加桃花。三十日面白，五十日手足俱白。

治面䵟黯内外治方： 成炼松脂为末，温酒服三合，日三服，尽三升，无不差。

治外膏方：

白芷　白蜡各二两　白附子　辛夷　防风　乌头　藿香各半两　藁本一两　蒌蕤　零陵香各半两　商

---

① 急：紧。
② 渝（yū 迂）：溢。木华《海赋》："沸溃渝溢"。

陆　麝香各六铢　牛脂　鹅脂各一升　羊脂五合　麻油二合

上十六味薄切，醋渍，浃浃①然一宿，合煎，候白芷色黄，膏成。以皂荚汤洗面，敷之，日三。

又方　白矾　石硫黄　白附子各六铢

上三味为末，以醋一盏渍之三日，夜净洗面，敷之，莫见风日，三七日慎之，白如雪。

又方　鸡子三枚　丁香一两　胡粉一两，细研

上三味，先以醋一升渍七日后，取鸡子白调香粉，令匀，以浆水洗面，敷之。

治面黯方：

李子仁末和鸡子白，敷一宿即落。

又方　白羊乳二升　羊胰二具，水浸、去汁、细擘　甘草二两，末

上三味相和一宿，先以醋浆水洗面，生布拭之，夜敷药两遍，明旦以猪蹄汤洗却，每夜洗之。

又方　白附子末酒和，敷之即落。

又方　桂心　石盐　蜜各等分　上三味末之，相和以敷。

治人面黯䵟黑，肤色粗陋，皮厚状丑方：

殺羊胫骨末，以鸡子白和敷之，旦以白粱米泔洗之，三日白如珂雪。

又方　白蜜和茯苓粉敷之，七日愈。

又方　杏仁末之　鸡子白　上二味相和，夜涂面，明旦以米泔洗之。

又方　杏仁酒浸皮脱，捣，绢袋盛，夜拭面。

又方　酒浸鸡子三枚，密封，四七日成，敷面，白如雪。

治面黯䵟，令悦泽光白润好及手皴方：

猪蹄两具，治如食法　白粱米一斗，洗令净

上二味，以水五斗合煮。猪蹄烂，取清汁三斗，用煮后药。

白茯苓　商陆各五两　萎蕤一两　白芷　藁本各二两

上五味㕮咀，以前药汁三斗，并研桃仁②一升，合煮。取一斗五升，去滓，瓷瓶贮之，内甘松零陵香末各一两入膏中，搅令匀，绵幕之，每夜用涂手面。

面多䵟䵟，面皮粗涩，令人不老，皆主之方：

朱砂　雄黄各二两　水银霜半两　黄鹰粪二升　上胡粉二两

上五味并细研如粉，以面脂和净洗面，夜涂之，以手细摩，令热，明旦不废作妆，然须五日一洗面，一涂不过三遍，所有恶物一切皆除，数倍少嫩，慎风日。不传神秘。

治䵟䵟乌䵟，令面洁白方：

马珂③二两　珊瑚　白附子　鹰屎白各一两

上四味研成粉，和匀，用人乳调以敷面，夜夜着之，明旦以温浆水洗之。

治面黑生䵟疱方：

白蔹十二铢　生礜石《救急方》无礜石　白石脂各六铢　杏仁三铢

上四味，研，和鸡子白，夜卧涂面上，旦用井花水洗之。

治面䵟疱，令人悦白方：

栝楼子六合　麝香半两　白石脂五合　雀屎二合，去黑

上四味捣筛，别研麝香、雀粪、白石脂和合，取生菟丝苗汁，和之如薄泥，先用澡豆洗去面上腻，以涂䵟上，日夜三四过，旦以温浆水洗之，任意作妆。

---

① 浃浃：透彻貌。《尔雅》："浃，彻也"。
② 桃仁：道藏本、四库本、后藤本并作"杏仁"。
③ 马珂：为凹线蛤蜊的贝壳。

治黡子面不净方：

以上朱砂研细如粉，和白蜜涂之，旦以醋浆洗之，大验。

又方　白附子　香附子　白檀　马珂　紫檀各两[1]

上五味末之，白蜜和如杏仁大，阴干，用时以水研涂面，旦以温水洗。忌风油，七日面如莲花。

治面䵟𪒟方：

沉香　牛黄　薰陆香　雌黄　鹰屎　丁香　玉屑各十二铢　水银十铢

上八味末之，蜜和以敷。

治面黑䵟𪒟，皮皱皴散方：

白附子　蜜陀僧　牡蛎　茯苓　芎䓖各二两

上五味末之，和以羖羊乳，夜涂面，以手摩之，旦用浆水洗。不过五六度，一重皮脱，䵟瘥矣。

治面䵟方：水和丹砂末，服方寸匕，男七日，女二七日，色白如雪。

白瓜子丸，治面䵟𪒟，令色白方：

白瓜子二两　藁本　远志　杜蘅各一两　天门冬三两　白芷　当归　车前子　云母粉各一两　柏子仁　细辛　橘皮　栝楼仁　铅丹　白石脂各半两

上十五味末之，蜜和，空腹服如梧子二十丸，日三。

去面上靥子黑痣方：

夜以暖浆水洗面，以生布揩靥子令赤痛，水研白旃檀，取汁令浓，以涂靥子上，旦以暖浆水洗之，仍以鹰屎白粉其上。

治粉滓[2]䵟𪒟方：

白蔹十二铢　白石脂六铢

上二味捣筛，以鸡子白和，夜卧涂面，旦用井花水洗。

去粉滓䵟𪒟皱疱及酐毛，令面悦泽光润如十四五时方：

黄芪　白术　白蔹　萎蕤　土瓜根　商陆　蜀水花　鹰屎白各一两　防风一两半　白芷　细辛　青木香　芎䓖　白附子　杏仁各二两

上十五味末之，以鸡子白和作挺，阴干，石上研之，以浆水涂面，夜用，旦以水洗，细绢罗如粉，佳。

治面粉滓方：

熬矾石以清酒和敷之，不过三上。

又方　捣生菟丝苗汁涂，不过三上。

治面疱方：

羖羊胆　牛胆各一具　淳酒一升

上三味合煮，三五沸，敷之。

治年少气盛，面生疱疮方：

胡粉半两　水银一两

上二味以腊月猪脂和，熟研，令水银消散，向暝以粉面，旦起布拭之，慎勿水洗，至暝又涂之，不过三上，瘥。一方有真朱。

白膏，治面瘖疱[3]疥痈恶疮方：

附子十五枚　野葛一尺五寸　蜀椒一升

---

① 各两：疑脱。
② 粉滓：即粉刺、面部痤疮。
③ 瘖疱：同粉滓意。

上三味咬咀，以醋渍一宿，猪膏一斤煎，令附子黄，去滓涂之，日三。

栀子丸，治酒齄鼻①疱方：

栀子仁三升　芎䓖四两　大黄六两　豉三升　木兰皮半两　甘草四两

上六味末之，蜜和，服十丸如梧桐子，日三，稍加至十五丸。

薄②鼻疱方：

蒺藜子　栀子仁　豉各一升　木兰皮半斤，一本无

上四味末之，以醋浆水和如泥，夜涂上，日未出时暖水洗之，亦灭瘢痕。

治面齄疱方：

鸬鹚屎一升，末之　以腊月猪脂和，令匀，夜敷之。

治面上风方：

玉屑　蜜陀僧　珊瑚各二两　白附子三两

上四味末之，以酥和，夜敷面上，旦洗之，亦灭瘢痕。

治面疱甚者方：

冬葵子　柏子仁　茯苓　冬瓜子

上四味各等分末之，酒服方寸匕，食后服，日三。

治面疱方：

荠苨③　肉桂各二两

上二味末之，以醋浆服方寸匕，日一。亦治黚𪒠及灭瘢去黑痣。

又方　枸杞根一十斤　生地黄三斤

上二味，先捣筛枸杞，又捣碎地黄，暴干，合筛，空腹酒服方寸匕，日三，久服颜如童子，秘之。

治面齄方：

木兰皮一斤，以三年醋渍，令没百日，暴干，末之，温酒服方寸匕，日三。

治面有热毒恶疮方：

胡粉熬　黄柏炙　黄连各等分

上三味末之，以粉上，取瘥止，若疮干，以面脂调涂之，日三。

灭瘢痕方：

以猪脂三斤饲乌鸡一只，令三日使尽，后取白屎，内白芷、当归各一两，煎，白芷色黄，去滓，内以鹰屎白半两，搅令调，敷之，日三。

又方　禹余粮、半夏等分末之，以鸡子黄和，先以新布拭瘢令赤，以涂之，勿见风，日二，十日瘥，十年者亦灭。

又方　鹰屎白一合　辛夷一两　白附子　杜若　细辛各半两

上五味咬咀，以酒五合浸一宿，以羊髓五两，微火煎，三上三下，去滓，小伤瘢上敷之，日三。

灭瘢痕，无问新旧必除方：

以人精和鹰屎白，敷之，日二，白蜜亦得。

治瘢痕凸出方：

春夏以大麦麨，秋冬以小麦麨，好细绢下筛，以酥和封上。

又方　鹰屎白一两　衣白鱼二七枚

---

① 酒齄鼻：即酒糟鼻，多因饮酒，热势冲面，复遇风冷之气，冷热相搏而成。

② 薄：通"敷"。

③ 荠苨：药名，即桔梗科植物荠苨之根。本品甘寒，可清热解毒，亦能化痰；主治疔疮肿毒、咽痛燥咳、消渴等证。

上二味末之，蜜和以敷，日三五度，良。

又方　以热瓦熨之。

又方　以冻凌①熨之。

又方　鹰屎白二两　白僵蚕二两半

上二味末之，以白蜜和敷上，日三。慎五辛生菜。

又方　腊月猪脂四升，煎大鼠一枚，令消尽，以生布拭上皮令赤，涂之，不过四五上。

治身及面上印文②方：

针刺字上破，以醋调赤土薄之，干又易，以黑灭即止。

又方　以未满月儿屎敷上，一月即没。

卷第十三　心　脏

头面风第八 方一百二首，拔白法一首

治头面遍身风肿，**防风散方**：

防风二两　白芷一两　白术三两

上三味治下筛，酒服方寸匕，日三服。

治卒中风头面肿方：

捣杏仁如膏，以鸡子黄合捣，令相得，敷帛上，厚裹之，自干，不过八九敷，瘥。

令白发还黑方：

乌麻九蒸九暴，末之，以枣膏丸，久服之，佳。

又方　陇西白芷　旋覆花　秦椒各一升　桂心一尺

上四味治下筛，以井花水服方寸匕，日三，三十日白发还黑。禁房室。

治头发落不止，石灰酒方：

石灰三升细筛，水拌令湿，极熟蒸之，炒令至焦，以木札③投之，火即著为候，停冷，取三升，绢袋贮之，以酒三斗渍三宿。初服半合，日三四、夜二，稍加至一合，甚神验。

治脉极虚寒，鬓发堕落，令发润泽沐头方：

桑根白皮切三升，以水五升淹渍，煮五六沸，去滓。洗沐发，数数为之，自不复落。

又方　麻子三升，碎　白桐叶切，一把

上二味以米泔汁二斗煮五六沸，去滓，以洗沐，则鬓不落而长，甚有验。

鬓发堕落，令生长方：

生柏叶切，一升　附子四枚　猪膏三升

上三味末之，以膏和为三十丸，用布裹一丸，内煎沐头泔汁中，沐发长不落。其药密收贮，勿令泄气。

又方　麻叶　桑叶

上二味以泔煮，去滓。沐发七遍，长六尺。

又方　羊粪灰淋汁洗之，三日一洗，不过十洗大生。

治头中二十种病，头眩，发秃落，面中风，以膏摩之方：

蜀椒　莽草各二两　桂心　茵芋　附子　细辛各一两半　半夏　干姜各一两

上八味咬咀，以猪生肪二十两合捣，令肪消尽，药成。沐头令净，以药摩囟上，日一即愈。如非

---

① 冻凌："冻"、"凌"皆指冰，此处指冰块。

② 身及面上印文：指刻在身体、面部皮肤上的字、纹等图案。

③ 木札：木片。

十二月合，则用生乌麻油和，涂头皮，沐头令净乃揩之，一顿生如昔也。《必效方》无蜀椒、莽草、半夏、干姜。

治头中风痒白屑，**生发膏方**：

蔓荆子　附子　细辛　续断　皂荚　泽兰　零陵香　防风　杏仁　藿香　白芷各二两　松叶　石南各三两　莽草一两　松膏　马䰅膏　猪脂各二升　熊脂二升

上十八味㕮咀，以清醋三升渍药一宿，明旦以马䰅膏等微火煎，三上三下，以白芷色黄膏成。用以泽发。

治头风痒白屑，**生发膏方**：

乌喙三两　莽草　石南　细辛　续断　皂荚　泽兰　白术　辛夷　防风　白芷各二两　竹叶　松叶　柏叶各半升　猪脂四升

上十五味㕮咀，以清醋三升渍一宿，明旦微火以脂煎，三上三下，白芷色黄膏成，去滓滤，取沐发了涂之。一方用生油三大升。《千金翼》无石南，用杏仁，不用白芷；灰汁洗头，去白屑，神良。

生发膏方：

丁香　甘松香各一两　零陵香　吴藿香　细辛　蜀椒各二两　白芷　泽兰　大麻子　桑白皮　桑寄生　牡荆子　苜蓿　辛夷仁　杏仁　芎䓖　防风　莽草各一两　胡麻油一升　竹叶　松叶　柏叶各半升　腊猪膏一升　乌鸡肪　雁肪各一合

上二十五味㕮咀，以醋渍一宿，内油膏中，微火三上三下，白芷色黄膏成，去滓。涂头上发生，日二夜一。

鬓发堕落，令生长方：

附子　蔓荆子　柏子仁各三分

上三味以乌鸡膏和，捣三千杵，贮新瓷器中，封百日出，以马䰅膏和，以敷头讫，巾裹之，勿令见风，日三即生。《肘后》不用柏子仁，以酒渍泽沐。

发鬓秃落，**生发膏方**：

莽草一两　防风　升麻　白芷　茋䓖各二两　蜣螂四个　驴䰅膏　豹膏一作狗膏　马䰅膏各半升　熊膏一作雄鸡膏　猪膏

上十一味，诸膏成煎各半升，合煎诸药，沸则下，停冷，复上火三五沸止，绞去滓，敷头当泽用之。

发落生发方：

白芷　附子　防风　芎䓖　莽草　辛夷　细辛　黄芩　当归各一两　大黄一两半　蔓荆子一升　蜀椒一两

上十二味㕮咀，以马䰅膏五合、腊月猪膏三升，合诸药微火煎，白芷色黄膏成。先洗头，后用膏敷，如常泽法，勿近面，面生毛也，亦治眉落。

治风头毛发落不生方：

铁上生衣研，以腊月猪脂和，涂之，日三，亦治眉毛落。

发落不生令长方：

麻子一升熬黑，压取脂以敷头，长发妙。

又方　雁肪敷之。

又方　多取乌麻花，瓷瓮盛，密盖，深埋之，百日出。用涂发，令发易长而黑。

生眉毛方

墙上青衣，铁生衣

上二味等分末之，以水和涂即生。

又方　七月乌麻花阴干，末之，以生乌麻油渍之，二日一涂。

眉毛鬓发火烧疮瘢毛不生方：

蒲灰正月狗脑和敷，即生。

治秃顶方：

芜菁子末醋和，敷之，日三。

又方　东行枣根长三尺，以中央安甑中心蒸之，以器承两头汁，涂头，发即生。《肘后》作桑根。

又方　麻子三升熬焦，末之，以猪脂和，涂之，发生为度。

拔白发良日：

正月四日　二月八日　三月十二日　四月十六日　五月二十日　六月二十四日　七月二十八日　八月十九日　九月二十五日一作十五日　十月十日　十一月十日　十二月十日

上并以日正午拔之，当日不饮酒食肉五辛，经一拔黑者更不变。

令发不生方：

除日自拔毛，以鳖脂涂之。又猪狗胆涂之，又狗乳亦涂之。

又方　用白蜜敷发孔，即不复生也。

又方　蚌灰、鳖脂相和，新拔毛即涂毛孔上，永不生。

染须发方：

胡粉三两　石灰六两，绢筛，火熬令黄

上二味，以榆皮作汤，和之如粉。先以皂荚汤洗发，令极净，不得令有腻气。好暴干，夜即以药涂发上，令匀讫，取桑叶相缀，著头巾上，遍以裹发一夜，至旦取醋浆热暖三遍，净洗发。又以醋泔热暖洗发，又取生胡麻苗捣，取三升汁，和水煮一二沸，净滤以濯发，讫，又用油汤濯之，百日黑如漆。

又方　生油渍乌梅，常用敷头，良。

又方　黑椹水渍之，涂发令黑。

又方　以盐汤洗沐，生麻油和蒲苇灰敷之。

发黄方：

腊月猪脂和羊屎灰、蒲灰等分，封头，三日一为之。

又方　大豆五升，醋浆水二斗。煮取五升，沐之。

治鬓发黄赤方：

烧梧桐作灰，用乳汁和，涂敷鬓并肤肉，发鬓即黑。

鬓黄方：

剪爪甲，搔令毛孔少血出，以蜜涂之，生黑毛。

治头疮及白秃[①]，**松沥煎方**

松沥七合　丹砂　雄黄　水银研，各二两　矾石一两，一云峭粉[②]　黄连三两

上六味治下筛，内沥中搅研令调，以涂之，先以泔清洗发及疮，令无痂，然后敷药，二日一敷，三敷后当更作脓，脓讫更洗之，凡经三度，脓出讫，以甘草汤洗去药毒，前后十度许洗，即瘥。

治白秃发落，生白痂，终年不瘥方：

五味子　蛇床子　远志各三分　菟丝子五分　苁蓉　松脂各二分　雄黄　雌黄　白蜜各一分　鸡屎白半分

---

① 白秃：病名，即癞痢。症见头皮出现钱币样大小的灰白色屑斑，逐渐蔓延，最后成片，伴瘙痒、脱发等；多因风邪外袭，聚结腠理，营卫失和而致。

② 峭粉：即轻粉。为氯化亚汞的粗制结晶。

上十味治下筛，以猪膏一升二合，先内雄黄，次内雌黄，次内鸡屎白，次内蜜松脂，次内诸药煎之，膏成，先以桑灰洗头，燥敷之。

治白秃及头面久疮，去虫止痛，**王不留行汤**方：

王不留行　桃东南枝　东引茱萸根皮各五两　蛇床子　牡荆子　苦竹叶　蒺藜子各三升　大麻仁一升

上八味㕮咀，以水二斗半，煮取一斗，洗疮，日再。并疗痈疽妒①乳月蚀疮烂。

治白秃及痈疽百疮，**松脂膏**方：

松脂六两　矾石　杜蘅一作牡荆　雄黄　附子　大黄　石南　秦芄　真朱　苦参　水银　木兰各一两

上十二味㕮咀，以醋渍一宿，猪膏一斤半煎之，以附子色黄，去滓，乃内矾石、雄黄、水银，更着火三沸，安湿地待凝，以敷上，日三。

白秃方：

羊肉湿脯炙令香，及热速搭上，不过三四度，痒勿搔之，牛肉亦得。

又方　新破猪肚去粪，及热速搭上，痒慎勿搔，当缚两手，日中卧半日去之。

又方　皂荚汤净洗干拭，以陈久油滓涂之，日三。

又方　盐汤洗之，生油和故蒲、苇灰，敷之，日三。

治白秃方：

煮桃皮汁饮之，并洗。

又方　曲、豆豉两种，治下筛，醋和薄上。

又方　炒大豆令焦，末之，和腊月猪脂，热暖匙抄，封上遍即裹著，勿见风。

又方　桃花末之，和猪脂封上。《必效方》与桑椹末同和，敷之。

秃无发者方：

黑熟椹二升，内罂中，日中暴三七日，化为水，洗疮上三七日，发生神效。

治赤秃方：

捣黑椹，取三升服之，日三。

又方　桑灰汁洗头，捣椹封之，日中暴头睡。

又方　烧牛角灰和猪脂，敷。

又方　马蹄灰末、腊月猪脂和，敷之。

治鬼舐头②方：

烧猫儿屎、腊月猪脂和，敷上。

又方　猫儿毛烧灰膏和，敷之。

又方　砖末和蒜捣，敷，日一。

卷第二十六　食　治

序论第一

仲景曰：人体平和，惟须好将养，勿妄服药，药势偏有所助，令人脏气不平，易受外患。夫含气③之类，未有不资食以存生，而不知食之有成败，百姓日用而不知，水火至近而难识。余慨其如

---

① 妒：同"妬"。
② 鬼舐头：病名。表现为突然成片地脱发，不伴痛痒；此病多因风邪外袭，或血虚生风而至。
③ 含气：有生命的。

此，聊因笔墨之暇，撰五味损益食治篇，以启童稚，庶勤而行之，有如影响①耳。

河东卫汎②记曰：扁鹊云，人之所依者，形也；乱于和气者，病也；理于烦毒者，药也；济命扶危者，医也。安身之本，必资于食；救疾之速，必凭于药。不知食宜者，不足以存生也；不明药忌者，不能以除病也。斯之二事，有灵之所要也，若忽而不学，诚可悲夫。是故食能排邪而安脏腑，悦神爽志，以资血气。若能用食平疴释情遣疾者，可谓良工，长年饵老之奇法，极养生之术也。夫为医者，当须先洞晓病源，知其所犯，以食治之，食疗不愈，然后命药。药性刚烈，犹若御兵，兵之猛暴，岂容妄发，发用乖宜，损伤处众，药之投疾，殃滥亦然。高平王熙③称，食不欲杂，杂则或有所犯，有所犯者或有所伤，或当时虽无灾苦，积久为人作患。又食啖鲊④肴，务令简少，鱼肉果实取益人者而食之。凡常饮食，每令节俭，若贪味多餐，临盘大饱，食讫，觉腹中彭亨短气，或致暴疾，仍为霍乱。又夏至以后迄至秋分，必须慎肥腻饼臛⑤酥油之属，此物与酒浆瓜果，理极相妨。夫在身所以多疾者，皆由春夏取冷太过，饮食不节故也。又鱼鲙诸腥冷之物，多损于人，断之益善。乳酪酥等常食之，令人有筋力胆干⑥，肌体润泽，卒多食之，亦令胪胀泄利，渐渐自已⑦。

黄帝曰：五味入于口也，各有所走，各有所病。酸走筋，多食酸令人癃，不知何以然？少俞曰：酸入胃也，其气涩以收也。上走两焦，两焦之气涩，不能出入，不出即流于胃中，胃中和温，即下注膀胱，膀胱走胞，胞薄以耎⑧，得酸则缩卷，约而不通，水道不利，故癃也。阴者积一作精筋之所终聚也，故酸入胃，走于筋也。

咸走血，多食咸令人渴，何也？答曰：咸入胃也，其气走中焦，注于诸脉。脉者血之所走也，与咸相得即血凝，凝则胃中汁泣，汁泣则胃中干渴。《甲乙》云：凝则胃中汁注之，注之则胃中竭。渴则咽路焦，焦故舌干喜渴。血脉者中焦之道也，故咸入胃走于血。皇甫士安云：肾合三焦，血脉虽属肝心，而为中焦之道，故咸入而走血也。辛走气，多食辛令人愠心，何也？答曰：辛入胃也，其气走于上焦，上焦者受使诸气，而营诸阳者也。姜韭之气熏至荣卫，荣卫不时受之，却溜于心下，故愠愠⑨痛也。辛者与气俱行，故辛入胃而走气，与气⑩俱出，故气盛也。苦走骨，多食苦，令人变呕，何也？答曰：苦入胃也，其气燥而涌泄，五谷之气皆不胜苦。苦入下管⑪，下管者三焦之道，皆闭则不通，不通故气变呕也。齿者骨之所终也，故苦入胃而走骨，入而复出，齿必黧⑫疏。皇甫士安云：水火相济，故骨气通于心。甘走肉，多食甘，令人恶心，何也？答曰：甘入胃也，其气弱劣，不能上进于上焦，而与谷俱留于胃中，甘入则柔缓，柔缓则蛔动，蛔动则令人恶心。其气外通于肉，故甘走肉，则肉多粟起而胝。皇甫士安云：其气外通于皮，故曰甘入走皮矣。皮者肉之盖，皮虽属肺，与肉连体，故甘润肌肉并于皮也。

黄帝问曰：谷之五味所主，可得闻乎？伯高对曰：夫食风者⑬则有灵而轻举，食气者⑭则和静而

---

① 影响：影子和回声、响声，指感应迅速。
② 河东卫汎：指东汉河东人卫汎，师从仲景学，著《小儿颅囟经》。
③ 王熙：即王叔和。
④ 鲊：古时鱼类菜肴的总称。
⑤ 臛（huò 或）：肉羹。
⑥ 干（gàn 赣）：强悍。
⑦ 自已：孙真人本作"害己"。
⑧ 耎（ruǎn 软）：柔软。
⑨ 愠愠：郁闷不舒貌。
⑩ 气：《灵枢·五味论》作"汗"。
⑪ 下管：即下脘。
⑫ 黧：黑中带黄之色。
⑬ 食风者：指鸟类。
⑭ 食气者：指爬行类。

延寿，食谷者①则有智而劳神，食草者②则愚痴而多力，食肉者③则勇猛而多嗔。是以肝木青色，宜酸；心火赤色，宜苦；脾土黄色，宜甘；肺金白色，宜辛；肾水黑色，宜咸。内为五脏，外主五行，色配五方。

五脏所合法：肝合筋，其荣爪；心合脉，其荣色；脾合肉，其荣唇；肺合皮，其荣毛；肾合骨，其荣发。

五脏不可食忌法：多食酸④则皮槁而毛夭，多食苦⑤则筋急而爪枯，多食甘则骨痛而发落，多食辛⑥则肉胝而唇骞⑦，多食咸则脉凝泣⑧而色变。

五脏所宜食法：肝病宜食麻、犬肉、李、韭；心病宜食麦、羊肉、杏、薤；脾病宜食稗米、牛肉、枣、葵；肺病宜食黄黍、鸡肉、桃、葱；肾病宜食大豆黄卷⑨、豕肉、栗、藿。《素问》云：肝色青宜食甘，粳米、牛肉、枣、葵皆甘；心色赤宜食酸，小豆、犬肉、李、韭皆酸；肺色白宜食苦，麦、羊肉、杏、薤皆苦；脾色黄宜食咸，大豆、豕肉、栗、藿皆咸。肾色黑宜食辛，黄黍、鸡肉、桃、葱皆辛。

五味动病法：酸走筋，筋病勿食酸；苦走骨，骨病勿食苦；甘走肉，肉病勿食甘；辛走气，气病勿食辛；咸走血，血病勿食咸。

五味所配法：米饭甘，《素问》云：粳米甘。麻酸，《素问》云：小豆酸。大豆咸，麦苦，黄黍辛；枣甘，李酸，栗咸，杏苦，桃辛；牛甘，犬酸，豕咸，羊苦，鸡辛；葵甘，韭酸，藿咸，薤苦，葱辛。

五脏病五味对治法：肝苦急，急食甘以缓之，肝欲散，急食辛以散之，用酸泻之，禁当风。心苦缓，急食酸以收之，心欲耎，急食咸以耎之，用甘泻之，禁温食、厚衣。脾苦湿，急食苦以燥之，脾欲缓，急食甘以缓之，用苦泻之，禁温食饱食、湿地濡衣。肺苦气上逆息者，急食苦以泻之，肺欲收，急食酸以收之，用辛泻之，禁无寒饮食、寒衣。肾苦燥，急食辛以润之，开腠理，润致津液通气也，肾欲坚，急食苦以结之，用咸泻之，无犯焠㶷，无热衣温食。

是以毒药攻邪，五谷为养，五肉为益，五果为助，五菜为充。精以食气，气养精以荣色；形以食味，味养形以生力，此之谓也。神藏有五，五五二十五种，形藏有四方、四时、四季、四肢，共为五九四十五，以此辅神，可长生久视也。精顺五气以为灵也，若食气相恶，则伤精也。形受味以成也，若食味不调，则损形也。是以圣人先用食禁以存性，后制药以防命也。故形不足者温之以气，精不足者补之以味，气味温补以存形精。岐伯云：阳为气，阴为味，味归形，形归气，气归精，精归化，精食气，形食味，化生精，气生形，味伤形，气伤精，精化为气，气伤于味。阴味出下窍，阳气出上窍。味厚者为阴，味薄者为阴之阳。气厚者为阳，气薄者为阳之阴。味厚则泄，薄则通流。气薄则发泄，厚则闭塞。《素问》作发热。壮火之气衰，少火之气壮。壮火食气，气食少火。壮火散气，少火生气。味辛甘发散为阳，酸苦涌泄为阴。阴胜则阳病，阳盛则阴病。阴阳调和，人则平安。春七十二日省酸增甘以养脾气，夏七十二日省苦增辛以养肺气，秋七十二日省辛增酸以养肝气，冬七十二日省咸增苦以养心气，季月各十八日省甘增咸以养肾气。

果实第二 二十九条

槟榔 味辛温涩，无毒。消谷逐水，除淡澼，杀三虫，去伏尸，治寸白。

---

① 食谷者：指人类。
② 食草者：指食草兽类。
③ 食肉者：指食肉猛兽类。
④ 酸：《素问·五脏生成论》作"苦"。
⑤ 苦：《素问·五脏生成论》作"辛"。
⑥ 辛：《素问·五脏生成论》作"酸"。
⑦ 骞（qiān 铅）：叠，皱缩。《素问·五脏生成论》作"揭"。
⑧ 泣：通"涩"。凝滞不通。
⑨ 黄卷：疑为误衍。

豆蔻　味辛温涩，无毒。温中，主心腹痛，止吐呕，去口气臭。

蒲桃① 　味甘辛平，无毒。主筋骨湿痹，益气倍力强志，令人肥健，耐饥，忍风寒。久食轻身不老，延年，治肠间水，调中。可作酒，常饮益人，逐水，利小便。

覆盆子　味甘辛平，无毒。益气轻身，令发不白。

大枣　味甘辛热滑，无毒。主心腹邪气，安中，养脾气，助十二经，平胃气，通九窍，补少气津液，身中不足，大惊，四肢重，可和百药，补中益气，强志，除烦闷心下悬，治肠澼。久服轻身，长年不饥，神仙。

生枣　味甘辛。多食令人热渴气胀。苦寒热羸瘦者，弥不可食，伤人。

藕实　味苦甘寒，无毒。食之令人心欢，止渴去热，补中养神，益气力，除百病。久服轻身耐老，不饥延年。一名水芝，生根寒，止热渴，破留血。

鸡头实② 　味甘平，无毒。主湿痹，腰脊膝痛，补中除暴疾，益精气，强志意，耳目聪明。久服轻身不饥，耐老神仙。

芰实　味甘辛平，无毒。安中，补五脏，不饥轻身。一名菱。黄帝云：七月勿食生菱芰，作蛲虫。

栗子　味咸温，无毒。益气，厚肠胃，补肾气，令人耐饥。生食之，甚治腰脚不遂。

樱桃　味甘平涩。调中益气，可多食，令人好颜色，美志性。

橘柚　味辛温，无毒。主胸中瘕满逆气，利水谷，下气，止呕咳，除膀胱留热停水，破五淋利小便，治脾不能消谷，却胸中吐逆霍乱，止泻利，去寸白。久服去口臭。下气通神，轻身长年。一名橘皮，陈久者良。

津符子　味苦平滑。多食令人口爽③，不知五味。

梅实　味酸平涩，无毒。下气，除热烦满，安心，止肢体痛、偏枯不仁、死肌，去青黑痣、恶疾，止下利、好唾口干，利筋脉，多食坏人齿。

柿　味甘寒涩，无毒。通鼻耳气④，主肠澼不足及火疮金疮，止痛。

木瓜实　味酸咸温涩，无毒。主湿痹气，霍乱大吐下后脚转筋不止。其生树皮无毒，亦可煮用。

榧实　味甘平涩，无毒。主五痔，去三虫，杀蛊毒鬼疰恶毒。

甘蔗　味甘平涩，无毒。下气和中，补脾气，利大肠，止渴去烦，解酒毒。

㮋枣⑤ 　味苦冷涩，无毒。多食动宿病，益冷气，发咳嗽。

芋⑥ 　味辛平滑，有毒。宽肠胃，充肌肤，滑中。一名土芝，不可多食，动宿冷。

乌芋　味苦甘，微寒滑，无毒。主消渴、痹⑦热、益气。一名藉姑，一名水萍，三月采。

杏核仁　味甘苦温，冷而利，有毒。主咳逆上气，肠中雷鸣，喉痹下气，产乳金疮，寒心奔豚，惊痫，心下烦热，风气去来，时行头痛，解肌，消心下急，杀狗毒。五月采之。其一核两仁者害人，宜去之。杏实尚生，味极酸，其中核犹未硬者采之，暴干食之，甚止渴，去冷热毒。扁鹊云：杏仁不可久服，令人目盲，眉发落，动一切宿病。

桃核仁　味苦甘辛平，无毒。破瘀血、血闭瘕邪气，杀小虫，治咳逆上气，消心下硬，除卒暴声血，破癥瘕，通月水，止心痛。七月采。凡一切果核中有两仁者并害人，不在用。其实味酸，无毒，

---

① 蒲桃：即葡萄。
② 鸡头实：即芡实。
③ 爽：此处指损伤之意。
④ 通鼻耳气：道藏本、四库本、后藤本并作"通和五气"。
⑤ 㮋（ruǎn 软）枣：柿科植物君迁子的果实，也称君迁子，又称软枣。
⑥ 芋：即芋头。
⑦ 痹：道藏本、四库本、后藤本并作"痹"。

多食令人有热。黄帝云：饱食桃，入水浴，成淋病。

李核仁 味苦平，无毒。主僵仆跻，瘀血骨痛。实味苦酸微温涩，无毒。除固热，调中宜心。不可多食，令人虚。黄帝云：李子不可和白蜜食，蚀人五内。

梨 味甘微酸寒涩，有毒。除客热气，止心烦。不可多食，令人寒中。金疮、产妇勿食，令人萎困寒中。

林檎① 味酸苦平涩，无毒。止渴，好唾。不可多食，令人百脉弱。

奈子② 味酸苦寒涩，无毒。耐饥，益心气。不可多食，令人胪胀。久病人食之，病尤甚。

安石榴③ 味甘酸涩，无毒。止咽燥渴。不可多食，损人肺。

枇杷叶 味苦平，无毒。主呕不止，下气。正尔，削取生树皮，嚼之，少少咽汁，亦可煮汁，冷服之，大佳。

胡桃 味甘冷滑，无毒。不可多食，动痰饮，令人恶心，吐水吐食。

菜蔬第三 五十八条

枸杞叶 味苦平涩，无毒。补虚羸，益精髓。谚云：去家千里，勿食萝摩枸杞。此则言强阳道资阴气速疾也。

萝摩 味甘平，一名苦丸，无毒。其叶厚大作藤，生摘之有白汁出，人家多种。亦可生啖，亦可蒸煮，食之补益，与枸杞叶同。

瓜子 味甘平寒，无毒。令人光泽，好颜色，益气，不饥，久服轻身耐老，又除胸满，心不乐。久食寒中。可作面脂。一名水芝，一名白瓜子，即冬瓜仁也，八月采。

白冬瓜 味甘微寒，无毒。除少腹水胀，利小便，止消渴。

凡瓜 味甘寒滑，无毒。去渴。多食令阴下痒湿生疮、发黄疸。黄帝云：九月勿食被霜瓜，向④冬发寒热及温病。初食时，即令人欲吐也，食竟，心内作停水，不能自消，或为反胃。凡瓜入水沉者，食之得冷病，终身不瘥。

越瓜 味甘平，无毒。不可多食，益肠胃。

胡瓜⑤ 味甘寒，有毒。不可多食，动寒热，多疟病，积瘀血热。

早青瓜 味甘寒，无毒。食之去热烦。不可久食，令人多忘。

冬葵子 味甘寒，无毒。主五脏六腑寒热羸瘦，破五淋，利小便，妇人乳难血闭。久服坚骨，长肌肉，轻身延年。十二月采。叶，甘寒滑，无毒，宜脾，久食利胃气。其心伤人，百药忌食心，心有毒。黄帝云：霜葵陈者，生食之动五种流饮，饮盛则吐水。凡葵菜和鲤鱼鲊，食之害人。四季之月土王时，勿食生葵菜，令人饮食不化，发宿病。

苋菜实 味甘寒涩，无毒。主青盲白翳，明目，除邪气，利大小便，去寒热，杀蛔虫。久服益气力，不饥轻身。一名马苋，一名莫实，即马齿苋菜也，治反花疮。

小苋菜 味甘大寒滑，无毒。可久食，益气力，除热。不可共鳖肉食，成鳖瘕，蕨菜亦成鳖瘕。

邪蒿 味辛温涩，无毒。主胸膈中臭恶气，利胃肠。

苦菜 味苦大寒滑，无毒。主五脏邪气，厌谷，胃痹肠澼，大渴热中，暴疾恶疮。久食安心益气，聪察少卧，轻身耐老，耐饥寒。一名荼草，一名选，一名游冬、冬不死。四月上旬采。

---

① 林檎（qín 秦）：为蔷薇科植物林檎的果实，又名花红、沙果。
② 奈子：即苹果。
③ 安石榴：即石榴。
④ 向：临近。
⑤ 胡瓜：即黄瓜。

荠菜 味甘温涩，无毒。利肝气，和中，杀诸毒。其子主明目，目痛泪出。其根主目𣎴①痛。

芜菁及芦菔菜 味苦冷𣎴，无毒。利五脏，轻身益气，宜久食。芜菁子明目，九蒸暴，疗黄疸，利小便，久服神仙根，主消风热毒肿。不可多食，令人气胀。

菘菜 味甘温涩，无毒。久食通利肠胃，除胸中烦，解消渴。本是蔓菁也，种之江南即化为菘，亦如枳橘所生土地随变。

芥菜 味辛温，无毒。归鼻。除肾邪，大破咳逆下气，利九窍，明耳目，安中，久食温中，又去寒中。其子味辛，辛亦归鼻，有毒，主喉痹，去一切风毒肿。黄帝云：芥菜不可共兔肉食，成恶邪病。

苜蓿 味苦平涩，无毒。安中，利人四体，可久食。

荏子 味辛温，无毒。主咳逆下气，温中补髓。其叶主调中，去臭气。九月采，阴干用之。油亦可作油衣。

蓼实 味辛温，无毒。明目，温中，解肌，耐风寒，下水气面目浮肿，却痈疽。其叶辛，归舌，治大小肠邪气，利中益志。黄帝云：蓼食过多有毒，发心痛。和生鱼食之，令人脱气，阴核痛求死。妇人月事来，不用食蓼及蒜，喜为血淋、带下。二月勿食蓼，伤人肾。扁鹊云：蓼久食令人寒热，损骨髓，杀丈夫阴气，少精。

葱实 味辛温，无毒。宜肺，辛归头。明目，补中不足。其茎白平滑，可作汤，主伤寒、寒热、骨肉碎痛，能出汗，治中风、面目浮肿、喉痹不通，安胎杀桂②。其青叶温辛，归目，除肝中邪气，安中，利五脏，益目精，发黄疸，杀百药毒。其根须平，主伤寒头痛。葱中涕及生葱汁平滑，止尿血，解藜芦及桂毒。黄帝云：食生葱即欱蜜，变作下利，食烧葱并欱蜜，拥气而死。正月不得食生葱，令人面上起游风。

格葱 味辛微温，无毒。除瘴气恶毒。久食益胆气，强志。其子主泄精。

薤 味苦辛温滑，无毒。宜心，辛归骨。主金疮疮败，能生肌肉，轻身不饥耐老，菜芝也，除寒热，去水气，温中，散结气，利产妇。病人诸疮、中风寒水肿，生捣敷之。哽骨在咽不下者，食之则去。黄帝云：薤不可共牛肉作羹，食之成瘕疾，韭亦然。十月、十一月、十二月勿食生薤，令人多涕唾。

韭 味辛酸温涩，无毒。辛归心，宜肝。可久食，安五脏，除胃中热。不利病人，其心腹有固冷③者，食之必加剧。其子主梦泄精，尿色白。根煮汁以养发。黄帝云：霜韭冻不可生食，动宿饮，饮盛必吐水。五月勿食韭，损人滋味，令人乏气力。二月、三月宜食韭，大益人心。

白蘘荷④ 味辛微温涩，无毒。主中蛊及疟病，捣汁服二合，日二。生根主诸疮。

蒸莱⑤ 味甘苦大寒，无毒。主时行壮热，解风热恶毒。

紫苏 味辛微温，无毒。下气，除寒中，其子尤善。

鸡苏 味辛微温涩，无毒。主吐血，下气。一名水苏。

罗勒 味苦辛温平涩，无毒。消停水，散毒气。不可久食，涩荣卫诸气。

芜荑 味辛平热滑，无毒。主五内邪气，散皮肤骨节中淫淫温行毒，去三虫，能化宿食不消，逐寸白，散腹中温温喘喘息。一名无姑，一名䕳𦺇。盛器物中，甚辟水蛭。其气甚臭，此即山榆子作之。

---

① 𣎴：疑为刻工将"啬"错刻为"㱿"，实为"𣎴"字，即涩。下同。

② 杀桂：此下疑脱"毒"字，应为"杀桂毒"，可见下文葱汁"解藜芦及桂毒"。

③ 固冷：即"痼冷"。

④ 白蘘荷：即姜科植物蘘荷的根茎。

⑤ 蒸莱：又称甜菜，即藜科植物莙荙菜的茎叶。

凡榆叶 味甘平滑，无毒。主小儿痫，小便不利，伤暑热困闷，煮汁冷服。

生榆白皮 味甘冷，无毒。利小便，破五淋①。花主小儿头疮。

胡荽子 味酸平，无毒。消谷，能复食味。叶不可久食，令人多忘。华佗云：胡荽菜，患胡臭人、患口气臭䘌齿人食之加剧，腹内患邪气者弥不得食，食之发宿病，金疮尤忌。

海藻 咸寒滑，无毒。主瘿瘤结气，散颈下硬核痛者，肠内上下雷鸣，下十二水肿，利小便，起男子阴气。

昆布 味咸寒滑，无毒。下十二水肿，瘿瘤结气，瘘疮，破积聚。

茼蒿 味辛平，无毒。安心气，养脾胃，消痰饮。

白蒿 味苦辛平，无毒。养五脏，补中益气，长毛发。久食不死，白兔食之仙。

吴葵 一名蜀葵，味甘微寒滑，无毒。花定心气，叶除客热，利肠胃。不可久食，钝人志性。若食之被狗啮者，疮永不瘥。

蘸 味咸寒涩，无毒。宜肾。主大小便数，去烦热。

香菜② 味辛微温。主霍乱腹痛吐下，散水肿烦心，去热。

甜瓠 味甘平滑，无毒。主消渴，恶疮，鼻口中肉烂痛。其叶味甘平，主耐饥。扁鹊云：患脚气虚胀者，不得食之，其患永不除。

莼 味甘寒滑，无毒。主消渴，热痹。多食动痔病。

落葵 味酸寒，无毒。滑中，散热实，悦泽人面。一名天葵，一名繁露。

蘩蒌 味酸平，无毒。主积年恶疮，痔不愈者。五月五日日中采之，即名滋草，一名鸡肠草，干之，烧作焦灰用。扁鹊云：丈夫患恶疮，阴头及茎作疮脓烂，疼痛不可堪忍，久不瘥者，以灰一分、蚯蚓新出屎泥二分，以少水和研缓如煎饼面，以泥疮上，干则易之，禁酒面五辛并热食等。黄帝云：蘩蒌合鳝鲊食之，发消渴病，令人多忘。别有一种近水渠中温湿处，冬生，其状类胡荽，亦名鸡肠菜，可以疗痔病，一名天胡荽。

蕺 味辛微温，有小毒。主蠼螋尿疮。多食令人气喘，不利人脚，多食脚痛。

葫 味辛温，有毒。辛归五脏。散痈疽，治蜃疮，除风邪，杀蛊毒气，独子者最良。黄帝云：生葫合青鱼醋食之，令人腹内生疮，肠中肿，又成疝瘕。多食生葫，行房伤肝气，令人面无色。四月、八月勿食葫，伤人神，损胆气，令人喘悸，胁肋气急，口味多爽。

小蒜 味辛温，无毒。辛归脾肾。主霍乱腹中不安，消谷理胃气，温中除邪痹毒气。五月五日采，暴干。叶主心烦痛，解诸毒、小儿丹疹。不可久食，损人心力。黄帝云：食小蒜，啖生鱼，令人夺气，阴核疼求死。三月勿食小蒜，伤人志性。

茗叶 味苦咸酸冷，无毒。可久食，令人有力，悦志，微动气。黄帝云：不可共韭食，令人身重。

蕃荷菜 味苦辛温，无毒。可久食，却肾气，令人口气香洁，主辟邪毒，除劳弊。形瘦疲倦者不可久食，动消渴病。

苍耳子 味苦甘温，叶味苦辛微寒涩，有小毒。主风头寒痛，风湿痹，四肢拘急挛痛，去恶肉死肌、膝痛、溪毒。久服益气，耳目聪明，强志轻身。一名胡葈，一名地葵，一名蒇，一名常思，蜀人羊负来，秦名苍耳，魏人名只刺。黄帝云：戴甲苍耳不可共猪肉食，害人。食甜粥，复以苍耳甲下之，成走注，又患两胁。立秋后忌食之。

食茱萸 味辛苦大温，无毒。九月采，停陈久者良，其子闭口者有毒，不任用。止痛下气，除咳逆，去五脏中寒冷，温中，诸冷实不消。其生白皮，主中恶腹痛，止齿痛。其根细者去三虫寸白。黄

---

① 五淋：道藏本、四库本、后藤本并作"石淋"。
② 香菜：即"香薷"。

帝云：六月七月勿食茱萸，伤神气，令人起伏气，咽喉不通彻。贼风中人，口僻不能语者，取茱萸一升，去黑子及合口者，好豉三升，二物以清酒和煮四五沸，取汁冷，服半升，日三，得小汗瘥。虿螫人，嚼茱萸封上止。

蜀椒 味辛大热，有毒。主邪气，温中下气、留饮宿食，能使痛者痒，痒者痛。久食令人乏气，失明。主咳逆，逐皮肤中寒冷，去死肌、湿痹痛、心下冷气，除五脏六腑寒、百骨节中积冷、温疟、大风、汗自出者，止下利，散风邪。合口者害人，其中黑子有小毒，下水。仲景云：熬用之。黄帝云：十月勿食椒，损人心，伤血脉。

干姜 味辛热，无毒。主胸中满，咳逆上气，温中，止漏血出汗，逐风湿痹、肠澼下利、寒冷腹痛、中恶、霍乱、胀满、风邪诸毒、皮肤间结气，止唾血。生者尤良。

生姜 味辛微温，无毒。辛归五脏。主伤寒头痛，去淡①，下气，通汗，除鼻中塞、咳逆上气，止呕吐，去胸膈上臭气，通神明。黄帝云：八月、九月勿食姜，伤人神，损寿。胡居士云：姜杀腹内长虫。久服令人少志少智，伤心性。

堇葵 味苦平，无毒。久服除人心烦急，动痰冷，身重多嬾堕。

芸薹② 味辛寒，无毒。主腰脚痹，若旧患腰脚痛者不可食，必加剧。又治油肿丹毒，益胡臭，解禁咒之辈，出《五明经》。其子主梦中泄精，与鬼交者。胡居士云：世人呼为寒菜，甚辣，胡臭人食之，病加剧。陇西氐羌中多种食之。

竹笋 味甘微寒，无毒。主消渴，利水道，益气力，可久食。患冷人食之心痛。

野苣 味苦平，无毒。久服轻身少睡。黄帝云：不可共蜜食之，作痔。

白苣 味苦平无毒。益筋力。黄帝云：不可共酪食，必作虫。

茴香菜 味苦辛微寒涩，无毒。主霍乱，辟热，除口气。臭肉和水煮，下少许，即无臭气，故曰茴香，酱臭，末中亦香。其子主蛇咬疮久不瘥，捣敷敷之，又治九种瘘。

蕈菜 味苦寒，无毒。主小儿火丹，诸毒肿，去暴热。

蓝菜 味甘平，无毒。久食大益肾，填髓脑，利五脏，调六腑。胡居士云：河东陇西羌胡多种食之，汉地鲜有。其叶长大厚，煮食甘美，经冬不死，春亦有英，其花黄，生角结子，子甚治人多睡。

萹竹叶 味苦平涩，无毒。主浸淫疥瘙疽痔，杀三虫，女人阴蚀。扁鹊云：煮汁与小儿冷服，治蛔虫。

芹菜 味苦酸冷涩，无毒。益筋力，去伏热，治五种黄病，生捣绞汁，冷服一升，日二。

黄帝云：五月五日勿食一切菜，发百病。凡一切菜熟煮热食。时病瘥后，食一切肉并蒜，食竟行房，病发必死。时病瘥后未健，食生青菜者，手足必青肿。时病瘥未健，食青菜竟行房，病更发，必死。十月勿食被霜菜，令人面上无光泽，目涩痛，又疟发心痛腰疼，或致心疟，发时手足十指爪皆青，困痿。

谷米第四 二十七条

薏苡仁 味甘温，无毒。主筋拘挛不可屈伸，久风湿痹，下气，久服轻身益力。其生根，下三虫。名医云：薏苡仁除筋骨中邪气不仁，利肠胃，消水肿，令人能食。一名蘵，一名感米，蜀人多种食之。

胡麻 味甘平，无毒。主伤中虚羸，补五内，益气力，长肌肉，填髓脑，坚筋骨，疗金疮，止痛，及伤寒温疟大吐下后虚热困乏。久服轻身不老，聪耳明目，耐寒暑，延年。作油微寒，主利大肠，产妇胞衣不落。生者摩疮肿，生秃发，去头面游风。一名巨胜，一名狗虱，一名方茎，一名鸿

---

① 淡：疑为"痰"。
② 薹：原书无"艹"。

藏。叶名青蘘，主伤暑热。花主生秃发，七月采最上标头者，阴干用之。

白麻子 味甘平，无毒。宜肝。补中益气，肥健不老。治中风汗出，逐水，利小便，破积血风毒肿，复血脉，产后乳余疾。能长发，可为沐药。久服神仙。

饴 味甘微温，无毒。补虚冷，益气力，止肠鸣咽痛，除唾血，却卒嗽。

大豆黄卷 味甘平，无毒。主久风湿痹，筋挛膝痛，除五脏胃气结积，益气，止毒，去黑痣面黚，润泽皮毛。宜肾。

生大豆 味甘平冷，无毒。生捣，淳醋和涂之，治一切毒肿，并止痛。煮汁冷服之，杀鬼毒，逐水胀，除胃中热，却风痹、伤中、淋露，下瘀血，散五脏结积、内寒，杀乌头三建，解百药毒。不可久服，令人身重。其熬屑，味甘温平，无毒，主胃中热，去身肿，除痹，消谷，止腹胀。九月采。黄帝云：服大豆屑忌食猪肉，炒豆不得与一岁以上十岁以下小儿食，食竟哦猪肉，必拥气死。

赤小豆 味甘咸平冷，无毒。下水肿，排脓血。一名赤豆。不可久服，令人枯燥。

青小豆 味甘咸温平涩，无毒。主寒热、热中消渴，止泄利，利小便，除吐逆、卒澼下、腹胀满。一名麻累，一名胡豆。黄帝云：青小豆合鲤鱼鲊食之，令人肝至①，五年成干痟病。

大豆豉 味苦甘寒涩，无毒。主伤寒头痛、寒热，辟瘴气恶毒，烦躁满闷，虚劳喘吸，两脚疼冷，杀六畜胎子诸毒。

大麦 味咸微寒滑，无毒。宜心。主消渴，除热。久食令人多力健行。作蘗温，消食和中。熬末令赤黑，捣作麨，止泄利，和清醋浆服之，日三夜一服。

小麦 味甘微寒，无毒。养肝气，去客热，止烦渴咽燥，利小便，止漏血唾血，令女人孕必得。易②作曲，六月作者温，无毒，主小儿痫，食不消，下五痔虫，平胃气，消谷，止利。作面，温，无毒，不能消热止③烦。不可多食，长宿癖，加客气，难治。

青梁米 味甘微寒，无毒。主胃痹，热中，除消渴，止泄利，利小便，益气力，补中，轻身长年。

黄梁米 味甘平，无毒。益气和中，止泄利，人呼为竹根米，又却当风卧湿寒中者。

白梁米 味甘微寒，无毒。除热，益气。

粟米 味咸微寒，无毒。养肾气，去骨痹、热中，益气。

陈粟米 味苦寒，无毒。主胃中热，消渴，利小便。

丹黍米 味苦微温，无毒。主咳逆上气，霍乱，止泄利，除热，去烦渴。

白黍米 味甘辛温，无毒。宜肺，补中益气。不可久食，多热，令人烦。黄帝云：五种黍米合葵食之，令人成痼疾。又以脯腊著五种黍米中藏储食之，云令人闭气。

陈廪米 味咸酸微寒，无毒。除烦热，下气调胃，止泄利。黄帝云：久藏脯腊安米中满三月，人不知食之，害人。

蘖米④ 味苦微温，无毒。主寒中，下气，除热。

秫米 味甘微寒，无毒。主寒热，利大肠，治漆疮。

酒 味苦甘辛大热，有毒。行药势，杀百邪恶气。黄帝云：暴下后饮酒者，膈上变为伏热。食生菜饮酒，莫灸腹，令人肠结。扁鹊云：久饮酒者，腐肠烂胃，溃髓蒸筋，伤神损寿。醉当风卧，以扇自扇成恶风。醉以冷水洗浴，成疼痹。大醉汗出当以粉粉身，令其自干发成风痹。常日未没食讫，即莫饮酒，终身不干呕。饱食讫多饮水及酒，成痞癖。

---

① 肝至：道藏本、四库本并作"肝黄"。
② 易：孙本为"男"，则为"令女人孕必得男"。
③ 止：原书为"上"，据道藏本、四库本改。
④ 蘖米：即谷芽。

萹豆　味甘微温，无毒。和中下气。其叶平，主霍乱吐下不止。

稷米　味甘平，无毒。益气安中，补虚，和胃，宜脾。

粳米　味辛苦平，无毒。主心烦，断下利，平胃气，长肌肉，温中。又云：生者冷，燔者热。

糯米　味苦温，无毒。温中，令人能食，多热，大便硬。

醋　味酸温涩，无毒。消痈肿，散水气，杀邪毒血运。扁鹊云：多食醋，损人骨，能理诸药，消毒。

乔麦　味酸微寒，无毒。食之难消，动大热风。其叶生食，动刺风令人身痒。黄帝云：作面和猪、羊肉热食之，不过八九顿，作热风，令人眉须落，又还生仍希①少。泾邠以北多患此疾。

盐　味咸温，无毒。杀鬼蛊邪注毒气，下部䘌疮，伤寒，寒热，能吐胸中痰澼，止心腹卒痛，坚肌骨。不可多食，伤肺喜咳，令人色肤黑，损筋力。扁鹊云：盐能除一切大风，疾痛者炒熨之。黄帝云：食甜粥竟食盐即吐，或成霍乱。

鸟兽第五 四十条

人乳汁　味甘平，无毒。补五脏，令人肥白悦泽。

马乳汁　味辛温，无毒。止渴。

牛乳汁　味甘微寒，无毒。补虚羸，止渴。入生姜、葱白，止小儿吐乳，补劳。

羊乳汁　味甘微温，无毒。补寒冷虚乏，少血色，令人热中。

驴乳　味酸寒一云：大寒，无毒。主大热、黄疸，止渴。

母猪乳汁　平，无毒。主小儿惊痫，以饮之，神妙。

马牛羊酪　味甘酸微寒，无毒。补肺脏，利大肠。黄帝云：食甜酪竟即食大醋者，变作血瘕及尿血。华佗云：马牛羊酪，蚰蜒入耳者，灌之即出。

沙牛及白羊酥　味甘微寒，无毒。除胸中客气，利大小肠，治口疮。

牦牛酥　味甘平，无毒。去诸风湿痹，除热，利大便，去宿食。

醍醐　味甘平，无毒。补虚，去诸风痹，百炼乃佳，甚去月蚀疮，添髓补中填骨，久服增年。

熊肉　味甘微寒微温，无毒。主风痹不仁，筋急五缓。若腹中有积聚，寒热，羸瘦者食熊肉，病永不除。其脂味甘微寒，治法与肉同，又去头疡白秃、面䵟黵、食饮呕吐。久服强志不饥，轻身长年。黄帝云：一切诸肉，煮不熟生不敛者，食之成瘕。熊及猪二种脂不可作灯，其烟气入人目，失明，不能远视。

羖羊角　味酸苦温微寒，无毒。主青盲，明目，杀疥虫，止寒泄、心畏惊悸，除百节中结气及风伤蛊毒吐血、妇人产后余痛。烧之杀鬼魅、辟虎狼。久服安心，益气轻身。勿令中湿，有毒。髓味甘温，无毒，主男子女人伤中，阴阳气不足，却风热，止毒，利血脉，益经气，以酒和服之，亦可久服，不损人。

青羊胆汁　冷，无毒。主诸疮，能生人身脉，治青盲，明目。肺平，补肺，治嗽，止渴、多小便、伤中，止虚，补不足，去风邪。肝，补肝明目。心，主忧恚、膈中逆气。肾，补肾气虚弱，益精髓。头骨，主小儿惊痫，煮以浴之。蹄肉，平，主丈夫五劳七伤。肉，味苦甘大热，无毒，主暖②中止痛，字乳余疾，及头脑中大风，汗自出，虚劳寒冷，能补中益气力，安心止惊，利产妇，不利时患③人。头肉，平，主风眩瘦疾、小儿惊痫、丈夫五劳七伤。其骨，热，主虚劳寒中羸瘦，其宿有热者不可食。生脂，止下利脱肛，去风毒、妇人产后腹中绞痛。肚，主胃反，治虚羸、小便数，止虚

---

① 希：同"稀"。

② 暖：孙本作"缓"。

③ 时患：时疾，即伤于四时不正之气而患之疾。

汗。黄帝云：羊肉共醋食之，伤人心，亦不可共生鱼酪和食之，害人。凡一切羊蹄甲中有珠子白者，各羊悬筋，食之令人癫。白羊黑头，食其脑作肠痈。羊肚共饭饮常食，久久成反胃，作噎病。甜粥共肚食之，令人多唾，喜吐清水。羊脑、猪脑，男子食之损精气，少子，若欲食者，研之如粉，和醋食之，初不如不食佳。青羊肝和小豆食之，令人目少明。一切羊肝生共椒食之，破人五脏，伤心，最损小儿。弥忌水中柳木及白杨木。不得铜器中煮羧羊肉，食之丈夫损阳，女子绝阴。暴下后不可食羊肉髓及骨汁，成烦热难解，还动利。凡六畜五脏，著草自动摇，及得咸醋不变色，又堕地不汗，又与犬，犬不食者，皆有毒，杀人。六月勿食羊肉，伤人神气。

沙牛髓 味甘温，无毒。安五脏，平胃气，通十二经脉，理三焦，约温骨髓，补中，续绝伤，益气力，止泄利，去消渴，皆以清酒和，暖服之。肝，明目。胆，可丸百药，味苦大寒，无毒，除心腹热渴，止下利，去口焦燥，益目精。心，主虚忘。肾，去湿痹，补肾气，益精。齿，主小儿牛痫。肉，味甘平，无毒，主消渴，止唾涎出，安中益气力，养脾胃气。不可常食，发宿病。自死者不任食。喉咙，主小儿啤。

黄犍沙牛黑牯牛尿 味苦辛微温平，无毒。主水肿腹脚俱满者，利小便。黄帝云：乌牛自死北首者，食其肉害人。一切牛盛热时卒死者，总不堪食，食之作肠痈。患甲蹄牛，食其蹄中拒筋，令人作肉刺。独肝牛肉食之杀人，牛食蛇者独肝。患疥牛马肉食，令人身体痒。牛肉共猪肉食之，必作寸白虫。黍米白酒生牛肉共食，亦作寸白①，大忌。人下利者，食自死牛肉必剧。一切牛马乳汁及酪共生鱼食之，成鱼瘕。六畜脾，人一生莫食。十二月勿食牛肉，伤人神气。

马心 主喜忘。肺主寒热，茎瘘。肉，味辛苦平冷，无毒，主伤中，除热，下气，长筋，强腰脊，壮健，强志利意，轻身不饥。黄帝云：白马自死，食其肉害人。白马玄头，食其脑令人癫。白马鞍下乌色彻肉里者，食之伤人五脏。下利者，食马肉必加剧。白马青蹄，肉不可食。一切马汗气及毛不可入食中，害人。诸食马肉心烦闷者，饮以美酒则解，白酒则剧。五月勿食马肉，伤人神气。

野马阴茎 味酸咸温，无毒。主男子阴痿缩，少精。肉，辛平，无毒，主人马痫，筋脉不能自收，周痹，肌不仁。病死者不任用。

驴肉 味酸平，无毒。主风狂，愁忧不乐，能安心气。病死者不任用。其头烧却毛，煮取汁，以浸曲酿酒，甚治大风动摇不休者。皮胶亦治大风。

狗阴茎 味酸平，无毒。主伤中，丈夫阴痿不起。

狗脑 主头风痹，下部蜃疮，疮中息肉。肉，味酸咸温，无毒，宜肾，安五脏，补绝伤劳损。久病大虚者服之，轻身，益气力。

黄帝云：白犬合海鮰食之，必得恶病。白犬自死不出舌者，食之害人。犬春月多狂，若鼻赤起而燥者，此欲狂，其肉不任食。九月勿食犬肉，伤人神气。

豚卵 味甘温，无毒。除阴茎中痛、惊痫、鬼气蛊毒，除寒热奔豚、五癃、邪气、挛缩。一名豚颠。阴干勿令败。

豚②肉 味辛平，有小毒。不可久食，令人遍体筋肉碎痛，乏气。大猪后脚悬蹄甲，无毒，主五痔，伏热在腹中，肠痈内蚀，取酒浸半日，炙焦用之。大猪四蹄，小寒，无毒，主伤挞诸败疮。母猪蹄，寒，无毒，煮汁服之，下乳汁，甚解石药毒。大猪头肉，平，无毒，补虚乏气力，去惊痫、鬼毒、寒热、五癃。脑，主风眩。心，平，无毒，主惊邪忧恚，虚悸气逆，妇人产后中风，聚血气，惊恐。肾，平，无毒，除冷利，理肾气，通膀胱。肝，味苦平，无毒，主明目。猪喙，微寒，无毒，主冻疮痛痒。肚，微寒，无毒，补中益气，止渴，断暴利虚弱。肠，微寒，无毒，主消渴小便数，补下焦虚竭。其肉间脂肪，平，无毒，主煎诸膏药，破冷结，散宿血，解斑猫元青毒。猪洞肠，平，无

---

① 寸白：寸白虫的省称，即绦虫。
② 豚：小猪。

毒，主洞肠挺出血多者。

猳猪肉 味苦酸冷，无毒。主狂病多日不愈。

凡猪肉 味苦微寒，宜肾，有小毒，补肾气虚竭。不可久食，令人少子精，发宿病，弱筋骨，闭血脉，虚人肌。有金疮者食之，疮尤甚。猪血，平涩，无毒，主卒下血不止。美清酒和炒服之，又主中风，绝伤，头中风眩，及诸淋露、奔豚暴气。

黄帝云：凡猪肝肺共鱼鲙食之，作痈疽。猪肝共鲤鱼肠鱼子食之，伤人神。豚脑损男子阳道，临房不能行事。八月勿食猪肺，及饴和食之，至冬发疽。十月勿食猪肉，损人神气。

鹿头肉 平。主消渴，多梦妄见者。生血，治痈肿。茎筋，主劳损。蹄肉，平，主脚膝骨中疼痛不能践地。骨，主内虚，续绝伤，补骨，可作酒。髓，味甘温，主丈夫妇人伤中，脉绝，筋急痛，咳逆，以酒和服。肾，平，主补肾气。肉，味苦温，无毒，补中，强五脏，益气力。肉生者主中风，口僻不正，细细锉之，以薄僻上。华佗云：和生椒捣薄之，使人专看之，正则急去之，不尔复牵向不僻处。角错取屑一升，白密五升溲之，微火熬令小变色，暴干，更捣筛，服方寸匕，日三，令人轻身，益气力，强骨髓，补绝伤。黄帝云：鹿胆白者，食其肉害人。白鹿肉不可和蒲白作羹食，发恶疮。五月勿食鹿肉，伤人神气。胡居士云：鹿性惊烈，多别良草，恒食九物，余者不尝，群处山依山冈，产归下泽，飨神用其肉者，以其性烈清净故也。凡饵药之人，不可食鹿肉，服药必不得力，所以然者，以鹿常食解毒之草，是故能制毒散诸药故也。九草者，葛叶花，鹿葱，鹿药，白蒿，水芹，甘草，齐头，蒿山苍耳，荠苨。

麇骨 微温，无毒。主虚损，泄精。肉，味甘温，无毒，补益五脏。髓，益气力，悦泽人面。麇无胆，所以怯弱多惊恐。黄帝云：五月勿食麇肉，伤人神气。

麋脂 味辛温，无毒。主痈肿，恶疮死肌，寒热，风寒湿痹，四肢拘缓不收，风头肿气，通腠理，柔皮肤。不可近男子阴，令痿。一名宫脂。十月取。黄帝云：生麋肉共虾汁合食之，令人心痛。生麋肉共雉肉食之，作痼疾。

虎肉 味酸，无毒。主恶心欲呕，益气力，止多唾。不可热食，坏人齿。虎头骨，治风邪。虎眼睛，主惊痫。

豹肉 味酸温，无毒，宜肾。安五脏，补绝伤，轻身益气，久食利人。

狸肉 温，无毒。补中，轻身益气，亦治诸注。

黄帝云：正月勿食虎、豹、狸肉，伤人神损寿。

兔肝 主目暗。肉，味辛平涩，无毒，补中益气，止渴。兔无脾，所以能走，盖以属二月建卯木位也，木克土，故无脾焉。马无脾亦能走也。黄帝云：兔肉和獭肝食之，三日必成遁尸。共白鸡肝心食之，令人面失色，一年成瘅黄。共姜食，变成霍乱。共白鸡肉食之，令人血气不行。二月勿食兔肉，伤人神气。

生鼠 微温，无毒。主踒折，续筋补骨。捣，薄之，三日一易。

獭肝 味甘，有小毒。主鬼疰蛊毒，却鱼鲠，止久嗽，皆烧作灰，酒和服之。獭肉，味甘温，无毒，主时病疫气，牛马时行病，皆煮取汁，停冷服之，六畜灌之。

狐阴茎 味甘平，有小毒。主女子绝产，阴中痒，小儿阴癫卵肿。肉并五脏及肠肚，味苦微寒，有毒，主蛊毒，寒热，五脏固冷，小儿惊痫，大人狂病见鬼。

黄帝云：麝肉共鹄肉食之，作癥瘕。野猪青蹄，不可食，及兽赤足者不可食。野兽自死北首伏地，不可食。兽有歧尾，不可食。家兽自死，共鲙汁食之，成疽疮。十一月勿食经夏臭脯，成水病，作头眩，丈夫阴痿。甲子日勿食一切兽肉，大吉。鸟飞投人不肯去者，口中必有物，开看无者，拨一毛放之，大吉。一切禽兽自死无伤处，不可食。三月三日勿食鸟兽五脏及一切果菜五辛等物，大吉。

丹雄鸡肉 味甘微温，无毒。主女人崩中漏下，赤白沃，补虚温中，能愈久伤乏疮不肯瘥者，通神，杀恶毒。

黄雌鸡肉 味酸咸平，无毒。主伤中，消渴，小便数而不禁，肠澼泄利，补益五脏，绝伤五劳，益气力。鸡子黄，微寒，主除热火灼烂疮痓，可作虎魄①神物。卵白汁，微寒，主目热赤痛，除心下伏热，止烦满咳逆，小儿泄利。妇人产难，胞衣不出，生吞之。

白雄鸡肉 味酸微温，无毒。下气，去狂邪，安五脏，伤中，消渴。

乌雄鸡肉 味甘温，无毒。补中，止心痛。

黑雌鸡肉 味甘平，无毒。除风寒湿痹、五缓六急，安胎。

黄帝云：一切鸡肉合鱼肉汁食之，成心瘕。鸡具五色者，食其肉必狂。若有六指四距玄鸡、白头家鸡及野鸡，鸟生子有文八字，鸡及野鸟死不伸足爪，此种食之害人。鸡子白共蒜食之，令人短气。鸡子共鳖肉蒸食之，害人。鸡肉、獭肉共食，作遁尸注，药所不能治。食鸡子啖生葱，变成短气。鸡肉、犬肝、肾共食害人。生葱共鸡犬肉食，令人谷道终身流血。乌鸡肉合鲤鱼肉食，生痈疽。鸡、兔、犬肉和食，必泄利。野鸡肉共家鸡子食之，成遁尸，尸鬼缠身，四肢百节疼痛。小儿五岁以下饮乳未断者，勿食鸡肉。二月勿食鸡子，令人常恶心。丙午日食鸡雉肉，丈夫烧死目盲，女人血死妄见。四月勿食暴鸡肉，作内疽，在胸腋下出漏孔，丈夫少阳，妇人绝孕，虚劳乏气。八月勿食鸡肉，伤人神气。

雉肉 酸微寒，无毒。补中益气，止泄利，久食之令人瘦。觜主蚁瘘。黄帝云：八月建酉日食雉肉，令人短气。八月勿食雉肉，损人神气。

白鹅脂 主耳卒聋，消以灌耳。毛，主射工水毒。肉，味辛平，利五脏。

鹜肪 味甘平，无毒。主风虚寒热。肉，补虚乏，除客热，利脏腑，利水道。黄帝云：六月勿食鹜肉，伤人神气。

鸳鸯肉 味苦微温，无毒。主瘘疮，清酒浸之，炙令热，以薄之，亦炙服之。又治梦思慕者。

雁肪 味甘平，无毒。主风挛拘急，偏枯，血气不通利。肉，味甘平，无毒，久服长发鬓须眉，益气不饥，轻身耐暑。黄帝云：六月勿食雁肉，伤人神气。

越燕屎 味辛平，有毒。主杀虫毒鬼注，逐不祥邪气，破五癃，利小便，熬香用之，治口疮。肉不可食之，入水为蛟龙所杀。黄帝云：十一月勿食鼠肉、燕肉，损人神气。

石蜜 味甘平，微寒，无毒。主心腹邪气，惊痫痓，安五脏，治诸不足，益气补中，止腹痛，解诸药毒，除众病，和百药，养脾气，消心烦、食饮不下，止肠澼，去肌中疼痛，治口疮，明耳目。久服强志轻身，不饥耐老，延年神仙。一名石饴，白如膏者良，是今诸山崖处蜜也。青赤蜜，味酸嗽，食之令人心烦，其蜂黑色似虻。黄帝云：七月勿食生蜜，令人暴下，发霍乱。

蜜蜡 味甘微温，无毒。主下利脓血，补中，续绝伤，除金疮，益气力，不饥耐老。白蜡主久泄澼瘘后重见血者，补绝伤，利小儿。久服轻身不饥。生于蜜房，或木石上，恶芫花百合，此即今所用蜡也。

蝮蛇肉 平，有毒。酿酒去癞疾、诸九瘘、心腹痛，下结气，除蛊毒。其腹中吞鼠，平，有小毒，主鼠瘘。

原蚕雄蛾 味咸温，有小毒。主益精气，强男子阳道，交接不倦，甚治泄精。不用相连者。

鲩鱼 味甘，无毒。主百病。

鳗鲡鱼 味甘大温，有毒。主五痔瘘，杀诸虫。

鳝鱼肉 味甘大温，黑者无毒。主补中养血，治沈唇。五月五日取。头骨，平，无毒，烧服止久利。

鼍鱼②徒河反 平，无毒。主少气吸吸，足不能立地。黄帝云：四月勿食蛇肉鼍肉，损神害气。

---

① 虎魄：孙本作"琥珀"。

② 鼍（tuó 驼）：同"鼉"，即扬子鳄。

乌贼鱼骨 味咸微温，无毒。主女子漏下赤白经汁、血闭、阴蚀肿痛、寒热、癥瘕、无子、惊气入腹、腹痛环脐，丈夫阴中痛而肿，令人有子。肉，味酸平，无毒，益气强志。

鲤鱼肉 味甘平，无毒。主咳逆上气，瘅黄，止渴。黄帝云：食桂竟食鲤鱼肉，害人。腹中宿癥瘕病者食鲤鱼肉，害人。

鲫鱼 味甘平，无毒。主一切疮，烧作灰，和酱汁敷之，日二。又去肠痈。

黄帝云：鱼白目，不可食之。鱼有角，食之发心惊，害人。鱼无肠胆食之，三年丈夫阴痿不起，妇人绝孕。鱼身有黑点，不可食。鱼目赤，作鲙食成瘕病，作鲊食之害人。一切鱼共菜食之，作蛔虫。一切鱼尾食之，不益人，多有勾骨著人咽，害人。鱼有角白背不可食。凡鱼赤鳞不可食。鱼无腮不可食。鱼无全腮食之，发痈疽。鲕鲋鱼不益人，其尾有毒，治齿痛。鳡鲠鱼有毒，不可食之。二月庚寅日勿食鱼，大恶。五月五日勿以鲤鱼子共猪肝食，必不消化，成恶病。下利者食一切鱼，必加剧，致困难治。秽饭鲮肉臭鱼不可合食之，害人。三月勿食鲛龙肉及一切鱼肉，令人饮食不化，发宿病，伤人神气，失气恍惚。

鳖肉 味甘平，无毒。主伤中益气，补不足，疗脚气。黄帝云：五月五日以鳖子共鲍鱼子食之，作瘅黄。鳖腹下成五字，不可食。鳖肉、兔肉和芥子酱食之，损人。鳖三足食之，害人。鳖肉共苋、蕨菜食之，作鳖瘕，害人。

蟹壳 味酸寒，有毒。主胸中邪热宿结痛，喎僻面肿。散漆烧之致鼠。其黄解结散血，愈漆疮，养筋益气。

黄帝云：蟹目相向足斑者，食之害人。十二月勿食蟹、鳖，损人神气。又云：龟、鳖肉共猪肉食之，害人。秋果菜共龟肉食之，令人短气。饮酒食龟肉并菰白菜①，令人生寒热。六甲日勿食龟、鳖之肉，害人心神。螺蚌共菜食之，令人心痛，三日一发。虾鲙共猪肉食之，令人常恶心，多唾，损精色。虾无须，腹下通乌色者，食之害人，大忌，勿轻。十一月、十二月勿食虾蚌著甲之物。

卷第二十七　养　性

道林养性第二

真人曰：虽常服饵，而不知养性之术，亦难以长生也。养性之道，常欲小劳，但莫大疲，及强所不能堪耳。且流水不腐，户枢不蠹，以其运动故也。养性之道，莫久行、久立、久坐、久卧、久视、久听。盖以久视伤血，久卧伤气，久立伤骨，久坐伤肉，久行伤筋也。仍莫强食，莫强酒，莫强举重，莫忧思，莫大怒，莫悲愁，莫大惧，莫跳踉②，莫多言，莫大笑。勿汲汲于所欲，勿悁悁③怀忿恨，皆损寿命。若能不犯者，则得长生也。故善摄生者，常少思少念，少欲少事，少语少笑，少愁少乐，少喜少怒，少好少恶，行此十二少者，养性之都契也。多思则神殆，多念则志散，多欲则志昏，多事则形劳，多语则气乏，多笑则脏伤，多愁则心慑，多乐则意溢，多喜则忘错昏乱，多怒则百脉不定，多好则专迷不理，多恶则憔悴无欢。此十二多不除，则营卫失度，血气妄行，丧生之本也。唯无多无少者，得几于道矣。是知勿外缘者，真人初学之法也。若能如此者，可居瘟疫之中无忧疑矣。既屏外缘，会须守五神肝心脾肺肾，从四正言行坐立。言最不得浮思妄念，心想欲事，恶邪大起。故孔子曰：思无邪也。

常当习黄帝内视法，存想思念，令见五脏如悬磬，五色了了分明勿辍也。仍可④每旦初起面向

---

① 菰白菜：又称"菰菜"，即"茭白"。茭白是禾本科植物菰的花茎，经茭白黑粉刺激后形成的肥大菌瘿，呈纺锤形。

② 跳踉：跳跃。

③ 悁悁：忿恨貌。

④ 可：道藏本、四库本、后藤本并作"于"。

午，展两手于膝上，心眼观气，上入顶下达涌泉，旦旦如此，名曰迎气。常以鼻引气，口吐气，小微吐之，不得开口，复欲得出气少，入气多。每欲食，送气入腹，每欲食气为主人也。

凡心有所爱，不用深爱；心有所憎，不用深憎，并皆损性伤神，亦不可用深赞，亦不可用深毁，常须运心，于物平等，如觉偏颇，寻改正之。居贫勿谓常贫，居富莫谓常富，居贫富之中，常须守道，勿以贫富易志改性，识达道理，似不能言。有大功德，勿自矜伐①。美药勿离手，善言勿离口，乱想勿经心，常以深心至诚，恭敬于物。慎勿诈善，以悦于人。终身为善，为人所嫌。勿得起恨，事君尽礼。人以为谄，当以道自平其心，道之所在，其德不孤。勿言行善不得善报，以自怨仇。居处勿令心有不足，若有不足，则自抑之。勿令得起，人知止足。天遗其禄，所至之处，勿得多求，多求则心自疲而志苦，若夫人之所以多病，当由不能养性。平康之日，谓言常然，纵情恣欲，心所欲得，则便为之，不拘禁忌，欺罔幽明，无所不作，自言适性，不知过后一一皆为病本，及两手摸空，白汗流出，口唱皇天，无所逮及，皆以生平粗心不能自察，一致于此。但能少时内省身心，则自知见行之中皆长诸疴，将知四百四病，身手自造，本非由天。及一朝病发，和缓②不救，方更诽谤医药无效，神仙无灵。故有智之人，爱惜性命者，当自思念，深生耻愧，戒勒身心，常修善事也。

至于居处，不得绮靡华丽，令人贪婪无厌，乃患害之源。但令雅素净洁，无风雨暑湿为佳。衣服器械，勿用珍玉金宝，增长过失，使人烦恼根深。厨膳勿使脯肉丰盈，当令俭约为佳。然后行作鹅王步，语作含钟声，眠作狮③子卧右肱胁着地，坐脚也，每日自咏歌云：美食须熟嚼，生食不粗吞，问我居止处，大宅总林村，胎息守五脏，气至骨成仙。又歌曰：日食三个毒④，不嚼而自消。锦绣为五脏，身着粪扫袍。

修心既平，又须慎言语。凡言语诵读常想声在气海中脐下也。每日初入后，勿言语诵读，宁待平旦也。且起当专言善事，不欲先计较钱财。又食上不得语，语而食者，常患胸背痛。亦不用寝卧多言笑，寝不得语言者，言五脏如钟磬，不悬则不可发声。行不得语，若欲语须住乃语，行语则令人失气。冬至日，止可语不可言。自言曰言，答人曰语。言有人来问，不可不答，自不可发言也，仍勿触冷开口大语为佳。

言语既慎，仍节饮食。是以善养性者，先饥而食，先渴而饮。食欲数而少，不欲顿而多，则难消也。常欲令如饱中饥，饥中饱耳。盖饱则伤肺，饥则伤气，咸则伤筋，酢⑤则伤骨，故每学淡食，食当熟嚼，使米脂入腹，勿使酒脂入肠。人之当食，须去烦恼暴数为烦，侵触为恼。如食五味，必不得暴嗔，多令神惊，夜梦飞扬。每食不用重肉，喜生百病，常须少食肉，多食饭及少菹菜⑥，并勿食生菜、生米、小豆、陈臭物。勿饮浊酒，食面使塞气孔。勿食生肉，伤胃。一切肉惟须煮烂，停冷食之，食毕当漱口数过，令人牙齿不败，口香。热食讫，以冷醋浆漱口者，令人口气常臭，作蜃齿病。又诸热食咸物后，不得饮冷醋浆水，喜失声，成尸咽。凡热食汗出，勿当风，发痉头痛，令人目涩多睡。每食讫，以手摩面及腹，令津液通流。食毕，当行步踌躇，计使中数里来，行毕，使人以粉摩腹上数百遍，则食易消，大益人，令人能饮食，无百病，然后有所修为为快也。饱食即卧，乃生百病，不消成积聚。饱食仰卧成气痞，作头风。触寒来者，寒未解食热食，成剌风。人不得夜食，又云夜勿过醉饱，食勿精思。为劳苦事，有损余，虚损人，常须日在巳时食讫，则不须饮酒，终身无干呕。勿食父母本命所属肉，令人命不长。勿食自己本命所属肉，令人魂魄飞扬。勿食一切脑，大损人。茅屋

---

① 矜伐：恃才夸功；夸耀。
② 和缓：指春秋时期秦国的两位名医医和、医缓。
③ 狮：原作"师"，据道藏本、四库本、后藤本改。
④ 毒：疑为"枣"。
⑤ 酢：通"醋"，此处指"酸"。
⑥ 菹菜：腌菜。

漏水堕诸脯肉上，食之成瘕结。凡暴肉作脯不肯干者，害人。祭神肉无故自动，食之害人。饮食上蜂行住，食之必有毒，害人。腹内有宿病勿食鲮①鲤鱼肉，害人。湿食及酒浆临上看之不见人物影者，勿食之，成卒注。若已食腹胀者，急以药下之。

每十日一食葵，葵滑，所以通五脏拥气，又是菜之主，不用合心食之。又饮酒不欲使多，多则速吐之为佳，勿令至醉，即终身百病不除。久饮酒者，腐烂肠胃，溃髓蒸筋，伤神损寿。醉不可以当风，向阳令人发强②，又不可当风卧，不可令人扇之，皆即得病也。醉不可露卧及卧黍穰中，发癞疮。醉不可强食，或发痈疽，或发痦③，或生疮。醉饱不可以走车马及跳踯。醉不可以接房，醉饱交接，小者面皯、咳嗽，大者伤绝脏脉损命。

凡人饥欲坐小便，若饱则立小便，慎之无病。又忍尿不便，膝冷成痹；忍大便不出，成气痔。小便勿努，令两足及膝冷；大便不用呼气及强努，令人腰痛目涩，宜任之佳。凡遇山水坞中出泉者，不可久居，常食作瘿病。又深阴地冷水不可饮，必作痃疟。

饮食以调，时慎脱着。凡人旦起着衣，反者便着之，吉。衣光者，当户三振之曰：殃去。吉。湿衣及汗衣皆不可久着，令人发疮及风瘙。大汗能易衣佳，不易者急洗之，不尔令人小便不利。凡大汗，勿偏脱衣，喜得偏风，半身不遂。春天不可薄衣，令人伤寒霍乱，食不消，头痛。脱着既时，须调寝处。

凡人卧，春夏向东，秋冬向西，头勿北卧，及墙北亦勿安床。凡欲眠，勿歌咏，不祥起。上床坐，先脱左足，卧勿当舍脊下。卧讫，勿留烛灯，令魂魄及六神不安，多愁怨。人头边勿安火炉，日久引火气，头重目赤，睛及鼻干。夜卧当耳勿有孔，吹入即耳聋。夏不用露面卧，令人面皮厚，喜成癣，或作面风；冬夜勿覆其头，得长寿。凡人眠，勿以脚悬踏高处，久成肾水及损房。足冷人每见十步直墙勿顺墙卧，风利吹入人发癞及体重。人汗勿跂④床悬脚，久成血痹，两足重，腰疼。又不得昼眠，令人失气。卧勿大语，损人气力。暮卧常习闭口，口开即失气，且邪恶从口入，久而成消渴及失血色。屈膝侧卧益人气力。胜正偃卧，按孔子不尸卧，故曰：睡不厌蹙⑤，觉不厌舒。凡人舒睡，则有鬼痛魔邪。凡眠，先卧心，后卧眼。人卧一夜当作五度，反覆常逐更转。凡人夜魇，勿燃灯唤之，定死无疑。暗唤之吉，亦不得近而急唤。夜梦恶不须说，且以水面东方噀之，咒曰：恶梦着草木，好梦成宝玉，即无咎矣。又梦之善恶，并勿说为吉。衣食寝处皆适，能顺时气者，始尽养生之道。故善摄生者，无犯日月之忌，无失岁时之和，须知一日之忌，暮无饱食；一月之忌，晦无大醉；一岁之忌，暮无远行；终身之忌，暮无燃烛行房。暮常护气也。

凡气冬至起于涌泉，十一月至膝，十二月至股，正月至腰，名三阳成。二月至膊，三月至项，四月至顶，纯阳用事，阴亦仿⑥此。故四月十月不得入房，避阴阳纯用事之月也。每冬至日，于北壁下厚铺草而卧，云受元气。每八月一日以后，即微火暖足，勿令下冷无生意，常欲使气在下，勿欲泄于上。春冻未泮⑦，衣欲下厚上薄，养阳收阴，继世长生。养阴收阳，祸则灭门。故云：冬时天地气闭，血气伏藏，人不可作劳出汗，发泄阳气，有损于人也。又云：冬日冻脑，春秋脑足俱冻，此圣人之常法也。春欲晏卧早起，夏及秋欲侵夜乃卧早起，冬欲早卧晏起，皆益人。虽云早起，莫在鸡鸣前；虽言晏起，莫在日出后。凡冬月忽有大热之时，夏月忽有大凉之时，皆勿受之。人有患天行时气者，皆由犯此也，即须调气息，使寒热平和，即免患也。每当腊日勿歌舞，犯者必凶。常于正月寅日

---

① 鲮：原作"陵"，即"鲮"。
② 强：道藏本、四库本、后藤本并作"狂"。
③ 痦："暗"之异体字。
④ 跂（qì弃）：跂坐，垂足而坐，跟不及地。
⑤ 蹙（cù促）：同"蹙"。紧迫，窘迫。
⑥ 仿：原书作"放"，取"模拟"意，通"仿"。
⑦ 未泮：指消融。

烧白发吉。凡寅日剪手甲，午日剪足甲，又烧白发，吉。

居处法第三

凡人居止之室，必须周密，勿令有细隙，致有风气得入。小觉有风，勿强忍之。久坐，必须急急避之，久居不觉，使人中风。古来忽得偏风，四肢不随，或如角弓反张，或失音不语者，皆由忽此耳。身既中风，诸病总集，邪气得便，遭此致卒者，十中有九，是以大须周密，无得轻之，慎焉慎焉。所居之室，勿塞井及水渎，令人聋盲。

凡在家及外行，卒逢大飘风、暴雨震电，昏暗大雾，此皆是诸龙鬼神行动经过所致，宜入室闭户，烧香静坐，安心以避之，待过后乃出，不尔损人。或当时虽未苦，于后不佳矣。又阴雾中亦不可远行。

凡家中有经像，行来先拜之，然后拜尊长。每行至则峻坐焉。

凡居家不欲数沐浴。若沐浴，必须密室，不得大热，亦不得大冷，皆生百病。冬浴不必汗出霡霂①，沐浴后，不得触风冷。新沐发讫，勿当风，勿湿萦髻，勿湿头卧，使人头风眩闷，发秃面黑，齿痛耳聋，头生白屑。饥忌浴，饱忌沐。沐讫，须进少许食饮乃出。夜沐发，不食即卧，令人心虚，饶②汗多梦。又夫妻不用同日沐浴。常以晦日浴，朔日沐，吉。凡炊汤经宿，洗人体成癣，洗面无光，洗脚疼痛，作甑哇疮。热泔洗头，冷水濯之，作头风。饮水沐头，亦作头风。时行病，新汗解，勿冷水洗浴，损心包不能复。

凡居家，常戒约内外长幼，有不快，即须早道，勿使隐忍以为无苦，过时不知，便为重病，遂成不救。小有不好，即按摩挼捺③，令百节通利，泄其邪气。凡人无问有事无事，常须日别蹋④脊背四肢一度。头项苦，令熟蹋，即风气时行不能著人。此大要妙，不可具论。

凡人居家及远行，随身常有熟艾一升，备急丸，辟鬼丸，生肌药，甘⑤湿药，丁⑥肿药，水银、大黄、芒硝、甘草、干姜、桂心、蜀椒。不能更蓄⑦余药，此等常不可缺少。及一两卷百一备急药方，并带辟毒蛇蜂蝎毒药随身也。

凡人自觉十日以上康健，即须灸三数穴以泄风气。每日必须调气补泻，按摩导引为佳。勿以康健便为常然，常须安不忘危，预防诸病也。灸法当须避人神人神禁忌法在第二十九卷中，凡蓄手力细累⑧，春秋皆须与转泻药一度，则不中天行时气也。

按摩法第四 法二首

天竺⑨国按摩，此是婆罗门⑩法。

两手相捉纽⑪捩，如洗手法。

---

① 霡霂（mài mù 脉沐）：《说文》："霡霂，小雨也。"此处指汗流似小雨。《云笈七籖》卷五六："若极劳形，盗失精汗者，霡霂不止，大困神形。"

② 饶：多。

③ 挼捺（ruó nà）：推拿。

④ 蹋：通"踏"。

⑤ 甘：同"疳"。

⑥ 丁：即"疔"。

⑦ 蓄：原作"畜"，为"蓄"之通假字，本书统一取用"蓄"。

⑧ 手力细累：佣仆及其家眷。

⑨ 天竺：古代印度称"天竺"。

⑩ 婆罗门：音译之梵语，意为"经行"。

⑪ 纽：即"扭"，扭动。

两手浅相叉，翻覆向胸。
两手相捉共按胫①，左右同。
以手如挽五石力弓，左右同。
作拳向前筑②，左右同。
如拓石法，左右同。
作拳却顿，此是开胸法，左右同。
大坐斜身，偏欹③如排山，左右同。
两手抱头，宛转髀④上，此是抽胁。
两手据地缩身曲脊，向上三举。
以手反捶背上，左右同。
大坐申⑤两脚，即以一脚向前虚掣，左右同。
两手拒地回顾，此是虎视法，左右同。
立地反拗身，三举。
两手急相叉，以脚踏手中，左右同。
起立以脚前后虚踏，左右同。
大坐伸两脚，用当相手勾所伸脚着膝中，以手按之，左右同。
上十八势，但是老人日别能依此三遍者，一月后百病除，行及奔马，补益延年，能食，眼明轻健，不复疲乏。

老子按摩法
两手捺髀，左右捩身二七遍。
两手捻髀，左右纽肩二七遍。
两手抱头，左右纽腰二七遍。
左右挑头二七遍。
一手抱头，一手托膝三折，左右同。
两手托头，三举之。
一手托头，一手托膝，从下向上三遍，左右同。
两手攀头下向，三顿足。
两手相捉头上过，左右三遍。
两手相叉，托心前，推却挽三遍。
两手相叉，著心三遍。
曲腕筑肋挽肘左右，三遍。
左右挽，前右拔，各三遍。
舒手挽项，左右三遍。
反手著膝，手挽肘，覆手著膝上，左右亦三遍。
手摸肩，从上至下使遍，左右同。
两手空拳筑三遍。

---

① 胫：道藏本、四库本、后藤本并作"胜"。
② 筑：捣，叩击。
③ 欹（qī期）：通"攲"，倾斜。
④ 髀：原作胜，通"髀"，即大腿。
⑤ 申：即"伸"。

两手相叉反复搅，各七遍。

纽指三遍。

两手反摇三遍。

两手反叉，上下纽肘无数，单用十呼。

两手上耸三遍。

两手下顿三遍。

两手相叉头上过，左右申肋十遍。

两手拳反背上，掘脊上下亦三遍。掘，揩之也。

两手反捉，上下直脊三遍。

覆掌搦腕内外振三遍。

覆掌前耸三遍。

覆掌两手相叉交横三遍。

覆手横直，即耸三遍。

若有手患冷，从上打至下，得热便休。

舒左脚，右手承之，左手捺脚耸上至下，直脚三遍，右手捺脚亦尔。

前后捩足三遍。

左捩足，右捩足，各三遍。

前后却捩足三遍。

直脚三遍。

纽髀三遍。

内外振脚三遍。

若有脚患冷者，打热便休。

纽髀以意多少，顿脚三遍。

却直脚三遍。

虎据①，左右纽肩三遍。

推天托地左右三遍。

左右排山负山拔木，各三遍。

舒手直前，顿申手三遍。

舒两手两膝各三遍。

舒脚直反，顿申手三遍。

捩内脊外脊各三遍。

调气法第五

彭祖曰：道不在烦，但能不思衣食，不思声色，不思胜负，不思曲直，不思得失，不思荣辱。心无烦，形勿极，而兼之以导引，行气不已，亦可得长年，千岁不死。凡人不可无思，当以渐遣除之。

彭祖曰：和神导气之道，当得密室，闭户安床暖席，枕高二寸半，正身偃卧，瞑目，闭气于胸膈中，以鸿毛著鼻上而不动，经三百息，耳无所闻，目无所见，心无所思，如此则寒暑不能侵，蜂虿②不能毒，寿三百六十岁，此邻于真人也。

每旦夕旦夕者，是阴阳转换之时。凡旦五更初暖气至，频申眼开，是上生气至，名曰：阳息而阴消。暮日入后冷气

---

① 据：同"踞"，蹲坐。

② 虿（chài瘥）：蜂虿用在一起泛指毒虫。

至，凛凛然时乃至，床坐睡倒，是下生气至，名曰：阳消而阴息。且五更初暖气至，暮日人后冷气至，常出入天地日月山川河海人畜草木一切万物体中，代谢往来，无一时休息。一进一退，如昼夜之更迭，如海水之朝夕，是天地消息之道也，面向午①，展两手于脚膝上，徐徐按捺肢节，口吐浊气，鼻引清气。凡吐者去故气，亦名死气，纳者取新气，亦名生气，故老子经云：玄牝之门，天地之根，绵绵若存，用之不勤，言口鼻天地之门可以出纳，阴阳死生之气出。良久，徐徐乃以手左托右托，上托下托，前托后托，瞋目张口，叩齿摩眼，押头拔耳，挽发放腰，咳嗽，发阳振动也。双作只作，反手为之，然后掣足仰振，数八十、九十而止。仰下徐徐定心，作禅观之法，闭目存思，想见空中太和元气，如紫云成盖，五色分明，下入毛际，渐渐入顶。如雨初晴，云入山透皮入肉，至骨至脑，渐渐下入腹中，四肢五脏皆受其润，如水渗入地若彻，则觉腹中有声汨汨然，意专思存，不得外缘，斯须即觉元气达于气海，须臾则自达于涌泉，则觉身体振动，两脚踡曲，亦令床坐有声拉拉然，则名一通。一通二通乃至日别得三通五通，则身体悦怿，面色光辉，鬓毛润泽，耳目精明，令人食美，气力强健，百病皆去，五年十岁，长存不忘，得满十万通，则去仙不远矣。人身虚无，但有游气，气息得理，即百病不生。若消息失宜，即诸疴竞起。善摄养者，须知调气方焉。调气方，疗万病大患，百日生眉须，自余者不足言也。

凡调气之法：夜半后，日中前，气生得调；日中后，夜半前，气死不得调。调气之时，则仰卧床，铺厚软，枕高下共身平，舒手展脚，两手握大拇指节，去身四五寸，两脚相去四五寸，数数叩齿，饮玉浆，引气从鼻入腹，足则停止，有力更取，久住气闷，从口细细吐出尽，还从鼻细细引入。出气一准前法，闭口以心中数，数令耳不闻，恐有误乱，兼以手下筹，能至千则去仙不远矣。若天阴雾恶风猛寒，勿取气也，但闭之。

若患寒热，及卒患痈疽，不问日中，疾患未发前一食间即调，如其不得好瘥，明日依式更调之。若患心冷病，气即呼出；若热病，气即吹出；若肺病即嘘出；若肝病即呵出；若脾病即唏出；若肾病即呬出。夜半后八十一，鸡鸣七十二，平旦六十三，日出五十四，辰时四十五，巳时三十六。欲作此法，先左右导引三百六十遍。

病有四种，一冷痹，二气疾，三邪风，四热毒。若有患者，安心调气，此法无有不瘥也。

凡百病不离五脏，五脏各有八十一种疾，冷热风气计成四百四病，事须识其相类，善以知之。心脏病者，体冷热。相法：心色赤，患者梦中见人著赤衣，持赤刀杖，火来怖人。疗法：用呼吹二气，呼疗冷，吹治热。

肺脏病者，胸背满胀，四肢烦闷。相：肺色白，患者喜梦见美女美男，诈亲附人，共相抱持，或作父母兄弟妻子。疗法：用嘘气出。

肝脏病者，忧愁不乐，悲思喜头眼疼痛。相法：肝色青，梦见人著青衣，捉青刀杖，或狮②子、虎、狼来恐怖人。疗法：用呵气出。

脾脏病者，体上游风习习，遍身痛烦闷。相法：脾色黄，通土色，梦或作小儿击历③人邪犹④人，或如旋风团栾转。治法：用唏气出。

肾脏病者，体冷阴衰，面目恶瘘。相法：肾色黑，梦见黑衣及兽物，捉刀杖相怖，用呬气出。

冷病者，用大呼三十遍，细呼十遍。呼法：鼻中引气入，口中吐气出，当令声相逐，呼字而吐之。热病者，用大吹五十遍，细吹十遍。吹如吹物之吹，当使字气声似字。肺病者，用大嘘三十遍，细嘘十遍；肝病者，用大呵三十遍，细呵十遍；脾病者，用大唏三十遍，细唏十遍；肾病者，用大呬五十遍，细呬三十遍。

---

① 午：正南方。
② 狮：原作"师"，据元本、道藏本、四库本改。
③ 击历：可作"击戾"之意，即忤逆。
④ 邪犹：嘲笑。

此十二种调气法,若有病,依此法恭敬用心,无有不瘥,皆须左右导引三百六十遍,然后乃为之。

服食法第六 论一首 方二十四首

论曰:凡人春服小续命汤五剂,及诸补散各一剂。夏大热,则服肾沥汤三剂。秋服黄芪等丸一两剂。冬服药酒两三剂,立春日则止。此法终身常尔,则百病不生矣。俗人见浅,但知钩吻之杀人,不信黄精之益寿;但识五谷之疗饥,不知百药之济命;但解施泻以生育,不能秘固以颐养,故有服饵方焉。

郄愔曰:夫欲服食,当寻性理所宜,审冷暖之适,不可见彼得力,我便服之。初御药皆先草木,次石,是为将药之大较也。所谓精粗相代,阶粗以至精者也。夫人从少至长,体习五谷,卒不可一朝顿遗之。凡服药物为益迟微,则无充饥之验,然积年不已,方能骨髓填实,五谷居①然而自断。今人多望朝夕之效,求目下之应,脏腑未充,便以绝粒,谷气始除,药未有用,又将御女,形神与俗无别,以此致弊,胡不怪哉?

服饵大体皆有次第,不知其术者,非止交有所损,卒亦不得其力,故服饵大法,必先去三虫,三虫既去,次服草药,好得药力,次服木药,好得力讫,次服石药。依此次第,乃得遂其药性,庶事安稳,可以延龄矣。

去三虫丸方:生地黄汁三斗,东向灶苇火煎三沸,内清漆二升,以荆匕搅之,日移一尺,内真丹三两,复移一尺,内瓜子末三升,复移一尺,内大黄末三两,微火勿令焦,候之可丸,先食服如梧子大一丸,日三,浊血下鼻中,三十日诸虫皆下,五十日百病愈,面色有光泽。

又方 漆二升 芜菁子三升,末 大黄六两,末 酒一升半

上四味以微火合煎可丸,先食服如梧子三丸,十日浊血下出鼻中,三十日虫皆烂下,五十日身光②泽,一年行及奔马,消息四体安稳,乃可服草药。其余法在三虫篇中备述。三虫篇在第十八卷中。

服天门冬方:天门冬暴干捣下筛,食后服方寸匕,日三,可至十服。小儿服尤良,与松脂若蜜丸服之益善,惟多弥佳。

又方 捣取汁,微火煎,取五斗,下白蜜一斗,胡麻炒为末二升,合煎,搅之勿息。可丸,即上③火,下大豆黄末和为饼,径三寸,厚半寸。一服一枚,日三。百日以上得益。此方最上,妙包众方;一法酿酒服。始伤多无苦,多即吐去病也。方在第十四卷中。蒯道人年近二百,而少常告皇甫隆云:但取天门冬,去心皮,切干之,酒服方寸匕,日三,令人不老,补中益气,愈百病也。天门冬生奉高山谷,在东岳名淫羊食,在中岳名天门冬,在西岳名管松,在南岳名百部,在北岳名无不愈,在原陆山阜名颠棘。虽然处处有之,异名其实一也。在北阴地者佳。取细切,烈日干之。久服令人长生,气力百倍。治虚劳绝伤、年老衰损、羸瘦、偏枯不遂、风湿不仁、冷痹、心腹积聚、恶疮痈疽肿癞疾,重者周身脓坏、鼻柱败烂、服之皮脱虫出、颜色肥白,此无所不治。亦治阴痿、耳聋、目暗。久服白发黑,齿落生,延年益命,入水不濡。服二百日后恬泰疾损,拘急者缓,羸劣者强;三百日身轻;三年走及奔马,三年④心腹固疾皆去。

服地黄方:生地黄五十斤捣之,绞取汁,澄去滓,微火上煎,减过半,内白蜜五升,枣脂一升,搅之令相得,可丸乃止。服如鸡子一枚,日三,令人肥白。

又方 地黄十斤细切,以淳酒二斗渍三宿,出暴干,反复内之⑤,取酒尽止。与甘草、巴戟天、

---

① 居:原作"俱",据道藏本、四库本、后藤本改。
② 光:原作"老",据道藏本、四库本改。
③ 上:道藏本、四库本均作"止"。
④ 三年:道藏本、四库本、后藤本并作"又三年"。
⑤ 之:道藏本、四库本、后藤本并作"渍"。

厚朴、干漆、覆盆子各一斤，捣下筛，食后酒服方寸匕，日三，加至二匕，使人老者还少，强力，无病延年。

作熟干地黄法：采地黄去其须叶及细根，捣绞取汁以渍肥者，著甑中，土若米无在以盖上，蒸之一时出，暴燥，更内汁中又蒸，汁尽止，便干之，亦可直切蒸之半日，数以酒洒之，使周匝至夕出，暴干，可捣蜜丸服之。

种地黄法：先择好地黄赤色虚软者，深耕之，腊月逆耕冻地弥好。择肥大好地黄根切，长四五分至一二寸许，一斛可种一亩。二三月种之，作畦畔相去一尺，生后随锄壅，数耘之，至九月十月视其叶小衰乃掘取，一亩得二十许斛。择取大根水净洗，其细根乃剪头尾辈，亦洗取之，日暴令极燥，小胎乃以竹刀切，长寸余许，白茅露甑下蒸之，密盖上，亦可囊盛土填之。从旦至暮，当黑不尽黑者，明日又择取蒸之，先时已捣其细碎者取汁，铜器煎之如薄饴，于是以地黄内汁中，周匝出，暴干又内，尽汁止，率百斤，生者令得一二十斤。取初八月九月中掘者，其根勿令大①老，强蒸则不消尽，有筋脉。初以地黄内甑中时，先用铜器承其下，以好酒淋地黄上，令匝汁后下入器中，取以并和煎汁佳。

黄精膏方：黄精一石去须毛，洗令净洁，打碎，蒸令好熟，押得汁，复煎去上游水，得一斗，内干姜末三两，桂心末一两，微火煎之，看色郁郁然欲黄，便去火，待冷，盛不津器②中，酒五合和，服二合。常未食前，日二服。旧皮脱，颜色变光，花色有异，鬓发更改。欲长服者，不须和酒，内生大豆黄，绝谷食之，不饥渴，长生不老。

服乌麻法：取黑皮真檀色者乌麻，随多少水拌令润，勿过湿，蒸令气遍，即出下暴之使干，如此九蒸九捣，去上皮，未食前和水若酒服二方寸匕，日三，渐渐不饥绝谷，久服百病不生，常服延年不老。

饮松子方：七月七日采松子，过时即落，不可得。治服方寸匕，日三四，一云一服三合。百日身轻，三百日行五百里，绝谷。服升仙。渴饮水，亦可和脂服之。若丸，如梧桐子大，服十丸。

饵柏实方：柏子仁二升捣令细，醇酒四升渍，搅之如泥，下白蜜二升、枣膏三升，捣令可丸。入干地黄末、白术末各一升，搅和，丸如梧子。日二服，每服三十丸，二十日万病皆愈。

服松脂方：百炼松脂下筛，以蜜和内桶中，勿令中风，日服如博棋子一枚，博棋长二寸，方一寸，日三，渐渐月别服一斤，不饥延年。亦可淳酒和白蜜如饧，日服一二两至半斤。凡取松脂，老松皮自有聚脂者最第一，其根下有伤折处不见日月者得之，名曰阴脂，弥良。惟衡山东行五百里有大松，皆三四十围，乃多脂。又法，五月刻大松阳面使向下二十四株，株可得半升，亦煮其老节根处者，有脂得用。《仙经》云：常以三月入衡山之阴，取不见日月松脂，炼而饵之，即不召而自来。服之百日，耐寒暑，二百日五脏补益，服之五年，即见西王母。《仙经》又云：诸石所生三百六十五山，其可食者，满谷阴怀中松脂耳。其谷正从衡山岭直东四百八十里，当横搛③，正在横岭东北，行过其南入谷五十里，穷穴有石城白鹤。其东方有大石四十余丈，状如白松，松下二丈有小穴，东入山有丹砂可食。其南方阴中有大松，大三十余围，有三十余株，不见日明，皆可取服之。

采松脂法：以日入时，破其阴以取其膏，破其阳以取其脂。脂膏等分，食之可以通神灵。凿其阴阳为孔，令方五寸，深五寸，还以皮掩其孔，无令风入，风入则不可服。以春夏时取之。取讫，封塞勿泄。以泥涂之。东北行丹砂穴有阴泉水可饮，此弘农车君以元封元年入比④山食松脂，十六年复下居长安东市，在上谷牛头谷时往来至秦岭上，年常如三十者。

---

① 大：古通"太"。

② 不津器：不渗水之容器。

③ 搛（qián 前）：竖立。

④ 比：道藏本、四库本并作"此"。

炼松脂法：松脂七斤，以桑灰汁一石煮脂三沸，接置冷水中，凝复煮之，凡十遍，脂白矣可服。今谷在衡州东南攸县界，此松脂与天下松脂不同。

饵茯苓方：茯苓十斤去皮，酒渍密封之，十五日出之，取服如博棋，日三，亦可屑服方寸。凡饵茯苓，皆汤煮四五沸，或以水渍六七日。

茯苓酥方：

茯苓五斤，灰汁煮十遍，浆水煮十遍，清水煮十遍　松脂五斤，煮如茯苓法，每次煮四十遍　天门冬五斤，去心皮，暴干作末 牛酥三斤，炼三十遍　白蜜三斤，煎，令沫尽　蜡三斤，炼三十遍

上六味各捣筛，以铜器重汤上，先内酥，次蜡，次蜜，消讫内药，急搅之勿住，务令大均，内瓷器中，密封之，勿泄气。先一日不食，欲不食，先须吃好美食，令极饱，然后绝食。即服二两，二十日后服四两，又二十日后八两。细丸之，以咽中下为度。第二度服以四两为初，二十日后八两，又二十日二两。第三度服以八两为初，二十日二两，二十日四两。合一百八十日，药成自后服三丸将补，不服亦得。恒以酥蜜消息之，美酒服一升为佳。合药须取四时王相日，特忌刑杀厌及四激休废等日，大凶，此彭祖法。

茯苓膏方《千金翼》名：凝灵膏：

茯苓净去皮　松脂二十四斤　松子仁　柏子仁各十二斤

上四味，皆依法炼之，松、柏仁不炼，捣筛。白蜜二斗四升，内铜器中汤上，微火煎一日一夕，次第下药，搅令相得，微火煎七日七夜止，丸如小枣，每服七丸，日三。欲绝谷，顿服取饱，即得轻身明目不老。此方后一本有茯苓酥、杏仁酥、地黄酥三方，然诸本并无。又《千金翼》中已有，今更不添录。

服枸杞根方主养性遐龄：

枸杞根切一石，水一石二斗煮，取六斗，澄清，煎取三升，以小麦一斗干净，择内汁中渍一宿，曝二，往返令汁尽，曝干，捣末，酒服方寸匕，日二。一年之中，以二月、八月各合一剂，终身不老。

枸杞酒方：

枸杞根一百二十斤切，以东流水四石煮一日一夜，取清汁一石渍曲，一如家酝法，熟取清，贮不津器中，内干地黄末二斤半，桂心、干姜、泽泻、蜀椒末各一升、商陆末二升，以绢袋贮，内酒底，紧塞口，埋入地三尺，坚覆上。三七日沐浴，整衣冠再拜，平晓向甲寅地日出处开之，其酒赤如金色，旦空腹服半升，十日万病皆愈，三十日瘢痕灭。恶疾人以水一升和酒半升，分五服愈。《千金翼》又云：若欲服石者，取河中青白石如枣、杏大者二升，以水三升，煮一沸，以此酒半合置中，须臾即熟可食。

饵云母水方疗万病：

上白云母二十斤薄擘，以露水八斗作汤，分半洮洗云母，如此再过。又取二斗作汤，内芒硝十斤，以云母木器中渍之，二十日出，绢袋盛，悬屋上，勿使见风日，令燥，以水渍，鹿皮为囊，揉挻①之，从旦至中，乃以细绢下筛滓，复揉挻令得好粉五斗，余者弃之，取粉一斗内崖蜜二斤，搅令如粥，内生竹筒中薄削之，漆固口，埋北垣南岸下，入地六尺，覆土，春夏四十日，秋冬三十日，出之，当如泽为成。若洞洞不消者，更埋三十日出之，先取水一合，内药一合，搅和尽服之，日三，水寒温尽自在，服十日，小便当变黄，此先疗劳气风疹也。二十日腹中寒癖消，三十日龋齿除，更新生，四十日不畏风寒，五十日诸病皆愈，颜色日少，长生神仙。吾目验之，所以述录。

炼钟乳粉法：钟乳一斤，不问厚薄，但取白净光色好者，即任用。非此者不堪用。先泥铁铛可受四五斗者为灶，贮水令满，去口三寸，内乳著金银瓷盏中，任有用之，乃下铛中，令水没盏上一寸余即得，常令如此，勿使出水也。微火烧之，日夜不绝，水欲竭，即添成暖水，每一周时辄易水洗铛，

---

① 挻（shān 山）：揉。《广韵·仙韵》："挻，柔也，和也。"

并洮①乳，七日七夜出之，净洮干，内瓷钵中，玉椎缚格②，少著水研之，一日一夜，急著水搅令大浊，澄取浊汁，其乳粗者，自然著底。作末者即自作浊水出，即经宿澄取其粗著底者，准前法③研之。凡五日五夜，皆细逐水作粉。好用澄炼取暴干，即更于银钵中研之一日，候入肉水洗不落者佳。

钟乳散：治虚羸不足，六十以上人瘦弱不能食者，百病方：

成炼钟乳粉三两　上党人参　石斛　干姜各三分

上四味捣下筛，三味与乳合和相得，均分作九帖。平旦空腹温淳酒服一贴，日午后服一贴，黄昏后服一贴，三日后准此服之。凡服此药，法皆三日一剂，三日内止食一升半饭、一升肉，肉及饭惟烂，不得服葱豉。问曰：何故三日少食，勿得饱也？答曰：三夜乳在腹中，熏补脏腑，若此饱食，即推药出腹，所以不得饱食也。何故不得生食？由食生，故即损伤药力，药力既损，脂肪亦伤，所以不得食生食也。何故不得食葱豉？葱豉杀药，故不得食也。三日服药既尽，三日内须作羹食补之，任意所便，仍不用葱豉及硬食也。三日补讫，还须准式服药如前，尽此一斤乳讫，其气力当自知耳，不能具述。一得此法，其后服十斤、二十斤，任意方便可知也。

西岳真人灵飞散方：

云母粉一斤　茯苓八两　钟乳粉　柏子仁　人参《千金翼》作白术　续断　桂心各七两　菊花十五两
干地黄十二两

上九味为末，生天门冬十九斤取汁溲药，内铜器中蒸一石二斗黍米下，米熟，暴干为末，先食饮服方寸匕，日一，三日力倍，五日血脉充盛，七日身轻，十日面色悦泽，十五日行及奔马，三十日夜视有光，七十日白发尽落，故齿皆去。更取二十一匕，白蜜和捣二百杵，丸如梧子大，作八十一枚，暴干，丸皆映彻如水精珠④。欲令发齿时，生者吞七枚，日三，即出。发未白，齿不落者，但服散，五百年乃白。如前法服，已白者，饵药，至七百年乃落。入山日吞七丸，绝谷不饥。余得此方以来，将逾三纪，顷者但美而悦之，疑而未敢措手，积年询访，屡有好名人曾饵得力，遂常服之一如方说，但能业之不已，功不徒弃耳。

房中补益第八

论曰：人年四十以下多有放恣，四十以上即顿觉气力一时衰退。衰退既至，众病蜂起，久而不治，遂至不救。所以彭祖曰：以人疗人，真得其真。故年至四十，须识房中之术。夫房中术者，其道甚近，而人莫能行。其法一夜御十女，闭固而已。此房中之术毕矣。兼之药饵，四时勿绝，则气力百倍，而智慧日新。然此方之作也，非欲务于淫逸，苟求快意，务存节欲，以广养生也，非苟欲强身力，幸女色，以纵情，意在补益以遣疾也，此房中之微旨也。是以人年四十以下，即服房中之药者，皆所以速祸，慎之慎之。故年未满四十者，不足与论房中之事，贪心未止，兼饵补药，倍力行房，不过半年，精髓枯竭，惟向死近。少年极须慎之。人年四十以上，常服炼乳散不绝，可以不老。又饵云母，足以愈疾延年。人年四十以上，勿服泻药，常饵补药，大佳。

昔黄帝御女一千二百而登仙，而俗人以一女伐命，知与不知，岂不远矣。其知道者，御女苦不多耳。凡妇人不必须有颜色妍丽，但得少年未经生乳，多肌肉，益也。若足财力，选取细发，目睛黑白分明，体柔骨软，肌肤细滑，言语声音和调，四肢骨节皆欲足肉，而骨不大，其阴及腋皆不欲有毛，有毛当软细，不可极于相者。但蓬头蝇面，槌项结喉，雄声大口，高鼻麦齿，目睛浑浊，口颔有毛，骨节高大，发黄少肉，隐毛多而且强，又生逆毛，与之交会，皆贼命损寿也。

---

① 洮：古同"淘"。
② 缚格：用白绢所做的格状罗筛。
③ 准前法：以前法为准，即"依照前法"之意。
④ 水精珠：即"水晶珠"。

凡御女之道，不欲令气未感动，阳气微弱，即以交合。必须先徐徐嬉戏，使神和意感良久，乃可令得阴气，阴气推之，须臾自强。所谓弱而内迎，坚急出之，进退欲令疏迟，情动而止，不可高自投掷，颠倒五脏，伤绝精脉，生致百病。但数交而慎密者，诸病皆愈，年寿日益，去仙不远矣，不必九一三五之数也。能百接而不施泻者，长生矣。若御女多者，可采气。采气之道，但深接勿动，使良久气上面热，以口相当，引取女气而吞之，可疏疏进退，意动便止，缓息眠目，偃卧①道引，身体更强，可复御他女也。数数易女则得益多，人常御一女，阴气转弱，为益亦少。阳道法火，阴家法水，水能制火，阴亦消阳，久用不止，阴气逾阳，阳则转损，所得不补所失。但能御十二女而不复施泻者，令人不老，有美色。若御九十三女而自固者，年万岁矣。凡精少则病，精尽则死，不可不思，不可不慎。数交而一泻，精气随长，不能使人虚也。若不数交，交而即泻，则不得益。泻之，精气自然生长，但迟微，不如数交接不泻之速也。凡人习交合之时，常以鼻多内气，口微吐气，自然益矣。交会毕蒸热，是得气也，以菖蒲末三分、白粱粉敷摩令燥，既使强盛，又湿疮不生也。凡欲施泻者，当闭口张目闭气，握固两手，左右上下缩鼻取气，又缩下部及吸腹，小偃脊膂，急以左手中两指抑屏翳②穴，长吐气并琢齿千遍，则精上补脑，使人长生。若精妄出，则损神也。

《仙经》曰：令人长生不老。先与女戏，饮玉浆。玉浆，口中津也。使男女感动，以左手握持，思存丹田，中有赤气，内黄外白，变为日月，徘徊丹田中，俱入泥垣，两半合成一因，闭气深内勿出入，但上下徐徐咽气，情动欲出，急退之，此非上士有智者，不能行也。其丹田在脐下三寸。泥垣者，在头中对两目直入内思，作日月想，合径三寸许，两半放形而一，谓日月相擒③者也。虽出入仍思念所作者勿废，佳也。

又曰：男女俱仙之道，深内勿动精，思脐中赤色，大如鸡子形，乃徐徐出入，情动乃退，一日一夕可数十为定，令人益寿。男女各息意共存思之，可猛念之。御女之法能一月再泄，一岁二十四泄，皆得二百岁，有颜色，无疾病，若加以药，则可长生也。人年二十者四日一泄，三十者八日一泄，四十者十六日一泄，五十者二十日一泄，六十者闭精勿泄，若体力犹壮者，一月一泄。凡人气力自有强盛过人者，亦不可抑忍，久而不泄，致生痈疽。若年过六十，而有数旬不得交合，意中平平者，自可闭固也。

昔正观初，有一野老，年七十余，诣余云：数日来阳气益盛，思与家妪昼寝，春事皆成，未知垂老有此，为善恶耶？余答之曰：是大不祥，子独不闻膏火乎，夫膏火之将竭也，必先暗而后明，明止则灭，今足下年迈桑榆，久当闭精息欲，兹忽春情猛发，岂非反常耶？窃谓足下忧之，子其勉欤，后四旬发病而死，此其不慎之效也。如斯之辈非一，且疏一人，以勖④将来耳。所以善摄生者，凡觉阳事辄盛，必谨而抑之，不可纵心竭意以自贼也。若一度制得，则一度火灭，一度增油。若不能制，纵情施泻，即是膏火将灭，更去其油，可不深自防。所患人少年时不知道，知道亦不能信行之，至老乃知道，便以晚矣，病难养也。晚而自保，犹得延年益寿。若年少壮而能行道者，得仙速矣。或曰：年未六十，当闭精守一，为可尔否？曰：不然，男不可无女，女不可无男。无女则意动，意动则神劳，神劳则损寿。若念真正无可思者，则大佳长生也。然而万无一有，强抑郁闭之，难持易失，使人漏精尿浊，以致鬼交之病，损一而当百也。其服食药物，见第二十卷中。

---

① 偃卧：即仰卧。《说文解字·人部》："凡仰卧曰偃，引申为凡仰之称。"
② 屏翳：会阴穴别名。
③ 擒：推移。
④ 勖（xū须）：勉励。

御女之法，交会者当避丙丁日，及弦①望②晦③朔④，大风、大雨、大雾，大寒大暑，雷电霹雳，天地晦冥，日月薄蚀，虹霓地动。若御女者，则损人神，不吉，损男百倍，令女得病，有子必癫⑤痴顽愚，暗哑聋聩，挛跛盲眇，多病短寿，不孝不仁。又避日月星辰，火光之下，神庙佛寺之中，井灶圊厕之侧，冢墓尸柩之旁，皆悉不可。夫交合如法，则有福德，大智善人降托胎中，仍令性行调顺，所作和合，家道日隆，祥瑞竞集；若不如法，则有薄福愚痴恶人来托胎中，仍令父母性行凶险，所作不成，家道日否⑥，殃咎屡至，虽生成长，家国灭亡。夫祸福之应，有如影响，此乃必然之理，可不再思之。若欲得子者，但待妇人月经绝后一日、三日、五日，择其主⑦相日及月宿在贵宿日，以生气时夜半后乃施泻，有子皆男，必寿而贤明高爵也；以月经绝后二日、四日、六日施泻，有子必女。过六日后勿得施泻，既不得子，亦不成人。

黄帝杂禁忌法曰：人有所怒，血气未定，因以交合，令人发痈疽。又不可忍小便交合，使人淋，茎中痛，面失血色。及远行疲乏来入房，为五劳虚损，少子。且妇人月事未绝而与交合，令人成病，得白驳也。水银不可近阴，令人消缩。鹿、猪二脂不可近阴，令阴痿不起。

（赵林冰　校注）

千金翼方（节选）

唐·孙思邈

【按语】

《千金翼方》为唐·孙思邈所撰，乃《备急千金要方》之续编。成书于唐永淳元年（公元682年），共三十卷。内容包括：本草、妇人、伤寒、小儿、养性、辟谷、退居、补益、中风、杂病、万病、飞炼、疮痈、色脉、针灸、禁经等，凡一百八十九门，合方、论、法二千九百余首。该书内容广博，充分体现了我国隋唐以前医药学的发展水平和辉煌成就。

《千金翼方》中收载了大量关于养生和妇人美容的知识："人之生育由母无疾，故次之以妇人；……人身既立，必知所以自养，故次之以养性；养性者，莫善于养气，故次之以辟谷；气之盈乃可安闲，故次之以退居；退居者，当事补养，故次之以补益。"本次《中华养生经籍集成》点校，节录了其中：卷第五·妇人一·妇人面药第五，熏衣泡香第六，令身香第七，生发黑发第八；卷第十二·养性·养性服饵第二，养老大例第三，养老食疗第四；卷第十三·辟谷·服茯苓第一，服松柏脂第二，服松柏实第三，酒膏散第四；卷第十四·退居·择地第一，缔创第二，服药第三，饮食第四，养性第五。内容主要涉及有关美容、延年、食疗、居处等内容。

孙思邈（约541~约682年），唐代京兆华原（现陕西耀县）人，中国乃至世界史上著名的医学家和药物学家，被誉为药王。孙思邈崇尚养生，并身体力行，正由于他通晓养生之术，才能年过百岁而视听不衰。他将儒家、道家以及外来古印度佛家的养生思想与中医学的养生理论相结合，集中体现

---

① 弦：农历每月初七、初八为上弦，二十二、二十三为下弦。
② 望：农历每月十五。
③ 晦：农历每月最后一天。
④ 朔：农历每月第一天。
⑤ 癫：原作"颠"通"癫"。
⑥ 家道日否：否（pǐ 鄙），不顺。家道日渐衰败。
⑦ 主：据原书后文可知此处应为"王"，为"旺"之通假字。

了古代延年益寿学说同防病、治病相结合之特色。"光泽少嫩，面如莲花"，他所记载的美容方剂，沿用千年，至今受到许多女性朋友的亲睐。他所收录的有关养生延年的方剂，有着极高的理论和临床价值。"淡然无为，神气自满"，心态要保持平衡，不要一味追求名利；饮食应有所节制，不要过于暴饮暴食；"养性之道，常欲小劳"，气血应注意流通，不要懒惰呆滞不动；"行住坐卧，宴处起居，皆须制度"，生活要起居有常，不要违反自然规律等，他提出的许多切实可行的养生方法，时至今日，还在指导着人们的日常生活。

本次点校以清翻刻大德梅溪书院本（人民卫生出版社影印）为底本，以明万历33年乙巳（1605）王肯堂校刻本（以下简称王本）为校本，以《外台秘要》（人民卫生出版社影印）为他校本。并参考了李景荣等《千金翼方校释》（人民卫生出版社，以下简称校释本）、王勤俭等《千金翼方》（第二军医大学出版社）的部分校注成果。

【原文校释】

卷第五　妇人一

妇人面药第五 论一首　方三十九首

论曰：面脂手膏，衣香藻豆①，仕人贵胜，皆是所要。然今之医门极为秘惜，不许子弟泄漏一法，至于父子之间亦不传示。然圣人立法，欲使家家悉解，人人自知。岂使愚于天下，令至道不行，拥蔽圣人之意，甚可怪也。

面脂　主面及皯黡②黑皯，凡是面上之病悉皆主之方。

丁香十分　零陵香　桃仁去皮　土瓜根　白蔹③　白及　栀子花　沈香④　防风　当归　辛夷　麝香研　芎藭　商陆各三两　白芷　萎蕤　菟丝子　甘松香　藿香各十五分　蜀水花　青木香各二两　茯苓十四分　木兰皮　藁本　白僵蚕各二两半　冬瓜仁四两　鹅脂　羊髓各一升半　羊肾脂一升　猪胰⑤六具　清酒五升　生猪肪脂三大升

上三十二味，切，以上件酒挼⑥猪胰汁，渍药一宿于脂中，以炭火煎，三上三下，白芷黄，绵滤贮器中，以涂面。

面脂方

防风　芎藭　白芷⑦　白僵蚕　藁本　萎蕤　茯苓　白蔹　细辛　土瓜根　栝楼仁　桃仁去皮尖　蜀水花　青木香　当归　辛夷各半两　鹅脂一升　羊肾脂一升　猪脂二升

上一十九味，细切，绵裹，酒二升渍一日一夜，内脂中，急火煎之，三上三下，然后缓火一夜，药成去滓，以寒水石粉半两内脂中，以柳木篦熟搅，任用之。

又方

杏仁二升，去皮尖　白附子三两　蜜陀僧二两，研如粉　生白羊髓二升半　真珠十四枚，研如粉　白鲜皮一两　鸡子白七枚　胡粉二两，以帛四重裹，一石米下蒸之，熟下阴干

上八味，以清酒二升半，先取杏仁盆中研之如膏，又下鸡子白研二百遍，又下羊髓研二百遍，捣筛诸药内之，研五百遍至千遍，弥佳。初研杏仁，即少少下酒薄，渐渐下使尽，药成，以指捻看如

---

① 藻豆：又作"澡豆"，古代洗浴用品。
② 皯（yǎn演）：黑痣。
③ 白蔹：即白蔹，下同。
④ 沈香：即沉香，下同。
⑤ 胰：通"胰"，下同。
⑥ 挼（ruó弱）：揉搓。
⑦ 芷：原作"正"，今据文义改。

脂，即可用也，草药绢筛直取细如粉，佳。

又方

当归　芎䓖　细辛各五分　蜀水花　密陀僧　商陆　辛夷　木兰皮　栝楼　白僵蚕　藁本　桃花　香附子　杜蘅　鹰屎　零陵香　萎蕤　土瓜根各三分　麝香　丁香各半两　白术二两　白芷七分　白附子　玉屑各一两　鹅脂五①合　鹿髓一升　白蜡四两　猪膏二两　羊髓一升

上二十九味，细切，醋浸密封一宿，明晓，以猪膏煎三上三下，以白芷黄为药成，去滓，搅数万遍，令色白，傅②面，慎风日，良。

面膏方

杜蘅　牡蛎熬，一云杜若　防风　藁本　细辛　白附子　白芷　当归　木兰皮　白术　独活　萎蕤　天雄　茯苓　玉屑各一两　菟丝子　防己　商陆　栀子花　橘皮一云橘仁　白敛　人参各三两　甘松香　青木香　藿香　零陵香　丁香各二两　麝香半两　白犬脂　白鹅脂无鹅脂，以羊髓代之　牛髓各一升　羊脂三具

上三十二味，以水浸膏髓等五日，日别再易水；又五日，日别一易水；又十日，二日一易水，凡二十日止。以酒一升挼羊脂令消尽去脉，乃细切香于瓷器中浸之，密封一宿，晓以诸脂等合煎，三上三下，以洒水气尽为候，即以绵布绞去滓，研之千遍，待凝乃止，使白如雪，每夜涂面，昼则洗却，更涂新者，十日以后色等桃花。《外台》有冬瓜仁藨芜花，无白敛、人参。

面膏　主有黚䵟③及并痦㿔皮肤皱劈方。

防风　藁本　辛夷　芍药　当归　白芷　牛膝　商陆　细辛蜜陀僧　芎䓖　独活　鸡舌香　零陵香　萎蕤　木兰皮　麝香　丁香　未穿真珠各一两　蕤仁　杏仁各二两，去皮尖　牛髓五升　油一升　腊月猪脂三升，炼　獐鹿脑各一具，若无獐鹿，羊脑亦得

上二十五味，先以水浸脑髓使白，藿香以上咬咀如麦片，乃于脑髓脂油内煎之，三上三下，即以绵裹搦去滓，乃内麝香及真珠末，研之千遍，凝，即涂面上甚妙。今据药止二十六味，后云藿香以上，而方中无藿香，必脱漏三味也。

又方

香附子十枚大者　白芷一两　零陵香二两　茯苓一大两，细切　蔓菁油二升，无即猪脂代之　牛髓　羊髓各一斗　白蜡八两　麝香半两

上九味，切，以油髓微火煎五物，令色变，去滓，内麝香，研千遍，凝，每澡豆洗面而涂之。

面药方

朱砂研　雄黄研　水银霜各半两　胡粉二团　黄鹰屎一升

上五味，合和，净洗面，夜涂之。以一两药和面脂，令稠如泥，先于夜欲卧时，澡豆净洗面，并手干拭，以药涂面，厚薄如寻常涂面厚薄，乃以指细细熟摩之，令药与肉相入，乃卧。一上经五日五夜勿洗面，止就上作妆即得要不洗面。至第六夜洗面涂，一如前法。满三度洗，更不涂也，一如常洗面也，其色光净，与未涂时百倍也。

悦泽面方

雄黄研　朱砂研　白僵蚕各一两　真珠十枚，研末

上四味，并粉末之，以面脂和胡粉，内药和搅，涂面作妆，晓以醋浆水洗面讫，乃涂之，三十日后如凝脂。五十岁人涂之，面如弱冠，夜常涂之勿绝。

令面生光方

蜜陀僧研，以乳煎之涂面，即生光。

---

① 五：原作"在"，今据文义改。

② 傅：通"敷"，下同。

③ 黚䵟（gǎn zèng 杆赠）：即面皯，又名鼃黑斑、鼃黑皯。

令面白媚好方

白附子　白芷　杜若　赤石脂　白石脂　杏仁去皮尖　桃花　瓜子　牛膝　鸡屎白　萎蕤　远志去心

上一十二味，各三分，捣筛为末，以人乳汁一升、白蜜一升和，空腹服七丸，日三服。

鹿角涂面方

鹿角一握　芎䓖　细辛　白蔹　白术　白附子　天门冬去心　白芷各二两　杏仁二七枚，去皮尖　牛乳三升

上一十味，鹿角先以水渍之，百日令软，总内乳中，微火煎之，令汁竭出角，以白练袋盛之，余药勿收，至夜，取牛乳石上摩鹿角涂面，晓以清浆水洗之，令老如少也。一方用酥三两。

急面皮方

大猪蹄一具，治如食法，水二升、清浆水一升①釜中煎成胶，以洗面。又和澡豆，夜涂面，晓以浆水洗，令面皮急矣。

治妇人令好颜色方

女菀二两半　铅丹五分

上二味捣筛为散，酒服一刀圭，日再服，男十日，女二十日。知则止，黑色皆从大便出，色白如雪。

又方

白瓜子五分　白杨皮三分　桃花一两

上三味，捣筛为散，以饮服方寸匕，日三服，三十日面白，五十日手足白。一云：欲白加瓜子，欲赤加桃花。

令人面手白净澡豆方

白鲜皮　白僵蚕　白附子　鹰矢白　白芷　芎䓖　白术　青木香一方用藁本　甘松香　白檀香　麝香　丁香各三两　桂心六两　瓜子一两，一方用土瓜根　杏仁三十枚，去皮尖　猪胰三具　白梅三七枚　冬瓜仁五合　鸡子白七枚　面三升

上二十味，先以猪胰和面，暴②令干，然后合诸药捣筛为散，又和白豆屑二升，用洗手面，十日内色白如雪，二十日如凝脂。《千金》有枣三十枚，无桂心。

又方

麝香二分　猪胰两具　大豆黄卷一升五合　桃花一两　菟丝子三两　冬葵子五合，一云冬瓜子　白附子二两　木兰皮三两　萎蕤二合　栀子花二两　苜蓿一两

上一十一味，以水浸猪胰三四度易水，血色及浮脂尽，乃捣诸味为散，和令相得，暴，捣筛，以洗手面，面净光润而香。一方若无前件可得者，直取苜蓿香一升、土瓜根、商陆、青木香各一两，合捣为散，洗手面大佳。

澡豆方

细辛半两　白术三分　栝楼二枚　土瓜根三分　皂荚五挺，炙去皮子　商陆一两半　冬瓜仁半升　雀矢半合　菟丝子二合　猪胰一具，去脂　藁本　防风　白芷③　白附子　茯苓　杏仁去皮尖　桃仁去皮尖，各一两　豆末四升　面一升

上一十九味，捣细筛，以面浆煮猪胰一具令烂，取汁和散作饼子，暴之令干，更熟捣细罗之，以洗手面甚佳。

---

① 升：此下原衍"不渝"二字，今据《外台秘要》卷三十二·杂疗面方删。
② 暴：通"曝"，下同。
③ 芷：原作"芒"，今据《外台秘要》卷三十二·澡豆方改。

又方

丁香　沈香　青木香　桃花　钟乳粉　真珠　玉屑　蜀水花　木瓜花各三两　榛花　梨花　红莲花　李花　樱桃花　白蜀葵花　旋复花①各四两　麝香一铢

上一十七味，捣诸花，别捣诸香，真珠玉屑别研成粉，合和大豆末七合，研之千遍，密贮勿泄。常用洗手面作妆，一百日，其面如玉光净润泽，臭气粉滓皆除，咽喉臂膊皆用洗之，悉得如意。

治面疱疮瘢三十年以上并冷疮虫瘢令灭方

斑猫②去翅足，熬　巴豆去心皮，熬，各三枚　胡粉　鹅脂　金洮③沙　蜜陀僧　高良姜　海蛤各三两

上八味，为粉，以鹅脂和，夜半涂，晓以甘草汤洗之。

治面䵴黯方

矾石烧　硫黄　白附子各一两

上三味细研，以大醋一盏浸之一宿，净洗面涂之，慎风。

治面疱方

白附子　青木香　麝香　由跋　细辛各二两

上五味，细末，水和之，涂面日三。《外台方》无细辛。

又方

木兰皮五两，取厚者　栀子仁六两

上二味，为散，以蜜浆服方寸匕，日三服。

治面疱甚如麻豆痛痒搔之黄水出及黑色黯䵠④不可去方

冬瓜子　柏子仁　茯苓　冬葵子

上四味，等分，捣筛饮服方寸匕，日三服。《外台方》无冬瓜子。

白膏　主面齇疱疥痈恶疮方。

附子十五枚　蜀椒一升　野葛一尺五寸

上三味，切，醋渍一宿，猪膏一斤煎附子黄，去滓涂之，日三。

栀子丸　治酒齇鼻疱方。

栀子仁三升　芎䓖四两　大黄六两　好豉熬，三升　木兰皮半斤　甘草炙，四两

上六味，捣筛为末，炼蜜和丸如梧桐子。以饮服十丸，日三服，稍加至二十五丸。

又傅方

蒺藜子　栀子仁　豉各一两，熬　木兰皮半斤，一方无

上四味，为末，以醋浆水和之如泥，夜涂上，日未出时以暖水洗之。亦灭瘢痕。

又方

鸬鹚矢一斤

上一味，捣筛，腊月猪脂和如泥，夜涂之。

飞水银霜方

水银一斤　朴消⑤八两　大醋半升　黄矾十两　锡二十两，成炼二遍者　玄精六两　盐花三斤

上七味，先炼锡讫，又温水银令热，乃投锡中，又捣玄精黄矾令细，以绢筛之，又捣锡令碎，以盐花并玄精等合和，以醋拌之令湿，以盐花一斤藉底，乃布药令平，以朴消盖上讫，以盆盖合，以盐

---

① 旋复花：即旋覆花，下同。
② 斑猫：即斑蝥，下同。
③ 洮：通"淘"。
④ 黯䵠（àn dàn 暗淡）：色黑而暗。
⑤ 朴消：即朴硝，下同。

灰为泥，泥缝固际干之，微火三日，武火四日，凡七日去火，一日开之。扫取极须勤心①守，勿令须臾间懈慢，大失矣。

炼粉方

胡粉三大升，盆中盛水，投粉于中熟搅，以鸡羽水上扫取，以旧破鸡子十枚，去黄泻白于瓷碗中，以粉置其上，以瓷碗密盖之，五升米下蒸之，乃暴干研用，傅面百倍省，面有光。

灭瘢方

衣鱼二枚　白石脂一分　雁屎三分　白附子一分　白僵蚕半两

上五味为末，腊月猪脂和傅，慎生冷风日，令肌腻。

灭瘢方

丹参　羊脂

上二味，和煎傅之，灭瘢神妙。

又方

以蜜涂之佳。

又方

取禹余粮、半夏等分捣末，以鸡子黄和，先以新布拭瘢上令赤，以涂之，勿见风，涂之二十日，十年瘢并灭。

手膏方

桃仁　杏仁各二十枚，去皮尖　橘仁一合　赤𦯧②十枚　大枣三十枚　辛夷　芎䓖　当归　牛脑　羊脑　白狗脑各二两，无白狗，诸狗亦得

上一十一味，先以酒渍脑，又别以酒六升煮赤𦯧以上药，令沸停冷，乃和诸脑等，然后碎辛夷三味，以绵裹之，去枣皮核，合内酒中，以瓷器贮之，五日以后，先净讫，取涂手甚光润，而忌近火炙手。

治手足皴裂血出疼痛方

取猪胰著热酒中以洗之，即瘥。

治冬月冒涉冻凌面目手足瘃坏及始热疼痛欲瘃方

取麦𥶑煮取浓汁，热渍手足兼洗之，三五即度瘥。

治手足皴冻欲脱方

椒　芎䓖各半两　白芷一分　防风一分　姜一分，作盐

上五味，以水四升煎令浓，涂洗之三数遍，即瘥。

治冻伤十指欲堕方

取马矢三升，煮令麻沸，渍，冷易之，半日愈。

熏衣泡香第六方六首

熏衣香方

熏陆香八两　藿香　苜蓿各三两，一方无　甲香二两　詹糖五两　青桂皮五两

上六味，末，前件干香中，先取硬者黏湿难碎者，各别捣，或细切咬咀，使如黍粟，然后一一薄布于盘上，自余别捣，亦别布于其上，有须筛下者，以纱，不得木，细别煎蜜，就盘上以手搜搦令匀，然后捣之，燥湿必须调适，不得过度，太燥则难丸，太湿则难烧，湿则香气不发，燥则烟多，烟多则惟有焦臭，无复芬芳，是故香复须粗细燥湿合度，蜜与香相称，火又须微，使香与绿烟而共尽。

---

① 心：王本无此字。

② 𦯧（bó博）：校释本注为"淫羊藿"。

浥衣香方

沈香 苜蓿香各五两 丁香 甘松香 藿香 青木香 艾纳香 鸡舌香 雀脑香各一两 麝香半两 白檀香三两 零陵香十两

上一十二味，各捣令如黍粟麸糠等物令细末，乃和令相得，若置衣箱中，必须绵裹之，不得用纸，秋冬犹著，盛热暑之时令香速浥，凡诸草香不但须新，及时乃佳，若欲少作者，准此为大率也。

干香方

丁香一两 麝香 白檀 沈香各半两 零陵香五两 甘松香七两 藿香八两

上七味，先捣丁香令碎，次捣甘松香，合捣讫，乃和麝香合和浥衣。

五香丸 并汤主疗一切肿下气散毒心痛方。

丁香 藿香 零陵香 青木香 甘松香各三两 桂心 白芷 当归 香附子 槟榔各一两 麝香一铢

上一十一味，捣筛为末，炼蜜和捣千杵，丸如梧子大。含咽令津尽，日三夜一，一日一夜用十二丸，当即觉香，五日身香，十日衣被香。忌食五辛。其汤法：取槟榔以前随多少皆等分，以水微微火上煮一炊久，大沸定，内麝香末一铢，勿去滓，澄清，服一升。凡疗肿口中喉中脚底背甲下痈疽痔漏，皆服之，其汤不瘥，作丸含之，数以汤洗之。一方有豆蔻，无麝香。

十香丸 令人身体百处皆香方。

沈香 麝香 白檀香 青木香 零陵香 白芷 甘松香 藿香 细辛 芎藭 槟榔 豆蔻各一两 香附子半两 丁香三分

上一十四味，捣筛为末，炼蜜和绵裹如梧子大，日夕含之，咽津味尽即止。忌五辛。

香粉方

白附子 茯苓 白术 白芷 白蔹 白檀各一两 沈香 青木香 鸡舌香 零陵香 丁香 藿香各二两 麝香一分 粉英六升

上一十四味，各细捣筛绢下以取色青黑者，乃粗捣纱下贮粉囊中，置大合子内，以粉覆之，密闭七日后取之，粉香至盛而色白，如本欲为香粉者，不问香之白黑悉以和粉，粉虽香而色至黑，必须分别用之，不可悉和之，粉囊以熟帛双紃作之。

令身香第七方一十三首

香身方

甘草五分，炙 芎藭一两 白芷三分

上三味，捣筛为散，以饮服方寸匕，日三服，三十日口香，四十日身香。

又方

瓜子 松根白皮 大枣各一两

上三味为散，酒服方寸匕，日二服，百日衣被皆香。

又方

瓜子 芎藭 藁本 当归 杜蘅 细辛 防风各一分

上七味，捣筛为散，食后以饮服方寸匕，日三服，五日口香，十日身香，二十日肉香，三十日骨香，五十日远闻香，六十日透衣香。一方有白芷

治诸身体臭方

竹叶十两 桃白皮四两

上二味，以水一石二斗煮取五斗，浴身即香也。

治诸腋臭方

伏龙肝为末，和作泥傅之，瘥。

又方

牛脂和胡粉三合煎令可丸，涂之。

又方

三年苦酒和石灰涂之。

又方

赤铜屑以大醋和铜器中，炒令极热，以布裹熨腋下，冷则易之，瘥。

又方

青木香二两　附子　石灰各一两　矾石半两，烧　米粉一升

上五味，捣筛为散，如常粉腋，良。

又方

马齿草一束，捣碎，以蜜和作团，纸裹之以泥，纸上厚半寸，暴干，以火烧熟，破取，更以少许蜜和，仍令热勿使冷也，先以生布揩之，然后药夹腋下令极痛，亦忍不能得，然后以手巾勒两臂著身即瘥。

石灰散方

石灰一升　青木香　枫香　薰陆香　丁香　阳起石各二两　橘皮二两　矾石四两

上八味，并熬，捣筛为散，以绵作袋，粗如四指，长四寸，展使著药，先以布揩令痛，夹之也。

又方

石灰五合　马齿草二两　矾石三两，烧　甘松香一两

上四味，合捣筛，先以生布揩病上令黄汁出，拭干，以散傅之，满三日瘥，永除。

又方

二月社日盗取社家糜饙①一团，狠地摩腋下三七遍，掷著五道头，勿令人知，永瘥，人知即不效。

生发黑发第八方一十九首

治发薄不生方

先以醋泔清洗秃处，以生布揩令火热，腊月脂并细研铁生煎三沸，涂之日三遍。

生发须膏方

附子　荆实各二两　松叶　柏叶各三两　乌鸡脂三合

上五味，㕮咀，合盛新瓦瓶中，阴干百日出，捣以马鬐膏和如薄粥，涂头发如泽法裹絮中，无令中风，三十日长。

生发膏　令发速长而黑傅药时特忌风方。

乌喙　莽草　续断　皂荚　泽兰　白术　细辛　竹叶各一两　防风　辛夷各一两柏叶细切，四两　杏仁别捣　松叶各三两　猪脂三升

上一十四味，切，先以三年大醋三升渍令一宿，内药脂中，煎三上三下，膏成去滓，涂发及顶上。《千金》有石南。

生发膏　主发鬓秃落不生方。

升麻　莐苨各二两　莽草　白芷　防风各一两　蜣螂四枚　马鬐脂　驴鬐脂　雄鸡脂一云熊脂　猪脂　狗脂各五合

上十一味，药五味，脂取成煎者，并切，以醋渍一宿，晓合煎之，沸则停火，冷更上，一沸停，三上三下，去滓傅头，以当泽用之，三十日生矣。

---

① 糜饙（fēn 分）：蒸饭。

又方

羊矢灰灌取汁洗之，三日一洗，不过十洗，即生矣。

治发落方

柏叶切，一升　附子二两

上二味，捣筛猪脂和，作三十丸，洗发时即内一丸泔中，发不落。其药以布裹密器贮，勿令泄气。

长发方

蔓荆子三升　大附子三枚

上二味，㕮咀，以酒一斗二升渍之，盛瓷瓶中，封头二十日，取鸡肪煎以涂之，泽以汁栉①发，十日长一尺，勿逼面涂。

又方

麻子仁三升　秦椒三升

上二味，合以泔渍一宿，以沐发长矣。

又方

麻子二升　白桐叶一把

上二味，以米泔汁煮去滓，适寒温，沐二十日长矣。

治发落方

石灰三升，水拌令湿，炒令极焦，停冷，以绢袋贮之，以酒三升渍之密封，冬二七日，春秋七日，取酒温服一合，常令酒气相接，七日落止，百日服之，终身不落，新发生也。

又方

桑白皮一石，以水一石煮三沸，以沐发三过，即止。

令白发还黑方

陇西白芷旋复花　秦椒各一升　桂心一尺

上四味，捣筛为散，以井花水服方寸匕，日三服，三十日还黑。禁房室。

又方

乌麻九蒸九暴，捣末，枣膏和丸，久服之。

又方

八角附子一枚　大醋半升

上二味，于铜器中煎取两沸，内好矾石大如棋子一枚，消尽，内脂三两，和令相得，下之搅至凝，内竹筒中，拔白发，以膏涂上，即生黑发。

发黄方

腊月猪膏和羊屎灰蒲灰等分傅之，三日一为，取黑止。

又方

以醋煮大豆烂，去豆，煎冷稠涂发。

又方

熊脂涂发梳之散头床底，伏地一食顷即出，形尽当黑②。用之不过一升。

染发方

石榴三颗，皮叶亦得，针沙如枣核许大，醋六升、水三升，和药合煮，得一千沸即熟，灰汁洗干染之。

---

① 栉（zhì 治）：梳理。
② 形尽当黑：《外台秘要》卷三十二·发黄方作"便尽黑"。

瓜子散 治头发早白，又主虚劳脑髓空竭，胃气不和，诸脏虚绝，血气不足，故令人发早白，少而笋发，及忧愁早白，远视晥晥，得①风泪出，手足烦热，恍惚忘误，连年下痢，服之一年后大验。

瓜子一升 白芷去皮 当归 芎䓖 甘草炙，各二两

上五味，捣筛为散，食后服方寸匕，日三，酒浆汤饮任性服之。一方有松子二两。

卷第十二　养　性

养性服饵第二方三十七首

茯苓酥 主除万病久服延年方。

取山之阳茯苓，其味甘美。山之阴茯苓，其味苦恶拣得之，勿去皮。去皮刀薄切，暴干，蒸令气溜，以汤淋之，其色赤味苦。淋之不已，候汁味甜便止。暴干捣筛，得茯苓三斗。取好酒大斗一石、蜜一斗，和茯苓，未令相得，内一石五斗瓮中，熟搅之百遍，密封之勿令泄气，冬月五十日，夏月二十一日。酥浮于酒上，接取酥，其味甘美如天甘露，可作饼大如手掌，空屋中阴干，其色赤如枣。饥②食一饼，终日不饥。此仙人度人荒世药。取酒封闭以下药，名茯苓酥。

杏仁酥 主万病除诸风虚劳冷方。

取家杏仁其味甜香，特忌用山杏仁。山杏仁慎勿用，大毒害人也。

家杏仁一石，去尖皮两仁者，拣完全者，若微有缺坏，一颗不得用。微火炒，捣作细末，取美酒两石研杏仁，取汁一石五斗

上一味，以蜜一斗拌杏仁汁，煎极令浓，与乳相似，内两硕瓮中搅之，密封泥勿令泄气，与上茯苓酥同法，三十日看之，酒上出酥也。接取酥内瓷器中封之，取酥下酒，别封之。团其药如梨大，置空屋中，作阁安之，皆如饴铺状，甚美，服之令人断谷。

地黄酒酥 令人发白更黑，齿落更生，髓脑满实，还年却老，走及奔马，久服有子方。

粗肥地黄十石，切捣取汁三石 麻子一石，捣作末，以地黄汁研取汁二石七斗 杏仁一石，去皮尖，两仁者捣作末，以麻子汁研取汁二石五斗 曲末三斗③

上四味，以地黄等汁浸七日，候沸，以米三石分作三分，投下馈一度，以药汁五斗和馈酿酒，如家酝酒④法，三日一投，九日三投，熟讫，密封三七日。酥在酒上，其酥色如金，以物接取，可得大升九升酥，然后下笭⑤取酒封之。其糟令服药人食之，令人肥悦，百病除愈。食糟尽，乃服药酒及酥，一服酒一升、一匙酥，温酒和服之。惟得吃白饭芜菁，忌生冷醋滑猪鸡鱼蒜。其地黄滓暴使干，更以酒三升和地黄滓捣之，暴干作饼服之。

造草酥方

杏仁一斗，去皮尖两仁者，以水一斗研绞取汁 粗肥地黄十斤，熟捣，绞取汁一斗 麻子一斗末之，以水一斗研绞取汁

上三味，汁凡三斗，著曲一斤、米三斗，酿如常酒味是正熟出以瓮盛之，即酥凝在上。每服取热酒和之，令酥消尽，服之弥佳。

真人服杏子丹玄隐士学道断谷以当米粮方

上粳米三斗，净淘沙，炊作饭，干暴，碾纱筛下之 杏仁三斗，去尖皮两仁者，暴干捣，以水五升研之，绞取汁，味尽止

上二味，先煎杏仁汁令如稀面糊，置铜器中，内粳米粉如稀粥，以煻火煎，自旦至久，搅勿停

---

① 得：原脱，今据《外台秘要》卷三十二·令发黑方补。
② 饥：原作"肌"，今据文义改。
③ 此段药物剂量及炮制原为大字，今改为小字，据全文体例律齐。
④ 酝（yùn 运）酒：酿酒。《说文》：酝，酿也。
⑤ 笭（zhōu 州）：用竹编的滤酒器具。

手，候其中水气尽则出之，阴干纸贮。欲用以暖汤二升内药如鸡子大，置于汤中，停一炊久，敢①食任意取足服之。

服天门冬丸方

凡天门冬苗作蔓有钩刺者，是采得当以醋浆水煮之，湿去心皮，暴干捣筛，以水蜜中半和之，仍更暴干，又捣末，水蜜中半和之，更暴干。每取一丸含之有津液，辄咽之，常含勿绝，行亦含之，久久自可绝谷。禁一切食，惟得吃大麦。

服黄精方

凡采黄精，须去苗下节，去皮取一节，隔二日增一节，十日服四节，二十日服八节，空腹服之。服讫不得漱口，百日以上节食，二百日病除，二年四体调和。忌食酒肉五辛酥油，得食粳米糜粥淡食，除此之外，一物不得入口。山居无人之地法服时，卧食勿坐食，坐服即入头，令人头痛。服讫经一食顷乃起，即无所畏。

凡服乌麻，忌枣栗胡桃，得食淡面，余悉忌。行道持诵作劳远行，端坐三百日，一切病除。七日内宜数见秽恶，于后即不畏损人矣。

服芜菁子主百疾方

芜菁子一斗四升　薤白十两

上二味，煮芜菁子暴干，捣筛切，薤白和蒸半日，下捣一千一百三十杵，捻作饼，重八两。欲绝谷，先食乃服，三日后食三饼以为常式。尽更合食，勿使绝也。

华佗云母丸　子三人丸方。

云母粉　石钟乳炼　白石英　肉苁蓉　石膏　天门冬去心　人参　续断　菖蒲　菌桂　泽泻　秦艽　紫芝　五加皮　鹿茸　地肤子　署预②　石斛　杜仲炙　桑上寄生　细辛　干地黄　荆花　柏叶　赤箭　酸枣仁　五味子　牛膝　菊花　远志去心　萆薢　茜根　巴戟天　赤石脂　地黄花　枸杞　桑螵蛸　菴䕡子　茯苓　天雄炮，去皮　山茱萸　白术　菟丝子　松实　黄耆③　麦门冬去心　柏子仁　荠子　冬瓜子　蛇床子　决明子　蒺蔾子　车前子

上五十三味，皆用真新好者，并等分，随人多少，捣下细筛，炼白蜜和为丸如梧子。先食服十丸，可至二十丸，日三。药无所忌，当勤相续，不得废缺，百日满愈疾，久服延年益寿，身体轻强，耳目聪明，流通荣卫，补养五脏，调和六腑，颜色充壮，不知衰老。茜根当洗去土阴干，地黄荆花至时多采暴干，欲用时相接取二石许，乃佳也。吾尝服一两剂大得力，皆家贫不济乃止。又时无药足，缺十五味，仍得服之。此药大有气力，当须预求，使足服而勿缺，又香美易服，不比诸药。

周白水侯散　主心虚劳损，令人身轻目明。服之八十日，百骨间寒热除，百日外无所苦，气力日益，老人宜常服之大验方。

远志五分，去心　白术七分　桂心一两　人参三分　干姜一两　续断五分　杜仲五分，炙　椒半两，汗　天雄三分，炮　茯苓一两　蛇床仁三分　附子三分，炮，去皮　防风五分　干地黄五分　石斛三分　肉苁蓉三分　栝楼根三分　牡蛎三分，熬　石韦三分，去毛　钟乳一两，炼　赤石脂一两　桔梗一两　细辛一两　牛膝三分

上二十四味，捣筛为散，酒服钱五匕，服后饮酒一升，日二，不知更增一钱匕，三十日身轻目明。

济神丸方

茯神　茯苓　桂心　干姜各四两　菖蒲　远志去心　细辛　白术　人参各三两　甘草二两，炙　枣膏

---

① 敢：通"啖"，下同。

② 署预：即薯蓣，下同。

③ 黄耆：即黄芪，下同。

八两

上一十一味，皆捣筛，炼蜜和更捣万杵。每含一丸如弹丸，有津咽之尽，更含之。若食生冷宿食不消，增一丸。积聚结气，呕逆，心腹绞痛，口干胀，醋咽吐呕，皆含之。绝谷者服之学仙，道士含之益心力神验。

彭祖松脂方

松脂五斤，灰汁煮三十遍，浆水煮三十遍，清水煮三十遍　茯苓五斤，灰汁煮十遍，浆水煮十遍，清水煮十遍　生天门冬五斤，去心皮，暴干，捣作末　真牛酥三斤，炼三十遍　白蜜三斤，煎令沫尽　蜡三斤，炼三十遍

上六味，捣筛，以铜器重汤上，先内酥，次下蜡，次下蜜，候消讫，次下诸药急搅之勿住手，务令大匀，讫，内瓷器中密封，勿令泄气。先一日不食，欲食须吃好美食，令大饱，然后绝食，即服二两，二十日后服四两，又二十日服八两。细丸之，以得咽中下为度。第二度服四两为初，二十日又服八两，又二十日服二两。第三度服八两为初，以后二十日服二两，又二十日服四两，合二百八十日药成，自余服三丸将补，不服亦得，常以酥蜜消息美酒一升为佳。又合药须取四时王相，特忌刑杀厌及四激休废等日，大凶。

守中方

白蜡一斤，炼之，凡二升酒为一度，煎却恶物，凡煎五遍　丹砂四两，细研　蜜一斤，炼之极净

上三味，合丸之如小枣大，初一日服三丸，三日服九丸，如此至九日止。

茅山仙人服质多罗方出益州导江县并茂州山中

此有三种，一者紫花根八月采，二者黄花根亦黄四月采，三者白花九月采。

上三种功能一种不别，依法采根，干已捣筛，旦①暖一合酒和方寸匕，空腹服之，待药消方食，日一服，不可过之。忌昼日眠睡。三十匕为一剂，一月服。

第二方

蜜半合　酥半合

上二味，暖之和方寸匕服之。一法蜜多酥少，一方以三指撮为定。主疗诸风病，禁猪肉豉等，食之即失药力。

第三方

取散五两，生胡麻脂三升半投之，微火暖之勿令热，旦接取上油一合暖，空肚服之，日一服，油尽取滓服之。主偏风半身不遂，并诸百病，延年不老。

第四方

暖水一合，和三指撮空腹日一服。主身羸瘦及恶疮癣疥，并诸风。

第五方

暖牛乳一升，和方寸匕服之，日一服。主女人绝产无子，发白更黑。

第六方

暖浓酪浆一合，和方寸匕服之，日一服。主膈上痰饮水气诸风。

第七方

以牛尿一合，暖和方寸匕服之，遣四人搦脚手，令气息通流。主五种癫，若重者从少服渐加至一匕。若候身作金色变为少年，颜若桃李，延年益寿。

上件服药时皆须平旦空腹服之，以静密室中，不得伤风及多语戏笑作务等事，所食桃李粳米及新春粟，禁一切鱼肉豉陈臭等物，得食乳酪油。其药功说不能尽，久服神仙，八十老人状如少年。若触药发时身体胀满，四肢强直，俱赤脱却衣裳，向火炙身得汗出，瘥

---

① 旦：原作"且"，今据文义改。

服地黄方

生地黄五十斤

上一味，捣之，以水三升绞取汁，澄去滓，微火上煎减半，即内好白蜜五升、枣脂一升，搅令相得乃止，每服鸡子大一枚，日三服，令人肥白美色。

又方

生地黄十斤

上一味，细切，以淳酒二斗浸，经三宿，出暴令干，又浸酒中直令酒尽，又取甘草、巴戟天、厚朴、干漆、覆盆子各一斤，各捣下筛和之，饭后酒服方寸匕，日三服，加至二匕，使人老者还少，强力无病延年。《千金》无甘草。

作熟干地黄法

别采地黄，去须叶及细根①，捣绞取汁以渍肥者，著甑中土及米无在以盖其上蒸之，一时出暴燥，更内汁中又蒸之，一时出暴以汁尽止，便干之。亦可直切地黄蒸之半日，数数以酒洒之，使周匝，至夕出暴干，可捣蜜丸服之。

种地黄法 并造

先择好肥地黄赤色虚软者，选取好地深耕之，可于腊月预耕冻地弥佳，择肥大地黄根切断，长三四分至一二寸许，一斛可种一亩，二月三月种之，作畦畤相去一尺，生后随后锄壅及数芸之，至九月十月视其叶小衰，乃掘取一亩得二十许斛。择取大根水净洗，其细根及蔈头尾辈亦洗之，日暴令极燥小胎②，乃以刀切长寸余，白茅覆甑下蒸之，密盖上，亦可囊盛土填之，从旦至暮。当日不尽者，明日又择取蒸之，先时已捣其细碎者，取汁于铜器中煎之可如薄饧，将地黄内汁中周匝出，暴干，又内之汁尽止。率百斤生者合得三十斤。取初八月九月中掘者，其根勿令太老，强蒸则不消尽，有筋脉。初以地黄内甑中时，先用铜器承其下，以好酒淋洒地黄上令匝，汁后下器中，取以并和煎汁，最佳也。

王乔轻身方

茯苓一斤　桂心一斤

上二味，捣筛，炼蜜和酒服如鸡子黄许大，一服三丸，日一服。

不老延年方

雷丸　防风　柏子仁

上三味，等分，捣筛为散，酒服方寸匕，日三。六十以上人亦可服二匕，久服延年益精补脑，年未六十太盛勿服。

饵黄精法

取黄精，以竹刀剔去皮，自仰卧生服之，尽饱为度，则不头痛，若坐服则必头痛难忍。少食盐及一切咸物佳。

饵术方

取生术削去皮，炭火急炙令热，空肚饱食之，全无药气，可以当食，不假山粮，得饮水神仙，秘之勿传。

服齐州长石法　主羸瘦不能食，疗百病方。

马牙石一名乳石，一名牛脑石，本草名长石

上取黄白明净无瑕颣者，捣密绢下勿令极筛，恐太粗。以一石米合内一石水中，于铜器中极搅令浊，澄少时接取上汁如清浆水色，置一大器中澄如水色，去水内滓于白练袋中，盛经一宿，沥却水如

---

① 根：原作"杨"，今据文义改。
② 胎（zhù住）：皱缩。

造烟脂法，出，日中暴之令干，仍白练袋盛之，其袋每一如掌许大，厚薄亦可，于三斗[1]米下蒸之再遍，暴干，以手挼之，令众手研之即成，擎出。每以酒服一大匙，日三服，即觉患瘥。若觉触，以米汁煮滓石一鸡子大，煮三沸去滓，顿服之，夏月不能服散者，服汤亦佳。石出齐州历城县。药疗气痰饮不下食，百病羸瘦皆瘥。

服杏仁法

主损心吐血，因即虚热，心风健忘，无所记忆，不能食，食则呕吐，身心战掉，痿黄羸瘦，进服补药，入腹呕吐并尽，不服余药，还吐至死，乃得此方，服一剂即瘥，第二剂色即如初也。

杏仁一升，去尖皮及两仁者，熬令色黄，末之　茯苓一斤，末之　人参五两，末之　酥二斤　蜜一升半

上五味，内铜器中，微火煎，先下蜜，次下杏仁，次下酥，次下茯苓，次下人参，调令均和，则内于瓷器中。空肚服之一合，稍稍加之以利为度，日再服。忌鱼肉。

有因读诵思义坐禅及为外物惊恐狂走失心方

酥二两　薤白一握，切

上二味，捣薤千杵，温酥和搅，以酒一盏服之，至三七日服之佳。得食枸杞菜羹薤白，亦得作羹。服讫而仰卧，至食时乃可食也。忌面，得力者非一。

镇心丸　主损心不能言语，心下悬急苦痛，举动不安，数数口中腥，客热心中百病方。

防风五分　人参五分　龙齿五分　芎劳一两　铁精一两　当归一两　干地黄五分　黄耆一两　麦门冬五分，去心　柏子仁一两　桂心一两　远志五分，去心　白鲜皮三分　白术五分　雄黄一两，研　菖蒲一两　茯苓一两　桔梗一两　干姜五分　光明砂一两，研　钟乳半两，研

上二十一味，捣筛炼蜜和饮服梧子大五丸，渐加至十五丸，日二服，稍加至三十丸。慎腥臭等，常宜小进食为佳，宜吃酥乳，倍日将息。先须服汤，汤方如下：

玄参三两　干地黄三两　黄耆三两　地骨皮三两　苁蓉三两　丹参五两　牛膝三两　五味子三两　麦门冬三两，去心　杏仁二两，去皮尖　细辛三两　磁石五两　生姜三两，切　茯苓三两　橘皮二两　韭子半升　柴胡二两，去苗

上一十七味，㕮咀，以水三斗煮取三升，分为三服，后三日乃更进丸，时时食后服。服讫即仰卧少时，即左右卧，及数转动，须腰底安物令高，亦不得过久，斟酌得所，不得劳役身心气力。服药时干食即且停一日，食讫用两三口浆水饮压之。服药时有异状貌起，勿怪之。服丸后二日风动，药气冲头，两眼赤痛。久而不瘥者，依状疗之。法取枣根直入地二尺者白皮一握，水一升，煮取半升，一服即愈。

五参丸　主治心虚热，不能饮食，食即呕逆，不欲闻人语方。

人参一两　苦参一两半　沙参一两　丹参三分　玄参半两

上五味，捣筛炼蜜和为丸。食讫饮服十丸如梧子大，日二，渐加至二十丸。

治损心吐血方

芎劳二两　葱白二两　生姜二两，切　油五合　椒二合，汗　桂心一两　豉三合　白粳米四合

上八味，㕮咀，芎桂二味，以水四升煮取二升，内米油，又煎取一升，去滓顿服。慎面。

正禅方

春桑耳　夏桑子　秋桑叶

上三味，等分捣筛，以水一斗煮小豆一升令大熟，以桑末一升和煮微沸，著盐豉服之，日三服，饱服无妨。三日外稍去小豆，身轻目明无眠睡，十日觉远智通初地禅[2]，服二十日到二禅定，百日得三禅定，累一年得四禅定，万相皆见，坏欲界观境界如视掌中，得见佛性。

---

① 斗：此下原衍"斗"字，今据文义删。

② 初地禅：校释本注为"初禅"。

服菖蒲方

二月八日采取肥实白色节间可容指者,多取阴干去毛,距择吉日捣筛百日,一两为一剂,以药四分、蜜一分半酥和如稠糜柔弱,令极匀,内瓷器中密封口,埋谷聚中一百日。欲服此药须先服泻药,吐利讫,取王相日旦空肚服一两,含而咽之有力能消,渐加至三二两。服药至辰巳间药消讫,可食粳米乳糜,更不得吃饮食。若渴惟得饮少许熟汤。每日止一服药一顿食,若直治病瘥止。若欲延年益寿求聪明益智者,宜须勤久服之。修合服食,须在静室中勿喜出入及昼睡,一生须忌羊肉熟葵。又主癥癖咳逆上气痔漏病,最良。又令人肤体肥充,老者光泽,发白更黑,面不皱,身轻目明,行疾如风。填骨髓,益精气,服一剂寿百岁。天竺摩揭陀国王舍城邑陀寺三藏法师跋摩米帝以大业①八年与突厥使主至武德六年七月二十三日为洛州大德护法师净土寺主矩师笔译出。

养老大例第三 论三首

论曰:人之在生,多诸难遭,兼少年之时,乐游驰骋,情敦放逸,不至于道,倏然白首,方悟虚生,终无所益。年至耳顺之秋,乃希餐饵,然将欲颐性莫测据依,追寻服食者于此二篇中求之,能庶几于道足以延龄矣。语云人年老有疾者不疗,斯言失矣。缅寻圣人之意,本为老人设方。何则,年少则阳气猛盛,食者皆甘,不假医药,悉得肥壮;至于年迈,气力稍微,非药不救。譬之新宅之与故舍,断可知矣。

论曰:人年五十以上,阳气日衰,损与日至,心力渐退,忘前失后,兴居急堕,计授皆不称心,视听不稳,多退少进,日月不等,万事零落,心无聊赖,健忘嗔怒,情性变异,食饮无味,寝处不安。子孙不能识其情,惟云大人老来恶性不可咨谏。是以为孝之道,常须慎护其事,每起速称其所须,不得令其意负不快。故曰:为人子者,不植见落之木。《淮南子》曰:木叶落,长年悲。夫栽置卉木,尚有避忌,况俯仰之间,安得轻脱乎。

论曰:人年五十以去,皆大便不利,或常苦下痢。有斯二疾,常须预防。若秘涩,则宜数食葵菜等冷滑之物;如其下痢,宜与姜韭温热之菜。所以老人于四时之中,常宜温食,不得轻之。老人之性,必恃其老无有藉在,率多骄恣,不循轨度,忽有所好,即须称情。即晓此术,当宜常预慎之。故养老之要,耳无妄听,口无妄言,身无妄动,心无妄念,此皆有益老人也。又当爱情,每有诵念,无令耳闻,此为要妙耳。又老人之道,常念善无念恶,常念生无念杀,常念信无念欺。养老之道,无作博戏强用气力,无举重,无疾行,无喜怒,无极视,无极听,无大用意,无大思虑;无呼嗟,无叫唤,无吟吃,无歌啸,无哮啼②,无悲愁,无哀恸,无庆吊,无接对宾客,无预局席,无饮兴。能如此者,可无病长寿斯必不惑也。又常避大风大雨大寒大暑大露霜雹雪旋风恶气,能不触冒者,是大吉祥也。凡所居之室,必须大周密,无致风隙也。夫善养老者,非其书勿读,非其声勿听,非其务勿行,非其食勿食。非其食者,所谓猪豚鸡鱼蒜鲙③生肉生菜白酒大醋大咸也。常学淡食,至如黄米小豆,此等非老者所宜食,故必忌之。常宜轻清甜淡之物,大小麦面粳米等为佳。又忌强用力咬啮坚硬脯肉,反致折齿破龈之弊。人凡常不饥不饱,不寒不热,善行住坐卧言谈语笑寝食,造次之间能行不妄失者,则可延年益寿矣。

养老食疗第四 方一十七首 论五首

论曰:卫汜④称扁鹊云:安身之本,必须于食;救疾之道,惟在于药。不知食宜者,不足以全生;不明药性者,不能以除病。故食能排邪而安脏腑,药能恬神养性以资四气。故为人子者,不可不

---

① 大业:隋炀帝杨广年号。
② 哮(hèng横)啼:啼哭,放声哭。
③ 鲙(kuài快):鱼细切作的菜肴。
④ 卫汜:疑为"卫汛"。卫汛为东汉医家,张仲景弟子。

知此二事。是故君父有疾，期先命食以疗之，食疗不愈，然后命药。故孝子须深知食药二性，其方在《千金方》第二十六卷中。

论曰：人子养老之道，虽有水陆百品珍羞，每食必忌于杂，杂则五味相挠，食之不已，为人作患。是以食敢鲜肴，务令简少。饮食当令节俭，若贪味伤多。老人肠胃皮薄，多则不消，彭亨短气，必致霍乱。夏至以后，秋分以前，勿进肥浓羹臛酥油酪等，则无他矣。夫老人所以多疾者，皆由少时春夏取凉过多，饮食太冷，故其鱼脍生菜生肉腥冷物多损于人，宜常断之，惟乳酪酥蜜常宜温而食之，此大利益老年。虽然，卒多食之，亦令人腹胀泄痢，渐渐食之。

论曰：非但老人须知服食将息节度，极须知调身按摩，摇动肢节，导引行气。行气之道，礼拜一日勿住，不得安于其处以致壅滞。故流水不腐，户枢不蠹，义在斯矣。能知此者，可得一二百年。故曰：安者非安，能安在于虑亡；乐者非乐，能乐在于虑殃。所以老人不得杀生取肉以自养也。

耆婆汤 主大虚冷风羸弱无颜色方。一云酥蜜汤。

酥一斤，炼 生姜一合，切 薤白三握，炙，令黄 酒二升 白蜜一斤，炼 油一升 椒一合，汗 胡麻仁一升 橙叶一握，炙，令黄 豉一升 糖一升

上一十一味，先以酒渍豉一宿，去滓，内糖蜜油酥于铜器中，煮令匀沸，次内薤姜，煮令熟，次下椒橙叶胡麻，煮沸，下二升豉汁，又煮一沸，出内瓷器中密封，空腹吞一合，如人行十里，更一服，冷者加椒。

服乌麻方

纯黑乌麻及旃①檀色者，任多少与水拌令润，勿使太湿，蒸令气遍即下，暴干再蒸，往反九蒸九暴讫，捣去皮作末，空肚水若酒服二方寸匕，日二服，渐渐不饥绝谷，久服，百病不生，常服延年不老耐寒暑。

蜜饵 主补虚羸瘦乏气力方。

白蜜二升 腊月猪肪脂一升 胡麻油半升 干地黄末一升

上四味合和，以铜器重釜煎，令可丸下之，服如梧桐子三丸，日三，稍加，以知为度，久服肥充益寿。

服牛乳补虚破气方

牛乳三升 荜拨②半两，末之，绵裹

上二味，铜器中取三升水和乳合，煎取三升，空肚顿服之，日一，二七日除一切气。慎面猪鱼鸡蒜生冷。张澹云：波斯国及大秦甚重此法，谓之悖散汤。

猪肚补虚羸乏气力方

肥大猪肚一具，洗如食法 人参五两 椒一两，汗 干姜一两半 葱白七两，细切 粳米半升，熟煮

上六味，下筛合和相得，内猪肚中缝合，勿令泄气，以水一斗半微火煮令烂熟，空腹食之，兼少与饭，一顿令尽，可服四五剂，极良。

论曰：牛乳性平，补血脉，益心，长肌肉，令人身体康强润泽，面目光悦，志气不衰。故为人子者，须供之以为常食，一日勿缺，常使恣意充足为度也，此物胜肉远矣。

服牛乳方

钟乳一斤上者，细研之如粉 人参三两 甘草五两，炙 干地黄三两 黄芪三两 杜仲三两，炙 苁蓉六两 茯苓五两 麦门冬四两，去心 署预六两 石斛二两

---

① 旃（zhān沾）：赤色。

② 荜拨：即荜茇，下同。

上一十一味，捣筛为散，以水五升①先煮粟，采②七升为粥，内散七两，搅令匀和，少冷水牛渴饮之令足，不足更饮水日一。余时患渴，可饮清水。平旦取牛乳服之，生熟任意。牛须三岁以上七岁以下，纯黄色者为上，余色者为下。其乳常令犊子饮之，若犊子不饮者，其乳动气不堪服也。其乳牛净洁养之，洗刷饮饲，须如法用心看之。慎蒜猪鱼生冷陈臭等物。

有人频遭重病，虚羸不可平复，以此方补之甚效，其方如下：

生枸杞根细切，一大斗，以水一大石煮取六斗五升，澄清　白羊骨一具

上二味，合之微火煎取五大升，温酒服之，五日令尽，不是小小补益。一方单用枸杞根。慎生冷醋滑油腻七日。

补五劳七伤虚损方

白羊头蹄一具，以草火烧令黄赤，以净绵急塞鼻　胡椒一两　荜拨一两　干姜一两　葱白一升，切　香豉二升

上六味，先以水煮羊头蹄骨半熟，内药更煮，令大烂，去骨，空腹适性食之，日食一具，满七具止。禁生冷铅丹瓜果肥腻，及诸杂肉湿面白酒粘食大蒜一切畜血，仍慎食大醋滑五辛陈臭猪鸡鱼油等七日。

疗大虚羸困极方

取不中水猪肪一大升，内葱白一茎，煎令葱黄止，候冷暖，如人体空腹，平旦顿服之令尽，暖盖覆卧，至日晡后乃食白粥稠糜。过三日后服补药，其方如下：

羊肝一具，细切　羊脊骨䐃③肉一条，细切　曲末半升　枸杞根十斤，切，以水三大斗煮取一大斗，去滓

上四味，合和，下葱白豉汁调和羹法，煎之如稠糖，空腹饱食之三服。时慎食如上。

补虚劳方

羊肝肚肾心肺一具，以热汤洗肚，余细切之　胡椒一两　荜拨一两　豉心半升　葱白两握，去心，切　犁牛酥一两

上六味，合和，以水六升缓火煎取三升，去滓，和羊肝等并汁皆内羊肚中，以绳急系肚口，更别作一绢袋稍小于羊肚，盛肚煮之，若熟乘热出，以刀子并绢袋刺作孔，沥取汁，空肚顿服令尽，余任意分作食之。若无羊五脏，羊骨亦可用之，其方如下：

羊骨两具，碎之

上以水一大石，微火煎取三斗，依食法任性作羹粥面食。

不食肉人油面补大虚劳方

生胡麻油一升　浙粳米泔清一升

上二味，微火煎尽泔清乃止，出贮之取三合，盐汁七合，先以盐汁和油令相得，溲面一斤，如常法作馎饦④，煮五六沸，出置冷水中，更漉出盘上令干，乃更一叶叶掷沸汤中，煮取如常法，十度煮之，面熟乃尽，以油作臛浇之，任饱食。

乌麻脂　主百病虚劳久服耐寒暑方。

乌麻油一升　薤白三升

上二味，微火煎薤白令黄，去滓，酒服一合，百日充肥，二百日老者更少，三百日诸病悉愈。

服石英乳方

白石英十五两，捣石如米粒，以绵裹密帛盛

---

① 升：据文义疑为"斗"。
② 采：据文义疑为"米"。
③ 䐃（yín 寅）肉：羊脊骨两旁的肉。
④ 馎饦（bó tuō 博脱）：古代用面或米粉制成的食品。

上一味，取牛乳三升、水三升煎取三升，顿服之，日一度。可二十遍煮乃一易之，捣筛，以酒三升渍二七日服之，常令酒气相接，勿至于醉，以补人虚劳，更无以加也，有力能多服一二年弥益。凡老人旧患眼暗者，勿以酒服药，当用饮下之。目暗者，能终不与酒蒜，即无所畏耳。

论曰：上编皆是食疗而不愈，然后命药，药食两攻，则病无逃矣，其服饵如下：

大黄耆丸 主人虚劳百病，夫人体虚多受劳，黄耆至补劳，是以人常宜将服之方。

黄耆 柏子仁 天门冬去心 白术 干地黄 远志去心 泽泻 署预 甘草炙 人参 石斛 麦门冬去心 牛膝 杜仲炙 薏苡仁 防风 茯苓 五味子 茯神 干姜 丹参 肉苁蓉 枸杞子 车前子 山茱萸 狗脊 萆薢 阿胶炙 巴戟天 菟丝子 覆盆子

上三十一味，各一两，捣筛，炼蜜丸。酒服十丸，日稍加至四十丸。性冷者，加干姜、桂心、细辛二两，去车前子、麦门冬、泽泻；多忘者，加远志、菖蒲二两；患风者，加独活、防风、芎䓖二两；老人，加牛膝、杜仲、萆薢、狗脊、石斛、鹿茸、白马茎各二两。无问长幼，常服勿绝。百日以内，慎生冷醋滑猪鸡鱼蒜油腻陈宿郁浥，百日后，惟慎猪鱼蒜生菜冷食，五十以上，虽暑月三伏时亦忌冷饭，依此法可终身常得药力不退。药有三十一味，合时或少一味两味，亦得且服之。

彭祖延年柏子仁丸 久服强记不忘方。

柏子仁五合 蛇床子 菟丝子 覆盆子各半升 石斛 巴戟天各二两半 杜仲炙 茯苓 天门冬去心 远志各三两，去心 天雄一两，炮，去皮 续断 桂心各一两半 菖蒲 泽泻 署预 人参 干地黄 山茱萸各二两 五味子五两 钟乳三两，成炼者 肉苁蓉六两

上二十二味，捣筛，炼蜜和丸如桐子大。先食服二十丸，稍加至三十丸。先斋五日乃服药。服后二十日，齿垢稍去白如银；四十二日面悦泽；六十日瞳子黑白分明，尿无遗沥；八十日四肢偏润，白发更黑，腰背不痛；一百五十日意气如少年。药尽一剂，药力周至，乃入房内。忌猪鱼生冷醋滑。

紫石英汤 主心虚惊悸，寒热百病，令人肥健方。

紫石英十两 白石英十两 白石脂三十两 赤石脂三十两 干姜三十两

上五味，㕮咀皆完，用二石英各取一两，石脂等三味各取三两，以水三升合以微火煎，宿勿食，分为四服，日三夜一服，后午时乃食。日日依前秤取昨日药，乃置新药中共煮，乃至药尽常然。水数一准新药，尽讫常添水去滓，服之满四十日止。忌酒肉。药水皆用大升秤，取汁亦用大升。服汤讫即行，勿住坐卧，须令药力遍身，百脉中行。若大冷者，春秋各四十九日，服令疾退尽，极须澄清服之。

论曰：此汤补虚、除癖冷莫过于此，能用之有如反掌，恐学者谓是常方，轻易而侮之。若一剂得瘥即止，若服多令人大热，即须服冷药压之，宜审而用之。

卷第十三 辟 谷

服茯苓第一方六首

服茯苓方

茯苓粉五斤 白蜜三斤 柏脂七斤，炼法在后

上三味，合和，丸如梧桐子。服十丸，饥者增数服之，取不饥乃止。服吞一丸，不复服谷及他果菜也，永至休粮。饮酒不得，但得饮水。即欲求升仙者，常取杏仁五枚㕮咀，以水煮之为汤，令沸去滓以服药，亦可和丹砂药中令赤服之。又若却欲去药食谷者，取消石葵子等熟治之，以粥服方寸匕，日一，四日内日再服，药去，稍稍食谷葵羹，太良。

又方

茯苓三斤 白蜡二斤 大麻油三升 松脂三斤

上四味，微火先煎油三沸，内松脂令烊，次内蜡，蜡烊内茯苓，熟搅成丸乃止。服如李核大一丸，日再，一年延年，千岁不饥。

又方

茯苓二斤　云母粉二斤　天门冬粉二斤　羊脂五斤　麻油三斤　蜜五斤　白蜡三斤　松脂十斤，白者

上八味，内铜器中，微火上煎令相得，下火和令凝紫色乃止。欲绝谷，先作五肉稻粮食五日，乃少食，三日后丸此药，大如弹丸，日三服，一日九丸不饥，饥则食此止，却百二十日复食九丸，却三岁复食九丸，却十二年复食九丸，如此寿无极。可兼食枣脯，饮水无苦。还下药取消石一升、葵子一升，以水三升煮取一升，日三服八合，亦可一升，药下乃食一合米粥，日三，三日后日中三合。

又方

茯苓去皮

上以淳酒渍令淹，密封十日，出之如饵可食，甚美，服方寸匕，日三，令人肥白，除百病，不饥渴延年。

又方

茯苓粉五斤　白蜜三升

上二味，渍铜器中，瓷器亦得，重釜煎之，数数搅不停，候蜜竭，出，以铁臼捣三万杵，日一服三十丸如梧子，百日病除，二百日可夜书，二年后役使鬼神，久服神仙。

辟谷延年千岁方

松脂　天门冬去心　茯苓　蜡　蜜各一升

上五味，以酒五升先煎蜜蜡三沸，内羊脂三沸，内茯苓三沸，内天门冬相和，服三丸如李子，养色还白，以杏仁一升内之为良。

服松柏脂第二 方二十首　论一首

采松脂法

常立夏日，伐松横枝指东南者，围二三尺，长一尺许，即日便倒顿于地，以器其下承之，脂自流出三四过，使以和药。此脂特与生雄黄相宜，若坚强者，更著酒中，火上消之，汁出，著冷酒中引之，乃暖和雄黄。衡山松脂膏，常以春三月入衡山之阴，取不见日月之松脂，炼而食之，即不召自来。服之百日，耐寒暑；二百日，五脏补益；服之五年即王母见诸名山。所生三百六十五山，其可食者独满谷阴怀中耳，其谷正从衡山岭直东四百八十里，当横捷正石横其岭，东北行过其南入谷五十里穷穴，有石城白鹤，其东方有大石四十余丈，状如白松，下二丈有小穴，可入山，有丹砂可食也。其南方阴中有大松，大三十余围，有三十余株，不见日月，皆可服也。

取破松脂法

以日入时破其阴以取其膏，破其阳以取其脂，等分食之，可以通神灵。凿其阴阳为孔，令方寸深五寸，还以皮掩其孔，无令风入，风入不可服也。以春夏时取之，取之讫，封塞勿泄，以泥涂之。东北行至丹砂穴下有阴泉水，可饮之。此洪农[①]车君以元封[②]元年入此山，食松脂，十六年复下，居长安东市，又在上谷牛头谷时往来至秦岭上，年常如三十者。

取松脂法

斫取老枯肥松，细擘长尺余，置甑中蒸之，满甑，脂下流入釜中，数数接取脂，置水中凝之，尽，更为。一日可得数十斤，枯节益佳。

又法

取枯肥松细破，于釜中煮之，其脂自出，接取置冷水中凝之，引之则成。若以五月就木取脂者，对刻木之阴面为二三刻，刻可得数升，秋冬则依煮法取。勿煮生松者，少脂。

---

① 洪农：当作"弘农"，汉代郡名。
② 元封：汉武帝刘彻年号。

炼松脂法

松脂二十斤为一剂，以大釜中著水，加甑其上，涂际勿泄，加茅甑上为藉，复加生土茅上厚一寸，乃加松脂于上，炊以桑薪，汤减添水，接取停于冷水中，凝，更蒸之如前法，三蒸毕，止，脂色如白玉状，乃用和药，可以丸菊花、茯苓服之。每更蒸易土如前法。以铜锣承甑下脂，当入锣中如胶状，下置冷水中，凝更蒸。欲出铜器于釜中时，预置小绳于脂中，乃下停于水中凝之，复停于炭，须臾乃四过皆解，乃可举也。尽更添水，以意斟酌其火，勿太猛，常令不绝而已。

又方

治松脂以灰汁煮之，泻置盆水中，须臾凝，断取，复置灰中煮之。如此三反，皆易水成矣。

一法炼松脂十二过易汤。不能者，五六过亦可服之。

炼松脂法

薄淋桑灰汁，以煮脂一二沸，接取投冷水中引之凝，复更煮，凡十过，脂则成。若强者，复以酒中煮三四过则柔矣。先食服一两，日三，十日不复饥，饥更服之，一年后，夜如白日。久服去百病。禁一切肉咸菜鱼酱盐等。

又方

松脂十斤

上用桑薪灰汁二石内釜中，加甑于上，甑中先铺茅，次铺黄砂土可三寸，蒸之，脂少间流入釜中，寒之凝，接取复蒸如前，三上，更以清水代灰汁，复如前，三上，去水，更以阴深水一石五斗煮甘草三斤，得一石汁，去滓，内牛酥二斤，加甑釜上，复炊如前，令脂入甘草汁中凝，接取复蒸，夕下，如此三上即成，苦味皆去，甘美如饴，膏服如弹丸，日三，久服神仙不死。

又方

好松脂一石　石灰汁三石

上二味，于净处为灶，加大釜，斩白茅为藉，令可单止，以脂内甑中炊之，令脂自下入釜尽去甑，接取内冷水中，以扇扇之，两人引之三十过，复蒸如前，满三遍，三易灰汁，复以白醋浆三石炼之三过，三易醋浆也，复以酒炼之一过，亦如上法讫，以微火煎之，令如饴状，服之无少长。

又方

松脂二斤半，水五升煎之，汁黄浊，出投冷水中，如是百二十上，不可以为率，四十入汤辄一易汤，凡三易汤且成，软如泥，其色白，乃可用治。下茯苓一斤，内药中搅令相得，药成，置冷地可丸，丸如杏核。日吞三丸，十日止，自不欲饮食。当炼松脂无令苦乃用耳。

又方

松脂七斤，以桑灰汁一石煮脂三沸，接置冷水中，凝复煮之，凡十遍，脂白矣。为散三两，分为三服，十两以上不饥，饥复服之。一年以后，夜视目明，久服不死。

论曰：炼松脂，春夏可为，秋冬不可为，绝谷治癞第一。欲食即勿服。亦去三尸。

粉松脂法

松脂十斤

丹黍灰汁煮沸，接置冷水中二十过，即末矣。亦可杂云母粉丸以蜜，服之良。

服松脂法

欲绝谷，服三两，饥复更服，取饱而止，可至一斤。不绝谷者，服食一两。先食，须药力尽乃余。食错者即食不安而吐也。久服，延年百病除。

又方

松脂十斤　松实三斤　柏实三斤　菊花五升

上四味，下筛，蜜和，服如梧子三十丸，分为三服。一百日以上，不复饥，服之一年，百岁如三十四十者，久服寿同天地。

又方

桑寄生蒸之令熟，调和以炼松脂大如弹丸，日一丸，即不饥。

服法

以夏至日取松脂，日食一升，无食他物，饮水自恣，令人不饥，长服可以终身不食。河南少室山有大松，取阴处断之，置器中蒸之，膏自流出，炼出去苦气，白蜜相和食之，日一升，三日后服如弹丸，渴饮水，令人不老，取无时。

又方

松脂五斤　羊脂三斤

上二味，先炼松脂令消，内羊脂，日服博棋一枚，不饥，久服神仙。

守中方与前别

白松脂七斤，三遍炼　白蜡五斤　白蜜三升　茯苓粉三斤

上三味，合蒸一石米顷，服如梧子十丸，饥复取服，日一丸。不得食一切物，得饮酒，不过一合。斋戒，咬咀五香，以水煮一沸，去滓，以药投沸中。又欲致神女者，取茅根治取汁以和之，蒸服之，神女至矣。

又方

松脂桑灰炼百遍，色正白，复内之饴蜜中，数反出之，服二丸如梧子，百日身轻，一年玉女来侍。

取柏脂法

五月六日刻其阳二十株，株可得半升，炼服之。欲绝谷者，增之至六两，不绝谷者一两半。禁五辛鱼肉菜盐酱。治百病，久服，炼形延年。炼脂与炼松脂法同。

服松柏实第三方一十九首

凡采柏子，以八月，过此零落又喜蠹虫，顿取之又易得也，当水中取沉者。八月取，并房暴干末，服方寸匕，稍增至五合，或日一升半。欲绝谷，恣口取饱，渴饮水。一方，柏子服不可过五合。

凡采松实，以七月未开时采之。才开口，得风便落不可见也。

松子宜陈者佳。

绝谷升仙不食法

取松实末之，服三合，日三，则无饥。渴饮水，勿食他物，百日身轻，日行五百里，绝谷升仙。

服松子法

治下筛，服方寸匕，日三四或日一升，半升能多为善，二百日以上，日行可五百里。一法，服松子不过三合。

松子丸

松子味甘酸，益精补脑，久服，延年不老，百岁以上，颜色更少，令人身轻悦泽方。

松子、菊花等分，以松脂若蜜丸，服如梧子十丸，日三，可至二十丸，亦可散服二方寸匕，日三，功能与前同。

又方

松柏脂及实各等分，丸以松脂，服之良。

服松叶令人不老，身生毛皆绿色，长一尺，体轻气香，还年变白，久服以绝谷，不饥渴，饮水服松叶，亦可粥汁服之。初服如恶，久自便。亦可干末，然不及生服。

服松叶法

细切餐之，日三合，令人不饥。

又方

细切之如粟，使极细，日服三合，四时皆服。生叶治百病，轻身益气，还白延年。

又方

四时采,春东夏南秋西冬北方,至治轻身益气,令人能①风寒不病痹,延年。

高子良服柏叶法

采无时,以叶切置甑中令满,覆盆甑,著釜上蒸之三石米顷,久久益善,蒸讫,水淋百余过讫,阴干。若不淋者,蒸讫便阴干。服一合,后食,日三服。势力少,稍增,从一合始至一升。令人长生益气,可辟谷不饥,以备厄还山隐无谷。昔庞伯宁、严君平、赵德凤、唐公房等修道佐时也,世遭饥运,又避世隐峨眉山中,饥穷欲死,适与仙人高子良、五马都相遭,以此告之,皆如其言,尽共服之,卒赖其力皆度厄。后以告道士进同得其方,遂共记之。

又方

取大盆,内柏叶著盆中,水渍之,一日一易水,易水者状瓮出水也,如是七日以上,若二七日为佳,讫,覆盆蒸之,令气彻便止。暴干下筛末一石,以一斗枣膏溲,如作干饭法,服方寸匕,日三,以水送不饥,饥即服之,渴饮水。以山居读诵气力不衰,亦可济凶年。

仙人服柏叶减谷方

柏叶取近上者,但取叶,勿杂枝也,三十斤为一剂,常得好不津器,内柏叶于中,以东流水渍之,使上有三寸,以新盆覆上泥封之,三七日出,阴干,勿令尘入,中干便治之下筛。以三升小麦净择,内著柏叶汁中,须封五六日,乃出阴干燥复内之,封五六日出,阴干令燥,磨之下筛。又取大豆三升,炒令熟,取黄磨之下筛。合三物搅调相得,内韦囊中盛之,一服五合,用酒水无在,日三,食饮无妨。治万病,病自然消,冬不寒,颜色悦泽,齿脱更生,耳目聪明肠实。服此,食不食无在。

又方

取柏叶三石,熟蒸暴干,下筵②;大麦一升,熬令变色,细磨之。都合和,服多少自任,亦可作粥服之,可稍稍饮酒。

又方

取柏叶二十斤著盆中,以东流水渍三七日,出,暴干。以小麦一斗渍汁三四日,出,暴干,熬令香,柏叶亦然。盐一升,亦熬之令黄。三味捣下筛,以不中水猪膏二斤细切,著末中搅,复筛之,先食,服方寸匕,日三匕,不用食,良,亦可兼服之。

又方

取阴地柏叶,又取阴面皮,哎咀,蒸之,以釜下汤灌之,如是至三,阴干百日,下筛大麦末大豆末三味各一斤,治服方寸匕,日三,以绝谷不食,除百病延年。

又方

柏叶三石,熟煮之,出置牛筥中以汏之,令水清乃止,暴干,以白酒三升溲叶,微火蒸之熟,一石米顷熄火,复暴干。治大麦三升熬令变色,细治暴捣叶下筛,合麦屑中,日服三升,以水浆若酒送之,止谷疗病,避温疠恶鬼,久久可度世。

又方

柏叶十斤,以水四斗渍之一宿,煮四五沸,漉出去汁,别以器阁之干。以小麦一升渍柏叶汁中,一宿出,暴燥,复内之,令汁尽。取盐一升、柏叶一升、麦一升熬令香,合三味末之,以脂肪一片合溲,酒服方寸匕,日三,病自消减,十日以上,便绝谷。若乘骑,取一升半水饮之,可以涉道路不疲。

休粮散方

侧柏一斤,生　乌豆　麻子各半升,炒

---

① 能:通"耐"。

② 筵(shāi 筛):筛。

上三味，捣拌空心冷水服方寸匕。

酒膏散第四方六首 论一首

仙方凝灵膏

茯苓三十六斤　松脂二十四斤　松仁十二斤　柏子仁十二斤

上四味，炼之捣筛，以白蜜两石四斗内铜器中，微火煎之。一日一夜，次第下药，搅令相得，微微火之，七日七夕止。可取丸如小枣，服七丸，日三。若欲绝谷，顿服取饱，即不饥，身轻目明，老者还少，十二年仙矣。

初精散方

茯苓三十六斤　松脂二十四斤　钟乳一斤

上三味为粉，以白蜜五斗搅令相得，内垍器中，固其口，阴干百日，出而粉之，一服三方寸匕，日三服，一剂大佳，不同余药。

论曰：凡欲服大药，当先进此一膏一散，然后乃服大药也。

五精酒主万病发白反黑齿落更生方

黄精四斤　天门冬三斤　松叶六斤　白术四斤　枸杞五斤

上五味皆生者，内釜①中，以水三石煮之一日，去滓，以汁渍曲如家酝法，酒熟取清，任性饮之，一剂长年。

白术酒方

白术二十五斤

上一味，㕮咀，以东流水两石五斗不津器②中渍之，二十日去滓，内汁大盆中，夜候流星过时，抄己姓名置盆中，如是五夜，汁当变如血，取以渍曲如家酝法，酒熟取清，任性饮之，十日，万病除。百日，白发反黑，齿落更生，面有光泽，久服长年。

枸杞酒方

枸杞根一百斤

上一味，切，以东流水四石煮之，一日一夕，去滓，得一石，汁渍曲酿之，如家酝法，酒熟取清，置不津器中，取：

干地黄末一升　桂心末一升　干姜末一升　商陆根末一升　泽泻末一升　椒末一升

上六味，盛以绢袋，内酒中，密封口埋入地三尺，坚覆上二十日，沐浴整衣冠，向仙人再拜讫，开之，其酒当赤如金色。平旦空肚服半升为度，十日万病皆愈，二十日瘢痕灭。恶疾人以一升水和半升酒分五服，服之即愈。若欲食石者，取河中青白石如枣杏仁者二升，以水三升煮一沸，以此酒半合置中，须臾即熟可食。

灵飞散方

云母粉一斤　茯苓八两　钟乳七两　柏仁七两　桂心七两　人参七两　白术四两　续断七两　菊花十五两　干地黄十二两

上一十味，捣筛，以生天门冬十九斤，取汁溲药，著铜器中蒸之，一石二斗黍米下，出，暴干捣筛，先食服方寸匕，日一服，三日力倍，五日血脉充盛，七日身轻，十日面色悦泽，十五日行及奔马，三十日夜视有光，七十日头发尽落，故齿皆去。更取二十七，白蜜和捣二百杵，丸如梧子，作八十一丸，皆映彻如水精珠。欲令发齿时生者，日服七丸，三日即生。若发未白不落者，且可服散如前法；已白者，饵药至七年乃落。入山日服七丸，则绝谷不饥。

---

① 釜：原作"金"，今据文义改。

② 不津器：不渗水的容器。

卷第十四 退　居

择地第一

山林深远，固是佳境，独往则多阻，数人则喧杂。必在人野相近，心远地偏，背山临水，气候高爽，土地良沃，泉水清美，如此得十亩平坦处，便可构居。若有人功，可至二十亩，更不得广。广则营为关心，或似产业，尤为烦也。若得左右映带岗阜形胜，最为上地。地势好，亦居者安，非他望也。

缔创第二

看地形向背，择取好处，立一正屋三间，内后牵其前梁稍长，柱令稍高，橡上著栈，栈讫上著三四寸泥，泥令平，待干即以瓦盖之，四面筑墙，不然堑垒，务令厚密，泥饰如法。须断风隙，拆缝门窗，依常法开后门。若无瓦，草盖令厚二尺，则冬温夏凉。于檐前西间作一格子房以待客，客至引坐，勿令入寝室及见药房，恐外来者有秽气，损人坏药故也。若院外置一客位最佳。堂后立屋两间，每间为一房，修泥一准正堂，门令牢固。一房著药，药房更造一立柜高脚为之，天阴雾气，柜下安少火，若江北则不须火也；一房著药器，地上安厚板，板上安之，著地土气恐损。正屋东去屋十步造屋三间，修饰准上，二间作厨，北头一间作库，库内东墙施一棚，两层，高八尺，长一丈，阔四尺，以安食物。必不近正屋，近正屋则恐烟气及人，兼虑火烛，尤宜防慎。于厨东作屋二间，弟子家人寝处，于正屋西北立屋二间通之，前作格子，充料理晒暴药物，以篱院隔之。又于正屋后三十步外立屋二间，橡梁长壮，柱高间阔，以安药炉，更以篱院隔之，外人不可至也。西屋之南立屋一间，引檐中隔著门，安功德，充念诵入静之处。中门外水作一池，可半亩余，深三尺，水常令满，种芰荷菱芡，绕池岸种甘菊，既堪采食，兼可阅目怡闲也。

服药第三

人非金石，况犯寒热雾露，既不调理，必生疾疹，常宜服药，避外气，和脏腑也。平居服五补七宜丸、钟乳丸，量其性冷热虚实，自求好方常服。其红雪三黄丸、青木香丸、理中丸、神明膏、陈元膏、春初水解散、天行茵陈丸散，皆宜先贮之，以防疾发，忽有卒急不备难求。腊日合一剂乌膏、楸叶膏，以防痈疮等。若能服食，尤是高人。世有偶学合炼，又非真好，或身婴朝绂，心迫名利，如此等辈，亦何足言。今退居之人，岂望不死羽化之事，但免外物逼切，庶几全其天年。然小小金石事，又须闲解神精丹，防危救急所不可缺耳。伏火丹砂，保精养魂，尤宜长服。伏火石硫黄，救脚气、除冷癖、理腰膝，能食有力。小还丹愈疾去风。伏火磁石，明目坚骨。火炼白石英、紫石英疗结滞气块，强力坚骨。伏火水银，压热镇心。金银膏养精神去邪气。此等方药，固宜留心功力，各依本草。其余丹火，以冀神助非可卒致。有心者亦宜精恳傥遇其真。

饮食第四

身在田野，尤宜备赡。须识罪福之事，不可为食损命。所有资身，在药菜而已，料理如法，殊益于人。枸杞、甘菊、术、牛膝、苜①蓿、商陆、白蒿、五加，服石者不宜吃。商陆以上药，三月以前苗嫩时采食之，或煮或齑②，或炒或腌③，悉用土苏咸豉汁加米等色为之，下饭甚良。蔓菁作齑最佳。不断五辛者，春秋嫩韭，四时采薤，甚益。曲虽拥热，甚益气力，但不可多食，致令闷愦，料理有法，节而食之。百沸餺饦、蒸饼及糕索饼起面等法在《食经》中。白粳米、白粱、黄粱、青粱米，

---

① 苜：原作"首"，今据文义改。
② 齑（jī基）：将药物的嫩苗做成酱菜食用。
③ 腌：原作"佮"，今据王本改。

常须贮积支料一年，炊饭煮粥亦各有法，并在《食经》中。绿豆、紫苏、乌麻亦，须宜贮，俱能下气。其余豉酱之徒，食之所要，皆须贮蓄。若肉食者，必不得害物命，但以钱买犹愈于杀，第一戒慎勿杀。若得肉，必须新鲜，似有气息，则不宜食，烂脏损气，切须慎之戒之，料理法在《食经》中。

食后将息法

平旦点心饭讫，即自以热手摩腹，出门庭行五六十步，消息之。中食后，还以热手摩腹，行一二百步，缓缓行，勿令气急，行讫还床偃卧，四展手足勿睡，顷之气定，便起正坐，吃五六颗苏煎枣，啜半升以下人参、茯苓、甘草等饮，觉似少热，即吃麦门冬、竹叶、茅根等饮，量性将理。食饱不得急行，及饥不得大语远唤人，嗔喜卧睡觉食散后，随其事业，不得劳心劳力。觉肚空，即须索食，不得忍饥。必不得食生硬粘滑等物，多致霍乱。秋冬间暖裹腹，腹中微似不安，即服厚朴、生姜等饮，如此将息必无横疾。

养性第五

鸡鸣时起，就卧中导引。导引讫，栉漱即巾，巾后正坐，量时候寒温，吃点心饭若粥等。若服药者，先饭食，服吃药酒，消息讫，入静，烧香静念，不服气者亦可念诵，洗雪心源，息其烦虑，良久事讫，即出徐徐步庭院间散气，地湿即勿行，但屋下东西步令气散。家事付与儿子不得关心，所营退居，去家百里五十里，但时知平安而已。应缘居所要，并令子弟支料顿送，勿令数数往来愦闹也。一物不得在意营之，平居不得嗔，不得大语大叫大用力，饮酒至醉，并为大忌。四时气候和畅之日，量其时节寒温，出门行三里二里，及三百二百步为佳，量力行，但勿令气乏气喘而已。亲故邻里来相访问，携手出游百步，或坐，量力宜谈笑简约其趣，才得欢适，不可过度耳。人性非合道者，焉能无闷，闷则何以遣之，还须蓄数百卷书，《易》、《老》、《庄子》等，闷来阅之，殊胜闷坐。衣服但粗缦，可御寒暑而已，第一勤洗浣，以香沾之。身数沐浴，务令洁净，则神安道胜也，浴法具《养生经》中。所将左右供使之人，或得清净弟子，精选小心少过谦谨者，自然事闲无物相恼，令人气和心平也。凡人不能绝嗔，得无理之人易生嗔喜，妨人道性。

（丁　侃　校注）

摄养枕中方

【按语】

《摄养枕中方》为药王孙思邈的所作，道教养生书，收入在《云笈七签》卷三十三，另外《正统道藏》洞神部方法类收有《枕中记》一卷，旧题晋葛洪撰，实际上系孙思邈《枕中方》，并误抄入符度仁所纂《修真秘录》的一些内容。二书内容基本相同，惟《枕中方》比《枕中记》多序、自慎章标题及行气、守一章的大部分内容，盖《枕中记》有散佚。全书五章，自慎章论饮食之道，养生的十二多与十二少；禁忌章述守庚申、服药禁忌等；导引章讲按摩、咽液等法；行气章讲保精、行气、服饵三大求仙法；守一章讲守三丹田真一之法。最后有单独成篇的《太清存神炼气五时七候诀》。另有服麻油法、服巨胜法、服云母三法等服饵法。为研究唐道教气功学和养生学的文献材料。

孙思邈出生于西魏时代，传说生于541年卒于682年，是个百岁老人。京兆华原（今陕西耀县）人。为唐代著名道士，医药学家。被人称为"药王"。幼聪颖好学。自谓"幼遭风冷，屡造医门，汤药之资，罄尽家产"。因病学医，总结了唐代以前的临床经验和医学理论，编成两部医学巨著——《千金药方》和《千金翼方》。孙思邈对医德的强调，为后世的习医、业医者传为佳话。他的名著

《千金方》中，也把"大医精诚"的医德规范放在了极其重要的位置。孙思邈崇尚养生，并身体力行，正由于他通晓养生之术，才能年过百岁而视听不衰。他将儒家、道家以及外来古印度佛家的养生思想与中医学的养生理论相结合，提出的许多切实可行的养生方法，时至今日，还在指导着人们的日常生活。

本次校勘以《道藏》为底本，以裘庆元的《三三医书》为校本，再参照其他有关资料进行校点整理。

【原文校释】

自 慎

夫天道盈缺，人事多屯。居处屯危，不能自慎而能克济者，天下无之。故养性之士，不知自慎之方，未足与论养生之道也，故以自慎为首焉。夫圣人安不忘危，恒以忧畏为本营。无所畏忌，则庶事隳坏。经曰：人不畏威，则大威至矣。故以治身者，不以忧畏，朋友远之；治家者，不以忧畏，奴仆侮之；治国者，不以忧畏，邻境侵之；治天下者，不以忧畏，道德去之。故忧畏者，生死之门，礼教之主，存亡之由祸福之本，吉凶之元也。是故士无忧畏，则身名不立；农无忧畏，则稼穑不滋；工无忧畏，则规矩不设；商无忧畏，则货殖不广；子无忧畏，则孝敬不笃；父无忧畏，则慈爱不著；臣无忧畏，则勋庸不建；君无忧畏，则社稷不安。养性者，失其忧畏，则心乱而不治，形躁而不宁，神散而气越，志荡而意昏，应生者死，应死者亡，应成者败，应吉者凶。其忧畏者，其犹水火，不可暂忘也。人无忧畏，子弟为劲敌，妻妾为寇仇。是以太上畏道，其次畏物，其次畏人，其次忧身。故忧于身者，不拘于人；畏于己者，不制于彼；慎于小者，不惧于大；戒于近者，不侮于远。能知此者，水行蛟龙不得害，陆行虎兕不能伤，处世谤讟①不能加。善知此者，万事毕矣。夫万病横生，年命横夭，多由饮食之患，饮食之患过于声色，声色可绝之逾年，饮食不可废于一日。为益既广，为患亦深，且滋味百品，或气势相伐，触其禁忌，更成沉毒，缓者积年而成病急者，灾患而卒至也。

凡夏至后迄秋分，勿食肥腻饼䭔之属，此与酒浆果瓜相妨。或当时不觉即病，入秋节变生，多诸暴下，皆由涉夏取冷太过，饮食不节故也。而或者以病至之日，便为得病之初，不知其所由来者渐矣。欲知自②慎者，当去之于微也。夫养性者，当少思、少念、少欲、少事、少语、少笑、少愁、少乐、少喜、少怒、少好、少恶。行此十二少者，养生之都契也。多思则神殆，多念则志散，多欲则损智，多事则形劳，多语则气争，多笑则伤藏，多愁则心慑，多乐则意溢，多喜则忘错昏乱，多怒则百脉不定，多好则专迷不理③，多恶则憔悴无欢。此十二多不除，丧生④之本也。唯无多无少，几乎道也。故处士少疾，游子多患，繁简之殊也。是故田夫寿，膏粱夭，嗜欲多少之验也。故俗人竞利，道士罕营。夫常人不可无欲，又复不可无事，但约私心，约狂念，靖躬损思，则渐渐自息耳。封君达云⑤：体欲常劳，食欲常少。劳勿过极，少勿过虚，恒去肥浓，节咸酸，减思虑，损喜怒，除驰逐，慎房室。春夏施泻，秋冬闭藏。又鱼脍生肉诸腥冷之物，此多损人，速宜断之，弥大善也。心常念善，不欲谋欺诈恶事，此大辱神损寿也。

彭祖曰：重衣厚褥，体不堪苦，以致风寒之疾。甘味脯腊，醉饱餍饫，以致疝结之病。美色妖丽，以致虚损之祸。淫声哀音，怡心悦耳，以致荒耽之惑。驰骋游观，弋猎原野，以致发狂之迷。谋得战胜，取乱兼弱，以致骄逸之败。斯盖圣人戒其失理，可不思以自勖也。

---

① 讟：诽谤。
② 自：《三三医书》作"此"。
③ 理：《三三医书》作"旦"。
④ 生：《三三医书》作"身"。
⑤ 云：《三三医书》作"曰"。

夫养性之道，勿久行、久坐、久视、久听，不强食，不强饮，亦不可忧思愁哀。饥乃食，渴乃饮，食止行数百步，大益人。夜勿食，若食即行约五里，无病损。日夕有所营，为不住，为佳不可至疲极，不得大安，无所为也。故曰：流水不腐，户枢不蠹。以其劳动不息也。

想尔曰：想尔盖仙人名勿与人争曲真，当灭人算寿①。若身不宁，反舌塞喉，嗽满咽液无数，须臾即愈。道人有疾，闭目内视，使心生火，以火烧身，烧身令尽存之，使精神如仿佛，疾即愈。若有痛处，皆存其火烧之，秘验。

仙经禁忌

凡甲寅日，是尸鬼竞乱精神躁秽之日，不得与夫妻同席言语会面，必当清静沐浴，不寝警备也。凡服药物，不欲食蒜、石榴、猪肝、犬肉。凡服药，勿向北方，大忌。凡亥子日，不可唾，减损年寿。凡入山之日，未至百步，先却百步，足反登山，山精不敢犯人。凡求仙，必不用见尸。又忌三月一日，不得与女人同处。

仙道忌十败

一勿好淫；二勿为阴贼凶恶；三勿酒醉；四勿秽慢不净；五勿食父命本命肉；六勿食己本命肉；七勿食一切本名肉；八勿食生五辛；九勿杀一切昆虫众生；十勿向北方大小便仰视三光。

仙道十戒

勿以八节日行威刑；勿以晦朔日怒；勿以六甲日食林家之物；勿以三月三日食五藏肉百草心；勿以四月八日杀伐树木；勿以五月五日见血；勿以六月六日起土；勿以八月四日市附足之物；勿以九月九日起床席；勿以八节日杂处。

学仙杂忌②

若有崇奉六天及事山川魔神者，勿居其室，勿飨其馔。右已③上忌法，天人大戒，或令三魂相相嫉，七魄流竞，或胎神所憎，三官受恶之时也。若能奉修，则为仙材；不奉修失禁，则为伤败。

夫④阴丹内御，房中之术，七九朝精，吐纳之要，六一回丹，雄雌之法，虽获仙名，而上清不以比德，虽均至化，而太上不以为高。未弘之道，岂赌玄闼！勿亲经孕妇女，时醮华池，酣酓自乐，全真独卧。古之养生，尤须适意，不知秘术，讵可怡乎？勿抱婴儿，仙家大忌。夫⑤建志内学，养神求仙者，常沐浴以致灵气。如学道者，每事须令密，泄一言一事，辄减一算。一算三日也。

凡咽液者，常闭目内视。学道者常当⑥别处一室，勿与人杂居，著净衣，焚香。凡书符，当北向，勿杂用笔砚。凡耳中忽闻啼呼，及雷声鼓鸣，若鼻中闻臭气血腥者，并凶兆也，即焚香，沐浴斋戒，守三元帝君，求乞救护。行阴德，为人所不能为，行人所不能行，则自安矣。"

夫喜怒损志⑦，哀乐害性，荣华惑德，阴阳竭精，皆学道之人大忌，仙家之所疾也。

夫习真者，都无情欲之感，男女之想也。若丹白存于胸中，则真感不应灵女，上尊下降，阴气所接，永不可以修至道，吾常恨此，赖改之速耳。所以，真道不可以对求，要言不可以偶听，慎之哉！

---

① 算寿：《三三医书》作"寿算"。
② 学仙杂忌：《三三医书》作"又曰"。
③ 已：《三三医书》作"以"。
④ 夫：《三三医书》此上有"又曰"二字。
⑤ 夫：《三三医书》作"凡"。
⑥ 学道者常当：《三三医书》无此句。
⑦ 夫喜怒损志：《三三医书》中此句前有"又曰"。

导 引

常以两手摩拭一①面上，令人②有光泽，斑皱不生。行之五年，色如少女。摩之令二七而止。卧起，平气正坐，先义③手掩项，目向南视上，使项与手争，为之三四，使人精和血脉流通，风气不入，行之不病。又屈动身体四极，反张侧掣，宣摇百关，为之各三。又卧起，先以手④内著厚帛，拭项中四面及耳后周匝热，温温如也。顺发摩顶良久，摩两手，以治面目，久久令人目自明，邪气不平。都毕，咽液三十过，导内液咽之。又欲数按耳左右令无数，令耳不聋，鼻不塞。

常以生气时，咽液二七过，按体所痛处，每坐常闭目内，视存见五脏六腑，久久自得，分明了了。

常以手中指按目近鼻两眦两眦，目睛明也。闭气为之，气通乃止，周而复始行之，周视万里。

常以手按两眉后小穴中此处目之通气者也三九过，又以手心及指摩两目及颧上，又以手旋耳各三十过，皆无数时节也。毕，以手逆乘额上三九过，从眉⑤中始，乃上行入发际中，常行之，勿语其状，久而上仙。修之时皆勿犯华盖。华盖，眉也。

行 气

凡欲求仙，大法有三，保精、引气、服饵。凡⑥此三事，亦阶浅至深，不遇至人，不涉勤苦，亦不可卒知之也。然保精之术，列叙百数，服饵之方，略有千种，皆以勤劳不强为务。故行气可以治百病，可以去瘟疫，可以禁蛇兽，可以止疮血，可以居水中，可以辟饥渴，可以延年命。其大要者，胎息而已。胎息者，不复以口鼻嘘吸，如在胞胎之中，则道成矣。

夫善用气者，嘘水水为逆流，嘘火火为灭炎，嘘虎豹虎豹为之伏匿，嘘疮血疮血则止。闻有毒虫所中，虽不见其⑦人，便遥为嘘况我手，男左女右，彼虽百里之外，皆愈矣。又中毒卒病，但吞三九。九当作九⑧之气，亦登时善也。但人性多躁，少能安静，所以修道难矣。

凡行气之道，其法当在密室闭户，安床暖席，枕高二寸半，正身偃卧，瞑目闭气，自止于胸隔，以鸿毛著鼻上，毛不动，经三百息。耳无所闻，目无所见，心无所思，当以渐除之耳。若食生冷、五辛、鱼肉、及喜怒忧恚而引气者，非止无益，更增气病，上气放逆也。不能闭之，即稍学之。初起三息、五息、七息、九息而一舒气，更吸之。能十二息，气是小通也；百二十息不舒气，是大通也。此治身之大要也。常以夜半之后，生气，时闭气以心中数数，令耳不闻，恐有误乱，以手下筹，能至于千，即去仙不远矣。

凡吐气，令人多出少入，恒以鼻入口吐。若天大雾、恶风、猛寒，勿行气，但闭之为要妙也。

彭祖曰：至道不烦，但不思念一切，则心常⑨不劳；又复导引、行气、胎息，真尔可得千岁；更服金丹大药，可以毕天不朽。清斋休粮，存日月在口中，昼存日，夜存月，令大如环，日赤色，有紫光九芒，月黄色，有白光十芒，存咽服光芒之液，常密行之无数。若修存之时，恒令日月还面明堂中，日在左，月在右，令二景与目瞳合，气相通也。所以倚运生精，理利魂神，六丁奉侍，天兵卫护，此真道也。凡夜行及眠卧，心有恐者，存日月还入明堂中，须臾百邪自灭。山居恒尔。凡月五日

---

① 一：《三三医书》无此字。
② 人：《三三医书》无此字。
③ 义：《三三医书》作"叉"。
④ 手：《三三医书》无此字。
⑤ 眉：《三三医书》作"有"。
⑥ 凡：《三三医书》无此字。
⑦ 其：《三三医书》无此字。
⑧ 九九当作九：《三三医书》无此句。
⑨ 常：《三三医书》作"藏"。

夜半，存日象在心中，日从口入，使照一身之内，与日共光相合会，当觉心腹霞光映照，毕，咽液九遍。到十五日、二十五日，亦如是。自得百①通畅，面有玉光。又男服日象，女服月象，一日勿废，使人聪明朗彻，五藏生华。

守一

夫守一之道，眉中却行一寸为明堂，二寸为洞房，三寸为上丹田。中丹田者，心也。下丹田者，脐下一寸二分是也，一一有服色姓名②出黄庭经中，男子长九分，女子长六分。昔黄帝到峨眉山，见皇人于玉堂中。帝请问真一之道皇人曰：长生飞仙，则唯金丹，守形却老，则独真一，故仙重焉。

凡诸思存，乃有千数，以自卫，率多烦杂劳人。若知③一之道，则一切不须也。仙师曰：凡服金丹大药，虽未去世，百邪不敢近人。若服草木小药，饵八石，适可除病延年，不足以攘外祸，或为百鬼所枉，或为太山横召，或为山神所轻，或为精魅所侵。唯有真一，可以一切不畏也。守一法，具在皇人守一经中。

太清存神炼气五时七候诀④

夫身为神，气为窟宅，神气若存，身康力健，神气若散，身乃谢焉。若欲存身，先安神气，即气为神母，神为气子⑤，神气若具，长生不死。若欲安神，须炼元气，气在身内，神安气海，气海充盈，心安神定。若神气不散，身心凝静，静至定俱，身存年永，常住道元，自然成圣，气通神境，神通性慧，命注身存，合于真性，日月齐龄，道成究竟，依铭炼气。欲学此术，先须绝粒，安心气海，存神丹田，摄心静虑。气海若俱，自然饱矣。专心修者，百日小成，三年大成。初入五时，后通七候，神灵变化，出没自存，峭壁千里，去住无碍。气若不散，即气海充盈，神静丹田，身心永固，自然回颜驻色，变体成仙，隐显自由，通灵百⑥变，名曰度世，号曰真人。天地齐年，日月同寿。此法不服气，不咽津，不辛苦，要吃但吃，须休即休，自在自由，无碍五时七候，入胎定观耳。

五时⑦，第一时，心动多静少思，缘万境，取舍无常，念虑度量，犹如野马，常人心也。第二时，心静少动多摄，动入心，而心散逸，难可制伏，摄之动策，进道之始。第三时，心动静相半，心静似摄，未能常静，静散相半，用心勤策，渐见调熟。第四时，心静多动少摄，心渐熟，动即摄之，专注一境，失而遽得。第五时，心一向纯静，有事触亦不动，由摄心熟坚固准定也。从此已⑧后，处显而入七候，任运自得非关作⑨。

七候⑩，第一候，宿疾并消，身轻心畅，停心在内，神静气安，四大适然，六情沉寂，心安玄竟⑪抱一守中，喜悦日新，名为得道。第二候，起过常限，色返童颜，形悦心安，通灵彻视。移居别郡，拣地而安，邻里之人，勿令旧识。第三候，延年千载，名曰仙人。游诸名山，飞行自在，青童侍卫，玉女歌扬，腾蹑烟霞，彩云捧足。第四候，炼身成气，气绕身光，名曰真人。存亡自在，光明自照，昼夜常明，游诸洞宫，诸仙侍立。第五候，炼气为神，名曰神人。变通自在，作用无穷，力动乾

---

① 百：《三三医书》作"而"。
② 一一有服色姓名出黄庭经中：《三三医书》作"出《黄庭经》，一一有服饰姓名"。
③ 知：《三三医书》作"守"。
④ 诀：《三三医书》无此字。
⑤ 子：《三三医书》无此字。
⑥ 百：《三三医书》作"不"。
⑦ 五时：《三三医书》作"五时者"。
⑧ 已：《三三医书》作"以"。
⑨ 关作：《三三医书》作"不关于作"。
⑩ 七候：《三三医书》作"七候者"。
⑪ 玄竟：《三三医书》作"立镜"。

坤,移山竭海。第六候,炼神合色,名曰至人。神既通灵,色形不定,对机施化①应物现形。第七候,高超物外,迥出常伦,大道玉皇,共居灵境,贤圣集会,弘演至真,造化通灵,物无不达。修行至此,方到道源,万行休停,名曰究竟。今时之人,学道日浅,曾无一候,何得灵通?但守愚情,保持秽质,四时迁运,形委色衰,体谢归空,称为得道廖矣。此胎息定观,乃是留神驻形,真元祖师相传至此。最初真人传此术,术在口诀,凡书在文,有德志人,方遇此法,细详留意,必获无疑。贤智之人,逢斯圣文矣。

(何丽清 校注)

食 疗 本 草

唐·孟 诜 原著
唐·张 鼎 增补

【按语】

《食疗本草》是在唐代孟诜所撰《补养方》的基础上,经张鼎增补之后易为此名。原作者孟诜,生于唐德吾四年(621年),卒于开元元年(713年),享年93岁。其为汝州梁(今河南临汝)人。是当时著名的医药学家,曾师从于名医孙思邈。可能亦受孙思邈重视食治思想的影响,孟诜才撰写出我国食疗史上最早以"食疗"为名的《食疗本草》,也是现存的第一部食疗本草专著。

《食疗本草》原书3卷,所收食物归为227种,已早佚,于清光绪三十三年(1907)英国人斯坦因在敦煌莫高窟中发现该书古抄本残卷,现存英国伦敦博物馆。仅收有从石榴至芋共26种药物的条文。1930年日本中尾万三考察、校定了该书,以《食疗本草考察》为名。全书分两编,载药241种,是近代最早的一种辑本。而后谢海洲、马继兴、翁维建、郑金生等重新考求了《食疗本草》流传的佚文,辑复此书。全书分三卷,共收录260种药物,并归并同类条文,校注疑误,1984年由人民卫生出版社出版。1984的人卫版《食疗本草》是比较完善的辑佚本。共辑佚260味食药,分为3卷。上卷主要为草木和果实类,中卷为动物类,下卷为谷菜类。

《食疗本草》是孟诜将自己所积累的经验、见解,以及唐代的食疗成就和发展情况的一个融汇总结。书中内容广泛,条文达到了260余种,与其同时代现存的同类文献比较,《食疗本草》收载的食疗物是最多的。可以说《食疗本草》是唐代食疗物品种最丰富的一部著作。它记录了当时常食的瓜果、蔬菜、米谷、鸟兽、鱼虫及一些加工制品。书中很多事物均是唐以前的本草著作中所未见的,如鱼类中的鳜鱼(桂鱼)、鲈鱼、石首鱼(黄花鱼),菜类中的蕹菜(空心菜)、菠薐(菠菜)、莙荙、白苣(莴苣)、胡荽,米谷类的绿豆、白豆、荞麦等。书中内容也反映出当时的食疗经验和作者自家的食疗心的和见解,而非单纯的辑录,关于动物脏器的食疗方法有了进一步的阐述,如用羊肝、兔肝明目,猪肾补益人肾之需;藻菌类的食物也有所扩展,如海底苔、干苔在此书首次记录。书中在预防饮食物的副作用,即饮食宜忌方面涉猎亦更广泛,包括了时间、用量、食法、产地、妊产妇、小儿、疾患、多食、久食等各方面的禁忌,此外还增加了食物的食用和药用部位。该书收载的食疗物来自不同的地域,甚至是外域传入的食物。最难能可贵的是作者依据自己的个人经验,比较了中国南方和北方不同的饮食习惯,饮食同一食物带来的不同效果,从而食疗方法必须注意到地区性的差异。而食品卫生的问题书中亦有记载,如"面有热毒者,多是陈颞之色"。

---

① 化:《三三医书》作"行"。

《食疗本草》是我国现存的第一部食疗本草著作,也是一部营养学专著。该书总结了唐以前的食疗学成就,为中国古代的药物和食物知识宝库增添了许多新的内容。虽然书中饮食物宜忌方面有一些封建迷信色彩,但仍不失为实用的古代食疗学划时代的著作。

本次校勘以1984年由人民卫生出版社出版的《食疗本草》为底本,以《医心方》、《经史证类大观本草》、《重修政和经史证类备用本草》中相关内容为校本,并参考其他相关资料对本书进行校点整理。

【原文校释】

卷　上

盐

(一) 蠼螋尿疮：① 盐三升,水一斗,煮取六升。以绵②浸汤,淹疮上。〔证③〕

(二) 又,治一切气及脚气：取盐三升,蒸,候热分裹,近壁,脚踏之,令脚心热。〔证〕

(三) 又,和槐白皮蒸用,亦治脚气。夜夜与之良。〔证〕

(四) 又,以皂荚两梃,盐半两,同烧令通赤,细研。夜夜用揩齿。一月后,有动者齿及血蜃④齿,并差⑤,其齿牢固。〔证〕

石鹰（燕）

(一) 在乳穴石洞中者,冬月采之,堪食。余月采者只堪治病,不堪食也。食如常法。〔嘉⑥·证〕

(二) 又,治法：取石鹰二十枚,和五味炒令熟,以酒一斗,浸三日,即每夜卧时饮一两盏,随性（多少）也。甚能补益,能吃食,令人健力也。〔嘉·证〕

黄精

(一) 饵黄精,能老不饥。其法可取瓮子去底,釜上安置令得,所盛黄精令满。密盖,蒸之。令气溜,即暴⑦之。第二遍蒸之亦如此。九蒸九暴。凡生时有一硕,熟有三、四斗。蒸之若生,则刺人咽喉。暴使干,不尔朽坏。〔证〕

(二) 其生者,若初服,只可一寸半,渐渐增之。十日不食,能长服之,止三尺五寸。服三百日后,尽见鬼神,饵必升天。〔证〕

(三) 根、叶、花、实,皆可食之。但相对者是,不对者名偏精。〔证〕

甘菊〈平〉

其叶,正月采,可作羹；茎,五月五日采；花,九月九日采。并主头风目眩、泪出,去烦热,利五脏。野生苦菊不堪用。〔证〕

天门冬

(一) 补虚劳,治肺劳,止渴,去热风。可去皮心,入蜜煮之,食后服之。若暴干,入蜜丸尤佳。〔证〕

(二) 亦用洗面,甚佳。〔证〕

---

① 蠼螋尿疮：中医病名,类似于现代的带状疱疹。
② 绵：即丝绵。唐代无棉花,故用丝绵。今多用棉花。
③ 证：墨盖子后"食疗云"之下佚文,因系《证类本草》所引,简称《证类》,代号"证"。
④ 蜃：(nì匿),指虫咬的病。
⑤ 差：通"瘥",下同。
⑥ 嘉："臣禹锡等谨按。孟诜云"之下的佚文,因出自《嘉祐本草》所引,简称"嘉祐",代号"嘉"。
⑦ 暴：通"曝",下同。

地黄〈微寒〉

以少蜜煎，或浸食之，或煎汤，或入酒饮，并妙。生则寒，主齿痛，唾血，折伤。叶可以羹。〔证〕

薯蓣（山药）

治头疼，利丈夫，助阴力。和面作馎饦，则微动气，为不能制面毒也。熟煮和蜜，或为汤煎，或为粉，并佳。干之入药更妙也。〔证〕

白蒿〈寒〉

（一）春初此蒿前诸草生。捣汁去热黄及心痛。其叶生挼，醋淹之为菹①，甚益人。〔嘉〕

（二）又，叶干为末，夏日暴水痢，以米饮和一匙，空腹服之。〔嘉〕

（三）子：主鬼气，末和酒服之良。〔嘉〕

（四）又，烧淋灰煎，治淋沥疾。〔嘉〕

决明子〈平〉

（一）叶：主明目，利五脏，食之甚良。〔证〕

（二）子：主肝家热毒瓦斯，风眼赤泪。每日取一匙，捋去尘埃，空腹水吞之。百日后，夜见物光也。〔证〕

生姜〈温〉

（一）去痰下气。多食少心智。八九月食，伤神。〔嘉·证〕

（二）除壮热，治转筋，心满。食之除鼻塞，去胸中臭气，通神明。〔心②·证〕

（三）又，冷痢：取椒烙之为末，共干姜末等分，以醋和面，作小馄饨子，服二七枚。先以水煮，更之饮中重煮。出，停冷吞之。以粥饮下，空腹，日一度作之良。〔嘉〕

（四）谨按：止逆，散烦闷，开胃气。又姜屑末和酒服之，除偏风。汁作煎，下一切结实冲胸膈恶气，神验。〔嘉〕

（五）又，胃气虚，风热，不能食：姜汁半鸡子壳，生地黄汁少许，蜜一匙头，和水三合，顿服立差。〔证〕

（六）又，皮寒，（姜）性温。〔证〕

（七）又，姜汁和杏仁汁煎成煎，酒调服，或水调下。善下一切结实冲胸膈。〔证〕

苍耳〈温〉

（一）主中风、伤寒头痛。〔嘉〕

（二）又，丁肿困重，生捣苍耳根、叶，和小儿尿绞取汁，冷服一升，日三度，甚验。〔嘉〕

（三）拔丁肿根脚。〔证〕

（四）又，治一切风：取嫩叶一石，切，捣和五升麦蘖，团作块。于蒿、艾中盛二十日，状成麹。取米一斗，炊作饭。看冷暖，入苍耳麦蘖麹③，作三大升酿之。封一十四日成熟。取此酒，空心暖服之，神验。封此酒可两重布，不得全密，密则溢出。〔证〕

（五）又，不可和马肉食。〔证〕

葛根

蒸食之，消酒毒。其粉亦甚妙。〔证〕

栝蒌（瓜蒌）

（一）子：下乳汁。〔证〕

---

① 菹（zū租）：酸菜，腌菜。
② 心：《医心方》（人卫出版社1955年影印）注以"孟诜云"或"孟诜食经云"的佚文代号为"心"。
③ 麹：通"曲"。

（二）又，治痈肿：栝蒌根苦酒中熬燥，捣筛之。苦酒和，涂纸上，摊贴。服金石人宜用。〔证〕

藙覆子（通草）〈平〉

（一）上主利肠胃，令人能食。下三焦，除恶气。和子食更良。江北人多不识此物，即南方人食之。〔卷①·嘉〕

（二）又，主续五脏音声及气，使人足气力。〔卷·嘉〕

（三）又，取枝叶煮饮服之，治卒气奔绝。亦通十二经脉。其茎为（通）草，利关节拥塞不通之气。今北人只识蒨草，而不委子功。（其皮不堪食）。〔卷·嘉〕

（四）煮饮之，通妇人血气。浓煎三、五盏，即便通。〔证〕

（五）又，除寒热不通之气，消鼠瘘、金疮、踒折。煮汁酿酒妙。〔证〕

百合〈平〉

主心急黄，（以百合）蒸过，蜜和食之。作粉尤佳。红花者名山丹，不堪食。〔证〕

艾叶

（一）干者并煎者，（主）金疮，崩中，霍乱。止胎漏。春初采，为干饼子，入生姜煎服，止泻痢。三月三日，可采作煎，甚治冷。若患冷气，取熟艾面裹作馄饨，可大如弹子许。〔证〕

（二）（艾实）：又治百恶气，取其子，和干姜捣作末，蜜丸如梧子大，空心三十丸服，以饭三、五匙压之，日再服。其鬼神速走出，颇消一切冷气。田野之人与此方相宜也。〔嘉·证〕

（三）又，产后泻血不止，取干艾叶半两炙熟，老生姜半两，浓煎汤，一服便止，妙。〔证〕

蓟菜（小蓟）

（一）小蓟根：主养气。取生根叶，捣取自然汁，服一盏，立佳。〔证〕

（二）又，取菜煮食之，除风热。〔证〕

（三）根主崩中。又，女子月候伤过，捣汁半升服之。〔证〕

（四）叶只堪煮羹食，甚除热风气。〔心〕

（五）又，金创血不止，捋叶封之即止。〔心·证〕

（六）夏月热，烦闷不止：捣叶取汁半升，服之立差。〔证〕

恶食（牛蒡）

（一）根，作脯食之良。〔证〕

（二）热毒肿，捣根及叶封之。〔证〕

（三）杖疮、金疮，取叶贴之，永不畏风。〔证〕

（四）又瘫缓及丹石风毒，石热发毒。明耳目，利腰膝：则取其子末之，投酒中浸经三日，每日饮三两盏，随性多少。〔证〕

（五）欲散支节筋骨烦热毒。则食前取子三七粒，熟捋吞之，十服后甚食。〔证〕

（六）细切根如小豆大，拌面作饭煮食，（消胀壅）尤良。〔证〕

（七）又，皮毛间习习如虫行，煮根汁浴之。夏浴慎风。却入其子炒过，末之如茶，煎三七，通利小便。〔证〕

海藻

（一）主起男子阴气，常食之，消男子㿉②疾。南方人多食之，传于北人。北人食之，倍生诸病，更不宜矣。〔心·嘉〕

（二）瘦人，不可食之。〔心胬③〕

---

① 卷：《食疗本草》（敦煌残卷微缩胶片，原片编号 S.76）——简称"卷子"，代号"卷"。

② 㿉：音不详，此指睾丸肿大。

③ 心胬：《医心方》（人卫出版社 1955 年影印）注以"月吾玄子张（食经）云"的佚文代号为"心胬"。

昆布
下气，久服瘦人。无此疾者，不可食。海岛之人爱食，为无好菜，只食此物。服久，病亦不生。遂传说其功于北人。北人食之，病皆生，是水土不宜尔。〔证〕

紫菜
下热气，多食胀人。若热气塞咽喉，煎汁饮之。此是海中之物，味犹有毒性。凡是海中菜，所以有损人矣。〔证〕

船底苔
冷，无毒。治鼻洪，吐血，淋疾以炙甘草并豉汁浓煎汤，旋呷。又，主五淋：取一团鸭子大，煮服之。又，水中细苔：主天行病，心闷，捣绞汁服。〔嘉补〕

干苔
味咸，寒一云温。主痔，杀虫，及霍乱呕吐不止，煮汁服之。又，心腹烦闷者，冷水研如泥，饮之即止。又，发诸疮疥，下一切丹石，杀诸药毒。不可多食，令人痿黄，少血色。杀木蠹虫，内木孔中。但是海族之流，皆下丹石。〔嘉补〕

蘹香（小茴香）
（一）（恶心）：取蘹香华、叶煮服之。〔心〕

（二）国人重之，云有助阳道，用之未得其方法也。生捣茎叶汁一合，投热酒一合。服之治卒肾气冲胁、如刀刺痛，喘息不得。亦甚理小肠气。〔证〕

荠苨
丹石发动，取根食之尤良。〔证〕

蒟酱〈温〉
散结气，治心腹中冷气。亦名土荜拨。岭南荜拨尤治胃气疾，巴蜀有之。〔证〕

青蒿（草蒿）〈寒〉
（一）益气长发，能轻身补中，不老明目，煞风毒。捣敷疮上，止血生肉。最早，春前生，色白者是。自然香醋淹为菹，益人。治骨蒸，以小便渍一两宿，干，末为丸，甚去热劳。〔证〕

（二）又，鬼气，取子为末，酒服之方寸匕，差。〔证〕

（三）烧灰淋汁，和锻石煎，治恶疮瘢黡。〔证〕

菌子〈寒〉
（一）发五脏风壅经脉，动痔病，令人昏昏多睡，背膊、四肢无力。〔嘉·证〕

（二）又，菌子有数般，槐树上生者良。野田中者，恐有毒，杀人。〔嘉·证〕

（三）又，多发冷气，令腹中微微痛。〔嘉·证〕

牵牛子
多食稍冷，和山茱萸服之，去水病。〔证〕

羊蹄
主痒，不宜多食。〔证〕

菰菜、菱首
（一）菰菜：利五脏邪气，酒皶面赤，白癞疬疡，目赤等，效。然滑中，不可多食。热毒风气，卒心痛，可盐、醋煮食之。〔嘉〕

（二）若丹石热发，和鲫鱼煮作羹，食之三两顿，即便耳。〔证〕

（三）菱首：寒。主心胸中浮热风，食之发冷气，滋人齿，伤阳道，令下焦冷滑，不食甚好。〔嘉〕

萹竹（萹蓄）
（一）蚘虫心痛，面青，口中沫出，临死：取叶十斤，细切。以水三石三斗，煮如饧，去滓。通

寒温，空心服一升，虫即下。至重者再服，仍通宿勿食，来日平明服之。〔证〕

（二）患痔：常取蓠竹叶煮汁澄清。常用以作饭。〔证〕

（三）又，患热黄、五痔：捣汁顿服一升，重者再服。〔证〕

（四）丹石发，冲眼目肿痛：取根一握，洗。捣以少水，绞取汁服之。若热肿处，捣根茎敷之。〔证〕

甘蕉

主黄疸。子：生食大寒。主渴，润肺，发冷病。蒸熟暴之令口开，春取人食之。性寒，通血脉，填骨髓。〔证〕

蛇莓

（一）主胸、胃热气，有蛇残不得食。〔证〕

（二）主孩子口噤，以汁灌口中，死亦再活。〔证〕

苦芙〈微寒〉

生食治漆疮。五月五日采，暴干作灰，敷面目、通身漆疮。不堪多食尔。〔证〕

槐实

（一）主邪气，产难，绝伤。〔证〕

（二）春初嫩叶亦可食，主瘾疹，牙齿诸风疼。〔证〕

枸杞〈寒〉

（一）无毒。叶及子：并坚筋能老，除风，补益筋骨，能益人，去虚劳。〔证〕

（二）根：主去骨热，消渴。〔证〕

（三）叶和羊肉作羹，尤善益人。代茶法煮汁饮之，益阳事。〔证〕

（四）能去眼中风痒赤膜，捣叶汁点之良。〔证〕

（五）又，取洗去泥，和面拌作饮，煮熟吞之，去肾气尤良。又益精气。〔证〕

榆荚〈平〉

（一）上疗小儿痫疾，（小便不利）。〔卷·证〕

（二）又方，患石淋、茎又暴赤肿者：榆皮三两，熟捣，和三年米醋滓封茎上。日六七遍易。〔卷·嘉·证〕

（三）又方，治女人石痈、妒（妬）乳肿。〔卷·嘉〕

（四）案经：宜服丹石人。取叶煮食，时服一顿亦好。高昌人多捣白皮为末，和菹菜食之甚美。消食，利关节。〔卷·嘉·证〕

（五）又，其子可作酱，食之甚香。然稍辛辣，能助肺气。杀诸虫，下（气，令人能食。又）心腹间恶气，内消之。陈滓者久服尤良。〔卷·嘉·证〕

（六）又，涂诸疮癣妙。〔卷·证〕

（七）又，卒冷气心痛，食之。〔卷·嘉·证〕

酸枣〈平〉

主寒热结气，安五脏，疗不能眠。〔证〕

木耳〈寒〉

无毒。利五脏，宣肠胃气拥、毒气，不可多食。惟益服丹石人。热发，和葱豉作羹。〔嘉〕

桑

（一）桑椹：性微寒。食之补五脏，耳目聪明，利关节，和经脉，通血气，益精神。〔心〕

（二）桑根白皮：煮汁饮，利五脏。又入散用，下一切风气水气。〔嘉〕

（三）桑叶：炙，煎饮之止渴，一如茶法。〔嘉〕

（四）桑皮：煮汁可染褐色，久不落。柴：烧灰淋汁入炼五金家用。〔嘉〕

竹

（一）淡竹上，甘竹次。主咳逆，消渴，痰饮，喉痹，鬼疰恶气。杀小虫，除烦热。〔证〕

（二）苦竹叶：主口疮，目热，喑哑。〔证〕

（三）苦竹筎：主下热壅。〔证〕

（四）苦竹根：细锉一斤，水五升，煮取汁一升，分三服。大下心肺五脏热毒气。〔证〕

（五）笋：寒。主逆气，除烦热，又动气，能发冷癥，不可多食。越有芦及箭笋，新者稍可食，陈者不可食。其淡竹及中母笋虽美，然发背闷脚气。〔心·嘉〕

（六）苦笋不发痰。〔证〕

（七）竹笋不可共鲫鱼食之，使笋不消成癥病，不能行步。〔心〕

（八）慈竹：夏月逢雨，滴汁着地，生蓐似鹿角，色白。取洗之，和姜酱食之，主一切赤白痢。极验。〔遗①〕

（九）慈竹沥：疗热风，和食饮服之良。〔嘉〕

（十）淡竹沥：大寒。主中风大热，烦闷劳复。〔证〕

（十一）淡竹筎：主噎膈，鼻衄。〔证〕

（十二）竹实：通神明，轻身益气。〔证〕

（十三）篁、淡、苦、甘外，余皆不堪，不宜人。〔证〕

吴茱萸〈温〉

（一）上主治心痛，下气，除咳逆，去脏中冷。能温脾气消食。〔卷·嘉〕

（二）又方，生树皮：上牙疼痛痒等，立止。〔卷·嘉〕

（三）又，（患风瘙痒痛者），取茱萸一升，清酒五升，二味和煮，取半升去滓，以汁微暖洗。〔卷·嘉〕

（四）如中风贼风，口偏不能语者，取茱萸一升，美清酒四升，和煮四五沸，冷服之半升。日二服，得小汗为差。〔卷·嘉〕

（五）案经：杀鬼毒尤良。〔卷·嘉〕

（六）又方：夫人冲冷风欲行房，阴缩不怒者，可取二七粒，（嚼）之良久，咽下津液。并用唾涂玉茎头即怒。〔卷〕

（七）又，闭目者名欓子，不宜食。〔卷·嘉〕

（八）又方，食鱼骨在腹中，痛，煮汁一盏，服之即止。〔卷·心脢·嘉〕

（九）又，鱼骨刺在肉中不出，及蛇骨者，（捣吴茱萸）以封其上，骨即烂出。〔卷·心脢·嘉〕

（十）又，奔豚气冲心，兼脚气上者，可和生姜汁饮之，甚良。〔卷·嘉〕

（十一）微温。主痢，止泻，浓肠胃。肥健人不宜多食。〔证〕

（食茱萸）〈温〉

（一）主心腹冷气痛，中恶，除咳逆，去脏腑冷，能温中，甚良。〔证〕

（二）又，齿痛，酒煎含之。〔证〕

（三）又，杀鬼毒。中贼风，口偏不语者，取子一升，美豉三升，以好酒五升，和煮四五沸，冷服半升，日三四服，得汗便差。〔证〕

（四）又，皮肉痒痛，酒二升，水五升，茱萸子半升，煎取三升，去滓微暖洗之立止。〔证〕

（五）又，鱼骨在腹中刺痛，煎汁一盏服之，其骨软出。〔证〕

（六）又，脚气冲心，和生姜煎汁饮之。〔证〕

（七）又，鱼骨刺入肉不出者，捣封之。其骨自烂而出。〔证〕

---

① 遗："陈藏器云"或"陈藏器余"之下引"张鼎食疗"之佚文，简称"遗"。

（八）又，闭目者名欜子，不堪食。〔证〕

槟榔
多食发热，南人生食。闽中名橄榄子。所来北者，煮熟，熏干将来。〔证〕

栀子
（一）主喑哑，紫癜风，黄疸，积热心躁。〔证〕

（二）又方，治下鲜血，栀子人①烧成灰，水和一钱匕服之。量其大小多少服之。〔证〕

芜荑〈平〉
（一）上主治五内邪气，散皮肤肢节间风气。能化食，去三虫，逐寸白，散腹中冷气〔卷·嘉·证〕

（二）又，患热疮，为末和猪脂涂，差。〔卷·嘉〕

（三）又方，和白沙蜜治湿癣。〔卷·嘉〕

（四）又方，和马酪治干癣，和沙牛酪疗一切疮。〔卷·嘉·证〕

（五）案经：作酱食之，甚香美。其功尤胜于榆仁，唯陈久者更良。可少吃，多食发热、心痛，为其味辛之故。秋天食之（尤）宜人。长吃治五种痔病。（诸病不生）。〔卷·嘉·证〕

（六）又，杀肠恶虫。〔卷·证〕

茗（茶）
（一）茗叶：利大肠，去热解痰。煮取汁，用煮粥良。〔证〕

（二）又，茶主下气，除好睡，消宿食，当日成者良。蒸、捣经宿。用陈故者，即动风发气。市人有用槐、柳初生嫩芽叶杂之。〔证〕

蜀椒·秦椒〈温〉
（一）粒大者，主上气咳嗽，久风湿痹。〔证〕

（二）又，患齿痛，醋煎含之。〔嘉·证〕

（三）又，伤损成疮中风，以面裹作馄饨，灰中炮之，使熟断开口，封其疮上，冷，易热者，三五度易之。亦治伤损成弓风。〔嘉·证〕

（四）又去久患口疮，去闭口者，以水洗之，以面拌煮作粥，空心吞之三、五匙，（以）饭压之。（重者可）再服，（以）差（为度）。〔嘉·证〕

（五）又，椒：温，辛，有毒。主风邪腹痛，寒痹。温中，去齿痛，坚齿发，明目，止呕逆，灭瘢，生毛发，出汗，下气，通神，去老，益血，利五脏。治生产后诸疾，下乳汁。久服令人气喘促。十月勿食，及闭口者大忌，子细黑者是。秦椒白色也。〔嘉·证〕

（六）除客热，不可久食，钝人性灵。〔心〕

蔓椒
主贼风挛急。〔证〕

椿〈温〉
（一）动风，熏十二经脉、五脏六腑。多食令人神不清，血气微。〔嘉〕

（二）又，女子血崩及产后血不止，月信来多，可取东引细根一大握洗之，以水一大升煮，分再服便断。亦止赤带下。〔嘉〕

（三）又，椿俗名猪椿。疗小儿疳痢，可多煮汁后灌之。〔嘉〕

（四）又，取白皮一握，仓粳米五十粒，葱白一握，甘草三寸炙，豉两合。以水一升，煮取半升，顿服之。小儿以意服之。枝叶与皮功用皆同。〔嘉〕

---

① 栀子人：即"栀子仁"。

樗
主疳痢，杀蛔虫。又名臭椿。若和猪肉、热面频食，则中满，盖壅经脉也。〔证〕

郁李仁
（一）气结者，酒服仁四十九粒，更泻，尤良。〔证〕

（二）又，破癖气，能下四肢水。〔证〕

胡椒
治五脏风冷，冷气心腹痛，吐清水，酒服之佳。亦宜汤服。若冷气，吞三七枚。〔证〕

橡实
主止痢，不宜多食。〔证〕

鼠李〈微寒〉
（一）主腹胀满。其根有毒，煮浓汁含之治䘌齿。并痔虫蚀人脊骨者，可煮浓汁灌之食。〔证〕

（二）其肉：主胀满谷胀。和面作饼子，空心食之，少时当泻。〔证〕

（三）其煮根汁，亦空心服一盏，治脊骨疳。〔证〕

枳椇
多食发蛔虫。昔有南人修舍用此，误有一片落在酒瓮中，其酒化为水味。〔证〕

梨（榧）子〈平〉
（一）上主治五种痔，去三虫，杀鬼毒，恶疰。〔卷〕

（二）又，患寸白虫人，日食七颗，经七日满，其虫尽消作水即差。〔卷·证〕

（三）按经：多食三升、二升佳，不发病。令人消食，助筋骨，安荣卫，补中益气，明目轻身。〔卷·嘉〕

藕〈寒〉
（一）上主补中焦，养神，益气力，除百病。久服轻身耐寒，不饥延年。〔卷〕

（二）生食则主治霍乱后虚渴、烦闷、不能食。长服生肌肉，令人心喜悦。〔卷·嘉〕

（三）案经：神仙家重之，功不可说。其子能益气，即神仙之食，不可具说。〔卷〕

（四）凡产后诸忌，生冷物不食。唯藕不同生类也。为能散血之故。但美即而已，可以代粮。〔卷·嘉〕

（五）（又），蒸食甚补益（五脏，实）下焦，令肠胃肥厚，益气力。与蜜食相宜，令腹中不生诸虫。〔卷·嘉〕

（六）（亦可休粮）。仙家有贮石莲子及干藕经千年者，食之不饥，轻身能飞，至妙。世人何可得之。凡男子食，须蒸熟服之，生吃损血。〔卷·嘉〕

莲子〈寒〉
（一）上主治五脏不足，伤中气绝，利益十二经脉、廿五络血气。生吃（微）动气，蒸熟为上。〔卷·心·嘉〕

（二）又方，（熟）去心，干为末，着蜡及蜜，等分为丸服。（日服三十丸），令（人）不饥。学仙人最为胜。〔卷·嘉〕

（三）若雁腹中者，空腹服之七枚，身轻，能登高涉远。采其雁（食）之，或粪于野田中，经年犹生。〔卷·嘉〕

（四）又，或于山岩石下息、粪中者。不逢阴雨，数年不坏。〔卷·嘉〕

（五）又，诸飞鸟及猿猴，藏之于石室之内，其猿、鸟死后，经数百年者，取得之服，永世不老也。〔卷·嘉〕

（六）其子房及叶皆破血。〔卷·嘉〕

（七）又，根停久者，即有紫色。叶亦有褐色，多采食之，令人能变黑如璧。〔卷〕

橘〈温〉

（一）（穰）：止泄痢。食之，下食，开胸膈痰实结气。下气不如皮也。穰不可多食，止气。性虽温，甚能止渴。〔心·嘉〕

（二）皮：主胸中瘕热逆气。〔心〕

（三）又，干皮一斤，捣为末，蜜为丸。每食前酒下三十丸，治下焦冷气。〔嘉〕

（四）又，取陈皮一斤，和杏仁五两，去皮尖熬，加少蜜为丸。每日食前饮下三十丸，下腹脏间虚冷气。气脚冲心，心下结硬，悉主之。〔嘉〕

柚

味酸，不能食。可以起盘。〔心〕

橙〈温〉

（一）去恶心，胃风：取其皮和盐贮之。〔证〕

（二）又，瓤：去恶气。和盐蜜细细食之。〔证〕

干枣〈温〉

（一）主补津液，养脾气，强志。三年陈者核中仁：主恶气、卒疰忤。〔心·嘉〕

（二）又，疗耳聋、鼻塞，不闻音声、香臭者：取大枣十五枚，去皮核；蓖麻子三百颗，去皮。二味和捣，绵裹塞耳鼻。日一度易，三十余日闻声及香臭。先治耳，后治鼻，不可并塞之。〔嘉〕

（三）又方，巴豆十粒，去壳生用。松脂同捣，绵裹塞耳。〔嘉〕

（四）又云，洗心腹邪气，和百药毒。通九窍，补不足气。〔嘉〕

（五）生者食之过多，令人腹胀。蒸煮食之，补肠胃，肥中益气。第一青州，次蒲州者好。诸处不堪入药。〔心·嘉〕

（六）小儿患秋痢，与虫枣食，良。〔嘉〕

（七）枣和桂心、白瓜仁、松树皮为丸，久服香身，并衣亦香。〔证〕

软枣〈平〉

多食动风，令人病冷气，发咳嗽。〔卷·证〕

蒲桃（葡萄）〈平〉

（一）上益脏气，强志，疗肠间宿水，调中。〔卷·心〕

（二）按经：不问土地，但取藤，收之酿酒，皆得美好。〔卷·嘉〕

（三）其子不宜多食，令人心卒烦闷，犹如火燎。亦发黄病。凡热疾后不可食之。眼闇、骨热，久成麻疬病。〔卷·心·嘉〕

（四）又方，其根可煮取浓汁饮之，（止）呕哕及霍乱后恶心。〔卷·嘉〕

（五）又方，女人有娠，往往子上冲心。细细饮之即止。其子便下，胎安好。〔卷·嘉〕

栗子

（一）生食治腰脚。蒸炒食之，令气拥，患风水气不宜食。〔嘉〕

（二）又，树皮：主瘭疮毒。〔嘉〕

（三）谨按：宜日中暴干，食即下气、补益。不尔犹有木气，不补益。就中吴栗大，无味，不如北栗也。其上薄皮，研，和蜜涂面，展皱。〔嘉〕

（四）又，壳：煮汁饮之，止反胃、消渴。〔嘉〕

（五）今有所食生栗，可于热灰中煨之，令才汗出，即啖之，甚破气。不得使通熟，熟即拥气。生即发气。故火煨杀其木气耳。〔心·嘉〕

覆盆子〈平〉

上主益气轻身，令人发不白。其味甜、酸。五月麦田中得者良。采其子于烈日中晒之，若天雨即烂，不堪收也。江东十月有悬钩子，稍小，异形。气味一同。然北地无悬钩子，南方无覆盆子，盖土

地殊也。虽两种则不是两种之物，其功用亦相似。〔卷·嘉〕

芰实（菱实）〈平〉

（一）上主治安中焦，补脏腑气，令人不饥。仙家亦蒸熟暴干作末，和蜜食之休粮。〔卷·嘉〕

（二）凡水中之果，此物最发冷气，不能治众疾。（令人脏冷），损阴，令玉茎消衰。〔卷·心·嘉·证〕

（三）（可少食。多食）令人或腹胀者，以姜、酒一盏，饮即消。含吴茱萸子咽其液亦消。〔卷·嘉·证〕

鸡头子（芡实）〈寒〉

（一）主温，治风痹，腰脊强直，膝痛。补中焦，益精，强志意，耳目聪明。作粉食之，甚好。此是长生之药。与莲实同食，令小儿不（能）长大，故知长服当亦驻年。〔卷·心·嘉〕

（二）生食动风冷气。可取蒸，于烈日中之，其皮壳自开。捋却皮，取火食，甚美。可候皮开，于臼中舂取末。〔卷·心·嘉〕

梅实（乌梅）

（一）食之除闷，安神。乌梅多食损齿。〔心·嘉〕

（二）又，刺在肉中，嚼白梅封之，刺即出。〔嘉〕

（三）又，大便不通，气奔欲死：以乌梅十颗置汤中，须臾捋去核，杵为丸，如枣大。内下部，少时即通。〔嘉〕

（四）谨按：擘破水渍，以少蜜相和，止渴、霍乱心腹不安及痢赤。治疟方多用之。〔嘉〕

木瓜〈温〉

（一）上主治霍乱（呕哕①），涩痹风气。〔卷·证〕

（二）又，顽痹人若吐逆下（利），病转筋不止者，（煮汁饮之甚食）。〔卷·证〕

（三）脚膝筋急痛，煮木瓜令烂，研作浆粥样，用裹痛处。冷即易，一宿三五度，热裹便差。煮木瓜时，入一半酒同煮之。〔证〕

（四）（谨按）：枝叶煮之饮，亦（治霍乱），去风气，消痰。每欲霍乱时，但呼其名字。亦不可多食，损齿（及骨）。〔卷·嘉〕

（五）又，脐下绞痛，可以木瓜一片，桑叶七枚炙，大枣三个中破，以水二大升，煮取半大升，顿服之即（差）。〔卷·嘉〕

楂子〈平〉

上多食损齿及损筋。唯治霍乱转筋，煮汁饮之。与木瓜功相似，而小者不如也。

昔孔安国不识，而谓（梨）之不藏（者）。今验其形小，况相似。江南将为果子，顿食之。其酸涩也，亦无所益。俗呼为梌梨也。〔卷·嘉〕

柿〈寒〉

（一）主通鼻、耳气，补虚劳不足。〔心·嘉〕

（二）谨按：干柿，厚肠胃，温中，健脾胃气，消宿血。〔心·嘉〕

（三）又，红柿：补气，续经脉气。〔嘉〕

（四）又，柿：涩下焦，健脾胃气，消宿血。作饼及糕，与小儿食，治秋痢。〔嘉〕

（五）又，研柿，先煮粥欲熟，即下柿。更三两沸，与小儿饱食，并奶母吃亦良。〔嘉〕

（六）又，干柿二斤，酥一斤，蜜半升。先和酥、蜜，铛中消之。下柿，煎十数沸，不津器贮之。每日空腹服三五枚。疗男子、女人脾虚、腹肚薄，食不消化。面上黑点，久服甚良。〔嘉〕

---

① 哕（wā 哇，也有读 yuē）：通"哕"，指感到恶心时发出的阵阵干呕。《类证活人书》卷十："干呕者，今人所谓哕也。"《医经溯洄集·呕吐干呕哕咳逆辨》："无哕与哕，盖字异而音义俱同者也。"

芋〈平〉

（一）上主宽缓肠胃，去死肌，令脂肉悦泽。〔卷·心〕

（二）白净者无味，紫色者良，破气。煮汁饮之止渴。十月已后收之，暴干。冬蒸服则不发病，余外不可服。〔卷·嘉〕

（三）又，和（鲫鱼、鳢）鱼煮为羹，甚下气，补中焦（良。久食），令人虚，无气力。此物但先肥而已。〔卷·嘉〕

（四）又，煮生芋汁，可洗垢腻衣，能洁白（如玉）。〔卷·嘉〕

（五）又，煮汁浴之，去身上浮气。浴了，慎风半日许。〔证·嘉〕

莐茨（乌芋、荸荠）〈冷〉

下丹石，消风毒，除胸中实热气。可作粉食。明耳目，止渴，消疸黄。若先有冷气，不可食。令人腹胀气满。小儿秋食，脐下当痛。〔嘉〕

茨菰（慈姑）

（一）主消渴，下石淋。不可多食。吴人好啖之，令人患脚。〔心·嘉〕

（二）又，发脚气，瘫缓风。损齿，紫黑色。令人失颜色，皮肉干燥。卒食之，令人呕水。〔心·嘉〕

枇杷〈温〉

（一）利五脏，久食亦发热黄。〔心·嘉〕

（二）子：食之润肺，热上焦。若和热炙肉及热面食之，令人患热毒黄病。〔心·嘉〕

（三）（叶）：卒呕哕不止、不欲食。〔证〕

（四）又，煮汁饮之，止渴。偏理肺及肺风疮、胸面上疮。〔证〕

荔枝〈微温〉

食之通神益智，健气及颜色，多食则发热。〔证〕

柑子（乳柑子）〈寒〉

（一）堪食之，其皮不任药用。初未霜时，亦酸。及得霜后，方即甜美。故名之曰甘。〔心·证〕

（二）利肠胃热毒，下丹石，（止暴）渴。食多令人肺燥，冷中，发流癖病也。〔心·证〕

甘蔗

主补气，兼下气。不可共酒食，发痰。〔证〕

石蜜（乳糖）〈寒〉

（一）上心腹胀热，口干渴。波斯者良。注少许于目中，除去热膜，明目。蜀川者为次。今东吴亦有，并不如波斯。此皆是煎甘蔗汁及牛乳汁，煎则细白耳。〔卷·嘉〕

（二）又，和枣肉及巨胜人作末为丸，每食后含一丸如李核大，咽之津，润肺气，助五脏津。〔卷·嘉〕

沙糖〈寒〉

（一）上功体与石蜜同也。多食令人心痛。养三虫，消肌肉，损牙齿，发疳蜃。不可多服之。〔卷·嘉·证〕

（二）又，不可与鲫鱼同食，成疳虫。〔卷·嘉〕

（三）又，不与葵同食，生流澼。〔嘉〕

（四）又，不可共笋食之，（使）笋不消，成癥病心腹痛。（身）重不能行履。〔卷·嘉〕

桃仁〈温〉

（一）杀三虫，止心痛。〔嘉〕

（二）又，女人阴中生疮，如虫咬、疼痛者，可生捣叶，绵裹内阴中，日三、四易，差。亦煮汁洗之。今案：煮皮洗之良。〔心·嘉〕

（三）又，三月三日收花晒干，杵末，以水服二钱匕。小儿半钱，治心腹痛。〔嘉〕

（四）又，秃疮：收未开花阴干，与桑椹赤者，等分作末，以猪脂和。先用灰汁洗去疮痂，即涂药。〔嘉〕

（五）又云，桃能发诸丹石，不可食之。生者尤损人。〔心·嘉〕

（六）又，白毛：主恶鬼邪气。胶亦然。〔嘉〕

（七）又，桃符及奴：主精魅邪气。符，煮汁饮之。奴者，丸、散服之。〔嘉〕

（八）桃仁：每夜嚼一颗，和蜜涂手、面良。〔嘉〕

樱桃〈热〉

（一）益气，多食无损。〔嘉〕

（二）又云，此名"樱"，非桃也。不可多食，令人发闇风。〔嘉〕

（三）温。多食有所损。令人好颜色，美志。此名"樱桃"，俗名"李桃"，亦名"奈桃"者是也。甚补中益气，主水谷痢，止泄精。〔证〕

（四）东行根：疗寸白、蚘虫。〔嘉·证〕

杏〈热〉

（一）主咳逆上气，金创，惊痫，心下烦热，风（气）头痛。〔心·证〕

（二）面皯者，取人去皮，捣和鸡子白。夜卧涂面，明早以暖清酒洗之。〔嘉〕

（三）人患卒瘂，取杏仁三分，去皮尖熬，（捣作脂。）别杵桂（心）一分，和如泥。取李核大，绵裹含，细细咽之，日五夜三。〔心·嘉〕

（四）谨按：心腹中结伏气：杏仁、橘皮、桂心、诃梨勒皮为丸，空心服三十丸，无忌。〔嘉〕

（五）又，烧令烟尽，去皮，以乱发裹之，咬于所患齿下，其痛便止。熏诸虫出，并去风便差。重者不过再服。〔证〕

（六）又，烧令烟尽，研如泥，绵裹内女人阴中，治虫疽。〔嘉〕

石榴〈温〉

（一）实：主谷利、泄精。〔心〕

（二）（东行根：疗）蚘虫白虫。〔卷〕

（三）按经：久食损齿令黑。其皮炙令黄，捣为末，和枣肉为丸，（空腹）日服卅丸，后以饭押，（日二服）。断赤白痢。〔卷·心·嘉〕

（四）又，久患赤白痢，肠肚绞痛：以醋石榴一个，捣令碎，布绞取汁，空腹顿服之立止。〔卷·嘉〕

（五）又，其花叶阴干，捣为末，和铁丹服之。一年白发尽黑，益面红色。仙家重此，不尽书其方。〔卷〕

梨〈寒〉

（一）除客热，止心烦。不可多食。〔心·嘉〕

（二）又，卒咳嗽，以冻梨一颗刺作五十孔，每孔中内以椒一粒。以面裹于热灰中煨，令极熟，出停冷，去椒食之。〔心·嘉〕

（三）又方，梨去核，内酥蜜，面裹烧令熟。食之大良。〔心·嘉〕

（四）又方，去皮，割梨肉，内于酥中煎之。停冷食之。〔心·嘉〕

（五）又，捣汁一升，酥一两，蜜一两，地黄汁一升，缓火煎，细细含咽。凡治嗽，皆须待冷，喘息定后方食。热食之，反伤矣，令嗽更极不可救。如此者，可作羊肉汤饼，饱食之，便卧少时。〔嘉〕

（六）又，胸中痞塞、热结者，可多食好生梨即通。〔心·嘉〕

（七）（又云），卒闇风，失音不语者，生捣（梨）汁一合，顿服之。日再服，止。〔心·嘉〕

（八）金疮及产妇不可食，大忌。〔证〕

林檎〈温〉

（一）主谷痢、泄精。东行根治白虫蚘虫。〔证〕

（二）主止消渴。好唾，不可多食。〔嘉·证〕

（三）又，林檎味苦涩、平，无毒。食之闭百脉。〔证〕

李〈平〉

（一）主女人卒赤、白下：取李树东面皮，去外皮，炙令黄香。以水三升，煮汁去滓服之，日再验。〔心·嘉〕

（二）谨按：生李亦去骨节间劳热，不可多食之。临水食之，令人发痰疟。〔心·嘉〕

（三）又，牛李：有毒。煮汁使浓，含之治䘌齿。脊骨有疳虫，可后灌此汁，更空腹服一盏。〔嘉〕

（四）其子中人：主鼓胀。研和面作饼子，空腹食之，少顷当泻矣。〔嘉〕

羊（杨）梅〈温〉

（一）上主（和）脏腑，调腹胃，除烦愦，消恶气，去痰实。〔卷·嘉·证〕

（二）（亦）不可多食，损人（齿及）筋（也），然（甚能）断下痢。〔卷·嘉·证〕

（三）又，烧为灰，（亦）断下痢。其味酸美，小有胜白梅。〔卷·嘉·证〕

（四）又，取干者，常含一枚，咽其液，亦通利五脏，下少气。〔卷·证〕

（五）若多食，损人筋骨。甚酸之物，是土地使然。若南人北，杏亦不食。北人南，梅亦不啖。皆是地气郁蒸，令烦愦，好食斯物也。〔卷·证〕

胡桃〈平〉

（一）上（卒）不可多食，动痰（饮）。〔卷·心·嘉〕

（二）案经：除去风，润脂肉，令人能食。不得多食之，计日月，渐渐服食。通经络气，（润）血脉，黑人鬓发、毛落再生也。〔卷·心·嘉〕

（三）又，烧至烟尽，研为泥，和胡粉为膏。拔去白发，敷之即黑毛发生。〔卷·心〕

（四）又，仙家压油，和詹香涂黄发，便黑如漆，光润。〔卷〕

（五）初服日一颗，后随日加一颗。至廿颗，定得骨细肉润。〔卷·嘉〕

（六）又方，（能差）一切痔病。〔卷·心·嘉〕

（七）案经：动风，益气，发痼疾。多吃不宜。〔卷〕

藤梨（猕猴桃）〈寒〉

上主下丹石，利五脏。其熟时，收取瓤和蜜煎作煎。服之去烦热，止消渴。久食发冷气，损脾胃。〔卷·证〕

奈

益心气，主补中膲诸不足气，和脾。卒患食后气不通，生捣汁服之。〔心·心腊·嘉〕

橄榄（橄榄）

主鲫鱼（河豚）毒，（煮）汁服之。中此鱼肝、子毒，人立死，惟此木能解。出嶺（岭）南山谷。大树阔数围，实长寸许。其子先生者向下，后生者渐高。至八月熟，蜜藏极甜。〔嘉〕

卷　中

麝香

（一）作末服之，辟诸毒热，煞蛇毒，除惊怪恍惚。蛮人常食，似麈肉而腥气。蛮人云：食之不畏蛇毒故也。〔证〕

（二）脐①中有香，除百病，治一切恶气痊病。研了，以水服之。〔证〕

熊

（一）熊脂：微寒，甘滑。冬中凝白时取之，作生，无以偕也。脂入拔白发膏中用，极良。脂与猪脂相和燃灯，烟入人目中，令失光明。缘熊脂烟损人眼光。〔证〕

（二）肉：平，味甘，无毒。主风痹筋骨不仁。若腹中有积聚寒热者，食熊肉永不除差。〔证〕

（三）其骨煮汤浴之，主历节风，亦主小儿客忤。〔证〕

（四）胆：寒。主时气盛热，疳䘌，小儿惊痫。十月勿食，伤神。〔证〕

（五）小儿惊痫瘛瘲，熊胆两大豆许，和乳汁及竹沥服并得，去心中涎良。〔证〕

牛

（一）牛者稼穑之资，不多屠杀。自死者，血脉已绝，骨髓已竭，不堪食。黄牛发药动病，黑牛尤不可食。黑牛尿及屎，只入药。〔嘉〕

（二）又，头、蹄：下热风，患冷人不可食。〔嘉〕

（三）肝：治痢。〔证〕

又，肝醋煮食之，治瘦。〔嘉〕

（四）肚：主消渴，风眩，补五脏，以醋煮食之。〔证〕

（五）肾：主补肾。〔证〕

（六）髓：安五脏，平三焦，温中。久服增年。以酒送之。〔证〕

黑牛髓，和地黄汁、白蜜等分。作煎服之，治瘦病。恐是牛脂也。〔嘉·证〕

（七）粪：主霍乱，煮饮之。〔证〕

乌牛粪为上。又小儿夜啼，取干牛粪如手大，安卧席下，勿令母知，子、母俱吉。〔嘉〕

（八）又，妇人无乳汁，取牛鼻作羹，空心食之。不过两三日，有汁下无限。若中年壮盛者，食之良。〔证〕

（九）又，宰之尚不堪食，非论自死者。其牛肉取三斤，烂切。将啖解槽咬人恶马，只两啖后，颇甚驯良。若三五顿后，其马狞独②不堪骑。十二月勿食，伤神。〔证〕

牛乳〈寒〉

（一）患热风人宜服之。患冷气人不宜服之。〔嘉·证〕

（二）乌牛乳酪：寒。主热毒，止渴，除胸中热。〔证〕

羊

（一）角：主惊邪，明目，辟鬼，安心益气。烧角作灰，治鬼气并漏下恶血。〔嘉·证〕

（二）羊肉：温。主风眩瘦病，小儿惊痫，丈夫五劳七伤，脏气虚寒。河西羊最佳，河东羊亦好。纵驱至南方，筋力自劳损，安能补益人？〔嘉〕

（三）羊肉：妊娠人勿多食。〔证〕

患天行及疟人食，令发热困重致死。〔嘉〕

（四）头肉：平。主缓中，汗出虚劳，安心止惊。宿有冷病患勿多食。主热风眩，疫疾，小儿痫，兼补胃虚损及丈夫五劳骨热。热病后宜食羊头肉。〔证〕

（五）肚：主补胃病虚损，小便数，止虚汗。以肥肚作羹食，三五度差。〔嘉·证〕

（六）肝：性冷。治肝风虚热，目赤暗痛，热病后失明者，以青羊肝或子肝薄切，水浸敷之，极效。生子肝吞之尤妙。〔证〕

主目失明，取䍲羊肝一斤，去脂膜薄切，以未着水新瓦盆一口，揩令净，铺肝于盆中，置于炭火

---

① 脐：此指香腺囊。
② 独（tún 豚）：小猪，泛指猪。

上𤉢，令脂汁尽。候极干，取决明子半升，蓼子一合，炒令香为末，和肝杵之为末。以白蜜浆下方寸匕。食后服之，日三，加至三匕止，不过二剂，目极明。一年服之妙，夜见文本并诸物。〔证〕

（七）其羺[①]羊，即骨历羊是也。常患眼痛涩，不能视物，及看日光并灯火光不得者，取熟羊头眼睛中白珠子二枚，于细石上和枣汁研之，取如小麻子大，安眼睛上，仰卧。日二夜二，不过三四度差。〔证〕

（八）羊心：补心肺，从三月至五月，其中有虫如马尾毛，长二三寸已来。须割去之，不去令人痢。〔证〕

（九）羊毛：醋煮裹脚，治转筋。〔嘉〕

（十）又，取皮去毛煮羹，补虚劳。煮作臛食之，去一切风，治脚中虚风。〔证〕

（十一）羊骨：热。主治虚劳，患宿热人勿食。〔证〕

（十二）髓：酒服之，补血。主女人风血虚闷。〔证〕

（十三）头中髓：发风。若和酒服，则迷人心，便成中风也。〔证〕

（十四）羊屎：黑人毛发。主箭镞不出。粪和雁膏敷毛发落，三宿生。〔证〕

（十五）白羊黑头者，勿食之。令人患肠痈。一角羊不可食。六月勿食羊，伤神。〔证〕

（十六）谨按：南方羊都不与盐食之，多在山中吃野草，或食毒草。若北羊，一二年间亦不可食，食必病生尔。为其来南地食毒草故也。若南地人食之，即不忧也。今将北羊于南地养三年之后，犹亦不中食，何况于南羊能堪食乎？盖土地各然也。〔证〕

羊乳

（一）补肺肾气，和小肠。亦主消渴，治虚劳，益精气。合脂作羹食，补肾虚。〔证〕

（二）羊乳治卒心痛，可温服之。〔嘉〕

（三）亦主女子与男子中风。蚰蜒入耳，以羊乳灌耳中即成水。〔证〕

（四）又，主小儿口中烂疮，取羺羊生乳，含五六日差。〔证〕

酥〈寒〉

（一）除胸中热，补五脏，利肠胃。〔嘉·证〕

（二）水牛酥功同，寒，与羊酪同功。羊酥真者胜牛酥。〔证〕

酪〈寒〉

主热毒，止渴，除胃中热。患冷人勿食羊乳酪。〔证〕

醍醐〈平〉

主风邪，通润骨髓。性冷利，乃酥之本精液也。〔证〕

乳腐

微寒。润五脏，利大小便，益十二经脉。微动气。细切如豆，面拌，醋浆水煮二十余沸，治赤白痢。小儿患，服之弥佳。〔嘉补[②]〕

马

（一）白马黑头，食令人癫。白马自死，食之害人。〔证〕

（二）肉：冷，有小毒。主肠中热，除下气，长筋骨。〔嘉·证〕

（三）不与仓米同食，必卒得恶，十有九死。不与姜同食，生气嗽。其肉多着浸洗方煮，得烂熟兼去血尽，始可煮食。肥者亦然，不尔毒不出。〔嘉〕

（四）又，食诸马肉心闷，饮清酒即解，浊酒即加。〔证〕

（五）赤马蹄：主辟温疟。〔嘉·证〕

---

① 羺：通"㺉"，指公羊。
② 嘉补：《嘉祐本草》注以"新补见孟诜"及"新见孟诜"的文字，代号"嘉补"。

（六）悬蹄：主惊痫。〔嘉〕

（七）又，恶刺疮，取驳马尿热渍，当（虫出）愈。数数洗之。〔嘉·证〕

（八）白秃疮，以驳马不乏者尿，数数暖洗之十遍，差。〔证〕

（九）患丁肿，中风疼痛者，爁驴马粪，熨疮满五十遍，极效。〔嘉〕

患杖疮并打损疮，中风疼痛者，炒马驴湿粪，分取半，替换热熨之。冷则易之，日五十遍，极效。〔证〕

（十）男子患，未可及，新差后，合阴阳，垂至死。取白马粪五升，绞取汁，好器中盛停一宿，一服三合，日夜二服。〔嘉〕

（十一）又，小儿患头疮，烧马骨作灰，和醋敷。亦治身上疮。〔证〕

（十二）又，白马脂五两，封疮上。稍稍封之，白秃者发即生。〔证〕

（十三）又，马汗入人疮，毒气攻作脓，心懑欲绝者，烧粟杆草作灰，浓淋作浓灰汁，热煮，蘸疮于灰汁中，须臾白沫出尽即差。白沫者，是毒气也。此方岭南新有人曾得力。〔证〕

（十四）凡生马血入人肉中，多只三两日便肿，连心则死。有人剥马，被骨伤手指，血入肉中，一夜致死。〔证〕

（十五）又，臆膁，次胁膁也。蹄无夜眼者勿食。又黑脊而斑不可食。患疮疥人切不得，加增难差。〔证〕

（十六）赤马皮临产铺之，令产母坐上催生。〔证〕

（十七）白马茎：益丈夫阴气，阴干者末，和苁蓉蜜丸，空腹酒下四十丸，日再，百日见效。〔嘉〕

（十八）（马心）：患痫人不得食。〔嘉〕

鹿

（一）鹿茸：主益气。不可以鼻嗅其茸，中有小白虫，视之不见，入人鼻必为虫颡，药不及也。〔嘉〕

（二）鹿头肉：主消渴，多梦梦见物。〔心·嘉〕

（三）又，蹄肉：主脚膝骨髓中疼痛。〔心·嘉〕

（四）肉：主补中益气力。〔嘉〕

（五）又，生肉：主中风口偏不正。以生椒同捣敷之。专看正，即速除之。〔心·嘉〕

（六）谨按：肉：九月后、正月前食之，则补虚羸瘦弱、利五脏，调血脉。自外皆不食，发冷病。〔嘉·证〕

（七）角：主痈疽疮肿，除恶血。若腰脊痛、折伤，多取鹿角并截取尖，错为屑，以白蜜（五升）淹浸之，微火熬令小变色，暴干，（更）捣筛令细，以酒服之。（令人）轻身益力，强骨髓，补阳道、（绝伤）。〔嘉·证〕

（八）角：烧飞为丹，服之至妙。但于瓷器中或瓦器中，寸截，用泥裹，大火烧之一日，如玉粉。亦可炙令黄，末，细罗，酒服之益人。若欲作胶者，细破寸截，以馈水浸七日，令软方煮也。〔证〕

（九）又，妇人梦与鬼交者，鹿角末三指一撮，和清酒服，即出鬼精。〔嘉〕

（十）又，女子胞中余血不尽、欲死者，以清酒和鹿角灰服方寸匕，日三夜一，甚效。〔嘉〕

（十一）又，小儿以煮小豆汁和鹿角灰，安重舌下，日三度。〔嘉〕

（十二）骨：温。主安胎，下气，杀鬼精，可用浸酒。凡是鹿白臆者，不可食。〔证〕

黄明胶（白胶）

（一）敷肿四边，中心留一孔子，其肿即头自开也。〔证〕

（二）治咳嗽不差者，黄明胶炙令半焦为末，每服一钱匕。人参末二钱匕，用薄豉汤一钱八分，

葱少许，入铫子煎一两沸后，倾入盏，遇咳嗽时呷三五口后，依前温暖，却准前咳嗽时吃之也。〔证〕

（三）又，止吐血，咯血，黄明胶一两，切作小片子，炙令黄；新绵一两，烧作灰细研，每服一钱匕，新米饮调下，不计年岁深远并宜，食后卧时服。〔证〕

犀角

（一）此只是山犀牛，未曾见人得水犀取其角。此两种者，功亦同也。其生角，寒。可烧成灰，治赤痢，研为末，和水服之。〔证〕

（二）又，主卒中恶心痛，诸饮食中毒及药毒、热毒，筋骨中风，心风烦闷，皆差。〔证〕

（三）又，以水磨取汁，与小儿服，治惊热。鼻上角尤佳。〔证〕

（四）肉：微温，味甘，无毒。主瘴气、百毒、蛊疰①邪鬼，食之入山林，不迷失其路。除客热头痛及五痔、诸血痢。若食过多，令人烦，即取麝香少许，和水服之，即散也。〔证〕

犬（狗）

（一）牡狗阴茎：补髓。〔证〕

（二）犬肉：益阳事，补血脉，厚肠胃，实下焦，填精髓。不可炙食，恐成消渴。但和五味煮，空腹食之。不与蒜同食，必顿损人。若去血则力少，不益人。瘦者多是病，不堪食。〔嘉〕

比来去血食之，却不益人也。肥者血亦香美，即何要去血？去血之后，都无效矣。〔证〕

（三）肉：温。主五脏，补七伤五劳，填骨髓，大补益气力。空腹食之。黄色牡者上，白、黑色者次。女人妊娠勿食。〔证〕

（四）胆：去肠中脓水。〔嘉〕

（五）又，上伏日采胆，以酒调服之。明目，去眼中脓水。〔证〕

（六）又，白犬胆和通草、桂为丸服，令人隐形。青犬尤妙。〔嘉〕

（七）又，主恶疮痂痒，以胆汁敷之止。胆敷恶疮，能破血。有中伤因损者，热酒调半个服，瘀血尽下。〔证〕

（八）又，犬伤人，杵生杏仁封之差。〔证〕

（九）犬自死，舌不出者，食之害人。九月勿食犬肉，伤神。〔证〕

麢（羚）羊

（一）北人多食。南人食之，免为蛇虫所伤。和五味炒之，投酒中经宿。饮之，治筋骨急强中风。〔嘉〕

（二）又，角：主中风筋挛，附骨疼痛，生摩和水涂肿上及恶疮，良。〔嘉〕

（三）又，卒热闷，屑作末，研和少蜜服，亦治热毒痢及血痢。〔嘉〕

（四）伤寒热毒下血，末服之即差。又疗疝气。〔证〕

虎

（一）肉：食之入山，虎见有畏，辟三十六种精魅。〔嘉〕

（二）又，眼睛：主疟病，辟恶，小儿热、惊悸。〔嘉〕

（三）胆：主小儿疳痢，惊神不安，研水服之。〔嘉〕

（四）骨：煮汤浴，去骨节风毒。〔嘉〕

（五）又，主腰膝急疼，煮作汤浴之。或和醋浸亦良。主筋骨风急痛，胫骨尤妙。〔证〕

（六）又，小儿初生，取骨煎汤浴，其孩子长大无病。〔证〕

（七）又，和通草煮汁，空腹服半升。覆盖卧少时，汗即出。治筋骨节急痛。切忌热食，损齿。小儿齿生未足，不可与食，恐齿不生。〔证〕

---

① 蛊疰：也可作"蛊注"，中医病名，症见四肢浮肿，肌肉消瘦，皮肤干皱，咳嗽，腹水，有传染性。

（八）又，正月勿食虎肉。〔证〕

（九）膏：内下部，治五痔下血。〔嘉〕

兔

（一）肝：主明目，和决明子作丸服之。〔嘉〕

（二）又，主丹石人上冲眼暗不见物，可生食之，一如服羊子肝法。〔嘉〕

（三）兔头骨并同肉：味酸。〔证〕

（四）谨按：八月至十月，其肉酒炙吃，与丹石人甚相宜。注：以性冷故也。大都绝人血脉，损房事，令人痿黄。〔嘉·证〕

（五）肉：不宜与姜、橘同食之，令人卒患心痛，不可治也。〔证〕

（六）又，兔死而眼合者，食之杀人。二月食之伤神。〔证〕

（七）又，兔与生姜同食，成霍乱。〔证〕

狸

（一）骨：主痔病。作羹臛食之，不与酒同食。〔嘉〕

（二）其头烧作灰，和酒服二钱匕，主痔。〔嘉〕

（三）又，食野鸟肉中毒，狸骨灰服之差。〔嘉〕

（四）炙骨和麝香、雄黄为丸服，治痔及瘘疮。〔嘉〕

（五）粪：烧灰，主鬼疟。〔嘉〕

（六）尸疰，腹痛，痔瘘，（骨）炙之令香，末，酒服二钱，十服后见验。头骨最妙。〔证〕

（七）治尸疰邪气，烧为灰，酒服二钱，亦主食野鸟肉物中毒肿也。再服之即差。〔证〕

（八）五月收者粪，极神妙。正月勿食，伤神。〔证〕

麇（獐）

（一）肉：亦同麋，酿酒。道家名为"白脯"，惟麋鹿是也。余者不入。〔嘉〕

道家用供养星辰者，盖为不管十二属，不是腥腻也。〔证〕

（二）又，其中往往得香，栗子大，不能全香。亦治恶病。〔嘉〕

（三）其肉：八月止十一月食之，胜羊肉。自十二月止七月食，动气也。〔嘉〕

（四）又，若瘦恶者食，发痼疾也。〔嘉〕

豹

（一）肉：补益人。食之令人强筋骨，志性粗疏。食之即觉也，少时消即定。久食之，终令人意气粗豪。唯令筋健，能耐寒暑。正月食之伤神。〔嘉·证〕

（二）脂：可合生发膏，朝涂暮生。〔嘉〕

（三）头骨：烧灰淋汁，去白屑。〔嘉〕

猪（豚）

（一）肉：味苦，微寒。压丹石，疗热闭血脉。虚人动风，不可久食。令人少子精，发宿疹。主疗人肾虚。肉发痰，若患疟疾人切忌食，必再发。〔证〕

（二）肾：主人肾虚，不可久食。〔嘉〕

（三）江猪：平。肉酸。多食令人体重。今捕人作脯，多皆不识。但食，少有腥气。〔证〕

（四）又，舌：和五味煮取汁饮，能健脾，补不足之气，令人能食。〔证〕

（五）大猪头：主补虚，乏气力，去惊痫、五痔，下丹石。〔嘉〕

（六）又，肠：主虚渴，小便数，补下焦虚竭。〔嘉〕

（七）东行母猪粪一升，宿浸，去滓顿服，治毒黄热病。〔嘉〕

（八）肚：主暴痢虚弱。〔嘉〕

麋

（一）肉：益气补中，治腰脚。不与雉肉同食。〔嘉〕

（二）谨按：肉多无功用。所食亦微补五脏不足气。多食令人弱房，发脚气。〔嘉〕

（三）骨：除虚劳至良。可煮骨作汁，酿酒饮之。令人肥白，美颜色。〔嘉〕

（四）其角：补虚劳，填髓。理角法：可五寸截之，中破，炙令黄香后，末和酒空腹服三钱匕。若卒心痛，一服立差。常服之，令人赤白如花，益阳道。不知何因，与肉功不同尔。亦可煎作胶，与鹿角胶同功。〔嘉〕

（五）茸：甚胜鹿茸，仙方甚重。〔嘉〕

（六）又，丈夫冷气及风、筋骨疼痛，作粉长服。〔嘉〕

（七）又，于浆水中研为泥。涂面，令不皱，光华可爱。〔嘉〕

（八）又，常俗：人以皮作靴，熏脚气。〔嘉〕

驴

（一）肉：主风狂，忧愁不乐，能安心气。〔嘉〕

（二）又，头：燖去毛，煮汁以渍曲（曲）酝酒，去大风。〔嘉〕

（三）又，生脂和生椒熟捣，绵裹塞耳中，治积年耳聋。狂癫不能语、不识人者，和酒服三升良。〔嘉〕

（四）皮：覆患疟人良。〔嘉〕

（五）又，和毛煎，令作胶，治一切风毒骨节痛，呻吟不止者，消和酒服良。〔嘉〕

（六）又，骨煮作汤，浴渍身，治历节风。〔嘉〕

（七）又，煮头汁，令服三二升，治多年消渴，无不差者。〔嘉〕

（八）又，脂和乌梅为丸，治多年疟。未发时服三十丸。〔嘉〕

（九）又，头中一切风，以毛一斤炒令黄，投一斗酒中，渍三日。空心细细饮，使醉。衣覆卧取汗。明日更依前服。忌陈仓米、麦面等。〔嘉〕

（十）卒心痛，绞结连腰脐者，取驴乳三升，热服之差。〔证〕

狐

（一）肉：温。有小毒。主疮疥，补虚损，及女子阴痒绝产，小儿（阴）㿉卵肿，煮炙任食之。良。又主五脏邪气，服之便差。空心服之佳。〔嘉·证〕

（二）肠肚：微寒。患疮疥久不差，作羹臛食之。小儿惊痫及大人见鬼，亦作羹臛食之良。其狐魅状候：或叉手有礼见人，或于静处独语，或躶形见人，或衹揖无度，或多语，或紧合口，叉手坐，礼度过，常尿屎乱放，此之谓也。如马疫亦同，灌鼻中便差。〔证〕

患蛊毒寒热，宜多服之。〔嘉〕

（三）头：烧，辟邪。〔证〕

獭

（一）獭肝：主疰病相染，一门悉患者，以肝一具，火炙，末以水和方寸匕服之，日再服。〔嘉〕

（二）患咳嗽者，烧为灰，酒服之。〔证〕

（三）肉：性寒，无毒。煮汁主治时疫及牛马疫，皆煮汁停冷灌之。〔证〕

（四）又，若患寒热毒，风水虚胀，即取水獭一头，剥去皮，和五脏、骨、头、尾等，炙令干。杵末，水下方寸匕，日二服，十日差。〔证〕

（五）谨按：服之下水胀，但热毒风虚胀，服之即差。若是冷气虚胀食，益虚肿甚也。只治热，不治冷，不可一概尔。〔嘉〕

猯[①]

（一）肉：平，味酸。〔证〕

主服丹石劳热。患赤白痢多时不差者，可煮肉经宿露中，明日空腹和酱食之一顿，即差。〔嘉〕

（二）又，瘦人可和五味煮食，令人长脂肉肥白。曾服丹石，可时时服之。丹石恶发热，服之妙。〔嘉〕

（三）骨：主上气咳嗽，炙末。酒和三合服之。日二，其嗽必差。〔证〕

野猪

（一）三岁胆中有黄，（研）和水服之，主鬼疰痫病。〔嘉·证〕

（二）又，其肉：主癫痫，补肌肤，令人虚肥。雌者肉美。（其冬月在林中食橡子），肉色赤者，补人五脏，不发风虚气也。其肉胜家猪也。〔嘉·证〕

（三）又，胆：治恶热毒邪气，内不发病，减药力，与家猪不同。〔嘉·证〕

（四）其膏：炼令精细，以一匙和一盏酒服，日三服令妇人多乳。服十日，可供三、四孩子。〔嘉〕

（五）脂：主妇人无乳者，服之即乳下。本来无乳者，服之亦有。〔证〕

（六）齿作灰服，主蛇毒。〔嘉〕

（七）青蹄者，不可食。〔证〕

豻〈寒〉

（一）（豻皮）：主疖痢，腹中诸疮，煮汁饮之。或烧灰和酒服之，其灰敷䘌齿疮。〔嘉〕

（二）肉酸不可食，消人脂肉，损人神情。〔嘉〕

（三）头骨烧灰，和酒灌解槽牛马，便驯良，即更附人也。〔证〕

鸡

（一）（丹雄鸡）：主患白虎，可铺饭于患处，使鸡食之良。又取热粪封之取热，使伏于患人床下。〔嘉〕

（二）其肝入补肾方中，用冠血和天雄四分，桂心二分，太阳粉四分，丸服之，益阳气。〔嘉〕

（三）乌雄鸡：主心痛，除心腹恶气。〔嘉〕

（四）又，虚弱人取一只，治如食法。五味汁和肉一器中，封口，重汤中煮之，使骨肉相去即食之，甚补益。仍须空腹饱食之。肉须烂，生即反损。亦可五味腌，经宿，炙食之，分为两顿。〔嘉〕

（五）又，刺在肉中不出者，取尾二七枚，烧作灰，以男子乳汁和封疮，刺当出。〔嘉〕

（六）又，目泪出不止者，以三年冠血敷目睛上，日三度。〔嘉〕

（七）乌雌鸡：温，味酸，无毒。主除风寒湿痹，治反胃、安胎及腹痛，踒折骨疼，乳痈。〔证〕

（八）月蚀疮绕耳根，以乌雌鸡胆汁敷之，日三。〔证〕

（九）产后血不止，以鸡子三枚，醋半升，好酒二升，煎取一升，分为四服。如人行三二里，微暖进之。〔嘉〕

（十）又，新产妇可取一只，理如食法，和五味炒熟，香，即投二升酒中，封口经宿，取饮之，令人肥白。〔嘉〕

（十一）又，和乌油麻二升，熬令黄香，末之入酒，酒尽极效。〔嘉〕

（以乌油麻一升，熬之令香，末，和酒服之，即饱热能食。）〔证〕

（十二）黄雌鸡：主腹中水癖水肿，以一只理如食法：和赤小豆一升同煮，候豆烂即出食之。其汁，日二夜一，每服四合。补丈夫阳气，治冷气。瘦着床者，渐渐食之良。〔嘉〕

（十三）又，先患骨热者，不可食之。鸡子动风气，不可多食。〔嘉〕

[①] 猯（tuān 湍）：是鼬科动物獾。

（十四）又，光粉诸石为末，和饭与鸡食之，后取鸡食之，甚补益。〔嘉〕

（十五）又，子醋煮熟，空腹食之，治久赤白痢。〔嘉〕

（十六）又，人热毒发，可取三颗鸡子白，和蜜一合，服之差。〔嘉〕

（十七）治大人及小儿发热，可取卵三颗，白蜜一合，相和服之，立差。卵并不得和蒜食，令人短气。〔证〕

（十八）又，胞衣不出，生吞鸡子清一枚，治目赤痛，除心胸伏热，烦满咳逆，动心气，不宜多食。〔证〕

（十九）鸡具五色者，食之致狂。肉和鱼肉汁食之，成心瘕。六指，玄鸡白头家鸡，及鸡死足爪不伸者，食并害人。〔证〕

（二十）鸡子和葱，食之气短。鸡子白共鳖同食损人。鸡子共獭肉同食，成遁尸注，药不能治。〔证〕

（二十一）鸡、兔同食成泄痢。小儿五岁已下，未断乳者，勿与鸡肉食。〔证〕

鹅

（一）脂：可合面脂。〔嘉〕

（二）肉：性冷，不可多食。令人易霍乱。与服丹石人相宜。亦发痼疾。〔嘉〕

（三）卵：温。补五脏，亦补中益气。多发痼疾。〔证〕

野鸭（鹜）、鸭

（一）野鸭：寒。主补中益气，消食。九月已后即中食，全胜家者。虽寒不动气，消十二种虫，平胃气，调中轻身。〔心·嘉〕

（二）又，身上诸小热疮，多年不可者，但多食之即差。〔嘉〕

（三）白鸭肉：补虚，消毒热，利水道，及小儿热惊痫，头生疮肿。〔嘉〕

（四）又，和葱豉作汁饮之，去卒烦热。〔嘉〕

（五）又，粪：主热毒毒痢。〔嘉〕

（六）又，取和鸡子白，封热肿毒上消。〔嘉〕

（七）又，黑鸭：滑中，发冷痢，下脚气，不可多食。〔嘉〕

（八）子：微寒。少食之，亦发气，令背膊闷。〔嘉〕

（九）项中热血：解野葛毒，饮之差。〔证〕

（十）卵：小儿食之，脚软不行，爱倒。盐淹食之，即宜人。〔证〕

（十一）屎：可揾蚯蚓咬疮。〔证〕

鹧鸪

能补五脏，益心力，聪明。此鸟出南方，不可与竹笋同食，令人小腹胀。自死者，不可食。一言此鸟天地之神，每月取一只飨至尊。所以自死者不可食也。〔嘉〕

雁

（一）雁膏：可合生发膏。仍治耳聋。〔嘉〕

（二）骨灰和泔洗头，长发。〔嘉〕

雀

（一）其肉：十月已后、正月已前食之，续五脏不足气，助阴道，益精髓，不可停息。〔嘉〕

（二）粪：和天雄、干姜为丸，令阴强。〔嘉〕

（三）脑：涂冻疮。〔嘉〕

（四）卵白：和天雄末、菟丝子末为丸，空心酒下五丸。主男子阴痿不起，女子带下，便溺不利。除疝瘕，决痈肿，续五脏气。〔证〕

山鸡、野鸡（雉）

（一）山鸡：主五脏气喘、不得息者。食之发五痔。和荞麦面食之，生肥虫。卵：不与葱同食，生寸白虫。〔嘉〕

（二）又，野鸡：久食令人瘦。又九月至十二月食之，稍有补。他月即发五痔及诸疮疥。〔嘉〕

（三）不与胡桃同食，即令人发头风，如在舡车内，兼发心痛。〔嘉·证〕

（四）亦不与豉同食。自死、足爪不伸，食之杀人。〔证〕

（五）菌子、木耳同食，发五痔，立下血。〔嘉〕

鹑〈温〉

（一）补五脏，益中续气，实筋骨，耐寒暑，消结气。〔心〕

（二）患痢人可和生姜煮食之。〔心〕

（三）又云，鹑肉不可共猪肉食之，令人多生疮。〔心〕

（四）四月以后及八月以前，鹑肉不可食之。〔心〕

鸲

（一）头：烧灰，主头风目眩，以饮服之。〔证〕

（二）肉：食之，治癫痫疾。〔证〕

鸲鹆肉（八哥）〈寒〉

（一）主五痔，止血。〔证〕

（二）又，食法：腊日采之，五味炙之，治老嗽。或作羹食之亦得。或捣为散，白蜜和丸并得。治上件病，取腊月腊日得者良，有效。非腊日得者不堪用。〔证〕

慈鸦

（一）主瘦病，咳嗽，骨蒸者，可和五味淹炙食之良。其大鸦不中食，肉涩，只能治病，不宜常食也。〔证〕

（二）以目睛汁注眼中，则夜见神鬼。又"神通目法"中亦要用此物。又《北帝摄鬼录》中，亦用慈鸦卵。〔证〕

鸳鸯

（一）其肉：主瘘疮，以清酒炙食之。食之则令人美丽。〔证〕

（二）又，主夫妇不和，作羹臛，私与食之，即立相怜爱也。〔证〕

蜜〈微温〉

（一）主心腹邪气，诸惊痫，补五脏不足气。益中止痛，解毒。能除众病，和百药，养脾气，除心烦闷，不能饮食。〔证〕

（二）治心肚痛，血刺腹痛及赤白痢，则生捣地黄汁，和蜜一大匙，服即下。〔证〕

（三）又，长服之，面如花色，仙方中甚贵此物。若觉热，四肢不和，即服蜜浆一碗，甚良。〔证〕

（四）又能止肠澼，除口疮，明耳目，久服不饥。〔证〕

（五）又，点目中热膜，家养白蜜为上，木蜜次之，崖蜜更次。〔证〕

（六）又，治癫，可取白蜜一斤，生姜三斤捣取汁。先秤铜铛，令知斤两。即下蜜于铛中消之。又秤，知斤两，下姜汁于蜜中，微火煎，令姜汁尽。秤蜜，斤两在即休，药已成矣。患三十年癫者，平旦服枣许大一丸，一日三服，酒饮任下。忌生冷醋滑臭物。功用甚多，世人众委，不能一一具之。〔证〕

牡蛎

（一）火上炙，令沸。去壳食之，甚美。令人细润肌肤，美颜色。〔心·嘉〕

（二）又，药家比来取左顾者，若食之，即不拣左右也。可长服之。海族之中，惟此物最贵。北

人不识，不能表其味尔。〔嘉〕

龟甲〈温〉

（一）味酸。主除温瘴气，风痹，身肿，蹉折。又，骨带入山林中，令人不迷路。其食之法，一如鳖法也。其中黑色者，常啖蛇，不中食之。其壳亦不堪用。〔证〕

（二）其甲：能主女人漏下赤白、崩中，小儿囟不合，破癥瘕、痎①疟，疗五痔，阴蚀，湿痹，女子阴隐疮及骨节中寒热，煮汁浴渍之良。〔证〕

（三）又，以前都用水中龟，不用啖蛇龟。五月五日取头干末服之，亦令人长远入山不迷。〔证〕

（四）又方，卜师处钻了者，涂酥炙，细罗，酒下二钱，疗风疾。〔证〕

魁蛤〈寒〉

润五脏，治消渴，开关节。服丹石人食之，使人免有疮肿及热毒所生也。〔证〕

鳢鱼（蠡鱼）

（一）下大小便壅塞气。〔嘉〕

（二）又，作鲙，与脚气风气人食之，效。〔嘉〕

（三）又，以大者洗去泥，开肚，以胡椒末半两，切大蒜三两颗，内鱼腹中缝合，并和小豆一升煮之。临熟下萝卜三五颗如指大，切葱一握，煮熟。空腹食之，并豆等强饱，尽食之。至夜即泄气无限，三五日更一顿。下一切恶气。〔嘉〕

（四）又，十二月作酱，良也。〔嘉〕

鲇鱼（鲠鱼）、鳠（鲍鱼）

鲇与鳠大约相似，主诸补益，无鳞，有毒，勿多食。赤目、赤须者并杀人也。〔证〕

鲫鱼

（一）食之平胃气，调中，益五脏，和莼作羹食良。〔嘉·证〕

（二）作鲙食之，断暴下痢。和蒜食之，有少热；和姜酱食之，有少冷。〔心·证〕

（三）又，夏月热痢可食之，多益。冬月则不治也。〔证〕

（四）骨：烧为灰，敷恶疮上，三、五次差。〔证〕

（五）又，鲫鱼与鳑，其状颇同，味则有殊。鳑是节化。鲫是稷米化之，其鱼肚上尚有米色。宽大者是鲫，背高肚狭小者是鳑，其功不及鲫鱼。〔嘉〕

（六）谨按：其子调中，益肝气。凡鱼生子，皆粘在草上及土中。寒冬月水过后，亦不腐坏。每到五月三伏时，雨中便化为鱼。〔心·嘉·证〕

（七）食鲫鱼不得食沙糖，令人成疳虫。丹石热毒发者，取荬首和鲫鱼作羹，食一两顿即差。〔证〕

鳝鱼（黄鳝）

补五脏，逐十二风邪。患恶气人当曝，空腹饱食，便以衣盖卧。少顷当汗出如白胶，汗从腰脚中出。候汗尽，暖五木汤浴，须慎风一日。更三、五日一服，并治湿风。〔嘉〕

鲤鱼

（一）胆：主除目中赤及热毒痛，点之良。〔证〕

（二）肉：白煮食之，疗水肿脚满，下气。腹中有宿瘕不可食，害人。久服天门冬人，亦不可食。〔嘉·证〕

（三）刺在肉中，中风水肿痛者，烧鲤鱼眼睛作灰，内疮中，汁出即可。〔证〕

（四）谨按：鱼血主小儿丹毒，涂之即差。〔证〕

（五）鱼鳞：烧，烟绝，研。酒下方寸（匕），破产妇滞血。〔证〕

---

① 痎（jiē接）：同"痎"。（隔日发作的）疟疾，《说文·疒部》："痎，二日一发虐也。"

（六）脂：主诸痫，食之良。〔证〕

（七）肠：主小儿腹中疮。〔证〕

（八）鲤鱼：不得和豆藿叶食之，成瘦。〔证〕

（九）其鱼子，不得合猪肝食之。〔证〕

（十）又，（凡修理），每断去脊上两筋及脊内黑血，此是毒故也。〔心·嘉·证〕

（十一）炙鲤鱼切忌烟，不得令熏着眼，损人眼光。三两日内必见验也。〔证〕

（十二）又，天行病后不可食，再发即死。〔心·嘉·证〕

（十三）又，（其在）砂石中者，（有）毒，多在脑髓中，不可食其头。〔心·嘉·证〕

鲟鱼

（一）有毒。主血淋。可煮汁食之。其味虽美，而发诸药毒。〔证〕

（二）鲊：世人虽重，尤不益人。服丹石人不可食，令人少气。发一切疮疥，动风气。不与干笋同食，发瘫痪风。小儿不与食，结癥瘕及嗽。大人久食，令人卒心痛，并使人卒患腰痛。〔证〕

猬

（一）猬肉：可食。以五味汁淹、炙食之，良。不得食其骨也。其骨能瘦人，使人缩小也。〔嘉·证〕

（二）谨按：主下焦弱，理胃气。令人能食。〔嘉·证〕

（三）其皮可烧灰，和酒服。及炙令黄，煮汁饮之，主胃逆。细锉，炒令黑，入丸中治肠风，鼠奶痔，效。〔嘉·证〕

（四）（其脂）：主肠风、痔瘘。可煮五金八石。与桔梗、麦门冬反恶。〔嘉·证〕

（五）又有一种，村人谓之豪猪，取其肚烧干，和肚屎用之。捣末细罗。每朝空心温酒调二钱匕。有患水病鼓胀者，服此豪猪肚一个便消。差。此猪多食苦参，不理冷胀，只理热风水胀。形状样似猬鼠。〔证〕

鳖

（一）主妇人漏下，羸瘦。中春食之美，夏月有少腥气。〔嘉〕

（二）其甲：岳州昌江者为上。赤足不可食，杀人。〔嘉〕

蟹

（一）足斑、目赤不可食，杀人。〔证〕

（二）主散诸热。（又堪）治胃气，理经脉，消食。〔嘉·证〕

（三）蟹脚中髓及脑，能续断筋骨。人取蟹脑髓，微熬之，令内疮中，筋即连续。〔心〕

（四）又，八月前，每个蟹腹内有稻谷一颗，用输海神。待输芒后，过八月方食即好。（未输时为长未成）。经霜更美，未经霜时有毒。〔嘉·证〕

（五）又，盐淹之作蟹，有气味。和酢食之，利肢节，去五脏中烦闷气。其物虽恶形容，食之甚益人。〔嘉·证〕

（六）爪：能安胎。〔证〕

乌贼鱼

（一）食之少有益髓。〔心〕

（二）骨：主小儿、大人下痢，炙令黄，去皮细研成粉，粥中调服之食。〔证〕

（三）其骨能消目中一切浮翳。细研和蜜点之妙。〔嘉·证〕

（四）又，骨末治眼中热泪。〔嘉〕

又，点马眼热泪甚良。〔证〕

（五）久食之，主绝嗣无子，益精。其鱼腹中有墨一片，堪用书字。〔证〕

鳗鲡鱼

（一）杀（诸）虫毒，干烧炙之令香。（末，空腹）食之。三五度即差。长服尤良。〔嘉·证〕

（二）又，熏下部痔，虫尽死。患诸疮瘘及疬疡风，长食之甚验。〔嘉〕

（三）腰肾间湿风痹，常如水洗者，可取五味、米煮，空腹食之，甚补益。湿脚气人服之良。〔嘉〕

（四）又，诸草石药毒，食之，诸毒不能为害。〔嘉〕

（又，压诸草石药毒，不能损伤人。）〔证〕

（五）又，五色者，其功最胜也。〔嘉·证〕

（六）又，疗妇人带下百病，一切风瘙如虫行。其江海中难得五色者，出歙州溪泽潭中，头似蝮蛇，背有五色纹者是也。〔嘉·证〕

（七）又，烧之熏毡中，断蛀虫。置其骨于箱衣中，断白鱼、诸虫咬衣服。〔证〕

（八）又，烧之熏舍屋，免竹木生蛀蚛。〔证〕

鼍（鮀①鱼）

疗惊恐及小腹气疼。〔嘉〕

鼋〈微温〉

（一）主五脏邪气，杀百虫蛊毒，消百药毒，续人筋。〔证〕

（二）膏：摩风及恶疮。〔遗〕

（三）又，膏涂铁，摩之便明。淮南方术中有用处。〔遗·证〕

鲛鱼〈平〉

（一）补五脏。作鲙食之，亚于鲫鱼。作鲊鱐②食之并同。〔证〕

（二）又，如有大患喉闭，取胆汁和白矾灰，丸之如豆颗，绵裹内喉中。良久吐恶涎沫，即喉咙开。腊月取之。〔证〕

白鱼

（一）主肝家不足气，不堪多食，泥人心。虽不发病，终养（䘌虫）所食。〔嘉〕

（二）和豉作羹，一、两顿而已。新鲜者好食。若经宿者不堪食。（久食）令人腹冷生诸疾。或淹、或糟藏，犹可食。〔嘉·证〕

（三）又可炙了，于葱、醋中重煮（一、两沸）食之。调五脏，助脾气，能消食。理十二经络，舒展不相及气。〔嘉·证〕

（四）时人好作饼，炙食之。犹少动气，久亦不损人也。〔证〕

鳜鱼〈平〉

补劳，益脾胃。稍有毒。〔证〕

青鱼

（一）主脚气烦闷。又，和韭白煮食之，治香港脚脚弱、烦闷、益心力也。〔证〕

（二）又，头中有枕，取之蒸，令气通，暴干，状如琥珀。此物疗卒心痛，平水气。以水研服之良。〔证〕

（三）又，胆、眼睛：益人眼，取汁注目中，主目暗。亦涂热疮，良。〔证〕

石首鱼（黄花鱼）

作干鲞，消宿食，主中恶，不堪鲜食。〔证〕

---

① 鮀（tuó 陀）：某些淡水小型鱼类。
② 鱐（sù 肃）：干鱼。《周礼·天官·庖人》："夏行腒鱐，膳膏臊"。郑玄注引郑司农云："腒，干雉。鱐，干鱼。"

嘉鱼〈微温〉

常于崖石下孔中吃乳石沫,甚补益。微有毒。其味甚珍美也。〔证〕

鲈鱼〈平〉

(一)主安胎,补中。作鲙尤佳。〔证〕

(二)补五脏,益筋骨,和肠胃,治水气。多食宜人。作鲊犹良。〔嘉补〕

(三)又,暴干甚香美。虽有小毒,不至发病。〔嘉补〕

鲎〈平〉

(一)微毒。治痔,杀虫。多食发嗽并疮癣。〔嘉补〕

(二)壳:入香,发众香气。〔嘉补〕

(三)尾:烧焦,治肠风泻血,并崩中带下及产后痢。〔嘉补〕

(四)脂:烧,集鼠。〔嘉补〕

时鱼(鲥鱼)〈平〉

补虚劳,稍发疳痼。〔证余〕

黄赖鱼(黄颡鱼)

一名鉠釷①。醒酒。亦无鳞,不益人也。〔证余〕

比目鱼〈平〉

补虚,益气力。多食稍动气。〔证余〕

发疥,不可多食。〔证余〕

鯸鮧鱼(河豚)

(一)有毒,不可食之。其肝毒杀人。缘腹中无胆,头中无鳃,故知害人。若中此毒及鲈鱼毒者,便剉芦根煮汁饮,解之。〔证余〕

(二)又,此鱼行水之次,或自触着物,即自怒气胀,浮于水上,为鸦鹞所食。〔证余〕

鯼②鱼〈平〉

补五脏,益筋骨,和脾胃。多食宜人。作鲊尤佳。暴干甚香美。不毒,亦不发病。〔证余〕

黄鱼(鳣鱼)〈平〉

有毒。发诸气病,不可多食。亦发疮疥,动风。不宜和荞麦同食,令人失音也。〔证余〕

鲂鱼

(一)调胃气,利五脏。和芥子酱食之,助肺气,去胃家风。〔证余〕

(二)消谷不化者,作鲙食,助脾气,令人能食。〔证余〕

(三)患疳痢者,不得食。作羹臛食,宜人。其功与鲫鱼同。〔证余〕

牡鼠(鼠)

(一)主小儿痫疾、腹大贪食者:可以黄泥裹烧之。细拣去骨,取肉和五味汁作羹与食之。勿令食着骨,甚瘦人。〔嘉〕

(二)又,取腊月新死者一枚,油一大升,煎之使烂,绞去滓,重煎成膏。涂冻疮及折破疮。〔嘉〕

蚌(蚌蛤)〈大寒〉

主大热,解酒毒,止渴,去眼赤。动冷热气。〔证〕

车螯

(车螯)、蝤蛑类,并不可多食之。〔证〕

---

① 鉠釷:(yāng yà 央亚)。

② 鯼(zōng 宗):亦称"尖头鳠",多分布在长江、珠江及其支流和闽江。

蚶〈温〉

（一）主心腹冷气，腰脊冷风。利五脏，健胃，令人能食。每食了，以饭压之。不尔令人口干。〔嘉补〕

（二）又云，温中，消食，起阳。味最重。出海中，壳如瓦屋。〔嘉补〕

（三）又云，蚶：主心腹腰肾冷风，可火上暖之，令沸，空腹食十数个，以饮压之，大妙。〔嘉补〕

（四）又云，无毒。益血色。〔嘉补〕

（五）壳：烧，以米醋三度淬后埋，令坏。醋膏丸，治一切血气、冷气、癥癖。〔嘉补〕

蛏

（一）味甘，温，无毒。补虚，主冷利。煮食之，主妇人产后虚损。生海泥中，长二三寸，大如指，两头开。〔嘉补〕

（二）主胸中邪热、烦闷气。与服丹石人相宜。天行病后不可食，切忌之。〔嘉补〕

（三）又云，蛏：寒，主胸中烦闷邪气，止渴。须在饭食后，食之佳。〔嘉补〕

淡菜〈温〉

（一）补五脏，理腰脚气，益阳事。能消食，除腹中冷气，消痃癖气。亦可烧，令汁沸出食之。多食令头闷、目暗，可微利即止。北人多不识，虽形状不典，而甚益人。〔嘉补〕

（二）又云，温，无毒。补虚劳损，产后血结，腹内冷痛。治癥瘕，腰痛，润毛发，崩中带下。烧一顿令饱，大效。又名壳菜，常时频烧食即苦，不宜人。与少米先煮熟后，除肉内两边镞及毛了，再入萝卜，或紫苏、或冬瓜皮同煮，即更妙。〔嘉补〕

虾〈平〉

（一）无须及煮色白者，不可食。〔嘉补〕

（二）谨按：小者生水田及沟渠中，有小毒。小儿患赤白游肿，捣碎敷之。〔嘉补〕

（三）动风发疮疥。（勿作鲊食之），鲊内者甚有毒尔。〔证·嘉补〕

蚺蛇

（一）膏：主皮肤间毒气。〔嘉·证〕

（二）肉：主温疫气。可作鲙食之。如无此疾及四月勿食之。〔嘉·证〕

（三）胆：主䘌疮瘘，目肿痛，疳䘌。〔证〕

（四）小儿疳痢，以胆灌鼻中及下部。〔证〕

（五）除疳疮，小儿脑热，水渍注鼻中。齿根宣露，和麝香末敷之。其胆难识，多将诸胆代之。可细切于水中，走者真也。又，猪及大虫胆亦走，迟于此胆。〔嘉〕

蛇蜕皮

主去邪，明目。治小儿一百二十种惊痫，寒热，肠痔，蛊毒，诸䘌恶疮，安胎。熬用之。〔证〕

蝮蛇

（一）（胆）：主诸䘌。〔证〕

（二）肉：疗癞，诸瘘。下结气，除蛊毒。如无此疾者，即不假食也。〔证〕

田螺〈大寒〉

汁饮疗热、醒酒、压丹石。不可常食。〔证〕

海月〈平〉

（一）主消痰，辟邪鬼毒。〔证〕

（二）以生椒酱调和食之良，能消诸食，使人易饥。〔证〕

（三）又，其物是水沫化之，煮时犹是水。入腹中之后，便令人不小便。故知益人也。〔证〕

（四）又，有食之人，亦不见所损。此看之，将是有益耳。亦名以下鱼。〔证〕

卷 下

胡麻

（一）（胡麻）：润五脏，主火灼。山田种，为四棱。土地有异，功力同。休粮人重之。填骨髓，补虚气。〔证〕

（二）（青蘘）：生杵汁，沐头发良。牛伤热亦灌之，立愈。〔证〕

（三）（胡麻油）：主喑痖，涂之生毛发。〔证〕

白油麻

（一）大寒，无毒。治虚劳，滑肠胃，行风气，通血脉，去头浮风，润肌。食后生啖一合，终身不辍。与乳母食，其孩子永不病生。若客热，可作饮汁服之。停久者，发霍乱。又，生嚼敷小儿头上诸疮良。久食抽人肌肉。生则寒，炒则热。〔嘉补〕

（二）又，叶：捣和浆水，绞去滓，沐发，去风润发。〔嘉补〕

（三）其油：冷。常食所用也。无毒，发冷疾，滑骨髓，发脏腑渴，困脾脏，杀五黄，下三焦热毒气，通大小肠，治蛔心痛，敷一切疮疥癣，杀一切虫。取油一合，鸡子两颗，芒硝一两，搅服之，少时即泻，治热毒甚良。治饮食物，须逐日熬熟用，经宿即动气。有牙齿并脾胃疾人，切不可吃。陈者煎膏，生肌长肉，止痛，消痈肿，补皮裂。〔嘉补〕

麻蕡（麻子）〈微寒〉

（一）治大小便不通，发落，破血，不饥，能寒。取汁煮粥，去五脏风，润肺，治关节不通，发落，通血脉，治气。〔证〕

（二）青叶：甚长发。〔证〕

（三）研麻子汁，沐发即生长。〔证〕

（四）（消渴）：麻子一升捣，水三升，煮三四沸，去滓冷服半升，日三，五日即愈。〔心〕

（五）麻子一升，白羊脂七两，蜡五两，白蜜一合，和杵，蒸食之，不饥。〔证〕

（六）《洞神经》又取大麻，日中服子末三升。东行茱萸根剉八升，渍之。平旦服之二升，至夜虫下。〔证〕

（七）要见鬼者，取生麻子，菖蒲，鬼臼等分杵为丸，弹子大。每朝向日服一丸。服满百日即见鬼也。〔证〕

饴糖

（一）饧糖：补虚，止渴，健脾胃气，去留血，补中。白者，以蔓菁汁煮，顿服之。〔嘉〕

（二）主吐血，健脾。凝强者为良。主打损瘀血，熬令焦，和酒服之，能下恶血。〔证〕

（三）又，伤寒大毒嗽，于蔓菁、薤汁中煮一沸，顿服之。〔证〕

大豆〈平〉

（一）主霍乱吐逆。〔心〕

（二）微寒。主中风脚弱，产后诸疾。若和甘草煮汤饮之，去一切热毒气。〔证〕

（三）善治风毒脚气，煮食之，主心痛，筋挛，膝痛，胀满。杀乌头、附子毒。〔证〕

（四）大豆黄屑：忌猪肉。小儿不得与炒豆食之。若食了，忽食猪肉，必壅气致死，十有八九。十岁以上者不畏也。〔证〕

（五）（大豆）卷：长五分者，蘖破妇人恶血，良。〔证〕

（六）大豆：寒。和饭捣涂一切毒肿。疗男女阴肿，以绵裹内之。杀诸药毒。〔嘉〕

（又，生捣和饮，疗一切毒，服、涂之。）〔心〕

（七）谨按：煮饮服之，去一切毒瓦斯，除胃中热痹，伤中，淋露，下淋血，散五脏结积内寒。和桑柴灰汁煮服，下水鼓腹胀。〔心·嘉〕

（八）其豆黄：主湿痹，膝痛，五脏不足气，胃气结积，益气润肌肤。末之，收成炼猪膏为丸，服之能肥健人。〔嘉〕

（九）又，卒失音，生大豆一升，青竹箄子四十九枚，长四寸，阔一分，和水煮熟，日夜二服，差。〔嘉〕

（十）又，每食后，净磨拭，吞鸡子大，令人长生。初服时似身重，一年以后，便觉身轻。又益阳道。〔心·嘉〕

薏苡仁〈平〉
去干湿脚气，大验。〔嘉〕

赤小豆
（一）和鲤鱼烂煮食之，甚治香港脚及大腹水肿。别有诸治，具在鱼条中。散气，去关节烦热。令人心孔开，止小便数。菜、赤者并可食。〔证〕

（二）止痢。暴痢后，气满不能食。煮一顿服之即愈。〔心·证〕

（三）（毒肿）末赤小豆和鸡子白，薄之，立差。〔心〕

（四）（风搔隐疹）：煮赤小豆，取汁停冷洗之，不过三、四。〔心〕

青小豆〈寒〉
疗热中，消渴，止痢，下胀满。〔心〕

酒
（一）味苦。主百邪毒，行百药。当酒卧，以扇扇，或中恶风。久饮伤神损寿。〔嘉〕

（二）谨按：中恶疰忤，热暖姜酒一碗，服即止。〔嘉〕

（三）又，通脉，养脾气，扶肝。陶隐居云："大寒凝海，惟酒不冰"。量其热性故也。久服之，厚肠胃，化筋。初服之时，甚动气痢。与百药相宜。祇服丹砂人饮之，即头痛吐热。〔嘉〕

（四）又，服丹石人，胸背急闷热者，可以大豆一升，熬令汗出，簸去灰尘，投二升酒中。久时顿服之，少顷即汗出差。朝朝服之，甚去一切风。妇人产后诸风，亦可服之。〔嘉〕

（五）又，熬鸡屎如豆淋酒法作，名曰紫酒。卒不语、口偏者，服之甚效。〔嘉〕

（六）昔有人常服春酒，令人肥白矣。〔嘉〕

（七）紫酒：治角弓风。〔证〕

（八）姜酒：主偏风中恶。〔证〕

（九）桑椹酒：补五脏，明耳目。〔证〕

（十）葱豉酒：解烦热，补虚劳。〔证〕

（十一）蜜酒：疗风疹。〔证〕

（十二）地黄，牛膝，虎骨，仙灵脾，通草，大豆，牛蒡，枸杞等，皆可和酿作酒，在别方。〔证〕

（十三）蒲桃子酿酒，益气调中，耐饥强志，取藤汁酿酒亦佳。〔证〕

（十四）狗肉汁酿酒，大补。〔证〕

粟米
陈者止痢，甚压丹石热。颗粒小者是。今人间多不识耳。其粱米粒粗大，随色别之。南方多畬田①种之。极易春，粒细，香美，少虚怯。祇为灰中种之，又不锄治故也。得北田种之，若不锄之，即草翳死。若锄之，即难春。都由土地使然耳。但取好地，肥瘦得所由，熟犁。又细锄，即得滑实。〔嘉〕

---

① 畬（shē 奢）田：指采用刀耕火种方法耕种的田地。

秫米

（一）其性平。能杀疮疥毒热。拥五脏气，动风，不可常食。北人往往有种者，代米作酒耳。〔嘉〕

（二）又，生捣和鸡子白，敷毒肿良。〔嘉〕

（三）根：煮作汤，洗风。〔嘉〕

（四）又，米一石，曲三升，和地黄一斤，茵陈蒿一斤，炙令黄，一依酿酒法。服之治筋骨挛急。〔嘉〕

穬①麦

主轻身，补中。不动疾。〔嘉〕

粳米〈平〉

（一）主益气，止烦（止）泄。其赤则粒大而香，不禁水停。其黄绿即实中。〔嘉〕

（二）又，水渍有味，益人。都大新熟者，动气。经再年者，亦发病。江南贮仓人皆多收火稻。其火稻宜人，温中益气，补下元。烧之去芒。春春米食之，即不发病耳。〔嘉〕

（三）仓粳米：炊作干饭食之，止痢。又补中益气，坚筋骨，通血脉，起阳道。〔嘉·证〕

（四）北人炊之于瓮中，水浸令酸，食之暖五脏六腑之气。〔嘉·证〕

（五）久陈者，蒸作饭，和醋封毒肿，立差。〔嘉〕

（又，毒肿恶疮：久陈者，蒸作饭，和酢封肿上，立差。）〔证〕

（六）又，研服之，去卒心痛。〔嘉〕

（七）白粳米汁：主心痛，止渴，断热毒痢。〔嘉〕

（八）若常食干饭，令人热中，唇口干。不可和苍耳食之，令人卒心痛，即急烧仓米灰，和蜜浆服之，不尔即死。不可与马肉同食之，发痼疾。〔嘉〕

（九）淮泗之间米多。京都、襄州土粳米亦香、坚实。又，诸处虽多，但充饥而已。〔证〕

（十）性寒。拥诸经胳气，使人四肢不收，昏昏饶睡。发风动气，不可多食。〔心胵〕

青粱米

（一）以纯苦酒一斗渍之，三日出，百蒸百暴，好裹藏之。远行一飡（餐），十日不饥。重飡（餐），四百九十日不饥。〔嘉〕

（二）又方，以米一斗，赤石脂三斤，合以水渍之，令足相淹。置于暖处二三日。上青白衣，捣为丸，如李大。日服三丸，不饥。〔嘉〕

（三）谨按《灵宝五符经》中，白鲜米九蒸九暴，作辟谷粮。此文用青粱米，未见有别出处。其米微寒，常作饭食之。涩于黄，如白米，体性相似。〔嘉〕

白粱米

（一）患胃虚并呕吐食及水者，用米汁二合，生姜汁一合，和服之。〔心·嘉〕

（二）性微寒。除胸膈中客热，移易五脏气，续筋骨。此北人长食者是，亦堪作粉。〔心胵·嘉〕

黍米〈寒〉

（一）患鳖（鳖）瘕者，以新熟赤黍米，淘取泔汁，生服一升，不过三两度愈。〔嘉〕

（二）谨按：性寒，有少毒。不堪久服，昏五脏，令人好睡。仙家重此。作酒最胜余米。〔嘉〕

（三）又，烧为灰，和油涂杖疮，不作瘢，止痛。〔嘉〕

（四）不得与小儿食之，令儿不能行。若与小猫、犬食之，其脚便蹁曲，行不正。缓人筋骨，绝血脉。〔心·嘉〕

（五）合葵菜食之，成痼疾。于黍米中藏干脯通。《食禁》云牛肉不得和黍米、白酒食之，必生

---

① 穬（kuàng 矿）：有芒的谷物，指稻麦。一说是大麦的一种。

寸白虫。〔证〕

（六）黍之茎穗：人家用作提拂，以将扫地。食苦瓠毒，煮汁饮之即止。〔证〕

（七）又，破提扫煮取汁，浴之去浮肿。〔证〕

（八）又，和小豆煮汁，服之下小便。〔证〕

稷

（一）益气，治诸热，补不足。〔心·嘉〕

（二）山东多食。服丹石人发热，食之热消也。发三十六种冷病气。八谷之中，最为下苗。黍乃作酒，此乃作饭，用之殊途。〔嘉〕

（三）不与瓠子同食，令冷病发。发即黍酿汁，饮之即差。〔嘉〕

小麦〈平〉

（一）养肝气，煮饮服之良。服之止渴。〔嘉·证〕

（二）又云：面有热毒者，为多是陈黝①之色。〔嘉·证〕

（三）又，为磨中石末在内，所以有毒，但杵食之即良。〔证〕

（四）又宜作粉食之，补中益气，和五脏，调经络，续气脉。〔嘉·证〕

（五）又，炒粉一合，和服断下痢。〔嘉〕

（六）又，性主伤折，和醋蒸之，裹所伤处便定。重者，再蒸裹之，甚良。〔嘉〕

大麦

（一）久食之，头发不白。和针沙、没石子等染发黑色。〔嘉〕

（二）暴食之，（亦稍似）令脚弱，为（下气及）腰肾间气故也。久服即好，甚宜人。〔心·嘉〕

（三）熟即益人，带生即冷，损人。〔嘉〕

麹

（一）味甘，大暖。疗脏腑中风气，调中下气，开胃消宿食。主霍乱，心膈气，痰逆。除烦，破癥结及补虚，去冷气，除肠胃中塞、不下食。令人有颜色。六月作者良。陈久者入药。用之当炒令香。〔嘉补〕

（二）六畜食米胀欲死者，煮麹汁灌之，立消。落胎，并下鬼胎。〔嘉补〕

（三）又，神麹，使，无毒。能化水谷，宿食，癥气。健脾暖胃。〔嘉补〕

荞麦〈寒〉

（一）难消，动热风。不宜多食。〔心〕

（二）虽动诸病，犹压丹石。能练五脏滓秽，续精神。其叶可煮作菜食，甚利耳目，下气。其茎（茎）为灰，洗六畜疮疥及马扫蹄至神。〔心〕

（荞麦）

（三）味甘平，寒，无毒。实肠胃，益气力，久食动风，令人头眩。和猪肉食之，患热风，脱人眉须。虽动诸病，犹挫丹石。能练五脏滓秽，续精神。作饭与丹石人食之，良。其饭法：可蒸使气馏，于烈日中暴，令口开。使舂取人作饭。叶作茹食之，下气，利耳目。多食即微泄。烧其穰作灰，淋洗六畜疮，并驴马躁蹄。〔嘉补〕

藊豆（扁豆）〈微寒〉

（一）主呕逆，久食头不白。患冷气人勿食。〔证〕

（二）疗霍乱吐痢不止，末和醋服之，下气。〔嘉〕

（三）其叶治瘕，和醋煮。理转筋，叶汁醋服效。〔证〕

（四）又，吐痢后转筋，生捣叶一把，以少酢浸，取汁服之，立差。〔嘉〕

---

① 黝（yuè越）：指黄黑色。

（五）其豆如菉豆，饼食亦可。〔嘉〕

豉

（一）能治久盗汗患者，以二升微炒令香，清酒三升渍。满三日取汁，冷暖任人服之，不差，更作三两剂即止。〔嘉〕

（二）陕府豉汁甚胜于常豉。以大豆为黄蒸，每一斗加盐四升，椒四两，春三日，夏二日，冬五日即成。半熟，加生姜五两，既洁且精，胜埋于马粪中。黄蒸，以好豉心代之。〔证〕

菉豆（绿豆）〈平〉

（一）诸食法，作饼炙食之佳。〔嘉〕

（二）谨按：补益，和五脏，安精神，行十二经脉。此最为良。今人食，皆挞去皮，即有少拥气。若愈病，须和皮，故不可去。〔嘉〕

（三）又，研汁煮饮服之，治消渴。〔嘉〕

（四）又，去浮风，益气力，润皮肉。可长食之。〔嘉〕

白豆

平，无毒。补五脏，益中，助十二经脉，调中，暖肠胃。叶利五脏，下气。嫩者可作菜食。生食之亦妙，可常食。〔嘉补〕

醋（酢酒）

（一）多食损人胃。消诸毒气，煞邪毒。能治妇人产后血气运：取美清醋，热煎，稍稍含之即愈。〔心·嘉〕

（二）又，人口有疮，以荄藋皮醋渍，含之即愈。〔嘉〕

（三）又，牛马疫病．和灌之。〔嘉〕

（四）服诸药，不可多食。不可与蛤肉同食，相反。〔嘉〕

（五）又，江外人多为米醋，北人多为糟醋。发诸药，不可同食。〔嘉〕

（六）（酢）研青木香服之，止卒心痛、血气等。〔心·嘉〕

（七）又，大黄涂肿，米醋飞丹用之。〔嘉〕

（八）治痃癖，醋煎大黄，生者甚效。〔证〕

（九）用米醋佳，小麦醋不及。糟多妨忌。大麦醋，微寒。余如小麦（醋）也。〔证〕

（十）气滞风壅，手臂、脚膝痛炒醋糟裹之，三两易，当差。人食多，损腰肌脏。〔证〕

糯米〈寒〉

（一）使人多睡。发风，动气，不可多食。〔嘉〕

（二）又，霍乱后吐逆不止。清水研一碗，饮之即止。〔嘉〕

酱

（一）主火毒，杀百药。发小儿无辜。〔证〕

（二）小麦酱：不如豆。〔证〕

（三）又，榆仁酱：亦辛美，杀诸虫，利大小便，心腹恶气。不宜多食。〔证〕

（四）又，芜荑酱：功力强于榆仁酱。多食落发。〔证〕

（五）麇、雉、兔、及鳢鱼酱，皆不可多食。为陈久故也。〔证〕

葵（冬葵）〈冷〉

（一）主疔疮生身面上、汁黄者：可取根作灰，和猪脂涂之。〔嘉〕

（二）其性冷，若热食之，亦令人热闷。甚动风气。久服丹石人时吃一顿，佳也。〔心·嘉〕

（三）冬月，葵菹汁。服丹石人发动，舌干咳嗽，每食后饮一盏，便卧少时。〔嘉〕

（四）其子，患疮者吞一粒，便作头。〔嘉〕

（五）主患肿未得头破者，三日后，取葵子二百粒，吞之，当日疮头开。〔证〕

（六）女人产时，可煮，顿服之佳。若生时困闷，以子一合，水二升，煮取半升，去滓顿服之，少时便产。〔嘉〕

（又，凡有难产，若生未得者，取一合捣破，以水二升，煮取一升以下，只可半升，去滓顿服之，则小便与儿便出。切须在意，勿上厕。昔有人如此，立扑儿入厕中。）〔证〕

（七）又，（苗叶）细剉，以水煎服一盏食之，能滑小肠。〔证〕

（八）（叶）：女人产时，煮一顿食，令儿易生。〔证〕

（九）（根）：天行病后，食一顿，便失目。〔证〕

（十）吞钱不出，（根）煮汁，冷冻饮料之，即出。〔证〕

（十一）无蒜勿食。四季月食生葵，令饮食不消化，发宿疾。〔证〕

（十二）又，霜葵生食，动五种留饮。黄葵尤忌。〔证〕

苋（苋菜）

（一）补气，除热。其子明目。九月霜后采之。〔嘉〕

（二）叶：食亦动气，令人烦闷，冷中损腹。〔嘉·证〕

（三）不可与鳖肉同食，生鳖癥。又取鳖甲如豆片大者，以苋菜封裹之，置于土坑（坑）内，上以土盖之，一宿尽变成鳖儿也。〔证〕

（四）又，五月五日采苋菜和马齿苋为末，等分。调与妊娠，服之易产。〔证〕

胡荽〈平〉

（一）利五脏，补筋脉。主消谷能食。若食多，则令人多忘。〔心·证〕

（二）又，食着诸毒肉，吐、下血不止，顿瘀黄者：取净胡荽子一升，煮使腹破，取汁停冷，服半升，一日一夜二服即止。〔证〕

（三）又，狐臭䘌齿病患不可食，疾更加。久冷人食之，脚弱。患气，弥不得食。〔证〕

（四）又，不得与斜蒿同食。食之令人汗臭，难差。〔证〕

（五）不得久食，此是熏菜，损人精神。〔证〕

（六）秋冬捣子，醋煮熨肠头出，甚效。〔证〕

（七）可和生菜食，治肠风。热饼裹食甚良。〔证〕

（八）利五脏不足，不可多食，损神。〔心〕

（胡荽）

（九）味辛温—云微寒，微毒。消谷，治五脏，补不足。利大小肠，通小腹气，拔四肢热，止头痛，疗沙疹，豌豆疮不出，作酒酨之立出。通心窍，久食令人多忘。发腋臭、脚气。〔嘉补〕

（十）根：发痼疾。〔嘉补〕

（十一）子：主小儿秃疮，油煎敷之。亦主蛊、五痔及食肉中毒下血：煮，冷取汁服。并州人呼为"香荽"。入药炒用。〔嘉补〕

邪蒿

味辛，温、平，无毒。似青蒿细软。主胸膈中臭烂恶邪气。利肠胃，通血脉，续不足气。生食微动风气，作羹食良。不与胡荽同食，令人汗臭气。〔嘉补〕

同蒿〈平〉

主安心气，养脾胃，消水饮。又，动风气，熏人心，令人气满，不可多食。〔嘉补〕

罗勒

（一）味辛，温，微毒。调中消食，去恶气，消水气，宜生食。又，疗齿根烂疮，为灰用甚良。不可过多食，壅关节，涩荣卫，令血脉不行。又，动风发脚气。患啘，取汁服半合，定。冬月用干者煮之。〔嘉补〕

（二）子：主目翳及物入目，三五颗致目中，少顷当湿胀，与物俱出。又，疗风赤眵泪。〔嘉补〕

（三）根：主小儿黄烂疮，烧灰敷之佳。北人呼为"兰香"，为石勒讳也。〔嘉补〕

石胡荽〈寒〉

无毒。通鼻气，利九窍，吐风痰，不任食。亦去翳，熟捋内鼻中，翳自落。俗名"鹅不食草"。〔嘉补〕

蔓菁（芜菁）〈温〉

（一）消食，下气，治黄疸，利小便。根主消渴，治热毒风肿。食，令人气胀满。〔嘉·证〕

（二）其子：九蒸九暴，捣为粉，服之长生。压油，涂头，能变蒜发。〔嘉〕

（三）又，研子入面脂，极去皱。〔嘉〕

（四）又，捣子，水和服，治热黄、结实不通，少顷当泻一切恶物，沙石草发并出。又利小便。〔嘉〕

（五）又，女子妒（妬）乳肿，取其根生捣后，和盐醋浆水煮，取汁洗之，五、六度差。又捣和鸡子白封之，亦妙。〔嘉〕

冬瓜〈寒〉

（一）上主治小腹水鼓胀。〔卷〕

（二）又，利小便，止消渴。〔卷〕

（三）又，其子：主益气耐老，除心胸气满，消痰止烦。〔卷·嘉·证〕

（四）又，冬瓜子七升，（以）绢袋盛（之），投三沸汤中，须臾（出），暴干，又内汤中，如此三度乃止。暴干。与清苦酒浸之一宿，暴干为末，服之方寸匕，日二服，令人肥悦。〔卷·嘉·证〕

（五）又，明目，延年不老。〔卷·嘉〕

（六）案经：压丹石，去头面热风。〔卷·心脴·嘉〕

（七）又，热发者服之食。患冷人勿食之，令人益瘦。〔卷·嘉〕

（八）取冬瓜一颗，和桐叶与猪食之。一冬更不食诸物，（自然不饥），其猪肥长三、四倍矣。〔卷·证〕

（九）又，煮食之，能炼五脏精细。欲得肥者，勿食之，为下气。欲瘦小轻健者，食之甚健人。〔卷·证〕

（十）又，冬瓜人三（五）升，退去皮壳，（捣）为丸。空腹及食后各服廿丸，令人面滑静如玉。可入面脂中用。〔卷·嘉〕

濮瓜

孟诜说：肺热消渴，取濮瓜去皮，每食后嚼吃三二两，五七度良。〔证〕

甜瓜〈寒〉

（一）上止渴，（益气），除烦热。多食令人阴下痒湿，生疮。〔卷·证〕

（二）又，发癀黄，动宿冷病，患癥癖人不可食瓜。（若食之饱胀，入水自消。）〔卷·心·证〕

（三）其瓜蒂：主治身面四肢浮肿，杀蛊，去鼻中瘜（息）肉，阴癀黄及急黄。〔卷·证〕

（四）又，生瓜叶：捣取汁，治人头不生毛发者，涂之即生。〔卷·证〕

（五）案经：多食令人羸惙虚弱，脚手少力。其子热，补中焦，宜人。其肉止渴，利小便，通三焦间拥塞气。〔卷·证〕

（六）又方，瓜蒂七枚，丁香七枚，（小豆七粒），捣为末，吹（黑豆许于）鼻中，少时治癰气，黄汁即出，差。〔卷·证〕

（七）又，补中打损折，碾末酒服去瘀血，治小儿疳。《龙鱼河图》云：瓜有两鼻者杀人。沉水者杀人。食多饱胀，可食盐，化成水。〔证〕

（甜瓜）

（八）寒，有毒。止渴，除烦热，多食令人阴下湿痒，生疮。动宿冷病，发虚热，破腹。又，令

人惙惙弱，脚手无力。少食即止渴，利小便，通三膲间拥塞气。兼主口鼻疮。〔嘉补〕

（九）叶：治人无发，捣汁涂之即生。〔嘉补〕

胡瓜〈寒〉

（一）不可多食，动风及寒热。又发疰疟，兼积瘀血。〔卷·心〕

（二）案：多食令人虚热上气，生百病，消人阴，发疮（疥），及发痃气，及脚气，损血脉。天行后不可食。〔卷·心晤〕

（三）小儿食，发痢，滑中，生疳虫。〔卷〕

（四）又，不可和酪食之，必再发。〔卷〕

（五）又，捣根敷胡刺毒肿，甚良。〔卷〕

（胡瓜）

（六）叶：味苦，平，小毒。主小儿闪癖：一岁服一叶，已上斟酌与之。生捋绞汁服，得吐、下。〔嘉补〕

（七）根：捣敷胡刺毒肿。〔嘉补〕

（八）其实：味甘，寒，有毒。不可多食，动寒热，多疟病，积瘀热，发疰气，令人虚热上逆，少气，发百病及疮疥，损阴血脉气，发脚气。天行后不可食。小儿切忌，滑中，生疳虫。不与醋同食。北人亦呼为黄瓜，为石勒讳，因而不改。〔嘉补〕

越瓜〈寒〉

（一）上主治利阴阳，益肠胃，止烦渴，不可久食，发痢。〔卷·心〕

（二）案：此物动风。虽止渴，能发诸疮。令人虚，脚弱，虚不能行（立）。小儿夏月不可与食，成痢、发虫。令人腰脚冷，脐下痛。〔卷·心·证〕

（三）患时疾后不可食。〔卷·证〕

（四）不得和牛乳及酪食之。〔卷〕

（五）又，不可空腹和醋食之，令人心痛。〔卷〕

芥

（一）主咳逆下气，明目，去头面风。大叶者良。煮食之亦动气，犹胜诸菜。生食发丹石，不可多食。〔卷·心·嘉〕

（二）其子：微熬研之，作酱香美，有辛气，能通利五脏。〔证〕

（三）其叶不可多食。又，细叶有毛者杀人。〔证〕

萝卜（莱菔）〈冷〉

（一）利五脏，轻身益气。〔心·嘉〕

（二）根：消食下气。甚利关节，除五脏中风，练五脏中恶气。服之令人白净肌细。〔心·嘉〕

菘菜〈温〉

（一）治消渴。又发诸风冷。（腹中冷病者不服。）有热者服之，亦不发病，即明其（菜）性冷。《本草》云"温"，未解。〔心·证〕

（二）又，消食，亦少下气。〔证〕

（三）九英菘，出河西，叶极大，根亦粗长。和羊肉甚美。常食之，都不见发病。其冬月作菹，煮作羹食之，能消宿食，下气治嗽。诸家商略，性冷，非温。恐误也。〔证〕

（四）又，北无菘菜，南无芜菁。其蔓菁子，细。菜子，粗也。〔证〕

荏子

（一）主咳逆下气。〔证〕

（二）其叶性温。用时捣之。治男子阴肿，生捣和醋封之。女人绵裹内，三、四易。〔嘉·证〕

（三）谨按：子：压作油用，亦少破气，多食发心闷。温。补中益气，通血脉，填精髓。可蒸令

熟，烈日干之，当口开。春取米食之，亦可休粮。生食，止渴、润肺。〔证〕

龙葵

（一）主丁肿。患火丹疮，和土杵敷之尤良。〔证〕

（二）其子疗甚妙。其赤珠者名龙珠，久服变发，长黑。令人不老。〔心〕

（三）其味苦，皆捋去汁食之。〔嘉〕

苜蓿

（一）患疸黄人，取根生捣，绞汁服之良。〔嘉〕

（二）又，利五脏，轻身。洗去脾胃间邪气，诸恶热毒。少食好，多食当冷气入筋中，即瘦人。亦能轻身健人，更无诸益。〔嘉〕

（三）彼处人采根作土黄耆也。又，安中，利五脏，煮和酱食之。作羹亦得。〔证〕

荠

（一）补五脏不足。叶：动气。〔心〕

（二）荠子：入治眼方中用。不与面同食。令人背闷。服丹石人不可食。〔嘉〕

蕨〈寒〉

（一）补五脏不足。气壅经络筋骨间，毒气。令人脚弱不能行。消阳事，缩玉茎。多食令人发落，鼻塞，目暗。小儿不可食之，立行不得也。〔心·证〕

（二）又，冷气人食之，多腹胀。〔证〕

翘摇（小巢菜）

（一）疗五种黄病：生捣汁，服一升，日二，差。〔证〕

（二）甚益人，和五脏，明耳目，去热风，令人轻健。长食不厌，煮熟吃，佳。若生吃，令人吐水。〔证〕

蓼子（蓼实）

多食令人吐水。亦通五脏拥气，损阳气。〔嘉〕

葱〈温〉

（一）叶：温。白：平。主伤寒壮热、出汗；中风，面目浮肿，骨节头疼，损发鬓。〔证〕

（二）葱白及须：平。通气，主伤寒头痛。〔证〕

（三）又，治疮中有风水，肿疼、秘涩：取青叶同干姜、黄蘗相和，煮作汤，浸洗之，立愈。〔嘉·证〕

（四）冬葱最善，宜冬月食，不宜多。只可和五味用之。虚人患气者，多食发气，上冲人，五脏闭绝，虚人胃。开骨节，出汗，故温尔。〔嘉·证〕

（五）少食则得，可作汤饮。不得多食，恐拔气上冲人，五脏闷绝。切不可与蜜相和，食之促人气，杀人。〔证〕

（六）又，止血衄，利小便。〔证〕

韭

（一）冷气人，可煮，长服之。〔心〕

（二）热病后十日，不可食热韭，食之即发困。〔嘉〕

（三）又，胸痹，心中急痛如锥刺，不得俯仰，白汗出。或痛彻背上，不治或至死：可取生韭或根五斤，洗，捣汁灌少许，即吐胸中恶血。〔嘉〕

（四）亦可作菹，空心食之，甚验。此物炸熟，以盐、醋空心吃一碟，可十顿以上。甚治胸膈咽气，利胸膈，甚验。〔证〕

（五）初生孩子，可捣根汁灌之，即吐出胸中恶血，永无诸病。〔证〕

（六）五月勿食韭。若值时馑之年，可与米同功。种之一亩，可供十口食。〔证〕

薤

（一）轻身耐老。疗金疮、生肌肉：生捣薤白，以火封之。更以火就炙，令热气彻疮中，干则易之。〔证〕

（二）疗诸疮中风水肿，生捣，热涂上，或煮之。〔嘉〕

（三）白色者最好。虽有辛气，不荤人五脏。〔嘉·证〕

（四）又，发热病，不宜多食。三月勿食生者。〔证〕

（五）又，治寒热，去水气，温中，散结气：可作羹。〔证〕

（六）（心腹胀满）：可作宿菹，空腹食之。〔心〕

（七）又，治女人赤白带下。〔证〕

（八）学道人长服之，可通神灵，甚安魂魄，益气，续筋力。〔心·嘉·证〕

（九）骨髓在咽不去者，食之即下。〔证〕

荆芥（假苏）〈温〉

（一）辟邪气，除劳，传送五脏不足气，助脾胃。多食薰人五脏神。通利血脉，发汗，动渴疾。〔嘉·证〕

（二）又，杵为末，醋和封风毒肿上。〔证〕

（三）患丁肿，荆芥一把，水五升，煮取二升，冷，分二服。〔证〕

（四）荆芥一名菥蓂。〔遗〕

蕹菜

（一）又，捣汁与时疾人服，差。〔嘉〕

（二）子：煮半生，捣取汁，含，治小儿热。〔嘉〕

紫苏

除寒热，治冷气。〔嘉〕

鸡苏（水苏）

（一）一名水苏。熟捣生叶，绵裹塞耳，疗聋。〔嘉〕

（二）又，头风目眩者，以清酒煮汁一升服。产后中风，服之弥佳。〔嘉〕

（三）可烧作灰汁及以煮汁洗头，令发香，白屑不生。〔嘉〕

（四）又，收讫酿酒及渍酒，常服之佳。〔嘉〕

香菜（香薷）〈温〉

（一）又云香戎。去热风。生菜中食，不可多食。〔嘉〕

（二）卒转筋，可煮汁顿服半升，止。〔嘉〕

（三）又，干末止鼻衄，以水服之。〔嘉〕

薄荷〈平〉

解劳。与薤相宜。发汗，通利关节。杵汁服，去心脏风热。〔证〕

秦荻梨

（一）于生菜中最香美，甚破气。〔嘉〕

（二）又，末之，和酒服，疗卒心痛，悒悒，塞满气。〔嘉〕

（三）又，子：末以和醋封肿气，日三易。〔嘉〕

瓠子〈冷〉

（一）上主治消渴。患恶疮，患脚气虚肿者，不得食之，加甚。〔卷·嘉〕

（二）案经：治热风，及服丹石人始可食之。除此，一切人不可食也。患冷气人食之，加甚。又发痼疾。〔卷·嘉〕

大蒜（葫）〈热〉

（一）除风，杀虫、毒气。〔心·证〕

（二）久服损眼伤肝。治蛇咬疮，取蒜去皮一升，捣以小便一升，煮三、四沸。通人即入渍损处，从夕至暮。初被咬未肿，速嚼蒜封之，六、七易。〔嘉〕

（三）又，蒜一升去皮，以乳二升，煮使烂。空腹顿服之，随后饭压之。明日依前进服，下一切冷毒风气。〔嘉〕

（四）又，独头者一枚，和雄黄、杏仁研为丸，空腹饮下三丸，静坐少时，患鬼气者，当汗出即差。〔嘉〕

小蒜（蒜）

（一）主霍乱，消谷，治胃温中，除邪气。五月五日采者上。〔证〕

（二）又，去诸虫毒、丁肿、毒疮，甚良。不可常食。〔嘉·证〕

胡葱〈平〉

（一）主消谷，能食。久食之，令人多忘。根：发痼疾。〔证〕

（二）又，食着诸毒肉，吐血不止，痿黄悴者：取子一升洗，煮使破，取汁停冷。服半升，日一服，夜一服，血定止。〔证〕

（三）又，患狐臭、䚲齿人不可食，转极甚。〔证〕

（四）谨按：利五脏不足气，亦伤绝血脉气。多食损神，此是熏物耳。〔证〕

莼菜

（一）和鲫鱼作羹，下气止呕。多食动痔。虽冷而补。热食之，亦拥气不下。甚损人胃及齿，不可多食，令人颜色恶。〔心·嘉〕

（二）又，不宜和醋食之，令人骨痿。少食，补大小肠虚气。久食损毛发。〔嘉〕

水芹〈寒〉

（一）（食之）养神益力，令人肥健。杀石药毒。〔心·嘉·证〕

（二）置酒酱中香美。〔嘉〕

（三）于醋中食之，损人齿，黑色。〔心胗·嘉〕

（四）生黑滑地，名曰"水芹"，食之不如高田者宜人。余田中皆诸虫子在其叶下，视之不见，食之与人为患。高田者名"白芹"。〔心·嘉〕

马齿苋

（一）延年益寿，明目。〔证〕

（二）又，主马毒疮，以水煮，冷服一升，并涂疮上。〔嘉〕

（三）患湿癣白秃，取马齿膏涂之。若烧灰敷之，亦良。〔嘉·证〕

（四）作膏：主三十六种风，可取马齿（苋）一硕，水可二硕，蜡三两。煎之成膏。〔嘉〕

（五）治疳痢及一切风，敷杖疮良。〔嘉·证〕

（六）及煮一碗，和盐、醋等空腹食之，少时当出尽白虫矣。〔嘉〕

（七）又可细切煮粥，止痢，治腹痛。〔证〕

落苏（茄子）〈平〉

（一）主寒热，五脏劳。不可多食。动气，亦发痼疾。熟者少食之，无畏。患冷人不可食，发痼疾。〔嘉·证〕

（二）又，根：主冻脚疮，煮汤浸之。〔证〕

（三）又，醋摩之，敷肿毒。〔嘉〕

蘩蒌

（一）不用令人长食之，恐血尽。或云：蘩蒌即藤也，人恐白软草是。〔证〕

（二）又方，（治隐轸疮），捣蘩蒌封上。〔心〕

（三）煮作羹食之，甚益人。〔心胵〕

（鸡肠草）〈温〉

（一）作灰和盐，疗一切疮及风丹遍身如枣大、痒痛者：捣封上，日五、六易之。〔嘉〕

（二）亦可生食，煮作菜食之，益人。去脂膏毒气。〔嘉·证〕

（三）治一切恶疮，捣汁敷之，五月五日者验。〔证〕

（四）又，烧敷疳䘌。亦疗小儿赤白痢，可取汁一合，和蜜服之甚良。〔嘉〕

白苣〈寒〉

（一）主补筋力。〔心〕

（二）利五脏，开胸膈拥塞气，通经脉，养筋骨，令人齿白净，聪明，少睡。可常常食之。有小冷气人食之，虽亦觉腹冷，终不损人。〔心胵〕

（三）又，产后不可食之，令人寒中，少腹痛。〔心胵〕

（白苣）

（四）味苦寒（一云平）。主补筋骨，利五脏，开胸膈拥气，通经脉，止脾气。令人齿白，聪明，少睡。可常食之。患冷气人食，即腹冷，不至苦损人。产后不可食，令人寒中，小腹痛。〔嘉补〕

落葵

（一）其子悦泽人面，药中可用之。〔嘉〕

（二）其子令人面鲜华可爱。取蒸，烈日中暴干。按去皮，取仁细研，和白蜜敷之，甚验。〔嘉·证〕

（三）食此菜后被狗咬，即疮不差也。〔证〕

堇菜

（一）味苦。主寒热鼠瘘，瘰疬生疮，结核聚气。下瘀血。〔证〕

（二）久食，除心烦热，令人身重懈惰。又令人多睡，只可一两顿而已。〔嘉〕

（三）又，捣敷热肿良。〔嘉〕

（四）又，杀鬼毒，生取汁半升服，即吐出。〔嘉〕

（五）叶：主霍乱。与香菜同功。蛇咬生研敷之，毒即出矣。〔证〕

（六）又，干末和油煎成，摩结核上，三、五度便差。〔证〕

蕺菜（鱼腥草）〈温〉

小儿食之，便觉脚痛，三岁不行。久食之，发虚弱，损阳气，消精髓，不可食。〔心·嘉〕

马芹子

和酱食诸味良。根及叶不堪食。卒心痛：子作末，醋服。〔嘉〕

芸苔（油菜）

（一）若先患腰膝，不可多食，必加极。〔嘉〕

（二）又，极损阳气，发口疮，齿痛。〔嘉〕

（三）又，能生腹中诸虫。道家特忌。〔嘉〕

雍菜

（一）味甘，平，无毒。主解野葛毒，煮食之。亦生捣服之。岭南种之。蔓生，花白，堪为菜。云南人先食雍菜，后食野葛，二物相伏，自然无苦。〔嘉补〕

（二）又，取汁滴野葛苗，当时菾（烟）死，其相杀如此。张司空云：魏武帝啖野葛至一尺。应是先食此菜也。〔嘉补〕

菠薐（菠菜）

冷，微毒。利五脏，通肠胃热，解酒毒。服丹石人食之佳。北人食肉面即平，南人食鱼鳖水米即

冷。不可多食，冷大小肠。久食令人脚弱不能行。发腰痛，不与蛆鱼同食。发霍乱吐泻。〔嘉补〕

苦荬

冷，无毒。治面目黄，强力，止困，敷蛇虫咬。又，汁敷丁肿，即根出。蚕蛾出时，切不可取拗，令蛾子青烂。蚕妇亦忌食。野苦荬五六回拗后，味甘滑于家苦荬，甚佳。〔嘉补〕

鹿角菜

大寒，无毒，微毒。下热风气，疗小儿骨蒸热劳。丈夫不可久食，发痼疾，损经络血气，令人脚冷痹，损腰肾，少颜色。服丹石人食之，下石力也。出海州，登、莱沂、密州并有，生海中。又能解面热。〔嘉补〕

莙荙（红菜头）

平，微毒。补中下气，理脾气，去头风，利五脏。冷气不可多食，动气。先患腹冷，食必破腹。茎灰淋汁，洗衣白如玉色。〔嘉补〕

附余

孟诜方：治产后血运心闷气绝方。

以冷水潠面即醒。〔心〕

孟诜食经方：鱼骨哽方

取萩去皮，着鼻中，少时差。〔心〕

孟诜食经云：柠茎单煮洗浴之。

又方，荛蔚可作浴汤。

又方，煮赤小豆取汁停冷洗，不过三四。

又方，捣蘩蒌封上。〔心〕

白鸽肉："〔诜曰〕暖"。

"调精益气，治恶疮疥癣，风疮白癜，疬疡风。炒熟酒服，虽益人，食多恐减药力。孟诜"。〔《纲目》①〕

（高明慧　校注）

医心方（节选）

宋·丹波康赖

【按语】

《医心方》是日本现存最早的养生、医药和房中典籍，成书于日·园融帝永观二年（984），时值我国宋太宗雍熙元年，亦即太平兴国七年，编者丹波康赖。

丹波康赖（912～995）原名刘芳康赖，是日本平安时代著名医家。其先祖为东汉灵帝五世孙阿留王，因战乱避祸日本，康赖是其八世孙。康赖因其精湛的医术而倍受推崇，被赐姓"丹波宿祢"，简称"丹波"，并曾任针博士、左卫门佐等职。

全书共30卷，包罗针灸、治疗、方剂、养生、房中、诸药禁忌、食补等丰富的内容，尤其房中一卷，多为引用，被称赞"具有无可估量的价值"。据著名中医文献学家马继兴统计，全书共引用医学与非医学书籍共204种，所引条文10877条，除引用朝鲜医书两种6条外，其余全部为中国古医

---

① 《纲目》：明李时珍《本草纲目》（人卫1977年校点本），简称"纲目"。

籍。书中所引唐以前医书达22种，其中大部分在宋以后多亡佚不存。幸得《医心方》的传世，使得后世学者可以部分甚至大部分了解这些亡佚古籍的内容，也为已佚医书的辑录提供了可能，亦得本书被称为"中国医学乃至东亚医学的历史证言集"。

据2007版《中国中医古籍总目》可知，《医心方》今存世版本如下：1. 日本安正6年（1859）医学馆影刻本；2. 日本万延1年庚申（1860）刻本；3. 日本文九2年壬戌（1862）东京帝国大学刻本；4. 日本昭和8年癸酉（1933）影印古典全集本；5. 日本昭和12年丁丑（1937）大塚巧艺社影抄长卷本；6. 日本昭和12年丁丑（1937）东京荻野仲三郎据日本安政6年抄本彩色影印本；7. 日本据万延1年影刻本重印本；8. 日本据安政6年抄本影印本；9. 抄本；10. 日本抄本；11. 影印本；12. 1955、1993年人民卫生出版社影印本；1973年日本东京株式会社讲坛社影印本。此外尚有若干校释本。

今次收录原书卷四、卷二十六、卷二十七、卷二十八、卷二十九、卷三十美容、导引、延年、房中、食补等与现代生活密切相关，有利于人们健康保健的实用内容。包括许多简便易行的美发、美白、去斑、去痣的美容方药，如何健体强身、延年益智、饮食起居的注意事项，以及饮食物的寒热温凉，补益攻伐和房事有节等方面。点校以1993年人民卫生出版社影印本为底本，影印安政6年影校本，以中国中医科学院图书馆馆藏抄本为参考校本。统一原书繁体、异体、俗体字，删除书中和名批注，删繁就简，以资参阅。

【原文校释】

卷 第 四

治发令生长方第一

《病源论》云：发是足少阴之经血所荣也。血气盛，则发长美；若血虚少，则发不长，故须以药治之令长也。

《僧深方》生发泽兰膏方：

细辛二两　蜀椒三升　续断二两　杏仁三升　乌头二两　皂荚二两　泽兰二两　石南二两　厚朴二两　茵草二两　白术二两

凡十一物㕮咀，以淳苦酒三升渍铜器中一宿。以不中水猪肪成煎四斤，铜器中东向灶炊以苇薪，三沸三下，膏成，以布绞去滓，搅白涂之。

生发膏生长发，白黄者令黑，魏文帝秘方：

黄芪二两　当归二两　独活　芎䓖①　白芷　芍药　茵草　辛夷　防风　生地黄　大黄　藁本　蛇衔各一两　生薤白半斤　麻油四升　马鬐膏二升

凡十六物，切，微火煎，三上三下，白芷黄，膏成，去滓敷头。一方加麝香二分。

《千金方》治发令长方：

麻子一升，熬令黑，压，取脂，敷头。

又方：麻叶　桑叶

泔煮去滓，沐发七遍，长六尺。

又方：多取乌麻花，瓷瓮盛，密盖，埋之，百八十日出，用涂发，长而黑。

《葛氏方》治发令长方：

术②一升，剉之，水五升，煮以沐，不过三即长。

---

① 芎䓖：即"川芎"。

② 术：宋以前苍、白术多不分，皆称为术。

《新录方》治发令长方：

乌麻花末之，以生油和泥，涂之。

又方：每暮好蜜涂，如上，七日亦生。

《本草经》云：鳢肠汁涂发眉，生速而繁。注云：一名莲子草。

《如意方》云：长发术：

东行枣根直者，长三尺，以中央当甑饭蒸之，承两头汁以涂头，发长七尺。

又方：白芷四两，煮，沐头，长发。

又方：麻子仁三升　白桐叶一把　米汁煮，去滓，适寒温以沐，廿日发长。

又方：麻子仁三升　秦椒①二升　合研，渍之一宿以沐头，日一，长发二尺。

又方：乙卯、丙辰日沐浴，令人发长。

治发令光软方第二

《如意方》软发术：

沐头，竟以酒更濯，日一，发即软。

又方：新生乌鸡子三枚，先作五升麻沸汤，出杨②之令温，破鸡子悉内③汤中，搅令和，复煮令热，方为三沐三灌之，三日一沐，令发软。

又云：光发术：

捣大麻子，蒸令熟，以汁润发，令发不断生光泽，大良。

治发令坚方第三

《延寿赤书》云：《太④极经》曰：理发宜向壬地，当数易栉，栉处多而不使痛，亦可令侍者栉之，取多佳也。于是血脉不滞，发根当坚。《养生方》或同之。

《如意方》云坚发术：

马蔺灰一升　紫宁灰五升　胡麻灰七升

凡三灰，各各淋之，先用马蔺灰汁，次用紫宁灰汁，后用胡麻灰汁。

治白发令黑方第四

《病源论》云：血气虚则肾气弱，肾气弱则骨髓枯竭，故发变白也。

又云：千过梳发发不白。

又云：正月一日取五香煮作汤，沐头不白。

《隋炀帝后宫香药方》染白发大豆煎：

酢浆　大豆

上二物，以浆煮大豆以染之，黑便如漆。

《葛氏方》治白发方：

先沐头发令净，取白灰、胡粉分等，浆和温之，夕卧涂傅⑤讫，油衣抱裹。明旦洗去，便黑。《录验方》同之。

又方：拔白毛，仍以好蜜敷孔处，即生黑。

---

① 秦椒：即秦艽，下同。
② 杨：通"扬"。
③ 内：通"纳"，下同。
④ 太：原作"大"，据文意改，下同。
⑤ 傅：涂。

《千金方》治发白方：

正月四日，二月八日，三月十三日，四月廿日，五月廿日，六月廿四日，七月廿八日，八月十九日，九月廿五日，十月十日，十一月十日，十二月十日。

上日拔之，不复白。

又方：乌麻九蒸九曝，末，以枣膏丸，久服之。

又方：生油渍乌梅当用，敷头良。

《灵奇方》令白发还黑术方：

陇西白芷一升　旋覆花一升　秦椒一升　好桂心一尺

合捣筛，井花水服方寸匕，日三，卅日白发悉黑，禁房内。以此药食白犬子，廿日皆变为黑。《千金方》同之。

《僧深方》欲令发黑方：

八角附子一枚，淳苦酒半升，于铜器中煎令再沸，内好矾石大如博其石一枚，矾石消尽，内好香脂三两，和合相得，下景地，勤洗脂凝，取置筒中，拔白发，以脂涂其处，日三。

《极要方》染鬓发白：

数用大麻子油浴之，极佳。

《龙门方》治发白方：

用皂荚汤净洗、干拭，以陈久油滓涂之，日三。《千金方》同之。

《孟诜食经》治白发方：

胡桃烧令烟尽，研为泥，和胡粉。拔白发毛敷之，即生毛。今按：《本草拾遗》为泥，拔白发，以内孔中，其毛皆黑。

《如意方》染发白术：

取谷实，捣取汁，和水银以拭发，皆黑。

又方：熟桑椹以水渍，服之，令发黑。

又云：反白发术：

以五八午日烧白发。

又方：癸亥日除白发，甲子日烧之，自断。

治须发黄方第五

《病源论》云：足太阳之经血外荣于须发，血气盛，则须发美而长。若虚少不足，不能荣润于外，故令须黄也。

《葛氏方》治须发黄方：

烧梧桐作灰，乳汁和，以涂其肤及须发，即黑。

《如意方》治须黄术：

胡粉、白灰分等以水和，涂须。

一方：浆和，夕涂，明日洗去，便黑。

《录验方》染须发神验如柒方：

胡粉三两　石灰三升

以泔和粉灰等一两煮沸，及暖，揩洗发令遍，急痛水以濯之，经宿旦还直暖涂泔洗濯。又以冷水灌，涂油，即黑如漆。今按：《范汪方》：先洗头去垢。

治须发秃落方第六

《病源论》云：血盛则荣于头发，故须发美；若血气衰弱不能荣润，故鬓发秃落也。

《经心方》治中风发落不生方：

铁生衣下筛，腊月猪脂合，煎三沸，涂，日三，良。亦治眉落。

《葛氏方》治鬓发秃落不生长方：

麻子三升　秦椒二升

合研置沈汁中一宿，去滓，日一沐，一月长二尺。

又方：生柏叶一斗，附子四枚。捣末，以猪肪三斤合和为卅丸。布裹一丸，着沐汁中，间日一沐，发长不落。

《医门方》治发落方：

油磨铁衣，涂之即生。

又方：桑根白皮二升　大麻子二升　白桐叶切，一升半

上以米或泔九升，浸经一宿，煮五六沸，去滓，以沐浴发。

《千金方》治鬓发堕落方：

麻子三升，碎　白桐叶切，一把

二味，米泔汁二升，煮五六沸，去滓，以洗沐，头鬓发不落，廿日验。《葛氏方》同之。

《如意方》治鬓发秃落术：

桑树皮，削去黄黑，取白，剉二、三升，以水淹煮五沸，去滓，以洗沐鬓发，数为不落。

又方：甘草二两，咬咀，渍一升。汤中沐头，不过再三，则不落。

治头白秃方第七

《病源论》云：凡人有九虫在腹内，值血气虚则侵食。而蛲虫发动，最能生疮。乃成疽、癣、痞、疥之属，无所不为。言白秃者，皆此虫所作。谓在头上生疮，有白痂甚痒，其上发并秃落不生，故谓之白秃也。

《千金方》治秃头方：

芜菁子，末，酢和，敷之，日一。

又方：油磨铁衣，涂之，即生。

又方：麻子三升，末，研，内泔中一宿，去滓，日一沐，一月长二尺。

又云：白秃方：

煮桃皮汁，饮之，并洗上。

又方：曲、豉两种下筛，酢和，薄上。

又方：炒大豆黑，末，和猪脂，热暖匙抄封上遍即裹，勿见风。

又方：桃花和猪脂封上。

《极要方》疗头风痒多白屑方：

大麻子仁三升，研　秦椒二升　柏叶切，三升

上并置于泔汁中一宿，明旦温之，去滓，用已沐发。今按《集验方》无柏叶。

治头赤秃方第八

《病源论》云：赤秃此由头疮，虫食发秃落者，无白痂，有汁，皮赤而痒，故谓之赤秃。

《千金方》治赤秃方：

桑灰汁洗头，捣椹封之，日中曝头。

又方：马蹄灰，末，猪脂和，敷之。

又方：烧牛、羊角灰，和猪脂，敷之。

治鬼舐头方第九

《病源论》云：人有风邪在于头，有偏虚处，则发秃落，肌肉枯死。或如钱大，或如指大，发不

生，亦不痒，故谓之鬼舐头也。

《千金方》治鬼舐头方：

烧猫儿矢，腊月猪脂和，敷之。

又方：烧麝香，研，敷之。

又方：赤砖末，和蒜捣，敷之。

治头烧处发不生方第十

《病源论》云：夫发之生，血气所润养也。火烧之处，疮痕致密，则气血下沉，不能荣宣凑①理，故发不生也。

《如意方》生毛发术：

取鸟内器中，埋于丙丁上②入三尺，百日，以涂人肉，即生毛。

又方：涂好蜜。

《千金方》治火烧处发毛不生方：

蒲灰，正月苟脑和，敷，毛生。

又方：芜菁子，末，酢和，涂毛生。

治眉脱令生方第十一

《病源论》云：血气盛，则养眉有毫。血少则眉恶，又为风邪所伤，眉脱。皆是血气损伤，不能荣养也，故需以药生之。

《千金方》生眉毛方：

垆上青衣，铁精分等，和水涂之。

又方：七月乌麻花，阴干，生乌麻油和，三日一涂眉发。

《如意方》眉中无毛方：

以针挑伤，敷蜜，生毛。

《新录单方》生眉毛方：

油和铁精研，涂眉。

又方：每暮好蜜涂，七日亦生。

又方：铁汁数洗之。

治毛发妄生方第十二

《病源论》云：若风邪乘经络，血气改变，则异毛恶发妄生，则需以药令不生之。

《新录方》：拔去毛，以蚌灰和鳖脂涂之，永不生。《千金方》同之。

又方：去毛，用狗猪等胆涂，即永不生。《千金方》同之。

又方：拔去毛，以伏翼血涂之，不生。

《千金方》：除日拔毛，鳖脂涂之。

又方：狗乳涂之。

又方：东行枣根灰，水和涂之。

治头面疮方第十三

《病源论》云：内热外虚，为风湿所乘，湿热相搏，故头面身体皆生疮。

---

① 凑：通"腠"。
② 上：据中国中医科学院图书馆馆藏抄本及文意，当作"土"。

《如意方》治面上恶疮术：

胡粉五两，熬　黄柏五两　黄连五两

三物冶，下筛，粉面疮上，日三。《小品方》同之。

《极要方》疗面上疮，极痒，搔即生疮，黄脂出，名曰肥疮方：

上煮苦参汁，洗去痂，故烂帛淹，即涂白蜜，自当汁出如胶，即敷雄黄末，不过一两度，瘥。

又云：治头面恶疮胡粉膏方：

胡粉三两　松脂二两　水银三两　猪脂六合

凡四物，松脂、猪脂合煎去滓，以水银、胡粉着中，搅使和，涂疮上，日三。

《膏药方》治头面生疮痒黄连膏方：

黄连四两　白蔹二两　大黄三两　黄柏二两　胡粉二两

上五物，下筛，以猪膏和涂之，时以盐汤洗之。今按：藜芦膏可敷之。在第廿五卷小儿头疮条。

治面疱痤方第十四

《病源论》云：面疱者，谓面上有风热气生疱，或如米大，亦如谷大，白色者是也。

又云：《养生方》云，醉不可露卧，令人面发疮疱。

《养生要集》云：酒醉热未解，勿以冷水洗面，发疮轻者皶疱。

《如意方》治疱术：

茅茛二分　桂肉一分

下筛，以酢浆服方寸匕，日三，晚即服栀子散相参也。

栀子散方：

栀子仁一斤

捣下筛，先食，以酢浆服方寸匕，日三。先服茅茛桂散，次后服栀子散，即以同日服之。

《录验方》治男女疱面生疮黄连粉方：

黄连二两　牡蛎二两

凡二物，下筛，有脓汁以散粉之。

《葛氏方》治年少气盛面生疱疮方：

鹰矢白二分　胡粉一分　蜜和涂上，日二。

又方：以三岁苦酒，渍鸡子三宿，当软破，取以涂，良。

《极要方》面疱癣肿方：

白附子二两　青木香二两　麝香二两　拔葜二两

并为散，以水和，涂面，日三。

《小品方》治面疱方：

土瓜，冶，以水银、胡粉、青羊脂分等，和敷面上，日二，有效。

又方：胡粉二分，水银四分，以猪膏和研，敷面，天晓以布拭去，勿洗水。

《千金方》治面疱甚者方：

冬葵子　柏子仁　茯苓　瓜子

凡四味，分等服方寸匕，日三。今按：《极要方》云：二十日面目光泽，疱气尽去。

《刘涓子方》治皶疱方：

鸬鹚屎一升，下筛，以腊月猪膏和，敷之。《千金方》同之。

《新录方》治面疱方：

捣杏仁为泥，和浆若酪，涂之。

又方：取兔系上秋露洗之，最佳。

又方：大麻子研，和猪脂，涂。

又方：鹿脂涂拭面上，自瘥。

治面皯䵞方第十五

《病源论》云：面皯䵞者，谓面皮上，或有如乌麻，或如雀卵上之色是也。此由风邪客于皮肤，痰饮积于腑脏，故变生皯䵞也。

《养生要集》云：凡远行途中逢河水，勿洗面，生乌皯状如乌卵之色斑也。

《葛氏方》治面多皯䵞或如雀卵色方：

苦酒渍术，恒以拭面，稍稍自去。

又方：桃花、瓜子分等，捣以敷面。

《千金方》治面皯䵞方：

捣生兔系草汁，涂，不过三。

又方：李子仁，末，和鸡子白，敷一宿，即落。

又方：杏仁，酒渍皮脱，捣，绢囊盛，夜拭面。

《小品方》治面皯方：

白蜜和茯苓，涂，满之七日便瘥。

又方：杏仁去皮，冶令细，鸡子白和之，敷经宿，拭去。

《极要方》治面上皯黑粉泽等方

白蔹二分　生礜石一分　白石脂一分　杏仁半分，去皮

上为散，以鸡子白和，夜卧涂之，明晓以井花水洗之者，老若更少，黑者白润。

《如意方》治皯䵞术：

以鸬鹚白矢敷之。

又方：以树穴中水洗之。

又方：茯苓、白石脂分等，末，蜜和涂之，日三。

《新录方》取蒺藜末，蜜和涂之。

又方：蛴螬汁涂面。

《僧深方》：桃仁冶，下筛，鸡子白和以涂面，日四、五。

《苏敬本草注》：以桑薪灰洗之。

《陶景本草注》：取蜂子未成头足时以酒渍，敷面，令悦白。

治鼻齇方第十六

《病源论》云：此由饮酒，热势冲面而遇风冷之气，相搏所生也。故令鼻面间生齇，赤疱匝匝然者是也。

《葛氏方》面及鼻宿酒齇方：

鸬鹚矢末，以腊月猪膏和，涂之，鹤矢亦佳。

《僧深方》治齇皯䵞蒺藜散方：

蒺藜子　栀子仁　香豉各一升　木兰皮半斤

凡四物下筛，酢浆和如泥，暮卧涂病上，明旦汤洗去。

《千金方》治齇鼻疱栀子丸方：

芎䓖四两　大黄六两　栀子仁三升　好豉三升，熬　木兰半斤　甘草四两

上六味，蜜和，服十丸如梧子，日稍稍加至廿五丸。《僧深方》云：栀子仁二升，香豉二升。服十丸日三，不知增之。

《小品方》治面齇木兰散方：

木兰皮一斤,渍以着三年酢中,趣令没之百日,出木兰皮,曝燥,捣为散,服方寸匕,日三。《千金方》同之。

《新录方》治鼻齄方:

木兰皮　栀子仁　豉

等分为酢和如泥,涂上,日一。

《刘涓子方》木兰膏治齄鼻方:

木兰二两　栀子三两

凡二物,细切,渍苦酒一宿,明旦以猪膏一升,煎去滓,稍以摩之。

《如意方》治面齄术云:

前治疱荠苨桂肉方,亦治之在面疱方。

治䵟𪒟面方第十七

《病源论》云:䵟𪒟面者,面皮上有滓如米粒者也。此由肤腠受于风邪,搏于津液,津液之气,因虚作之也。亦言因敷胡粉而皮肤着粉气,入腠理化生之也。

《葛氏方》治卒病䵟𪒟面如米料傅者方:

十月霜初下,取以洗拭面,乃敷诸药为佳。

又方:白蔹二分　生礜石一分　白石脂一分　杏仁半分

捣末,鸡子白和,暮卧涂面,明旦井花水洗之。

一方无礜石、白脂,有鸡子白,蜜和新水以拭之。

《范汪方》治䵟𪒟面方:

熬矾石,以酒和,涂之。不过三。

又方:捣生菟系取汁,涂之不过三,皆尽。

治疬疡方第十八

《病源论》云:人颈边及胸前、腋下自然斑剥,点相连,色微白而圆;亦有乌色者,无痛痒,谓之疬疡也。此亦是风邪搏于皮肤,血气不和所生也。

《葛氏方》云:面颈忽生白驳、状如癣、世名为疬疡方:

以新布揩令赤,苦酒摩,巴豆涂之,勿广。

又方:取生树木孔中汁拭之,末桂且唾和,敷之,日二三。

《千金方》治疬疡方:

酢磨留黄涂之,最上。

又方:三年酢摩乌贼骨,先布摩肉赤,敷之。

又方:取途中自死蜣螂,捣烂,涂。当揩令热封,一宿瘥。

《如意方》治疬疡术:

半天河水洗之。

又方:荷叶上水洗之。

《极要方》疗面上生白驳,名疬疡风方:

雄黄　硫黄　矾石　以上等分为末,以猪膏和,涂之。

又方:取蛇脱皮磨之数过,令热,乃弃之于草中,勿反顾。

《僧深方》治疬疡方:

硫黄一分　矾石一分　水银一分　灶黑一分

上四物,冶末,以葱涕和研,临卧以敷上。

又方:䕞脂数摩上。

又云：疗身体易斑剥方：

女萎一分　附子一枚，炮　鸡舌香二分　青木香二分　麝香二分　白芷一分

以上以腊月猪膏七合，煎五味令小沸，急下去滓，纳麝香绞调，复煎三上三下，膏成。磨令小伤，以敷之。

又方：三淋藋灰取汁，重淋之，洗历易讫，醋研木防己涂之，即愈。

又方：茵陈蒿两握。

上以水一斗，煮取七升，先以皂荚汤洗历，易令伤，然以汤洗之。

《广济方》疗疬疡风方：

雄黄一两　卤砂①二两　附子三两，生

上为散，苦酒和如泥，涂上②。

《经心方》治疬疡方：

取屋瓦上藓，先拭令赤，敷之。

《龙门方》疗疬易③风方：

取皂荚子半升，细研，和生麻油，先用生布揩患处，复敷之，良。

治白癜方第十九

《病源论》云：面及颈项、身体皮肉色变白，与肉色不同，亦不痛痒，谓之白癜。此亦风邪搏于皮肤，血气不和所生也。

《千金方》白癜方：

矾石、硫黄分等，末，酢和，敷之。

又方：酒服生胡麻油一合，日三，稍加至五合。慎生冷、猪鸡、鱼、蒜，百日服五升瘥。

又方：揩上令破摘罗摩白汁涂之，日日涂之，取瘥。又煮以拭之。

《新录方》白癜方：

捣常思草汁涂，日三。

又方：捣杏仁如泥，和鸡子白涂上，日三。

《葛氏方》云：白癜风，一名白癞，或谓龙舐。此大难疗。取苦瓠经冬干者，穿头圆如钱许，以物刺穰使遍，灌好酢满中，面封七日。先以皂荚葛揩，使微伤，以瓠中汁涂之。

《录验方》治白癜方：

荷裹鲊令叶相和，更裹臭烂，先拭令热，敷即瘥。

《极要方》疗白癜膏方：

附子三两　天雄三两　防风二两　乌头三两

上以猪膏三升煎之，敷上④。

《刘涓子方》治白定⑤方：

树穴中水汁向东者，熟刮洗白定二三过，即愈。枫树胜也。

又方：生鸡卵一枚，纳苦酒中淹渍，令没鸡卵壳，壳欲消破之，先以白敷，次以黄敷，燥便愈。极良。

又云：疗颈及面上白驳浸淫渐长，有似癣但无疮方：

---

① 卤砂：即"硇砂"
② 上：据华夏出版社1993版《医心方》，疑作"之"。
③ 疬易：当作"疬疡"。底本误。
④ 上：作"之"。
⑤ 定：当作"癜"，下文同。

上取燥鳗鲡鱼，炙脂出，以涂之。先拭驳上，外把刮之，令小燥痛，然以鱼脂涂，便愈。难者不过三涂之。

治赤疵方第廿

《病源论》云：面及身体及肉变赤，与肉色不同，或如手大，或如钱大，亦不痒痛，谓之赤疵。

《千金方》治赤疵方：

用墨、大蒜、鳝血合和，敷之。

又方：以银拭之令热即消，不瘥，数①数拭之乃止。

《如意方》治白癜赤疵术：

用竹中水如马尿者洗之。

《徐伯方》治疵痏方：

独秃根

凡一物以苦酒研之，涂痏上，立即瘥。

治黑子方第廿一

《病源论》云：黑痣者，风邪搏血气，变化所生。夫人血气充盛，则皮肤润悦，不生疵瑕，若虚损，则点痣变生。若生而有之者，非药可治也。面及身体生黑谓之黑痣，亦名黑子。

《录验方》五灰煎方：

石灰　藋灰　桑灰　炭灰各一升　荨灰五升

以水溲蒸令气匝，仍取釜汤淋之，取清汁五升许，于铜器内东向灶煎之，不用鸡狗、小儿、妇女见之。膏成，好者如淀强细沙，即堪用之。

《集验方》去黑子及赘方：

生梨灰五升　石灰二升半　生姜灰五升

凡三物，合令调和，蒸令气溜下甑，取下汤一升从上淋之，尽其汁于铁器中，煎减半，更闲火煎，以鸡羽插中即集断，药成。欲去黑子若疣赘，先小伤其上皮，涂之。

《如意方》治靥痣术：

鸬鹚白尿敷之。

又方：藋灰　石灰　醇苦酒煎，以簪涂黑，须臾灭去。

《葛氏方》去靥痣方：

桑灰、艾灰各三斗，水三石，淋取汁，重复淋三过止。以五色帛内中，合煎令可丸，以敷上则烂脱，乃以猪膏涂之。

《千金方》疣赘疵痣方：

雄黄　硫黄　真珠　矾石芦茹　巴豆　藜芦各一两

七味为散，和合如泥，涂上，贴病上，须成疮，及去面点、皮中紫赤疵痣，靥秽。

治疣目方第廿二

《病源论》云：人手足边忽生如豆，或如结筋，或五个，或十个，相连肌里，粗强于肉，谓之疣目也。此是风邪搏于肌肉而变生也。

《葛氏方》：

以盐涂疣上，令牛舐之，不过三。

又方：作艾炷如疣大，灸上三壮。

---

① 数：疑衍。

又方：以硫黄揩其上，二七过佳。

又方：蘴蓟赤子挼坏，刮目上令赤，以涂之，即去。

《千金方》：

月十五日，月正中时，望月，以秃条帚扫二七遍，瘥。

又方：松、柏脂合和，涂之，一宿失矣。

又方：取牛涎数涂，自落。

《经心方》：

苦酒，渍石灰六七日，滴取汁沾疣上，小作疮即落。良验。

《范汪方》：月晦夜于厕前取取故草二七枚，枚二七过砭目上记祝曰：今日月晦，尤惊或明，日月朝了，取亡人枕若席，二七拭之愈。

又方：杏仁烧令黑，研涂，良。

《苏敬本草注》：捣马苋揩之。今按：倍用赤苋，良。

又方：以桑薪灰洗之。

又方：缠蜘蛛网七日，消烂，甚效。

《如意方》：

取故拂床帚，向青虹①咒曰：某甲患疣子，就青虹乞瘥，青虹没，疣子脱。意仍送帚，置都路口而还，勿反顾。如此疣目渐渐消灭。

又方：雷时以手摘疣，掷与雷二七过，即脱。

《集验方》：

七月七日，以大豆一合，拭疣目上，三过讫，使病疣目人种豆，着南向屋东头第三流中。豆生四叶，以热汤洗，杀疣目，便去矣。

治瘢瘢方第廿三

《刘涓子方》治诸伤灭瘢膏方：

衣中白鱼　鸡尿　白蔹　夕药　白蜂　白鹰矢

上六物分等，合乳汁和，以涂伤上，日三。良。

《极要方》：鹰矢白下筛，白蜜和，涂瘢上，日三。良。

《本草》：白瓷瓦水摩，涂之。

《新录方》：衣鱼摩上，日一。

又方：胡粉敷，日一。

又方：白疆蚕②末，敷。

又方：单用蜜涂之。

又方：桑白汁和鸡子白，涂之。

又方：榆白皮灰敷之。

又方：涂鼠脂之。

《耆婆方》：胡粉和白蜜，敷之。

《范汪方》：以人精和鹰矢白敷之。《医门方》云：瘥后不知疮处，神验。

治狐臭方第廿四

《病源论》云：人腋下臭如葱豉之气者，亦言如狐狸之气者，故谓之狐臭也。此皆血气不和，蕴

---

① 青虹：彩虹。

② 白疆蚕：即"白僵蚕"。

积故也。

《葛氏方》云：人身体及腋下状如狐狚气，世谓之狐臭，治之方：

正旦以小便洗腋下。

又方：炊甑饭及热，丸之，以拭腋下，仍与犬食之，七旦如此，即愈。

又方：青木香一斤　石灰半斤

合末恒以粉身。

《千金方》云：有天生狐臭，难治，有为人所染者，易治也。凡狐臭人通忌食芸薹五辛，治之终身不瘥。治之方：

水银、胡粉和涂之，大良验。

又方：牛脂、胡粉各等分合煎，和，涂腋下。一宿即愈，不过两三。

《小品方》云：治漏腋下及足心、手掌、阴下、股里恒如汗湿致臭者，六物胡粉膏方：

干商陆一两　干枸杞　白皮半两　干姜半两　滑石一两　甘草半两　胡粉一两

上六物冶末，以苦酒和，涂腋下，微汗出易衣，复更着之，不过三便愈。或一岁复发，发，复涂之，不可多涂与，伤人腋也。《范汪方》同之。

《灵奇方》：常以矾石熬末，敷两腋下。

《新录方》：取白马尿洗之。

又方：酢和胡粉涂腋下，日一。

《枕中方》治人气臭方：

丑时取井华水，口含吐着厕中，良。

《经心方》：取白马蹄煮取汁，拭腋下，日二。

又方：苦酒和白灰涂，燥复易。

《本草》云：裹铁精以熨之。

又方：铁屑和酢封腋，铜屑又佳。

《效验方》治腋臭鸡舌散：

鸡舌香二两　藿香二两　青木香二两　胡粉一两

凡四物，治下筛，绵裹内腋下押之，拊须着乃止。

《范汪方》治腋下臭方：

干姜　白芷　胡粉　白灰

凡四物分等，合粉腋下。

又方：青木香散：

青木香二两　附子一两　白灰一两　矾石半两

凡四物，合捣，着粉中汁出，粉粉之愈。

《删繁论》治狐臭方：

杜衡　藁本　辛夷　芎藭　细辛各二分　胡粉十分

凡六物，㕮咀，以苦酒二升渍，煎取三合，去滓，和胡粉临卧涂腋下。

《集验方》治狐臭方：

辛夷　细辛　芎藭藭　青木香

四物分等，捣，筛为散，粉之。

《隋炀帝后宫诸香药方》治腋下臭方：

雄黄五分　麝香五分　石硫黄六分　薰六香五分　青矾石五分　马齿草一握

上件药总和，捣熟出汁瓦上曝令干，更捣，下筛为散。以酢浆洗臭处，以生布揩令破，以粉之。

医心方卷第四

医心方卷第四背记

治白发令黑方：

胡分[1]三两　石灰六两，绢下熬令黄

二味，以榆皮作汤，和之如粉粥，先以皂荚汤净洗发，令极净必好，于夜卧以药涂发上，令均讫。取桑叶或用荷叶，缀着头巾上，遍以裹发，一夜至旦，取酢浆水热暖，三净洗发。秘方也。

白水：酢少分入臭也。

卷第廿六

延年方第一

《金匮录》云：黄帝所受真人中黄直七禽食方。今按：《大清经方》七禽散。

黄帝齐于悬辅，以造中黄直。中黄直曰：子何为者也？黄帝曰：今弃天下之主，愿闻长生之道。中黄直曰：子为天下久矣，而复求长生之道，不贪乎？黄帝曰：有天下实久矣，今欲躬耕而食，深居靖[2]处，禽兽为伍，无烦万民，恐不得其道，敢问治身之要，养生之宝。中黄乃仰而叹曰：至哉，子之问也。吾将造七禽之食，可以长生，与天相保。子其秘之，非贤勿与之。常以七月七日采泽泻，泽泻者，白鹿之加也，寿八百岁；以八月朔日采柏实，柏实者，猿猴之加也，寿八百岁；以七月七日采蒺藜，蒺藜者，腾蛇之加也，寿二千岁；以八月采菴芦，菴芦者，駏驉之加也，寿二千岁；以八月采地衣，地衣者，车前实也，子陵之加也，寿千岁；以九月采蔓荆实，蔓荆实者，白鹄之加也，寿二千岁。以十一月采彭勃，彭勃者，白蒿也，白菟之加也，寿八百岁。皆阴干，盛瓦器中，封涂无令泄也。正月上辰日冶合下筛，令分等，美枣三倍诸草，美桂一分，置苇囊中无令泄，以三指撮，至食后为饮，服之百日，耳目聪明，夜视有光，气力自倍坚强，常服之，寿蔽天地。

《大清经》又云：黄帝四扇散，仙人茅君语李伟曰：卿宜服黄帝四扇散方：

松脂　泽泻　山术　干姜　云母　干地黄　石上菖蒲[3]

凡七物精冶合，令分等，合捣四万杵，盛以密器，勿令女人、六畜辈诸污淹者见。且以酒服三方寸匕，亦可以水服之；亦可以蜜丸散，且服如大豆者廿丸可至卅丸。此黄帝所授风后四扇散[4]方，却老还少之道也。我昔受之于高丘先生，令以相传耳。

又云：西王母四童散，茅君语思和曰：卿宜服王母四童散，其方用：

胡麻熬　天门冬　茯苓　山术　干黄精　桃核中仁[5]去赤皮

凡六物精冶，分等，合捣三万杵。且以酒服三方寸匕，日再。亦可水服，亦可用蜜丸旦服卅丸，日一。此返婴童之秘道也。思和体中损少于李伟，故宜服此方。合药时，皆当清脐，忌熏香，不杂他室。

又云：淮南子茯苓散，令人身轻，益气力，发白更黑，齿落更生，目冥复明，延年益寿，老而更少方：

茯苓四两　术四两　稻米八斤

凡三物，捣末下筛，服方寸匕，廿日，日四。复廿日知，卅日身轻，六十日百病愈，八十日发落更生，有验，百日夜见明，长服延年矣。

---

① 胡分：即"胡粉"。
② 靖：平安，安静。
③ 石上菖蒲：即"石菖蒲"。
④ 散：原作"神"，据上文改。
⑤ 桃核中仁：即"桃仁"。

又云：神仙长生不死不老方：

白瓜子二分　桂二分　茯苓四分　天门冬四分　菖蒲　秦椒各二分　泽泻　冬葵各三分

凡八物，冶下筛，服方寸匕，后食服之。百日欲见鬼神；二百日，司命折去死籍；三百日与鬼神通；六百日，能大能小，能轻能重，志意所为，倡乐自作，玉女来侍也。范蠡服此药，年五十为年少，居周秦为白玉，居燕赵为陶朱，居吴楚为范蠡，居汉为东方朔，居江南为鱼父，夏征舒二为皇后，三为夫人①。服药如此。变化五六百年良验。

又云：神仙延年不老作年少方：

茯苓二分　白菊花三分　菖蒲二分　远志二分　人参二分

凡五物，冶下筛，以松脂丸，服如鸡子一丸，令人年少，耳目聪明，好颜色，如十五时，至四百岁故以十五时小儿，不可望。复令人不长，若欲试者，取药和之饭与鸡，小儿食之，即不复长。良验秘方。

《金匮录》云：五茄者，五行之精，五叶同本而外分。故名五者，如五家相邻，比之青雾染茎，禀东方之润；白气营节，资西方之津；赤色注花，含南方之晖；玄精入骨，承北方之液；黄烟熏皮，得戊巳之泽。五种镇生相感而成行之者，升仙服之者，返婴。鲁宣公母单服其酒，以遂不死。

或方：服五茄散方：

五茄　天门冬　茯苓　桂　椒　冬葵子

六物，分等捣筛，以井花水服一刀圭，交②食，日三。卅日勿绝，仿佛见神，五十日司命去死籍，七十日与神通。

《大清经》云：取五茄削之，令长一寸一升，剉，取一斗美酒渍之，十日成。温服，勿令多也。令人耳目聪明，齿落更生，发白更黑，身体轻强，颜色悦泽。治阴痿，妇人生产余疾，令人多子。取五茄当取雄者，不用雌者也，雄者五叶，味甘；雌者三叶，味苦。

今按：一说云：夏用叶茎，冬用根皮，切一升，盛绢袋，以酒一斗渍，春秋七日、夏五日、冬十日，去滓，温服，任意勿醉，禁死尸、产妇勿见也。日食五茄不用黄金百库也。

服枸杞方：

《大清经》云：昔有一人，因使，在河西行。会见一小妇女人打一老公，年可八、九十许。使者怪而问之，妇人对曰：此是我儿之宗孙，家有良药，吾敕遣服之，而不肯服，老病年至不能行来，故以打棒令服药耳。使者下车，长跪而问之曰：妇人年几何？妇人对曰：吾年三百七十三岁。使者曰：药有几种，可得知不？妇人曰：此药一种，有四名：春名天精，夏名枸杞，秋名却老，冬名地骨。服法：正月上寅之日取其根，二月上卯日捣末服之；三月上辰之日取其茎，四月上巳之日捣末服之；五月上午之日取其叶，六月上未之日捣末服之；七月上申之日取其花，八月上酉之日捣末服之；九月上戌之日取其子，十月上亥之日捣末服之；十一月上子之日取其根，十二月上丑之日捣末服之。其子赤，捣末筛，方寸匕着好酒中，日三服之。十日百病消除，廿日身体强健，益气力，老人丁壮，二百日以上，气力壮，徐行及走马，肤如脂膏。神而有验，千金不传。亦可作羹茄食，其味小若香，大补益人，

《本草》云：去家十里勿服萝摩、枸杞，言其无妇阴强道故也。

凡服枸杞无所禁，断不用啖蒜，杀药势，不用；食服枸杞，猪脂、精、言，亦不得食。

枸杞酒　主诸风痹劳，或大热，或不能饮食，或腹胀，或脚重，或行步目暗，或忘，或失意，或上气，或头痛眩，皆悉主之。其久服者，除病延命，令人聪明、轻身益气，除寒去热。百日服之，百病悉除，目可独见，耳可独闻。三年以上，乘浮云，驾飞龙。千金莫传。

枸杞一斤去上蕉皮，取和皮生者

---

①　夏征……为夫人：疑衍。
②　交：疑作"先"。

上一物，哎咀，以酒三斗渍之，冬七日、春秋五日、夏三日，服日三，一合稍增二合，复为散服，作丸服。无所禁，但饮酒不致醉耳。

今按：加石决明方在治虚劳方中。

服菊方：

《金匮录》云：南阳郦县山中有甘谷，水甘美，所以尔者，谷上左右皆生菊。菊华①堕其中，历世弥久，故水味为变。其临此谷居民，皆不穿井，悉食谷水，食谷水者，无不寿。考高者，百四、五十岁，下者不失八、九十，无夭年者，正是得此菊力也。汉司空王畅、太尉刘宽、太尉袁隗，皆曾为南阳太守。每到官，常使郦县月送甘水卅斛，以为饮食。此诸公多患风痹及眩冒，皆得愈。

《大清经》云：服菊延年益寿，与天地相守不死方：

春三月甲寅日，日中时采更生。更生者，菊之始生苗也。夏三月丙寅、壬子日，日中时采周盈。周盈一云周成，周成者，菊之茎也。秋三月庚寅日，日晡时采日精，日精者，菊之花也。常以十月戊寅日平旦时采神精，神精者，一曰神华，一曰神英者，菊之实也。无戊寅者，壬子亦可用也。冬十一月、十二月壬寅日日入时采长生，长生者菊之根也。一方云：十一月无壬寅，壬子亦可用也。都合五物，皆令阴干，百日，各令二分冶合下筛。此上诸月或无应采之日，则用戊寅、戊子、戊辰、壬子日也。春加神精一分，更生二分；夏加周盈三分、长生二分；秋加神精一分、日精二分；冬加日精三分。常以成日合之，无用破、厄日合之也，一方亦不用执日合药，神不行也。当于密室中捣丸，用必白松脂，如梧子，服七丸，日三，后饭。服之一年，百病皆去，耳聪目明，身轻益气，增寿二年；服之二年，颜色泽好，气力百倍，白发复黑，齿落复生，增寿三年；服之三年，山行不避蛇龙，鬼神不逢，兵刃不当，飞鸟不敢过其旁，增寿十三年；服之四年，通知神明，增寿卅年；服之五年，身生光明，目照昼夜，有光开梁，交节轻身，虽无翼，意欲飞行；服之六年，增寿三百岁；服之七年，神道欲成，增寿千岁；服之八年，目视千里，耳闻万里，增寿二千年；服之九年，神成能为金石，死后还生，增寿三千年，左有青龙，右有白虎，黄金为车。

又云：服槐子方：

《大清经》云：槐木者，虚星之精。以十月上巳取子，新瓦瓮盛，又以一瓮盖上密封，三七日发，洗去皮。从月一日起服一枚、二日二枚、三日三枚，如此至十日，日加一计。十日服五十五枚，一月服一百六十五枚，一年服一千九百八十枚，六小月减六十枚。此药主秘补脑，早服之令头不白，好颜色，长生无病。

又云：阴干百日，捣，去皮取子，着瓦器中盛之，欲从一日始日服一枚，十日十枚。复从一日始，满十日更之如前法。欲治诸平病，留饮，当食不消，胸中之气满转，下②下利，一服一合，二合愈，多服无毒，若病人食少勿多服，令人大便刚难。

又云：三虫法：取槐子，不须上巳得取之，并上皮捣令可丸。丸如杏核，一服三丸，日二服。多服、长服尔尔，可以蜜丸之治，延年益寿。一方：槐子熟者置牛腹中，阴干百日，为饭。旦夕一枚，十日身轻，卅日发白更黑，百日面有光，二百日奔马不及其行。

又云：服莲实鸡头实方：

《大清经》云：七月七日采藕华七分，八月八日采藕根八分，九月九日采藕实九分，冶合，服方寸匕，日别五度。以八月直戌日取莲实，九月直戌日取鸡头实，阴干百日，捣分等，直戌以井花水服方寸匕。满百日，壮者不老，老者复壮，益气力，养神，不饥，除百病，轻身延年不老，神仙，身色如莲花。

服术方：《大清经》云：服术令人身轻目明，延年益寿，颜色光泽，发白更黑方：

---

① 华：通"花"，下同。

② 下：疑衍。

取术好白者，刮去皮令净，末，下筛，若以酒浆服方寸匕，后食，日三。常使相继，老而更少，气力充盛。弘农人刘景伯服之不废，寿六百岁。八月取之甚好。服术禁食桃。

或方云：涓子采术法：

但取术，择毕熟蒸，以釜下汤淋，得汁煎之，令如淳染止，不杂他物，经年不坏，随人之多少①，令人不老不病，久服不死。

神仙服术诸法：二月三日取根暴干，净洗一斛，水三斛，煮咸②半，绞去滓，微火煎得五升，纳酒二升，枣膏一升，饴三升，汤上煎可丸，服如鸡子一枚，日并，便利，五脏不病，可以山居，行气致神。

又法：术二斛，净洗去皮，熟，捣，以水六斛煮之二日二夜，绞去滓，内汁釜中。取三升，黍米作粥合得二斛许，微火煎。又下胶饴十斤，此得六升，熟出。置案上暴燥，饼之如小儿铺状，四刀断之，合大如梳。日食三饼，不饥，辄轻身益寿不老，无所禁。

美色方第二

《隋炀帝后宫诸香药方》云：令身面俱白方：

橘皮三分　白瓜子五分　桃花四分

三物捣筛，食后酒服方寸匕，日三，卅日知。

《如意方》云：欲得美色细腰术：

三树桃花阴干下筛，先饭，日三服方寸匕。今按：《僧深方》以酒服。

悦面术：杏仁一升，胡麻去皮捣屑五升，合膏，煎，去滓，内麻子仁半升更煎。大弹弹正白下之，以脂面，令耐寒白悦光明，致神女下。

《范汪方》治面无色，令人曼泽肥白方：

紫菀三分，一方五分　白术五分　细辛五分

凡三物为散，酒服方寸匕，十月知之。

令人面目肥白方：

干麦门冬一升，去心　杏仁八百枚，去皮生用

凡二物为丸，先食，酒服如杏仁二丸，日三，十日知之。

令人妩媚白好方：

蜂子三升　妇人乳汁三升

二物以竹筒盛之，熟，和埋阴垣下，廿日出，以敷面，百日如素矣。

又云：令人洁白方：

瓜瓣四分　桃花四分　橘皮一分　白芷二分　蘗米二分

五物下筛，蜜和如梧子大，酒服五丸，日三，卅日知，百日白矣。

令人面及身体悉洁白方：

七月七日取乌鸡血涂面上便白，远至再三涂。此御方也，身体悉可涂之。

令人妙好，老而少容方：

天门冬二分　小麦种一分　车前子一分　瓜瓣二分　白石脂一分　细辛一分

六物别治下筛，候天无云合和搅之，当三指撮饭后服，勿绝。十日身轻，卅日焦理伸，百日白发黑，落齿生，老者复壮，少者不老。东海小童服之，传与卢王夫人，年三百岁，恒为好女，神秘。

《灵奇方》云：练质术：

---

① 随人之多少：疑衍。
② 咸：疑当作"减"。

隋唐五代时期 333

乌贼鱼骨①　细辛　栝蒌　干姜　蜀椒　分等

以苦酒渍三日，牛髓一斤，煎黄色，绞去滓，以装面，令白悦，去黑子。今按：《范汪方》云：黑丑人，更鲜好也。

《僧深方》治面令白方：

白瓜子五两，一方五分　杨白皮三两，一方三分　桃花四两，一方四分

上三物，下筛，服方寸匕，食已，日三。欲白加瓜子，欲赤加桃花。服药十日，面白，五十日，手足举体鲜洁也。

《千金方》治虚羸瘦病，令人肥白方：

白蜜二升　猪肪一升　胡麻油半升　干地黄一升

四味，合煎之可丸，酒服如梧子三丸，日三。

悦泽颜色方：

酒渍桃花，服之好颜色，除百病，三月三日收。

又方：白蜜和白茯苓涂，七日愈。

又方：美酒渍鸡子三枚，密封四七日成，涂面净好无比。

《葛氏方》治人面体黧黑，肤色粗陋，面血浊皮厚。容状丑恶方：

末蘖米，酒和涂面厚粉上，勿令见风，三日即白。今按：《范汪方》云：捣筛，食后服方寸匕。

又方：白松脂十分，干地黄九分，干漆五分，附子一分，桂心二分。捣末，蜜和，如梧子，未食服十枚，日三，诸虫悉出，渐举肥白。

芳气方第三

《灵奇方》云：芳气术：

瓜子　芎劳䕡藁本　当归　杜衡各一分　细辛二分　防风八分　白芷　桂心各五分

凡九物合捣筛，后食服方寸匕，日三。五日口香，十日舌香，廿日肉香，卅日衣香，五十日远闻香。一方无白芷。

《葛氏方》云：令人身体香方：

白芷　薰草　杜若　薇衡　藁本

凡分等，末，蜜和，旦服如梧子三丸，暮四丸。廿日身香。注也。今按：《如意方》云：昔侯昭公服此药坐人上一座悉香。

又方：甘草、瓜子、大枣、松皮分等，末，食后服方寸匕，日三。注也。今按：《范汪方》云：廿日知，百日衣被床帷悉香。

《如意方》云：香身术：

瓜子、松皮、大枣分等，末，服方寸匕，日再，衣被香。

《枕中方》云：道士养性令身香神自归方：

瓜瓣　当归　细辛　藁本　芎劳各三分　桂五分

凡六物各别捣，合，服方寸匕，日三。服之五日，香在口，十日香在舌，廿日香在皮，卅日香在骨，五十日香在气，六十日远闻四方。

《录验方》九药云：熏衣香方：

丁子香　藿香　零陵香　青木香　甘松香各三两　白芷　当归　桂心　槟榔子各一两　麝香二分

上十物细捣，绢筛为粉，以蜜和，捣一千杵，然后出之，丸如枣核，口含咽汁，昼一夜三，日别含十二丸，当日自觉口香，五日自觉体香，十日衣被亦香，二十日逆风行他人闻香，二十五日洗手面

---

① 乌贼鱼骨：即"乌贼骨"。

水落地香。一月已①后，抱儿儿亦香。唯忌蒜及五辛等。不但口香体洁而已，兼亦治万病。一方：有香附子。

益智方第四

《千金方》云：聪明益智方：

龙骨　虎骨炙　远志

三味分等，食后服方寸匕，日三。

养命开心益智方：

干地黄三两　人参三两　茯苓三两　苁蓉三两　蛇床子一分　远志三分　菟丝子三分

七味为散，服方寸匕，日二。忌肉，余无所忌。

开心散主好忘方：

远志一两　人参一两　茯苓二两　菖蒲一两

四味饮服方寸匕，日三。

又方：常以甲子日取石上菖蒲一寸九节者，阴干百日下筛，服方寸匕，日三，耳目聪明不忘。

又方：七月七日，麻勃一升，真人参八两，末之，蒸令气遍，夜欲卧，服一刀圭，尽知四方之事。

又方：常以五月五日取东桃枝，日未出时，作三寸木人着衣带中，令人不忘。

《金遗录》云：真人开心聪明不忘方：

菖蒲　远志各廿两　茯苓八两

冶合，服方寸匕，后食，日二三。十日诵经千言，百日万言，过是不忘一字。

又方：菖蒲根　远志　茯苓各六分　石苇　甘草各四分

凡五物捣，下筛，后食服方寸匕，日三。十日问一知十。

孔子练精神聪明不忘开心方：

远志七分　菖蒲三分　人参五分　茯苓五分　龙骨五分　蒲黄五分

凡六物冶合下筛，以王相日以井花水服方寸匕，日再。廿日闻声知情不忘。

《葛氏方》云：孔子枕中神效方：

龟甲　龙骨　远志　石上菖蒲

分等，末，食后服方寸匕，日三。

注也。今按：《灵奇方》以茯苓代龟甲。《集验方》：酒服令人大圣。

治人心孔愲塞，多忘善误方：

七月七日取蜘蛛网，着衣领中，勿令人知，则不忘。

又方：丙午日取鳖爪着衣领带中。

又方：商陆花多采，阴干百日，捣末，暮水服方寸匕。暮卧思念所欲知事，即于眠中自悟。

《如意方》云：令人不愲忘术：

菖蒲、远志、茯苓分等，末，服方寸匕，日三。

《医门方》云：开心丸令人不忘方：

菖蒲、茯苓各三两　人参二两　远志四两

蜜丸，后饭服卅丸，丸如梧子，加至四五十丸，恒服之佳。注也。今按：《集验方》：散服方。

《灵奇方》云：达知术：

取葛花阴干百日，日暮水服方寸匕而卧，心思念所欲为事，卧觉心开而知，或梦中大来吉。

---

① 已：古同"以"。

卷二十七

大体第一

《千金方》云：夫养生也者，欲使习以性成，成自为善，不习无利也。性既自善，内外百病皆悉不生，祸乱灾害亦无由作。此其养生之大经也。盖养性者，时则治未病之病，其义也。故养性者不但饵药食霞，其在兼于百行。百行周备，虽绝药饵，足以遐年。德行不充，纵玉酒金丹，未能延寿。故老子曰：善摄生者，陆行不畏虎兕，此则道德之祐也。岂假服饵而祈遐年哉。

《文子》云：太上养神，其次养形，神清意平，百节皆宁，养生之本也。肥肌肤，充腹肠，开嗜欲，养生之末也。

《养生要集》云：《神仙图》云：夫为长生之术，常当存之。行止坐起，饮食卧息，诸便皆思，昼夜不忘，保全精、气、神，不离身则长生。

又云：《中经》云：夫禀五常之气，有静躁刚柔之性，不可易也。静者可令躁，躁者不可令静，静躁各有其性，违之则失其分，恣之则害其生。故静之弊，在不开通，躁之弊，在不精密。治生之道，顺其性，因其分，使拆引随宜，损益以渐，则各得其适矣。静者寿，躁者夭。静而不能养，减寿，躁而能养，延年。然静易御，躁难将，顺养之宜者，静亦可养，躁亦可养也。

又云：大计奢嫩者寿，悭勤者夭，放散劬拥俱反①，狙良刃反之异也。佃夫寿，膏粱夭，嗜欲少多之验也。处士少疾，游子多患，事务烦简之殊也。故俗人觅利，道人罕营。

又云：《少有经》云：少思，少念，少欲，少事，少语，少笑，少愁，少乐，少喜，少怒，少好，少恶，行此十二少，养生之都契也。多思即神殆，多念则志散，多欲则损智，多事则形疲，多语则气争，多笑则伤脏，多愁则心摄，多乐则意溢，多喜则忘错昏乱，多怒则百脉不定，多好则专迷不治，多恶则焦煎无欢。此十二多不除，丧生之本，无少无多者，几于真人也。

又云：彭祖曰：养寿之法，但莫伤之而已。夫冬温夏凉，不失四时之和，所以适身也。美色淑姿，幽闲娱乐，不致思欲之感，所以通神也。车马威仪，知足无求，所以一志也。八音五色，以玩视听之欢，所以导心也。凡此皆所以养寿而不能酬酌之者，反以迷患。故至人恐流遁不反，乃绝其源。故言：上士别床，中士别被，服药百果，不如独卧。色使目盲，声使耳聋，味令口爽之。苟能节宣其适，拆扬其通塞者，不以灭耳而得其益。

又云：彭祖曰：重衣厚褥，体不堪苦，以致风寒之疾。厚味脯腊，醉饱厌饭，以致疝结之病。美色妖丽，媚妾盈房，以致虚损之祸。淫声哀音，移心悦耳，以致荒耻之惑。驰骋游观，弋猎原野，以致发狂之失。谋得战胜，乘弱取乱，以致骄逸之败。盖贤圣戒失其理者也，然此养生之具，譬犹水火，不可失适，反为害耳。

又云：仲长统曰：北方寒而其人寿；南方暑而其人夭。此寒暑之方验于人也。均之蚕也，寒而饥之，则引日多，温而饱之，则用日少。此寒暑饥饱为修短验乎物者也。婴儿之生，衣之新纩则骨蒸焉，食之鱼肉则虫生焉，串之逸乐则易伤焉。此寒苦动移之使乎性也。

又云：道机曰：人生而命有长短者，非自然也，皆由将身不慎，饮食过差，淫泆无度，忤逆阴阳，魂魄神散，精竭命衰，百病萌生，故不终其寿也。

《嵇康养生论》云：养生有五难，名利不去，一难也；喜怒不除，二难也；声色不去，三难也；滋味不绝，四难也；神虑精散，五难也。五者必存，虽心希难老，口诵至言，咀嚼英华，呼吸大阳，不能不曲其操，不夭其年也。五者无于胸中，则信顺日济，玄德日全，不祈喜而有福，不求寿而自延。此亦养生之大经也。然或有服膺仁义，无甚泰之累者，抑亦其亚也。

---

① 拥俱反：底本注音，下同。

又云：夫神仙虽不目见，然记籍所载，前史所所①传，较而论其有必矣。似特受异气，禀之自然，非积学所能致也。至于道养得理，以尽性命，上获千余岁，下可数百年，可有之耳。而世皆不精，故莫能得之，何以言之？夫服药求汗，或有不得而愧，情一集则涣然流离，终朝不食，嚣然思食，而曾子衔哀，七日不饥。夜分而坐，则低迷思寝。内怀殷忧，则达旦不瞑，则劲刷理鬓，醇醪发颜，仅乃得。壮士之怒，赫然殊观，植发冲冠。由此言之，精神之于形骸，犹国之有君。神躁于中而形丧于外，犹君昏于上而国乱于下也。夫为稼于汤世，偏有一溉之功者，虽终归焦烂，必有一溉者后枯。然则一溉之益，固不可诬矣。而世常谓一怒不足以侵性，一哀不足以伤身，轻而肆之，是犹不识一溉之益，而望嘉禾于旱苗者也。是以君子知形恃神以立神，须形以存悟（性）。生理之易失，知一过之害生，故修性以保神，安心以全身，爱憎不凄于情，忧喜不留于意，泊然无感感而体气和平。

又云：嗜欲虽出于人情，而非道德之正。犹木之有蝎，虽木所生而非木所宜。故蝎盛则木朽，欲胜则身枯。然则欲与生不并立，名与身不俱存，略可知矣。

又云：养性有五难，名利不灭，此一难也；喜怒不除，此二难也；声色不去，此三难也；滋味不绝，此四难也；神虑精散，此五难也。五者必存，虽心希难老，口诵至言，咀嚼英华，呼吸大阳，不能不曲其操，不夭其年也。五者无于胸中，则信顺日济，玄德日全，不祈而有福，不求寿而自延，此养生大理之所都也。

《抱朴子》云：诸求长生者，必欲积善立功，慈心于物，怒②己及人，仁逮昆虫，乐人之吉，愍人之凶，周人之急，救人之穷，手不伤杀，口不劝福。见人有得，如己之得，见人有失，如己有失。不自贵，不自誉，不嫉妒胜己，不佞谄阴贼，如此乃为有德。受福于天，所作必成，求仙可冀也。

又云：夫五声八音、清商流征损聪者，鲜藻艳彩、丽炳烂焕伤明者也。宴安逸豫、清醪芳醴乱性者，冶容媚姿、红华素质伐命者也。

又云：夫损易知而速焉，益难知而迟焉。尚不悟其易，且安能识其难哉。夫损者如灯火之消脂，莫之见而忽尽矣。益者如苗木之播殖，莫之觉而忽茂矣。故治身养性，务谨其细，不可以小益为不卒而不修，不可以小损为无伤而不防。凡聚小所以就大积，一所以至亿也。若能受之于微，成之于著，则几乎知道矣。

《庄子》云：善养生者，若牧羊者。然视其后者而鞭之。鲁有单唐韵：时□反，姓也豹者，严居而水饮，不与民共利，行年七十而犹有婴儿之色，不幸遇饿虎，饿虎杀而食之。有张毅者，高门悬薄，无不趋也。行年四十而有内热之病以死。豹养其内而虎食其外，毅养其外而病攻其内，此二子者，皆不鞭其后者也。鞭其后者，去其不及也。

《吕氏春秋》云：圣人养生适性，室大则多阴，台高则多阳。多阴生蹷，多阳则生痿，皆不适之患也。味众肉充则中气不达，衣热则理塞，理塞则气不固，此皆伤生也。故圣人为苑囿园池，足以观望劳形而已矣；为宫观台榭，足以避燥湿。为舆马衣裘逸身，足以暖骸而已；为饮醴，足以适味充虚；为声色音乐，足以安生自娱而已。五者，圣人所养生也。

又云：靡曼皓齿，郑卫之音，务以自乐，命曰伐命之斧；肥肉厚酒，务以相强，命曰烂肠之食。靡曼：细理弱肌美也。皓齿，所谓齿如瓠犀也。《老子》云：五味实口，使口爽伤，故谓之烂肠之食。

《颜氏家训》云：夫养生者，先须虑祸求福，全身保性，有此生然后养之，勿徒养其无生也。单豹养于内而丧外，张毅养于外而丧内，前贤之所诫也。嵇康著养生之论，而以傲物受刑，石崇冀服饵之延，而以贪溺取祸，往世之所迷也。

---

① 所：衍。

② 怒：据文意，当作"恕"。

谷神第二

《老子道经》云：谷神不死谷，养也。人能养神则不死也。神谓五脏之神。肝藏魂，肺藏魄，心藏神，肾藏精，脾藏志，五脏尽伤则五神去也。是谓玄牝。言不死之道在于玄牝。玄，天也，于人为鼻；牝，地也，于人为口。天食人以五气，从鼻入藏于心。五气精微，为精神聪明音声五性。其鬼曰魂。魂者雄也，主出入于鼻，与天通气，故鼻为玄也。地食人以五味，从口入藏于胃。五味浊辱，为形骸骨肉血脉六情。其鬼曰魄。魄者雌也，主入出于口，与地通气，故口为牝也。玄牝之门，是谓天地之根。根，元也。言鼻口之门是为乃天地之元气所从往来也。绵绵乎若存。鼻口嘘吸喘息，当绵绵微妙，若可存复，若无有也。用之不勤。用气当宽舒，不当急疾。勤，劳也。

《史记》云：人所以生者，神也，所托者形也。神大用则竭，形大劳则蔽，形神离则死，故圣人重之。由是观之，神者生之本也，形者神之具也。不先定其神而曰我有以治天下，何由乎？

《抱朴子》云：夫有因无而生焉，形须神而立焉。有者无之宫也，形者神之宅也。故譬之于堤，堤坏则水不留矣。方之于烛，烛糜则火不居矣。身劳则神散，气竭则命终。根拔蝎繁，则青青去木矣。器疲欲胜，则精灵离逝矣。

《养生要集》云：颖川胡照昭孔明云：目不欲视不正色，耳不欲听丑秽声，鼻不欲嗅腥气，口不欲尝毒刺味，心不欲谋欺诈事，此辱神损寿。又居常而叹息，晨夜吟啸于正来耶矣。夫常人不得无欲，又复不得无事，但常和心约念静身损物，先去乱神犯性者，此即啬所力反神之一术也。

又云：钜鹿张骍子明曰：思念不欲专，亦不欲散。专则愚惑，散则佚荡。又读书致思，损性尤深。不能不读，当读己所解者。己所不解而思之不已，非但损寿，或中憋《玉》都绛反，愚也；疣涉降反，愚也，音尤失志，或怅恍不治，甚者失性，世谓之经逸。

《延寿赤书》云：三魂名爽灵、胎光、幽精。七魄神名尸苟、伏矢、雀阴、吞贼、非毒、除秽、臭肺。已上名夜半五更诵两遍，魂魄不离形神也。

五脏神名：心神赤子，字朱灵，肺神诰华，字虚成，肝神龙烟，字含明，肾神玄寘，字育婴，脾神常在，字魂庭。已上神名，日别诵之，神不离形也。

《圣记经》云：人身中有三无宫也。当两眉间却入三寸为泥丸宫，此上丹田也。中有赤子，字元先，一名帝卿人，长三寸，紫衣也。中心为绛宫，此中丹田也。其中真人字，子丹，一名光坚，赤衣也。脐下三寸为命门宫，此下丹田也。其中婴儿，字元阳，一名谷玄，黄衣也。皆如婴儿之状。凡欲拘制魂魄，先阴呼其名，并存服色，令次第分明。

养形第三

《素问》云：春三月，此谓发陈。天地俱生，万物以荣。夜卧蚤①起，广步于庭，被发缓形，以使志生。生而勿杀，与而勿夺，赏而勿罚，此春气之应也，养生之道也。

夏三月，此谓蕃秀。天地气交，万物华实。夜卧蚤起，毋厌于日，使志莫怒，使英华成秀。使气得泄，若所爱在外，此夏气之应也，养生之道也。

秋三月，此谓容平。天气以急，地气以明。蚤卧蚤起，与鸡共兴，使志安宁，以缓秋刑。收敛神气，使秋气平，毋外其志，使肺气精。此秋气之应也，养收之道也。

冬三月，此谓气闭藏。水冰地坼，毋扰于阳。蚤卧晚起，必待日光。使志若伏匿，若有私意，若已有德，去寒就温，毋泄皮肤，勿使气极。此冬气之应也，养藏之道也。

夫四时阴阳者，万物之根气也。所以圣人春夏养阳，秋冬养阴，以顺其根。故与万物沉浮于生长之门。

---

① 蚤：古同"早"，下同。

《圣记经》云：夫一日之道，朝饱暮饥；一月之道，不失盛衰；一岁之道，夏瘦冬肥；百岁之道，节谷食米；千岁之道，独男无女。是谓长生久视。

《养生要集》云：青牛道士云：人不欲使乐，乐人不寿。但当莫强健为其气力所不任，举重引强掘地，若作倦而不息，以致筋骨疲竭耳。然过于劳苦，远胜过于逸乐也。能从朝至暮常有所为，使足不息乃快。但觉极当息，息复为，乃与导引无异也。夫流水不垢、户枢不腐者，以其劳动之数故也。

又云：《中经》曰：人常欲数照镜，谓之存形。形与神相存，此照镜也。若务容色自爱翫，不如勿照也。

又云：大汗出，急敷粉。着汗湿衣，令人得疮，大小便不利。

《养生志》云：鲜热来勿以水临面，若临面不久成痫，或起即头眩。

又云：足汗入水，令人作骨痹病，凶。

《千金方》云：人欲少劳，但莫大疲及强所不能堪耳。

又云：凡大汗，勿即脱衣。喜得偏风，半身不遂。

又云：人汗勿跂床悬脚，久成血痹，两足重，腰疼。

又云：每至八月一日以后，即微火暖足，勿令下冷。先生意常欲使气在下，勿欲泄之于上。

又云：冬日温足冻脑，春秋脑足俱冻，此凡人常法。

又云：勿举足向火。

又云：忍尿不便，膝冷成痹。忍大便不出，成气痔。

又云：久坐立尿，久立坐尿。

又云：人饥，须坐小便。若饱，立小便。慎之无病，除虚损。

又云：小便勿怒，令两足及膝冷。

又云：大便不用呼气，乃强怒。令人腰疼目涩，宜任之。

《眼论》云：夫欲治眼，不问轻重，悉不得涉风霜、雨水、寒热、虚损、大劳并及房室，饮食禁忌悉不得犯。

《千金方》云：凡少时不自将慎，年至四十即渐渐眼暗；若能依此将慎，可得白首。无他，所以人年四十以去，恒须冥目，非有要事不肯辄开，此之一术，护慎之极也。

又云：生食五辛，接热食饮，刺头，出血过多。

极目视　夜读细书　久处烟火　抄写多年　博弈不休　日没后读书　饮酒不已　热食面食　雕镂细作　泣泪过度　房室无节　夜远视星火　数向日月轮看　月中读书　极目瞻视山川草木

上一十七件其辈反，分也，并是丧明之由。养生之士，宜熟慎焉。

又云：有驰骋田猎，冒涉霜雪，迎风追兽，日夜不息者，亦是伤目之媒也。

又云：凡旦起勿开目洗，令目涩，失明、饶泪。

又云：凡熊、猪二脂不作灯火，烟气入目光，不能远视。

《养生要集》云：《中经》云：以冷水洗目，引热气，令人目早瞑。

《养性志》云：日月勿正怒目久视之，令人早失其明。

《靳邵服石论》云：凡洗头勿使头垢汁入目中，令人目早瞑。

《晋书》云：范宁字武子，患目痛，就张湛求方。答云治以六物：损读书一，减思虑二，专内视三，简外观四，旦晚起五，夜早眠六。凡六物，熬以神火，下以气筛，蕴于胸中七日，然后纳诸方寸修之，非但明目，乃亦延年。

《养生要集》云：《中经》曰：发，血之穷也。千过梳发，发不白。

《千金方》云：凡旦，欲得食讫，然后洗梳也。

《唐临脚气论》云：数须用梳拢头，每梳发欲得一百余梳，亦大去气。

《延寿赤书》云：《大极经》曰：理发宜向壬地。当数易栉，栉处多而不使痛。亦可令侍者栉之。

取多佳也。于是血流不滞，发根当坚。令侍者濯手，然令栉。不然污天宫也。

又云：《真诰》曰：栉发欲得弘多。通血气，散风湿也。数易栉逾良。

又云：《丹景经》曰：以手更摩发反理栉，但热，令发不白也。

《太素经》杨上善注云：齿为骨余，以杨枝若物资齿，则齿鲜好也。

《养生要集》云：《中经》曰：齿，骨之穷也。朝夕噱齿，齿不龋。

又云：食毕当漱口数过，不尔令人病齿龋丘禹反。《说文》云：齿蠹也。

又云：水银近牙齿，发龈肿，喜落齿。

《颜氏家训》云：吾尝患齿动摇欲落，饮热食冷皆苦疼痛，见《抱朴子》云牢齿之法，旦朝建①齿三百下为良。行之数日，即便平愈。至今恒将之。此辈小术，无损于事，亦可修之。

《千金方》云：食毕当漱口数过，令人牙齿不败，口香。

《延寿赤书》云：郑都记曰：夜行当鸣天鼓，无至限数也。辟百鬼邪。凡鬼畏□齿之声，是故不得犯人。今按：《大清经》云：天鼓谓齿也。

《养生要集》云：《中经》曰：爪，筋之穷也。爪不数截筋不替。

《千金方》云：凡寅日剪手甲，午日剪足甲。今按：《唐临脚气论》云：丑日手甲、寅日足甲割之。

《养生要集》云：《中经》曰：人不欲数沐浴，数沐浴动血脉，引外气。

又云：饱食即沐发者，作头风病。

又云：青牛道士曰：汗出不露卧及澡浴，使人身振及寒热，或作风疹。

又云：新沐头未干不可以卧，使人头重身热及得头风烦满。

又云：《抱朴子》云：月宿东井，日可沐浴。令人长生无病。

又云：正月十日人定时，二月八日黄昏时，三月六日日入时，四月七日日纮时，五月一日日中时，六月廿七日日食时，七月廿五日小食时，八月廿五日日出时，九月廿日鸡三鸣时，十月十八日鸡始鸣时，十一月十五日过夜时，十二月十三日夜半时，闰月视日入中时可沐浴。得神明恩，除百病。

又云：道士斋戒，沐浴兰菊花汤，令人老寿。

又云：常以春三月旦沐更生，夏三月旦沐周盈，秋三月旦沐日精，冬三月旦沐长生。常用阴日沐浴之，增寿三百年。谓不服但沐浴也。服之者，延寿无已。今按：《大清经》云：更生者，菊之始生苗也。周盈者，菊之茎也；日精者，菊华也。长生者，菊根也。又《虾蟆经》云：甲丙戊庚壬皆阳日也，乙丁己辛癸皆阴日也。

又云：凡人常以正月二日、二月三日、三月六日、四月八日、五月一日、六月二十一日、七月七日、八月八日、九月廿日、十月八日、十一月廿日、十二月卅日取枸杞煮汤沐浴，益人光色，八、九十颜色如年少之时，不老不病。

《延寿赤书》云：至甲子及朔日当沐浴。

《千金方》云：恒欲晦日沐、朔日浴。

又云：居家不欲数沐浴，必须密室。室不得大热，亦不得大冷，大热大冷皆生百病。冬沐不得使汗出，沐浴后不得触风冷。饥忌浴、饱忌浴。沐浴讫须进少许食饮乃出。

又云：新沐讫，勿以当风，勿以湿结之，勿以湿头卧，使人得头风、眩闷、发颊、面齿痛、耳聋。

又云：热泔洗头，冷水灌，亦作头风。饱饥沐发，亦作头风。夜沐发，不食而卧，令心虚、饶汗、多梦。

又云：炊汤经宿洗人体成癣，洗面无光，作甑哇疮。

---

① 建：同"健"。

又云：凡夫妻，不同日沐浴。

《大清经》云：新沐讫不得露头，傍河游观，亦为大风。

《枕中方》云：勿十一月十日沐浴。

《养生志》云：诸深山有陂，水久停者，喜有沙虱，不中沐浴。

《养生要集》云：凡远行途中，逢河水勿洗面，生为面干。状如乌卵之色斑也。

用气第四

《抱朴子》云：一人之身，一国之象也。胸腹之位，犹宫室也；四肢之列，犹郊境也；骨节之分，犹百官也；神犹君也。血犹臣也，气犹民也。故知治身则能治国也。夫爱其民，所以安其国，爱其气，所以全其身。民散则国亡，气竭则身死也。是以至人修未起之患，治未病之疾。医之于无事之前，不追之于既逝之后。民难养而易危也，气难清而易浊也。故审威德所以保社稷，割嗜欲所以固血气，然后真一存焉，三七守焉，百害却焉，年寿延焉。

《养生要集》云：卤公云：人在气中，如鱼在水。水浊则鱼瘦，气昏则人疾。浊者非独，天气昏浊，但思虑萦心，得失交丧，引兼蹇，亦名为浊也。

又云：彭祖云：人之爱气虽不知方术，但养之得宜，常寿百二十岁。不得此者，皆伤之也。小复晓道，可得二百四十岁，复能加之，可至四百八十岁。

又云：《服气经》云：道者气也。宝气则得道，得道则长存。神者精也。宝精则神明，神明则长生。精者，血脉之川流，守骨灵神也。精去则骨枯，骨枯则死矣。是以为道者务宝其精。从夜半至日中为生气，从日中至夜半为死气。常以生气时正偃卧①，瞑目握固，握固者如婴儿之方卷手。闭气不息，于心中数至二百，乃口吐气出之，日增息。如此，身神俱，五脏安，能闭气数至二百五十。华盖美，华盖者，眉也。耳目聪明，举身无病，邪不干人也。

又云：行气者，先除鼻中毛，所谓通神路，常人又利喘也。

又云：行气、闭气虽是治身之要，然当先达解其理空，又宜虚，不可饱满。若气有结滞，不得宣流，或致发疮，譬如泉源，不可壅遏不通。若食生鱼、生虫、生菜、肥肉，及喜怒忧恚不除而行气，令人发上气。凡欲修此，皆以渐。

又云：《元阳经》云：常以鼻纳气含而嗽，漱舌籸肤齿咽之。一日一夜得千咽甚良。当少饮食，饮食多气逆。百脉闭，闭则气不行，气不行则生病也。

又云：《老子》尹氏内解曰：唾者，凑为醴泉，聚为玉浆，流为华池，散为精液，降为甘露。故口为华池，中有醴泉，嗽而咽之，溉脏润身，流利百脉，化养万神，支节毛发，宗之而生也。

又云：《养生内解》云：人能终日不唾，含枣而咽之，令人爱气生津液，此大要也。

又云：刘君安曰：食生吐死，可以长存。谓鼻纳气为生，口吐气为死。凡人不能服气，从朝至暮，常习不息，修而舒之。

又：常令鼻纳口吐，所谓吐故纳新也。现世人有能以鼻吹笙、以鼻饮酒者，积习所能。则鼻能为口之所为者今习以口吐鼻纳，尤易鼻吹鼻饮也。但人不能习，习不能久耳。

又云：彭祖云：和神导气之道，当得密室闲房，安床暖席，枕高二寸五分，正身偃卧，瞑目闭气息于胸膈。以鸿毛著鼻口上而鸿毛不动，经三百息，耳无所闻，目无所见，心无所思，寒暑不能害，蜂虿不能毒，寿三百六十，此真人也。若不能无思虑，当以渐除之耳。不能猥闭之，稍稍学之，起于三息、五息、七息、九息而一舒气，寻复噏之。能十二息不舒，是小通也。百廿不息是大通也。

又云：当以夜半之后、生气之时，闭气以心中数，数令间不容间。恐有误乱，可并以手下筹，能至千则去仙不远矣。吐气令入多出少，常以鼻取之，口吐之。

---

① 偃卧：仰卧。

又云：若天雾、恶风、猛寒、大热，勿取气，但闭之而已。微吐寻复闭之。

又云：行气欲除百病，随病所有念之。头痛念头，足痛念足，使其愈和，气往攻之。从时至时，便自消矣。此养生大要也。

《大清经》云：夫气之为理，有内有外，有阴有阳。阳气为生，阴气为死。从夜半至日中，外为生气，从日中至夜半，内为死气。

凡服气者，常应服生气，死气伤人。外气生时，随欲服便服，不必待当时也。取外气法：鼻引生气入，口吐死气出，慎不可逆，逆则伤人。口入鼻出，谓之逆也。从日中至夜半生气在内。服法：闭口，目如常，喘息令息出至鼻端，即鼓两颊，引出息，还入口，满口而咽，以足为度，不须吐也。

又云：甘始服六戊法：常以朝暮，先甲子，旬起向辰地，舌祈上下齿，取津液周旋，三至而一咽，五咽止。次向寅，亦如之。周于六戊，凡卅咽止。

又云：郄俭服六戊法：起甲子，日竟，旬恒向戊辰，咽气甲戊，旬则恒向戊寅，咽六旬，效此。

又云：服五星精法：春夏秋冬及四季月，各向建各存其星气，大如指，随其色来入口，又各存脏中，色气亦如此。上出口，便含咽吞之，复更吸吞数毕止，日三，初三九，次三七，后三五也。春起平旦，次日中日入，夏日出日入，秋日入人定鸡鸣，冬夜半日出日中，一云日入。四季各依王时，起至间中三七至冲并舒手足，张口引之，时三五。

又云：取气法，从鼻中引入中口吐出，慎不可逆，逆则伤人。口入鼻出之，逆也。服法：正身作卧，下枕令与身平，握固。以四指杞大指握固也。要令床敷厚褥，平正直身，两脚相去五寸，舒两臂，令去身各五寸。安身体，定气息，放身如委衣床上谓之大委气法也。然后徐徐鼻中引气，鼓两颊，令起，徐徐微引气入颊中，亦勿令顿满也。满则还出，出则咽难，恒令内虚，虚则复得更引。若气先调者，微七引入口一咽气。先未调者，五引可咽，三引亦可咽。咽时小动舌，令气转，然后咽，咽时勿使鼻中气泄也，气泄则损人。

又云：取气时僵卧，直两手脚，握固。两脚相去、两手各去身五寸。闭目闭口，鼻中引气，从夜半初服九九八十一咽，鸡鸣八八六十四咽，平旦七七四十九咽，日出六六卅六咽，食时五五廿五咽，禺中四四十六咽。

又云：初服气，气兼未调。量能否，应一引一咽一吐，或二咽一吐，或三咽一吐。若气小调，三引一咽一吐，或二咽一吐，或三咽一吐。气渐渐调，五引一咽一吐，或二咽一吐，或三咽一吐，居平好也。又七引一咽一吐，或二咽一吐至三咽一吐，此气极调善也。

又云：凡服气及苻①水断谷，皆须山居静处，安心定意，不可令人卒有犯触而致惊忤者，皆多失心。初为之十日廿日，疲极消瘦，头眩足弱，过此乃渐渐胜耳。若兼之以药物，则不乃虚惙也。例不欲多，言笑举动、亡精费气，最为大忌。

《千金方》云：调气方：治万病大患，百日即生眉发也。凡调气之法，夜半后、日中前，气生得调，日中后、夜半前，气死不得调。调气时，仰卧，床铺厚软，枕高下其身平，舒手展脚，两手握大母指节，去身四五寸，两脚相去四五寸。引气从鼻入足即停止，有力更取久住。气闭从口细细吐出，尽还从鼻细细引入。

又云：每旦初起，面向午展两手于膝上，心眼观气入顶下，达涌泉，旦旦如此，名曰送气。常以鼻引气，口吐气。微吐不得开口。复欲得出气少，入气多。

导引第五

《养生要集》云：《宁先生导引经》云：所以导引，令人肢体骨节中诸恶气皆去，正气存处矣。

《太素经》杨上善云：导引谓熊颈鸟伸、五禽戏等，近愈痿蹙万病，远取长生久视也。

---

① 苻：通"符"。

《华佗别传》云：佗尝语，吴普云：人欲得劳动，但不当自极耳。体常动摇，谷气得消，血脉流通，疾则不生。卿见户枢虽用易腐之木，朝暮开闭动摇，遂最晚朽。是以古之仙者赤松、彭祖之为导引，盖取于此。

《养生要集》云：率导引常候天阳和温、日月清静时，可入室。甚寒、甚暑不可以导引。

又云：《导引经》云：凡导引调气养生，宜日别三时为之，谓卯、午、酉时。临欲导引，宜先洁清。

又云：道人刘京云：人当朝朝服玉泉，使人丁壮，有颜色，去虫而坚齿。玉泉者，口中唾也。朝未起早漱漏之满口乃吞之。辄辄喙齿二七过，如此者，二乃止，名曰练精。

又云：《养生内解》云：常以向晨摩指，少阳令热，以熨目，满二七止。

又云：常以黄昏指目四眦，名曰存神光满。

又云：拘魂门、制魄户，名曰握固。令人魂魄安。魂门魄户者，两手大母指本内近爪甲也。此固精、明目、留年、还白之法。若能终日握之，邪气百毒不得入。握固法：屈大母指著四小指内抱之。积习不止，眠中亦不复开。一说云令人不厌魅。

又云：常以向晨摩目毕喙齿卅六下，以舌熟舐二七过，嗽漏口中津液，满口咽之，三过止。亦可二七喙齿，一喙一咽，满三止。

又云：旦起东向坐，以两手相摩令热，以手摩额上至顶上，满二九止，名曰存泥丸。

又云：清旦初起，以两手叉两耳，极上下之，二七之，令人耳不聋。

又云：摩手令热，以摩面。从上下，止邪气，令面有光。

又云：令人摩手令热，当摩身体，从上至下，名曰干浴，令人胜风寒时气热头痛疾皆除。

《服气导引抄》云：卧起，先以手巾若厚帛拭项中、四面及耳后，皆使员匝温温然也。顺发摩头，若理栉之，无在也。谓卧初起先宜向壬行此法，竟乃为扠手及诸事。

《千金方》云：自按摩法：日三遍，一月后百病并除，行及走马，此是婆罗门法。一两手相捉向戾如洗手法。一两手浅相叉，翻覆向胸。一两手相捉，共按髀左右同。一两手相重按髀，徐徐戾身。一如挽五石弓力。左右同。一作拳向前筑。左右同。一如拓石法。左右同。一以拳却顿，此是开胸。左右同。一大坐殿身，偏敧如排山。一两手抱头，宛转髀上，此是抽胁。

一两手捭地，缩身曲脊，向上三举。一以手反捶背上。左右同。一大坐曳脚，三用当相手反制向后。左右同。一两手拒地回顾，此是虎视。一立地反拗三举。一两手急相叉，以脚蹋手中。左右同。一起立以脚前后踏。左右同。一大坐曳脚，用当相手拘所曳脚著膝上，以手按之。左右同。

凡一十八势，但老人日别能依此法三遍者，如常补益，延年续命，百病皆除，能食，眼明轻健，不复疲。

又云：每日恒以手双向上招下搒下搒，招前招后，下又反手为之。

又云：人无问有事无事，恒须日别一度，遣人踏背及四肢颈项。若令熟踏，即风气时气不得着人，此大要妙，不可具论之。

《唐临脚气论》云：每旦展脚坐。手攀脚七度，令手着指渐至脚心，极踏手用力攀脚，每日如此，脚气亦不能伤人。

《苏敬脚气论》云：夏时腠理开，不宜卧眠。眠觉令人捼按，勿使邪气稽留。数劳动开节常令通畅，此并养生之要，提拒风邪之法也。

行止第六

《千金方》云：凡人有四正：行正、坐正、立正、言正。饥须止，饱须行。

又云：凡行立坐，勿背日月。

又云：寒跏趺坐，暖舒脚眠，峻坐以两足作八字，去冷，治五痔病。

又云：或行及乘马不用回顾，回顾则神去人。

《养生志》云：旦起勿交臂膝上坐，凶。

卧起第七

《养生要集》云：内解曰：卧当正偃，正四肢，自安，无侧、无伏、无劬、无倾，常思五脏，内外昭明。欲卧，无以人定时加亥，是时天地人万物皆卧，为一死与鬼路通，人皆死吾独生矣。欲卧，常以夜半时加子，是时天地人万物皆卧寤，为一生生气出还。不与人同卧息，常随四时八节。春夏蚤起，与鸡俱兴，秋冬晏起，必得日光。无逆之，逆之则伤。

《千金方》云：春欲兴卧早起，夏及秋欲偃息侵夜乃卧早起，冬欲早卧而晏起，皆益人。虽云早起，莫在鸡鸣前。虽言晏起，莫在日出后。

又云：人卧，春夏向东，秋冬向西，此为常法。

又云：暮卧常习闭口，口开即失气，又邪恶从入。

又云：屈膝侧卧，益人气力，胜正偃卧。

又云：睡不厌蹴，觉不厌舒。凡人舒睡则有鬼物魇邪得便，故逐觉时乃可舒耳。

又云：丈丈夫头勿北首卧。卧勿当梁脊下，卧讫勿留灯烛，令魂魄及六神不安，多愁怨。

又云：行作鹅王步，眠作师①子眠。右胁着地屈膝。

又云：凡眠，先卧心，得卧身。

又云：人卧一夜，作五覆，恒遂更转。

又云：人卧讫，勿张口，久成消渴及失血色。

又云：不得尽眠，令人失气。

又云：夜卧勿覆其头，得长寿。

又云：夜卧当耳，勿有孔吹耳聋。

《枕中方》云：勿以冬甲子夜眠卧。

《千金方》云：凡人厌，勿燃明唤之定，厌死不疑暗唤之吉，亦不得近而急唤。

又云：人眠，勿以脚悬蹋高处，久成肾水及损房，足冷。

又云：夏不用屋上露面卧，令面皮肤喜成癣。一云面风。

又云：人头边勿安火炉，日别承火气，头重目精赤及鼻干。

言语第八

《养生要集》云：《中经》曰：人语笑欲令至少，不欲令声高，声高由于论义理，辨是非，相嘲调，说秽慢。每至此会，当虚心下气与人不竞。若过语过笑，损肺伤肾，精神不定。

《千金方》云：冬日正可语，不可言。自言曰言，答人曰语。有人来问，不可答，不可发也。

又云：冬日触冷行，勿大语言开口。

又云：语作含钟声。

又云：行不得语，欲语须作立，乃语。行语令人失气。

又云：纵读诵言语，常想声在气海中。脐下也。

又云：旦起欲得专言善事，不欲先计钱财。

又云：旦下床勿叱吒呼，勿恶言。

又云：旦勿嗟叹。

又云：凡清旦恒言善事，闻恶事即向所来方三唾之，吉。

又云：日初入后勿言语读诵，必有读诵，宁待平旦。

---

① 师：当作"狮"。

又云：寝不得语。言五脏如钟磬，不悬不可出声。
又云：夜梦不可说之，旦以水向东方潠之，咒曰：恶梦着草木，好梦成宝玉，即无咎。
又云：梦之善恶勿说之。
《养生志》云：旦起勿言奈何，亦勿歌啸，名曰请福吉。
又云：眠讫，勿大语，损气少气力。
又云：眠时不得歌咏，歌咏不详事起。
《枕中方》云：夫学道者，每事欲密，勿泄一言。一言辄减一算，一算三日也。

服用第九

《太素经》云：歧伯曰：衣服旦欲适寒温，寒无凄凄，暑无出汗。
《养生要集》云：青牛道士曰：春天天气虽阳暖，勿薄衣也。常令身辄辄微汗乃快耳。
《千金方》云：衣服器械，勿用珠玉金宝增长过失。
又云：春天不可薄衣，令人得伤寒霍乱，不消食，头痛。
又云：春冰未泮，衣欲下厚上薄，养阳收阴，继世长生。
又云：湿衣及汗衣皆不可久着，令人发疮及风瘙。大汗能易衣佳，不易者，急粉身，不尔令人小便不利。
又云：旦起衣有光者，当户三振之，咒云：殃去，殃去，吉。
《养生志》云：旦起着衣，反者更正着，吉。
又云：旦起衣带抱人，或结三振，云：殃去，殃去吉。
又云：高枕远唾损寿。
《本草食禁杂法》云：勿向北冠带，大凶。

居处第十

《养生要集》云：《河图·帝视萌》曰①，违天地者凶，顺天时者吉。春夏乐山高处，秋冬居卑深藏，吉利多福，老寿无穷。
《千金方》云：凡居处不得绮美华丽，令人贪婪力男反，贪也，无厌损志，但令雅素净洁，免风雨暑湿为佳。
又云：凡人居止之室必须周密，勿令有细隙，致有风气得入。久而不觉使人中风。
又云：觉室有风，勿强忍久坐，必须起行避之。
又云：凡墙北勿安床，勿面向坐久思，不祥，起。
又云：上床先脱左足。
又云：凡在家及行卒逢大飘风、暴雨、大雾者，此皆是诸龙鬼神行动经过所致。宜入室闭户烧香静坐，安心以避，待过后乃出。不尔损人，或当时虽未有，若于后不佳。
又云：家中有经像者，欲行来先拜之，然后拜尊长。
又云：凡遇过神庙，慎勿辄入。入必恭敬，不得举目恣意顾瞻，当如对严君焉，乃享其福耳。
《延寿赤书》云：南岳夫人云：卧床务高，高则地气不及，鬼吹不干②。鬼气侵人，常依地面向上。床高三尺六寸，而鬼气不能及也。

杂禁第十一

《养生要集》云：《神仙图》云：禁无施精，命夭；禁无大食，百脉闭；禁无大息精漏泄；禁无

---

① 日：当作"曰"，据文意改。
② 干：原作"于"，据华夏出版社1993年版《医心方》改。

久立，神绻①极；禁无大温，消髓骨；禁无大饮，膀胱急；禁无久卧，精气厌；禁无大寒，伤肌肉；禁无久视，令目瞙；禁无久语，舌枯竭；禁无久坐，令气逆；禁无热食，伤五气；禁无咳唾，失肥汁；禁无恚怒，神不乐；禁无多眠，神放逸；禁无寒食，生病结；禁无出涕，令涩溃；禁无大喜，神越出；禁无远视，劳神气；禁无久听，聪明闭；禁无食生，害肠胃；禁无嗷呼，惊魂魄；禁无远行，劳筋骨；禁无久念，志恍惚；禁无酒醉，伤生气；禁无哭泣，神悲感；禁无五味，伤肠胃；禁无久骑，伤经络。廿八禁，天道之忌，不避此忌，行道无益。

又云：《中经》云：射猎鱼捕敷喜而大唤者，绝脏气，或有即恶者，复令当时未觉，一年、二年后发病，良医所不治。

《抱朴子》云：才所不逮而困思之，伤也。力所不胜而强举之，伤也；深忧重恚，伤也；悲哀憔悴，伤也；喜乐过差，伤也；吸吸所欲，伤也；戚戚所患，伤也；久谈言笑，伤也；寝息失时，伤也；挽弓引弩，伤也；沉醉呕吐，伤也；饱食即卧，伤也；跳走喘乏，伤也；唤呼哭泣，伤也；阴阳不交，伤也。积阳至尽早已，尽早已非道也。是以养生之方，唾不延远，行不疾步，耳不极听，目不久视，坐不至疲，卧不及疲，先寒而衣，先热而解，不欲极饥而食，食不可过饱，不欲极渴而饮，饮不可过多。凡食过则结积聚，饮过则成痰癖也。不欲甚劳，不欲甚逸，不欲流汗，不欲多唾，不欲奔车走马，不欲极目远望，不欲多啖生冷，不欲饮酒当风，不欲数数沐浴，不欲广志远愿，不欲规造异巧。冬不欲欲②极温，夏不欲穷凉，不欲露卧星下，不欲眠中见扇，大寒大热、大风大雾，皆不欲冒之。

又云：或云：敢问欲修长生之道，何所禁忌。《抱朴子》曰：禁忌之至急者，不伤不损而已。按：《易内戒》及《赤松子经》及《河图·纪命符》皆云：天地有司过之神，随人所犯轻重以夺其算。诸应夺算有数百事，不可具论。若乃憎善好杀，口是心非，背向异辞，及反戾真正，虐害其下，欺罔其上，叛其所事，受恩不感，弄法受赂，纵曲枉直，废公为私，刑加无辜，破人之家，收人之宝，害人身，取人之位，侵克贤者，诛降戮服，谤讪仙圣，伤残道士，弹射飞鸟，剖胎破卵，春夏燎猎，骂詈神灵，教人为恶，蔽人之善，减人自益，危人自安，佻窃人之功，坏人佳事，夺人所爱，离人骨肉，辱人求胜，取人长钱，决水放火，以行害人，迫胁尪弱，以恶易好，强取强求，虏掠致富，不公不平，淫泆倾邪，凌劣暴寡，拾遗取侈，欺殆诳诈，好说人私，持人长短，招天援地，祝祖求直，假借不还，换贷不偿，求欲无已，憎距忠信，不顺上命，不敬所师，笑人作佳，败人果稼，损人器物，以穷人用，以不清洁饮食他人，轻称小斗，狭幅短度，以伪杂真，采取奸利，诱人取物，越井跨灶，晦歌朔哭。此一句辄是一罪，随事轻重司命夺其算纪。算纪尽则人死，若算纪未尽而不自死，殃及子孙也。

《千金方》云：养生之道，莫久行、久立、久卧、久坐、久听、久视，莫再食、莫强食、莫强醉、莫举重、莫忧思、莫大怒、莫悲愁、莫大欢、莫跳踉跃也，莫多言、莫多笑、莫汲汲于所欲、莫情愤欷情③怀忿恨，皆损寿命。若能不犯，则长生也。

又云：一日之忌，夜莫饱食；一月之忌，暮莫使醉；一岁之忌，暮勿远行。终身之忌，莫燃烛行房。

又云：凡人心有所爱，不用深爱；心有所憎，不用深憎。并皆损性伤神，亦不可深赞，亦不可深毁，常须运心于物平等，如觉偏颇，寻即改正之。

又云：凡冬月忽有大热之时，夏忽有大凉之时，皆勿爱之。有患天行时气者，皆由犯此。

又云：冬月天地闭，血气藏，人不可劳作出汗，发泄阳气，损人。

---

① 绻：通"倦"。
② 欲：衍。
③ 情：衍。

又云：凡忽见龙蛇，勿兴心惊怪之，亦勿住①意瞻视；忽见光怪变异事即强抑，勿怪之。谚云：视怪不怪，怪自坏也。

又云：凡见姝妙美女，慎勿熟视而爱之。此当是魑魅之物，令人深爱也。无问空山旷野，稠人广众，皆亦如之。

又云：旦勿嗔忌恚，勿对灶骂詈，且勿令发覆面，皆不祥。勿杀龟蛇，勿阴雾远行；勿北向唾魁罡神，凶；勿腊日哥舞，凶；勿塞故井及水渎，令人聋盲。

《本草食禁杂法》云：勿杀龟，令人短寿。

《养性志》云：诸空腹不用见臭尸，尸气入脾，舌上白黄，起口常臭。

又云：诸欲见死尸臭物，皆须饮酒。酒能避毒气。

《枕中方》云：勿与人争曲直，当减人算寿也。

又云：亥子不可唾，亡精失气，减损年命。

又云：凡甲寅、庚辛日，是尸鬼竟乱、精神躁秽之日也。不得与夫妻同席，言语会面，必须清净沐浴，不寝以警备之也。

又云：三月一日不与妇人同处，大凶。

又云：八节日勿杂处。

又云：勿以朔晦日怒。

又云：勿以正月四日北向杀生。

又云：四月八日勿杀伐草木。

又云：勿以五月五日见血。

又云：勿六月六日起立。

又云：勿以七月七日念恶事。

又云：勿八月四日市诸附足之物。

又云：勿九月起床席。

又云：勿以十月五日罚贵人。

又云：勿以十二月晦日，三日内不斋，烧香念道也。

《朱思简食经》云：刀刃不得向身，大忌，令损人年寿。

《养生志》云：男夫勿跋井中，古今大忌。

又云：来横口舌。

又云：诸得重鞭杖疮及发背者，产妇皆不用见之。

《延寿赤书》云：八节日当斋心谟谨言，必从善事。慎不可以其日震怒及行威刑，皆天人之大忌。

《养身经》云：人有一不当、二不可、三愚、四惑、五逆、六不祥、七痴、八狂，不可犯之。

一不当：吉日与妇同床，一不当。今按：《周礼》云：一月之吉。注曰：吉，谓朔日也。

二不可：饱食精思，一不可；上日数下，二不可。今按：《尚书》云：正月上日受终于文祖。孔安国云：上日朔日也。《正义》云：上日言一岁日之上也。

三愚：不早立功，一愚；贪他人功，二愚；受人功，反用作功，三愚。

四惑：不早学道，一惑；见一道书，不能破坏，二惑；悦人妻而贱己妻，三惑；嗜酒数醉，四惑。

五逆：小便向西，一逆；向北，二逆；向日，三逆；向月，四逆；大便仰头视天日月星辰，五逆。

---

① 住：当作"注"。

六不祥：夜起裸行无衣，一不祥；旦起瞋恚，二不祥；向灶骂詈，三不祥；举足内火，四不祥；夫妇昼合，五不祥；盗恚师父，六不祥。

七痴：斋日食薰，一痴；借物元功，二痴；数贷人功，三痴；吉日迷醉，四痴；与人诤言，以身自诅，五痴；两舌自誉，六痴；诈欺父师，七痴。

八狂：私传经诫，一狂；得死罪怨天，二狂；立功已恨，三狂；吉日不斋，四狂；怨父师，五狂；读经慢法，六狂；同学仲义相奸，七狂；欺诈，自称师法，八狂。

卷第廿八

至理第一

《玉房秘诀》云：冲和子曰：夫一阴一阳谓之道，媾精化生之为用，其理远乎？故帝轩之问素女，彭铿之酬殷王，良有旨哉。

黄帝问素女曰：吾气衰而不和，心内不乐，身常恐危，将如之何？素女曰：凡人之所以衰微者，皆伤于阴阳交接之道尔。夫女之胜男，犹水之灭火，知行之如釜鼎，能和五味以成羹臛，能知阴阳之道者成五乐，不知之者，身命将夭，何得欢乐，可不慎哉。

素女云：有采女者，妙得道术。王使采女问彭祖延年益寿之法。彭祖曰：爱精养神，服食众药，可得长生。然不知交接之道，虽服药无益也。男女相成，犹天地相生也。天地得交会之道，故无终竟之限。人失交接之道，故有夭折之渐。能避渐伤之事，而得阴阳之术，则不死之道也。采女再拜曰：愿闻要教。彭祖曰：道甚易知，人不能信而行之耳。今君王御万机，治天下，必不能备为众道也。幸多后宫，宜知交接之法。法之要者，在于多御少女而莫数泻精，使人身轻，百病消除也。

汉附①马都尉巫子都年百卅八，字孝武。巡将见子都于渭水之上，头上有异气，忿忿高丈余许。帝怪而问之，东方朔相之对曰：此君有气通理天中，施行阴阳之术。上屏左右问子都。子都曰：阴阳之事，公中之秘，臣子所不宜言。又能行之者少，是以不敢告。臣受之陵阳子，明年六十五矣。行此术来七十二年，诸求生者，当求所生，贪女之容色，极力强施，百脉皆伤，百病并发也。

《玉房指要》云：彭祖曰：黄帝御千二百女而登仙，俗人以一女而伐命。知与不知，岂不远耶？知其道者，御女苦不多耳。不必皆须有容色妍丽也，但欲得年少未生乳而多肌肉者耳。但能得七八人，便大有益也。

素女曰：御敌家，当视敌如瓦石，自视如金玉。若其精动，当疾去其乡。御女当如朽索御奔马，如临深坑，下有刃，恐堕其中。若能爱精，命亦不穷也。

黄帝问素女曰：今欲长不交接，为之奈何？素女曰：不可。天地有开合，阴阳有施化。人法阴阳，随四时，今欲不交接，神气不宣布，阴阳闭隔，何以自补。练气数行，去故纳新，以自助也。玉茎不动，则辟死其舍。所以常行以当导引也。能动而不施者，所谓还精，还精补益，生道乃者。

《素女经》云：黄帝曰：夫阴阳交接节度，为之奈何？素女曰：交接之道，故有形状。男致不衰，女除百病。心意娱乐，气力强。然不知行者，渐以衰损。欲知其道，在于定气、安心、和志。三气皆至，神明统归。不寒不热，不饥不饱。亭身定体，性必舒迟。浅内徐动，出入欲稀。女快意，男盛不衰，以此为节。

《玄女经》云：黄帝问玄女曰：吾受素女阴阳之术，自有法矣。愿复命之，以悉其道。玄女曰：天地之间，动须阴阳。阳得阴而化，阴得阳而通。一阴一阳，相须而行。故男感坚强，女动辟张。二气交精，流液相通。男有八节，女有九宫。用之失度，男发痈疽，女害月经，百病生长，寿命销亡。能知其道，乐而且强，寿即增延，色如华英。

《抱朴子》云：凡服药千称，三牲之养，而不知房中之术，亦无所益也。是以古人恐人之轻恣情

---

① 附：据文意，当作"驸"。

性，故美为之说，亦不可尽信也。玄素喻于水火，水火杀人又生人，于在能用与不能耳。大都得其要法，御女多多益善。若不晓其道用一两者，适足以速死耳。

又云：人复不可都阴阳不交，则生痈瘀之疾。故幽闲怨旷，多病而不寿。任情恣意，复伐年命。唯有得节宣之和，可以不损。洞玄子曰：夫天生万物，唯人最贵。人之所上，莫过房欲。法天象地，规阴矩，悟其理者，则养性延龄，慢其真者，则伤神夭寿。至如玄女之法，传之万古，都具陈其梗概，仍未尽其机微。余每览其条，思补其缺，综习旧仪，篆此新经，虽不穷其纯粹，抑得其糟粕。其坐卧舒卷之形，偃伏开张之势，侧背前却之法，出入深浅之规，并会二仪之理，俱合五行之数。其导者则得保寿命，其达者则陷于危亡。既有利于凡人，岂无传于万叶。

《千金方》云：男不可无女，女不可无男。若孤独而思交接，损人寿，生百病。又鬼魅因之共交精，损一当百。

又云：人年卅四十，或本以下，多有放恣，四十以上，即复觉气力一时衰退。衰退既至，众病锋起，反久而不治，遂而不救。故年至四十，须识房中之术者，其道极近而人莫之知术。其法一夜御十女，不泄而已。此房中之术毕矣。兼之药饵，四时勿绝，则气力百倍而智慧日新，然此方之术也。

养阳第二

《玉房秘诀》云：冲和子曰：养阳之家，不可令女人窃窥此术，非但阳无益，乃至损病。所谓利器假人，则攘袂莫拟也。

又云：彭祖曰：夫男子欲得大益者，得不知道之女为善。又当御童女，颜色亦当如童女。女但苦不少年耳。若得十四、五以上、十八、九以下，还甚益佳也。然高不可过卅，虽未卅而已产者，为之不能益也。吾先师相传此道者，得三千岁。兼药者可得仙。

又云：欲行阴阳取气养生之道，不可以一女为之得。得三若九、若十一，多多益善。采取其精液，上鸿泉，还精，肥肤悦泽，身轻目明，气力强盛，能服众敌，老人如廿时，若年少，势力百倍。

又云：御女欲一动辄易女。易女可长生若故。还御一女者，女阴气转微，为益亦少也。

又云：青牛道士曰：数数易女则益多，一夕易十人以上尤佳。常御一女，女精气转弱，不能大益人，亦使女瘦瘠也。

《玉房指要》云：彭祖曰：交接之道无复他奇。但当纵容安徐，以和为贵。玩其丹田，求其口实，深按小摇，以致其气。女子感阳亦有微候，其耳热如饮淳酒，其乳暖起，握之满手，颈项数动，两脚振扰，淫衍窈窕乍男身。如此之时，小缩而浅之，则阳得气，于阴有损。又五脏之液，要在于舌。赤松子所谓玉浆可以绝谷，当交接时多含舌液及唾，使人胃中豁然如服汤药，消渴立愈，逆气便下，皮肤悦泽，姿如处女。道不远求，但俗人不能识耳。采女曰：不逆人情，而可益寿，不亦乐哉。

养阴第三

《玉房秘诀》云：冲阳子曰：非徒阳可养也，阴亦宜然。西王母是养阴得道之者也。一与男交而男立损病。女颜色光泽，不着脂粉，常食乳酪而弹五弦。所以和心系意，使使①无他欲。又云：王母无夫，好与童男交，是以不可为世教。何必王母然哉。

又云：与男交当安心定意，有如男子之未成。须气至乃小收，情志与之相应，皆勿振摇踊跃，使阴精先竭也。阴精先竭，其处空虚，以受风寒之疾。或闻男子与他人交接，嫉妒烦闷，阴气鼓动，坐起悄恚，精液独出，憔悴暴老，皆此也，将宜抑慎之。

又云：若知养阴之道，使二气和合，则化为男子。若不为子，转成津液，流入百脉，以阳养阴，百病消除，颜色悦泽，肌好，延年不老，常如少童。审得其道，常与男子交，可以绝谷，九日而不知

---

① 使：衍。

饥也。有病与鬼交者，尚可不食而消瘦，况与人交乎？

和志第四

《洞玄子》云：夫天左转而地右回，春夏谢而秋冬袭，男唱而女和，上为而下从，此物事之常理也。若男摇而女不应，女动而男不从，非直损于男子，亦乃害于女人，此由阴阳行佷①，上下了戾矣。以此合会，彼此不利，故必须男左转而女右回，男下冲女上接，以此合会，乃谓天平地成矣。凡深浅迟速、捌捝东西，理非一途，盖有万绪。若缓冲似鲫鱼之弄钩，若急蹙如群鸟之遇风，进退牵引，上下随迎，左右往还，出入疏蜜②，此乃相持成务，临事制宜，不可胶柱宫商，以取当时之用。

又云：凡初交会之时，男坐女左，女坐男右，乃男箕坐，抱女于怀中，于是勒纤腰，抚玉体，申嬿婉，叙绸缪。同心同意，乍抱乍勒，二形相搏，两口相嗒。男含女下唇，女含男上唇，一时相吮茹其津液，或缓啮其舌，或微齰其唇，或邀遣抱头，或逼命拈耳，抚上拍下，嗒东嗒西，千娇既申，百虑竟解。乃令女左手抱男玉茎，男以右手抚女玉门，于是男感阳气则玉茎振动。其状也：哨然上耸，若孤峰之临迥汉。女感阳气，则丹穴津流，其状也，涓然下逝，若幽泉之吐深谷。此乃阴阳感激使然，非人力之所致也。热至于此，乃可交接。或男不感振，女无媱津，皆缘病发于内，疾形于外矣。

《玉房秘诀》云：黄帝曰：夫阴阳之道，交接奈何。素女曰：交接之道，固有形状。男以致气，女以除病。心意娱乐，气力益壮。不知道者，则侵以衰。欲知其道，在安心和志，精神宛归。不寒不暑，不饱不饥，定身正意，性必舒迟。滑内徐动，出入欲稀，以是为节。慎无敢违。女即欢喜，男则不衰。

又云：黄帝曰：今欲强交接，玉茎不起，面惭意羞，汗如珠子，心情贪欲，强助以手，何以强之，愿闻其道。素女曰：帝之所问，众人所有。凡欲接女，固有经化，必先和气，玉茎乃起，顺其五常，存感九部。女有五色，审所扣，采其溢精，取液丁口，精气还化，填满髓脑。避七损之禁，行八益之道，无逆五常，身乃可保。正气内充，何疾不去。腑脏安宁，光泽润理，每接即起。气力百倍，敌人宾服，何惭之有。

《玉房指要》云：道人刘京言：凡御女之道，务欲先徐徐嬉戏，使神和意感，良久乃可交接。弱而内之，坚强急退，退进之间，欲令疏迟，亦勿高自投掷，颠倒五脏，伤绝络脉，致生百病也。但接而勿施，能一日一夕数十交而不失精者，诸病甚愈，年寿日益。

《玄女经》云：黄帝曰：交接之时，女或不悦，其质不动，其液不出，玉茎不强，小而不势，何以尔也。玄女曰：阴阳者，相感而应耳。故阳不得阴则不喜，阴不得阳则不起。男欲接而女不乐，女欲接而男不欲。二心不和，精气不感，加以卒上暴下，爱乐未施。男欲求女，女欲求男，情意合同，俱有悦心，故女质振感男茎盛，男热营扣俞鼠，精液流溢，玉茎施纵，乍缓乍急，玉户开翕，或实作而不劳，强敌自佚，吸精引气，灌溉朱室，今陈九事，其法备悉。伸缩俯仰，前劫屈折，帝审行之，慎莫违失。

临御第五

《洞玄子》云：凡初交接之时，先坐而后卧，女左男右。卧定后，令女正面仰卧，展足舒臂，男伏其上，跪于股内，即以玉茎坚拖于玉门之口，森森然若偃松之当邃谷洞前。更拖磣勒，鸣口嗍舌，或上观欢玉面，下视金沟，抚拍肚乳之间，摩挲琼台之侧。于是男情既或，女意当迷，即以阳锋纵横攻击，或下冲玉理，或上筑金沟，击刺于辟雍之傍③，憩息于琼台之右以上外游，未内交也。女当媱津，湛于丹穴，即以阳锋投入子宫，快泄其精，津液同流，上灌于神田，下溉于幽谷，使往来挤击，

---

① 佷（hěn 很）：古同"很"。违背，不顺从。
② 蜜：同"密"。
③ 傍：通"旁"，下同。

进退揩磨。女必求死求生，乞性乞命。即以帛子干拭之，后乃以玉茎深投丹穴，至于阳台。然若巨石之壅深溪。乃行九浅一深之法，于是纵柱横桃，傍牵侧拔，乍缓乍急，或深或浅。经二十一息，候气出入，女得快意也。男即疾纵急刺，磙勒高抬，候女动摇，取其缓急，即以阳锋攻其谷实，捉入于子宫，左右研磨，自不烦细细抽拔。女当津液流溢，男即须退，不可死还，必须生返。如死出，大损于男，持宜慎之。

《素女经》云：黄帝曰：阴阳贵有法乎。素女曰：临御女时，先令妇人放手安身，屈两脚，男入其间，衔其口，吮其舌，拊搏其玉茎，击其门户东西两傍，如是食顷徐徐内入。玉茎肥大者纳寸半，弱小者入一寸，勿摇动之，徐出更入，除百病，勿令四傍泄出。玉茎入玉门自然生热，且急妇人身当自动摇，上与男相得，然后深之。男女百病消灭。浅刺琴弦入三寸半当闭口。刺之一二三四五六七八九回，深之至昆石傍往来，口当妇人口而吸气，行九九之道，讫乃如此。

五常第六

《玉房秘诀》云：黄帝曰：何谓五常。素女曰：玉茎实有五常之道。深居隐处，执节自守，内怀至德，施行无行无已。夫玉茎意欲施与者，仁也；中有空者，义也。端有节者，礼也；意欲即起，不欲即止者，信也；临事低仰者，智也。是故真人因五常而节之，仁虽欲施予，精若不固，义守其空者，明当禁。使无得，多实既禁之道矣。又当施与，故礼为之节矣。执诚持之，信既著矣。即当知交接之道。故能从五常，身乃寿也。

五征第七

《玉房秘诀》云：黄帝曰：何以知女之快也。素女曰：有五征五欲，又有十动，以观其变，而知其故。

夫五征之候，一曰面赤，则徐徐合之；二曰乳坚鼻汗，则徐徐内之；三曰嗌干咽唾，则徐徐摇之；四曰阴滑，则徐徐深之；五曰尻传液，徐徐引之。

五欲第八

素女曰：五欲者，以知其应。一曰意欲得之，则屏息屏气；二曰阴欲得之，则鼻口两张；三曰精欲烦者，振掉而抱男；四曰心欲满者，则汗流湿衣裳；五曰其快欲之，甚者身直目眠。

十动第九

素女曰：十动之效：一曰两手抱人者，欲体相薄阴相当也；二曰伸云其两髀者，切磨其上方也；三曰张腹者，欲其浅也；四曰尻动者，快善也；五曰举两脚拘人者，欲其深也；六曰交其两股者，内痒淫淫也；七曰侧摇者，欲深切左右也；八曰举身迫人，淫乐甚也。九曰身布纵者，肢体快也；十曰阴液滑者，精已泄也。见其效，以知女之快也。

四至第十

《玄女经》云：黄帝曰：意贪交接而茎不起，可以强用不。玄女曰：不可矣。夫欲交接之道，男洼四至，乃可致女九气。

黄帝曰：何谓四至。玄女曰：玉茎不怒，和气不至；怒而不大，肌气不至；大而不坚，骨气不至；坚而不热，神气不至。故怒者精之明，大者精之关，坚者精之户，热者精之门。四气至而节之以道，开机不妄开，精不泄矣。

九气第十一

《玄女经》云：黄帝曰：善矣！女之九气，何以知之。玄女曰：伺其九气以知之。女人大息而咽唾者，肺气来至；鸣而吮人者，心气来至；抱而持人者，脾气来至；阴门滑泽者，肾气来至；殷勤咋人者，骨气来至；足拘人者，筋气来至。抚弄玉茎者，血气来至；持弄男乳者，肉气来至。久与交接，弄其实以感其意，九气皆至。有不至者，则容伤。故不至可行其数以治。今检：诸本无一气。

九法第十二

《玄素·女经》云：黄帝曰：所说九法，未闻其法，愿为陈之，以开其意，藏之石室，行其法式。

玄女曰：九法，第一曰龙翻。令女正偃卧向上，男伏其上，股隐于床，女举其阴以受玉茎。刺其谷实，又攻其上，疏缓动摇，八浅二深，死往生返，热壮且强，女则烦悦，其乐如倡，致自闭固，百病消亡。

第二曰虎步。令女俯俯，尻仰首伏，男跪其后，抱其腹，乃内玉茎，刺其中极，务令深密。进退相薄，行五八之数。其度自得，女阴闭张，精液外溢，毕而休息，百病不发，男益盛。

第三曰猿搏。令女偃卧，男担其股，膝还过胸，尻背俱举，乃纳玉茎，刺其臭鼠，女烦动摇，精液如雨，男深按之，极壮且怒，女快乃止，百病自愈。

第四曰蝉附。令女伏卧，直伸其躯，男伏其后，深纳玉茎，小举其尻，以扣其赤珠，行六九之数，女烦精流，阴里动急，外为开舒，女快乃止，七伤自除。

第五曰龟腾。令女正卧，屈其两漆，男乃推之，其足至乳，深纳玉茎，刺婴女，深浅以度，令中其实，女则感悦，躯自摇举，精液流溢，乃深极内，女快乃止。行之勿失精，力百倍。

第六曰凤翔。令女正卧，自举其脚，男跪其股间，两手授席，深内玉茎，刺其昆石，坚热内牵。令女动作，行三八之数，尻急相搏，女阴开舒，自吐精液，女快乃止，百病消。

第七曰兔吮毫。男正反卧，直伸脚，女跨其上，膝在外边，女背头向足，据席俯头，乃内玉茎，刺其琴弦，女快，精液流出如泉，欣喜和乐，动其神形，女快乃止，百病不生。

第八曰鱼接鳞。男正偃卧，女跨其上，两股向前，安徐内之，微入便止，才授勿深，如儿含乳，使女独摇，务令迟久，女快男退，治诸结聚。

第九曰鹤交颈。男正箕坐，女跨其股，手抱男颈，内玉茎，刺麦齿，务中其实。男抱女尻，助其摇举，女自感快，精液流溢，女快乃止，七伤自愈。

卅法第十三

《洞玄子》云：考核交接之势，更不出于卅法。其间有屈伸俯仰，出入浅深，大大是同，小小有异，可谓哲囊都尽，采摭无遗。余遂像其势而录其名，假其形而建其号，知音君子，穷其志之妙矣。

一、叙绸缪。

二、申缱绻不离散也。

三、曝鳃鱼。

四、骐麟角。

已上四势之外，游戏势皆是一等也。

五、蚕缠绵。

女仰卧，两手向上抱男顿，以两脚交于男背上，男以两手抱女项，跪女股间，即纳玉茎。

六、龙宛转。

女仰卧，屈两脚，男跪女股内，以左手推女两脚向前，令过于乳，右手把玉茎内玉门中。

七、鱼比目。

男女俱卧，女以一脚置男上，面相向，嗚口嗍舌，男展两脚，以手担女上脚，进玉茎。

八、燕同心。

令女仰卧，展其足，男骑女，伏肚上，以两手抱女颈。女两手抱男腰，以玉茎内于丹穴中。

九、翡翠交。

令女仰卧拳足,男胡跪,开着脚,坐女股中,以两手抱女腰,进玉茎于琴弦中。

十、鸳鸯合。

令女侧卧,举两脚安男股上,男于女背后骑女下脚之上,竖一膝置女上股,内玉茎。

十一、翻空蝶。

男仰卧,展两足,女坐男上正面,两脚据床,乃以手助为力,进阳锋于玉门之中。

十二、背飞凫。

男仰卧,展两足,女背面坐于男上,女足据床,低头抱男玉茎,纳于丹穴中。

十三、偃盖松。

令女交脚向上,男以两手抱女腰,女两手抱男项,内玉茎于玉门中。

十四、临坛竹。

男女俱相向立,呜口相抱于丹穴,以阳锋深投于丹穴,没至阳台中。

十五、鸾双舞。

男女一仰一覆,仰者举脚,覆者骑上,两阴相向,男箕坐,看玉物攻击上下。

十六、凤将雏。

妇人肥大,用一小男共交接,大俊也。

十七、海鸥翔。

男临床边,擎女脚以令举,男以玉茎入于子宫之中。

十八、野马跃。

令女仰卧,男擎女两脚,登右右肩上,深内玉茎于玉门之中。

十九、骥骋足。

令女仰卧,男蹲,左手捧女项,右手擎女脚,即以玉茎内入于子宫中。

廿、马摇蹄。

令女仰卧,男擎女一脚置于肩上,一脚自攀之,深内玉茎,入于丹穴中,大兴哉。

廿一、白虎腾。

令人伏面跪膝,男跪女后,两手抱女腰,内玉茎于子宫中。

廿二、玄蝉附。

令女伏卧而展足,男居股内,屈其足,两手抱女项,从后内玉茎入玉门中。

廿三、山羊对树。

男箕坐,令女背面坐男上,女自低头视内玉茎,男急抱女腰碜勒也。

廿四、鹍鸡临场。

男胡蹲床上坐,令一小女当抱玉茎,内女玉门。一女于后牵女裙衿,令其足快,大兴哉。

廿五、丹穴凤游。

令女仰卧,以两手自举其脚,男跪女后,以两手据床,以内玉茎于丹穴,甚俊。

廿六、玄溟鹏翥。

令女仰卧,男取女两脚置左右膊上,以手向下抱女腰,以内玉茎。

廿七、吟猿抱树。

男箕坐,女骑男髀上,以两手抱男,男以一手扶女尻,内玉茎,一手据床。

廿八、猫鼠同穴。

男仰卧,以展足,女伏男上,深内玉茎;又男伏女背上,以将玉茎,攻击于玉门中。

廿九、三春驴。

女两手两脚俱据床,男立其后,以两手抱女腰,即内玉茎于玉门中。甚大俊也。

卅、秋猫。

男女相背，以两手两脚俱据床，两尻相拄，男即低头，以一手推玉物，内玉门之中。

九状第十四

洞玄子云：凡玉茎，或左击右击，若猛将之破阵其状一也；或缘上蓦下，若野马之跳涧其状二也；或出或没，若波之群鸥其状三也；或深筑浅桃，若鸧鸦臼之雀喙其状四也；或深冲浅刺，若大石之投海其状五也；或缓耸迟推，若冻蛇之入窟其状六也；或疾纵急刺，若惊鼠之透穴其状七也；或抬头扬足，若鸧鹰之揄校①兔其状八也；或抬上顿下，若大帆之遇狂风其状九也。

六势第十五

洞玄子云：凡交接，或下捺玉茎往来锯其玉理，其热②若割蚌而取明珠其状一也；或下抬玉理，上冲金沟，其势若割石而寻美玉其势二也；或以阳锋冲筑琼台，其势若铁杵之投药臼其势三也；或以玉茎出入，攻击左右辟雍，其势若五锤之锻铁其势四也；或以阳锋来往，磨耕神田，幽谷之间，其势若农夫之垦秋壤其势五也；或以玄圃、天庭两相磨搏，其势若两崩岩之相钦其势六也。

八益第十六

《玉房秘诀》云：素女曰：阴阳有七损八益。一益曰固精。令女侧卧张股，男侧卧其中，行二九数，数卒止。令男固精，又治女子漏血。日再行，十五日愈。

二益曰安气。令女正卧高枕，伸张两髀，男跪其股间刺之，行三九数，数毕止，令人气和，又治女门寒。日三行，廿日愈。

三益曰利脏。令女人侧卧，屈其两股，男横卧却刺之，行四九数，数毕止，令人气和，又治女门寒。日四行，廿日愈。

四益曰强骨。令女人侧卧，屈左膝，伸其右髀，男伏刺之，行五九数，数毕止，令人关节调和，又治女门闭血。日五行，十日愈。

五益曰调脉。令女侧卧，屈其右膝，申其左髀，男据地刺之，行六九数，毕止，令人脉通利，又治女门辟。日六行，廿日愈。

六益曰畜血。男正偃卧，令女戴尻，跪其上，极纳之，令女行七九数，数毕止。令人力强，又治女子月经不利。日七行，十日愈。

七益曰益液。令女人正伏举后，男上往，行八九数，数毕止，令人骨填。

八益曰道体。令女正卧，屈其髀，足迫尻下，男以髀胁刺之，以行九九数。数毕止，令人骨实，又治女阴臭。日九行，九日愈。

七损第十七

《玉房秘诀》云：素女曰：一损谓绝气。绝气者，心意不欲而强用之，则汗泄气少，令心热目冥冥。治之法，令女正卧，男担其两股深按之，令女自摇，女精出止，男勿得快。日九行，十日愈。

二损谓溢精。溢精者，心意贪爱、阴阳未和而用之，精中道溢。又醉而交接，喘息气乱，则伤肺，令人咳逆上气，消渴喜怒，或悲惨惨，口干身热而难久立。治之法，令女人正卧，屈其两膝侠男，男浅刺内玉茎寸半，令女子自摇，女精出止，男勿得快。日九行，十日愈。

三损谓夺脉。夺脉者，阴不坚而强用之，中道强泻，精气竭，及饱食讫交接，伤脾，令人食不化，阴痿无精。治之法，令女人正卧，以脚钩男子尻，男则据席内之，令女自摇，女精出止，男勿

---

① 校：通"狡"。
② 热：据下文知，当作"势"。

快。日九行，十日愈。

四损谓气泄。气泄者，劳倦汗出，未干而交接，令人腹热，唇焦。治之法，令男子正伸卧，女跨其上向足，女据席，浅内茎，令女自摇，精出止，男子勿快。日九行，十日愈。

五损谓机关厥伤。机关厥伤者，适新大小便，身体未定而强用之，则伤肝。及卒暴交会，迟疾不理不理①。劳疲筋骨，令人目茫茫，痈疽并发，众脉槁绝，久生偏枯，阴痿不起。治之法，令男子正卧，女跨其股，踞前向，徐徐按内之，勿令女人自摇。女精出，男勿快。日九行，十日愈。

六损谓百闭。百闭者，淫佚于女，自用不节，数交失度，竭其精气，用力强泻，精尽不出，百病并生，消渴，目冥冥。治之法，令男正卧，女跨其上，前伏据席，令女内玉茎自摇，精出止，男勿快。日九行，十日愈。

七损谓血竭。血竭者，力作疾行，劳因汗出。因以交合，俱已之时，偃卧推深没本暴急，剧病因发，连施不止，血枯气竭，令人皮虚肤急，茎痛囊湿，精变为血。治之法，令女正卧，高枕其尻，伸张两股，男跪其间深刺，令女自摇，精出止，男勿快。日九行之，十日愈。

还精第十八

《玉房秘诀》云：采女问曰：交接以泻精为乐，今闭而不泻②，将何以为乐乎？彭祖答曰：夫精出则身体怠倦，耳苦嘈嘈，目苦欲眠，喉咽干枯，骨节解③堕，虽复暂快，终于不乐也。若乃动不泻，气力有余，身体能便，耳目聪明，虽自抑静，意爱更重，恒若不足，何以不乐耶。

又云：黄帝曰：愿闻动而不施，其效何如？素女曰：一动不泻，则气力强；再动不泻，耳目聪明；三动不泻，众病消亡；四动不泻，五神咸安；五动不泻，血脉充长；六动不泻，腰背坚强；七动不泻，尻股益力；八动不泻，身体生光；九动不泻，寿命未失；十动不泻，通于神明。

《玉房指要》云：能一日数十交而不失精者，诸病皆愈，年寿日益，又数数易女，则益多，一夕易十人以上尤佳。

又云：《仙经》曰：还精补脑之道，交接精大动欲出者，急以左手中央两指却抑阴囊后大孔前，壮事抑之，长吐气，并喙齿数十过，勿闭气也。便施其精，精亦不得出，但从玉茎复还上，入脑中也。此法仙人口相授，皆饮血为盟，不得妄传，身受其殃。

又云：若欲御女取益而精大动者，疾仰头张目，左右上下视，缩下部，闭气，精自止。勿妄传。人能一月再施、一岁廿四施，皆得寿一二百岁，有颜色无病疾。

《千金方》云：昔贞观初，有一野老可七十余，诣余曰：近数十日来，阳道益盛，思与家姥昼夜春事皆成，未知垂老有此，为益为恶耶。余答之曰：是大不祥也。子独不闻膏火乎。夫膏火之将竭也，必先暗而后明，明止即灭也，今足下年迫桑榆，久当用精，兹忽春情猛发，岂非反常耶。窃为足下忧之。子其勉欤，后四旬发病而卒。此其不慎之效也。所以善摄生者，凡觉阳道盛，必谨而抑之，不可纵心竭意以自贼也。若一度制得不泄，则是一度大增油。若不能制得，纵情施泻，则是膏火将灭，更去其油，不可不深以自防也。

施泻第十九

《玉房秘诀》云：黄帝问素女曰：道要不欲失精，宜爱液者也。即欲求子，何可得泻？素女曰：人有强弱，年有老壮，各随其气力，不欲强快，强快即有所损。故男年十五，盛者可一日再施，瘦者可一日一施；年廿岁者，日再施，羸者可一日一施；年卅，盛者可一日一施，劣者二日一施；卅④，

---

① 不理：衍文。
② 泻：原作"写"，据文意改，下同。
③ 解：通"懈"，下同。
④ 卅：据文意，当作"四十"。

盛者三日一施，虚者四日一施；五十，盛者可五日一施，虚者可十日一施；六十，盛者十日一施，虚者廿日一施；七十，盛者可卅日一施，虚者不泻。

又云：年廿，常二日一施；卅，三日一施；四十，四日一施；五十，五日一施；年过六十以去，勿复施泻。

《养生要集》云：道人刘京云：春天三月一施精，夏及秋当一月再施精，冬当闭精勿施。夫天道，冬藏其阳，人能法之，故得长生。冬一施，当春百。

《千金方》云：素女法：人年廿者四日一泄，年卅者八日一泄，年四十者十六日一泄，年五十者廿一日一泄，年六十者即毕，闭精勿复更泄也，若体力犹壮者，一月一泄。凡人气力，自相有强盛过人者，亦不可柳①，忍久而不泄，致痈疽。若年过六十而有数旬不得交接，意中平平者，可闭精勿泄也。

洞玄子云：凡欲泄精之时，必须候女快，与精一时同泄。男须浅拔，游于琴弦、麦齿之间。阳锋深浅，如孩儿含乳，即闭目内想，舌拄下腭，跼脊引头，张鼻歙肩，闭口吸气，精便自上。节限多少，莫不由人。十分之中，只得泄二、三矣。

治伤第廿

《玉房秘诀》云：冲和子曰：夫极情逞欲，必有损伤之病，斯乃交验之著明者也。既以斯病，亦以斯愈，解醒以酒，足为喻也。

又云：采女曰：男之盛衰，何以为候。彭祖曰：伤盛得气则玉茎当热，阳精浓而凝也。其衰有五：一曰精泄而出，则气伤也；二曰精清而少，此肉伤也；三曰精变而臭，此筋伤也；四曰精出不射，此骨伤也；五曰阴衰不起，此本伤也。凡此众伤，皆由不徐交接，而卒暴施泻之所致也。治之法，但御而不施，不过百日，气力必致百倍。

又云：交接开目，相见形体，夜燃火视图书，即病目瞑清盲。治之法，夜闭目而交，愈。

交接取敌人着腹上者，从下举腰应之，则苦腰痛，少腹里急，两脚物背曲。治之法，覆体正身，徐戏，愈。

交接侧斯，旁向敌手，举敌尻，病胁痛。治之法，正卧徐戏，愈。

交接低头延颈则病头重项强。治之法，以头置敌人额上，不低之愈。

交接侵饱，谓夜半饭气未消而以戏，即病疮，胸气满，胁下如拔，胸中若裂，不欲饮食，心下结塞，时呕吐青黄，胃气实，结脉，若衄吐血，若胁下坚痛，面生恶疮。治之法，过夜半向晨交，愈。

交接侵酒，谓醉而交接，戏用力深极，即病黄疸，黑瘅，胁下痛，有气接，接动手下髀里，若囊盛水彻脐上，肩髆，甚者胸背痛，咳唾血，上气。治之法，勿复乘酒热向晨交接，戏徐缓体，愈。

当溺不溺以交接，则病淋，少腹气急，小便难，茎中疼痛，常欲手撮持。须臾，乃欲出。治之法，先小便，还卧自定，半饭饮久顷，乃徐交接，愈。

当大便不大便而交接，即病痔。大便难，至清②，移日月，下脓血，孔旁生疮如蜂穴状，围上倾倚，便不时出，疼痛臃肿，卧不得息，以道。治之法，用鸡鸣际，先起更衣，还卧自定，徐相戏弄，完体缓意，令滑泽而退。病愈神良。并愈妇病。

交接过度，汗如珠子，屈伸转侧，风生被里，精虚气竭，风邪入体，则病缓弱为跛蹇，手不上头。治之法，爱养精神，服地黄煎。

又云：巫子都曰：令人目明之道，临动欲施时，仰头闭气，大呼，瞋目，左右视，缩腹还精气，令人百脉中也。

---

① 柳：据文意，当作"抑"。
② 清：通"圊"，音 qīng，厕所之意，下同。

令耳不聋之法，临欲施泻，大咽气，合齿闭气，令耳中萧萧声，复缩腹，合气流布至坚，至老不聋。

调五脏、消食、疗百病之道，临施张腹，以意内气，缩后精散而还归百脉也，九浅一深，至琴弦，麦齿之间，正气还，邪气散去。令人腰背不痛之法，当壁伸腰，勿甚低仰，平腰背，所却行常令流欲，补虚、养体、治病，欲泻勿泻，还流流中，流中通热。

又云：夫阴阳之道，精液为珍，即能爱之，性命可保。凡施泻之后，当取女气以自补，复建九者，内息九也。厌一者，以左手煞阴下，还精复液也。取气者，九浅一深也。以口当敌口气呼，以口吸，微引二无咽之，致气以意下也。至腹所以助阴为阴力，如此三反，复浅之，九浅一深。九九八十一，阳数满矣。玉茎竖出之，弱内之，此为弱入强出。阴阳之和，在于琴弦，麦齿之间，阳困昆石之下，阴困麦齿之间，浅则得气，远则气散。一至谷实，伤肝，见风泪出，溺有余沥；至臭鼠伤肠肺，咳逆，腰背痛；至昆石，伤脾，腹满腥臭，时时下利，两股疼。百病生于昆石，故伤交接合时不欲及远也。

黄帝曰：犯此禁，疗方奈何。子都曰：当以女复疗之也。其法令女正偃卧，令两股相去九寸，男往从之，先饮玉浆，久久乃美鸿泉，乃徐内玉茎，以手节之，则裁致琴弦，麦齿之间。敌人淫跃心烦，常自坚持，勿施泻之。度卅息令坚强，乃徐内之，令至昆石。当极洪大，洪大则出之，正息劣弱，复内之，常令弱入强出，不过十日，坚如铁，热如火，百战不殆。

断鬼交第廿五

《玉房秘诀》云：采女云：何以有鬼交之病。彭祖曰：由于阴阳不交，情欲深重，即鬼魅假像与之交通。与之交通之道，其有自胜于人，久交则迷惑。讳而隐之，不肯告，以为佳，故至独死而莫之知也。若得此病，治之法，但令女与男交，而男勿泻精，昼夜勿息，困者不过七日必愈。若身体疲劳，不能独御者，但深按勿动，亦善也。不治之，杀人不过数年也。欲验其事实，以春秋之际入于深山大泽间，无所云为，但远望极思，唯念交会阴阳。三日三夜后，则身体翕然寒热，心烦目眩。男见女子，女见男子，但行交接之事，美胜于人，然必病人而难治。怨旷之气为邪所凌，后世必当有此者。若处女贵人，苦不当交。与男交以治之者，当以石硫黄数两，烧以熏妇人阴下身体，并服鹿角末方寸匕，即愈矣。

当见鬼涕泣而去一方，服鹿角方寸匕，日三，以瘥为度。

今检：治鬼交之法，多在于诸方，具载妇人之篇。

用药石第廿六

《千金方》云：采女曰：交接之事，既闻之矣。敢问服食药物，何者亦得而有效。彭祖曰：使人丁强不老，房室不劳，损气力，颜色不衰者，莫过麋角也。

其法：取麋角，刮之为末十两，辄用八角、生附子一枚合之，服方寸匕，日三，大良。亦可熬麋角，令微黄，单服之，亦令人不老，然迟缓不及内附子者。服之廿日大觉。亦可纳陇西头茯苓分等，捣筛，服方寸匕，日三，令人长生，房内不衰。今按：《玉房秘诀》同之。

又云：治痿而不起，起而不大，大而不长，长而不热，热而不坚，坚而不久，久而无精，精薄而冷方：

苁蓉　钟乳　蛇床　远志　续断　薯蓣①　鹿茸

上七味，各三两，酒服方寸匕，日二。欲多房，倍蛇床；欲坚，倍远志；欲大，倍鹿茸；欲多精，倍钟乳。今按：《延龄图》云：等分廿九，日三服。

---

① 薯蓣：即山药，下同。

《玉房秘诀》云：治男子阴痿不起，起而不强，就事如无情，此阳气少、肾源微也。方用：

苁蓉　五味子各二分　蛇床子　菟丝子　枳实各四分

上五物捣筛，酒服方寸匕，日三。蜀郡府君年七十以上，复有子。

又方：

雄蛾未连者干之，三分　细辛　蛇床子各①三分

捣筛，雀卵和如梧子，临交接服一枚，若强不止，以水洗之。

《玉房指要》云：治男子欲令健，作房室一夜十余不息方：

蛇床　远志　续断　苁蓉

上四物分等为散，日三，服方寸匕，曹公服之，一夜行七十女。

洞玄子云：秃鸡散治男子五劳七伤，阴痿不起，为事不能。蜀郡太守吕敬大年七十服药，得生三男。长服之，夫人患多，玉门中疼，不能坐卧，即药弃庭中。雄鸡食之，即起上雌鸡其背，连日不下，啄其头冠，冠秃，世呼为秃鸡散，亦名秃鸡丸②方：

苁蓉三分　五味子三分　菟丝子三分　远志三分　蛇床子四分

凡五物捣筛为散，每日空腹酒下方寸匕，日再三，无饮不可服。六十日可御四十妇。又以白蜜和丸如梧子，服五丸，日再，以知为度。今按：《千金方》有八味：蛇床子三分、菟丝子二分、苁蓉三分、远志二分、五味子二分、防风二分、巴戟天二分、杜仲一分。

又云：鹿角散，治男子五劳七伤，阴痿不起，卒就妇人，临事不成，中道痿死，精自引出，小便余沥，腰背疼冷方：

鹿角　柏子仁　菟丝子　蛇床子　车前子　远志　五味子　苁蓉各四分

上捣筛为散，每食后服五分匕，日三，不知，更加方寸匕。

《范汪方》云：开心薯蓣肾气丸，治丈夫五劳七伤，髓极不耐寒，眠即胪胀，心满雷鸣，不欲饮食，虽食，心下停痰不能消，春夏手烦热，秋冬两脚凌冷，虚多忘，肾气不行，阴阳不发，绝如老人。服之健中补髓，填虚养志，开心安脏，止泪明目，宽胃，益阴阳，除风去冷，无所不治方：

肉苁蓉一两　山茱萸一两，或方无　干地黄六分　远志六分　蛇床子五分　五味子六分　防风六分　茯苓六分　牛膝六分　菟丝子六分　杜仲六分　薯蓣六分

凡十二物捣下筛，蜜丸如梧子，服廿丸，日二夜一。若烦心即停减之，只服十丸。服药五日，玉茎炽热，十夜通体滑泽，十五夜颜色泽常，常手足热，廿夜雄力欲盛，廿五夜经脉充满；卅夜热气朗彻，面色如花，手纹如孙血，心开，记事不忘，去志愁，止忌，独寝不寒，止尿，和阴。年四十以下一剂即足，五十以上两剂，满七十亦有子，无所禁忌，但忌大辛酢。

肉苁蓉丸，治男子五劳七伤，阴阳③痿不起，积有十年，痒湿，小便淋沥，溺赤时黄。服此药，养性、益气力、令人健。合阴阳④，阴痿不起，起而不坚，坚而不怒，怒而不泄决，入便自死。此药补精益气力，令人好颜色服白方：

肉苁蓉　菟丝子　蛇床子　五味子　远志　续断　杜仲各四分

上七物捣筛，蜜和为丸，丸如梧子，平旦服五丸，日再。长疏东向面，不知，药异至七丸，服之卅日知，五十日阴阳大起。阴弱，加蛇床子；不怒加远志；少精加五味子；欲令洪大加苁蓉；腰痛加杜仲；欲长加续断。所加者倍之，年八十老公服之如卅时，数用有验，无妇人不可服，禁如常法。

远志丸，治男子七伤，阴痿不起方：

---

① 各：原脱，今据文意补。
② 丸：据文意，当作"丸"。
③ 阳：衍。
④ 服此药，养性、益气力、令人健。合阴阳：疑衍。

续断四两　薯蓣二两　远志二两　蛇床子二两　肉苁蓉三两

凡五物下筛，和雀卵丸如豆，旦服五丸，日二。百日长一寸，二百日二寸。

《录验方》云：益多散。女子臣妾再拜上书皇帝陛下，臣妾顿首顿首，死罪死罪。愚闻上善不忘君。妾夫华浮年八十，房内衰，从所知得方，方用：

生地黄洗，薄切一廿，以清酒渍，令浃浃。乃干捣为屑十分　桂心一尺准二分　甘草五分炙　术二分　干漆五分

凡五物捣，末，下筛，治合，后食以酒服方寸匕，日三。

华浮合此药，未及服，没故。浮有奴，字益多，年七十五，病腰屈发白，横行伛偻，妾怜之，以药与益多。服廿日，腰伸，白发更黑，颜色滑泽，状若卅时。妾有婢，字番息、谨善二人，益多以为妻，生男女四人。益多出，饮酒醉归，趣取谨善，谨善在妾傍卧，益多追得谨善，与交通。妾觉偷闻，多气力壮动，又微异于他男子。妾年五十，房内更开，而解息不识人，不能自绝断女情，为生二人。益多与妾、番息等三人合阴阳无极。时妾识耻与奴通，即杀益多。折胫视，中有黄髓更充满，是以知此方有验。陛下御用，膏髓随而满，君宜良方。臣妾死罪，稽首再拜以闻。

《极要方》云：疗丈夫欲建房室，百倍胜常，多精益气，起阴阳得热而大方：

蛇床子二分　菟丝子二分　巴戟天皮二分　肉苁蓉二分　远志一分，去心　五味子一分　防风一分

已上为散，酒服半钱许，二十日益精气。

《葛氏方》治男阴痿、女阴䐈，无复人道方：

肉苁蓉　蛇床子　远志　续断　菟丝子各一两

捣末，酒服方寸匕，日三。

又云：若平常自强，就接便弱方：

蛇床子　菟丝子

末，酒服方寸匕，日三。

《耆婆方》云：治阴痿方：

枸杞　菖蒲　菟丝子各一分

合下筛，以方寸匕服，日三，坚强如铁杵。

又方，早旦空腹温酒内好苏饮之。

又方，单末蛇床子酒服之。

《苏敬本草经注》云：阴痿，薯蓣日干，捣筛为粉，食之。

《新罗法师观秘密要术方》云：《大唐国沧州景城县法林寺法师惠忠传》曰，法藏验记曰：如来为利众，储此方，众生不觉不愿，是以无周知。龙树①、马鸣②难说，佛教之日，才悟此药，即传沙门，沙门惴不传，因无有。世间利王。王西天竺国之时，东婆台人名阿苏，高尺有二寸，乘风飞来，献十二大愿三秀秘蜜要术方，王龙共视储，旨药师如来教喻储也。王好时治术，乃得验历数之，外承广运，封十六大国，御百万妃，妃各为芳饧悦一适，胜莫两心奸魏，魏乎德荡，荡乎仁，千金莫传。

《新罗法师秘密方》云：八月中旬，取露蜂房置平物迫一宿，宿后取内生绢袋悬竿阴干，十旬限后为妙药。夫望覆合时，割取钱六枚许，内清埴盆煎过黑灰成白灰，即半分。内温酒，吞半分。内乎以唾泥和涂。髁自本迄末，涂了俄干，干了覆合，任心服累四旬，渐晪（肥）验。终十旬调体，了迄终身，无损有益，福复德万倍，气力七倍，所求皆得，无病长命，盛夏招冷，隆冬追温，防邪气，不遭殃，所谓增益之积，髁纵广各百八十铢，强如铁锤，长大三寸，屎自成香，缩之器，男女神静心

---

① 龙树：菩萨名。

② 马鸣：菩萨名。

敏，耳聪目明，口鼻气香。若求强者，内温酒常吞。求长生者，涂末。求大者，涂周。服中禁忌：大哀、大悦、大惊、大恐、大坂、汗本洪流、危高、五辛、薰冷、生菜、醉酒。

今按：既有强阴之方，豫可储委顿之术。

《葛氏方》云：欲令阴痿弱方：

取水银、鹿茸、巴豆，杂新捣末，和调以真麋脂，和敷茎及囊，帛苞之。若脂强，以小麻油杂煎。此不异阉人。今按：单末水银涂之。

又方：灸三阴交穴，使阳道衰弱。今按：此穴在内踝上八寸

《苏敬本草注》云：鹿脂不可近丈夫阴。

《陶景本草注》云：芡实被霜之后食之，令阴不强。

玉茎小第廿七

《玉房指要》云：治男子令阴长方：

柏子仁五分　白蔹四分　白术七分　桂心三分　附子一分

上五物为散，食后服方寸匕，日再，十日、廿日长大。

《玉房秘诀》云：欲令男子阴大方：

蜀椒　细辛　肉苁蓉

凡三味，分等，冶下筛，以内狗瞻①中，悬所居室上，卅日以磨阴，长一寸。

洞玄子云：长阴方：

肉苁蓉三分　海藻三分

上捣筛为末，以和正月白犬肝汁，涂阴上三度，平旦新汲水洗却，即长三寸，极验。

玉门大第廿八

《玉房指要》云：令女玉门小方：

硫黄四分　远志二分

为散，绢囊盛，着王②门中即急。

又方：硫黄三分　蒲华二分

为散，三指撮，着一升汤中洗玉门，廿日如未嫁之僮。

洞玄子云：疗妇人阴宽冷，急小交接而快方：

石硫黄三分　青木香二分　山茱萸二分　蛇床子二分

上四味捣筛为末，临交接内玉门中少许，不得过多，恐最孔合。

又方：取石硫黄末三指撮内一升汤中，以洗阴，急如十二三女。

《录验方》云：令妇人阴急小热方：

青木香二分　山茱萸四分

凡二物为散，和唾如小豆，内玉门中，神验。

少女痛第廿九

《集验方》云：治童女始交接，阳道违理，及为他物所伤，血流不止方：

烧乱发并青布末为粉，粉之立愈。

又方：以麻油涂之。

又方：取釜底黑断葫磨以涂之。

---

① 瞻：疑作"胆"。
② 王：当作"玉"，底本误。

《千金方》云：治小户嫁痛方：

乌贼鱼骨二枚，烧为屑，酒服方寸匕，日三。

又方：牛膝五两，以酒三升煮，再沸去滓，分三服。

《玉房秘诀》云：治妇人初交伤痛，积日不歇方：

甘草二分　芍药二分　生姜三分　桂十分

水三升，煮三沸，一服。

长妇伤第卅

《玉房秘诀》云：女人伤于夫，阴阳过患，阴肿疼痛方：

桑根白皮切，半升　干姜一两　桂心一两　枣廿枚

以酒一斗，煮三沸，服一升，勿令汗出当风。亦可用水煮。

《集验方》云：治女子伤于丈夫，四体沉重，虚吸头痛方：

生地黄八两　芍药五两　香豉一升　葱白切，一升　生姜四两　甘草二两，炙

各切，以水七升，煮取三升，分三服。不瘥重作。

《千金方》治合阴阳辄痛不可忍方：

黄连六分　牛膝四分　甘草四分

上三味，水四升，煮取二升，洗之，日四。

《刘涓子方》云：女人交接辄血出方：

桂心二分　伏龙胆三分

二味，酒服方寸匕，日三。

卷第廿九

调食第一

《黄帝养身经》云：食不饥乏、先衣不寒之前，其半日不食者，则肠胃虚，谷气衰；一日不食者，则肠胃虚劳，谷气少；二日不食者，则肠胃虚弱，精气不足蒙；三日不食者，则肠胃虚燥，心悸气紊，耳鸣；四日不食者，则肠胃虚燥，津液竭，六腑枯；五日不食者，则肠胃大虚，三焦燥，五脏枯；六日不食者，则肠胃虚变，内外变乱，意魂疾；七日不食者，则肠胃大虚竭，谷神去，眸子定然而命终矣。

陈延之《小品方》云：食饮养小至长，甚难逆忤致变甚逆，岂可不慎。

《养生要集》云：频川陈纪万云：百病横生，年命横夭，多由饮食。饮食之患，过于声色；声色可绝之俞年，饮食不可废。一日当时可益，亦交为患，亦切美物，非一滋味百品，或气势相伐，触其禁忌成瘀毒，缓者积而成疢，急者交患暴至，饮酒啖枣，令人昏闷，此其验也。

又云：已劳勿食，已食勿动，已汗勿饮，已汗勿食，已怒勿食，已食勿怒，已悲勿食，已食勿悲。

又云：青牛道士言：食不欲过饱，故道士先饥而食也。饮不欲过多，故道士先渴而饮也。食已毕，起行数百步中，益人多也。暮食毕，步行五里乃卧，便无百病。

又云：青牛道士云：食恒将热，宜人易消，胜于习冷也。

又云：郤仲堪曰：坚细物多燥涩。若不能不啖，当吐去滓，万不一消生积聚；柔脆物无贞润，常啖令人骨髓不充实。

又云：鱼、肉诸冷之物多损人，断之为善，不能不食，务节之。

又云：《神仙图》曰：禁无大食，百脉闭；禁无大饮，膀胱急；禁无热食，伤五气；禁无寒食，生病结；禁无食生，害肠胃；禁无酒醉，伤生气。

孙思邈《千金方》云：食欲少而数，不欲顿多难消也。常欲令如饱中饥，饥中饥。

又云：当熟嚼食，使米脂入肠，勿使酒脂入肠。

又云：人食毕，当行步踌躇，有所修为为快也。

又云：食毕当行，行毕使人以粉摩肠上数百过，易消，大益人。

又云：食讫，以手摩面，令津液消调。

又云：厨膳勿脯肉丰盈，恒令俭约，饮食勿多食肉，生百病。少食肉，多食饭及菹菜，每食不用重肉。

又云：多食酸，皮槁而毛夭；多食苦，则筋急爪枯；多食甘，则骨痛而发落；多食辛，则肉胝而唇骞；多食咸，则脉凝而变化。此以五味所伤也。今按：《太素》杨上善云：多食咸，则脉凝泣而变色；多食苦，则皮槁而毛夭；多食辛，则筋急之而爪枯；多食酸，则肉胝肥而唇揭；多食甘，则骨痛而发落。

又云：食上不得诸，诸而食者，常患胸背疼痛。

又云：食不得语，每欲食，先须送入肠也。

又云：食竟仰卧成气痞，作头风。

又云：凡人常须日在巳前食讫，则不须饮酒，终身不干呕。

又云：日入后不用食，鬼魁游其上。

又云：夏热，常饮食暖饮；冬，长食细米稠粥。

《抱朴子》云：五味入口，不欲偏多。故酸多则伤脾，苦多则伤肺，辛多则伤肝，咸多伤心，甘多则伤肾。此五气自然之理也。

又云：不欲极饥而食，食不可过饱；不欲极渴而饮，饮不可过多。

凡食过则结聚，饮过则成痰澼也。

《马琬食经》云：凡食，欲得安神静气，呼吸迟缓，不用吞咽迅速，咀嚼不精，皆成百病。

《延寿赤书》云：九华安妃曰：临食勿言配牵。《曲礼》云：临食不欢，良有以焉。

又云：勿露食，来众邪也。露食谓特造失覆之谓也。

《养生志》云：食冷勿令齿疼，冷则伤肠，食热灼唇，热则伤骨。

又云：食热食，汗出荡风，发头病，发堕落，令人目涩饶睡。

又云：凡饮食无故变色不可食，杀人。

又云：诸食热食讫，枕毛卧，久成头风，令人目涩。

《食经》云：凡饮食衣服，亦欲适寒温。寒无凄沧，暑无出汗。食饮者，热毋灼之，寒无沧之。

又云：凡饮食调和，无本气息者，有毒饮食，上有蜂蠮螉并有仓①蝇者有毒。

《膳夫经》云：凡临食不用大喜大怒，皆变成百病。

《七卷食经》云：非来哭讫，即勿用食，反成气满病。

《服气导引抄》云：凡食时恒向本命及王气。

又云：临食勿道死事，勿露食。

《朱思简食经》云：经宿羹臛，不可更温食之，害人。

崔禹锡云：人汗入食中者，不可食，发恶疮，其女人尤甚。宜早服鸡舌香饮，即瘥。

四时宜食第二

《崔禹锡食经》云：春七十二日宜食酸咸味，夏七十二日宜食甘苦味，秋七十二日宜食辛咸味，冬七十二日宜食咸酸味。四季十八日宜食辛苦甘味。

---

① 仓：当作"苍"。

上，相生之味，其能生长化成。

《千金方》云：春七十二日，省酸增甘以养脾气；夏七十二日，省苦增辛以养肺气；秋七十二日，省辛增酸以养肝气；冬七十二日，省咸增苦以养心气。四季十八日，省甘增咸以养肾气。

四时食禁第三

《崔禹锡食经》云：春七十二日，禁辛味，黍、鸡、桃、葱是也；夏七十二日，禁咸味，大豆、猪、栗、藿是也；秋七十二日，禁酸味，麻子、李、韭是也；冬七十二日，禁苦味，麦、羊、杏、薤是也；四季十八日土王，禁酸咸味，麻、大豆、猪、犬、李、栗、藿是也。

上，食禁可慎。相贼之味，其伤生气，故不成王相也。

《膳夫经》云：春勿食肝，须增咸苦，禁食脾肺及辛甘。

夏勿食心，须增酸甘，得食肝脾，禁食肾肺及苦辛。

秋勿食肺，须增甘咸，得食脾肾，禁食肝心及苦酸。

冬勿食肾，须增辛酸，禁食心脾及甘苦。

四季勿食脾，须增苦辛，得食心肺，禁肝肾酸咸。

《养生要集》云：高本王熙升和日夏至迄秋分，节食肥腻饼臛之属，此物与酒水瓜果相妨，当时不必皆病，入秋芋变，阳消阴息，气揫至，辄多诸暴卒病疠。由于此涉夏取冷太过，饮食不节故也。而或人以病至之日，便谓是受病之始，不知其由来者渐也。

又云：南阳张衡平子云：冬至阳气归内，腹中热，物入胃易消化；夏至阴气潜内，腹中冷，物入胃难消化。距四时不欲食迎节之物，所谓不时伤性损年也。

月食禁第四

《本草食禁》云：正月，一切肉不食者，吉。

《养生要集》云：正月勿食鼠残食，立作鼠瘘，发出于头顶。或毒入腹脾，下血不止，或口中生疮，如月蚀，如豆许。

又云：不食生葱，发宿病。

又云：二月行久，远行途中勿饮阴地流泉水。复发疟久，喜作噎，损脾，令人咳嗽少气，不能息。

《本草食禁》云：二月寅日食，不吉。

又云：二月九日食鱼鳖，伤人寿。

《养生要集》云：三月勿食陈齑，一夏必遭热病，发恶疮，得黄疸，口中饶唾。齑者，蔓菁葅之属。

《崔禹锡食经》云：三月芹子不可食，有龙子，食之杀人。

又云：三月三日食鸟兽及一切果菜五辛，伤人。

《枕中方》云：三月一日勿食一切肉及五辛。

《养生要集》云：四月不食大蒜，伤人五内。

又云：四月八日勿食百草菜肉。

《食经》云：四月建巳勿食雉肉。

《养生要集》云：五月勿食不成果及桃李，发痈疖。不尔，夜寒极，作黄疸，下为泄利。

又云：五月五日，食诸菜至月尽，令冷阳，令人短气。

又云：五月五日，猪肝不可合食鲤子，鲤子不化成瘕。

又云：五月五日不可食芥菜及雉肉。

崔禹云：五月不可食韭，伤人目精。

又云：五月五日，莫食一切菜，发百病。
《食经》云：五月五日勿食青黄花菜及韭，皆不利人，成病。
《本草食禁》云：不食獐鹿及一切肉。
《养生要集》云：六月勿饮泽中停水，喜食鳖肉，成鳖瘕。
又云：不得食自落地五果，经宿者虻蜉、蝼蛄、蜣螂游上，喜为漏。
雀[1]禹：勿食鹰鹞，伤人精气。
又云：五六月芹菜不可食，其茎孔中有虫之令人迷闷。
《养生要集》云：七月勿食生蜜，令人暴夏发霍乱。
又云：不食生麦，变为蛲虫。
《朱思简食经》云：七月不得食落地果子及生麦。
《养生要集》云：八月勿食猪肺及胎胙，至冬定发咳。若饮阴地水，定作瘘疟。
《本草食禁》云：不食葫，令人喘。
又云：不食姜，伤神。
《孟诜食经》云：四月以后及八月以前，鹌肉不可食之。
《千金方》云：八月勿食雉肉，损人神气。
《养生要集》云：九月勿食被霜草，向冬发寒热及温病，食欲吐，或心中停水不得消，或为胃反病。
又云：不食姜，令人魂病。
又云：勿食猪肉。
《本草食禁》云：九月不食被霜瓜及一切肉，大吉。
《养生要集》云：十月勿食被霜生菜，面无光泽，令目涩，发心痛腰疼，或致心疟手足清。
又云：不食椒，令人气痿。
又云：禁螺、蚌、猪肉。
《千金方》云：十月、十一月、十二月勿食生韭，令人多涕唾。
《养生要集》云：十一月勿食经夏臭肉、脯肉。动于肾，喜作水病及头眩，不食螺蚌着用之物。
又云：十二月不食狗鼠残之物，变成心痛及漏。若小儿食之，咽中生白疮死。
又云：正月、二月水王，勿食其肝。食肝伤其魂，魂伤狂妄。
四、五月火王，勿食心，伤其神，神伤多悲惧。
七、八月金王，勿食其肺，食肺伤魄，魄伤狂妄。
十月、十一月水王，勿食其肾，食肾伤其志，志伤五脏不安。
三、六、九月、十二月土王，勿食其脾，食脾伤其意，意伤四肢不遂。

日食禁第五

《养生要集》云：凡六甲月勿食黑兽。
又云：壬子日勿食诸五脏。
《本草食禁》云：甲子日勿食一切兽肉，伤人神。
又云：月建日勿食雄鸐[2]肉，伤人神。
又云：子日勿食诸兽肉，吉。
又云：午日勿食祭肉，吉。

---

[1] 雀：据文意，当作"崔"。
[2] 鸐：古同"雉"，野鸡，下同。

《枕中方》云：勿以六甲日食鳞甲之物。

夜食禁第六

《养生要集》云：凡人夜食伤饱，夜饮大醉，夏日醉饱，流汗来晞冷水洗渍，特①扇引风，当风露卧，因醉媾精，或和冰和食，不待消释，以块吞之，是以饮食男女，最为百疴之本焉。

又云：夜食恒不饱满，令人无病。此是养性之要术也。

又云：夜食夜醉，皆生百病，但解此慎之。

又云：夜食饱讫，不用即脾眠②不转，食不消，令人成百病。

《七卷食经》云：夜食饱满，不媾精，令成百病。

又云：夜食不用啖生菜，不利人。

夜食啖诸兽脾，令人口中③臭气。

夜食不用诸兽肉，令人口臭。

夜食不须禽膊④，不利人。

夜中勿饮新汲水，被⑤吞龙子，生肠胀之病。

夜食不用啖蒜及薰辛菜，辛气归目，不利人。

夜食啖芦菔根，气不散，不利人。

饱食禁第七

《养性志》云：食过饱，伤膀胱，百脉闭不通。

《本草杂禁》云：饱食，夜失覆，为霍乱。

《千金方》云：养性之道，不欲饮食便卧及终日久坐，皆损寿。

《养生要集》云：青牛道士云：饱食不可疾走，使人后日食入口则欲如厕。

又云：青牛道士云：饱食而坐，乃不以行步及有所作势，不但无益而已，乃使人得积聚不消之病及手足痹蹶，面目梨⑥皯，损贼年寿也。若不得常有所为又不能食毕行者，但可止家中大小汗述如手博儛戏状，使身中小汗乃傅粉而止，延年之要也。

又云：饱食即饮水，谷气即散，成癖病、腰病。

又云：饱食即浸水两脚，肾胀成水病。水病者，四服⑦皆肿，成水胀病也。

又云：伤饥，卒饱食，久久成心瘕及食癖病。

《七卷食经》云：饱食构精⑧，伤人肝，面目无泽，成病伤肌。

又云：饱食即沐发者，作头风病。

《神农食经》云：饱食讫，多饮水及酒，成痞癖，醉当风。

醉酒禁第八

《养生要集》云：频川韩元长曰：酒者，五谷之华，味之至也。故能益人，亦能损人。节其分剂而饮之，宣和百脉，消邪却冷也。若升量转久，饮之失度，体气使弱，精神侵昏，物之交验，无过于

---

① 特：据文意，当作"持"。
② 脾眠：互乙。
③ 中：疑衍。
④ 膊（pò破）：切成块的肉。
⑤ 被：疑衍。
⑥ 梨：古同"黧"。
⑦ 服：据文意，当作"肢"。
⑧ 构精：男女交合，"构"当作"媾"。

酒也。宜慎，无失节度。

又云：饱食醉酒，酒食未散以仍构精，皆成百病，一日令儿癫痫病。

又云：饱食夜醉，皆生百病。但能慎此，养生之妙也。

又云：酒已醉，勿强饱食之，不幸则发疽。

又云：大醉不可安卧而止，当令人数摇动反侧之，不尔成病。

又云：酒醉不可当风，当风使人发喑不能言。一曰不可向阳。

又云：饮酒醉，灸头杀人。

又云：酒醉热未解，勿以冷水洗面，发疮。轻者渣疱。

又云：酒醉眠黍穰上，汗出，眉发交落，久还生。此事难，然不可信。

又云：大饮酒饱，不可大呼唤及大怒，奔车走马跌距，使人五脏颠倒，或致断绝杀人。

又云：夏日饮酒大醉流汗，不得以水洗泼及持扇引风，成病。

又云：醉不可露卧，使人面发疱，不幸生癫癫。

又云：凡祭酒，自动自竭，并不可饮伤人。

又云：祭酒肉雾，回有气，勿饮之，弃去江河中。

又云：锡姜多食饮，酒醉杀人。

又云：蒜与食，饱饮酒醉，不起步。死。

又云：饮酒醉，合食蒜，令人伤心至死。

又云：食麻子饮酒，令人胀满，为水病。

又云：食猪肉饮酒，卧秋稻穰中见星者，使人发黄。

又云：饮酒不得用合食诸兽肾，令人腰病。

又云：饮酒不用饮乳汁，令人气结病也。

又云：饮酒不用食生胡荽，令人心疾。

又云：茄芦合，多食饮酒杀人。

饮水宜第九

《养生要集》云：凡煮水饮之，众病无缘得生也。

《崔禹锡食经》云：春宜食浆水，夏宜食蜜水，今安[①]：《大清经》云：作蜜浆法，白粳米二斗，净洮汰，五蒸五露竟，以水一石、白蜜五斗，合米煮之。作再沸止。内瓮器中，成，香美如乳汁味。夏月作此饮之佳。秋宜食茗水。今按：《□食经》云：采茗苗叶，蒸，曝干，杂米捣为饮粥食之，神良。冬宜食白饮，是谓为调水养性矣。

饮水禁第十

《养生要集》云：酒水浆不见影者，不可饮，饮之杀人。

又云：凡井水无何沸，勿饮，杀人。

又云：井水无故变急者不可饮之，伤人。

又云：井水阴日涌者，其月勿饮之。令人得温病。

又云：夜勿饮新汲井水，吞龙子，杀人。

又云：鸟中出泉流水，不可久居，常饮作瘿。

又云：山水其强寒，饮之皆令人利、温疟、瘿瘤肿。

又云：夏月勿饮山中阴下泉水，得病。

---

① 安：据文意，当作"按"。

又云：夏月不得饮田中聚水，令人成鳖瘕。

又云：凡立秋后不得饮水浆，不利人。

又云：凡夏天用水正可隐映饮食之，令人得冷病。马氏云：释之意也。

又云：凡冰不得打研，着饮食中食之，虽复当蹔快，久皆必成病。

又云：凡奔行及马走喘，不得饮冷水之日，上气发热气。

又云：凡饮水勿急咽之，亦成气及水瘕。

又云：凡取水无故因动者，此水煮吃食者，杀人。

又云：凡所欲水，在于胸膈中动作水声者，服药吐出之，不吐者亦成水瘕，难瘥。

又云：凡人睡卧急觉，勿即饮水更眠，令人作水癖病。

《崔禹锡食经》云：人常饮河边流泉沙水者，必作瘿瘤，宜以犀角渍于流中，因饮之，辟疟瘤之吒。

又云：食诸生鱼脍及膴而勿饮生水，即生白虫。

又云：食蛞苏，勿饮生水，即生长虫。

又云：食辛蠃，而勿饮水，作蛔虫。

又云：食鲫脍即勿饮水，生蛔虫。

《本草食禁》云：若饮热茗后饮水浆，令人心痛，大慎之。

又云：食讫，饭冷水成肺疢。

《膳夫经》云：凡食，不用以茗饮送之。令人气上咳逆。

《千金方》云：勿饮深阴地冷水，必疢疟。

《食经》云：食讫饮冰水，成病。

又云：食诸饼即饮冷水，令人得气病。

《七卷经》云：凡远行途中，逢河水，勿先洗面，生鸟酐。

合食禁第十一

《博物志》云：杂食者，百疾妖邪之所钟焉。所食愈少，心愈开，年愈益；所食弥多，心愈塞，年愈损焉。

《养生要集》云：高本王熙升和日食不欲杂，杂则或有犯者，当时或无交患，积久为人作疾。

又云：饮食冷热，不可合食，伤人气。

又云：食热腻物，勿饮冷酢浆，喜失声嘶咽。嘶者，声败也。咽者，气塞咽也。

又云：食热讫，勿以冷酢浆漱口，令人口内齿臭。

又云：食甜粥讫，勿食姜。食少许即卒吐，或为霍乱。一云勿食盐。

又云：置饴粥中食之，杀人。《食经》云：此说大乖，恐或文误也。

又云：膳有甘味，三日勿食生菜，令人心痛。饴糖属也。

又云：干枣米合猪，肥食，使人终年不化。

又云：小麦合菰食，复饮酒，令人消渴。

又云：小麦合菰米菜食，腹中生虫。

又云：小麦不可合菰首，伤人。

又云：蒜勿合饴饧，食之伤人。

又云：食荞麦合猪肉，不过三日成热风病。

又云：生葱合鸡雄鵋食之，使人大窍，终年流血，杀人。

又云：葱薤不可合食白蜜，伤人五脏。

又云：葱桂不可合食，伤人。

又云：食生葱啖蜜，变作腹痢，气壅如死。
又云：生葱不可合食鲤鱼，成病。
又云：生葱食不得食枣，病人。
又云：啖陈薤并食之，杀人。
又云：葵菜不可合食猪肉，夺人气成病。
又云：陈薤、新薤并食之，伤人。
又云：葵不可合食黍，成病。
又云：五辛不合猪肉、生鱼食之，杀人。
又云：凡辛物不可合食，使人心疼。
又云：诸剌菜不可合食麋肉及虾，伤人。
又云：梨苦菜合生薤食，身体肿。
又云：芹菜合食生猪肝，令人腹中终年雷鸣。
又云：戎葵合食鸟子，令面失色。
又云：干姜勿合食兔，发霍乱。
又云：食甘草勿食无及蓼交，令人废其阳道。
又云：食蓼啖生鱼，令气壅或令阴核疼至死。
又云：蓼叶合食生鱼，使人肌中生虫。
又云：芥菜不可共兔肉食，成恶邪病。
又云：生菜不可合食蟹足，伤人。
又云：栗合生鱼食之，令人肠胀。
又云：李实合雀肉食，令大行漏血。
又云：乌梅不可合猪膏食之，伤人。
又云：李实不可合蜜合食，伤五内。
又云：枣食不得食生葱，痛病人。
又云：杏子合生猪膏食之，杀人。
又云：菰首不可杂白蜜食之，令腹中生虫。
又云：菱实合白苋食之，腹中生虫。
又云：虾不可合食麋肉及梅、李、生菜，皆痼人病。
又云：诸螺蛳与芥合食之，使人心痛，三月一动。
又云：诸果合诸螺蛳食，令人心痛，三日一发。一曰合芥。
又云：诸菜合煮螺蛳蜗食之，皆不利人。
又云：猪肉合鱼食，不利人。一曰入腹成噎。
又云：猪肝脾、鲫鱼合食，令人发损消。
又云：猪肝不可合鲫鱼子卵，食之伤人。
又云：猪肝合鲤子及芥菜，食之伤人。
又云：凡猪肝合小豆食之，伤人，心目不明。
又云：凡食生肉合饮乳汁，腹中生虫。
又云：生鹿肉合食虾汁，使人心痛。
又云：麋鹿肉不可杂虾及诸刺生菜食之，腹中生虫，不出三年死。
又云：鹿肉合食鲲鱼之，杀人。鲇一名鲲。
又云：凡铜器盛猪肉汁，经宿津入肉中，仍以羹作食杏仁粥，必杀人。
又云：白蜜合白黍食之，伤五内，令不流。

又云：白蜜合食枣，伤人五内。

又云：白蜜不可合葱韭食之，伤人五脏。

又云：食蜜并啖生葱，反作腹痢。

又云：食甜酪勿食大酢，变为血尿。

又云：乳酪不可合食鱼脍，肠中生虫。

又云：乳汁不可合饮[1]生肉，生肠中虫。

又云：乳汁不可合食生鱼，及成瘕。

又云：乳酪不可杂水浆食之，令人吐下。

又云：诸鸟肉及卵和合食，伤人。

《神农食经》云：生鱼合蒜食之，夺人气。

《千金方》云：白苣不可共酪食，必作䘌。

又云：竹笋不可共蜜食之，作内痔。

《孟诜食经》云：竹笋不可共鲫鱼食之；使笋不消成癥病，不能行步。

又云：枇杷子不可合食炙肉热面，令人发黄。

又云：荠不可与面同食之，令人闷。

又云：鹑肉不可共猪肉食之。

《崔禹食锡食经》云：食大豆屑后，啖猪肉，损人气。

又云：胡麻不可合食并蒜，令疾血脉。

又云：兰蒿草勿合鹿肪食，令人阴痿。

又云：鹰勿合生海鼠食，令肠中冷，阴不起。

又云：李实不可合牛苏食之，王鳖子[2]。

又云：葵不可合蕨菜食，生蛔虫。若觉合食者，取鬼花煮汁，饮一、二升即消去。鬼花者，八月、九月梨花耳。采以为非常之备也。

《马琬食经》云：猪肉合葵菜食之，夺人气。

《食经》云：鹿鸧并煮，食之杀人。

《朱思简食经》云：鲫鱼合鹿肉生食之，筋急嗔怒。

《养生要集》云：凡饮食相和失味者，虽云无损，不如不犯。膳有熊白，不宜以鱼羹送之，失味。

有膳鱼脍，不宜食鸡鸧肉羹送之，失味。

芥子酱合鱼脍食之，失味。

炙肉汁着浆清食之，有臊气，失味。

捣蒜虀不宜着椒食之，苦，失味。

青州枣合白蜜食之，失味，戟人咽喉。

酢浆粥和酪食之，失味。

酢枣食饮酒之，失味。

食乳縻以鱼鲊送之，失味。

膳有鱼脍，不宜以兔羹送之，失味。

膳有乳縻，不宜以鱼肉送之，失味。

蒜荠合芥子酱食之，失味。

大豆合小豆食之，失味。

---

[1] 饮：据文意，当作"食"。

[2] 王鳖子：疑衍。

菘子合芜荑食之，失味。

大豆合小麦食之，失味。

小芥合蘘荷食之，失味。

芸苔合大芥食之，失味。

韭薤合食之，失味。

大芥合水苏食之，失味。

蓼合小芥食之，失味。

膳有糯食酢及酢菹食之，失味。

诸果禁第十二

《养生要集》云：凡诸果非时未成核，不可食。令人生疮，或发黄疸。

又云：凡诸果物生两甲，皆有毒，不可食，害人。

又云：凡枣桃杏李之辈，若有两核者，食之伤人。

又云：凡诸果停久，食之发病。

又云：凡果堕地三重，食之杀人。

《食经》云：空腹勿食生果，喜令人膈上热，为骨蒸，作痈疖。

又云：诸果和合食，伤人。

诸菜禁第十三

《稽康养生论》云：熏辛害目。

《养生要集》云：葱薤牙①生不可食，伤人心气。

又云：苦瓠瓠不以久盛食之，有毒，杀人。

马琬云：葵赤茎背黄食之，杀人。

《食经》云：诸菜和合食。

诸兽禁第十四

《食经》云：凡诸兽，有歧尾奇纹异骨者，不可食，皆成病，杀人。

又云：兽赤足食之，杀人。

又云：凡臭兽无创者，勿食，杀人。

又云：兽自病疮死，食之伤人。

又云：肉中有腥如朱，不可食之。

又云：凡避饥空肠，勿食肉，伤人。

又云：生肉若熟肉有血者，皆杀人。

《膳夫经》云：凡肉久置合器中，食之，杀人。

又云：肉脯鱼腊，至夏入秋，不可食，令人得病。

《养生要集》云：臭自死畜口不闭，食之伤人。

又云：凡臭自死兽伏地，食之杀人。

又云：癸肉自动，不可食之。

又云：凡禽兽肝脏有光者，不可食，杀人。

又云：凡脯置于米盆中不可食，杀人。

又云：脯勿置黍瓮中，食之闭气伤人。

---

① 牙：通"芽"，下同。

又云：凡猪羊牛鹿诸肉，皆不可以偲木、枣木为划炙食之，入肠里生虫，伤人。

又云：铜器盖热害汁入食中食之，发恶疮肉疽。

又云：凡生肉五脏等，着草中自摇动及得酢咸不及反色，随堕地不污，与犬，犬不食者，皆有毒，食之杀人。

又云：凡腻羹肉汁在釜中掩覆，若经宿，又在盆器中热，盖气不泄者皆杀人。

又云：脯炙之不动，得水复动，食之杀人。

又云：凡肉作脯，不肯燥食之，杀人。

又云：秽饭腠肉，食之不利人，成病。

又云：茅屋脯名漏脯，藏脯蜜器中名郁脯，并不可食之。

又云：凡夫阴积日及连两虫宿生鱼生肉脍等，不食，不利人。

《千金方》云：勿食一切脑，大不佳。

诸鸟禁第十五

《七卷食经》云：凡众鸟臭自死，口不闭、翼不合者，食之杀人。

又云：众鸟死，足不申①者，食之伤人。

又云：凡鸟兽燔死，食之杀人。

又云：凡鸟有搋毛，不可食。毛色不泽曰搋也。

又云：凡鸟兽身毛羽有成文字者，食之杀。

又云：飞鸟投人者，不可食。必者口中喜有物，若无，拔毛放之。

又云：鸟有三足，鸡两足有四距，食杀人。

《膳夫经》云：鸟死目不可合，食杀人。

又云：诸卵有文如八字，食杀人。

又云：凡鸟卵有文食之杀人。

虫鱼禁第十六

《食经》云：凡鱼不问大小，其身体有赤黑点者，皆不当啖，伤人。

又云：凡勿食诸生鱼目赤者，生瘕。

又云：鱼身白首黄，食之伤人。

又云：凡鱼有角不可食，伤人。

又云：凡鱼头中鳃者不可食，杀人。

又云：鱼有目睒，食之伤人。

又云：鱼二目不同色，食之伤人。

又云：鱼死二目不合，食之伤人。

又云：鱼腹下有丹字，食伤人。

又云：鱼鳞逆生，食之杀人。

又云：鱼肠无胆，食之杀人。

又云：鱼腹中有白如膏状者，食之令人发瘕。

又云：凡鱼头有正白色如连珠至脊上者，食之破煞人心。

又云：鱼子未成者，食伤人。正月鱼怀子未成粒者是也。

又云：生鱼肉投地，鹿尘芥不着，食之伤人。

---

① 申：通"伸"，下同。

又云：凡鱼肉脍、诸生冷，多食损人。断之为佳。而不能食，务食简少为节食之。若多食不消成瘕。

又云：食鱼不得并厌骨，食之不利人。厌骨在鲤后，大如榆荚。

又云：虾无须亦腹下通黑，食之杀人。

又云：蚩虫赤足者，食之杀人。

又云：诸飞虫有三足者，食之杀人。

《膳夫经》云：凡食鱼头，不得并乙骨，食之不利人。今按：《礼记》云：鱼去乙。

郑玄云：鱼体中害人者也，今东海鱼客鱼有骨在目旁，状如篆乙，食哽人不可出也。

又云：鱼腹中正白，连珠在脐上，食之破心杀人。

卷第卅

五谷部第一

《太素经》云：五谷为养，五果为助，五畜为益，五菜为埤①。注云：五谷为养生之主也，五果助谷之资，五畜益谷之资，五菜埤谷之资也。五谷、五畜、五果、五菜用之充饥则谓之食，以其疗病则谓之药，此谷畜果菜等甘物乃是咨五行五性之味、脏腑血气之本也。充虚接气莫大于兹，奉性养生，不可斯须离也。

胡麻 《本草》云：味甘平无毒。主伤中虚羸，补五内，益气力，长肌肉，填髓脑，坚筋骨，金创止痛及伤寒温疟，大吐后虚热羸困。久服轻身不老，明目耐饥，延年。以作油，微寒，利大肠，胞衣不落。《陶景注》云：八谷之中，唯此为良。淳黑者，名巨胜，是为大胜。又茎方名巨胜，茎圆名胡麻。服食家当九蒸九曝，熬捣饵之，断谷长生。《苏敬注》云：此麻以角作八棱者为巨胜，四棱者名胡麻。都以乌者良，白者劣耳。生嚼涂小儿头疮及浸淫恶疮，大效。《拾遗》云：油，大寒，主天行热，肠秘内结。热服一合，下利为度。食油损声，令体重。叶沐头长发。《崔禹锡食经》云：练饵之法，当九蒸九曝，令尽脂润及皮脱。其不熟者，则令人发须落。

大豆 《本草》云：生大豆味甘，平，涂痈肿，煮饮汁，杀鬼毒，止痛，逐水胀，除胃中热痹伤中，淋潞，下瘀血，散五脏结积内寒，杀乌头毒。久服令人身重。熬屑味甘，主胃中热，去肿，除痹，消谷，止胀。又云：藊豆，味甘，微温，主和中下气。孟诜云：平，主霍乱吐逆。《拾遗》云：大豆炒热投酒中饮，主风痹瘫缓②，口噤，产后血气。炒食极热，煮食极冷。又云：牛食温，马食冷，一体之中，用之不同也。孟诜云：大豆初服时似身重，一年之后便身轻，益阳事。又煮饮服之，去一切毒气。又生捣和饮，疗一切毒，服涂之。崔禹云：大豆少冷无毒，煮饮汁，疗温毒水肿，为验。除五淋，通大便，去结积。蒸煮食胜于米。久啖厚肠胃，令人身重。大豆为蘖取牙生便干者，即熬末食之，芳美味矣，名黄卷，味苦甘温，主湿痹，筋膝挽痛。

赤小豆 《本草》云：主下水，排痈肿脓血。味甘酸，平温，无毒。主寒热，热中消渴，止泄，利小便，吐卒澼，下胀满。《拾遗》云：驴食脚轻，人食体重。《养生要集》云：味苦温，久食逐津液，令人枯燥。孟诜云：青小豆，寒，疗热中消渴，止利，下胀满。今按：损害物。

白角豆 崔禹云：味咸，少冷，无毒。主下气，治关格，蒸煮食之，止饥益人。又有一种，状亦相似，而子紫赤，色好，止下利，厚肠胃，益气力。

大麦 《本草》云：味咸，温，微寒，无毒。主消渴，除热，益气调中，又云：令人多热为五谷长。《苏敬注》云：大麦面，平胃止渴，消食疗胀。《拾遗》云：作面食之，不动风气，调中止泄，令人肥健。孟诜云：暴食之，令脚弱。为腰肾间气故也，久服即好，甚宜人。崔禹云：主水胀，勿合

---

① 埤（pí 皮）：增加。
② 瘫缓：即"瘫痪"。

白稻米食，令人多热。

穬麦 《本草》云：味甘，微寒，食之轻身，除热。以作糵，温，消食和中。崔禹云：以作粥食之，益面色。

小麦 《本草》云：味甘，微寒，无毒。主除热，止燥渴，利小便，养肝气，止漏血、唾血。以作面，温，消谷止利；以作面，温，消热止烦。《拾遗》云：此物秋种夏熟，受四时气足，自然兼有寒温，面热麸冷，宜其然也。《千金方》云：作面，消热止烦，不可多食，长宿癖。《膳夫经》云：多食壅气。

荞麦 孟诜云：寒，难消，动热风，不宜多食。胕玄子张云：乔麦虽动诸病，犹压丹石，能练五脏滓，续精神。其叶可煮作菜食，甚利耳目，下气。其茎为灰，洗六畜疮疥及马扫蹄至神。今按：损害物。

青梁①米 《本草》云：味甘，微寒，无毒，主胃痹，热中渴利，止泻，利小便，益气补中，轻身长年。《陶景注》云：梁米皆是粟类，唯其牙头色异为分别耳。《氾胜之书》云：梁是秫粟。《苏敬注②》云：夏月食之，极为凉清。

黄梁米 《本草》云：味甘，平，无毒，主益气和中，止泻。《苏敬注》云：黄梁，穗大毛长，谷米但粗于白梁而收子少，不耐水旱，食之香美，逾于诸梁。

白梁米 《本草》云：味甘，微寒，无毒，主除热益气。《陶景注》云：夏月作粟餐，亦以除热。孟诜云：患胃虚并呕吐食水者，用米汁二合、生姜汁一合和服之。胕玄子张云：除胸膈中客热，移易五脏气，续筋骨。

粟米 《本草》云：味咸，微寒，无毒。主养肾气，去胃痹中热，益气。陈者味苦，主胃热，消渴，利小便。《陶景注》云：其粒细于梁米，阵③者谓经三年、五年者，或呼为粢米，以作粉，尤解烦闷。《苏敬注》云：粟有多种而并细于诸梁。其米泔汁主霍乱夹热，心烦渴，饮数升立瘥。臭泔止消渴尤良。崔禹云：常所啖食耳，益肾气。熟舂，令白作粉，尤解烦闷。

秫米 《本草》云：味甘，微寒，止寒热，利大肠，疗漆疮。陶景注云：方药不正用，唯嚼以涂疮。《苏敬注》云：此米功能是犹稻秫也，今大都呼粟秫为秫，稻秫为稬矣。凡黍稷、粟、秫、稜、稬，此三谷之籼秫也。马琬云：秫米，温，食之不及黍米，不任进御也。今按：损害物。

丹黍米 《本草》云：味苦，微温，无毒。主咳逆，霍乱，止泄，除热，止烦渴。陶景云：此即赤黍米也。多入神药用。崔禹云：食益人。又有秬米，是乌黍耳，供酿酒祭祀用之。人饮，好疗魂病，长生。

穄米 《本草》云：味甘，无毒。主益气，补不足。《陶景注》云：书多云黍稷。《苏敬注》云：《吕氏春秋》云：饭之美者，有阳山之穄也。《传》云：本草有稷不载穄，即穄也今楚人谓之稷，关中谓之縻，冀州谓之䴰。《广雅》云：䴰，穄也。《尔雅》：粢，稷也。孟诜云：益气，治诸热，补不足。

粳米 《本草》云：味苦，平，无毒，主益气，止烦，止泄。《陶景注》云：此即今常所食米，但有白赤小小异挨四、五种，犹同一类也。《拾遗》云：凡米，热食则热，冷食则冷，假以火气，体自温平。《七卷食经》云：味甘，微寒，止寒热，利大肠，疗漆疮。胕玄子张云：性寒，拥诸经络气。使人四肢不收，昏昏饶睡，发风动气，不可多食。崔禹云：又有秕米，是被含稃壳未熟者，曰秕。以水炙焦，舂成米者食之，补五脏，驻面色，不老衰也。今按：米粉，崔禹云：性冷。一名烂米。止烦闷，服食及药石人亦将食之。《丹经》云：米粉汁，解丹之发热。

---

① 梁：据后文，当作"粱"。
② 注：据下文补。
③ 阵：据文意，当作"陈"。

稻米 《本草》云：味苦，主温中，令人多热，大便坚。《陶景注》云：稻米、粳米，此两物，今江东无此，皆呼粳米为稻耳。《苏敬注》云：稻者，穤谷通名。崔禹云：稻米、粳米同之一名，秫米又有乌米，江东呼米，性冷，好治血气。又有粝米，犹乌米耳。谓舂一斛之粝，成八斗之米。

糯米 《养生要集》云：味甘平，虽食亦不宜久食。《拾遗》云：性微寒，妊娠杂肉食之，亦不利，久食，令人身软。黍米及糯饲小猫犬，令脚屈不能行，缓人筋故也。今按：损害物。

蘖米 《本草》云：味苦无毒，主寒中下气，除热。《陶景注》云：此是以米为蘖耳，非别米名也。末其米脂，和敷面，亦使皮肤悦泽。《苏敬注》云：蘖者，生不以理之名也，皆当以可生之物为之。陶称以米为蘖，其米岂更能生乎。崔禹云：味少苦冷，无毒，下气，去热，合乳作粥食之，益面色延年。

饴糖 《本草》云：味甘，微温，主补虚乏，止渴去血。《陶景注》云：今酒用曲，糖用蘖犹同。是米麦而为中上之异，糖当以和润为优，酒以熏乱为劣。《七卷食经》云：置饴糜粥中食之，杀人，未详。

酒 《本草》云：味苦，大热，有毒，主行药势，杀邪恶气。《陶景注》云：大寒凝海，唯酒不冰，明其热性，独冠群物。人饮之，使体蔽神昏，是其毒故也。昔三人晨行触雾，一人健，一人病，一人死。健者饮酒，病者食粥，死者空腹。此酒势辟①恶胜于食。《拾遗》云：酒杀百邪，去恶气，通血脉，厚肠胃，润皮肤，散死气。愚人饮之则愚，智人饮之则智，消忧发怒，宣言畅意。《太素经》云：醪醴者，贤人以适性，不可不饮。饮之，令去病怡神，必此改性以毒也。《礼记》云：凡酒饮，养阳气也，故有乐。《养生要集》云：酒者，五谷之华，味之至也。故能益人，亦能损人。节其分剂而饮之，宣和百脉，消邪却冷也。若升量转久，饮之失度，体气使弱，精神侵昏，物之交验，无过于酒也。宜慎，无失节度。崔禹云：有大毒，行药力，饮之忘忧，为基食家所重。

酢酒 《本草》云：味酸，温，无毒，主消肿，散水气，杀邪毒。《陶景注》云：酢酒为用，无所不入。《拾遗》云：酢破血止运，除癥块坚积，消宿食，杀恶毒，破结气，心中酢水，痰饮，多食损筋骨，杀药。孟诜云：多食损人胃，消诸毒气，杀邪毒，妇人产后血运含之即愈。

酱 《本草》云：味咸酸，冷利，主除热，止烦满，杀药及火毒。《陶景注》云：酱多以豆作，纯麦者少，今此当是豆者，又有肉酱、鱼酱，皆呼为醢，不入药用也。

盐 《本草》云：味咸，温，无毒，主杀鬼蛊邪注毒气；下部䘌疮，伤寒寒热，吐胸中痰澼，止心腹卒痛，坚肌骨，多食伤肺喜咳。《陶景注》云：五味之中，唯此不可缺。然以沮（浸）鱼肉，则能经久不败，以沾布帛则易致朽烂，所施之处，各有所宜耳。《拾遗》云：五味之中，以盐为主，四海之内，何处无之。崔禹云：主杀鬼邪毒气。其为用，无所不入。

五果部第二

橘 《本草》云：味辛，温，无毒，主胸中瘕癥瘕、热逆气，利水谷，下气，止呕咳，除膀胱留热、停水，五淋，利小便，脾不能消，谷气充胸中，吐逆霍乱，止泄，去寸白，久服去臭，下气，通神，轻身，长年。《陶景注》云：此是说其皮功耳。其肉，味甘酸，食之令多痰，恐非益人也。崔禹云：食之利水谷下气。皮味辛苦，蒸可啖之。孟诜云：皮主胸中瘕气热逆。又云：下气不如皮也，性虽温，甚能止渴。《吴录地志》曰：建安郡有橘，冬月树覆之，至明年春夏，色变为青黑，味尤绝美。《上林赋》曰：庐橘夏熟者，色黑。朱思简曰：橘皮食杀虫鱼毒，啖脍必须橘皮为齑用。

柑子 《七卷食经》云：味甘酸，其皮小冷，治气胜于橘皮，去积痰。崔禹云：食之下气，味甘酸，小冷，无毒，主胸热烦满，皮主上气烦满。孟诜云：性寒，堪食之。皮不任药用。初未霜时亦酸，及得霜后方即甜美，故名之曰甘。和肠胃热毒，下丹石渴。食多令人肺燥冷，中发流癖病也。马

---

① 辟：古同"避"，下同。

琬曰：小食之，胜橘，去积痰，兼即李衡木奴也，兼名菀云，一名金实。

柚 《本草》云：味辛，温，无毒，主胸中瘕瘕热逆气，利水谷下气，止呕咳，除膀胱留热、停水、五淋、霍乱，止泻，去寸白，去臭，通神，长年。《苏敬注》云：柚皮味甘，今俗人谓橙为柚，非《吕氏春秋》曰果之美者，有云梦之柚。崔禹云：多食之，令人有痰。孟诜云：味酸，不能食，可以起盘。按《七卷经》云：味酢，皮乃可食，不入药用。今按：损害物。

干枣 《本草》云：味甘平，无毒，主心腹邪气，安中养脾，助十二经脉，平胃气，通九窍，补少气少津，身中不足，大惊，四肢重，和百药，调中益气强力，除烦，心下悬，肠澼。久服轻身长年，神仙。又，三载陈核中人[①]，腹痛恶气卒痊，又疗耳聋鼻塞。《七卷经》云：食之轻身，和百药。孟诜云：养脾气，强志。崔禹云：食之益气力，去烦。又有猗枣，甚甘美，大如鸡子，能益人面色，出猗氏县，故以名。朱思简曰：味甘，令热虚冷人食之补益。

生枣 《本草》云：味辛，令人热，寒热羸瘦者不可食。《陶景注》云：大枣杀乌头毒。崔禹云：食生大枣者，令发人胃中热渴，蒸煮干食之益人。《膳夫经》云：不可多食。《七卷经》云：常服枣核中人，百邪不干也。孟诜云：生枣食之过多，令人腹胀，蒸煮食之，补肠胃肌中，益气。

李 《本草》云：味苦平，无毒，主除固热，调中。《陶景注》云：言京口有麦李，麦秀时熟，小而甜。崔禹云：小冷，又临水上，食之，为蛟龙被吞之。孟诜云：李，平，主卒下赤，生李亦去关节间劳热，不可多食之。《七卷经》云：味酸，熟实可食之。《神农经》云：微温，无毒，不可多食，令人虚。《要录》云：李实，临水不可食，杀人。

杏实 《本草》云：味酸，不可多食，伤筋骨。其两人者，杀人。《陶景注》云：核主咳逆上气，雷鸣，喉痹，下气。崔禹云：理风噤及言吮，不开者为最佳，味酸，大热，有毒，不可多食。生痈疖，伤筋骨。《神农经》云：有热人不可食，令人身热，伤神寿。《七卷经》云：杏仁不可多食，令人热利。孟诜云：杏热，主咳逆上气，金创惊痫，心下烦热，风头痛。《养性要抄》云：治食杏仁中毒下利，烦苦方，以梅子汁解之。又方，以蓝青汁服之。今按：损物。

桃实 《本草》云：味酸，多食令人有势。其核味苦，甘平，无毒，主瘀血闭瘕邪气，杀小虫，咳逆，消心下坚。《陶景注》云：仙家方言，服三树桃花尽，则面色如桃花，人亦无试之者。《神农经》曰：饱食桃入水浴，成淋病。孟诜云：温，桃能发诸丹石，不可食之，生食尤损人。《七卷经》云：桃两仁者，有毒，不可食。崔禹云：食之令下利，益面色，养肝气，今食桃仁忌术，非之，俗中用无害。又陈子皇啖术入霍山，霍山桃多，食之，续气驻色，至三百岁还来，面色美泽，气力如壮时。今按，损害物。

梅实 《本草》云：味酸，平，无毒，主下气，除热烦满，安心，肢体痛，偏枯不仁，死肌，去青黑痣，恶疾，止下利，好唾口干。《陶景注》云：是今乌梅也。又，服黄精人禁梅实。《苏敬注》云：利筋脉，去痹。崔禹云：味酸，大温，主安肝心，下气。《药性论》云：黑穴服梅花，黄连登云台。孟诜云：食之除闷安神。《七卷经》云：味酸平。《诗》[②]：梅香类也。又可含，以香口也。

栗子 《本草》云：味咸温，无毒，主益气，厚肠胃，补肾气，令人忍饥。《陶景注》云：有人患脚弱，往栗树下食数升，便能起行，此是补肾之义也。然应生啖之。苏敬：作粉胜于菱芡，嚼生者涂病，疗筋骨折碎、疼痛肿、瘀血，有效。饵孩儿，令齿不生。崔禹云：食之益气力。《神农经》云：食疗腰脚烦，炊食之令气拥，患风水之人尤不宜食。孟诜云：今有所食生栗，可于热灰中煨之。令才汗出即啖之，甚破气，不得使通熟，熟即壅气，兼名菀云，一名撰子，一名掩子。

柿 《本草》云：味甘，无毒，寒，主通鼻耳气，肠澼不足。《陶景注》云：火熏者性热，断下。日干者性冷，生柿弥冷。《苏敬注》云：火柿主杀毒、金火疮，生肉止痛，软熟柿解酒热毒，止口

[①] 人：通"仁"，下同。
[②] 诗：指《诗经》，下同。

干，押胸间热。《拾遗》云：日干者，温补多食，去面皯。饮酒食红柿，令心痛，直至死，亦令易醉。《陶景注》云：解酒毒，误也。崔禹云：味甘冷，主下痢，理痈肿、口焦舌烂。孟诜云：柿主通鼻耳气，补虚劳。又干柿，厚肠胃，温中，消宿血。《膳夫经》云：不可多食，令人腹痛下利，兼名菀云，一名锦叶，一名蜜丸，一名朱实。

梨子　《本草》云：味苦寒，令人寒中，金创，妇人尤不可食。《陶景注》云：梨种殊多，并皆冷利。俗人以为快果，不入药用，食之损人。苏敬云：梨削贴汤火疮不烂，止痛，易瘥。又主热嗽止渴。《通玄经》云：梨虽为五脏之刀斧，足为伤寒之妙药。崔禹云：食之除伤寒时行为妙药，但不可多食。《神农经》云：味甘，无毒，不可多食，令人委困。孟诜云：胸中否塞热结者，可多食生梨便通。又云：寒除客热，止心烦。又云：猝暗失音不语者，捣梨汁一合顿服之。又云：猝咳，冻梨一颗，刺作五十孔，每孔中纳一粒椒，以面裹于热灰，烧令极熟出。停冷食之。又云：去皮割梨，内于苏中煎，冷食之。朱思简曰：食发宿病。又凡用梨治咳嗽，皆须持冷，候喘息，寒定食之。今愚夫以椒梨木冲气热食之，反成嗽，不可拔救也。兼名菀云，一名紫实，一名紫絛，一名缥蒂，一名六俗，一名含须。今按：损害物。

柰　《本草》云：味苦寒，多食令人胪胀，病人尤甚。崔禹云：除内热，无毒。孟诜云：益心气。胏玄子张云：补中焦诸不足。《广志》云：柰有白、青、黄三种也。今按：损害物。

石榴　《本草》云：味甘酸，损人，不可多食也。根疗蛔虫、寸白，壳疗下痢，止漏精。崔禹云：不可多食，损人气，世人云：石榴花赤赤皈皈可爱，故多植以为延年花也。孟诜云：温，实主谷利泄精。又云：损齿，令黑。今按：损害物。

枇杷　《本草》云：叶平，主猝哕不止，下气。崔禹云：子食之下气，止哕呕逆，味甘，生啖益人。《七卷经》云：味酸，食之安五脏。《膳夫经》云：益人。孟诜云：温，利五脏。久食发热黄。

猕猴桃　《七卷经》云：味甘，寒，无毒，食之无损益。《拾遗》云：味酸，温，无毒，主骨节风，瘫缓不遂，长生变白肉，野鸡病。一名藤梨，又名羊桃。崔禹云：食之，和中安肝。味甘，冷，主黄疸消渴，状似枣而青黑色，一节署数十茎，茎头生实，食之利人。

郁子　《本草》云：味酸，平，无毒，主大腹水肿，面目四肢浮肿，利小便水道。《七卷经》云：食之利水道。崔禹云：味酸，冷，未熟者有毒，食之发狂。熟者食之益人。

通草　《本草》云：味甘，平，无毒，主去恶虫，除脾胃寒热，通利九窍血脉关节，令人不忘。脾痹，恒欲眠，心烦，哕出音声，疗耳聋，散痈肿，诸结不消，及金创、恶疮、鼠瘘，堕胎，去三虫。一名丁翁。《拾遗》云：一名好手，子如算袋。崔禹云：食之去痰水，止赤白下利，味甘，温。

山樱桃　《七卷经》云：味甘，平，无毒，食之无损益，或云食补心气，调中，令人好面色。此有二种，一者白樱子，春早所荣，花白味苦，食令人头痛也。一者黑樱子，花红白，味甜美也。伯浯人为良果，皆云山果美者，唯黑樱子。

木莲子　崔禹云：食之安中，养肝气，味甘酸，冷，无毒，主火烂疮，烦毒。性滑利，叶似郁，实如橼子，啖之轻身，去热气为验也。

榛子　《七卷经》云：味甘，平，食之无损益，多食令人头痛。崔禹云：食之明目，去三虫，味甘，小涩，冷，无毒，久食轻身耐老。树似杏而实如栎子，蒸干啖之，益人气。今按：损害物。

胡桃仁　《七卷经》云：味甘，温，食之去积气。《博物志》云：张骞使西域，还得胡桃，故名之。崔禹云：食之下气，味甘，小冷，无毒，主喉痹，杀白虫，令人痰动。孟诜云：卒不可多食，动痰饮，计日月渐服食，通经络，黑人鬓发毛生，能瘥一切痔病。《千金方》云：不可多食，令人恶心。《拾遗》云：味甘，平，无毒。食之令人肥健，润肤黑发，去野鸡病。

椎子　《七卷经》云：味甘，平，食之补益人，耐饥。去甲作屑，蒸食之，断谷胜橡子。崔禹云：味甘，小温，无毒，主补五脏，安中，又有栃子相似而大于椎。音焦。

橡实　《本草》云：味苦，微温，无毒，主下利，厚肠胃，肥健人。《七卷经》云：味涩，无毒，非药非谷而最益人，服之者，未能断谷。《养性要集》云：啖橡为胜，无气而受气，无味而受味，消食而止利，令人强健。

榧实 《本草》云：味甘，主五痔，去三虫、蛊毒、鬼注。《陶景注》云：食其子乃言疗寸白，不复有余用，不入药方。《七卷经》云：食之轻身去，腹中虫。马琬曰：常食之者，三虫不生也。

覆盆子《本草》云：无毒，主益气轻身，令发不白。《陶景注》云：蓬蘽是根名，覆盆子是子实名，方家不用，乃昌容所服，以易颜色者也。《苏敬注》云：覆盆子、蓬蘽一物异名，本谓实，非根也。崔禹云：覆盆子味酸美香，主益气力，安五脏，是烈真常啖之，遂登仙矣。

胡颓子 马琬云：味甘，凌冬不雕[①]，食之补益五脏之[②]。《膳夫经》云：食之益人者也。

甘蔗 《本草》云：味甘，平，无毒，主下气，和中，补脾气，利大肠。崔禹云：食之下气，小冷。广州大种，经二、三年乃生高大如竹，而过于二、三丈。取其汁以为沙糖，甚理风痹，益面色。

蒲陶 《本草》云：味甘，平，无毒，主筋骨湿痹，益气，倍力，强志，令人肥健，忍风寒，久食轻身不老，延年。《陶景注》云：魏国使人赍来，状如五味子而甘美，北国人多肥健耐寒，盖食斯乎。不植淮南亦如橘之变于河北矣。崔禹云：食之益气力，除风冷，味甘，小冷，益面色。孟诜云：食之治肠间水，调中。其子不堪多食，令人卒烦闷。《七卷经》云：味甘，平，可作酒，逐水，利小便。《广志》云：蒲陶有黄、白、黑三种也。

桑椹 《本草》云：苏敬曰：味甘，寒，无毒，单食主消渴。《七卷经》云：桑椹，《汉武传》曰：西王母神仙上上药。有扶桑丹所谓椹也。孟诜云：性微寒，食之补五脏，耳目聪明，利关节，和经脉，通血气，益精神。

薯蓣 《本草》云：味甘，温，平，无毒，主伤中，补虚羸，除寒热邪气，补中，益气力，长肌肉，主头面游风、风头、目眩，下气，止腰痛，充五脏，强阴，久服耳目聪明，轻身，不饥，延年。一名山芋，秦楚名玉延，郑越名土藷。《陶景注》云：食之以充粮。《苏敬注》云：日干，捣筛，为粉，食之大美。崔禹云：食之长肌肉，强阴气。《七卷经》云：食之益气力，充五脏。《膳夫经》云：补中强阴，兼名菀云，一名藷萸、薯蓣二音，一名延草。《杂要诀》云：一名王芋。

零余子 《拾遗》云：味甘，温，无毒，主补虚，强腰背，不饥。蒸食晒干，功用强于薯蓣，此薯蓣子在叶上生，大者如卵。

蕲 崔禹云：食之厚肠胃，益气力，止饥。味苦，小甘，无毒，小温，驻面色，胜于麦豆，烧蒸充粮。

芋 《本草》云：味辛，平，有毒，主宽肠胃，充肌肤，滑中。一名云芝。《陶景注》云：生则有毒，荄不可食，性滑下石。崔禹云：味咸，啖小温，滑中，多食之伤人性命。《神农经》云：不可多食，动宿冷。孟诜云：主宽缓肠胃，去死肌，令脂肉悦泽。《七卷经》云：有毒，能下石。《列仙传》云：昔酒客为梁蒸，使民益种芋。后三年当大饥，梁民不饥死。兼名菀云。一名长味，一名谈善。《养生要集》云：芋种三年不收，成野芋，食之杀人。又云：治野芋中毒方：煮大豆汁冷饮之。又方：土浆饮之。

乌芋 《本草》云：味苦，微寒，无毒，甘，主消渴、痹热、热中，益气。一名藉姑，一名水萍。《陶景注》云：生水田中，叶有桠状如泽写，不正似芋。苏敬云：此草一名槎牙，一名茨菰，主百毒，产后血闷，攻心欲死。产难，胞衣不出，捣汁服一升。《拾遗》云：食之令人肥白。小者极消，吞之开胃及肠。《千金方》云：下石淋。崔禹云：食之益气力，主消渴、五淋。煮啖为佳。孟诜云：主消渴，下石淋。吴人好啖之，发脚气，瘫痪风，损齿，紫黑色，令人失颜色。《七卷经》云：食之止渴，益气。《广雅》云：藉姑亦曰乌芋也。《养生要集》云：味苦，微寒，食之除热。所谓凫

[①] 雕：古同"凋"。
[②] 之：疑衍。

苣者是也。为粉食之，其色如玉。久食益人，兼名菀云，一名火芋，一名玉银。

菰根 《七卷经》云：味甘，大寒，除肠胃中痼热，消渴，止小便利。《养生要集》云：味甘平，除胸中烦，解酒消食。

菰首 《七卷经》云：味甘，冷，被霜之后食之，令人阴不强。又杂白蜜食，令人腹中生虫。今按：损害物。

芰实 《本草》云：味甘，平，无毒，主安中补脏，不饥，轻身。一名陵。《陶景注》云：火熻以为米，充粮断谷长生。崔禹云：芰实，食之安中补五脏。孟诜云：食之神仙，此物尤发冷，不能治众病。《七卷经》云：味甘，平，无毒，食之不饥，被霜后食之，令阴不强。

藕实 《本草》云：味甘，平，寒，无毒，主补中养神，益气力，除百疾，久服轻身耐老，不饥延年。《陶景注》云：此即今莲子是也。宋帝时大官作羊血𦞦人削藕皮误落血中，皆散不凝。医仍用藕疗血，多效。《苏敬注》云：主热渴，散血，生肌。久服令人心欢。崔禹云。藕实根味甘，冷，食养心神。根大冷，主烦热，鼻血不止。孟诜云：莲子，寒，主五脏不足，利益十二经脉，廿五络。马琬云：食之养神，除百病，根效与实相似也。

鸡头实 《本草》云：味甘，平，无毒，主疗湿痹，腰脊膝痛，补中益精，强志，耳目聪明，久服轻身，不饥，耐老，神仙。《陶景注》云：此即今芡子，子形上花似鸡冠，故名鸡头。《苏敬注》云：作粉与菱粉相似，益人胜菱芰。崔禹云：益气力，耳目明了。孟诜云：作粉食之甚好。此是长生之药，与莲实合饵，令小儿不能长大。故知长服当驻其年耳。生食动小冷气。《七卷食经》云：食之益精气。

千岁藁汁 《本草》云：味甘、平，无毒，主补定五脏，益气，续筋骨，长肌肉。去诸痹，久服轻身不饥，耐老，通神明。崔禹云：食之补五脏，味甘平，小冷，其茎切，绝而受沥汁，状如薄蜜，甘美，以薯蓣为粉，和汁煮作粥食，主哕逆。又合白蜜食之，益人。

五肉部第三

牛乳 《本草》云：微寒，补虚羸，止渴，下气。《陶景注》云：𤚩牛乳①为佳。《拾遗》云：凡服乳必煮一、二沸，停冷啜之，热食则壅，不欲顿服。兼与酸物相反，令人腹中结癥。崔禹云：益胃气，令人润泽。《养生要集》云：腹中有冷患，饮乳汁，令腹痛泄利。《七卷经》云：不可合生肉，生腹中虫；不可合生鱼食，反成癥。

酪 《本草》云：味甘酸，寒，无毒，主热毒，止渴，除胸中虚热，身面上热疮。《养生要集》云：腹中小有不佳，不当啖酪，令不消。

酥 《本草》云：微寒，补五脏，利大肠，主口疮。《陶景注》云：乳成酪，酪成酥，酥成醍醐，色黄白。《养生要集》云：甘道人云：乳酪酥髓，常食令人有筋力，胆骍，肌体润泽。卒食令人胪胀泄利，渐渐自也。

鹿肉 《本草》云：肉温，补中，强五脏，益气力。《陶景注》云：野肉之中，唯獐鹿可食，生不腥膻，又非辰属，八卦无主，而兼能温补于人，则生死无忧，故道家许听为脯。《苏敬注》云：头主消渴，筋主劳损，骨主虚劳，脂主痈肿死肌，温中，四肢不遂。一云：不可近阴，角主中恶注痛，血主折伤阴痿，补。又云：鹿茸味甘酸，温，无毒，主漏下恶血，寒热，益气强志，生齿，疗虚劳羸瘦、四肢酸痛，腰脊痛、泄精尿血，安胎下气。角主恶疮痈肿。髓味甘，温，主大丈夫、女子伤中脉绝、筋急、咳逆，以酒服之。又云：獐骨主虚损泄精，肉补益五脏，髓益气力、悦泽人面。崔禹云：味咸，温，无毒，主大风、冷气、口㖞、消渴，心主安中，肝主安肝，肺主安肺，肾主安肾，脾主安脾，膏主四肢不遂。孟诜云：鹿头主消渴多梦，梦见物；蹄肉主脚膝骨髓中疼痛；生肉主中风口偏不

---

① 乳：据文意补。

正。《膳夫经》云：肾弥佳。《千金方》云：凡饵药之人不可食鹿肉，服药必不得力。所以然者；鹿恒食解毒之草，是故能制散诸药也。《养生要集》云：鹿有豹文[①]不可食，杀人。又云：鹿茸、鹿角皆不中嗅，角中有细虫，似白粟，入咽令人虫癞，万术不能治。马琬云：鹿胃食之不利人。朱思简云：合生菜食之，使腹中生疽虫。鹿胆白者不可食之。《食经》云：鹿雉合煮，食之杀人。《卢宗食经》云：鹿，五月已后无角者食伤人。

猪肉　《本草》云：味苦，主闭血脉，弱筋骨，虚人肌，不可久食。《陶景注》云：猪为用最多，唯肉不宜人。人有多食，皆能暴肥，此盖虚肥故也。《千金方》云：不可久食，令人少精，发宿病。《拾遗》云：肉寒，主压丹石，解热。人食之，杀药动风。《七卷食经》云：合五辛食之，伤人肝脾；鲫鱼合食，令人发损消。又不可合鲤鱼子，伤人。朱思简云：合鱼共食，入腹动风，令生虫，肝合芹菜食之，令人腹中终身雷鸣。《养生要集》云：猪肝落地，土不着者，食杀人。又云：猪干脯火烧不动者，食之毕泄利。马琬云：猪目睫交不可食，伤人。《膳夫经》云：豕自死，其目青，食之杀人。又云：豕燔而死，食食[②]其肝，杀人。又云：猪白蹄青爪斑斑不可食。又云：白猪青蹄食之杀人。今按：损害物。

雉　《本草》云：肉味酸，微寒，无毒，主补中，益气力，止泻利，除蚁瘘。《陶景注》云：雉虽非辰属而正是离禽，景午日不可食者。《苏敬注》曰：雉味甘，主诸瘘疮。崔禹云：主行步汲汲然。益肝气，明目，癞病诸浅疮。丙午日食生心瘕，损肝气，五鬼起于内，致不祥。朱思简《食经》云：凡食雉害肉，不得食骨，大伤人筋骨。

云雀　崔禹云：味咸，大温，无毒，主补中，阴痿不起，虚劳内损，赤白下利，作臛食之，强阴气。貌似雀而大。是鸟春夏在阳，秋冬在阴。阳时喜鸣，阴时不鸣，吸阴气而登天，含阳气而下地；翔于云阳而吐气，故以名之。其音密密然，似人大訇。

鹑　孟诜云：温补五脏，益中续气，实筋骨，耐寒暑，消结气。又云：不可共猪肉食之，令人多生疮。今按：《拾遗》云：共猪肉食之，令人生小黑子。又云：患利人可和生姜煮食之。《七卷经》云：味辛平，食之令人善忘。崔禹云：鹌鹑，无毒，主赤白下利，漏下血，暴风湿痹，养肝肺气，利九窍。

鸠　崔禹云：味苦咸，平，无毒，主续绝伤，补中，坚筋骨，益气力，好令趋走，妊身妇人尤不可食，其子门肥充，于产难故也。古人云：是鸟为不噎之鸟，故老人杖头作鸠像，疗噎之吒。

鹘　崔禹云：味甘，温，无毒，主赤白下利，补中，下气，貌似鸽，有白喙，隼眼而翅羽蔽斑蔽露斑可爱。

鹁　崔禹云：味酸，冷，无毒，主赤白下利，虚损不足，补中，安魂魄。

鹰　《本草》云：肪味甘，平，无毒，主风击，拘急偏枯，气不通。久服长发鬓眉，益气。崔禹云：味甘，小冷，主风热、烦心，驻面色，理腰脚痿弱，凡鹰类甚多，大曰鸿，小曰鹰。《七卷经》云：食无损益。

鸭　《本草》云：肉补虚热，和脏腑，利水道。孟诜云：寒，补中益气，消食。马琬云：目精白者，食之杀人。

鲤鱼　《本草》云：肉味甘，主咳逆上气，黄疸，止渴，生煮主水肿脚满，下气。胆味苦，寒，无毒，主目热赤痛，清盲，明目，骨主女子带下赤白，齿主石淋。《陶景注》云：鲤鱼最为鱼之主，形既可爱，又能神变，山上水中有鲤不可食。又鲤鲊不可合小豆藿食之，其子合猪肝食之害人。《苏敬注》云：骨灰主阴蚀哽不出，血主小儿丹肿，皮主丹隐疹，脑主诸痫，肠主小儿肥疮。《拾遗》云：肉主安胎，胎动，坏妊身肿。煮食之，破冷气，痃癖，气块。从脊当中数至尾，无大小皆有卅六

---

① 文：通"纹"，下同。
② 食：衍文。

鳞。《七卷经》云：鲤鱼，平，补中。又鲉胡斗反。野王云是鲤鱼也。又鲽下瓦反。《说文》：鲤也。又鲉。音庆。《广雅》云：大鲤也。崔禹云：鲤、温、无毒、主脚气忤疾，益气力。孟诜云：天行病后不可食，再发即死。又砂石中者毒多，在脑髓中，不可食其头。又，每断其脊上两筋及脊内黑血，此是毒故也。朱思简曰：白头者不可食交葱桂，食之令人恶病。马琬云：妊身食之，令子多疮。《养性要录》云：服天门冬勿食鲤鱼，病不除。

  鲫鱼 《本草》云：主诸疮，烧，以酱汁和涂之。又主肠痈。一名鲋鱼。作脍，主久赤白利。《拾遗》云：头主腥嗽，烧为灰服之。肉主虚羸，熟煮食之。脍主赤白利及五痔。《七卷经》云：味甘温，多食之发热。崔禹云：味咸，大冷，无毒，主心烦闷，补五脏，安中。食鲫脍勿饮水，生蛔虫。又勿合猪肉食，成腹中冷澼。孟诜云：作脍食之，断暴痢。其子调中，益肝气。朱思简云：合鹿肉生食之筋急。又鲤鱼子、鲫鱼不可同食之。又不可共酪同食。又沙糖不与鲫鱼同食，成甘虫。又不可共笋食之，使笋不消成食癥，身不能行步。《养性要集》云：鲫鱼不可合猪肝食之。

  鲠鱼 《本草》云：味甘，无毒，主百病。《陶景注》云：今作臃食之云补。又有鳝鱼相似而大，又有鮠鱼黄而美，并益人。又有人鱼似鲵，而有四足，声如小儿，其膏燃之不消耗。始皇骊山冢中用之，谓之人膏。苏敬云：鲠鱼，一名鲇鱼，一名鳀鱼。主水浮肿，利小便。崔禹云：鲇鱼，温，主风冷泠痹，赤白下利，虚损不足，令人皮肤肥美，貌似鳟而小，色白，皮中有白垢。大者一、二尺，小者七、八寸，无鳞，春生夏长，秋衰冬死。一名鳢。《食经》云：鳀鱼赤目鬓及无鳃，食杀人。

  鲷 崔禹云：味甘，冷，无毒，主逐水，消水肿，利小便，去痔虫，破积聚，咳逆上气，肠主出败疮中虫，利筋骨。貌似鲫而红鳍坚鳞。

  鲈 崔禹云：味咸，大温，无毒，主风痹、瘀、痓，面疱，貌似鲤而鳃大；补中，安五脏，可为臃脍。《食经》云：鲈鱼为羹，食不利人。又云：鲈肝不可食之，杀人。又云：治鲈鱼中毒方：捣绞芦根汁饮之，良。

  鲭 崔禹云：味咸，大温，无毒，主血利，补中，安肾气，貌似鲢小，口尖背苍，可为鲊，食补中，南人多吃鲭益面色。癫狂人食鲭臃难瘥。

  鲹 崔禹云：味甘温无毒，主下利明目安心神，貌似鲛而皮中有白垢，尾白刺连逆连逆①者也。头中有石，江南人呼曰石首鱼者是也。

  鲑 崔禹云：味咸，大温，无毒，主止下利，益气力，其子似莓赤光。一名年鱼。春生而年中死，故名之。疗风痹为验。

  鳟 《七卷经》云：味酸，热，多食发疮。《字林》云：赤目鱼也。此鱼似鲩而小也。今按：损害物。

  蠡鱼 《本草》云：味甘，寒，无毒，主湿痹、面目浮肿，下大水，五痔，有疮者不可食，令瘢白。一名鲖鱼。《陶景注》云：今作鳢字，旧言是公蛎蛇所变。崔禹云：补中明目，食鳢肝而勿饮水，生蛇子故也。今按：损害物。

  王馀鱼 《七卷经》云：食之无损益。郭璞云：王馀、比目同，虽有二片，其实一鱼也。不比行者，名为王馀也；比行者，名为比目也。《搜神记》云：昔越王为脍割鱼而未②，切堕半于海中，化鱼名王馀也。

  乌贼鱼 《本草》云：味咸，微温，无毒，主疗女子漏下、赤经、白汁，血闭，阴蚀肿痛，寒热癥瘕，无子，惊气入腹，腹痛环脐，阴中寒肿。《陶景注》云：鹆鸟所化，今其口脚俱存。《拾遗》云：昔寒③秦王东游弃算袋于海，化为此鱼。其状似算袋，两带极长，墨犹在腹中也。孟诜云：食之

---

① 连逆：疑衍。
② 未：据文意，当作"末"。
③ 寒：衍文。

少有益髓。《养生要集》云：味咸，温，食之无损益。崔禹云：味咸，生大冷，干小温，无毒，主鬼气入腹，绞痛积聚。南海多垂矴而浮乌，鸟翔来见之为死即啄，因惊卷捕以杀之，故名曰乌贼，为海神之吏。

海鼠 崔禹云：味咸，大冷，无毒，主补肾气，去百节风，貌似马蛭而大者，长五六尺，小者一、二尺，体上小角连数十枚，如革囊而膇胾缩膇臌膇臌者是也。干者温。主下利，生毛发，黄疸疲瘦。其肠尤疗痔为验。《七卷经》云：食无损益，有内瘅者，食此生者有利。

海月 崔禹云：味辛，大冷，无毒，主利大小肠腹，除关格、黄疸、消渴，貌似月在海中，故以名之。又有凝月，味咸苦，冷，主黄疸，消渴，似海月在海中，煮时即凝，故以名之。一名水母。

海蛸 崔禹云：味咸温，无毒，主虚劳内损，诸不足及下利，补中，安五脏。又大者长一、二丈，名海肌子；小者长尺余寸，名海蛸子，江东呼曰触妾子。《七卷经》云：味辛，平，生冷，干温，人有内瘅者，食此生者有利。

蝙 蜡《七卷经》云：味甘，微寒，食之无损益。或云补中，去烦热，状如大蚯，生海边池泥中，甚似大蛟也。湖往后，人视其穴，掘取之，以芦刀挫之，去其腹中土沙，以豉盐酱□食美。

蛎 《本草》云：牡蛎味咸，平，微寒，无毒，主伤寒、寒热、温疟，除拘缓、鼠瘘，女子下血赤白，心痛气结，止渴，除老血，疗喉痹、咳嗽，久服强骨节延年。《陶景注》云：是百岁雕所化作。《拾遗》云：天生万物，皆有牝牡，唯蛎是咸水结成，块然不动。牝牡之事，何从而生？经言牡者应非其雄也。崔禹云：杀魇魅，治夜不眠，鬼语。错乱，志意不定。冬时者为优，夏时者为劣，煮蒸食之。孟诜云：火上令沸，去壳，食甚美。令人细润肌肤，美颜色。《七卷经》云：有癫疮不可食。

海蛤 《本草》云：味苦咸，平，无毒，主咳逆上气，喘，烦满，胸痛，寒热，主阴痿。陶景注云：从鹰矢中得也。《说文》云：千岁燕化为海蛤、魁蛤。一名伏老伏翼，化为蛤，亦生子滋长。《拾遗》云：按海蛤是海中烂壳，久在泥沙。风陶①沥自然圆净。文蛤是未烂时壳犹有纹者。崔禹云：冷，主气劳，补气力，貌小者似臣胜而润泽，然鹅鹰所吞食。大者圆二、三寸及五、六寸，壳上有文理，而紫斑或彤黄彤黄、或渌斑渌斑，或蔽黑蔽黑，以纯黑为良。

石决明 《本草》云：味咸，平，无毒，主目白翳痛，清盲，久服益精轻身。《陶景注》云：是鳆鱼甲者。《苏敬注》云：七孔者良。崔禹云：温，主腰脚诸病，补五脏，安中，益精气，貌细，孔离离，或九或七，以鳆为真，或作鲍字，亦为误。食之利九窍，心目聪了，故有决明之名。亦附石生，故呼曰石决明耳。秦皇之世，不死之药觅东海者，岂谓于斯欤。

灵蠃子 崔禹云：味咸，甘，小冷，无毒。主下气，补肝胆气，明目。东海多。貌似橘而圆，其甲紫色，生芒角，以角为脚，口似人脐，脐中有物如马齿而坚白，肠如蛭，色赤黑，殊，疗喉痹，利丈夫。

辛蠃子 崔禹云：味辛型，大热，无毒，貌似甲螺而口有盖，盖似甲，香色如虎魄②，薄光薄光③是也。啖之为快味，师门得此而将食之，间夜中耳闻数十尼呗声，及觉而不闻，门即放生，不啖吃矣。

甲蠃子 崔禹云：味涩咸，小冷，无毒，主蛄毒，补中。貌似辛螺而口有角盖，盖上甲错，似鲛鱼皮，而腮膨腮膨④者是也。昔烈真到于东海之碣陂而获巨螺，其大如十升器，将食之间，夜中化成女人，语云为夫妇，十日共俱游之，忽然不见。受真视蠃中有光物，即败，见有大珠作，未食之，

---

① 陶：通"淘"。
② 虎魄：即"琥珀"。
③ 薄光：疑衍。
④ 腮：疑衍。

登仙。

小蠃子 崔禹云：味涩咸，少冷，无毒，主赤白下利，补中。貌似甲蠃而细小。口有白玉之盖，煮啖之。

口广大辛螺 《七卷经》云：肉味甘，冷。其胆味辛，形似大辛螺而稍小，其甲少薄，色小青黑。

石阴子 崔禹云：味酸，小冷，无毒，主消渴，渴利，黄疸，痈疮，明目补中。貌似人足而表黯黑生毛，是物生海中，有阴精，故名曰石阴子。

龙蹄子 崔禹云：味咸辛，冷，无毒，主黄疸，消渴，渴利，醒酒，貌似大蹄而附石生肉，头生黑发白卷曲者是也。

寄居 崔禹云：味咸，冷，无毒，主渴，醒酒，去烦热。貌似蜘蛸，是物好容他壳中居负壳行，人犯惊即缩足，转坠似死。乃过，人物行，行掇取啖之，以壳炙火即走出，亦拾掇食之。《拾遗》云：食之益颜色。

拥剑 《膳夫经》云：不入药用。《七卷经》云：《广志》云：以蟹色黄，方二寸，其一螯偏长三寸余，特有光，其短食物着口，一云其大螯和利如剑，其爱如实也。

虾 《七卷经》云：味甘，平，食之无损益，不可合梅李生菜，皆令人病。《养生要集》云：虾无须，又亦腹下通黑，食之杀人。又云：虾煮当赤而反白者，勿食之，腹中生虫。

蟹 《本草》云：味咸，寒，有毒，主疗胸中邪热气结痛，喎僻面肿，散血气，愈漆疮。崔禹云：主渣鼻恶血，明目醒酒。蟹类亦多，蔡谟初渡江不识而吃蟹几死，乃叹云：读《尔雅》不熟，为《劝学》所误耳。孟诜云：蟹脚中髓汲及脑能续断筋骨。人取蟹脑髓微熬之，令内疮中，筋即连续。《七卷经》云：蟹目在下者，食伤人。马琬云：蟹有六足，腹下无毛，并杀人。《养生要钞》云：蟹目相向及目赤足斑，不可食。杀人。《食经》云：率皆冷利动嗽，不可多食。

河贝子 崔禹云：味咸，冷，无毒，主黄疸，消渴。

田中螺汁 《本草》云：大寒，主目热赤痛，止渴。《陶景注》云：生田水中及湖渎岸侧，形圆大如梨柿者人亦煮食之，疗热，醒酒，止渴。患眼痛，取真朱并黄连内压裹，久，汗出取以注目中，多瘥。《苏敬注》云：壳疗尸注，心腹痛。又主失精。《拾遗》云：煮食利之大小便，去腹中结热，目黄，脚气冲上，少腹急硬，小便赤涩，手脚浮肿；生水浸取汁饮之，止消渴。此物至难死，有误泥于壁中廿岁犹活。崔禹云：田中蠃子，味咸，小冷，无毒，主醒酒。冷补之。

五菜部第四

竹笋 《本草》云：味甘，无毒，主消渴，利水道，益气，可久食。崔禹云：味甘，少冷，主利水道，止消渴、五痔。孟诜云：笋动气，能发冷癥，不可多食。

白瓜子 《本草》云：味甘，平，寒，无毒，主令人悦泽，好颜色，益气不饥，久服轻身耐老。《陶景注》云：熟瓜有数种，除瓤食之，不害人。若觉食多，入水自渍即便消。又云：《博物志》云：水浸至项，食瓜无数。崔禹云：味甘，冷，无毒，食之利水道，去痰水。未熟者冷，黄熟者平。其瓤甘，补中，除肠胃中风，杀三虫，止眩冒。《养生要集》云：瓜二蒂及二茎食之杀人。马琬云：有两鼻食之杀人。孟诜云：寒多，食发瘅黄，动宿冷病。又癥癖人不可多食之。

冬瓜 《本草》云：白冬瓜，微寒，主除少腹水胀，利小便，止渴。《陶景注》云：冬瓜性冷利，解毒消渴。《神农经》云：冬瓜味甘，无毒，止渴，除热。崔禹云：冬瓜除水胀，风冷人勿食，益病。又作胃反病。睧玄子张云：冬瓜食之压丹石，去头面热。

越瓜 孟诜云：寒，利阳，益肠胃，止渴，不可久食。动气，虽止渴仍发诸疮，令虚，脚不能行立。《本草陶注》云：越瓜，人以作菹者，食之亦冷。《拾遗》云：食之利小便，去热，解酒毒。今按：损害物。

胡瓜 孟诜云：寒，不可多食，动寒热，发疟病。胐玄子张云：发痃气，生百病，消人阴，发诸疮疥，发脚气。天行后卒不可食之，必再发。今按：损害物。

茄子 崔禹云：味甘咸，温，有小毒，主充皮肤，益气力，脚气人以苗叶煮涛脚，皆除毒气，尤为良验也。《七卷经》云：温，平，食之多动气损阳。

龙葵 《本草》云：味苦，寒，无毒，食之解劳少睡，去虚热肿。其子疗疔疮。崔禹云：食之益气力。孟诜云：其子疗甚妙，其赤其赤①珠者名龙珠，久服变发长黑，令人不老。《养生要集》云：补五脏，轻身明目。

苦瓠 《本草》云：味苦，寒，有毒，主大水，面目四肢浮肿，下水，令人吐。《苏敬注》云：瓠与冬瓜瓠瓡全非别类，味甘，冷，通利水道，止消渴。《陶景注》云：又有瓠瓡亦是瓠类。小者名瓢，食之乃胜瓠。《拾遗》云：煎汁滴鼻中，出黄水，去伤寒鼻塞，黄疸。又云：食苦瓠中毒者，煮黍穰汁饮之，《埤苍》云：瓠者王瓜也。瓠瓢酌酒琴书自娱也。

葵菜 《本草》云：味甘，寒，无毒，主恶疮，疗淋，利小便，解蜀椒毒，叶为百菜主。《陶景注》云：以秋种，经冬至春作子，谓之冬葵，至滑利，能下石淋。《苏敬注》云：北人谓之兰香，常食中用之，云去臭鼻气。《神农经》云：味甘，寒，久食利骨气。崔禹云：食之补肝胆气，明目，主治内热消渴，酒客热不解。孟诜云：若热者食之，亦令热闷。《膳夫经》云：葵叶尤冷利。《千金方》云：十日一食葵，葵滑，所以通五脏，拥气。马琬云：葵赤茎背黄，食之杀人。

山葵 崔禹云：味辛瓠作菹食益人，作齑为快味。

兔葵 《本草》云：味甘，寒，无毒，主下诸石、五淋，止虺蛇毒。崔禹云：味甘，大冷，食之下诸石及蛇毒。

苋菜 《本草》云：味甘，寒，无毒，主清盲白翳，明目，除邪，利大小便，去寒热，杀蛔虫，益气力。《苏敬注》云：主诸肿、瘘、疣目。《拾遗》云：食鳖所忌，今以鳖细剉和苋于水处置之，则变为生鳖。《七卷经》云：味甘，益气力，不饥。崔禹云：食之益气力。信陵之女，时年十八未嫁而妊胎。父陵自迫问何有妊哉。因垂杀之。女答云：仆都无所为，但好啖此菜耳，不知所以然云云。父心含怪而取少年婢，令食此苋菜，未出数十月而妊胎，遂遂②葆净全之产。

羊蹄 《本草》云：味苦，寒，无毒，主头秃疥瘙，除女子阴蚀、浸淫、疽、痔，杀三虫。《万毕方》云：疗蛊。崔禹云：补五脏，益气力。

荠 《本草》云：味甘，温，无毒，主利肝气，和中。孟诜云：补五脏不足。叶动气。《陶景注》云：《诗》云：谁谓荼苦，其甘如荠。崔禹云：食之甘香，补心脾。

生姜 《本草》云：味辛，微温，主伤寒头痛、鼻塞、咳逆上气，止呕吐。久服去臭气，通神明。《神农经》云：令少志少智，伤心性，不可过多耳。今按：《拾遗》云：今食姜处亦未闻人愚，无姜处未闻人智，为浪说。《膳夫经》云：食甜粥讫，勿食姜，即交吐成霍乱；空腹勿食生姜，喜令渴。崔禹云：食之去痰下气，除风邪，味辛，瓠是物为调食之主。《食科》云：男子多食者，令人尻肛缓大，女人者令其阴器缓大。孟诜云：食之除鼻塞，去胸中臭气。《养生要集》云：微温，食之尤良，然不可过多耳，伤心气。又云：空腹食，喜令扬上，善为骨蒸及作痈疖。

芜菁 《本草》云：味苦，温，无毒。主利五脏，轻身益气，可长食。《苏敬注》云：芜菁，北人名蔓菁。《拾遗》云：子主急黄、黄疸，肠结不通。又云：蔓菁园中无蜘蛛，是其相畏也。崔禹云：食之利五脏，其根蒸傅，脚肿即消。又，取得一斗捣研，以水三斗，煮取一斗汁，浓服之，除瘕癖积聚及霍乱，心腹胀满，为妙药。《神农经》云：根不可多食，令人气胀。《苏敬脚气论》云：患脚气人不宜食蔓菁。《七卷经》云：陈楚谓之蔓，鲁齐谓之荛，关之东西谓之芜菁，赵魏谓之大芥。

---

① 其赤：疑衍。

② 遂：疑衍。

菘菜 《本草》云：味甘，温，无毒，主通利肠胃，除胸中烦，解消渴。《拾遗》云：去鱼腥，动病。又，南土无姜，尽为此物所用。崔禹云：味甘，少冷，无毒，菜中菘尤宜常食。和中，无余逆忤，令多食。孟诜云：腹中冷病者不服，有热者服之亦不发病，其菜性冷。

芦菔 《本草》云：味辛甘，温，无毒，主大下气，消谷去痰癖，服健人。生捣汁服，主消渴，诚[1]大有验。崔禹云：味辛薰，温，消五谷反鱼肉毒。又云：其叶嫩美，亦为生菜之主。啖之消食和中，利九窍，益人。《七卷经》云：久在土中，食之不利人。马琬云：夜食不用啖芦菔根，气不散，不利人。孟诜云：萝菔，冷，利五脏关节，除五脏中风，轻身，益气，根消食下气。又云：甚利关节，除五脏中风，练五脏中恶气，令人白净。

芥 《本草》云：味辛，温，无毒，归鼻。主除肾邪气，利九窍，明耳目，安中，久食温中。《陶景注》云：似菘而有毛，味辣。崔禹云：食之安中。又，芥类多，有鼠芥，鼠食其花而皮毛皆顾落，故以名之。又有雀芥，雀食其子而猴獠能飞翔，故以名之。《七卷经》云：芥有两种，大芥、小芥，是治无异之。孟诜云：生食发丹石，不可多食。

白苣 崔禹云：味苦，冷，无毒，主明目，进食者为要。孟诜云：寒，主补筋力。腊玄子张云：利五脏，开胸膈，拥寒气，通经脉，养筋骨，令人齿白净，聪明少睡，可常常食之。有小冷气，人食之虽亦觉腹冷，终不损人。又，产后不可食之，令人寒中，少腹痛。

蓟菜 《本草》云：味甘，温，主养精保血。《陶景注》云：大蓟是虎蓟，小蓟是猫蓟。《苏敬注》云：大、小蓟欲相似，功力有殊。《拾遗》云：破宿血，止新血，暴下血、血利、惊疮、出血、呕血等，取汁温服。又金疮，又蜘蛛、蛇、蝎咬毒，服之佳。崔禹云：食之养精神，令人肥健，主女子赤白沃，安胎，止吐血。孟诜云：叶亦堪煮羹，食甚除热风气。又，金创血不止，采叶封之即止。

梧茎菜 崔禹云：食之止利，味甘苦，少冷，有小毒，主心热烦呕。一名蕗。又取根捣傅钉肿疮，疮根即拔之。

薰蘋 崔禹云：味辛，温，无毒，食之止咳嗽、冷利，止哕。

蘩蒌 《本草》云：味酸，平，无毒。主积年恶疮不愈。苏敬云：即是鸡肠。《七卷经》云：食之主消渴，杂疮。腊玄子张云：煮作羹食之，益甚人。

兰膈草 崔禹云：食之辛香，冷，平，无毒。主利水道，辟不祥，不老，通神明。

胡荽 崔禹云：味辛臭，食之调食下气。凡河海之鸟鱼胜者尤为要也。孟诜云：食之消谷，久食之多忘。腊玄子张云：利五脏不足，不可多食。损神。今按：损害物。

蓼 《本草》云：味辛温无毒，主明目，温中，能风寒，下水气，面目浮肿痈疡。叶归舌，除大、小肠邪气，利中益志。《拾遗》云：蓼主痃癖，一名女憎，是其弱阳事也，不可近阴。又蓼蕺俱弱阳。《七卷经》云：多食吐水，又多损阳事。《千金方》云：黄帝曰：蓼食过多有毒，发心痛。

蘘荷 《本草》云：微温，主蛊及疟。《陶景注》云：今人赤者为蘘荷，白者为覆菹叶，同一种耳。于食用，赤者为胜；药用，白者中蛊。服其汁，卧其叶，即呼蛊主姓名。多食损药势，又不利脚。人家种白蘘荷亦云避蛇。苏敬云：主诸恶疮，杀蝥蛊毒，根主稻麦芒入目者，以汁注中即出。崔禹云：今常食之，有益无损。

芹 《本草》云：味甘，平，主疗女子赤沃，止血，养精，保血脉，益气，令人肥健嗜食。一名冰英。《拾遗》云：茎叶汁小儿暴热，大人酒热毒，鼻塞身热，利大小肠。崔禹云：味甘，少冷，无毒，利小便，除水胀。孟诜云：食之养神益力，杀石药毒。腊玄子张云：于醋中食之，损人齿黑色。若食之时不如高由者，宜人。其水者，有虫生子食之，与人患。《养生要集》云：芹菜叶细叶有毛，食之杀人。

蓟菜 《本草》云：味甘，寒，无毒，主暴热，喘，小儿丹肿。《七卷经》云：广陵人呼蓟为接，

---

[1] 诚：据文意，当作"诚"。

一名菜，一名水葱。

蕨菜 崔禹云：味咸，苦，小冷，无毒，食之补中，益气力。或云多食之肿，令人身重。是物不宜阳人，即宜阴吒。瘘人，食一两斤蕨，终身不病，作脯食之。又煮蒸于腊食之。孟诜云：令人脚弱不能行，消阳事，缩玉茎，多食令人发落、鼻塞、目暗，小儿不可食之，立行不得也。《拾遗》云：小儿食，脚弱不行，四皓食芝而寿，夷齐食蕨而夭，固非良物。《搜神记》曰：郄鉴镇丹徒二月出猎，有田土折一茎蕨食之，觉心中淡淡成病，后吐一小蛇，悬屋前，渐干成蕨，视即遂瘥。明此物不可生食之。

茾蒿菜 《七卷经》云：冷，食之无损益。崔禹云：食之明目，味咸，温，无毒，主开胸府，状似艾草而香，作羹食之，益人。

蒪 《本草》云：味甘，寒，主消渴，热痹。陶景注云：下气。《苏敬注》云：久食大宜人。孟诜云：多食动痔。《拾遗》云：按物此①虽水草，性热，拥气，温病起食者多死，为体滑，脾不能磨，常食壅气，令关节气急，嗜睡。苏敬云：上品，主脚气。《脚气论》中令人食此之误极深也。

骨蓬 崔禹云：味咸，大冷，无毒，主黄胆消渴。

蒻头 《拾遗》云：味辛，寒，有毒，主痈肿风毒。磨傅肿上捣碎，以灰汁煮成饼，五味调为如食之，主消渴，生即戟喉出血。生吴蜀。叶如半夏，根如椀，好生阴地，雨滴叶生子，一名蒟蒻，又有斑枝，根苗相似，至秋有花直出赤子，其根敷痈毒，于蒻不食。

牛蒡 《本草》云：恶实，一名牛蒡，一名鼠粘草，味辛，平，主明目，补中，中风，面肿，消渴。《苏敬注》云：根主牙齿痛，脚缓弱，痈疽，咳嗽，疝瘕，积血。

骨蓬 崔禹云：味咸，大冷，无毒，主黄胆，消渴②。

木菌 《七卷经》云：味甘，温，平，食之轻身，利九窍。凡诸有毒曙木所生，人不识，煮食，无不死之。宜不可轻啖之。又云：石耳性冷，生于石上，食之为益。又云：地菌，温，平，食之补五脏，益气。崔禹：菌茸，食之去热气，生冷，干温。《拾遗》云：采归，色变者有毒，夜中有光者有毒，煮不熟者有毒。盖仰者有毒。又冬春无毒，秋夏有毒，为蛇过也。冬生白软者无毒，久食利肠胃。《养生要集》云：木菌味甘，温平，食之轻身，利九窍。又云：菌赤色，不可食，害人。又云：菌生卷者，食之伤人。青色者亦不可食。木耳色青及仰生者不可食，伤人。又云：枫树所生菌，食之令人笑不止。又云：治食菌中毒，烦乱欲死方：煮大豆汁，饮之良。又土浆，饮之良。

榆皮 《本草》云：味甘，平，无毒，主大小便不通水道，除邪气、肠胃中热气，消肿。性滑利，疗小儿头疮疕，久服轻身不饥。其实尤良。花主小儿痫、小便不利。《陶景注》云：令人睡眠。嵇公所谓：榆令人眠。《礼记》云：粉榆以滑之。榆白曰粉《养生要集》云：多睡，发痰。

辛夷 《本草》云：味辛，无毒，主五脏，身体寒风，风头脑痛，利九窍，生发髭，去白虫，增年。崔禹云：食之利九窍，味辛香，温，无毒，其子可啖之。

昆布 《本草》云：味咸，寒，无毒，主十二种水肿，瘿瘤，气瘘。《陶景注》云：干性热，柔甚冷。《拾遗》云：生颊卵肿，含汁咽之。崔禹云：治九瘘风热热瘅，手脚疼痹，以生啖之，益人。

海藻 《本草》云：味苦咸，寒，无毒，主瘿瘤气，颈下核，破散结气，痈肿，癥瘕，坚气，腹中上下鸣，下十二水，水肿，皮间积聚。暴颓留气，热结，利小便。崔禹云：味咸，小冷，一名海发，其状如乱发。孟诜曰：食之，起男子阴，恒食消男子癫。晤玄子张云：瘦人不可食之。

鹿角菜 《养生要集》云：味咸，冷利，食之动嗽。今按：损害物。

石莼 崔禹云：味咸至滑，滑然大冷，无毒，食之，止口烂，治消渴，进食。

紫苔 崔禹云：味酸，小冷，无毒，生水底石上，食之止消渴。

---

① 物此：互乙。

② 骨蓬……消渴：衍，上文已有。

蕺 《本草》云：味辛，微温，多食令人气喘。《陶景注》云：不利人肺，恐闭气故也。今按：损害物。

葱 《本草》云：葱实味辛，温，无毒，主明目，补中不足。茎主伤寒，寒热，出汗，中风，面目肿，喉痹不通，安胎，除肝邪气，利五脏，杀百药毒。崔禹云：其茎白者，性冷，青者性热。根主伤寒头痛。《七卷经》云：味辛，温，不可食，伤人心气。

薤 《本草》云：味辛苦，温，无毒，主金疮疮败，轻身，不饥，耐老，除寒热，温中，利病人。《拾遗》云：调中，主久利不瘥，大腹内常恶者，但多煮食之。苏敬云：薤有赤白二种，白者补而美，赤主金疮。崔禹云：食，长毛发。孟诜云：长服之可通神灵，甚安魂魄，续筋力。

韭 《本草》云：味辛酸，温，无毒，主安五脏，除胃热，利病人，可久食。根主养发。《陶注》云：是养性所忌。孟诜云：冷，气人，可煮长服之。《拾遗》云：温中下气，补虚调和腑脏，令人能食，止泄白脓，腹冷痛，蒸煮食之。叶根捣绞汁，服解诸药毒，狂犬咬人，亦杀蛇虺蝎恶虫毒。又汁多，服主胸痹骨痛。俗云韭菜是草钟乳，言其宜人，信然也。

蒜 《本草》云：味辛，温，无毒，归脾肾，主霍乱，腹中不安，消谷理胃，温中，除邪痹毒气。崔禹云：性温，薰臭，中风冷霍乱，煮饮汁至良。或云：主腹中生疮及疝瘕。《七卷经》云：损人，不可长食。孟诜云：大蒜，热，除风杀虫毒气。今按：损害物。

葫 《本草》云：味辛，温，有毒，散痈肿，䘌疮，除风邪，杀毒气。独子者亦佳。归五脏，久食伤人，损目明。《陶景注》云：葫为大蒜，蒜为小蒜，俗人作齑，以啖脍肉，损性伐命，莫此之甚。《拾遗》云：葫大蒜去水恶、瘴气，除风湿，破冷气，烂疮癣，伏邪恶，宣通温补，无已加之。初食不利目，多食却明，使毛发白。合皮截却两头吞之，名为内灸。崔禹云：味辛犟，大温，杀鬼毒诸气。云独子者曰葫，少者如百合，片者曰蒜，以作齑。合虫鱼肉鸟食之为快味。或云久食损性伐命者，今常啖之无有损，是事为不可信耳。但服药曰慎辟之。马琬云：不益药性，若直尔啖之，亦应通气。《千金方》云：多食生葫，行房伤肝气，令人面色无。今按：损害物。

蜀椒 《本草》云：味辛，大热，有毒，主邪气咳逆，温中，下气，逐骨节、皮肤、肌寒温痹痛，除五脏六腑寒冷，心腹留饮，宿食，肠澼，下利，癥结，水肿，黄疸，鬼注，蛊毒，杀虫鱼。久服头不白，轻身，增年，坚齿发，耐寒暑。崔禹云：食之温中，五脏六腑冷风。孟诜云：除客热，不可久食，钝人性灵。《养生要集》云：椒，闭口及色白者，食蒸杀人。今按：损害物。

菊 《本草》云：味苦甘，平，无毒，主风头，头眩，肿痛，目欲脱，泪出，皮肤死肌，恶风，湿痹痛，去来陶陶，胸中烦热，安肠胃，利五脏，调四肢，久服轻身延年，耐老。崔禹云：仙经以菊为妙药，吴孺子三月三日生，生日常摘菊苗，蒸煮啖之，遇于青归子，俱共游于芳壶，一云石台，遂乘于紫云，升于青天。大补，成好，啖其花，头不白，筋不卿之。

（侯酉娟　校注）

黄帝阴符经

【按语】

《阴符经》，全称《黄帝阴符经》或《轩辕黄帝阴符经》，也称《黄帝天机经》，传是唐朝（618～907年）著名道士李筌在河南省境内的洛阳嵩山少室虎口岩石壁中发现的，此后才传抄流行于世，原作者已无法考证。李筌对《阴符经》题名的解释为"阴者暗也，符者合也。天机暗合于行事之机，故称阴符。"

《阴符经》将天地、万物、人三者之间，相互依辅、生扶、损耗、吸取、偷夺的互生关系以"暗合"一义立论，这和《老子》对宇宙事物发展变化的崇"无为"、法"自然"的观点是一致的。如《黄帝阴符经》"五贼"和"盗机"叙述，是对《老子》行"无为"、法"自然"的进一步深化。《老子》"无为"、"自然"的理论本不是指消极的无所作为，而是积极的事先准备，待时而动，恃机而发，乘势而作，顺应客观事物自然规律的发展变化，从而做到有所作为，达到自己理想的目标。所以《阴符经》里的"盗"强调的是对天道把握上的一种顺势而动。

《黄帝阴符经》依天地自然的运行之道，法阴阳消长变化之理，辨五行生克制化之机，作为修炼、治国、统军、御将的道、法、术。从气功修炼的角度来看，此经中提出的法天则地，善盗其机，阴阳相胜相推的思想是值得深入领会的。

本书全文收录，校勘以1988年3月文物出版社、上海书店、天津古籍出版社三家联合出版的明代正统《道藏》影印本中《黄帝阴符经》为底本，以《黄帝阴符经直解》（清同治间丁杰注）刻本为主校本，同时参考《道藏》中其它三部注解本，并结合其它相关资料对该书进行校对整理。

【原文校释】

神仙抱一演道章上

观天之道，执天之行，尽矣。天有五贼，见之者昌。五贼在心，施行于天。宇宙在乎手，万化生乎身。天性，人也，人心，机也，立天之道，以定人也。天发杀机，移星易宿；地发杀机，龙蛇起陆；人发杀机，天地反覆；天人合发，万变定基。性有巧拙，可以伏藏。九窍之邪，在乎三要，可以动静。火生于木，祸发必克；奸生于国，时动必溃。知之修炼，谓之圣人。天生天杀，道之理也。

富国安民演法章中

天地，万物之盗；万物，人之盗；人，万物之盗。三盗既宜，三才既安。故曰：食其时，百骸理；动其机，万化安。人知其神，而神不知，不神而所以神也。日月有数，大小有定，圣功生焉，神明出焉。其盗机也，天下莫能见，莫能知。君子得之固穷，小人得之轻命。

强兵战胜演术章下

瞽①者善听，聋者善视。绝利一源，用师十倍。三反昼夜，用师万倍。心生于物，死于物，机在目。天之无恩，而大恩生。迅雷烈风，莫不蠢②然。至乐性余，至静性廉。天之至私，用之至公。禽③之制在炁④，生者死之根，死者生之根。恩生于害，害生于恩。愚人以天地文理圣，我以时物文理哲。人以虞⑤愚，我以不愚。圣人以期其圣，我以不期其圣。故以沉水入火，自取灭亡。自然之道静，故天地万物生。天地之道寖⑥，故阴阳胜。阴阳相推，而变化顺矣。是故圣人知自然之道不可违，因而制之。至静之道，律历所不能契，爰⑦有奇器，是生万象，八卦甲子，神机鬼藏。阴阳相胜之术，昭昭乎进乎象矣。

（谢青云　校注）

---

① 瞽（gǔ谷）：盲人，瞎子。
② 蠢：虫子蠕动。
③ 禽：通"擒"。
④ 炁（qì气）：古同"气"。
⑤ 虞（yú余）：此处或代指"我"。
⑥ 寖（jìn晋）：古同"浸"，浸渍。
⑦ 爰（yuán原）：于是。

太上九要心印妙经

唐·张　果

【按语】

《太上九要心印妙经》，简称《九要心印经》。题唐张果撰，道教内丹经书。张果，相传为八仙之一，民间多有其故事。

本书主讲炼内丹法，分内丹为三品，以九转大还丹为上品，认为九转丹成，每转各有枢要，即九要：第一"真一秘要"，神气皆炼，性命双修。第二"橐籥秘要"，心肾为炼养神气的工具，根本在于以神调气，以气定神。第三"三五一枢要"，三五一指三阳、五行、一气，道本自然，不离一气。第四"三一机要"，三一指三成一气，上有神仙抱一炼神之道，中有丰国安民炼气之法，下有强兵战胜炼精之术。第五"日魂月魄真要"，日魂月魄指"阴阳"，日属阳魂，月属阴魄，每月上十五日魂守魄，下十五日魄守魂，一时之用，可夺一年之造化。第六"日用五行的要"，日用指神气相守，聚而不散，五行指心主神，肝主魂，脾主意，肾主志，肺主魄，五行聚而化之丹。第七"七返还丹简要"，指关闭七窍，视而不见，听而不闻等。第八"八卦朝元统要"，又称"八卦还元归根之道"，八卦中心为坎，肾为离，一阴一阳，一内气一外气。第九"九还一气总要"，九为阳数，还为聚合，一指气。这是一套完整的服气功夫，较成体系，为隋唐道教服气理论中的上乘之作，是研究唐道教内丹的重要文献。收入《正统道藏》洞真部方法类。

此次校勘选录全文。以1988年3月文物出版社、上海书店、天津古籍出版社三家联合出版的明代正统《道藏》影印本为底本，参考其它相关资料进行校对整理。

【原文校释】

太上九心印妙经序

夫九要者，要乃机要也，以应大丹九转，故以道分九篇，法显九门。九门合理，篇篇归根。虽不得亲师之旨，得此要如亲师训。得者坐获天机，悟之者为之心印。若依行者，在欲无欲，居尘出尘，分立九门，还元二仪①。学道君子，细意详之。先序显用，次要应体，以体兼用，性命备矣。

真一秘要

夫真一者，纯而无杂，谓之真，浩劫长存，谓之一。太上曰："天得一以日月星辰长清，地得一以珠玉琛②长宁，人得一以神气精长存。"一者，本也，本乃道之体。道本无体，强名曰体。有体之体，乃非真体，无体之体，日用不亏矣。真体者，真一是也。真乃人之神，一者人之气。长以神抱于气，气抱于神，神气相抱，固于气海。造化神龟，乃人之命也，神乃人之性也。性者南方赤蛇，命乃北方黑龟。其龟蛇相缠，二气相吞，贯通一气，流行上下，无所不通，真抱元守一之道也。

橐籥③秘要

夫橐籥者，人之心肾也。心者，神之宅。肾者，气之府。既以心为宅，以肾为府，岂有造化也。

---

① 二仪：即阴阳。
② 琛（zhēn 真）：同"珍"。
③ 橐籥（tuó yuè 驼月）：橐，古代的一种鼓风吹火器。籥同"龠"，古代通风鼓火器上的管子。橐籥，此处指人体的气机运化枢纽。

今时学道之人，使心运气，乱作万端，屈体劳形，非自然之道。圣人曰："凡是有相，皆是虚妄。无相之相，谓之真相。"真相者，神气也。神者，心之主。气者，肾之本。是以圣人返本还元。还元者，补髓也。补髓之机，还元之道，命乃了矣。圣人立法曰："假一神调气，藉一气定神。"神气调定，方晓动静。动者，气也。气者，命也。静者，性也，性乃神也。神不离气，气不离神。神气不相离，道本自然也。

三五一枢要

夫三五一者，三阳五行一气也。三阳者，三火也。以精为民火，以气为臣火，以心为君火。君火乃性火也。惟性火不可发，亦不可用。性火若发，如"火生于木，祸发必克"。不用者，必不可动也。盖是神定则气定，气定则精定。三火既定，并会丹田，聚烧金鼎，返炼五行，运于一气。绵绵一昼一夜，一万三千五百息。按周天三百八十四爻，气血行八百一十丈，脉行五十度，此乃周天，方为火候。其火有二等，分于内外。外火者，有形有象，可炼五金，造化五谷，滋养于人，此火非能炼内丹。炼丹之火，其在内火。内火者，有名无形，藉五谷之气即生真火。真火既生，返炼其精，精返为神，炼神合道，道本自然，不离一气。一气既调，百脉皆顺也。

三一机要

夫三一者，三成一气也。上有神仙抱一炼神之道，中有富国安民炼气之法，下有强兵战胜炼精之术。道分三成，不离一气。一气者，天也，乃天清虚自然之气。气中有神，神抱于气。因气抱于一神，炼神合道，道本自然，此乃神仙抱一炼神合道也。中有富国安民炼气之法，中者，人也，以身为国，以气为民，以心为帝王，帝王爱民而民自安。帝王者，心不乱也，心不乱则气自调，气调则神和，神和则精悦，精悦则身安泰，此乃富国安民炼气之法也。以重浊而为地，其浊中有清。在欲无欲，谓之强兵。心不动而气不交者，谓之战胜。此乃强兵战胜炼精之术也。及人之未生时，在乎混沌之间，亦神不曾离气，气不曾离神，神气不相离。精神内守，精散为气，气结成神，炼神合道。道法自然，因道建法，法就显术，分而为三，混而为一。一者，精也。精乃元气之母，人之本也，在身为气，在骨为髓，在意为神，皆精之化也。盖万物皆禀一气，因气造化五行。五行即五谷也，五谷之气，入于脏腑，精住丹田。精者，人之本也。是以圣人返其本而还其元，此乃返本还元之道也。

日魂月魄真要

夫日魂月魄者，阴阳也。阴阳者，日月也。日属阳魂，月属阴魄。日中有鸡，西方金肺之象，属阴，乃日魂藏月魄，魄满于魂，故日以清。月中有兔，东方木肝之象，肝属阳魂，乃月魄藏日魂，魂满于魄，故月以明。魂魄者，乃人之铅汞也。铅汞有数，铅八两，汞八两，乃一斤之数，十六两也，凡二十四铢为一两。按周天三百八十四爻，日月运度之数，天地造化之机。圣人立数，后人依数而行之。其大小之法，因数有定。大者一年之法，小者一时之用，一时正则，可夺一年之造化也。密语曰："凡每月初一日，为首正子时，坎卦进汞一两，离卦进铅一十五两。次日，坎卦进汞二两，离卦进铅十四两。至十五日，抽添数足，周而复始。其大小月，细审详之。"铅汞者，人之魂魄也。魂魄者，人之神气也。神者好静，气者好动。动静常在坎离之间。动静之诀：上十五日魂守魄，下十五日魄守魂。一时之用，可夺一年之造化也。

日用五行真要

夫日用者，长以神守于气，气守于神，神气相守，聚而不散者，真日用也。神能通应，意到心成。若神定，则行住坐卧昼夜皆同。神伏气，在气，在神，在形。三物皆在，复归真一，万事毕矣。又五行者，心主神，肝主魂，脾主意，肾主志，肺主魄，五行聚而化为丹也。聚之诀曰："专于一，神志于一，意守于魂，魄会于丹田。"魂魄者，人之神气也。气乃命也，神乃性也。一性固命，一命固性。性命相固，共成一气。一气者，火也。其火无形，发之有焰。此火只可炼丹，不可别用。若能内守，真火聚而不散者，真抱元守一之道也。

七返还丹简要

夫七返还丹者，天有七星，运斡①四时。人有七窍，唯听视闻。眼观色者，视之不见，耳听声者，听之不闻，鼻不闻香，口受无味，真七返也，一心归命谓之还，五气不散谓之丹。丹有二种，于内外二丹者，超神接气。超神，在世出世，接气者，火候无差。其内丹不得，外丹则不成，其外丹不得，内丹则无主。内丹者，真一之气，外丹者，五谷之气。以气接气，以精补髓，补接之功，不离阴阳二气。阳气升即为返，阴气降即为还，昼夜还返至于丹田。阳不得阴而不升，阴不得阳而不降，自然还丹之要秘于此矣。

八卦朝元统要

夫八卦者，以心肾为坎离。坎离为阴阳，阳即魂也，阴即魄也。魂者，以应东方甲乙木，谓之青龙。魄者，以应西方庚辛金，谓之白虎。因坎离生龙虎，乃成四象，内分八卦。八卦者，东方甲乙木。甲主乾，乙主坤，木生丙丁。丙主艮，丁主兑，艮兑合序，为一气者，火也。火生戊己，戊己无形，分于四季，内生庚辛。庚主震，辛主巽，合而为一者，金也。金生壬癸，壬主离，癸主坎。坎离者，阴阳也。阴阳者，内外也。内气为阳，外气为阴。阴阳升降，动静自然，非神所作，乃天地冲和之气，常在坎离之间，绵绵昼夜，息息无穷。此乃八卦还元归根之道也。

九还一气总要

夫九者，阳也，还者，聚也，一者，气也。九阳既聚，性命相守，上则清虚日月行度之数，下则地气生产万物之源，中则人身阴阳造化之理，内各有三。故曰三共之道，是名九要也。内各有三者：天有三，日、月、星，以应人之眼耳鼻；地有三，高、下、半，以应人之魂、魄、精；魂、魄、精者，以应人之精、气、神。神乃精之主，精乃神之本。名则分三，不离一气。一气者，胎息也。胎乃藏神之府，息乃胎化元。因息生息，因神为胎。胎不得息则不成，息不得神则无主。神乃息之主，息乃胎之根，胎乃息之宅，神乃胎之真。在腹之中谓之胎，一呼一吸谓之息，故名胎息也。胎者，形中气之子。息者，形中神之母。形中子母，何不存守。存者，存其神而守其气。其气在坎离夹中，圆如杵臼②，又象伏龟，故曰神龟。龟含黑水，水中有气，名曰神气，又曰碧眼胡僧，号曰真人，人之根蒂俱在此焉。十二时中，天门借气，紧闭地关，神室内守，自有神龟呼吸，有名无形，有动无名，非所用升降。自然藉外气，则升随气升，而腹自鼓。外气升而内降，内气降而腹自纳。鼓纳之机，天地之橐籥也。橐籥者，天地动作之气，真阴真阳也。内气为阳，外气为阴，内气不出，外气不入，神符气定，外气符即为至宝，内气符即成金丹。金丹者，纯阳之物，浩然之真，直指天机，归根之道尽矣。若遇至人，与天盟誓，先付口诀，次传心印。慎勿轻泄天宝，戒之戒之！

（谢青云　校注）

---

① 斡（wò 卧）：转，旋。
② 杵臼：杵与臼，舂捣粮食或药物等的工具。

钟吕传道集

正阳真人锺离权云房述
纯阳真人吕洞宾集
华阳真人施肩吾希圣传

【按语】

《钟吕传道集》又名《真仙传道集》或《钟吕传道记》。内丹术经典著作，共3卷，唐施肩吾撰。全书伪托以钟离权和吕洞宾师徒教学问答的形式撰成，论述内丹术要义，共18卷，分别为：论真仙、大道、天地、日月、四时、五行、水火、龙虎、丹药、铅汞、抽添、河车、还丹、炼形、朝元、内观、磨难、征验。全书以天人合一思想为基础，阴阳五行学说为核心，炼形炼气炼神为方法，系统完整地论述了气功学说的精华—内丹学说。书中除对正法和旁门多有辨析外，对内丹、外丹也做了详细的说明。书中养生内容十分丰富，具有一定的科学性，在今天依然具有借鉴价值。该书建立了钟吕派内丹体系，其中所述的"法有三成"、"仙有五等"等思想对后世影响甚大。

因为受宗教所限，书中带有不少神秘主义的色彩，读者阅读时应加以鉴别。

作者施肩吾，唐道士。字希圣，号东斋。睦州分水（今浙江桐庐西北）人。有诗名。元和十五年（公元820年）进士，后隐于洪州（今江西南昌）西山（今江西新建县西，一名南昌山）修道，世称"华阳真人"。所著有《西山群仙会真记》、《太白经》、《黄帝阴符经解》、《钟吕传道集》等，另有诗《西山集》十卷。

此次校对录其全文，以1988年3月文物出版社、上海书店、天津古籍出版社三家联合出版的明代正统《道藏》影印本中《修真十书·钟吕传道集》为底本，参考其它相关资料整理校对。

【原文校释】

论 真 仙

吕曰："人之生也，安而不病，壮而不老，生而不死，何道可致如此？"

钟曰："人之生，自父母交会而二气相合，即精血为胎胞，于太初①之后而有太质②。阴承阳生，气随胎化，三百日形圆，灵光入体，与母分离。自太素③之后已有升降，而长黄芽④。五千日气足，其数自满八十一丈。方当十五，乃曰童男。是时阴中阳半，可比东日之光。过此以往，走失元阳，耗散真气，气弱则病、老、死、绝矣。平生愚昧，自损灵光，一世凶顽，暗除寿数。所以来生而身有等殊，寿有长短。既生复灭，既灭复生。转转不悟而世世堕落，则失身于异类，透灵于别壳。至真之根性不复于人，傍道轮回，永无解脱。或遇真仙至人，与消其罪报，除皮脱壳，再得人身。方在痴瘖⑤愚昧之中，积行百劫，升在福地，犹不免饥寒残患，迤逦⑥升迁，渐得完全形貌，尚居奴婢卑贱之中。苟或复作前孽，如立板走丸，再入傍道轮回。"

---

① 太初：指形成天地的元气。
② 太质：此处指世界有形的阶段。
③ 太素：指形成生命的纯净物质。
④ 黄芽：指人之真阳。
⑤ 瘖（yīn 阴）：同"喑"，哑，不能说话。
⑥ 迤逦（yǐ lǐ 以里）：曲折延绵。

吕曰："生于中国①，幸遇太平，衣食稍足而岁月未迟。爱者安而嫌者病，贪者生而怕者死。今日得面尊师，再拜再告，念以生死事大，敢望开陈不病不死之理，指教于贫儒者乎？"

钟曰："人生欲免轮回，不入于异类躯壳，尝使其身无病、老、死、苦，顶天立地，负阴抱阳而为人也。为人勿使为鬼，人中修取仙，仙中升取天矣。"

吕曰："人死为鬼，道成为仙。仙一等也，何以仙中升取天乎？"

钟曰："仙非一也。纯阴而无阳者，鬼也；纯阳而无阴者，仙也；阴阳相杂者，人也。惟人可以为鬼，可以为仙。少年不修，恣情纵意，病死而为鬼也。知之修炼，超凡入圣而脱质为仙也。仙有五等，法有三成。修持在人，而功成随分者也。"

吕曰："法有三成而仙有五等者，何也？"

钟曰："法有三成者，小成、中成、大成之不同也。仙有五等者，鬼仙、人仙、地仙、神仙、天仙之不等，皆是仙也。鬼仙不离于鬼，人仙不离于人，地仙不离于地，神仙不离于神，天仙不离于天。"

吕曰："所谓鬼仙者，何也？"

钟曰："鬼仙者，五仙之下一也。阴中超脱，神象不明，鬼关无姓，三山无名。虽不入轮回，又难返蓬瀛②。终无所归，止于投胎就舍而已。"

吕曰："是此鬼仙行何术、用何功而致如此？"

钟曰："修持之人，始也不悟大道，而欲于速成。形如搞木，心若死灰，神识内守，一志不散。定中以出阴神，乃清灵之鬼，非纯阳之仙。以其一志阴灵不散，故曰鬼仙。虽曰仙，其实鬼也。古今崇释之徒，用功到此，乃曰得道，诚可笑也。"

吕曰："所谓人仙者，何也。"

钟曰："人仙者，五仙之下二也。修真之士，不悟大道，道中得一法，法中得一术，信心苦志，终世不移。五行之气，误交误会，形质且固，八邪之疫不能为害，多安少病，乃曰人仙。"

吕曰："是此人仙，何术、何功而致如此？"

钟曰："修持之人，始也或闻大道。业③重福薄，一切魔难而改初心，止于小成法有功，终身不能改移，四时不能变换。如绝五味④者，岂知有六气⑤，忘七情⑥者，岂知有十戒⑦。行漱咽者，哈吐纳之为错。著采补⑧者，笑清静以为愚。好即物以夺天地之气者，不肯休粮。好存想而采日月之精者，不肯导引。孤坐闭息，安知有自然。屈体劳形，不识于无为。采阴、取妇人之气，与缩金龟者⑨不同。养阳、食女子之乳，与炼丹者不同。以类推究，不可胜数。然而皆是道也，不能全于大道，止于大道中一法一术，功成安乐延年而已，故曰人仙。更有一等，悦于须臾而厌于持久，用功不谨，错时乱日，反成疾病，而不得延年者，世亦多矣。"

吕曰："所谓地仙者，何也？"

钟曰："地仙者，天地之半神仙之才。不悟大道，止于小成之法。不可见功，唯以长生住世，而不死于人间者也。"

---

① 中国：古指黄河流域一带形成华夏文明的地区。
② 蓬瀛：指蓬莱岛和瀛洲，传说仙人们居住的地方，此处代指仙界。
③ 业：佛教说法，指人的一切言行造作，此处指不好的造作。
④ 五味：指辛、甘、酸、苦、咸五种味道，这里代指一切食物。
⑤ 六气：指寒、热、燥、湿、风、火六种自然界的气候变化，这里代指疾病。
⑥ 七情：指人的喜、怒、哀、惧、爱、恶、欲七种情感。
⑦ 十戒：泛指各种戒律。
⑧ 采补：指采阴补阳之事。
⑨ 缩金龟者：古人相信通过修炼可以将男子外阴回缩至如童子状，术语称缩金龟。

吕曰："其地仙如何下手？"

钟曰："始也法天地升降之理，取日月生成之数。身中用年月，日中用时刻。先要识龙虎①，次要配坎离②。辨水源③清浊，分气候早晚。收真一④，察二仪⑤，列三才⑥，分四象⑦，别五运⑧，定六气⑨，聚七宝⑩，序八卦⑪，行九洲⑫。五行颠倒，气传子母，而液行夫妇也。三田反复，烧成丹药，永镇下田，炼形住世而得长生不死，以作陆地神仙，故曰地仙。"

吕曰："所谓神仙者，何也？"

钟曰："神仙者，以地仙厌居尘世，用功不已，关节相连，抽铅添汞⑬而金精炼顶，玉液⑭还丹，炼形成气而五气朝元⑮，三阳聚顶⑯，功满忘形，胎仙自化。阴尽阳纯，身外有身，脱质升仙，超凡入圣，谢绝尘俗以返三山⑰，乃曰神仙。"

吕曰："所谓天仙者，何也？"

钟曰："天仙厌居尘境，用功不已，而得超脱，乃曰神仙。地仙厌居三岛而传道人间，道上有功，而人间有行，功行满足，受天书以返洞天，是曰天仙。既为天仙，若以厌居洞天，效职以为仙官：下曰水官，中曰地官，上曰天官。于天地有大功，于今古有大行。官官升迁，历任三十六洞天，而返八十一阳天，历任八十一阳天，而返三清虚无自然之界。"

吕曰："鬼仙固不可求矣，天仙亦未敢望矣。所谓人仙、地仙、神仙之法，可得闻乎？"

钟曰："人仙不出小成法，凡地仙不出中成法，凡神仙不出大成法。此是三成之数，其实一也。用法求道，道固不难。以道求仙，仙亦甚易。"

吕曰："古今养命之士，非不求长生也，非不求升仙也，然而不得长生为升仙者，何也？"

钟曰："法不合道，以多闻强识，自生小法傍门，不免于疾病、死亡，犹称尸解⑱，迷惑世人，互相推举，致使不闻大道。虽有信心苦志之人，行持已久，终不见功，节序而入于泉下，呜呼！"

---

① 龙虎：指人身元神、元精。
② 坎离：指药物，人身阴阳两方面的物质。
③ 水源：指人体内的真气。
④ 真一：本指保持本性，自然无为。
⑤ 二仪：指日、月。
⑥ 三才：指天、地、人。
⑦ 四象：中国古代为便于观察和研究星空，将星空分成的四个大组。即将二十八宿分成四大组，每组七宿，合成一象。四组分别同四个方向、四种颜色、四种动物相匹配。具体对应关系为：东方苍龙，青色；南方朱雀，红色；西方白虎，白色；北方玄武，黑色。
⑧ 五运：金、木、水、火、土五行的运行。
⑨ 六气：指寒、热、燥、湿、风、火六种气候。
⑩ 七宝：泛指多种宝物。
⑪ 八卦：《周易》中的八种基本图形。用阴阳两种符号，每卦由三爻经不同组合而成。以此象征天、地、雷、风、水、火、山、泽八种自然现象。
⑫ 九洲：不同时代有不同州名版本，一般为《禹贡》中冀州、兖（yǎn）州、青州、徐州、扬州、荆州、豫州、幽州、雍州。这里代指各地。
⑬ 抽铅添汞：铅喻肾，为元阳真气；汞喻心，为正阳之精。
⑭ 玉液：指肾液。
⑮ 五气朝元：指五脏之气上朝天元。
⑯ 三阳聚顶：指丹田、泥丸、绛宫之阳聚于头脑。
⑰ 三山：传说中的海上三神山。晋王嘉《拾遗记·高辛》：'三壶，则海中三山也。一曰方壶，则方丈也；二曰蓬壶，则蓬莱也；三曰瀛壶，则瀛洲也。'
⑱ 尸解：谓道徒遗其形骸而仙去。

论 大 道

吕曰："所谓大道者，何也？"

钟曰："大道无形、无名、无问、无应。其大无外，其小无内。莫可得而知也，莫可得而行也！"

吕曰："古今达士，始也学道，次以有道，次以得道，次以道成，而于尘世入蓬岛，升于洞天，升于阳天而升三清，是皆道成之士。今日师尊独言道不可得而知，不可得而行。然于道也，独得隐乎？"

钟曰："仆于道也固无隐尔。盖举世奉道之士，止有好道之名。使闻大道，而无信心，虽有信心，而无苦志。朝为而夕改，坐作而立忘。始乎尤勤，终则懈息。仆以是言大道难知、难行也。"

吕曰："大道难知、难行之理如何？"

钟曰："以傍门小法，易为见功，而俗流多得互相传授，至死不悟，遂成风俗，而败坏大道。有斋戒者、有休粮者、有采气者、有漱咽者、有离妻者、有断味者、有禅定者、有不语者、有存想者、有采阴者、有服气者、有持净者、有息心者、有绝累者、有开顶者、有缩龟者、有绝迹者、有看读者、有烧炼者、有定息者、有导引者、有吐纳者、有採①补者、有布施者、有供养者、有救济者、有入山者、有识性者、有不动者、有授持者……傍门小法，不可备陈。至如采日月之华，夺天地之气，心思意想，望结丹砂，屈体劳形，欲求超脱，多入少出，攻病可也。认为真胎息绝念忘言，养性可也。指作太一含真气，金鎗②不倒，黄河逆流，养命之下法；形如槁木，心若死灰，集神之小术。奈何古今奉道之士，苦苦留心，往往挂意。以咽津为药，如何得造化？聚气为丹，如何得停留？指肝为龙，而肺为虎，如何得交合？认坎为铅，而离为汞，如何得抽添？四时浇灌，望长黄芽。一意不散，欲求大药。

差年错月，废日乱时。不识五行根蒂，安知三才造化？寻枝摘叶，迷惑后人。致使大道日远日疏，异端并起，而成风俗，以失先师之本意者，良由道听途说，口耳之学。而指诀于无知之徒，递相训式，节序而入于泉下，令人寒心。非不欲开陈大道，盖世人业重福薄，不信天机，重财轻命，愿为下鬼。"

吕曰："小法旁门，既已知矣，其于大道，可得闻乎？"

钟曰："道本无问，问本无应。及乎真原一判，太朴③已散。道生一，一生二，二生三。一为体，二为用，三为造化。体用不出于阴阳，造化皆因于交媾。上、中、下列为三才；天、地、人共得于一道。道生二气，二气生三才，三才生五行，五行生万物。万物之中，最灵、最贵者，人也。惟人也穷万物之理，尽一己之性。穷理、尽性以至于命，全命、保生以合于道，当与天地齐其坚固，而同得长久。"

吕曰："天长地久，亘千古以无穷。人寿百岁，至七十而尚稀。何道之独在于天地而远于人乎？"

钟曰："道不远人而人自远于道矣。所以远于道者，养命不知法。所以不知法者，下功不识时。所以不识时者，不达天地之机也。"

论 天 地

吕曰："所谓天地之机，可得闻乎？"

钟曰："天地之机，乃天地运用大道，而上下往来，行持不倦，以得长久坚固，未尝轻泄于人也。"

吕曰："天地之于道也，如何谓之运用之机？如何谓之行持之机？运用如何？起首行持，如何见

---

① 採：同"采"。

② 鎗（chéng 呈）：古代一种三脚的烹煮器具。

③ 太朴：原始之气。

功？"

钟曰："大道既判而有形，因形而有数。天得乾道，以一为体，轻清而在上，所用者，阳也；地得坤道，以二为体，重浊而在下，所用者，阴也。阳升阴降，互相交合。乾坤作用，不失于道。而起首有时，见功有日。"

吕曰："天得乾道，所用者阳也。阳主升，何以交于地？地得坤道，所用者阴也。阴主降，何以交于天？天地不交，阴阳如何得合？阴阳不合，乾坤如何作用？乾坤既无作用，虽有起首之时，见功之日，大道如何可得也？"

钟曰："天道以乾为体，阳为用，积气在上；地道以坤为体，阴为用，积水在下。天以行道，以乾索于坤。一索之而为长男，长男曰震。再索之而为中男，中男曰坎。三索之而为少男，少男曰艮。是此天交于地，以乾道索坤道而生三阳。及乎地以行道，以坤索于乾。一索之而为长女，长女曰巽。再索之而为中女，中女曰离。三索之而为少女，少女曰兑。是此地交于天，以坤道索乾道而生三阴。三阳交合于三阴而万物生，三阴交合于三阳而万物成。天地交合，本以乾坤相索，而运行于道。乾坤相索而生六气，六气交合而分五行，五行交合而生成万物。方其乾道下行，三索既终，其阳复升，阳中藏阴，上还于天；坤道上行，三索既终，其阴复降，阴中藏阳，下还于地。阳中藏阴，其阴不消，乃曰真阴。真阴到天，因阳而生，所以阴自天降，阴中能无阳乎？阴中藏阳，其阳不灭，乃曰真阳。真阳到地，因阴而发，所以阳自地升，阳中能无阴乎？阳中藏阴，其阴不消，复到于地；阴中藏阳，其阳不灭，复到于天。周而复始运行不已。交合不失于道，所以长久坚固者如此。"

吕曰："天地之机，运行于道而得长久，乃天地作用之功也。惟人也，虽有聪明之性，留心于清净。欲以奉行大道，小则安乐延年，中则长生不死，大则脱质升仙。如何作用，运行大道，法动天机，而亦得长久坚固，浩劫常存？"

钟曰："大道无形，因彼之所得而为形，大道无名，因彼之所有而为名。天地得之，而曰乾道坤道。日月得之，而曰阴道阳道。人若得之，朝廷则曰君臣之道，闺门则曰夫妇之道；乡党则曰长幼之道；庠序①则曰朋友之道，室家则曰父子之道。是此见于外者，莫不有道也。至如父母交会，其父则阳先进而阴后行，以真气投真水，心火与肾水相交，炼为精华。精华既出，逢母之阴先进，以水涤荡于无用之处。逢母之阳先进，以血承受于子宫之前。精血为胞胎，胞含真气而入母子宫。积日累月，真气造化成人，如天地行道，乾坤相索，而生三阴三阳。真气为阳，真水为阴。阳藏水中，阴藏气中。气主于升，气中有真水。水主于降，水中有真气。真水乃真阴也，真气乃真阳也。真阳随水下行，如乾索于坤；上曰震，中曰坎，下曰艮。以人比之，以中为度，自上而下，震为肝，坎为肾，艮为膀胱。真阴随气上行，如坤索于乾；下曰巽，中曰离，上曰兑。以人比之，以中为度，自下而上，巽为胆，离为心，兑为肺。形象既备，数足离母。既生之后，元阳在肾，因元阳而生真气。真气朝心，因真气而生真液，真液还元。上下往复，若无亏损，自可延年。如知时候无差，抽添有度，自可长生。若以造作无倦，修持不已，阴尽阳纯，自可超凡入圣。此乃天机深造之理，古今不传之事。公若信心而无犹豫，以名利若枷杻，恩爱如寇仇，避疾病若怕死亡之难。防失身于别壳，虑透灵于异类。委有清净之志，当且壮其根源，无使走失元阳，耗散真气。气盛而魂中无阴，阳壮而魄中有气。一升一降，取法无出天地。一盛一衰，其来亦似日月。"

论 日 月

吕曰："天地之理亦粗知矣，其日月之躔度②交合，于人可得比乎？愿闻其说。"

钟曰："大道无形，生育天地。大道无名，运行日月。日月者，太阴、太阳之精，默纪天地交合

---
① 庠（xiáng 详）序：古代的地方学校。后也泛称学校或教育事业
② 躔（chán 缠）度：日月星辰运行的度数。古人把周天分为三百六十度，划为若干区域，辨别日月星辰的方位。

之度，助行生成万物之功。东西出没，以分昼夜。南北往来，以定寒暑。昼夜不息，寒暑相催，而魄中生魂，魂中生魄。进退有时，不失乾坤之数，往来有度，无差天地之期。"

吕曰："东西出没，以分昼夜，何也？"

钟曰："混沌初分，玄黄定位。天地之状，其形如卵。六合于中，其圆如球。日月出没，运行于一天之上，一地之下。上下东西，周行如轮。凡日之东出而西，未没为昼；西没而东，未出为夜。是此日之出没以分昼夜也。若月之出没，不同于日。载魄于西，受魂于东，光照于夜而魂藏于昼，积日累时，或出或没，自西而东。其始也，魄中生魂，状若弯弓，初夜而光照于西。其次也，魄中魂半，时应上弦，初夜而光照于南。其次魄中魂满，与日相望，初夜而光照于东。其次也魂中生魄，状如缺镜，初昼而魂藏于西。其次也魂中魄半，时应下弦，初昼而魂藏于南。其次也魂中魄满，与日相背，初昼而魂藏于东。是此月之出没，以分昼夜也。"

吕曰："南北往来，以定寒暑者，何也？"

钟曰："冬至之后，日出辰初五十分，日没申末五十分，过此以往，出没自南而北，以夏至为期。夏至之后，日出寅末五十分，日没戌初五十分。过此以往出没自北而南，以冬至为期。自南而北，以冬至夏，乃寒为暑也。自北而南，以夏至冬，乃暑为寒也。夏之日乃冬之夜也，冬之日乃夏之夜也。冬至之后，月出自北而南，比于夏之日也。夏至之后，月出自南而北，比于冬之日也。是此日月之往来以定寒暑者也。"

吕曰："天地之机，阴阳升降。正与人之行持无二等。若此日月之出没往来，交合躔度，于人可得比乎？"

钟曰："天地之机，在于阴阳之升降。一升一降，太极相生。相生相成，周而复始。不失于道，而得长久。修持之士，若以取法于天地，自可长生而不死。若比日月之躔度，往来交合，止于月受日魂，以阳变阴。阴尽阳纯，月华莹净。消除暗魄，如日之光辉，照耀于下土。当此时，如人之修炼，以气成神，脱质升仙，炼就纯阳之体也。"

吕曰："修真奉道之士，其于天地阴阳升降之理、日月精华交合之度，下手用功，而于二者何先？"

钟曰："始也法效天机。明阴阳升降之理，使真水、真火合而为一。炼成大药，永镇丹田，浩劫不死，而寿齐天地。如厌居尘世，用功不已，当取日月之交会，以阳炼阴，使阴不生；以气养神，使神不散。五气朝元，三花聚顶．谢绝俗流，以归三岛。"

吕曰："若此之功验，深达旨趣，所患不知时节矣。"

钟曰："天地之阴阳升降，一年一交合。日月之精华往来，一月一交合。人之气液，一昼一夜一交合矣。"

论 四 时

吕曰："天地日月之交合，年、月、日、时，可得闻乎？"

钟曰："凡时有四等。人寿百岁，一岁至三十乃少壮之时，三十至六十乃长大之时，六十至九十乃老耄①之时，九十至百岁或百二十岁乃衰败之时也。是此则曰，身中之时一等也。若以十二辰为一日，五日为一候，三候为一气，三气为一节，二节为一时，时有春、夏、秋、冬。时当春也，阴中阳半，其气变寒为温，乃春之时也。时当夏也，阳中有阳，其气变温为热，乃夏之时也。时当秋也，阳中阴半，其气变热为凉，乃秋之时也。时当冬也，阴中有阴，其气变凉为寒，乃冬之时也。是此则曰，年中之时二等也。若以律中起吕，吕中起律，凡一月三十日，三百六十辰，三千刻，一十八万分。月旦至上弦，阴中阳半。自上弦至月望，阳中阳。自月望至下弦，阳中阴半。自下弦至晦朔，阴

---

① 耄（mào 冒）：年老，八九十岁的年纪。

中阴，是此日月中之时，三等也。若以六十分为一刻，八刻二十分为一时，一时半为一卦。言其卦，定八方。论其正，分四位。自子至卯，阴中阳半，以太阴中起少阳。自卯至午，阳中有阳，纯少阳而起太阳。自午至酉，阳中阴半，以太阳中起少阴。自酉至子，阴中有阴，纯少阴而起太阴。是此则曰，日中之时四等也。迅难得而易失者，身中之时也；去速而来迟者，年中之月也，急若电光，速如石火者，日中之辰也。积日为月，积月为岁，岁月蹉跎，年光迅速。贪名求利而妄心未除，爱子怜孙而恩情又起。纵得回心向道，争奈年老气衰。如春雪秋花，止有时间之景；夕阳晓月，应无久远之光。奉道之士，难得者，身中之时矣。艳阳媚景，百卉芬芳。水榭危楼，清风快意。月夜闲谈，雪天对饮。恣纵无穷之乐，消磨有限之时。纵得回心向道，须是疾病缠身。如破舟未济，谁无求救之心，漏屋重完，忍绝再修之意？奉道之士，虚过少年中之时也。邻鸡未唱，而出户嫌迟。街鼓遍闻，而归家恨早。贪痴争肯暂休，妄想惟忧不足。满堂金玉，病来著甚抵挡？一眼儿孙，气断谁能替换？晓夜不停，世人莫悟。奉道之士，可惜者，日中时也。"

吕曰："身中之时，年中之时，月中之时，日中之时，皆是时也。尊师独于身中之时为难得，又于日中之时为可惜者，何也？"

钟曰："奉道者难得少年。少年修持，根元完固，凡事易为见功，止于千日而可大成也。奉道者又难得中年，中年修持，先补之完备，次下手进功。始也返老还童，后即入圣超凡也。奉道者少年不悟，中年不省，或因灾难而留心清静，或因疾病而志在希夷。晚年修持，先论救护，次说补益，然后自小成法积功以至中成，中成法积功止于返老还童，炼形住世，而五气不能朝元，三阳难为聚顶。脱质升仙，无缘而得成。是难得者，身中之时也。"

吕曰："身中之时固知难得矣，而日中之时可惜者，何也？"

钟曰："人之一日如日月之一月，如天地之一年。大道生育天地，天地分位，上下相去八万四千里。冬至之后，地中阳升。凡一气十五日，上进七千里，计一百八十日。阳升到天，太极生阴。夏至之后，天中阴降。凡一气十五日，下进七千里，计一百八十日。阴降到地，太极复生阳。周而复始，运行不已，而不失于道，所以长久。运行日月，日月成形，周围各得八百四十里。月旦之后，六中起九。凡一日计十二时，魄中魂进七十里，凡十五日，计一百八十时，魄中魂进八百四十里。月望之后，九中起六。凡一日计十二时，魂中魄进七十里，凡十五日，计一百八十时，魂中魄进八百四十里。周而复始，运行不已，而不失于道，所以坚固。大道长养万物，万物之中，最灵最贵者，人也。人之心肾，上下相远八寸四分，阴阳升降，与天地无二等。气中生液，液中生气，气液相生，与日月可同途。天地以乾坤相索，而阴阳升降，一年一交合，不失于道，一年之后有一年。日月以魂魄相生而精华往来，一月一交合，交合不失于道，一月之后有一月。人之交合，虽在一昼一夜，不知交合之时，又无采取之法。损时又不解补，益时又不解收。阴交时不解养阳，阳交时不解炼阴。月中不知损益，日中又无行持。过了一年无一年，过了一日无一日，当风卧湿，冒暑涉寒，不肯修持，而甘心受病，虚过时光而端坐候死。"

吕曰："奉道之人，非不知年光虚度，岁月蹉跎，而疾病缠身，死限将至。盖以修炼不知法，行持不知时，是致阴阳交合有差，时月行持无准。"

钟曰："身中用年，年中用月，月中用日，日中用时。盖以五脏之气，月上有盛衰，日上有进退，时上有交合。运行五度而气传六候。金、木、水、火、土，分列无差。东、西、南、北、中，生成有数。炼精生真气，炼气合阳神，炼神合大道。"

论 五 行

吕曰："所谓五藏之气而曰金、木、水、火、土。所谓五行之位而曰东、西、南、北、中。若此如何得相生相成，而交合有时乎？采取有时乎？愿闻其说。"

钟曰："大道既判而生天地，天地既分而列五帝。东曰青帝，而行春令，于阴中起阳，使万物生。南曰赤帝，而行夏令，于阳中生阳，使万物长。西曰白帝，而行秋令，于阳中起阴，使万物成。北曰黑帝，而行冬令，于阴中进阴，使万物死。四时各九十日，每时下十八日，黄帝主之。若于春时，助成青帝而发生；若于夏时，接序赤帝而长育；若于秋时，资益白帝而给立；若于冬时，制摄黑帝而严凛。五帝分治，各主七十二日，合而三百六十日，而为一岁，辅弼天地，以行于道。青帝生子而曰甲乙，甲乙东方木。赤帝生子而曰丙丁，丙丁南方火，黄帝生子而曰戊己，戊己中央土。白帝生子而曰庚辛，庚辛西方金。黑帝生子而曰壬癸，壬癸北方水。见于时而为象者，木为青龙，火为朱雀，土为勾陈，金为白虎，水为玄武。见于时而生物者，乙与庚合，春则有榆，青而白，不失金木之色。辛与丙合，秋则有枣，白而赤，不失金火之色。己与庚合，夏末秋初有瓜，青而黄，不失土木之色。丁与壬合，夏则有椹①，赤而黑，不失水火之色。癸与戊合冬则有橘，黑而黄，不失水土之色。以类推求，五帝相交而见于时者，生在物者，不可胜数。"

吕曰："五行在时若此，五行在人如何？"

钟曰："惟人也头圆足方，有天地之象，阴降阳升，又有天地之机。而肾为水，心为火，肝为木，肺为金，脾为土。若以五行相生，则水生木，木生火，火生土，土生金，金生水。生者为母，受生者为子。若以五行相克，则水克火，火克金，金克木，木克土，土克水。克者为夫，受克者为妻。以子母言之，肾气生肝气，肝气生心气，心气生脾气，脾气生肺气，肺气生肾气。以夫妻言之，肾气克心气，心气克肺气，肺气克肝气，肝气克脾气，脾气克肾气。肾者，心之夫，肝之母，脾之妻，肺之子。肝者，脾之夫，心之母，肺之妻，肾之子。心者，肺之夫，脾之母，肾之妻，肝之子。肺者，肝之夫，肾之母，心之妻，脾之子。脾者，肾之夫，肺之母，肝之妻，心之子。心之见于内者为脉，见于外者为色，以寄舌为门户，受肾之制伏，而驱用于肺，盖以夫妇之理如此；得肝则盛，见脾则减，盖以子母之理如此。肾之见于内者为骨，见于外者为发，以两耳为门户，受脾之制伏，而驱用于心，盖以夫妇之理如此；得肺则盛，见肝则减，盖以子母之理如此。肝之见于内者为筋，见于外者为爪，以眼目为门户，受肺之制伏，而驱用于脾，盖以夫妇之理如此；见肾则盛，见心则减，盖以子母之理如此。肺之见于内者为肤，见于外者为毛，以鼻穴为门户，受心之制伏，而驱用于肝，盖以夫妇之理如此；得脾则盛，见肾则减，盖以子母之理如此。脾之见于内者为脏，均养心、肾、肝、肺。见于外者为肉，以唇口为门户。呼吸定往来，受肝之制伏，而驱用于肾，盖以夫妇之理如此；得心则盛，见肺则减，盖以子母之理如此。此是人之五行，相生相克，而为夫妇子母传气，衰旺见于此矣。"

吕曰："心，火也，如何得火下行？肾，水也，如何得水上升？脾，土也，土在中而承火则盛，莫不下克于水乎？肺，金也，金在上而下接火则损，安得有生于水乎？相生者递相间隔，相克者亲近难移。是此五行自相损克，为之奈何？"

钟曰："五行归原，一气接引。元阳升举而生真水，真水造化而生真气，真气造化而生阳神，始以五行定位，而有一夫一妇。肾，水也，水中有金，金本生水，下手时要识水中金。水本嫌土，采药后须得土归水。龙乃肝之象，虎本肺之神。阳龙出于离宫，阴虎生于坎位。五行逆行，气传子母。自子至午，乃曰阳时生阳。五行颠倒，液行夫妇，自午至子，乃曰阴中炼阳。阳不得阴不成，到底无阴而不死。阴不得阳不生，到底阴绝而寿长。"

吕曰："五行本于阴阳一气。所谓一气者，何也？"

钟曰："一气者，昔父与母交，即以精血造化成形。肾生脾，脾生肝，肝生肺，肺生心，心生小肠，小肠生大肠，大肠生胆，胆生胃，胃生膀胱。是此阴以精血造化成形，其阳止②在起首始生之处，一点元阳而在二肾。且肾，水也，水中有火，升之为气，因气上升以朝于心。心，阳也，以阳合

---

① 椹：桑葚，桑树的果实。
② 止：通"只"。

阳，太极生阴，乃积气生液，液自心降，因液下降以还于肾。肝本心之母、肾之子，传导其肾气以至于心矣。肺本心之妻，肾之母，传导其心液以至于肾矣，气液升降如天地之阴阳。肝肺传导若日月之往复。五行，名之数也。论其交合生成，乃元阳一气为本。气中生液，液中生气。肾为气之根，心为液之源。灵根坚固，恍恍惚惚，气中自生真水。心源清洁，杳杳冥冥，液中自有真火。火中识取真龙，水中认取真虎。龙虎①相交而变为黄芽②，合就黄芽而结成大药，乃曰金丹。金丹既就，乃曰神仙。"

吕曰："金丹就而脱质升仙，以返十州，固可知矣。如何谓之黄芽？"

钟曰："真龙、真虎者是也。"

吕曰："龙虎者，何也？"

钟曰："龙非肝也，乃阳龙，阳龙出在离宫真水之中。虎非肺也，乃阴虎，阴虎出在坎位真火之中。"

论 水 火

吕曰："人之长生者，炼就金丹。欲炼金丹，先采黄芽。欲得黄芽，须得龙虎。所谓真龙出于离宫，真虎生于坎位，离坎之中而有水火。水火者，何也？"

钟曰："凡身中以水言者，四海、五湖、九江、三岛、华池、瑶池、凤池、天池、玉池、昆池、元潭、阆苑、神水、金波、琼液、玉泉、阳酥、白雪……若此名号，不可备陈。凡身中以火言者，君火、臣火、民火而已。三火以元阳为本，而生真气，真气聚而得安，真气弱而成病。若以耗散真气而走失元阳，元阳尽，纯阴成，元神离体，乃曰死矣。"

吕曰："人身之中，以一点元阳而兴举三火。三火起于群水众阴之中，易为耗散而难炎炽。若此阳弱阴盛，火少水多，令人速于衰败而不得长生，为之奈何也？"

钟曰："心为血海，肾为气海，脑为髓海，脾胃为水谷之海，是此四海者如此。五脏各有液，所主之位：东西南北中，是此五湖者如此。小肠二丈四尺而上下九曲，乃曰九江，小肠之下元潭之说如此。顶曰上岛，心曰中岛，肾曰下岛。三岛之内根源，阆苑之说如此。华池在黄庭③之下，瑶池出丹阙④之前，昆池上接玉京⑤，天池正冲内院，凤池乃心肺之间，玉池在唇齿之内。神水生于气中，金波降于天上。赤龙住处，自有琼液玉泉。凡胎换后，方见白雪⑥阳酥⑦。浇灌有时，以沃炎盛，先曰玉液，次曰金液，皆可以还丹。抽添有度，以应沐浴。先曰中田，次曰下田，皆可以炼形。玉药金花变就黄白之体，醍醐⑧甘露炼成奇异之香。若此水之功效，及夫民火上升，助肾气以生真水；肾火上升，交心液而生真气。小则降魔除病，大则炼质烧丹。用周天则火起焚身，勒阳关⑨则还元炼药。别九州之势以养阳神，烧三尸⑩之累以除阴鬼。上行则一撞三关⑪，下运则消磨七魄。炼形成气而轻举如飞，炼气成神而脱胎如蜕。若此皆火之功效也。"

吕曰："始也闻命，所患者火少水多而易衰败。次听高论，水火有如此之功验。毕竟如何造化，

---

① 龙虎：龙指元神，虎指元精。
② 黄芽：此处指真龙、真虎，即心中之气、肾中之水相互交汇的产物。
③ 黄庭：两肾之间的位置。
④ 丹阙：此处指心。
⑤ 玉京：此处不确，可能指脑。
⑥ 白雪：练功效应之一，静坐时两眼出现光明的情形。
⑦ 阳酥：与白雪同意。
⑧ 醍醐（tí hú 提胡）：古代指从牛奶中提炼出来的酥油醐，这里代指真液。
⑨ 阳关：指走泄元阳的关口。
⑩ 三尸：道家称在人体内作祟的神有三，叫"三尸"或"三尸神"。此处代指各种病因。
⑪ 三关：一般指尾闾、夹脊和玉枕三处重要的部位。

使少者可以胜多，弱者可以致强？"

钟曰："二八阴消，九三阳长，赫赤金丹，指日可成，七返九还而胎仙自化者也。真气在心，心是液之源。元阳在肾，肾是气之海。膀胱为民火，不止于民火，不能为用，而膀胱又为津液之府。若以不达天机，罔测玄理，奉道之士难为造化，不免于疾病死亡者矣。"

吕曰："所谓造化，使阳长阴消，金丹可成而胎仙自化者，何也？"

钟曰："人之心肾相去八寸四分，乃天地定位之比也。气液太极相生，乃阴阳交合之比也。一日十二时，乃一年十二月之比也。心生液，非自生也，因肺液降于心液行。液行夫妇，自上而下，以还下田，乃曰妇还夫宫。肾生气，非自生也，因膀胱气升而肾气行。气行子母，自下而上以朝中元，乃曰夫返妇室。肝气导引肾气，自下而上以至于心。心，火也，二气相交薰蒸于肺，肺液下降，自心而来皆曰心生液，以液生于心而不耗散，故曰真水也。肺液传送心液，自上而下以至于肾。肾，水也，二水相交，浸润于膀胱，膀胱气上升，自肾而起者皆曰肾生气，以气生于肾而不消磨，故曰真火也。真火出于水中，恍恍惚惚，其中有物。视之不可见，取之不可得也。真水出于火中，杳杳冥冥，其中有精。见之不能留，留之不能住也。"

吕曰："肾，水也，水中生气，名曰真火，火中何者为物？心，火也，火中生液，名曰真水，水中何者为精？火中之物，水中之精，既无形状可求，纵求之而又难得，纵得之而又何用？"

钟曰："前古上圣道成，不离于此二物，交媾而变黄芽，数足胎完以成大药，乃真龙、真虎者也。"

论龙虎

吕曰："龙本肝之象，虎乃肺之神。是此心火之中而生液，液为真水。水之中杳杳冥冥而隐真龙。龙不在肝，而出自离宫者，何也？是此肾水之中而生气，气为真火，火之中恍恍惚惚而藏真虎，虎不在肺而生于坎位者，何也？"

钟曰："龙，阳物也，升飞在天，吟而云起，得泽而济万物。在象为青龙，在方为甲乙，在物为木，在时为春，在道为仁，在卦为震，在人身中五脏之内为肝。虎，阴物也。奔走于地，啸而风生，得山而威，制百虫。在象为白虎，在方为庚辛，在物为金，在时为秋，在道为义，在卦为兑，在人身中五脏之内为肺。且肝，阳也，而在阴位之中。所以肾气传肝气，气行子母，以水生木。肾气足而肝气生，肝气既生以绝肾之余阴，而纯阳之气上升者也。且肺，阴也，而在阳位之中。所以心液传肺液，液行夫妇，以火克金。心液到而肺液生，肺液既生以绝心之余阳，而纯阴之液下降者也。以其肝属阳，以绝肾之余阴，是以知气过肝时即为纯阳。纯阳气中包藏真一之水，恍惚无形，名曰阳龙。以其肺属阴，以绝心之余阳，是知液到肺时即为纯阴。纯阴液中负载正阳之气，杳冥不见，名曰阴虎也。气升液降，本不能相交，奈何气中真一之水见液相合，液中正阳之气见气自聚。若也传行之时以法制之，使肾气不走失，气中收取真一之水；心液不耗散，液中采取正阳之气。子母相逢，互相顾恋，日得黍米之大，百日无差药力全，二百日圣胞坚，三百日胎仙完。形若弹丸，色同朱橘，名曰丹药，永镇下田。留形住世，浩劫长生，以作陆地神仙。"

吕曰："肾水生气，气中有真一之水，名曰阴虎，虎见液相合也。心火生液，液中有正阳之气，名曰阳龙，龙见气相合也。方以类聚，物以群分，理当然也。气生时，液亦降，气中真一之水莫不随液而下传于五脏乎？液生时，气亦升。液中正阳之气莫不随气而出于重楼乎？真水随液下行，虎不能交龙。真阳随气上升，龙不能交虎。龙虎不交，安得黄芽？黄芽既无，安得大药？"

钟曰："肾气既生，如太阳之出海，雾露不能蔽其光，液下如疏帘，安足以胜其气？气壮则真一之水自盛矣。心液既生，如严天之杀物，呼呵不能敌其寒。气升如翠幕，安足以胜其液？液盛则正阳之气或强或弱，未可必也。"

吕曰："气生液，生各有时，时生气也，气胜则真一之水亦盛，时生液也，液盛则正阳之气亦盛。盛衰未保，何也？"

钟曰："肾气易为耗散，难得者，真虎心液，难为积聚易失者，真龙。丹经万卷，议论不出阴阳。阴阳两事，精粹无非龙虎。奉道之士，万中识者一二，或以多闻广记，虽知龙虎之理，不识交合之时，不知采取之法。所以今古达士，皓首修持，止于小成，累代延年，不闻超脱。盖以不能交媾于龙虎，采黄芽而成丹药。"

论 丹 药

吕曰："龙虎之理既已知矣，所谓金丹大药可得闻乎？"

钟曰："所谓药者，可以疗病。凡病有三等。当风卧湿，冒暑涉寒，劳逸过度，饥饱失时，非次不安，则曰患矣，患为时病。及夫不肯修持，恣情纵意，散失元阳，耗损真气，年高憔悴，则曰老矣，老为年病。及夫气尽体空，魂消神散，长吁一声，四大无主，体卧荒郊，则曰死矣，死为身病。且以时之有病，以春夏秋冬运行于寒暑温凉。阳太过而阴不足，当以凉治之也。阴太过而阳不足，当以温治之也。老者多冷而幼者多热，肥者多涎而羸者多积。男子病生于气，妇人患本于血。补其虚而取其实，保其弱而损其余。小则针灸，甚则药饵。虽有非次不安而时之有患，委于明士良医，对病服食，悉得保愈。然而老病如何医？死病如何治？洗肠补肉，古之善医者也。面皱发白以返童颜，无人得会。换顶续肢，古之善医者也，留形住世，以得长生，无人得会。"

吕曰："非次不安因时成病，良医名药固可治矣。虚败年老之病，气尽命终之苦，如何治之，莫有药乎？"

钟曰："凡病有三等。时病以草木之药，疗之自愈。身病、年病，所治之药而有二等：一曰内丹，次曰外丹。"

吕曰："外丹者，何也。"

钟曰："昔高上元君传道于人间，指谕①天地升降之理，日月往复之宜，自尔丹经满世，世人得闻大道。广成子以教黄帝，黄帝政治之暇依法行持，久而不见功。广成子以心肾之间而有真气真水，气水之间而有真阴真阳，配合为大药，可比于金石之中而隐至宝。乃于崆峒山中以内事为法而炼大丹。八石之中惟用朱砂，砂中取汞。五金之中惟用黑铅，铅中取银。汞比阳龙，银为阴虎。以心火如砂之红，肾水如铅之黑。年火随时，不失乾坤之策；月火抽添，自分文武之宜。卓三层之炉，各高九寸，外方内圆。取八方之气，应四时之候。金鼎之象，包藏铅汞，无异于肺液。硫磺为药，合和灵砂，可比于黄婆。三年小成，服之可绝百病。六年中成，服之自可延年。九年大成，服之而升举自如。壮士展臂，可千里万里。虽不能返于蓬莱，亦于人世浩劫不死。"

吕曰："历古以来，炼丹者多矣，而见功者少，何也？"

钟曰："炼丹不成者，有三也：不辨药材真伪，不知火候抽添，将至宝之物一旦消散于烟焰之中而为灰尘，废时乱日，终无所成者，一也。药材虽美，不知火候。火候虽知，而乏药材，两不契合，终无所成者，二也。药材虽美，火候合宜，年中不差月，月中不错日，加减有数，进退有时，气足丹成，而外行不备，化玄鹤而凌空，无缘而得饵，此不成者，三也。又况药材本天地秀气结实之物，火候乃神仙修持得道之术。三皇之时，黄帝炼丹，九转方成，五帝之后，混元炼丹，三年才就。迨夫战国，凶气凝空，流尸满野，物不能受天地之秀气而世乏药材，当得法之人，而逃难老死岩谷，丹方仙法，或有竹帛可纪者，久而朽坏，人世不复有矣。若以尘世有药材，秦始皇不求于海岛。若以尘世有丹方，魏伯阳不参于《周易》。或而多闻强识，迷惑后人，万万破家并无一成，以外求之，亦为误矣。"

吕曰："外丹之理，出自广成子，以内事为法则，纵有成就，九年方毕。又况药材难求，丹方难

---

① 谕：告诉，使人知道。

得，到底止①能升腾，不见超凡入圣而返十洲者矣。敢告内药者可得闻乎。"

钟曰："外药非不可用也。奉道之人，晚年觉悟，根源不甚坚固。肾者气之根，根不深则叶不茂矣，心者，液之源，源不清则流不长矣。必也假其五金八石，积日累月，炼成三品。每品三等，乃曰九品龙虎大丹，助接其真气，炼形住世轻举如飞。若以修持内事，识交合之时，知采取之法。胎仙既就，指日而得超脱。彼人不悟，执在外丹，进火加日，服之欲得上升天界，诚可笑也。彼既不究外药之源，当以详陈内丹之理，内丹之药材出于心肾，是人皆有也。内丹之药材本在天地，天地常日得见也。火候取日月往复之数，修合效夫妇交接之宜。圣胎就而真气生，气中有气，如龙养珠；大药成而阳神出，身外有身，似蝉脱蜕②。是此药内本于龙虎交而变黄芽，黄芽就而分铅汞。"

论 铅 汞

吕曰："内药不出，龙虎也。虎出于坎宫，气中之水是也。龙出于离宫，水中之气是也。外药取砂中之汞，比于阳龙。用铅中之银，比于阴虎。而铅汞外药也，何以龙虎交而变黄芽，黄芽就而分铅汞？所谓内药之中铅汞者，何也？"

钟曰："抱天一之质而为五金之首者，黑铅也。铅以生银，铅乃银之母。感太阳之气而为众石之首者，朱砂也。砂以生汞，汞乃砂之子。难取者铅中之银，易失者砂中之汞。银汞若相合，锻炼自成至宝，此铅汞之理见于外者如此。若以内事言之，见于人者，今古议论，差别有殊，取其玄妙之说。本自父母交通之际，精血相合，包藏真气，寄质于母之纯阴之宫，藏神在阴阳未判之内。三百日胎完，五千日气足。以五行言之，人身本是精与血，先有水也。以五脏言之，精血为形象，先生肾也。肾水之中，伏藏于受胎之初父母之真气，真气隐于人之内肾，所谓铅者，此也。肾中正气，气中真一之水名曰真虎，所谓铅中银者，此也。肾气传肝气，肝气传心气，心气太极而生液，液中有正阳之气。所谓朱砂者，心液也。所谓汞者，心液之中正阳之气是也。以气中真一之水，顾恋和合于液中正阳之气，积气液为胎胞，传送在黄庭之内。进火无差，胎仙自化，乃比铅银合汞，锻炼成宝者也。"

吕曰："在五金③之中，铅中取银。于八石④之内，砂中出汞。置之鼎器，配之药饵，汞自为砂而银自为宝。然而在人之铅，如何取银？在人之砂，如何取汞？汞如何作砂？银如何作宝也？"

钟曰："铅本父母之真气，合而为一，纯粹而不离。既成形之后而藏在肾中。二肾相对，同升于气，乃曰元阳之气。气中有水，乃曰真一之水。水随气升，气住水住，气散水散。其水与气，如子母之不相离。善视者，止见于气不见于水。若以此真一之水，合于心之正阳之气，乃曰龙虎交媾而变黄芽，以黄芽而为大药。大药之材，本以真一之水为胎，内包正阳之气，如昔日父母之真气，即精血为胞胎。造化三百日，胎完气足而形备神来，与母分离。形外既合，合则形生形矣。奉道之人，肾气交心气，气中藏真一之水，负载正阳之气，以气交气，水为胞胎，状同黍米，温养无亏。始也即阴留阳，次以用阳炼阴。气变为精，精变为汞，汞变为珠，珠变为砂，砂变为金丹。金丹既就，真气自生，炼气成神而得超脱。化火龙而出昏衢⑤，骖⑥玄鹤而入蓬岛。"

吕曰："以形交形，形合生形。以气合气，气合生气，数不出三百日。分形之后，男女形状之不同，自己丹砂色泽之何似也？"

钟曰："父母之形交，父精先进而母血后行，血包于精而为女。女者，内阳而外阴，以象母，盖以血在外也。若以母血先进而父精后行，精包于血而为男。男者，内阴而外阳，以象父，盖以精在外

---

① 止：通"只"。
② 蜕：蝉或蛇等脱下来的皮。
③ 五金：指道家炼外丹时所用到的五种矿物，即朱砂、雄黄、雌黄、硫磺、白上黄（一作水银）。
④ 八石：指八种矿物：曾青、空青、石胆、砒霜、白盐、白矾、马牙硝。
⑤ 昏衢（qú 渠）：指代修炼时处于一种不能辨认自我的阶段。衢：大路，四通八达的道路。
⑥ 骖（cān 参）：古代驾三匹马叫骖，此处指乘骑。

也。所谓血者，本生于心而无正阳之气。所谓精者，本生于肾而有正阳之气。正阳之气乃汞之本也，即真一之水和合而入黄庭之中，汞用铅汤煮，铅以汞火煎。铅不得汞，不能发举真一之水。汞不得铅，不能变化纯阳之气。"

吕曰："铅在肾中而生元阳之气，气中有真一之水，视之不可见也。铅以得汞，汞在正阳之气。以正阳之气烧炼于铅，铅生气盛，而发举于真一之水，可以上升。然而汞本正阳之气，即真一之水，而为胎胞，保送黄庭之中，已是龙虎交媾，阴阳两停，亦以铅汤煮之，莫不阴太过，耗散真阳，安得成大药而气中生气也？"

钟曰："肾气投心气，气极生液。液中有正阳之气，配合真一之水，名曰龙虎交媾。日得之，黍米之大，名曰金丹大药，保送黄庭之中。且黄庭者，脾胃之下，膀胱之上，心之北而肾之南，肝之西而肺之东，上清下浊，外应四色，量容二升，路通八水。所得之药，昼夜在其中。若以采药不进火，药必耗散而不能住。若以进火不采药，阴中阳不能住，止于发举肾气而壮暖下元而已。若以采药有时而进火有数，必先于铅中作，借气进火，使大药坚固，永镇下田，名曰采补之法。而炼汞补丹田，延年而益寿，可为地仙。若以采药而以元铅抽之，于肘后飞金精。既抽铅，须添汞。不添汞，徒以还精补脑，而真气如何得生？真气不生，阳神如何得就也？既添汞须抽铅，不抽铅，徒以炼汞补丹田，如何变砂？砂既不变，而金丹如何得就？"

论 抽 添

吕曰："采药必赖气中之水，进火须借铅中之气，到底抽铅成大药。若以添汞，上可以补丹田。所谓抽添之理，何也？"

钟曰："昔者上圣传道于人间，以太古之民淳而复朴，冥然无知，不可得闻大道。天地指谕阴阳升降之宜，交换于温、凉、寒、暑之气，而节侯有期。一年数足，周而复始，不失于道。天地所以长久，不虑人之不知而闇于大理，蔽在一隅。比说于日、月精华往来之理，进退在旦望弦朔之时，而出没无差。一月数足，运行不已，不失于道，日月所以长久。奈何寒来暑往，暑往寒来，世人不悟天地升降之宜，月圆复缺，月缺复圆，世人不悟日月往来之理，恣纵无穷之欲，消磨有限之时。富贵奢华，算来只中装点浮生之梦；恩爱愁烦，到底做下来生之债。歌声未绝而苦恼早来，名利正浓而红颜已去。贪财贪货，将谓万劫长存。爱子怜孙，显望永生同聚，贪痴不息，妄想长生，而耗散元阳，走失真气。直待恶病缠身，方是歇心之日。大限临头，才为了首①之时。真仙上圣，悯其如此轮回已，而归堕落，深欲世人明悟大道，比于天地、日月之长久。始也备说天地、阴阳升降之理，次以比喻日月精华往来之理。彼以不达天机，罔测玄妙。以内药比外药，以无情说有情。无情者，金石。金石者，外药也。有情者，气液。气液者，内药也。大之天地，明之日月，外之金石，内之气液。既采须添，即添须抽。抽添之理，乃造化之本也。且冬至之后，阳升于地，地抽其阴。太阴抽而为厥阴，少阳添而为阳明。厥阴抽而为少阴，阳明添而为太阳。不然，无寒而变温，温而变热者也。夏至之后，阴降于天，天抽其阳。太阳抽而为阳明，少阴添而为厥阴。阳明抽而为少阳，厥阴添而为太阴。不然，无热而为凉，凉而变寒也。是以天地阴阳升降而变六气，其抽添之验也。若以月受日魂，日变月魄，前十五日，月抽其魄而日添其魂，精华已满，光照下土。不然，无初生而变上弦，上弦而变月望者也。若以月还阴魄，日收阳精，后十五日，日抽其魂而月添其魄，光照已谢，阴魄已足。不然，无月望而变下弦，下弦而变晦朔者也。是此日月往复而变九六，其抽添之验也。世人不达天机，罔测玄理。真仙上圣，以人心所爱者，无病长生，将金石炼大丹。以人心所好者，黄金白银，将铅汞成至宝。本意欲世人悟其大理。无情之金石，火侯无差，抽添有数，尚可延年益寿。若以己身有情之正阳之气，真一之水，知交合之时，明采取之法，积日累月，气中有气，炼气成神，以得超脱，莫不为今

---

① 了首：指人死去。

古难得之事。人间天上少得解悟，当以志心行持，而弃绝外事，效天地日月长久，诱劝迷途，留心于道，故有外药之说。今古圣贤，或而陈说，得闻于世。世人又且不悟，欺已罔人，以失先师之本意。将砂取汞，以汞点铅，即铅干汞，用汞变铜。不顾身命，狂求财物。互相推举，以好道为名，其实好利，而志在黄白之术。先圣上仙不得已而随缘设化，对物教人而有铅汞之说，比喻于内事。且铅汞自出金石，金石无情之物，尚有造化而成宝。若以有情自己所出之物，如铅汞之作用，莫不亦有造化，既有造化，莫不胜彼黄白之物也。奉道之士，当以深究之而勿执在外丹与丹竈①之术。且夫人之铅也，乃天地之始，因太始而有太质，为万物之母，因太质而有太素。其体也，为水中之金；其用也，为火中之水。五行之祖而大道之本也。既以采药为添汞，添汞须抽铅，所以抽铅非在外也。自下田入上田，名曰肘后飞金晶②，又曰起河车而走龙虎，又曰还精补脑而长生不死。铅既后抽，汞自中降，以中田还下田。始以龙虎交媾而变黄芽，是五行颠倒，此以抽铅添汞而养胎仙，是三田返复。五行不颠倒，龙虎不交媾，三田不返复，胎仙不气足。抽铅添汞，一百日药力全，二百日圣胎坚，三百日胎仙完而真气生。真气既生，炼气成神，功满忘形而胎仙自化，乃曰神仙。"

吕曰："出于金石者：外铅、外汞，抽添可以为宝。出于己身肾中所藏，父母之真气而为铅，真一、正阳所合之药，变而为汞，抽添可以生神。所谓真铅，真汞亦有抽添乎？"

钟曰："始也得汞须用铅，用铅终是错。故以抽之而入上宫，元气不传，还精入脑，日得之汞，阴尽阳纯。精变为砂，而砂变为金，乃曰真铅。真铅者自身之真气合而得之也。真铅生真气之中。气中真一之水，五气朝元而三阳聚顶。昔者金精下入丹田，升之炼形而体骨金色，此者真铅升之内府而体出白光。自下而上，自上而下，还丹炼形，皆金精往复之功也。自前而后，自后而前，焚身合气，皆真气造化之功也。若以不抽不添，止于日用，采药进火，安有如此之功验？"

吕曰："凡抽之添之，如何得上下有度，前后无差？"

钟曰："可升之时不可降，可抽之时不可添，上下往来，无差毫厘，河车之力也。"

论 河 车

吕曰："所谓河车者，何也？"

钟曰："昔有志智人，观浮云蔽日可以取荫而作盖。观落叶浮波，可以载物而作舟。观飘蓬随风往来运转而不已，退而作车。且车之为物，盖轸③有天地之象，轮毂④如日月之比。高道之士，取喻于车，且车行于地而转于陆。今以河车者，亦有说矣。盖人身之中，阳少阴多，言水之处甚众。车则取意于搬运，河乃主象于多阴，故此河车，不行于地而行于水。自上而下，或后或前，驾载于八琼之内，驱驰于四海之中。升天，则上入昆仑⑤。既济，则下奔凤阙⑥。运载元阳，直入于离宫；搬负真气，曲归于寿府。往来九州，而无暂停；巡历三田，何时休息。龙虎既交，令黄婆驾入黄庭；铅汞才分，委金男搬入金阙。玉泉千派⑦，运时止半日工夫；金液一壶，搬过只时间功迹。五行非此车搬运也，难得生成二气。非此车搬运也，岂能交会？应节顺时而下功，必假此车而搬之，方能有验。养阳炼阴而立事，必假此车而搬之，始得无差。乾坤未纯，其或阴阳而往来之，是此车之功也。宇宙未周，其或气血而交通之，是此车之功也。自外而内，运天地纯粹之气，而接引本宫之元阳。自凡而圣，运阴阳真正之气，而补炼本体之元神，其功不可以备纪。"

---

① 竈（zào 灶）：同"灶"。
② 金晶：指子时所生肺液并在肾中。
③ 轸（zhěn 枕）：古代指车箱底部四周的横木。
④ 轮毂（gǔ 古）：车轮中心装轴的部分。
⑤ 昆仑：此处指头部。
⑥ 凤阙：此处指人的尾闾部位。
⑦ 泒（pài 派）：古同"派"，水的支流。

吕曰："河车如此妙用，敢问河车之理。必竟人身之中，何物而为之？既得之，而如何运用？"

钟曰："河车者，起于北方正水之中，肾藏真气，真气之所生之正气，乃曰河车。河车作用，今古罕闻，真仙秘而不说者也。如乾再索坤而生坎，坎本水也，水乃阴之精。阳既索于阴，阳返负阴而还位，所过者艮、震、巽。以阳索阴，因阴取阴，搬运入离，承阳而生，是此河车搬阴入于阳宫，及夫坤再索于乾而生离，离本火也，火乃阳之精。阴既索于阳，阴返抱阳而还位，所过者坤、兑、乾，以阴索阳，因阳取阳，搬运入坎，承阴而生。是此河车运阳于阴宫。及夫采药于九宫之上，得之而下入黄庭。抽铅于曲江之下，搬之而上升内院。玉液、金液本还丹，搬运可以炼形，而使水上行。君火、民火本炼形，搬运可以烧丹，而使火下进。五气朝元，搬运各有时。三花聚顶，搬运各有日。神聚多魔，搬真火以焚身，则三尸绝迹，药就海枯，运霞浆而沐浴，而入水无波。若此河车之作用也。"

吕曰："河车本北方之正气，运转无穷。而负载阴阳，各有成就，所用工不一也，尊师当为细说。"

钟曰："五行循还，周而复始，默契颠倒之术，以龙虎相交而变黄芽者，小河车也。肘后飞金精，还精入泥丸，抽铅添汞而成大药者，大河车也。若以龙虎交而变黄芽，铅汞交而成大药。真气生而五气朝中，元阳神就而三神超内院。紫金丹成，常如玄鹤对飞；白玉汞就，正似火龙涌起。金光万道，罩俗骨以光辉；琪树一株，现鲜葩而灿烂。或出或入，出入自加，或去或来，往来无碍。搬神入体，且混时流，化圣离俗，以为羽客。乃曰紫河车也。是此三车之名，而分上、中、下三成。故曰三成者，言其功之验证，非比夫释教之三乘车，而曰羊车，鹿车，大牛车也。以道言之，河车之后更有三车：凡聚火而心行意使，以攻疾病，而曰使者车，凡既济自上而下，阴阳正合，水火共处。静中闻雷霆之声，而曰雷车。若以心为境，役性以情牵，感物而散于真阳之气，自内而外，不知休息，久而气弱体虚，以成衰老。或而八邪五疫，返以搬入真气，元阳难为抵当①，既老且病而死者，曰破车。"

吕曰："五行颠倒而龙虎相交，则小河车已行矣。三田返复而肘后飞金精，则大河车将行矣。然而紫河车何日得行焉？"

钟曰："修真之士，既闻大道，得遇明师，晓达天地升降之理，日月往来之数。始也匹配阴阳，次则聚散水火，然后采药进火，添汞抽铅，则小河车固当行矣。及夫肘后金精入顶，黄庭大药渐成，一撞三关，直超内院，后起前收，上补下炼，则大河车固当行矣，及夫金液、玉液还丹，而后炼形，炼形而后炼气，炼气而后炼神，炼神合道，方曰道成。以出凡类入仙品，当时乃曰紫河车也。"

论还丹

吕曰："炼形成气，炼气成神，炼神合道，未敢闻命。所谓还丹者，何也？"

钟曰："所谓丹者，非色也，红黄不可以致之。所谓丹者，非味也，甘和不可以合之。丹乃丹田也。丹田有三：上田神舍、中田气府、下田精区。精中生气，气在中丹。气中生神，神在上丹。真水真气，合而成精，精在下丹。奉道之士莫不有三丹。然而气生于肾，未朝于中元；神藏于心，未超于上院。所谓精华不能返合，虽三丹终成无用。"

吕曰："玄中有玄，一切之人莫不有命。命中无精，非我之气也，乃父母之元阳。无精则无气，非我之神也，乃父母之元神。所谓精、气、神乃三田之宝，如何可得而常在于上、中、下三宫也？"

钟曰："肾中生气，气中有真一之水。使水复还于下丹。则精养灵根，气自生矣。心中生液，液中有正阳之气。使气复还于中丹，则气养灵源，神自生矣。集灵为神，合神入道，以还上丹，而后超脱。"

吕曰："丹田有上、中、下，还者既往而有所归，曰还丹。还丹之理，奥旨渊微，敢告细说。"

---

① 当：通"挡"。

钟曰:"有小还丹、有大还丹、有七返还丹、有九转还丹、有金液还丹、有玉液还丹、有以下丹还上丹、有以上丹还中丹、有以中丹还下丹,有以阳还阴丹,有以阴还阳丹……不止于名号不同,亦以时候差别,而下手处各异也。"

吕曰:"小还丹者,何也?"

钟曰:"小还丹者,本自下元。下元者,五脏之主,三田之本。以水生木,木生火,火生土,土生金,金生水。既相生也,不差时候,当生而引未生,如子母之相爱也。以火克金,金克木,木克土,土克水,水克火。既相克也,不失分度,当克而补,未克如夫妇之相合也。气液转行,周而复始,自子至午,阴阳当生;自卯至酉,阴阳当停。凡一昼一夜,复还下丹,巡还一次,而曰小还丹也。奉道之士,于中采药,进火以成下丹,良由此矣。"

吕曰:"小还丹既已知矣。所谓大还丹者,何也?"

钟曰:"龙虎相交而变黄芽,抽铅添汞而成大药。玄武宫中而金精才起,玉京山下而真气方升。走河车于岭上。灌玉液于中衢,自下田入上田,自上田复下田,后起前来,循环已满,而曰大还丹也。奉道之士,于中起龙虎而飞金精,养胎仙而生真气,以成中丹,良由此矣。"

吕曰:"大还丹既已知矣,所谓七返还丹而九转还丹者,何也?"

钟曰:"五行生成之数,五十有五,天一地二,天三地四,天五地六、天七地八、天九地十。一、三、五、七、九,阳也,共二十五。二、四、六、八、十,阴也,共三十,自肾为始,水一、火二、木三、金四、土五,此则五行生之数也,三阳而二阴。自肾为始,水六、火七、木八、金九、土十,此则五行成之数也,三阴而二阳。人身之中共有五行生成之道:水为肾,而肾得一与六也;火为心,而心得二与七矣;木为肝,而肝得三与八矣;金为肺,而肺得四与九矣;土为脾,而脾得五与十矣。每脏各有阴阳。阴以八极而二盛,所以,气到肝,而肾之余阴绝矣。气到心,太极而生阴,以二在心而八在肝也。阳以九尽而一盛,所以,液到肺,而心之余阳绝矣。液到肾,太极而生阳,以一在肾而九在肺也。奉道之士,始也交媾龙虎,而采心之正阳之气。正阳之气乃心之七也,七返中元而入下田,养就胎仙复还于心,乃曰七返还丹者也。二八阴消,真气生而心无阴,以绝二也。大药就而肝无阴,以绝八也。既二八阴消而九三阳可长矣。肝以绝阳助于心,则三之肝气盛矣。七既还心,以绝肺液,而肺之九转而助心,则九三之阳长,九转还丹也。"

吕曰:"七返者,以其心之阳复还于心而在中丹。九转者,以其肺之阳本自心生,转而复还于心,亦在中丹。七返、九转既已知矣,所谓金液、玉液,上、中、下相交,阴与阳往复而还丹者,何也?"

钟曰"前贤往圣多以肺液入下田而曰金液还丹,心液入下田而曰玉液还丹。此论非不妙矣,然而未尽玄机。盖夫肺生肾,以金生水,金入水中,何得谓之还丹?肾克心,以水克火,水入火中,何得谓之还丹?金液乃肺液也,肺液为胎胞,含龙虎,保送在黄庭之中。大药将成,抽之肘后,飞起其肺液以入上宫,而下还中丹。自中丹而还下田,故曰金液还丹也。玉液乃肾液也,肾液随元气以上升而朝于心,积之而为金水,举之而满玉池,散而为琼花,炼而为白雪。若以纳之,自中田而入下田,有药则沐浴胎仙。若以升之,自中田而入四肢,炼形则更迁尘骨。不升不纳,周而复还,故曰玉液还丹者也。阴极阳生,阳中有真一之水,其水随阳上升,是阴还阳丹者也。阳极生阴,阴中有正阳之气,其气随阴下降,是阳还阴丹者也。补脑炼顶,以下还上,既济浇灌,以上还中,烧丹进火,以中还下,炼质焚身,以下还中。五行颠倒,三田返复,互相交换。以至炼形化气,炼气成神。自下田迁而至中田,自中田迁而至上田,自上田迁而出天门。弃下凡躯,以入圣流仙品,方为三迁功成。自下而上,不复更有还矣。"

论炼形

吕曰:"还丹既已知矣,所谓炼形之理,可得闻乎?"

钟曰："人之生也，形与神为表里。神者，形之主。形者，神之舍。形中之精以生气，气以生神。液中生气，气中生液，乃形中之子母也。水以生木，木以生火，火以生土，土以生金，金以生水。气传子母而液行夫妇，乃形中之阴阳也。水化为液，液化为血，血化为津，以阴得阳而生也。若以阴阳失宜，则涕、泪、涎、汗横出，而阴失其生矣。气化为精，精化为珠，珠化为汞，汞化为砂，以阳得阴而成也。若以阴阳失宜，则病、老、死、苦，而阳不得成矣。阴不得阳不生，阳不得阴不成。奉道之士，修阳而不修阴，炼己而不炼物。以己身受气之初，乃父母真气两停，而即精血为胎胞，寄质在母纯阴之宫。阴中生阴，因形造形。胎完气足，而堂堂六尺之躯皆属阴也，所有，一点元阳而已。必欲长生不死，以炼形住世而劫劫长存。必欲超凡入圣，以炼形化气而身外有身。"

吕曰："形象，阴也，阴则有体。以有为无，使形化气而超凡躯，以入圣品，乃炼之上法也。因形留气，以气养形，小则安乐延年，大则留形住世。既老者，返老还童。未老者，定颜长寿。以三百六十年为一岁，三万六千岁为一劫，三万六千劫为一浩劫。浩浩之劫，不知岁月之几何，而与天地长久，乃炼形验证也如此。然而炼形之理、造化之机而有如此之验，可得闻乎？"

钟曰："人之成形，三百日胎完。既生之后，五千日气足。五尺五寸为本躯，以应五行生成之数。或有大小之形而不齐者，以寸定尺，长短合宜。心之上为九天，肾之下为九地。肾到心，八寸四分。心到重楼第一环，八寸四分。重楼第一环到顶，八寸四分。自肾到顶，凡三尺五寸二分。而元气一日一夜盈满者，三百二十度。每度二尺五寸二分，计八十一丈。元气以应九九纯阳之数，心肾相去以合天地悬隔之宜。自肾到顶，共二尺五寸。又按五行五五纯阳之数，故元气随呼而出。既出也，荣卫皆通，天地之正气，应时顺节，或交或离，丈尺无穷，随吸而入。既入也，经络皆辟。一呼一吸，天、地、人三才之真气往来于十二楼前。一往一来，是曰一息。昼夜之间，人有一万三千五百息。分而言之：一万三千五百呼，所呼者，自己之元气从中而出；一万三千五百吸，所吸者，天地之正气自外而入。根源牢固，元气不损，呼吸之间，可以夺天地之正气。以气炼气，散满四大。清者荣而浊者卫，悉皆流通。纵者经而横者络，尽得舒畅。寒暑不能为害，劳苦不能为虞①，体轻骨健，气爽神清，永保无疆之寿，长为不老之人。苟或根源不固，精竭气弱，上则元气已泄，下则本宫无补，所吸天地之气浩浩而出，八十一丈，元气九九而损。不为己之所有，反为天地所取，何能夺于天地之正气？积而阴盛阳衰，气弱而病，气尽而死，复入轮回。"

吕曰："元气如何不走失，以炼形质，可夺天地之正气，而留浩劫长存者也？"

钟曰："欲战胜者，在兵强。欲民安者，在国富。所谓兵者，元气也。其兵在内，消形质之阴；其兵在外，夺天地之气。所谓国者，本身也。其身之有象者，丰足而常有余。其身之无形者，坚固而无不足。万户常开，而无一失之虞，一马误行，而有多多之得。或前或后，乃所以炼质焚身。或上或下，乃所以养阳消阴。烧乾坤自有时辰，煅气液能无日候？以玉液炼形，仗甲龙②以升飞，而白雪满于尘肌。以金液炼形，逐雷车而下降，则金光盈于卧室。"

吕曰："炼形之理，亦粗知矣。金液、玉液者，何也？"

钟曰："金液炼形。则骨朝金色而体出金光，金花片片而空中自现，乃五气朝元，三阳聚顶，欲超凡体之时，而金丹大就之日。若以玉液炼形，则肌泛阳酥而形如琪树、琼花、玉藻，更改凡体而光彩射人，乘风而飞腾自如，形将为气者也。奉道之士，虽知还丹之法，而炼形之功亦不为小矣。当玉液还丹，以沐浴胎仙而升之上行，以河车搬于四大。始于肝也，肝受之则光盈于目，而目如点漆。次于心也，心受之口生灵液，而液为白雪。次于脾也，脾受之则肌若凝脂，而瘢痕尽除。次于肺也，肺受之则鼻闻天香，而颜复少年。次于肾也，肾受之则再还本府，耳中常闻弦管之音，鬓畔永绝斑白之色。若此玉液之炼形也。及夫金液炼形，不得比此。始还丹而未还，与君火相见，而曰既济。既还丹

---

① 虞（yú余）：忧虑。
② 甲龙：指代元阳之气。

而复起，与真阴相敌，而曰炼质。土本克水，若金液在土，使黄帝回光，以合于太阴。火本克金也，若金液在火，使赤子同炉，而自生于紫气。于水中起火，在阳里消阴。变金丹于黄庭之内，炼阳神在五气之中。于肝则青气冲，于肺则白色出，于心则赤光现，于肾则黑气升，于脾则黄色起①。五气朝于中元，从君火以超内院。下元阴中之阳，其阳无阴，升而聚在神宫。中元阳中之阳，其阳无生，升而聚在神宫。黄庭大药，阴尽纯阳，升而聚在神宫。五液朝于下元，五气朝于中元，三阳朝于上元。朝元既毕，功满三千，或而鹤舞顶中，或而龙飞身内。但闻嘹亮乐声，又睹仙花乱坠，紫庭盘桓，真香馥郁。三千功满，不为尘世之人；一炷香消，已作蓬瀛之客，乃曰超凡入圣而脱质升仙也。"

论 朝 元

吕曰："炼形之理，既已知矣。所谓朝元者，可得闻乎？"

钟曰："大药将就，玉液还丹而沐浴胎仙。真气既生，以冲玉液，上升而更改尘骨，而曰玉液炼形。及夫肘后飞起金精，河车以入内院，自上而中，自中而下。金液还丹以炼金砂，而五气朝元，三阳聚顶，乃炼气成神，非止于炼形住世而已。所谓朝元，今古少知。苟或知之，圣贤不说。盖以是真仙大成之法，默藏天地不测之机，诚为三清隐秘之事，忘言忘象之玄旨，无问无应之妙理。恐子之志不笃而学不专，心不宁而问不切。轻言易语，反我以漏泄圣机之愆，彼此各为无益。"

吕曰："始也，悟真仙而识大道，次以知时候而达天机。辨水火真原，知龙虎不生肝肺。察抽添大理，审铅汞非是坎离。五行颠倒之术，已蒙指教，三田反复之机，及谢敷陈，熟晓还丹炼形之理，深知长生不死之术。然而脱凡入圣之原，脱质升仙之道，本于炼气而朝元。所谓朝元，敢告略为指诀。"

钟曰："道本无形，及乎大原示朴，上清下浊，合而为一。太朴既分，混沌初判，而为天地。天地之内，东西南北而列五方。每方各有一帝，每帝各有二子：一为阳而一为阴。乃曰二气相生相成而分五行，五行相生相成而定六气，乃曰三阴三阳。以此推之，如人之受胎之初，精气为一，及精气既分，而先生二肾。一肾在左，左为玄，玄以升气而上传于肝。一肾在右，右为牝，牝以纳液而下传膀胱。玄牝本乎无中来，以无为有，乃父母之真气。纳于纯阴之地，故曰谷神不死，是谓玄牝。玄牝之门，可比天地之根。玄牝，二肾也，自肾而生，五脏六腑全焉。其中肝为木，曰甲乙，可比于东方青帝。心为火，曰丙丁，可比于南方赤帝。肺为金，曰庚辛，可比于西方白帝。脾为土，曰戊己，可比于中央黄帝。肾为水，曰壬癸，可比于北方黑帝。人之初生，故无形象，止于一阴一阳。及其胎完，而有肠胃，乃分六气，三男三女而已。一气运五行，五行运六气。先识者阴与阳，阳有阴中阳，阴有阳中阴。次识者金、木、水、火、土，而有水中火，火中水，水中金，金中木，木中火，火中土。在人者互相交合，所以二气分而为六气，大道散而为五行。如冬至之后，一阳生五方之地，而阳皆生也。一帝当其行令，而四帝助之。若以春令既行，黑帝不收其令，则寒不能变温。赤帝不备其令，则温不能变热。及夫夏至之后，一阴生五方之天，而阴皆降也。一帝当其行令，而四帝助之。若以秋令既行，赤帝不收其令，则热不能变凉。黑帝不备其令，则凉不能变寒。冬至阳生于地，以朝气于天也。夏至阴生于天，以朝气于地也。奉道之士，当深究此理。而日月之间，一阳始生，而五脏之气朝于中元，一阴始生，而五脏之液，朝于下元。阴中之阳，阳中之阳，阴阳之中之阳，三阳上朝内院，心神以返天宫。是皆朝元者也。"

吕曰："阳生之时，而五气朝于中元。阴生之时，而五液朝于下元。使阳中之阳，阴中之阳，阴阳之中之阳以朝上元。若此修持，常常之士亦有知者，如何得超脱以出尘俗？"

钟曰："若以元阳之气，以一阳始生之时，上朝中元，是人皆如此。若以积气生液，以一阴始生之时，下朝下元，是人皆如此。若此行持，故不能超脱，然而欲超凡入圣，脱质升仙，当先龙虎交媾

---

① 起：原无，据原意补。

而成大药。大药既成而生真气。真气既生，于年中用月，月上定兴衰。月中用日，日上数直事①。日中用时，时上定息数。以阳养阳，阳中不得留阴。以阳炼阴，阴中不得散阳。凡以春则肝旺而脾弱，夏则心旺而肺弱，秋则肺旺而肝弱，冬则肾旺而心弱。人以肾为根本，每时一季脾旺而肾弱，独肾于四时有损。人之多疾病者，此也。凡以甲乙在肝直事，防脾气不行。丙丁在心直事，防肺气不行。戊已在脾直事，防肾气不行。庚辛在肺直事，防肝气不行。壬癸在肾直事，防心气不行。一气盛而一气弱，一脏旺而一脏衰。人之多疾病者，此也。凡以心气萌于亥而生于寅，旺于巳而弱于申。肝气萌于申而生于亥，旺于寅而弱于巳。肺气萌于寅而生于巳，旺于申弱于亥。肾气萌于巳而生于申，旺于亥而弱于寅。脾气春随肝，而夏则随心，秋随肺，而冬则随肾。人之不知日用，莫晓生旺强弱之时，所以多疾病者，此也。若此日、月、时，三阳既聚，当炼阳而使阴不生，若此月、日、时，三阴既聚，当养阳而使阳不散。又况真气既生，以纯阳之气，炼五脏之气不息，而出本色，一举而到天池。始以肾之无阴而九江无浪，次以肝之无阴而八关永闭，次以肺之无阴而金火同炉，次以脾之无阴而玉户不开，次以真气上升，四气聚而为一。纵有金液下降，杯水不能胜舆②之火。水火相包而合之为一，以入神宫，定息内观，一意不散，神识俱妙。静中常闻乐声，如梦非梦，若在虚无之境。风光景物不比尘俗，繁华美丽胜及人世。楼台宫阙，碧瓦凝烟。珠翠绮罗，馨香成阵。当此之时，乃曰超内院，而阳神方得聚会，而还上丹，炼神成仙以合大道。一撞天门，金光影里以现法身，闹花深处而坐凡体。乘空如履平川，万里若同展臂，若也复回，再入本躯，神与形合，天地齐其长久，若也厌居尘世，寄下凡胎而返十洲，于紫府太微真君处，契勘乡原，对会名姓，较量功行之高下，得居于三岛而遨游，永在于风尘之外，名曰超尘脱凡。"

吕曰："炼形止于住世，炼气方可升仙。世人不达玄机，无药而先行胎息。强留在腹，或积冷气而成病，或发虚阳而作疾。修行本望长生，似此执迷，尚不免于疾病。殊不知胎仙就而真气生，真气生而自然胎息。胎息以炼气，炼气以成神。然而炼气，必审年中之月，月中之日，日中之时。端居静室，忘机绝迹，当此之时，心境未除者，悉以除之，或而妄想不已，智识有漏，志在升仙而心神不定，为之奈何？"

钟曰："交合各有时，行持各有法。依时行法，即法求道，指日成功，易如反掌。古今达士，闭目冥心以入希夷之域，良以内观而神识自在矣。"

论 内 观

吕曰："所谓内观之理，可得闻乎？"

钟曰："内观、坐忘、存想之法，先贤后圣有取，而有不取者。虑其心猿意马，无所停留。恐因物而丧志，而无中立象。使耳不闻而目不见，心不狂而意不乱。存想事物，而内观坐忘，不可无矣。奈何少学无知之徒，不知交合之时，又不晓行持之法，必望存想而决要成功。意内成丹，想中取药。鼻搐口咽，望有形之日月，无为之天地，留止腹中，可谓儿戏。所以达士奇人，而于坐忘存想，一旦毁之，乃曰梦里得财，安能济用？画地为饼，岂可充饥？空中又空，如镜花水月，终难成事。然而有可取者。盖以易动者片心，难伏者一意。好日良时，可采可取也。虽知清净之地，奈何心为事役，志以情移。时比电光，寸阴可惜，毫末有差，而天地悬隔，积年累月而不见功，其失在心乱而意狂者也。善视者，志在丹青之美，而不见泰华③。善听者，志在丝竹之音，而不闻雷霆。耳目之用小矣，尚以如此，况一心之纵横六合，而无不该得时用法之际，能不以存想内观而致之乎？"

吕曰："所谓存想、内观，大略如何？"

---

① 直：当值，轮值，轮班。
② 舆（yú鱼）薪：满车子的柴。
③ 泰华：泰山与华山的并称。

钟曰："如阳升也，多想为男、为龙、为火、为天、为云、为鹤、为日、为马、为烟、为霞、为车、为驾、为花、为气。若此之类，皆内观存想，如是以应阳升之象也。如阴降也，多想为女、为虎、为水、为地、为雨、为龟、为月、为牛、为泉、为泥、为船、为叶。若此之类，皆内观存想，如是以应阴降之象也。青龙、白虎、朱雀、玄武，既有此名，须有此象。五岳、九州、四海、三岛、金男、玉女、河车、重楼，呼名比类，不可具述，皆以无中立象，以定神识。未得鱼则筌①不可失矣，未获兔则蹄②不可无矣。后车将动，必履前车之迹。大器已成，必为后器之模。则内观之法行持不可阙矣，亦不可执之于悠久，绝之于斯须，皆不可也。若以绝念无想，是为真念，真念是为真空。真空一境，乃朝真迁化而出昏衢，超脱之渐也。开基创始，指日进功，则存想可用。况当为道日损，以入希夷之域，法自减省，全在内观者矣。"

吕曰："若以龙虎交媾而匹配阴阳，其想也何似？"

钟曰："初以交合配阴阳而定坎离。其想也，九皇真人引一朱衣小儿上升，九皇真母引一皂衣小女下降，相见于黄屋之前。有一黄衣老妪接引，如人间夫妇之礼，尽时欢悦。女子下降，儿子上升，如人间分离之事。既毕，黄妪抱一物，形若朱橘，下抛入黄屋，以金器盛留。然此儿者，是乾索于坤，其阳复还本位，以阳负阴而会本乡。是此女者，是坤索于乾，其阴复还本位，以阴抱阳而会本乡。是曰坎离相交，而匹配阴阳者也。若以炎炎火中，见一黑虎而上升，滔滔浪里见一赤龙而下降，二兽相逢，交战在楼阁之前，朱门大启，浡浡烟焰之中，有王者指顾于大火焚天，而上有万丈波涛，火起复落，烟焰满于天地。龙虎一盘一邅③，而入一金器之中，下入黄屋之间，似置在笼柜之中。若此龙虎交媾而变黄芽之想也。"

吕曰："匹配阴阳而龙虎交媾，内观、存想既已知之矣，所谓进火烧炼丹药者，所想如何？"

钟曰："其想也，一器如鼎如釜，或黄或黑，形如车轮，左青龙而右白虎，前朱雀而后玄武。傍有二臣，衣紫袍，躬身执圭而立。次有仆吏之类，执薪燃火于器。次有一朱衣王者，乘赤马，驾火云，自空而来，举鞭指呼，唯恐火小焰发。炎炎亘空，撞天欲出。天关不开，烟焰复下，周围四匝。人物、器釜、王者、大臣，尽在红焰之中，互相指呼，争要进火，器中之水，无气而似凝结。水中之珠，无暗而似光彩。若此进火烧丹药之想也。"

吕曰："内观存想，止于采药进火而有邪？逐法逐事而有邪？"

钟曰："云雷下降，烟焰上起。或而天雨奇花，祥风瑞气起于殿庭之下，或而仙娥玉女，乘彩凤祥鸾自青霄而来金盘中，捧玉露霞浆，而下献于王者，若此乃金液还丹，而既济之想也。若以龙虎曳车于火中，上冲三关，三关各有兵吏，不计几何。器仗戈甲，恐惧于人。先以龙虎撞之不开，次以大火烧之方启，以至昆仑不住，及到天池方止。或而三鹤冲三天，或而双蝶入三宫，或而五彩云中，捧朱衣小儿而过天门。或而金车玉辂④，载王者而超三界。若此肘后飞金精，而大河车之想也。及夫朱衣使者乘车循行，自冀州入兖州，自兖州入青州，自青州入徐州，自徐州入扬州，自扬州入荆州，自荆州入梁州，自梁州入雍州，自雍州复还冀州。东、西、南、北，毕于豫州，停留而后循行。所得之物金玉，所干之事凝滞。一吏传命，而九州通和。周而复始，运行不已。或而游五岳，自恒山为始。或而泛五湖，自北沼为始。或而天符敕⑤五帝，或而王命诏⑥五候，若此还丹之想也。及夫珠玉散掷于地，或而雨露济泽于物，或而海潮而满百川，或而阳生而发万汇，或而火发以遍天地，或而烟雾而

---

① 筌（quán 全）：捕鱼的竹器
② 蹄：兔网，捕兔的工具。
③ 邅（rào 绕）：同"绕"。
④ 玉辂（lù 路）：古代帝王所乘之车，以玉为饰。辂：古代车辕上用来挽车的横木。
⑤ 敕（chì 赤）：帝王的诏书、命令。
⑥ 诏（zhào 赵）：帝王所发的文书命令，这里指用文书命令。

充宇宙，若此炼形之想也。及夫或如鹤之辞巢，或如龙之出穴，或而五帝朝天，或而五色云起，或而跨丹凤而冲碧落，或如梦寐中而上天衢，或而天花乱坠，仙乐嘈杂，而金光缭绕以入宫殿，繁华之处，若此皆朝元之想也。朝元之后，不复存想，方号内观。"

吕曰："内观玄理，不比前法，可得闻乎？"

钟曰："古今修道之士，不达天机，始也不解，依法行持，欲以速求超脱，多入少出而为胎息，冥心闭目以行内观。止于定中以出阴神，乃作清灵之鬼，非为纯阳之仙。真仙上圣，所以采药进火，抽铅添汞，还丹炼形，朝元合气。苦语详言而深说，惟恐世人不悟，而于内观未甚留意。殊不知内观之法，乃阴阳变换之法，仙凡改易之时，奉道之士，勿得轻示，而小用之矣。且以前项之事，交会有时日，行持有法则，凡所谨节信心，依时行法，不差毫末而指日见功。若此内观，一无时日，二无法则。所居深静之室，昼夜端拱，识认阳神，赶逐阴鬼。达磨面壁九年，方超内院；世尊冥心六载，始出凡笼。故于内观，诚为难事。始也自上而下，紫河车搬入天宫。天宫富贵，孰不钦羡？或往或来，繁华奢侈，人所不得见者，悉皆有之。奉道之士，平日清静而守于潇洒，寂寞既已久矣，功到数足，辄受快乐。楼台珠翠，女乐笙簧，珍馐异馔，异草奇花，景物风光，触目如画。彼人不悟，将谓实到天宫。不知自身内院，认作真境。因循而不出入，乃曰困在昏衢，而留形住世，不得脱质以为神仙。未到天宫，方在内观。阴鬼外魔，因意生像，因像生境，以为魔军。奉道之人，因而狂荡，而入于邪中。或而失身于外道，终不能成仙。盖以三尸七魄，唯愿人死而自身快乐；九虫六贼，苦以人安则存留无处。"

论魔难

吕曰："内观以聚阳神，炼神以超内院，上踊以出天门，直超而入圣品。既出既入，而来往无差。或来或往，而远近不错。欲住世，则神与形合。欲升仙，则远游蓬岛。若此功满三千，而自内观以得超脱。不知阴鬼邪魔如何制使，奉道之人不得升神仙者也。"

钟曰："奉道之士，始有信心，以恩、爱、利、名一切尘劳之事，不可变其大志。次发苦志，以勤劳、寂寞一切清虚之境不可改其初心苦志。必欲了于大成，止于中成而已。必欲了于中成，止于小成而已。又况不识大道，难晓天机。所习小法，而多好异端。岁月蹉跎，不见其功。晚年衰老，复入轮回。致使后来好道之士，以长生为妄说，超脱为虚言。往往闻道而不信，心纵信之而无苦志。对境生心，以物丧志，终不能出于十魔、九难之中矣。"

吕曰："所谓九难者，何也？"

钟曰："大药未成，而难当寒暑，于一年之内，四季要衣。真气未生，而尚有饥渴，于一日之间，三餐要食。奉道之士，所患者衣食逼迫，一难也。及夫宿缘业重，流于今世填还。忙里偷闲，犹为尊长，约束于尊亲，日不忍逃离，一向清闲而难为得暇。奉道之士，所患者，尊长邀拦，此二难也。及夫爱者妻儿，惜者父母，恩枷情杻，每日增添，火院愁车，无时休歇。纵有清静之心，难敌愁烦之境。奉道之士，所患者恩爱牵缠，三难也。及夫富兼万户，贵极三公。妄心不肯暂休，贪者惟忧不足。奉道之士，所患者名利紫绊，四难也。及夫少年不肯修持，一以气弱成病，顽心绝无省悟，一以阴报成灾，现世一身受苦，而与后人为诫。奉道之士，所患者灾祸横生，五难也。及夫人以生死事大，急于求师之人，不择真伪。或师于辩辞利口，或师于道貌古颜。始也自谓得遇神仙，终久方知好利之辈。奉道之士，所患者盲师约束，六难也。及夫盲师狂友妄指傍门，寻枝摘叶而终无契合，小法异端而互相指诀。殊不知日月不出，出则大明，使有目者皆见，雷霆不震，震则大惊，使有耳者皆闻。彼以爝①火之光，并蛙之语，荧荧唧唧，而岂有合同？奉道之士，所患者议论差别，七难也。及夫朝为而夕改，坐作而立忘，悦于须臾而厌为持久，始于忧勤而终于懈怠。奉道之士，所患者志意懈

---

① 爝（jué 觉）：火把，小火。

怠,八难也。及夫身中失年,年中失月,月中失日,日中失时。少将名利不忘于心,老而儿孙常在于意。年光有限,勿谓今年已过以待明年。人事无涯,勿谓今日已过以待明日。今日尚不保明日,老年争却得少年?奉道之士,所患者岁月蹉跎,九难也。免此九难,方可奉道。九难之中,或有一二不可行持,但以徒劳而不能成功者也。"

吕曰:"九难既已知矣,所谓十魔者可得闻乎?"

钟曰:"所谓十魔者,凡有三等。一曰身外见在,二曰梦寐,三曰内观。如满目花芳,满耳笙簧。舌于甘味,鼻好异香,情思舒荡,意气洋洋。如见,不得认,是六贼魔也。如琼楼宝阁,画栋雕梁,珠帘绣幕,蕙帐兰房,珊瑚遍地,金玉满堂。如见,不得认,是富魔也。如金鞍宝马,重盖昂昂,侯封万户,使节旌幢,满门青紫,靴笏①盈床。如见,不得认,是贵魔也。如轻烟荡漾,暖日舒长,暴风大雨,雷震电光,笙簧嘹亮,哭泣悲伤。如见,不得认,是六情魔也。如亲戚患难,眷属灾伤,儿女疾病,父母丧亡,兄弟离散,妻妾分张。如见,不得认,是恩爱魔也。如失身火镬②,堕落高冈,恶虫为害,毒药所伤,路逢凶党,犯法身亡。如见,不得认,是患难魔也。如十地③当阳④,三清⑤玉皇,四神⑥七曜⑦,五岳⑧八王,威仪节制,往复翱翔。如见,不得认,是圣贤魔也。如云屯士马,兵刃如霜,戈矛斗举,弓箭齐张,争来杀害,骁捷难当。如见,不得认,是刀兵魔也。如仙娥玉女,罗列成行,笙簧嘹亮,齐举霓裳,双双红袖,争献金觞⑨。如见,不得认,是女乐魔也。如几多姝丽,艳质浓妆,兰台夜饮,玉体轻裳,殢⑩人骄态,争要成双。如见,不得认,是女色魔也。是此十魔,难有不认者是也。既认则著,既著则执,所以不成道者,良以此也。若以奉道之人,身外见在而不认不执,则心不退而志不移。梦寐之间不认不著,则神不迷而魂不散。内观之时,若见如是,当审其虚实,辨其真伪,不可随波逐浪,认贼为子。急起三昧真火以焚身,一挥群魔自散。用紫河车搬运自己之阳神,超内院而返天宫,然后以求超脱。今古好道之流,有清静之心,对境改志,往往难逃于十魔九难。空有好道之虚名,终不见得道之实迹。或而出离尘劳,幽居绝迹而志在玄门⑪。于九难不能尽除,在十魔或著一二。非不得道也,而于道中或得中成,或得小成。而于仙中,或为人仙,或为地仙。若以尽除魔难,序证验而节节升迁,以内观合就阳神,指日而归三岛。"

论 证 验

吕曰:"嫌者病,而好道之人求无病而长安。怕者死,而好道之人欲不死而长生。举世人在世中,而好道之人欲升仙游物外。举世人在地上,而好道之人欲超凡而入洞天。所以甘于劳苦而守于贫贱,游心在清淡潇洒之中,潜迹于旷野荒僻之地。一向行持,不知功之深浅,法之交换,难测改易之

---

① 笏(hù 互):古代大臣上朝拿着的手板,用玉、象牙或竹片制成,上面可以记事。
② 镬(huò 获):古代的大锅。
③ 十地:梵语的意译,或译为"十住"。佛家谓菩萨修行所经历的十个境界。大乘菩萨十地为:欢喜地,离垢地,发光地,焰慧地,极难胜地,现前地,远行地,不动地,善慧地,法云地。另有三乘共十地,四乘十地,真言十地等,名目各有不同。此处十地代指各种菩萨。
④ 当阳:指佛。
⑤ 三清:三清,为道教用语。指神仙所居的玉清、上清、太清三个最高仙境。也指居于三清仙境的三位尊神,即玉清元始天尊、上清灵宝天尊、太清道德天尊。
⑥ 四神:指南海祝融、北海玄冥、东海勾芒、西海蓐收四神。
⑦ 七曜:古人对日、月和五大行星(金、木、水、火、土)的总称。这里代指天上的神祇。
⑧ 五岳:中国历史上的五大名山。通常指东岳泰山,西岳华山,南岳衡山,北岳恒山,中岳嵩山。这里代指山中的神仙人物。
⑨ 觞(shāng 伤):古代酒器。
⑩ 殢(tì 替):纠缠。
⑪ 玄门:指道教。

早晚。所谓下功之后,而证验次序如何?"

钟曰:"苦志行持,终不见功者,非道负人。盖奉道之人,不从明师,而所受非法。依法行持,终不见功者,非道负人。盖奉道之人不知时候,而以不成,若已遇明师而得法,行大法以依时,何患验证而不有也。"

吕曰:"所谓法者,有数乎?所谓时者,有数乎?"

钟曰:"法有十二科:匹配阴阳第一、聚散水火第二、交媾龙虎第三、烧炼丹药第四、肘后飞金精第五、玉液还丹第六、玉液炼形第七、金液还丹第八、金液炼形第九、朝元炼气第十、内观交换第十一、超脱分形第十二。其时,则年中法天地阴阳升降之宜,月中法日月往来之数。日中有四正[①]、八卦、十干[②]、十二支[③]、一百刻[④]、六十分[⑤]。依法区分,自一日之后,证验次序,以至脱质升仙,无差毫末。始也淫邪尽罢,而外行兼修,凡采药,之次而金精充满,心境自除,以煞阴鬼。次心经上涌,口有甘液。次阴阳击搏,时时腹中闻风雷之声。次魂魄不定,梦寐多有恐怖之境。次六腑四肢或生微疾小病,不疗自愈。次丹田夜则自暖,形容昼则清秀。次居暗室而目有神光自现。次梦中雄勇,物不能害,而人不能欺,或若抱得婴儿归。次金关玉锁封固,以绝梦泄遗漏。次鸣雷一声,关节通连而惊汗四溢。次玉液烹漱以成凝酥。次灵液成膏,渐畏腥膻,以充口腹。次尘骨将轻而变神室,步趋奔马,行止如飞。次对境无心,而绝嗜欲。次真气入物,可以疗人疾病。次内观明朗而不暗昧。次双目瞳仁如点漆,皱脸重舒而绀[⑥]发再生,已少者永驻童颜。次真气渐足而似常饱,所食不多而饮酒无量,终不见醉。次身体光泽神气秀媚,圣丹生味,灵液透香,真香异味,常在口鼻之间,人或知而闻之。次以目视百步而见秋毫。次身体之间,旧痕残靥[⑦],自然消除,涕泪涎汗亦不见有。次胎完气足以绝饮食。次内志清高,以合太虚,凡情凡爱,心境自绝。下尽九虫,上死三尸。次魂魄不游,以绝梦寐。神彩清爽,更无昼夜。次阳精成体,神府坚固,四体不畏寒暑。次生死不能相干,而坐忘内观以游华胥。神仙之国,女乐楼台,繁华美丽,殆非人世所有也。次功满行足,阴功报应,密授三清真箓。阴阳变化,可能预知,人事举止,先见灾福。次触目尘冗,以厌往还,洁身静处,胎仙可见,身外有身,是为神圣。次真气纯阳,呼呵可干外汞。次胎仙常欲腾飞,祥光生于卧室。次静中时闻乐声。次常人对面,虽彼富贵之徒,亦闻腥秽,盖凡骨俗体也。次神彩自可变移,容仪成,而仙姿可比玉树,异骨透出金色。次行止去处,常有神祇自来朝现,驱用指呼,一如己意。次静中外观,紫霞满目,顶外下视,金光罩体。次身中忽化火龙飞,或而玄鹤起,便是神灵以脱凡骨而超出俗流,乃曰超脱。次超脱之后,彩云缭绕,瑞气纷纭,天雨奇花,玄鹤对飞。异香散而玉女下降,授天书紫诏既毕,而仙冠、仙衣之属具备。节制威仪,前后左右不可胜纪。相迎相引,以返蓬莱,而于紫府朝见太微真君。契勘乡原名姓,校量功行等殊,而于三岛安居,乃曰真人仙子。"

吕曰:"今日特蒙尊师开说希夷大理、天地玄机,不止于耳目清明而精神秀媚,残躯有托,终不与粪壤同类。然而知之者未必能行,行之者未必能得。念以生死事大而时光迅速,虽知妙理,未得行持,终不成功,与不知无异,敢告指教以交会之时,行持之法,如何下手,如何用功?"

钟曰:"仆有《灵宝毕法》凡十卷一十二科。中有六仪:一曰金诰、二曰玉书、三曰真原、四曰比喻、五曰真诀、六曰道要。包罗大道,引喻三清。指天地阴阳之升降为范模,将日月精华之往来为

---

① 四正:四个正卦。即《周易》八卦中的坎、离、震、兑。或用以分主四时:坎主冬,离主夏,震主春,兑主秋;或用以分主四方:坎主北,离主南,震主东,兑主西。
② 十干:即十天干,甲、乙、丙、丁、戊、己、庚、辛、壬、癸。
③ 十二支:即十二地支,子、丑、寅、卯、辰、巳、午、未、申、酉、戌、亥。
④ 刻:中国古代制定百刻计时法。约西周之前,古人就把一昼夜均分为一百刻(一刻等于14.4分)。
⑤ 六十分:古时的一刻为六十分。
⑥ 绀(gàn干):红青,微带红的黑色。
⑦ 靥(yè业):这里指身体上的瘢痕之类。

法则，实五仙之指趣，乃三成之规式，当择日而授于足下"。

(谢青云　校注)

真气还元铭

唐·强名子注解

【按语】

《真气还元铭》一卷，题唐强名子注解，为道书。作者在序中说"余幼亲坟典，长慕烟霞。比跳龙门，欲攀蟾桂，著锦衣于世上，骑跃马于人间。置立机关，开张造化，荣沾父子，福及子孙。体仁义为当代之楷模，用礼智作将来之规矩。梦未同于傅说，钓不遇于姜牙。而遂灰心志，求仙道…"说明了作者的大致经历，早年为官，后因不得志，遂辞官求道。后在泰山顶遇异人，传其"屈伸吐纳炼形之术"，并说是"学仙之门"。作者受后便勤加练习，自觉有验。后尊师嘱，两纪（二十四年）后将全文整理成书并加注而传世。

《真气还元铭》主要讲述吐纳祛病之法以及如何"胎息"，但此处之"胎息"实为一种咽气之法，不同于丹田之无为"胎息"。文中提到的"反一守和"、"神极乃明"、"无思"等对气功锻炼有很大指导意义。

此次校勘略去原书序言和注文部分，以1988年3月文物出版社、上海书店、天津古籍出版社三家联合出版的明代正统《道藏》影印本为底本，参考其它相关资料校对整理。

【原文校释】

一气未分，三才①同源，清浊既异，元精②各存。天法象我，我法象天，我命在我，不在于天。昧用者夭③，善用者延，气和体寂，守一神闲。灵芝④在身，不在名山，反一守和，理合重玄⑤。精极乃明，神极乃灵，气极乃清。清气为神，浊气为形，因气而衰，因气而荣，因气而灭，因气而生。喜怒乱气，情性交争，拥隔成病，神形岂宁？炼阳消阴，其气自行，其神自灵。以正遣邪，其患自平。乾坤澄静，子后午前，闭目平坐，握固⑥瞑然。纳息庐中⑦，吐息天关⑧，入息微微，出息绵绵。以意引气，腑脏回旋。然后呵之，荣卫通宣。但有不和，遣之踵前，呵五六度，无疾不蠲⑨。凡欲胎息，导引为先。经脉不拥，关节不凡。或如射雕，侧身弯环；或举腰背，如蟾半圆。交指脑后，左旋右旋，劲手足气，出于指端，摆掣四肢，捉搦⑩三关。熟摩尺宅⑪，气海亦然，叩齿集神，合眸固关。冥心放骸，任气往还，觉气调匀，拥塞喉关。拥塞则咽，三咽相连，转舌漱入，咽下丹田。以意引

---

① 三才：指天、地、人。
② 元精：元，指元气；元精，指元气之精。
③ 昧用者夭：指昧用元气者易致夭寿。
④ 灵芝：原指长寿的仙草，此处指长寿的秘诀。
⑤ 重玄：玄之又玄。
⑥ 握固：屈指成拳，四指握住拇指的一种握法。
⑦ 庐中：此处指鼻腔。
⑧ 天关：此处指口。
⑨ 蠲（juān 娟）：除去，免除。
⑩ 捉搦（nuò 诺）：捉拿，握持。
⑪ 尺宅：面上。

气，令声汩然，一咽三咽，再咽如前，三十六咽，胎息成焉。大道无为，而无不为。若能无为，是名"无思"，若能无思，万物自归。法象无二①，不假施为。不寒不热，不渴不饥，妙中之妙，微中之微。恬然无欲，以道自怡，怀道君子，铭之佩之。

（谢青云　校注）

乾元子三始论

乾元子

【按语】

《乾元子三始论》，创作年代不详，疑为唐时作品。题作者乾元子之名，当来自于《易经·象传》"大哉乾元，万物资始"。

《乾元子三始论》的思想来自于《易纬·乾凿度》。《乾凿度》提出了比较系统的宇宙生成论，其图式为：太易→太初→太始→太素→浑沦→天地→万物。该书认为，由"寂然无物"的"太易"到"太始"，是一个从无形到有形的过程；"太易"是"未见气"的一种虚无寂静的状态，郑玄注《乾凿度》说："以其寂然无物，故名之为太易。""太初"是"气之始"，到了"太始"阶段才有形可见。"形变而有质"，这是"太素"气、形、质三者浑然一体，而未分离，这就是"浑沦"。"浑沦"是未分离的统一状态，又称为"一"，也就是"太极"。由"太极"一分为二，"清轻者上为天，浊重者下为地"，再由天地产生人和万物。《乾元子三始论》发挥了这种思想，其中的阴阳变化终始思想是气功锻炼的理论基础。

此次校勘收录全文，以1988年3月文物出版社、上海书店、天津古籍出版社三家联合出版的明代正统《道藏》影印本为底本，并参考其它资料校注整理。

【原文校释】

太　易

天地者，起于太易。太易者，不可见也，从地而生，故曰阳在下也。

质形未辨，玄黄杂居，故曰"龙德而隐"者也。

谓气从下而生，故动于地之下，则应天之上，乃从无而生其有。且天地之精，受乎天者，发作动用而归于乾，天气上腾，为云、为气；受乎地者，发作动用而归于坤，地气下降，为雾、为露。

守之者，则大业盛矣！昌矣！

太　初

太初者，气之始也，从坎而生。

故易变而为一，一者，阳之始也、天地之元气也。

历九州岛而终于乾，乾者，健也。始于坎，（而成一微，故曰初九爻生）润物济众，气用无穷，终而复始，故谓之长生也哉！

太　始

太始者，形之始也，名之曰器。

---

① 法象无二：指习真气还元之道古今如一。

一变而为七，七者，南方火位也。

阴阳交泰，万物长养矣！（左化为离，以象其日；右化为坎，以象其月。）

日为天而左旋，月为地而右转。

二气其济，交成太素，（而成二微，故曰九二爻生）至之太极，太极至二仪而生八卦。八卦曰法象。法象莫大乎天地。天地著明莫大乎日月。日月运行久而通变，通变之道，其可得而究哉？

太　素

太素者，质之始气也。形质具，名曰大象，而未相离，故曰混沌，涵不散也，万物莫不因此三始而煦育①焉。（而成三微，故曰九三爻生也。）乾既具质，坤之生焉，而法六五则阴气生，（故谓之日月如合璧）存而勿忘机乎。故春秋节令有度，悔吝②不生。是以外圆而青气周乎，六律象成斗建。故易曰："君子居则观其象，而翫③其辞；动则观其变，而翫其占。"是故云龙、风雨、昼夜，变在其中矣！

白者，取象其金，西方；黑者，取象其水，北方。坎内阳珠，其象也（从子存其贞，至巳也，为终而晦生），方圆也。象之守职，而上不在天，下不在田，寂默相守，神气不散。

覆壅之者，则天地闭塞；通流之者，则阴阳生成。生成之功，天下理也，乃七变而化九，九者，乾也。阴阳终始，究而求其始也。（从午存其时，至亥而为终；贞至是坎，君臣各得其位。）终而复始，故曰自强不息，谓终则更生。四象之说，则终于艮，始于震，保生存性，龟蛇龙鹤，守元而不散之所致也。

上授之者，戒慎非道不轨之人。

（谢青云　校注）

破迷正道歌

五代·钟离权

【按语】

《破迷正道歌》，旧题正阳真人钟离述。道教内丹书，一卷。收入《正统道藏》洞真部众术类。钟离权相传为唐末五代隐士，后以丹法传吕洞宾，为全真道所谓北五祖之一。

此书北宋时已有流传，其成书不会晚于北宋。全篇以七言歌诀体颂扬内丹之道，认为内丹以先天一气为本，"果然采得先天气，日月擒来两手中"，"达人采得先天气，一夜雷声不暂停"。又叙述了气功锻炼各阶段（所谓结内丹）的药物、采取、火候等，如："抽添运用片时中，结胎火候有时刻，真火炎炎烧宇宙，乾坤上下尽通红"等等。又强调了拜师在学丹中的重要性，指出："这些金液还丹诀，不遇仙师莫强攻"，"有缘遭遇明师指，顷刻之间造化生"。歌中并列出各种修道的旁门，使有心者加以辨识，不致被误。

《破迷正道歌》对宋元内丹学多有影响，为研究道教内丹学的重要文献，内容常被后世引证发挥，其歌诀形式也为后人仿效。

此次校勘收录全文，以1988年3月文物出版社、上海书店、天津古籍出版社三家联合出版的明

---

① 煦（xù 序）：抚育，养育。
② 悔吝（lìn 吝）：吝，同"吝"。悔吝不生，意为灾祸不生。
③ 翫（wán 玩）：同"玩"。

代正统《道藏》影印本为底本,参考其它相关资料进行校对整理。

【原文校释】

若非符契天缘事,故把天机诀与君,片言半句无多字,万卷仙经一语通。
一诀便知天外事,扫尽旁门不见踪,若言此理神仙道,天地虚无上下空。
说破木金①无间隔,真铅②真汞③岂有形,谁知这个天机理,便会日月得高奔。
也无坎离并龙虎④,也无乌兔⑤各西东,非肝非肺非心肾,不干脾胃胆和精。
非思非想非为作,不在三田上下中,岂干夹脊至昆仑,不是精津气血液,
不是膀胱五脏神,此物在人身中出。四时春夏及秋冬,先天先地谁人识?
二物相和重一斤,弦望晦朔合本数,循环昼夜不曾空,依时采取知老嫩,
片晌之间并甲庚。只在西南产本位,慢慢调和入艮宫,试把天机轻拨动,
真气时时聚太空。谋得乾坤为鼎器,颠倒宇宙任纵横,南辰移入北辰位,
金乌飞入上蟾宫,太阳里面藏玉兔,太阴加减自和同,前弦之后寻药物⑥,
后弦之前气停匀,两弦之间为采取,先后存定祖和宗。他是主时宾是我,
我若浮时你却沉,调得浮沉归一处,沐浴潜藏总是空。离坎本来无南北,
震兑岂则在西东,若遇神仙亲指诀,捉住北斗周天轮,摄得阴阳归掌内,
顷刻之间万物生。这些金液还丹诀,不遇仙师莫强攻。果然采得先天气,
日月擒来两手中,昼夜打交成一块,自有龙吟虎笑声,初时上下风声吼,
渐凝渐结紫云生,云满山中遮日月,此时一阵似朦胧,默默自然云雾动,
定里时闻霹雳声,紫凤乌兔交一处,金乌玉兔自相争。虎绕龙蟠寻至宝,
金公姹女⑦结婚姻,这番子母里相会,神气归根合本真。一点最初真种子,
入得丹田万古春,先天先地归一处,混沌未分岂有痕。生发自然合圣理,
绿来红花一色新,上下水火自浇灌,二气交结产胎婴,自然百日生神象,
自有超凡出死生。果然百日防危险,血化为膏体似银,果然百日无亏失,
玉膏流润生光明,真气薰蒸无寒暑,可为无上道高人。炎炎锻炼三百日,
骤雨颠风满太空,电光晃耀无穷数,雷震天关鬼神惊,掀翻宇宙飞白雪,
倒捉乾坤不夜春,换骨回阳身不朽,九还七返化真形,辛苦都来十个月,
内外虚明表里真,聚则成形散则气,返本还元太虚同,变化往来人莫测,
祖祖相传古到今。一理便合天地理,神仙口诀不为虚,更若保守一二载,
百千万亿劫无穷。会得金液⑧种形法,乘鸾跨鹤自飞腾,出有入无无阻碍,
蓬莱三岛任纵横,若更万年百千劫,海变桑田貌亦同。堪嗟无限学仙者,
总是天仙道不同,俱被野狐涎昧定,鬼言妖语怎生听,云游四海参玄妙,
尽是邪门小法功,愚迷执强难教化,依然一盲引众盲。有如餐松并服饵,
如何脱免死生根;有如忘形习定息,如何百脉尽归宗;有如呼吸想丹田,

---

① 木金:此处指肝、肺二脏。
② 真铅:内丹术语,太阴之气为真铅。
③ 真汞:内丹术语,太阳之气为真汞。
④ 龙虎:内丹隐语,龙喻元神,虎喻元精。
⑤ 乌兔:乌,指元精。兔,指元神。
⑥ 药物:指结成内丹的阴阳两方面物质。
⑦ 金公姹女:金公,内丹家指为元精,姹女,内丹家指为元气。
⑧ 金液:指内丹大药,又称玉液。

到底胎仙学未成；有如息气为先天，至老无成也是空；有如口鼻为玄牝，恰似满网去包风；有如思心为方寸，怎得归元见祖宗；更有积精为铅汞，转与金丹事不同；有执气神为子母，亦隔天仙万里程；有如开顶为炼养，枉施功力谩劳神；更有缩龟并炼乳，正是邪门小法功；要有行气为火候，九载三年误了人；鼻头闭息服元气，引得邪风肚里鸣。假若识心并见性，到头终久做阴灵，知他多少闲门户，劳碌空动骷髅形。止念降心为清净，下梢终久是顽空，昼夜专行子午法，天地岂有恶时辰？孤修闭息行存想，执定舌根做赤龙；更有周天行卦象；更有种顶作黄庭；更有指肾为造化；执定尾闾为命根；更有还元服水火；更有采补吸淫精；更有仰天吸日月，便道地魄是天魂；更有咽津为造化，断除五味是修真；昼夜一餐为日用，身体尫羸似鬼形；曲身偃仰叩玉户，抱元守一运双睛；竦肩缩项思脊骨；搬运流珠想太阴；更有书符并念咒，破券分环学隐形；按摩吁呵六字诀，瞻星礼斗受辛勤；入清吐浊为丹本，阳关紧勒火飞腾；炎炎遍身通透热，呼作天真大道根；看读念赞持科箓，设坛拜醮①望飞腾；三千六百旁门法，不识随形昼夜人。有缘遭遇明师指，顷刻之间造化生，一气循环无阻碍，散在万物与人身。达人采得先天气，一夜雷声不暂停，电光闪闪无穷数，二气相交岂有形，摧塌天关无可比，雷电风雨一齐生。颠倒颠时交换位，无量火气乱峥嵘，虎绕药炉争造化，龙蟠金鼎要飞腾。四象五行归戊己，烹炼金液混元晶，万朵紫云笼北海，千条百脉撞昆仑，真气辉辉星斗暗，红光赫赫太阳昏。加减自然分进退，前弦后弦定其真，丹头老嫩须亦认，抽添运用片时中，结胎火候有时刻，真火炎炎烧宇宙，乾坤上下尽通红。一水一火分爻象，一升一降自浮沉，一来一去分宾主，一前一后有君臣，一阴一阳为天地，一刚一柔自均匀，冬夏二至为节候，春秋二分定寒温，往来上下无形象，循环昼夜有时辰。若非上祖相传诀，岂知大道片时切，驱回斗柄玄关理，斡转天关万象通，片晌龙虎频频斗，二物交合顷刻中。擒得猩猩俱鹘突②，混混沌沌未分明，此时木金交并法，真铅真汞天地晶。只此火候金丹决，全凭交结在黄庭，混元一气千年药，万劫常存不夜春，三千刻内婴儿象，百日功夫造化灵，十月炼成纯阳体，自然寒暑不来侵。瑞气彩云遮五体，鸾鹤对舞面前迎，玉女双双持紫诏，名曰方号唤真人，金光罩体人难视，节制仪威左右行，仙鹤接引乾元去，白日飞升谒③上京。

（谢青云　校注）

---

① 醮（jiào 叫）：道士设坛念经做法事。
② 鹘（gǔ 古）突：模糊，混沌。
③ 谒（yè 业）：拜见。

太上老君说常清静妙经

【按语】

《太上老君说常清静妙经》，全称或为《太上老君说常清静经》、《太上老君说常清静真经》，又称《太上混元上德皇帝说常清静经》，简称《常清静经》、《清静经》。

《清静经》的作者，据经文起句为"老君曰"，显系托称。经末附仙人葛翁、左玄真人、正一真人跋语，称此经乃天人所习，由西王母授金阙帝君，金阙帝群授东华帝君，东华帝君授葛玄，皆口口相传，不记文字，葛玄书而录之，因以传世。所以后世道教徒相信此经是葛玄所传，然而此段跋语既附在后，很可能是后人依托，难以证明其为晋代以前道经。宋代学者黄震在论《阴符经》文中说："后世有伪为道书者曰《清静经》。"已肯定它不属早期道经。现存《清静经》注本，最早的是唐末五代道士杜光庭注本。此外，《道藏》中还有无名氏注本，注中列举诵持此经的效验，其故事多出于唐代。因此，大致可以推断此经不晚于唐代。

《清静经》字数不多，言简意赅。经文讲修炼要从心地下手，以"清静"法门去澄心遣欲，参悟大道。经中以发挥"清静"两字为主，简明地叙述了道家修心养性的基本原则。认为"夫人神好清，而心扰之；人心好静，而欲牵之。"要去除这些牵扰，获得"清静"，必须"遣其欲而心自静，澄其心而神自清"。达到"心无其心"、"形无其形"、"物无其物"、"唯见于空"的境界。但是有"空"存在，还不究竟，还要"观空亦空"、"所空既无"、"无无亦无"，才能"湛然常寂"。然后"寂无所寂，欲岂能生，欲既不生，即是真静"，直至进入"常清静"的境界，如此"渐入真道"，"名为得道"。经文大旨，主要是根据老子"清静无为"的理论敷演而来。此经没有荒诞无稽的神话色彩，在道经之中不失为纯正之品。经文全篇文思流畅，对于气功锻炼中如何修心有很大启发作用。

此次校勘只录其正文，后记部分因属不实之词弃而未录。以1988年3月文物出版社、上海书店、天津古籍出版社三家联合出版的明代正统《道藏》影印本为底本，其它注本为参校本，参考其它相关资料校对整理。

【原文校释】

老君曰：大道无形，生育天地；大道无情，运行日月；大道无名，长养万物；吾不知其名，强名曰道。夫道者，有清有浊，有动有静。天清地浊，天动地静；男清女浊，男动女静；降本流末，而生万物。清者浊之源，动者静之基，人能常清静，天地悉皆归。

人神好清，而心扰之；人心好静，而欲牵之。常能遣其欲，而心自静，澄其心，而神自清，自然六欲不生，三毒消灭。所以不能者，为心未澄，欲未遣也。能遣之者，内观于心，心无其心，外观于形，形无其形，远观于物，物无其物，三者既悟，唯见于空。观空以空，空无所空，所空既无，无无亦无，无无既无，湛然常寂。寂无所寂，欲岂能生，欲既不生，即是真静。真常应物，真常得性，常应常静，常清静矣。如此清静，渐入真道，既入真道，名为得道，虽名得道，实无所得，为化众生，名为得道，能悟之者，可传圣道。

老君曰：上士无争，下士好争。上德不德，下德执德，执著之者，不名道德。众生所以不得真道者，为有妄心，既有妄心，即惊其神，既惊其神，即著万物，既著万物，即生贪求，既生贪求，即是烦恼，烦恼妄想，忧苦身心，便遭浊辱，流浪生死，常沉苦海，永失真道。真常之道，悟者自得，得悟道者，常清静矣！

（谢青云　校注）

太上老君内观经

【按语】

《太上老君内观经》现存《道藏》洞神部本文类，又见《云笈七签》卷十七。该经撰人不详。有人考订①，该书大约出于南北朝末隋唐之际。据元人朱象先《终南山说经台历代真仙碑记》称：隋唐时陕西楼观派道士田仕文，于隋开皇七年（587）披度为道士，师华阳子（北周道士韦节），"受《内观》、《定观》真诀"。这里所谓"内观真诀"，可能就是现存的《内观经》。所以本书应出于南北朝末，最迟不晚于隋唐之际。因为唐初道士张万福撰《传授三洞经戒法箓略说》，已引述此经。

《内观经》全文分十五段，托太上老君所说。主要论述了人的身心与自然道体的关系，以及修心复性，体道合真的要诀，反复从各个角度论述如何修心的问题，最后总结"千经万术，惟在心也。"《内观经》指出"道"为生命之本，道在人身中则为神明，即人之心。所以修道即是修心，修心即是修道，观心守道为长生登仙之根本。这对于气功锻炼，有很大的指导意义。

此次校勘收录全文。以1988年3月文物出版社、上海书店、天津古籍出版社三家联合出版的明代正统《道藏》影印本为底本，明《真仙上乘》（第三十四卷）抄本《太上老君内观经》为参校本，并参考其它相关资料整理校订。

【原文校释】

老君曰：天地媾精，阴阳布化，万物以生。承其宿业，分灵道一。父母和合，人受其生。始一月为胞，精血凝也，二月成胎，形兆胚也，三月阳神为三魂，动而生也，四月阴灵为七魄，静镇形也，五月，五行分藏②，以安神也，六月，六律定腑，用滋灵也，七月，七精开窍，通光明也，八月，八景③神具，降真灵也，九月，宫室罗布，以定精也，十月气足，万象成也。元和哺食，时不停也。

太一帝君在头，曰泥丸④君，总众神也，照生识神，人之魂也，司命处心，纳生元也，无英⑤居左，制三魂也，白元⑥居右，拘七魄也，桃孩⑦住脐，深精根也，照诸百节，生百神也。所以周身，神不空也。元气入鼻，灌泥丸也。所以神明，形固安也，运动住止，关其心也。所以谓生，有由然也，予内观之，历历分也。

心者，禁也，一身之主。心能禁制，使形神不邪也。心则神也，变化不测，故无定形。所以五脏藏五神，魂在肝，魄在肺，精在肾，志在脾，神在心，所以字殊，随处名也。心者，火也，南方太阳之精，主火。上为荧惑⑧，下应心也。色赤，三叶如莲花，神明依泊，从所名也。其神也，非青非黄，非大非小，非短非长，非曲非直，非柔非刚，非厚非薄，非圆非方。变化莫测，混合阴阳。大包天地，细入毫芒。制之则正，放之则狂。清净则生，浊躁则亡。明照八表，暗迷一方。但能虚寂，生道自常。永保无为，其身则昌也。以其无形，莫之能名，祸福吉凶，悉由之矣。所以圣人，立君臣，

---

① 王卡《读〈上清经秘诀〉所见》。
② 藏：通"脏"。
③ 八景：道教语，谓八采之景色。
④ 泥丸：道教语，脑神的别名。道教以人体为小天地，各部分皆赋以神名，称脑神为精根，字泥丸。
⑤ 无英：道教掌管肝的神。
⑥ 白元：道教谓掌管肺的神。
⑦ 桃孩：阴阳神名，道教指人体命门脐宫神名。
⑧ 荧惑：古代指火星。

明赏罚。置官僚，制法度，正以教人。人以难伏，唯在于心，心若清净，则万祸不生。所以流浪生死，沉沦恶道，皆由心也。妄想憎爱，取舍去来，染著聚结，渐自缠绕，转转系缚，不能解脱，便至灭亡。由如牛马，引重趋泥，转增陷没，不能自出，遂至于死。人亦如是，始生之时，神元清静，湛然无杂。既受纳有形，形染六情，眼则贪色，耳则殢①声，口则耽味，鼻则受馨，意随健②羡，身欲肥轻，从此流浪，莫能自悟。圣人慈念，设法教化，使内观己身，澄其心也。

老君曰：谛观此身，从虚无中来。因缘运会，积精聚气，乘华降神，和合受生，法天像地，含阴吐阳，分错五行，以应四时。眼为日月，发为星辰，眉为华盖，头为昆仑，布列宫阙，安置精神。万物之中，人最为灵。性命合道，人当爱之。内观其身，惟人尊焉。而不自贵，妄染诸尘，不净臭秽，浊乱形神。熟观物我，何疎③何亲。守道长生，为善保真。世愚役役，徒自苦辛也。

老君曰：从道受分，谓之命；自一禀形，谓之性。所以任物，谓之心。心有所忆，谓之意。意之所出，谓之志。事无不知，谓之智。智周万物，谓之慧。动而营身，谓之魂。静而镇形，谓之魄。流行骨肉，谓之血。保神养气，谓之精。气清而驶，谓之荣。气浊而迟，谓之卫。总括百神，谓之身。万象备见，谓之形。块然有阂④谓之质。状貌可则谓之体，大小有分谓之躯。众思不测，谓之神。邈然应化，谓之灵。气来入身，谓之生。神去于身，谓之死。所以通生，谓之道。道者，有而无形，无而有情，变化不测，通神群生。在人之身，则为神明，所谓心也。所以教人修道，则修心也。教人修心，则修道也。道不可见，因生而明之。生不可常，用道以守之。若生亡则道废，道废则生亡。生道合一，则长生不死，羽化神仙。人不能长保者，以其不能内观于心故也。内观不遗，生道长存。

老君曰：人所以流浪恶道，沉沦滓秽，缘六情起妄，而生六识，六识分别，系缚憎爱，去来取舍，染著烦恼，与道长隔。所以内观六识，因起六欲。识从何起？识自欲起。欲从何起？欲自识起。妄想颠倒，而生有识。亦曰自然，又名无为。本来虚静，元无有识。有识分别，起诸邪见。邪见既兴，尽是烦恼。展转缠缚，流浪生死，永失于道矣。

老君曰：道无生死，而形有生死。所以言生死者，属形不属道也。形所以生者，由得其道也。形所以死者，由失其道也。人能存生守道，则长存不亡也。

老君曰：人能常清静其心，则道自来居。道自来居，则神明存身。神明存身，则生不忘也。人常欲生，而不能虚心。人常恶死，而不能保神。亦犹欲贵，而不用道；欲富，而不求宝；欲速，而足不行；欲肥，而食不饱也。

老君曰：道以心得，心以道明。心明则道降，道降则心通。神明之在身，犹火之因卮⑤也。明从火起，火自炷⑥发，炷因油润，油藉卮停，四者若废，明何生焉。亦如明缘神照，神托心存，心由形有，形以道全。一物不足，明何依焉？所以谓之神明者，眼见耳闻，意知心觉，分别物理，细微悉知，由神以明，故曰神明也。

老君曰：虚心者，遣其实也；无心者，除其有也；定心者，令不动也；安心者，使不危也；静心者，令不乱也；正心者，使不邪也；清心者，使不浊也；净心者，使不秽也。此皆以有，令使除也。四见者，心直者，不反复也。心平者，无高低也。心明者，无暗昧也。心通者，无窒碍也。此皆本自照者也。粗言数者，余可思也。

老君曰：知道易，信道难。信道易，行道难。行道易，得道难。得道易，守道难。守而不失，乃

---

① 殢（tì 替）：困于，沉溺于。
② 健（jiàn 见）：古同"健"。
③ 疎（shū 书）：古同"疏"。
④ 阂（hé 合）：阻隔不通。
⑤ 卮（zhī 之）：古代盛酒的器皿。
⑥ 炷（zhù 住）：灯芯。

常存也。

老君曰：道也者，不可言传口授而得之。常虚心静神，道自来居。愚者不知，劳其形，苦其心，役其志，躁其神，而道愈远，而神愈悲。背道求道，当慎择焉。

老君曰：道贵长存，保神固根。精气不散，纯白不分。形神合道，飞升昆仑。先天以生，后天以存。出入无间，不由其门。吹阴煦①阳，制魄拘魂。亿岁眷属，千载子孙。黄尘四起，骑羊真人。金堂玉室，送故迎新。

老君曰：内观之道，静神定心，乱想不起，邪妄不侵。固身及物，闭目思寻，表里虚寂，神道微深，外藏万境，内察一心。了然明静，静乱俱息，念念相系，深根宁极，湛然常住，杳冥难测，忧患永消，是非莫识。

老君曰：吾非圣人，学而得之。故我求道，无不受持。千经万术，惟在心也。

（谢青云　校注）

太上老君说了心经

【按语】

《太上老君说了心经》一卷，撰人不详，一般认为作于唐代，收于《正统道藏》洞神部。

《了心经》全文一百多字，重点在于说明"修道要修心"的道理。指出"心为祸本，心为道宗。"要在"观心"中做到"了心"，方能得道，指出了修道的关键。

此次校勘收录全文，以1988年3月文物出版社、上海书店、天津古籍出版社三家联合出版的明代正统《道藏》影印本为底本，参考其它相关资料整理校对。

【原文校释】

若夫修道，先观其心，心为神主，动静从心，
心动无静，不动了真。心为祸本，心为道宗，
不动不静，无想无存。无心无动，有动从心。
了心真性，了性真心。心无所住，住无所心，
了无执住，无执转真。空无空处，空处了真。

老君曰：吾从无量劫来观心得道，乃至虚无，有何所得？为诸众生，强名得道。

老君曰：吾观众生，不了其心，徒劳浩劫，虚役其神，于心无了，永劫沉沦。依吾圣教，逍遥抱真。

（谢青云　校注）

---

① 煦（xù绪）：温暖。

老子说五厨经注

唐·尹 愔 注

【按语】

《老子说五厨经注》收入《正统道藏·洞神部·玉诀类》，题唐京肃明观尹愔注，并有其序。愔解题曰："夫存一貌和泰和，则五藏充满，五神静正。五脏充则滋味足；五神静则嗜欲除。此经是五脏之所取给，各求食于厨，故云五厨尔。"

尹愔为尹思贞（640～716）之子，长安人。新旧唐书皆有思贞之传。思贞以明经及第，累官工部尚书，仕高宗至玄宗，前后为刺史十三郡，皆以清廉著闻，卒谥简。其子愔初通老子书，为道士，玄宗召对甚喜，拜谏议大夫、集贤院学士，固辞不起，有诏以道士服视事，乃就职，专领集贤史馆图书。尹愔师从叶法善（616～720，唐著名道士），叶法善寿享百有五岁，卒于开元八年，卒时尹愔在侧。

此经虽题"老子说"，然实非老子所说，借其名尔。然理则本于老子，尚有所发挥，由注者尹愔可见此经至迟成于唐，迄今已有一千二百余年。全经仅一百字，凡五字句二十。然文简有实，取佛偈之体，明修养之道。经文首阐"一气"和"泰和"的关系，次论如何用心、调意、修志，最后说明炼气的原理"非诸久定结，气归诸本气。"其中提到的如何用心部分对气功锻炼有很大的指导意义。

此次校勘选录除序文部分原文，以1988年3月文物出版社、上海书店、天津古籍出版社三家联合出版的明代正统《道藏》影印本为底本，《道书全集·十五种》（明阎鹤洲辑，清周在延重修）刻本为参校本，参考其它相关资料进行整理校对。

【原文校释】

夫存一气和泰和①，则五脏充满，五神静正。五脏充则滋味足，五神静则嗜欲除。此经是五脏之所取给，如求食于厨，故云五厨尔。

一气和泰和，

一气者，妙本冲用，所谓元气冲用，在天为阳和，在地为阴和，交合为泰和也。则人之受生，皆资一气之和，以为泰和，然后形质具而五常用矣。故老子曰：万物负阴而抱阳，冲气以为和也。则守本者当外绝二受，以全生分，内存一气，以和泰和，和一而性命全矣。故老子曰：专气致柔，能婴儿乎。

得一道皆泰。

得一者，言内存一气以养精神，外全形生以为居，泰则一气冲用，与身中泰和和也，故云得一。如此则修生养神之道，皆合于泰和矣。老子曰：万物得一以生。

和乃无一和，

言人初禀一气，以和泰和，若存和得一，则和理皆泰，至和既畅，非但无一，亦复无和，不可致诘，如土委地。故老子曰：吾不知其名。

玄理同玄际。

玄，妙也，理，性也。此言一气存乎玄际，和理出其性，性修反德，而妙畅于和，妙性既和，则

---

① 泰和：天地之气或人体阴阳之气相冲和的一种状态。

与玄同际。故老子曰：同谓之玄也。

不以意思意，

意者，想爱也。言存一气以和泰和者，慎勿存想受，以缘境识，当凝神湛照，令杳然空然，使和畅于起念之前，慧发于忘知之后，瞻彼阕①者，则吉祥止矣。若以意思意，意想受尘，坐令焚和，焉得生白？故老子曰：塞其兑，闭其门，终身不勤。

亦不求无思，

但不缘想受，则自发照慧，照慧之发，亦不自知，若知求无思，即涉想受，与彼思意等无差别。故老子曰：无名之朴，亦将不欲。

意而无有思，

内存一气，但令其虚，虚即降和，和理自畅，虽则不缘想受纳和，强假意名，既非境识所存，是以于思无有。老子曰：用其光，复归其明。

是法如是持。

如是内存泰和，泰和之法和畅，则是法皆遣，遣法无住，复何所持，以不持为持，故云是法如是持也。

莫将心缘心。

心者，发慧之质，想受之器也。正受则发慧，邪受则生想。言人若能气和于中，心正于内，内照清净，则正慧湛然，鉴明而尘垢不上，渊渟②而万象俱见。见象无主，谓之常心，若以心得心，缘心受染，外存诸法，内无慧照，常心既丧，则和理亦亏矣。故庄子曰：得其心，以其心，得其常心，物何为最之哉。

还莫住绝缘，

夫以心缘心，则受诸受，若正受生慧，自得常心，慧心既常，则于正无受，何等为缘，既无缘心，亦无缘绝，湛然常寂，何所住乎？老子曰：损之又损之，以至于无为也。

心在莫存心。

慧照湛常，则云心存，于绝无往，故曰莫存心照，既不将而随迎心缘，则无绝而无住矣。

真则守真渊。

真者，谓常心慧照，清净不杂也。若湛彼慧源，寂无所染，既无知法，亦无缘心，则泰和含真，本不相离，故云守尔。

修理志离志。

理者性也，志者心有所注也。若绝外境受此心也，则性受也。言修性者心有所注，但得徧③照，若外尘已绝，境识无注，离形去智，同于大通，性修反初，圆照无滞，内外俱净，玄之又玄，则离于注想矣。

积修不符离，

上令修性离志，则内外俱寂，无起住心，亦无空心，坐忘行忘，次来次灭，若积聚修习，不能忘泯，起修一念，发引千钧，内照既摇，外尘咸起，则与彼离志不相符合矣。

志而不修志。

若心无所注，则何由渐悟，必因所注而得定心，故云志也。不修志者，明离志而不积修，忘修而后性定，则寂然圆照。

---

① 阕（què 却）：停止，终了。
② 渟（tíng 亭）：水明静清澈的。
③ 徧（biàn 变）：同"遍"。

己业无己知，

因心注而慧业清净，故云己业。内忘诸己，外忘诸物，于慧照心无毫芒用，则于己业自忘知，故云无己知。

诸食气结气。

夫一气凝结，以和泰和，和一皆泰，则慧照常湛。令口纳滋味，以充五脏，身聚泡沫，载其形，生受体于地，凝湿于水，禀热于火，恃息于风，四缘结漏，皆非妙质，故缁涅[1]一气，昏汨泰和，令生想受则动之弊秽矣。

非诸久定结，

言人当令泰和，含一无所想受，守真常湛，则与泰和合体。今以诸食结气，故非久定结也。

气归诸本气。

四缘受识，六染生弊，地水火风，散而归本，根识既染，则从所受业矣。

随取当随泄。

取者，受纳也。泄者，发用也。夫想有二受，业有二应，随所受纳，发用其徵[2]。若泰和和一，则一气全和，致彼虚极，谓之复命，复命得常，谓名正受，正受净业，能生慧照，慧照湛常，一无所有，则入无间矣。一者，则食气归诸四缘，业成则沦于六趣[3]矣。

（谢青云　校注）

养生咏玄集

【按语】

《养生咏玄集》一卷，未题作者，创作年代约在唐初。《养生咏玄集》承继内丹学的内容，并与玄学结合。全文用七言写成，每句后加注释，对内丹修炼的许多重要概念做了进一步详解，如"神与气合"、"胎息"、"龙虎"、上、中、下"丹田"、"玄关"等。作者在序言中说："夫咏玄者，乃咏玄中深奥也"，"撮终妙之英华，采群经之要会"，"直示指归，立成妙用"。所以本书言简而意深，不失为一部很高学术参考价值的书。

此次校勘删去序文部分，只录正文，以1988年3月文物出版社、上海书店、天津古籍出版社三家联合出版的明代正统《道藏》影印本为底本，参考其它相关资料整理校对。

【原文校释】

二气相成道始生，

夫姿形立兆，未有独分一气而获著生。盖荣卫调和，方生存也。故云二气相成。始生者，道也。道者，生也。故老子云：道不可见，因生以明之；生不可常，用道以守之。

浑融同处一源行，

二气浑融之谓和气。同处一源，以其生生也。

阴阳感激相须理，

禀二气而兆形质，含二气而著生成。此皆感激阴阳，资养性命。

---

[1] 缁涅（zī niè 兹聂）：亦作"缁涅"。比喻身处浊世而不污。
[2] 徵：通"征"。
[3] 六趣：佛教用语，又叫六道，一般指天道、阿修罗道、人道、畜生道、饿鬼道、地狱道。

不得和柔即战争。

忽二气争竞，不相和柔，即勃乱五脏而患生焉。故经云：阴疑于阳必战。是知无全阳之男、全阴之女。故天为全阳而负阴露，地属全阴而抱阳精。盖天地阴阳相须而化生万物。《易》云：乾男坤女。故人伦亦全，法天象地矣。

荣　气

荣气生来不独分，

荣气者，清阳也。《内观经》云：气清而驶谓之荣。在人身中，不可独建，故不独分也。

清阳虚在赖阴存，

阴气聚而阳托，阳气存而阴赖。故曰阳赖阴存，以相成也。

从兹始得成胚兆，

夫二气相感，始成于胎孕。解胎而生，亦自有荣气之始也。

炼取归元别有门。

于二气中淘炼，归于本源。纯一清净之气别，修除滓秽，成全阳而荣与道同真矣。

卫　气

卫气元从阳气来，

卫者，浊也。《内观经》云：气浊而迟谓之卫。本因元气交感，方有形躯；既有形躯，始明卫气。故卫从荣来。

色身兆合处胞胎，

形质既兆，即禀二气之所感，处于胞胎也。

暗符天地排宫室，

人之一身，暗象天地。故《内观经》云：眼为日月，发为星辰，眉为华盖，头为昆仑，布列宫阙，安置精神。此之谓也。

自此澄凝细可裁。

自此精血澄凝，以成形质，细可裁量，以通其用。盖人之卫气，凡有二名。一者，精血澄凝，以成形质。二者，同荣气流行而通乎生也。是知人之身者，因示修真之地，得乎最灵之称，可不惜而怠惰而求于逝也。其卫气亦象三才：一者，澄凝以成形质，象地也；二者，荣卫合处，曰冲和之气，象人也；三者，真精命蒂，居上丹田全阳之宫，以象其天也。禀此三气，以通其生，而道自归之。是故体三才而履道也。

魂　魄

二气含和即著生，

魂者，阳真精也。魄者，阴真精也。二精处乎泥丸宫，以蒂二气。不相离溃而神明居之，生方著也。老子曰：万物负阴抱阳，以成其道。

始名魂魄应真灵，

子产曰：人始曰魄，既生阳曰魂。是故二气发生，莫非魂魄而应真灵。及其生也，万变千化，有生有死。无超跃三清，漂沦诸趣。得丧之机，实在此矣。

在天日月全通象，

日月者，天地魂魄也。故魂者为日，主昼天真精也；魄者为月，主夜地真精也。是知明暗同源，往来通会。盖人之魂魄，全通象于日月也。淮南王曰：天之气成魂，地之气成魄。又《五脏内镜》云：父之精气为魂，母之精气为魄，其理昭然矣。

万化皆从守一宁。

万化者，盖心之所灭而运役魂魄，著于生云。故圣人设千经万术，教化群品，显是守一之法而息诸妄也。

魂

阳精魂主号神金，

魂者，阳真精也，故阳精是神之金。圣人为之法体，递相系属，以通真也。韩子云：非至精不能变至神。抱朴子云：老君者，天之魂，感日精而孕，化成兆身，故显至阳之精也。

感应潜符运用心，

心动即气转，故云潜符，以明感应也。

若使圆通诸妄息，

若息诸妄，至于圆通，即气以合于神而生变也。

灵光照耀脱全阴。

真精既备乃合灵，逍遥不夜，即脱坏全阴之质。故圣人禀御以通灵变也。

魄

阴气冲融应感阳，

境动宜其心，而成感激也。

二来和会致流浆，

二气既投，弗可致也。

穷玄偶此非真用，

穷玄者，随境放逸，致二气乖荡。即非真用之法，违道之真理也。

魂不飞扬魄不妨。

魂不飞扬魄不妨者，应心之用也。魂既不飞，魄亦不应。盖心为去留之辖，气是生死之基。而修生之理，非此者未之有也。

谷神

圣祖函门显谷神，

圣祖于函关为关令尹喜说《道德经》五千言。指象立端，显明谷神。削其浮讹，以彰玄妙也。

深微历代事长新，

义理深微，卒何穷究。纵多分晓，莫尽洪源。故云深微历代事长新，言经文玄邃者也。

若于已上披寻得，

思理弃言，崇于已上行持之法，匪于谷外也。

便是今生了悟人。

契悟者，不拘优劣及有无之分。若颖悟，即一生了决，果陶属论于诸生也。

谷

玄谷因何隐至灵，

谷者，二气孕化之兆也。

都缘谷内抱真精，

真精者，二气之精，莫处乎泥丸宫。此乃因兹隐至灵，若精散即神去也。

如从得所相包系，

神气相须，各不离溃也。

和会依凭始有声。

和会，各相依凭，以成其体。既和会，感至灵。即方明著生，即有声言者耳。

神

阒寂①犹来无所依，

阒寂者，幽寂也。言神之未处四大，恒游太极无所依附。及降兆于身，始明灵，即立生有道。本体象乾坤，凡生行藏，皆能通应。老子云：视之不见，听之不闻，搏之不得。又《易》曰：阴阳不测之谓神。即知其不以意度，宁足以言诠②而明之也。

因过玄谷众神归，

既过玄谷，眼即视色，耳能听声，鼻能嗅香，舌能别味，意怀贪爱，身受寒温，灵变多端。故云众神归也。

子今认得还元路，

返本还元之道，灭心抱一之法，必在事兼道，匪多事而至也。

不计程途迥细微。

非步涉程途，以明其要，莫不探赜③远妙，体用双明。而能舍妄归真，背尘合道也。

返本还元

气衰形悴少精神，

人之衰老，为染嗜欲，以致伤败而多殂落。《西升经》云：如木自出火，还复自烧腐。又《阴符经》云：心生于物。此之谓也。

返本还元是最真，

气全神备，道可克成。太白真人云：老者复丁，壮者返婴。此盖明返本而还元者也。

补过功成方渐契，

补过者，为补从来耽淫销削之过。补之功成，方契返本之道也。

复知大患即吾身。

复知者，重明返本还元也。返本还元，凡有二：初明补过，谓求全气而返真；次云复知者，以其本乃归乎本元。老子云：吾有大患，为吾有身。及吾无身，吾有何患？依此而论，故老子不以全身为至也。

神与气合

神气相须不去离，

夫神之无气，若鱼之去泉。气之去神，如灯之无火。不可去离也。

深明翻恐世人疑，

将神合气，化入无形。有无之理，亦不执滞。若深明之，广学者疑惑。盖人有智识明昧浅深者也。

且缘凡圣行持别，

圣人不视外色，不听外声，不思外事，神凝气合。凡俗以贪妒为心，劳神役智，故圣人行神与气合之事也。

---

① 阒（qù 去）寂：静寂，宁静。
② 言诠（quán 全）：谓以言语解说。
③ 探赜（zé 则）：探索奥秘。

非绝神罏[①]**安得之。**

倘去就之未归，即神气之不合，实如猫捕鼠。同声相应，同气相求，自此则可结胎育婴。换帑[②]之臭质，回颜返老。炼冗冗之凝躯，或发火以焚身，或化金而成骨，或则脱落滓滞，或则凝摄真如。入不二之玄门，尽无穷之至理。是知神与气合，方有滋应。用随其所归，是非深浅而通变化之道者也。

抱 一

深玄抱一事为宗，

神气相抱，混而为一之宗。老子曰：抱一为天下式。又云：善抱不脱，善计不用筹策。又庄子云：通于一，万事毕也。

未了真元道不通，

未谙軏辖[③]，宁得通和。

心地虚无方见谛，

虚无者，虚无其心也。故老子十三虚无经所载，盖显五千文中。生之徒十有三，十三者，全明生之徒也。所明十三，总归于虚以为善。既心地虚无，以求抱真一也。

信知万物用非同。

学者多途，玄陈各异。故云万物之用不同。虚无抱一之道者也。

胎 息

用得冲和道自全，

冲和者，二气混同，荣卫合处。若用及网卫，则契最玄之理而著于会通。生道余也。

适名胎息理幽玄，

谓契重玄之理，即明真住之法也。

处胞赤子何当契，

靡由百谷，生自何存？

细审行持法自然。

了认赤子之道，可明胎息之机。自然理会，神凝心通念绝。盖圣人禀之而生，凭之而成。苟不得其要枢，即难除其大患。指归之路，届兹而无法可言。返本之源，应用而有期。必契体而用之，必无差失。栖真子云：我气内闭，我身长宁。凡修胎息之法，皆是自然之道。保任真息绵绵，来往微微。不得令静躁不恒，自以求乎安也。昼夜修行不断，日往月来，真人自不出户。若得真全胎结，其道至矣。老子曰：绵绵若存，用之不勤。此理明绝诸虑以定其至，而生慧昭然也。若至定位，即生定水，灌溉五脏生光华。此曰真水，非乎涎浊之液唾。此去留形住世之法要。《三住铭》云：心若住，气亦住。气若住，形亦住。三者尽住，即我命在我，不在于天矣。

自 然

水性谦柔火性刚，

水火各属自然。盖论水火相生之理，以明神气自然之道也。

就卑炎上各相当，

---

① 罏（lú 炉）：同"炉"。

② 帑（tǎng 淌）：裹金帛的囊，此处代指人的躯体。

③ 軏辖（yuè xiá 月霞）：軏，古代车上置于辕前端与车横木衔接处的销钉。辖，插在轴端孔内的车键，使轮不脱落。此处指修炼的关键所在。

就卑者，水之性。炎上者，火之体。故气能蒸上，液能润下，二物递相交感。气上蒸以生液，液下润而生气。固养一身，自兹感化。故名之各相当，非人所挤抑也。

交并感应皆相类，

交并者，水入相投而成感应，类象外之。凡水火，若炎釜水，气即生。盖显大道之感应，皆自然也。

莫教殊途理自长。

既知本体自然之道，故非外有所求。且天覆地载，男生女孕，君臣父子，皆禀自然之数，非乎殊途异类之属而能会和如此。即还丹之道昭矣，本元之理明矣。

龙 虎

龙虎同源躁竞时，

龙者，隐显非常。有无不的，故象神之妙也。虎者，其性劲励，其力刚强，复象气之为物也。圣人混神气为一物也，故得制伏之机。凡俗以内外各行，而生躁竞之患，遂致龙腾虎走，不相系属也。

只应聚极却支离，

既立兆形，乃全其神气。皆以嗜欲所感。至于衰老脱削，元气既尽，即神无所投，致之死也。故曰聚极则支离也。

先须制虎为枢辖，

欲降其龙，先须制虎。故《阴符经》曰：擒之制在气。盖全气以明其用者也。

便得龙潜两自持。

虎伏龙潜，两自凭而归真一之道。太皇老歌曰：虎伏龙亦潜，降龙先伏虎。但毕河车功，不用提防拒。盖显擒之用也。

炼阳销阴

阳炼阴销举世稀，

炼阳魂，销阴质也。炼阳销阴之法，天真皇人传黄帝三一之诀，此其道也。若神气相合，阳自炼，阴自销。此皆自然之理，阴阳使其然哉。《黄庭经》云：玄元上一魂魄炼，其理至所至玄。人罕得知其深奥，故曰：举世稀也。

灵文妙诀好遵依，

灵文，金简之书。妙诀，乃三一之法。此皆起归秘藏，飞入玄都。非乎至人，不传斯道。炼阳销阴之理，化本虚无之机遇，云凡人何所至矣。

阳缘躁动难拘系，

欲拘系者，理不偏取，道可双全，匪羁孤而成妙用也。玄刚云：凡人余阳一分则不死，余阴一分则不仙也。

认取灵元上上机。

灵元有上机，乃制躁动之枢要。太白真人曰：玄机至则身存，机往则身丧也。

上 丹 田

宫阙重重号玉都，

玉都者，泥丸宫也。上丹田有九处宫阙，悉相通贯。故云：宫阙重重也。

还丹成就处阳垆，

还丹者，真精也。上丹田乃全阳之宫，独贮还丹之所，人皆有之，故云成就处阳垆也。

通神夹脊为衢道，

此宫有二条脉，夹脊降下至丹田气海，以通真精，点化和气而应脱泄者也。

下应关元事不虞。

关元者,乃下丹田脱泄精气之关口也。若人交感阴阳,则真精降下至关口。点和气变为凝精,以应神用。盖此关乃百聚之口,通诸脏腑及四肢筋脉,如藕丝窍气化之所,故号关元也。上若应下而道者以为不虞矣。

中丹田

建申令属应中元,

建申者,七月。中元,亦应人之中丹田也。

一部三焦心肺肝,

三焦者,心肺肝也。主喘息之府。此乃中丹田所管,故号生之府。津液下润而致于是也。

自有灵台驻真宰,

灵台者,五脏心之一脏也。真神依附,以为宫室,故云驻真宰也。

修持见在证轻安。

若知真神之动用,则修持见在证轻安,则永无忧患也。

下丹田

冲和运育下丹田,

下丹田者,脐下三寸气海是也。冲和者,一气荣,荣气混卫气,故名和气。其气运转于五脏四肢,常凑于下丹田。故曰气海也。

点化犹来道不玄,

心若动作,贪著淫欲,即上丹田真精降至下丹田。点化和气,和气即化。遂乃弃损而道岂玄也。

二气相投皆感应,

谓男女二情交相感激,而有云雨施之事,皆自然感应,乃至成于胎孕。自真元之精成,变化在修生者,宜须慎守,以求制御之法。故《太白真经》云:留精于身即生身,施精于人即生人。移此元气,结彼元气,彼既成形,此则受损。是知至慎于是也。

细寻运会地交天。

天地阴阳二气相推,而生变化。盖阴阳有运会之理,不言而信。故云气上蒸而雨泽,雨泽下润而万物化生。但细推天地运合、日月回旋,以明法象,通乎无私之理。

重玄

上玄潜与下玄通,

上玄,门也。下玄,关也。谓上玄不止,即下欲难除也。故云上下潜通也。

动静由来事一同,

动止上下相应而通其气,故以重玄明之,兼心法而论也。至如龙吟云起,虎啸风生,皆以随类相从,各得其所。故上玄、下玄,应用等心法而兼济助,事同一也。

消息上玄令泯灭,

专一渐求泯灭。老子云:合抱之木,生于毫末;九层之台,起于累土。故消息亦皆如之。若修至神与气和真全,胎即自然,心随息尽,气逐息生,尘境既消,系系都尽。《胎息论》云:胎从元气中结,气从鼻中生温,在乎专用泯灭。故知日新,此之谓也。

下玄从此亦同功。

老子云:前后之相随者也。

阴丹

阴丹多见赚时人,

得者全少，失者至多。

都是传来托误文，

得者少，托误文者，多见夭逝。不体本元，故非真谛。且凡心既发，如猛火投焰。事既炽然，卒何固济。故道之玄妙，起自心法，既忽荡动，气亦奔腾。岂谓初机之道，返为害命。

未晓重玄篇内旨，

未晓重玄之旨，徒枉阴丹之功。

昧于无味亦徒云。

既若无味，则何用行持？故云亦徒云也。《黄庭经》云：长生至慎房中急，何谓死作令神泣。盖王屋真人、罗真人、狐刚子、元阳诸仙人，不可一一举备。所说阴丹，皆得重玄之妙用，道体交合神凝之法。若初学，强自行持而至中夭，与道愈失。与道愈失，与道愈彰，生自何存也？故阴丹之法，本为绝尘之事。古圣人恐真者未遂了达，且居常道，故示之阴丹之妙。其理法天象地、升阴降阳，所忌者，以淫心难制。以女子交感而男子先脱其精，如此行之而疾病俱生，以运夭逝。其外晦朔、弦望、风雨、饥饱、喜怒、劳佚，次而忌之。凡女人有经后六日，合三阳数，与女人交合者生男；三阴数，与女交合者生女。凡一月此六日，若是须二情齐降，方获成就。自此阴阳算数，还知贫富贵贱，其理昭然矣。

玄 关

无关善闭岂能开，

老子曰：善闭无关楗①而不可开。玄关者，不独称乎心也。若明善闭之法，以通玄妙，始得玄关之称。盖善闭之道，即心地之法也。

妙使灵童出得来，

灵童者，得道之称也。若契玄关之理，即达善闭之道，或出或处，得妙便法要，至乎轻安也。

已绝六尘玄路启，

六尘者，谓眼、耳、鼻、舌、身、意。六根各有法识，所染是六尘。故云玄关善闭，以求泯灭其尘妄。若志之所至，即玄之又玄也。

自兹生死不相该。

无染尘识，安系去留，心法两忘，取损同泯。栖真子云：百邪不能干其正，群动不能挠其清，故生死不该属也。

玄 珠

玄珠安比世间珠，

非身外有珠，方璧之类也。故曰居易求。《玄珠赋》云：动为道枢，静为心荷，玉光不耀，至真不渝也。

悟者将知是命符，

若悟珠之至理，乃明生之要会，而与命符也。

不昧不明随应化，

老子云：不昧不明，玄之又玄。盖显玄珠之本体，相应其通而变者也。

动为瑕玷②即萦纡③。

心动即随缘逐境，乃是玄珠之瑕玷。故云动为瑕玷即萦纡，即玄珠不能莹彻也。

---

① 楗（jiàn 渐）：竖插在门闩上使闩拨不开的木棍。
② 瑕玷（xiá diàn 霞店）：玉上的斑点或裂痕。
③ 萦纡（yíng yū 嬴玉）：盘旋弯曲；回旋曲折；萦回。

玄 牝 门

通真玄牝是灵关，

玄门者，神庐也。牝门者，大关也。此修行之大要也。故云灵关。老子云：谷神不死，是谓玄牝。玄牝之门，是谓天地根也。

不悟修生事更难，

若不悟玄牝门，行持修生之理与精神为关钥。即修生之事，无所可著也。

浪紧泝①流功用到，

初行持者，乘舟溯流，功用到，则非常道。老子曰：理大国若烹小鲜，宽猛之理，得其所也。

秖②兹滩后更无滩。

若功用到，永离忧患，恒居安静。故云更无滩也。

玄 门

九洞三山各少人，

九洞三山者，海中所有之岛，乃仙人集居之所。绝学至人，多隐其间。故举以明得道之所由，显玄门是修生之枢要。九洞三山，亦象人之三田九窍也。

尽经此路学修真，

玄门一路，得尽同，若失之归，即动皆非。

下连紫府通华盖，

华盖者，肺也；紫府，肾宫气海也。盖玄门开合，皆通应也。

得丧绝尘非绝尘。

若得神庐之妙则永，故云绝尘。若丧淳朴之根，巡还六趣，即云非绝尘。

牝 门

诸窍开因牝窍开，

牝门者，大关也。诸窍开拆，至于筋脉、五脏、命关，皆悉相应。脱漱气液至于衰老而无觉知，以崇其道，求乎生也。

精神自此去如催，

牝门既开，则出损精气。精气若损，神渐昏蒙而见危坏。

固关枢要将为首，

修生者因闭天关，次为其首也。

迷者多因致祸灾。

若不明开合之理，但贪著滋味之感，则万祸入、寒暑侵，至于殒逝，皆由之也。

绝利一源

绝利一源事细微，

绝阴路而启阳门，初机道也。老子《胎息精微论》曰：玄之又玄，是我命门。又《阴符经》云：绝利一源，用师十倍；三返昼夜，用师万倍；匪运而有，用师之倍。盖绝一源于是也。

调和全自理神机，

调和，调源也，全在神机运合者也。

---

① 泝（sù 素）：同"溯"。
② 秖（zhǐ 只）：古同"衹"，仅仅。

若教依旧还贪著,

若念未尽,不能制止,荡逸去来,即非道也。

倏忽交争见是非。

若神气乱行,妄生动作,则暴乱生乎是非,致错误之由也。

心

染污随缘圣莫穷,

心者,性之用也。随缘染境,起灭无常,是知圣莫穷也。

都来心法共伊通,

千方万法,至乎出死入生,未有不因心而修学,至于成备者也。

是非得丧全由此,

万事是非,或舍或留,或迷或悟,皆由此也。

返本归源道愈同。

返其本,归其源。故道是群经之要会,与道合即同也。

性

性为心所本同途,

性不可见,由心明之。心不自彰,因性方起。既为心所起,故曰同途。

认取元阳制动枢,

元阳者,元和之气。能制躁动,故为枢也。此全明心法也。

依附凝躯方建立,

人依屋宇,始免风霜;性托形躯,方能创建立也。

自心却返到虚无。

心契妙轨,以法行持,云归虚无之妙。故云自心却返而归元也。动即为心,乃之动而非动,其动则应见,随机变通无滞。群品于始终之理,知他心起灭之端,妙不可量,功不可测,化无所化,称莫以称。在凡即云妄想纷纭,在圣即曰真元作用者也。其静则为性,是知静则非静。泯灭变化之道,消亡应现之机,不涅不缁,无尘无垢。熙熙上圣之真风,荡荡极迷途之化本,巍巍事既实而言莫诠,道以崇而理难谕。前际后际有空,焕乎浩浩之元,宛乎融融之德,妙中之妙,玄之又玄。此盖归乎化源而穷理尽性,变化莫测者也。

法

法本无言理自如,

不拘动静,理自如如。

犹知自是众经枢,

圣人所设万论千经,说不可及法,乃无枢要也。

人有颖悟玄玄趣,

若得悟玄中深趣,即真道之谛理也。

秘向心头作妙符。

法者,心源之妙符,起生死之大要。非轻取轻傲求,非躁挠所能知,非讹所能学,非念诵而至,非步历而至。明昧虽殊,古今不异。《真言诀》云:去其死,先去其生。去留之理,体而用之。故高真教主、太上虚宗,或明于三心九心,或显于一法万法。至于皇人丹诀、青童玉书,理有实归本元,是非执滞,调不讹而经众妙,直露希夷。其余化体飞形,育婴固命,乃至五行假借,动静得常,三身互道往不废,亦干枝叶,殊未届其根株。盖受道于深浅之师,致理有见闻之执。深宜济度,勿惮参承。

(谢青云 校注)

养生辩疑诀

唐·施肩吾

【按语】

《养生辩疑诀》为气功养生著作,唐·施肩吾撰。施肩吾,字希圣,号东斋,后弃官修道,世称栖真子。施肩吾生于唐德宗建中元年(公元780年)农历正月十五日,卒于唐懿宗咸通二年(公元861年)农历九月九日,历唐德宗李适、唐顺宗李诵、唐宪宗李纯等九朝皇帝,享年八十二岁。

施肩吾早年家贫,遂发奋读书,工于诗文(《全唐诗》中收录其诗作197首之多),并考上状元,后任江西观察使。因不满唐王朝的腐败和没落,毅然辞官隐居洪州(今南昌)西山修道,《养生辩疑诀》即写于此时。晚年他率族人定居台湾澎湖列岛,为澎湖的开拓与奠基作出巨大贡献。

施肩吾是中国道教史上杰出的道学理论家,他的《养生辩疑诀》是中国气功养生学的奠基之作。作者主要批评世人学养生而不知本源,种种法门,皆修而不效,不知"保气栖神,不可以湛然而得之,亦不可以元然而守之。"却疑得道者乃"有灵骨"之故,误以为非常人"可学而得之"。指出正确的方法在于"守一非一,履真非真",做到"体虚而气周",则可"形静而神会"。

此次校勘录其全文,以1988年3月文物出版社、上海书店、天津古籍出版社三家联合出版的明代正统《道藏》影印本为底本,参考其它相关资料校对整理。

【原文校释】

一气无方,与时消息,万物生死,共气盛衰。

处自然之间,而皆不知所以然而然。其所禀习,在覆载之下。有形者先知其本,知其本则求无不通。修道先须正其源,正其源则流无不应。若弃其本而外求,背其源以邪究,虽猎尽百家,学穷诸子,徒广虚论功条,其摄养之效,得者观之,实为自误耳。

今历观世间好道之流,不可胜数。虽知恬淡以自守,全不知恬淡之中有妙用矣。虽知虚无以为理,全不知虚无之中而无不为矣。若不知虚无恬淡妙用之理,徒委志于寂默之间,妄作于形神之外,是谓无益之用,非摄生之鸿渐①也。且神由形住,形以神留,神苟外迁,形亦难保。抑又服饵草木金石,以固其形,而不知草木金石之性,不究四时逆顺之宜,久而服之,反伤和气。远不出中年之内,疾害俱生。使夫轻薄之流,皆谓系风捕影,不可得矣。翻以学者为不肖,以真隐为诡道,不亦伤哉。惑人尝以此事而讥余,曰:吾闻学道,可致长生。吾自童年至于暮齿,见学道之人已千数矣。服气绝粒者,驱役考召②者,清静无欲者,修仙炼行者,如斯之流,未有不闻其死者也。身殁幽壤之下,徒以尸解为名。推此而论之,盖得者犹灵骨耳,非可学而得之。余闻斯论,不觉心愍③于内,神怳于外。沉吟之间,乃太息而应之曰:观子向来所说,实亦鄙之甚矣,迷之尤矣。今世人,学人间之事,犹有成与不成,又况妙本玄深,昏昏默默,胡可造次而得。且大道无亲,感之即应,苟云灵骨无乃疏乎然,夫服气绝粒者,且道家之所尚,人苟得之,皆有不食之功,身轻之效。便自言肠胃无滓,立致云霓,形体获轻,坐希鸾鹤。采饵者,复以毛女④为凭,呼吸者,久引灵龟作证。曾不知真气暗

---

① 鸿渐:此处指阶梯意。
② 驱役考召:驱神役鬼的法术。
③ 愍(mǐn 敏):同"悯"。
④ 毛女:传说中得道于华山的仙女。

灭，胎精内枯，犹执滞理于松筠，守迷端于翰墨，良可嗟矣。宁所恠①乎！至于驱役考召之流，盖是道中之法事。研讨至精，穷其真诰，诚为身外之虚名，妄作人间之孟浪。在己无征于延益，于人有验于轸攘②。乱构休祥，徒陈祸福。如斯之辈，并匪③保生之道也。或以清静无为，深居绝俗，形同槁木，志类死灰，不知天地动用之心，不察阴阳运行之理。如此则虽游恍惚，其恍惚而无涯。纵合窅④冥，其窅冥而莫测。翻使希夷之外，神用罔然，虚白之中，玄关失守，言议之际，中有高真。喟然而叹曰：守一非一，履真非真。此亦近为门阶之由，殊未窥其室中之用矣。大凡保气栖神，不可以湛然而得之，亦不可以亢然而守之。且神无方而气常运，形至静而用无穷。是知保气者，其要在乎运。栖神者，其秘在乎用，吾尝闻之于师曰：体虚而气周，形静而神会。此盖为出世之玄机，无名之大用矣！

（谢青云　校注）

坐　忘⑤论

唐·司马承祯

【按语】

《坐忘论》，唐司马承祯撰，一卷。全书分"敬信"、"断缘"、"收心"、"简事"、"真观五"、"泰定"、"得道"等七部分，也就是修道的七个步骤和层次，集中讲坐忘收心、习静去欲的问题。

作者在序中说："夫人之所贵者生，生之所贵者道。人之有道，若鱼之有水。涸辙之鱼，犹希斗水；弱丧之俗，无情造道。恶生死之苦，乐生死之业；重道德之名，轻道德之行。审惟倒置，何甚如之。穷而思通，迷而思复，寸阴如璧，愧叹交深。是以，恭寻经旨，而与心法相应者，略成七条，以为修道阶次，枢翼附焉。"所以作者反复强调学道者要修德并收心，认为学道之初，要须安坐，收心离境，不著一物，入于虚无，于是合道。因为境为心造，只有收心，使其一尘不染，超凡脱俗，才能向"静"和"虚无"的心体回归。

《坐忘论》的主静说对后来宋代理学家影响极大。"坐忘"说初见于《庄子·大宗师》，后经魏晋玄学与道教加以发挥，如道经《洞玄灵宝定观经》即讲定心，"灭动心不灭照心"，南宋吴曾《能改斋漫录》谓司马承祯《坐忘论》即取此。在唐代修炼外丹的风气中，司马承祯结合老庄思想，吸取佛教止观禅定方法，力倡"坐忘"，在道教由外丹转向内丹的进程中起了重要理论作用，对后世道教内丹学也有一定影响。本书收入《正统道藏》太玄部。

此次校勘收录全文，以1988年3月文物出版社、上海书店、天津古籍出版社三家联合出版的明代正统《道藏》影印本为底本，甘肃人民出版社2000年出版的《中国养生文献》（陈可冀，程士德，张九超主编）为参考，结合其它资料进行校对整理。

---

① 恠（guài 怪）：同"怪"。
② 轸攘（zhěn rǎng 枕壤）：此处意为烦乱。
③ 匪：通"非"。
④ 窅（yǎo 舀）：喻深远。
⑤ 坐忘：出于《庄子·大宗师》。

【原文校释】

信敬一

夫信者道之根，敬者德之蒂，根深则道可长，蒂固则德可茂。然则璧耀连城之彩，卞和①致刖②；言开保国之效，伍子③从诛。斯乃形器著而心绪迷，理事萌而情思忽④。况至道超于色味，真性隔于可欲，而能闻希微以悬信，听罔象而不惑者哉！如人闻坐忘之言，信是修道之要，敬仰尊重，决定无疑者，加之勤行，得道必矣。故庄云：隳⑤肢体，黜⑥聪明，离形去智，同于大通，是谓坐忘。夫坐忘者，何所不忘哉？内不觉其一身，外不知乎宇宙，与道冥一，万虑皆遗，庄云同于大通。此则言浅而意深，惑者闻而不信，怀宝求宝，其如之何？经云：信不足焉，有不信。谓信道之心不足，乃有不信之祸及之，何道之可望乎？

断缘二

断缘者，断有为俗事之缘也。弃事则形不劳，无为则心自安，恬简日就，尘累日薄。迹弥远俗，心弥近道，至圣至神，孰不由此乎？经云：塞其兑，闭其门，终身不勤。或显德露能，求人保已；或遗问庆吊，以事往还；或假隐逸，情希升进；或酒食邀致，以望后恩。斯乃巧蕴机心，以干时利，既非顺道，深妨正业，凡此类例，皆应绝之。经云：开其兑，济其事，终身不救。我但不唱，彼自不和，彼虽有唱，我不和之，旧缘渐断，新缘莫结，醴⑦交势合，自致日疏，无事安闲，方可修道。庄云：不将不迎，无为交俗之情。又云：无为谋府，无为事任，无为知主。若事有不可废者，不得已而行之，勿遂生爱，系心为业。

收心三

夫心者，一身之主，百神之帅。静则生慧，动则成昏。欣迷幻境之中，唯言实是；甘宴有为之内，谁悟虚非？心识颠⑧痴，良由所托之地。且卜邻而居，犹从改操，择交而友，尚能致益。况身离生死之境，心居至道之中，能不舍彼乎？安不得此乎？所以学道之初，要须安坐，收心离境，离境住无所有，因住无所有，不著一物，自入虚无，心乃合道。经云：至道之中，寂无所有，神用无方，心体亦然。原其心体，以道为本，但为心神被染，蒙蔽渐深，流浪日久，遂与道隔。若净除心垢，开识神本，名曰修道。无复流浪，与道冥合。安在道中，名曰归根，守根不离，名曰静定，静定日久，病消命复。复而又续，自得知常，知则无所不明，常则无所变灭，出离生死，实由于此，是故法道安心，贵无所著。经云：夫物芸芸，各归其根，归根曰静，静曰复命，复命曰常，知常曰明。若执心住空，还是有所，非谓无所。凡住有所，则令心劳，既不合理，又反成病。但心不著物，又得不动，此是真定正基。用此为定，心气调和，久益轻爽，以此为验，则邪正可知矣。若心起皆灭，不简是非，则永断觉知，入于盲定。若任心所起，一无收制，则与凡夫元来不别。若唯断善恶，心无指归，肆意浮游，待自定者，徒自误耳。若徧⑨行诸事，言心无所染者，于言甚善，于行极非，真学之流，特宜

---

① 卞和：荆山（今安徽蚌埠怀远境）人，春秋时楚民。相传他在荆山得一璞玉，两次献给楚王，都被认为是石头，以欺君之罪被砍去双脚。楚文王即位后，他怀抱璞玉坐在荆山下痛哭。

② 刖（yuè月）：古代一种把脚砍掉的酷刑。

③ 伍子：伍子胥，春秋楚国人，为报父仇，流落吴国，后因向吴王夫差进谏不听，被赐自刎而死。

④ 忽：通"惚"，此两句是说外事外物迷乱心思。

⑤ 隳（huī辉）：毁坏；崩毁。

⑥ 黜（chù触）：原意降职或罢免，此处指废除。

⑦ 醴（lǐ里）：甜酒。

⑧ 颠：同"癫"。

⑨ 徧（biàn变）：同"遍"。

戒此。今则息乱而不灭照,守静而不著空,行之有常,自得真见。如有时事或法要有疑者,且任思量,令事得济。所疑复悟,此亦生慧正根,悟已则止,必莫有思,思则以智害恬,为子伤本,虽聘一时之俊,终亏万代之业。若烦邪乱想,随觉则除。若闻毁誉之名、善恶等事,皆即拨去,莫将心受。受之则心满,心满则道无所居。所有闻见,如不闻见,即是非善恶,不入于心,心不受外,名曰虚心,心不逐外,名曰安心,心安而虚,道自来居。经云:人能虚心无为,非欲于道,道自归之。内心既无所著,外行亦无所为,非净非秽,故毁誉无从生,非智非愚,故利害无由扰,实则顺中为常,权则与时消息,苟免诸累,是其智也。若非时非事,役思强为者,自云不著,终非真学,何耶?心法如眼也。纤毫入眼,眼则不安,小事关心,心必动乱,既有动病,难入定门,是故修道之要,急在除病,病若不除,终难得定。有如良田,荆棘未诛,虽下种子,嘉苗不茂。爱见思虑,是心荆棘,若不除翦,定慧不生。或身居富贵,或学备经史,言则慈俭,行则贪残,辩足以饰非,势足以威物,得则名己,过则尤①人,此病最深,虽学无益,所以然者,为自是故。然此心犹来依境,未惯独立,乍无所托,难以自安,纵得暂安,还复散乱,随起随制,务令不动,久久调熟,自得安闲,无问昼夜,行住坐卧,及应事之时,常须作意安之。若心得定,即须安养,莫有恼触,少得定分,即堪自乐,渐渐驯狎②,唯益清远,平生所爱,已嫌蔽陋,况因定生慧,深达真假乎!且牛马,家畜也,放纵不收,犹自生梗,不受驾驭;鹰鹯③,野鸟也,为人羁绊,终日在手,自然调熟。况心之放逸,纵任不收,唯益粗疏,何能观妙。经云:虽有拱璧,以先驷马,不如坐进此道。夫法之妙用也,其在能行,不在能言,行之则斯言为当,不行则斯言如妄。又时人所学,贵难贱易,若论法要,广说虚无,思虑所莫能达、行用所莫能阶者,则叹不可思议,而下风尽礼。如其信言不美,指事直说,闻则心解、言则可行者,此实不可思议,而人翻以为浅近而轻忽不信。经云:吾言甚易知,甚易行,天下莫能知,莫能行。夫唯无知,是以不我知。又有言火不热,灯不照闇④,称为妙义。夫火以热为用,灯以照闇为功,今则盛谈火不热,未尝一时废火,灯不照闇,必须终夜燃灯。言行相违,理实无取。此即破相之言,而人反以为深玄之妙。虽惠子宏辩,庄生以为不堪,肤受之流,谁能断简,至学之士,庶不留心。或曰:夫为大道者,在物而心不染,处动而神不乱,无事而不为,无时而不寂,今独避事而取安,离动而求定,劳于控制,乃有动静二心,滞于住守,是成取舍两病,都未觉其外执,而谓道之阶要,何其谬邪!答曰:总物而称大,通物之谓道,在物而不染,处事而不乱,真为大矣,实为妙矣。然谓吾子之鉴,有所未明,何耶?徒见贝锦之辉焕,未晓始抽之素丝,才闻鸣鹤之冲天,讵识先资于谷食,蔽日之干,起于毫末,神凝至圣,积习而成,今徒学语其圣德,而不知圣之所以德,可谓见卵而求时夜,见弹而求鸮⑤炙,何其造次哉!故经云:玄德深矣远矣,与物反矣,然后乃至大顺。

简 事 四

夫人之生也,必尝于事物,事物称万,不独委于一人。巢林一枝,鸟见遗于丛泊;饮河满腹,兽不吝于洪波。外求诸物,内明诸己,知生之有分,不务分之所无,识事之有当,不任事之非当。任非当则伤于智力,务过分则弊于形神,身且不安,何能及道。是以修道之人,莫若断简事物,知其闲要,较量轻重,识其去取,非要非重,皆应绝之。犹人食有酒肉,衣有罗绮,身有名位,财有金玉,此并情欲之余好,非益生之良药,众皆徇⑥之,自致亡败。静而思之,何迷之甚!庄云:达生之情者,不务生之所无,以为生之所无。以为者,分外物也。蔬食弊衣,足养性命,岂待酒肉罗绮,然后

---

① 尤:怨恨,归咎。
② 驯狎:此处指调摄。
③ 鹯(zhān沾):一种似鹞鹰的猛禽。
④ 闇(ān安):同"暗"。下同。
⑤ 鸮(xiāo消):鸟名,俗称猫头鹰。
⑥ 徇(xùn讯):顺从,曲从。

生全哉！是故于生无所要用者，并须去之；于生之用有余者，亦须舍之。财有害气，积则伤人，虽少犹累，而况多乎。以隋珠而弹千仞之雀，人犹笑之，况背道德、忽性命而从非要，以自促伐者乎。夫以名位比道德，则名位假而贱，道德真而贵，能知贵贱，应须去取，不以名害身，不以位易道。庄云：行名失已，非士也。《西升经》云：抱元守一，过度神仙。子未能守，但坐荣官。若不简择，触事皆为，心劳智昏，修道事阙。若处事安闲，在物无累者，自属证成之人。若实未成而言无累者，诚自诳耳。

真 观 五

夫真观者，智士之先鉴，能人之善察，究倘来之祸福，详动静之吉凶，得见机前，因之造适，深祈卫足，窃务全生，自始至末，行无遗累，理不违此者谓之真观。然一餐一寝，俱为损益之源；一行一言，堪成祸福之本。虽作巧持其末，不如拙戒其本。观本知末，又非躁竞之情，是故收心简事，日损有为，体静心闲，方可观妙。经云：常无欲以观其妙。然修道之身，必资衣食，事有不可废，物有不可弃者，当须虚襟而受之，明目而当之，勿以为妨心生烦躁。若因事烦躁者，心病已动，何名安心？夫人事衣食者，我之船舫也，欲渡于海，事资船舫，渡海若讫，理自不留。因何未渡先欲废舍，衣食虚幻，实不足营，为出离虚幻，故求衣食。虽有营求之事，莫生得失之心，即有事无事，心常安泰。与物同求而不同贪，与物同得而不同积，不贪故无忧，不积故无失，迹每同人，心常异俗。此实行之宗要，可力为之。前虽断简，病有难除者，但依法观之。若色病重者，当观染色，都由想尔。想若不生，终无色事。当知色想外空，色心内妄，妄想心空，谁为色主？经云：色者，想尔。想悉是空，何有色也？又思妖妍美色，甚于狐魅，狐魅媚人，令人厌患，虽身致死，不入恶道，为厌患故，永离邪淫。妖艳惑人，令人爱著，乃致身死，留恋弥深，为邪念故，死堕诸趣，生地狱中。故经云：今代发心为夫妻，死后不得俱生人道。所以者何？为邪念故。又观色若定是美，何故鱼见深入，鸟见高飞，仙人观之为秽浊，贤人喻之为刀斧？一生之命，七日不食，便至于死；百年无色，翻免夭伤。故知色者，非身心之要适，为性命之仇贼，何乃系著，自取消毁？若见他人为恶，心生嫌恶者，犹如见人自杀已身，引项承取他刀，以自害命。他自为恶不遣，我当何故引取他恶，以为己病？又见为恶者若可嫌，见为善者亦须恶。何以然耶？同障道故。若贫者亦审观之，谁与我贫？天地平等，覆载无私，我今贫苦，非天地也；父母生子，欲令富贵，我今贫贱，非父母也，人及鬼神，自救无暇，何能有力，将贫与我？进退寻察，无所从来，乃知我业也，乃知天命也。业由我造，命由天赋，业之与命，犹影响之逐形声，既不可逃，又不可怨。唯有智者，善而善之，乐天知命，故不忧，何贫之可苦也。庄云：业入而不可舍，为自业。故贫病来入，不可舍止。经云：天地不能改其操，阴阳不能回其业。由此言之，故真命也，非假物耳，有何怨焉。又如勇士逢贼，无所畏惧，挥剑当前，群寇皆溃，功勋一立，荣禄终身。今有贫病恼乱我身，则寇贼也；我有正心，则勇士也；用智观察，则挥剑也；恼累消除，则战胜也；湛然常乐，则荣禄也。凡有苦事，来迫我心。不以此观而生忧累，则如人逢贼，不立功勋，弃甲背军，逃亡获罪，去乐就苦，何可愍焉。若病苦者，当观此病，由有我身，若无我身，患无所托。经云：及吾无身，吾有何患。次观于心，亦无真宰，内外求觅，无能受者，所有计念，从妄心生，然枯形灰心，则万病俱泯。若恶死者，应思我身，是神之舍。身今老病，气力衰微，如屋朽坏，不堪居止，自须舍离，别处求安，身死神逝，亦复如是。若恋生恶死，拒违变化。则神识错乱，失其正业，以此托生，受气之际，不感清秀，多逢浊辱，盖下愚贪鄙，实此之由。若当生不悦，顺死不恶者，一为生死理齐，二为后身成业。若贪爱万境，一爱一病，一肢有疾，犹令举体不安，况一心万病，身欲长生，岂可得乎？凡有爱恶，皆是妄生，积妄不除，以妨见道？是故须舍诸欲，住无所有，徐清有本，然后返观旧所爱处，自生厌薄。若以合境之心观境，终身不觉有恶；如将离境之心观境，方能了见是非。譬如醒人，能观醉者为恶，如其自醉，不觉其非。经云：吾本弃俗，厌离世间。又云：耳目声色，为子留愆①，鼻口所喜，香味是怨。老君厌世弃俗，独见香味是怨；嗜欲之流，焉知鲍肆为臭哉！

泰定六

夫定者，出俗之极地，致道之初基，习静之成功，持安之毕事。形如槁木，心若死灰，无感无求，寂泊之至，无心于定，而无所不定，故曰泰定。庄云：宇泰定者，发乎天光。宇则心也，天光则发慧也。心为道之器宇，虚静至极，则道居而慧生。慧出本性，非适今有，故曰天光。但以贪爱浊乱，遂至昏迷。澡雪柔挺，复归纯静，本真神识，稍稍自明，非谓今时别生他慧。慧既生已，宝而怀之，勿以多知而伤于定。非生慧难，慧而不用难，自古忘形者众，忘名者寡，慧而不用，是忘名也。天下希及之，故为难。贵能不骄，富能不奢，为无俗过，故得长守富贵。定而不动，慧而不用，为无道过，故得深证常道。庄云：知道易而弗言难。知而不言，所以之天；知而言之，所以之人。古之人天而不人，慧能知道，非得道也。人知得慧之利，未知得道之益，因慧以明至理，纵辩以感物情，兴心徇事，触类而长，自云处动，而常寂焉。知寂者，寂以待物乎？此语俱非泰定也。智虽出众，弥不近道，本期逐鹿，获兔而归，所得太微，良由局小。庄云：古之治道者，以恬养智。智生而无以智为也，谓之以智养恬。智与恬交，相养而和，理出其性。恬智则定慧也，和理则道德也。有智不用而安其恬，积而久之，自成道德。然论此定因，为而得成，或因观利而见害，惧祸而息心，捐舍涤除积习，心熟同归于定，咸若自然，疾雷破山而不惊，白刃交前而无惧，视名利如过隙，知生死若溃痈，故知用志不分，乃于凝神。心之虚妙，不可思也。夫心之为物也，即体非有，随用非无，不驰而速，不召而至，怒则玄石饮羽，怨则朱夏陨霜，纵恶则九幽匪遥，积善则三清何远，忽来忽往，动寂不能名，时可时否，蓍②龟莫能测，其为调御，岂鹿马比其难乎？太上老君运常善以度人，升灵台而演妙，略三乘之因果，广万有之自然，渐之以日损有为，顿之以证归无学，喻则张弓凿矢，法则挫锐解纷，修之有常，习以成性，黜聪堕体，嗒③然坐忘，不动于寂，几微入照。履殊方者，了义无日，游斯道者，观妙可期，力少功多，要矣妙矣。

得道七

夫道者，神异之物，灵而有性，虚而无象，随迎不测，影响莫求，不知所以然而然，通生无匮谓之道。至圣得之于古，妙法传之于今，循名究理，全然有实，上士纯信，克己勤行，虚心谷神，唯道来集。道有深力，徐易形神，形随道通，与神合一，谓之神人。神性虚融，体无变灭，形与道同，故无生死。隐则形同于神，显则神同于气，所以蹈水火而无害，对日月而无影，存亡在己，出入无间，身为滓质，犹至虚妙，况其灵智，益深益远乎！《生神经》云：身神并一则为真身。又《西升经》云：形神合同，故能长久。然虚无之道，力有浅深，深则兼被于形，浅则唯及于心。被形者，神人也；及心者，但得慧觉而身不免谢。何耶？慧是心用，用多则心劳，初得少慧，悦而多辩，神气漏泄，无灵润身，光遂致早终，道故难备。经云尸解，此之谓也。是故大人含光藏辉，以期全备，凝神宝气，学道无心，神与道合，谓之得道。经云：同于道者，道亦得之。又云：古之所以贵此道者何？不日求以得，有罪以免邪！山有玉，草木以之不凋；人怀道，形骸以之永固。资熏日久，变质同神，炼形入微，与道冥一。散一身为万法，混万法为一身，智照无边，形超靡极，总色空而为用，舍造化以成功，真应无方，其惟道德。《西升经》云：与天同心而无知，与道同身而无体，然后天道盛矣。谓证得其极者也。又云：神不出身，与道同久。且身与道同，则无时而不存；心与道同，则无法而不通。耳与道同，则无声而不闻；眼与道同，则无色而不见。六根洞达，良由于此。近代常流，识不及

---

① 愆（qiān 牵）：罪过，过失。
② 蓍（shī 施）龟：古代占卜用具。蓍，多年生草本植物，古代用其茎占卜。
③ 嗒（tà 踏）：象声词。

远，唯闻舍形之道，未达即身之妙。无惭已短，有効①人非，其犹夏虫，不信冰霜。盬②鸡断无天地其愚，不可及，何可诲焉。

坐忘枢翼

夫欲修道成真，先去邪僻之行，外事都绝，无以干心，然后端坐，内观正觉。觉一念起即须除灭，随起随制，务令安静。其次，虽非的有，贪著浮游乱想，亦尽灭除，昼夜勤行，须更不替。唯灭动心，不灭照心，但冥虚心，不冥有心。不依一物，而心常住，此法玄妙，利益甚深。自非夙有，道缘信心，无二者，莫能信重。虽知诵读其文，仍须辨识真伪，所以者何？声色昏心，邪佞惑耳，人我成性，自是病深。心与道隔，理难晓悟，若有心归至道，深生信慕，先受三戒，依戒修行，在终如始，乃得真道。其三戒者，一曰简缘；二曰无欲；三曰静心，勤行此三戒而无懈退者，则无心求道而道自来。经云：人能虚心无为，非欲于道，道自归之，由此言之，简要之法，实可信哉！实可贵哉！然则凡心躁竞，其来固久，依戒息心，其事甚难。或息之而不得，暂得而还失去，留交战百体，流汗久久，柔挺方乃调熟。莫以暂收不得遂废平生之业，少得静已，则行立坐卧之时，涉事喧阓③之处，皆须作意安之。有事无事，常若无心处静处，喧其志唯一。若束心太急，急则成病气，发狂痴是其侯也。心若不动，又须放任，宽急得中，常自调适，制而无著，放而不逸，处喧无恶，涉事无恼者，此真定也。不以涉事无恼故，求多事；不以处喧无动故，来就喧。以无事为真定，以有事为应迹。若水镜之为鉴，则遇物而见形，善巧方便，唯能入定，发慧迟速，则不由人。勿于定中急急求慧，求慧则伤定，伤定则无慧。定不求慧而慧自生，此真慧也。慧而不用，实智若愚，益资定慧，双美无极。若定中念想，则有多感终邪百魅，随心应现。真人老君神异诡怪是其祥也。唯定心之上，豁然无覆，定心之下，旷然无基。旧业永消，新业不造，无所缠碍，迥脱尘网，行而久之，自然得道。夫得道之人，心有五时，身有七侯。心有五时者，一，动多静少；二，动静相半；三，静多动少；四，无事则静，事触还动；五，心与道合，触而不动。心至此地，始得安乐，罪垢灭尽，无复烦恼。身有七侯者，一，举动顺时，容色和悦；二，夙疾普消，身心清爽；三，填补夭伤，还元复命；四，延数千岁，名曰仙人；五，炼形为气，名曰真人；六，练气成神，名曰神人；七，炼神合道，名曰至人。其于鉴力，随侯益明。

得至道成，慧乃圆备，虽久学定，心身无五时七侯者，促龄秽质，色谢归空，自云慧觉，复称成道。求诸通理，宝所未然，可谓谬矣。

（谢青云　校注）

黄庭④内外玉景经

【按语】

《黄庭经》分《黄庭内景玉经》、《黄庭外景玉经》和《黄庭中景玉经》三种。《中景经》系晚出道书，通常不列于《黄庭经》之内。此处为了便于读者阅读比较，将《内景玉经》和《外景玉经》合为一处。

---

① 効（xiào 效）：同"效"。
② 盬（gǔ 谷）：古代盐池名。
③ 阓（huì 会）：市外门也，后亦借指市区。
④ 黄庭：解释见按语部分。

"黄庭"一词见于汉代。古人认为，黄为中央之色，庭乃四方之中。五行土居中，色尚黄，在人五脏则脾为主。盖喻身体中央、中空之穴。旧本《黄庭外景经》首句"上有黄庭下关元"即指此。至于"内景"、"外景"，《荀子·解蔽》篇早有"浊明外景，清明内景"之说。唐梁丘子（白履忠）在《黄庭内景玉经》上卷注文中解释内景时称，"内者，心也。景者，象也"，"心居身内，存观一体之象色，故曰内景也"。从气功修炼的角度说，"内景"大约是一种在气功锻炼达到一定阶段，机体自发显现出的一种对内部脏器形象与气化状态的自然感应。如李时珍所说"内景隧道者，唯返观者能照察之"，实是指的这种状态。"外景"一词，大概是上清派根据"浊明外景，清明内景"，取与"内景"相对之义。道书分"内""外"，代表了传承之异。例如《灵宝升玄内教经》卷八（敦煌遗书S.3722）自称"无上灵宝升玄内教"，而称《灵宝五篇真文》为"外教"。《黄庭经》东晋后分为《内景》《外景》或《内经》《外经》，盖与此同意。

国内外学者大多认为《外景经》早于《内景经》。《外景经》托于太上老君所说，为天师道传承的教本。《正一法文天师教戒科经·大道家戒令》称"《妙真》自吾所作，《黄庭》三灵七言，皆训谕本经，为《道德》之光华"，则《黄庭外景经》当出于魏晋之际。《列仙传·朱璜传》所说《老君黄庭经》（《列仙传》亦为魏晋人托刘向撰）与葛洪《抱朴子内篇》称《黄庭经》者，皆指此书。欧阳修据其所见，谓此书有东晋穆帝永和十二年（356）刻石本。王羲之为天师道信徒，所书《黄庭经》即此经。《旧唐书·经籍志》著录，犹称"《老子黄庭经》一卷"。

《黄庭内景经》托称太上大道玉宸君所说，相传系西晋初魏夫人所得，并加以整理，后为上清派传承的教本。其名始见于《真诰》，又见于今本《魏夫人传》（葛洪《神仙传》曾提到范邈撰《魏夫人传》，但据陈国符先生考证，今本为唐人改撰本）。《真诰》卷九《协昌期》第一记言："山世远受孟先生法，暮卧，先读《黄庭内景经》一过乃眠，使人魂魄自制。"卷十八《握真辅》第二又记"经云：主诸关镜聪明始"，陶弘景注称"此《黄庭经》中语"，而此句见于今本《黄庭内景经》。卷二十《翼真检》第二陶弘景自记许翙①抄《魏夫人传》中《黄庭经》，盖即此书。但此书首章云："上清紫霞虚皇前，太上大道玉宸君，闲居蕊珠作七言，散化五形变万神，是为《黄庭》曰《内篇》。"上清紫霞虚皇和太上大道玉宸君都是上清派崇奉的尊神，其位在太上老君之上。又此书谓"治生之道了不烦，但修《洞玄》与《玉篇》"。《洞玄》，白履忠注说指《洞玄灵宝经》，实非。上清派原有《大洞玄经》，即此书所谓《洞玄》。

《真诰》卷十三《稽神枢》第三记"或讽明《洞玄》"，陶注："《洞玄》即《大洞玄经》，……非今世所传《洞玄灵宝经》也。"

凡此类例，可证《内景经》至晚出于东晋，是经后人增益而传世者。此后，才有内、外景经之分，且皆作为上清派重要典籍而流传于世。

二书历代传本繁多，卷数各有异同。《黄庭外景经》，唐宋书目多著录一卷，《郡斋读书志》作三卷，注本亦有分三卷者。《黄庭内景经》一名《太上琴心文》，一名《大帝金书》，一名《东华玉篇》，一卷，注本亦有分三卷者。二书皆为七言韵语，在长期传写中，各本文字亦略有差异。

《黄庭经》为道教养生修仙专著，它继承汉代纬书和早期道教的人身各部位皆有神之说，又吸收古代医学有关脏腑、经络、精气的理论，着重阐述存思身神、守固精气的理论和方法。东汉时代，《太平经》、《老子河上公章句》等书已有历观五脏、存思身神的论述。早期五斗米道的教本《老子想尔注》则强调奉道戒，谓守道戒即守一，批评"今世间常伪伎，指形名道，令有服色名字，状貌长短"，"指五藏以名一，瞑目思想，欲从求福"。至魏晋之际，天师道徒也转而讲求内观存神之术，《黄庭外景经》的出现即标志着这种转变。《外景经》的思想结构比较松散，主要讲述了胎息、嗽咽、内观、服气、存神、固精等方法。指出黄庭在关元之上，幽阙（肾）居后，命门在前。黄庭收纳津

---

① 翙（huì 慧）：鸟飞的声音。

液，产生精气，为人"灵根"（"灵根"有时又指命门）；丹田或命门（书中说"田下三寸神所居"，盖指命门）乃藏积精气之穴，为人生命之根本所在。

书中提出"观志游神三奇灵"，"头戴白素足丹田，沐浴华池灌灵根，三府相得开命门"的修炼法，已略具"三丹田"思想。尤其强调"长生要妙房中急，弃捐淫欲专守精，寸田尺宅可理生"，认为"仙人道士非有神，积精所致为专年。人皆食谷与五味，独食太和阴阳气，故能不死天相既"。书中还形象地描述了"黄庭中人衣朱衣"、"中池有士衣赤衣"等等身神，主张"历观五脏视节度，六腑修治洁如素，虚无自然道之故"。其法大致为咽津以养灵根，纳气至丹田又返归黄庭；或纳气丹田以生精，上补昆仑（脑），下过十二重楼（咽喉）、绛宫（心）等关窍，还返丹田；又存观五脏六腑之神，使五神朝会中宫（脾），如此"循环无端"，谓能通利七窍、老而复壮。《外景经》已初具内丹术的雏型。

《黄庭内景经》的内容比《外景经》完备，且多发挥。北宋欧阳修认为，此书乃《外景经》疏义。它将人体分为上、中、下三部，三部各有"八景"，合为"二十四真"。明确提出"三田"（三丹田）理论，即上部脑中为泥丸，有九宫，九真居之；中部心中为绛宫，主守神有心神丹元；下部二肾之间为命门，"横津三寸灵所居"，是藏精之处。"三田之中精气微"，人但思一部，即可延寿无穷。又提出人体百节皆有神，《至道章第七》《心神章第八》还给面首五官（发、脑、眼、耳、鼻、舌、齿）及五脏（心、肝、脾、肾、胆）诸神取名，谓"至道不烦决存真，泥丸百节皆有神"。"六腑五脏神体精，皆在心内运天经，昼夜存之自长生"。据称此二章为全经之精要，《黄庭》秘诀皆尽于此。《内景经》的修炼法，主要为"入室东向诵《玉篇》"，存思身神，默念其神名，尤其重视存思三丹田之神。以为长诵《玉篇》，默思身神，自可得"不死之道"。《内景经》中某些文句与《外景经》相同，但它更加强调存思身神，因而更能代表上清派典型的修炼方式。值得一提的是，《内景经》将人体脏腑及各器官用各种"神"来代表描述，实是将气功养生锻炼具体化、形象化的发展，是气功学术上的一大贡献，不能单纯认为其是一种迷信思想。

《黄庭经》系统地提出了三丹田、八景二十四真理论和相应的存真修炼方法，这对上清派的形成有着特殊的意义。其中有些内容较之《大洞真经》更为接近唐宋内丹术，故而亦被后世内丹家奉为内丹要籍。经中的脏腑、经络、穴位、精气及阴阳五行学说，反映了古代生理、医理知识。如有关黄庭、命门或脾、肾的观点，与传统医书所说"肾为先天之本，脾为后天之本"大意相同；它如脾主中央、心典一体、肺气起自三焦、五脏开窍体表、三阳（少阳、阳明、太阳）三阴（少阴、太阴、厥阴）相对应、五行合气本一等等，亦与医理相通。历史上有不少书法家、文学家喜好《黄庭经》，或写法帖，或为文作序，王羲之书《黄庭经》换鹅的故事，更传为千古佳话，故此经的持久影响，已远远超出道教范围。

历代为《黄庭经》作注者很多，《崇文总目》著录有关著述八种，《通志·艺文略》道家类专辟"黄庭"一门，著录三十部五十七卷。最有影响的为务成子注《太上黄庭外景经》《上清黄庭内景经》，唐白履忠《黄庭外景玉经注》《黄庭内景玉经注》，皆载《正统道藏》。

此次校勘，以1988年3月文物出版社、上海书店、天津古籍出版社三家联合出版的明代正统《道藏》影印本为底本（《黄庭内景玉经》原题为《修真十书卷之五十五·黄庭内景玉经注并序》，梁丘子撰（实为注），今只取其原文，删去序文和注文。《黄庭外景玉经》原题为《修真十书卷之五十八（同卷五十九）·黄庭外景玉经注》，梁丘子注解，今只录其原文，删去注文。），《内景经》再以同版《道藏》中刘长生注本为参校本，并参照其它相关资料进行校对整理。

【原文校释】

内景经

上清^①章第一

上清紫霞虚皇^②前，太上大道玉宸^③君，闲居蕊^④珠作七言，散化五形变万神。
是为黄庭曰内篇，琴心三叠舞胎仙，九气映明出霄间，神盖童子生紫烟。
是曰玉书可精研，咏之万过升三天，千灾以消百病痊，不惮虎狼之凶残，
亦以却老年永延。

上有章第二

上有魂灵下关元，左为少阳右太阴，后有密户^⑤前生门^⑥。出日入月呼吸存，
元气所合列宿分，紫烟上下三素云^⑦，灌溉五华^⑧植灵根，七液^⑨洞流冲庐间。
回紫^⑩抱黄^⑪入丹田，幽室内明照阳门。

口为章第三

口为玉池太和官，漱咽灵液灾不干，体生光华气香兰，却灭百邪玉炼颜。
审能修之登广寒，昼夜不寐乃成真，雷鸣电激神泯泯。

黄庭章第四

黄庭内人服锦衣，紫华飞裙云气罗，丹青绿条翠灵柯，七蕤^⑫玉籥^⑬闭两扉，
重扉金关密枢机，玄泉^⑭幽阙^⑮高崔嵬，三田之中精气微，娇女^⑯窈窕翳霄晖，
重堂^⑰焕焕明八威，天庭^⑱地关列釜斤，灵台^⑲盘固永不衰。

---

① 上清：上清、玉清、太清，道教指为大圣所居之地。
② 虚皇：又号元始天尊，道教神祇。
③ 宸（chén 尘）：北极星所在，后借指帝王所居，又引申为王位、帝王的代称。
④ 蕊（ruǐ 蕊）：同"蕊"。
⑤ 密户：实指人的前后阴。
⑥ 生门：指人的眼、耳、口、鼻七窍。
⑦ 三素云：指目前有紫、青、绿三色。
⑧ 五华：五脏之英华。
⑨ 七液：七窍之液。
⑩ 回紫：指回目气。
⑪ 黄：此处指脾气。
⑫ 七蕤（ruí）：蕤，草木的花下垂的样子，此处指籥之饰。本句意思是七窍的开合就像关籥一样。
⑬ 籥：古同"钥"。
⑭ 玄泉：口中之液。
⑮ 幽阙：指两肾之间。
⑯ 娇女：耳神名。
⑰ 重堂：指喉咙。
⑱ 天庭：两眉之间。
⑲ 灵台：指心。

中池①章第五

中池内神服赤珠，丹锦云袍②带虎符，横津三寸③灵所居，隐芝④翳郁⑤自相扶。

天中章第六

天中之岳⑥精谨修，灵宅⑦既清玉帝游，通利道路无终休，眉号华盖覆明珠⑧，九幽日月洞虚无，宅中有真⑨常衣丹。审能见之无疾患，赤珠灵裙华蒨⑩粲，舌下玄膺⑪生死岸，出清入玄二气焕，子若遇之升天汉。

至道章第七

至道不烦决存真，泥丸百节皆有神。发神苍华字太元，脑神精根字泥丸，眼神明上字英玄，鼻神玉垄字灵坚，耳神空闲字幽田，舌神通命字正伦，齿神崿⑫峰字罗千。一面之神宗泥丸，泥丸九真皆有房，方圆一寸处此中，同服紫衣飞罗裳，但思一部寿无穷，非各别住俱脑中，列位次坐向外方，所存在心自相当。

心神章第八

心神丹元字守灵，肺神皓华字虚成，肝神龙烟字含明，翳郁道烟主浊清，肾神玄冥字育婴，脾神常在字魂停，胆神龙曜字威明。六腑五脏神体精，皆在心内运天经，昼夜存之自长生。

肺部章第九

肺部之宫似华盖，下有童子坐玉阙⑬，七元⑭之子主调气，外应中岳⑮鼻齐位，素锦衣裳黄云带。喘息呼吸体不快，急存白元⑯和六气，神仙久视无灾害，用之不已形不滞。

心部章第十

心部之宫莲含叶⑰，下有童子丹元家，主适寒热荣卫和。丹锦衣裳⑱披玉罗，

---

① 中池：胆为中池。
② 丹锦云袍：指肺。
③ 横津三寸：指脐。
④ 隐芝：指五脏之液。
⑤ 翳郁：交合之道。
⑥ 天中之岳：指鼻。
⑦ 灵宅：人面。
⑧ 明珠：目。
⑨ 宅中有真：指面上心神，常与心应。
⑩ 蒨（qiàn 欠）：同"茜"。
⑪ 玄膺：舌下通津液之地。
⑫ 崿（è 呃）：险峻。
⑬ 玉阙：指肾与肺之间相连之气。
⑭ 七元：七窍之外元气。
⑮ 中岳：鼻。
⑯ 白元：指肺。
⑰ 心部之宫莲含叶：本句意为心脏之质像莲花未开。
⑱ 丹锦衣裳：指肺。

金铃朱带①坐婆裟。调血理命身不枯,外应口舌吐五华,临绝呼之亦登苏,久久行之飞太霞。

肝部章第十一

肝部之宫翠重里,下有青童神公子,主诸关镜聪明始,青锦披裳佩玉铃。和制魂魄津液平,外应眼目日月精,百疴所钟存无英,同用七日自充盈,垂绝念神死复生,摄魂还魄永无倾。

肾部章第十二

肾部之宫玄阙圆,中有童子冥上玄②,主诸六府九液源,外应两耳百液津,苍锦云衣舞龙蟠③,上致明霞日月烟,百病千灾急当存,两部水王④对生门,使人长生升九天。

脾部章第十三

脾部之宫属戊已,中有明童黄裳里,消谷散气摄牙齿,是为太仓两明童,坐在金台城九重,方圆一寸命门中,主调百谷五味香,辟却虚羸无病伤,外应尺宅气色芳,光华所生以表明,黄锦玉衣带虎章⑤,注念三老子轻翔,长生高仙远死殃。

胆部章第十四

胆部之宫六腑精,中有童子耀威明,雷电八振扬玉旌,龙旂⑥横天掷火铃⑦,主诸气力摄虎兵,外应眼童鼻柱间,脑发相扶亦俱鲜,九色锦衣绿华裙,佩金带玉龙虎文,能存威明乘庆云,役使万灵朝三元。

脾长章第十五

脾长一尺掩太仓⑧,中部老君治明堂⑨,厥字灵元名混康,治人百病消谷粮,黄衣紫带龙虎章,长精益命赖君王,三呼我名神自通,三老同坐各有朋,或精或胎别执方,桃孩合延生华芒,男女迴⑩尤有桃康⑪,道父道母对相望,师父师母丹玄乡,可用存思登虚空,殊途一会归要终,闭塞三关握固停,含漱金醴⑫吞玉英,遂至不饥三虫⑬亡,心意常和致忻⑭昌,五岳之云气彭亨⑮,

---

① 朱带:指血管。
② 冥上玄:肾为下玄,心为上玄,中有沟通,故说"冥上玄"。
③ 苍锦云衣舞龙蟠:肾外膜之像。
④ 两部水王:肾有两,故称"两部水王"。
⑤ 黄锦玉衣带虎章:此句是说脾主中黄,此中"黄庭真人"的穿着。
⑥ 旂(qí旗):古代指有铃铛的旗子。
⑦ 雷电八振扬玉旌,龙旂横天掷火铃:此两句指胆的威怒之像。
⑧ 太仓:胃也。
⑨ 明堂:从眉间入一寸的部位。
⑩ 迴(huí回):同"回"。
⑪ 桃康:道教指为丹田下神名。
⑫ 金醴(lǐ里):口中津液。
⑬ 三虫:道教指人体内有三虫,上虫白而青,中虫白而黄,下虫白而黑,人死则三虫出化为鬼。
⑭ 忻(xīn心):同"欣"。
⑮ 彭亨:流通无壅滞。

保灌玉旁①以自偿，五形完坚无灾殃。

上睹章第十六

上睹三元②如连珠，落落明景照九隅③，五灵夜烛焕八区，子存内皇与我游，身披凤衣衔虎符，一至不久升虚无，方寸之中念深藏，不方不圆闭牖牕④三神还精老方壮，魂魄内守不争竞，神生腹中衔玉珰⑤，灵注幽阙那得丧，琳条万寻可荫仗，三魂自宁帝书命。

灵台章第十七

灵台郁蔼望黄野⑥，三寸异室有上下，间阙营卫高玄受，洞房紫极灵门户，是昔太上告我者，左神公子发神语，右有白元并立外，明堂金匮⑦玉房间，上清真人当吾前，黄裳紫丹气频烦⑧，借问何在两眉端，内侠日月列宿陈，七曜⑨九元⑩冠生门。

三关章第十八

三关之中精气深，九微⑪之中幽且阴，口为天关精神机，足为地关生命棐⑫，手为人关把盛衰。

若得章第十九

若得三宫存玄丹，太一流珠⑬安昆仑，重重楼阁十二环⑭，自高自下皆真人，玉堂绛宇尽玄宫，璇玑玉衡色兰玕⑮，瞻望童子坐盘桓，问谁家子在我身，此人何去入泥丸，千千百百自相连，一一十十似重山，云仪玉华⑯侠耳门，赤帝黄老与我魂，三真扶胥共房津，五斗焕明是七元，日月飞行六合间，帝乡天中地户端，面部魂神皆相存。

呼吸章第二十

呼吸元气以求仙，仙公公子似在前，朱鸟吐缩⑰白石⑱源，结精育胞化生身，留胎止精可长生，三气右迴九道明，正一含华乃充盈，遥望一心如罗星，

---

① 玉旁：此处指鼻腔。
② 三元：指日、月、星。
③ 九隅：九方。
④ 牖牕（yǒu chuāng 有窗）：窗户。
⑤ 玉珰（dāng 当）：玉饰的椽头。
⑥ 黄野：指脾。
⑦ 金匮：铜制的柜，古时用以收藏文献或文物。
⑧ 烦：通"繁"。
⑨ 七曜：指人七窍。
⑩ 九元：指人九窍。
⑪ 九微：指太清、太素、太和所代表的三丹田、三洞房、上三元，共九宫，因微言幽玄不可见，故称九微。
⑫ 棐（fěi 匪）：辅助。
⑬ 太一流珠：指目睛。
⑭ 十二环：指喉咙。
⑮ 兰玕：喉咙之色也。
⑯ 云仪玉华：指鬓发。
⑰ 朱鸟吐缩：指舌。
⑱ 白石：指牙齿。

金室之下不可倾，延我白首返孩婴。

琼室章第二十一

琼室①之中八素集，泥丸夫人当中立，长谷②玄乡③绕郊邑④，六龙散飞难分别，
长生至慎房中急，何为死作令神泣，忽之祸乡三灵没，但当吸气录子精，
寸田尺宅可治生，若当决海百渎饮，叶去树枯失青青，气之液漏非已形，
专闭御景乃长宁，保我泥丸三奇灵，恬淡闭视内自明，物物不干泰而平，
悫⑤矣匪事老复丁，思咏玉书入上清。

常念章第二十二

常念三房⑥相通达，洞视得见无内外，存漱五芽⑦不饥渴，神华⑧执巾六丁⑨谒，
急守精室勿妄泄，闭而宝之可长活，起自形中初不阔，三宫⑩近在易隐括，
虚无寂寂空中素，使形如是不当汙⑪，九室⑫正虚神明舍，存思百念视节度，
六府⑬修治勿令故，行自翱翔入云路。

治生章第二十三

治生之道了不烦，但修洞玄⑭与玉篇，兼行形中八景⑮神，二十四真⑯出自然，
高拱无为魂魄安，清静神见与我言，安在紫房帏幙⑰间，立坐室外三五⑱玄，
烧香接手玉华⑲前，共入太室⑳璇玑门，高研恬淡道之园，内视密盼尽睹真，
真人在己莫问邻，何处远索求因缘。

隐景章第二十四

隐景藏形与世殊，含气养精口如朱，带执性命守虚无，名入上清死录除，

---

① 琼室：指颅骨。
② 长谷：鼻。
③ 玄乡：肾。
④ 郊邑：此处指五脏六腑。
⑤ 悫（què 却）：诚实，谨慎。
⑥ 三房：指明堂、洞房、丹田。
⑦ 五芽：五行之生气。
⑧ 神华：道书指太阴玄光玉女，为道之母。
⑨ 六丁：道教认为六丁（丁卯、丁巳、丁未、丁酉、丁亥、丁丑）为阴神，为天帝所役使，道士则可用符箓召请，以供驱使。
⑩ 三宫：指三丹田。
⑪ 汙（wū 物）：同"污"。
⑫ 九室：指头之九宫室与九窍。
⑬ 六府：此处六府指肺为玉堂宫指尚书府、心为绛宫元阳府、肝为清冷宫兰台府、胆为紫微宫无极府、肾为出牧宫太和府、脾为中黄宫太素府。
⑭ 洞玄：指洞玄灵宝玉篇真文，为黄庭。
⑮ 八景：指五脏分属的八卦。
⑯ 二十四真：指二十四天气，出于自然。
⑰ 紫房帏幙：指心。幙，古同"幕"。
⑱ 三五：指三丹田和五脏。
⑲ 玉华：指眉间天庭。
⑳ 太室：道书指天上的房间。

三神①之乐由隐居，倏歘②游遨无遗忧，羽服一整八风驱，控驾三素乘晨霞，金辇③正立从玉舆，何不登山诵我书，郁郁窈窈真人墟，入山何难故跨蹰。人间纷纷臭如帤④。

五行章第二十五

五行相推反归一，三五合气九九节，可用隐地回八术，伏牛⑤幽阙罗品列，三明⑥出于生死际，洞房灵象斗日月，父曰泥丸母雌一，三光焕照入子室，能存玄真万事毕，一身精神不可失。

高奔章第二十六

高奔日月吾上道，郁仪⑦结璘⑧善相保，乃见玉清虚无老，可以迴颜填血脑。口衔灵芝携五皇，腰带虎箓佩金珰，驾欱接生宴东蒙。

玄元章第二十七

玄元上一魂魄炼，一之为物颇卒见，须得至真乃顾盼，至忌死气诸秽贱，六神合集虚中宴，结珠固精养神根，玉匙金籥⑨常完坚，闭口屈舌食胎津，使我遂炼获飞仙。

仙人章第二十八

仙人道士非有神，积精累气以为真，黄童妙音难可闻，玉书绛简赤丹文。字曰真人巾金巾，负甲持符开七门⑩，火兵符图备灵关，前昂后卑高下陈，执剑百丈舞锦旛⑪，十绝盘空扇纷纭，火铃冠霄队落烟，安在黄阙两眉间，此非枝叶实是根。

紫清章第二十九

紫清上皇大道君，太玄太和侠侍端，化生万物使我仙，飞升十天驾玉轮，昼夜七日思勿眠，子能修之可长存。积功成炼非自然，是由精诚亦守一，内守坚固真之真，虚中恬淡自致神。

百谷章第三十

百谷之实土地精，五味外美邪魔腥，臭乱神明胎气零，那从返老得还婴，三魂忽忽魄糜倾⑫，何不食气太和精，故能不死入黄宁⑬。

---

① 三神：三丹田之神。
② 歘（xū 虚）：忽然。
③ 辇（niǎn 碾）：古代用人拉着走的车子，后多指天子或王室坐的车子。
④ 帤（rú 如）：破旧的巾。
⑤ 伏牛：指"肾"。
⑥ 三明：指人耳、鼻、口。
⑦ 郁仪：奔日之仙名。
⑧ 结璘（lín 林）：奔月之仙名。
⑨ 籥（yuè 月）：古同"钥"，锁钥。
⑩ 七门：指人七窍。
⑪ 旛（fān）：同"幡"。
⑫ 糜倾：朽败的意思。
⑬ 黄宁：黄庭之道。

心典章第三十一

心典一体五脏旺，动静念之道德行，清洁善气自明光，坐起吾俱共栋梁，昼日耀景暮闭藏，通利华精①调阴阳。

经历章第三十二

经历六合隐卯酉，两肾之神主延寿，转降适斗藏初九，知雄守雌可无老，知白见黑见坐守。

肝气章第三十三

肝气郁勃清且长，罗列六腑生三光，心精意专内不倾，玄液云行去臭香，治荡发齿炼五方②，取津玄膺入明堂，下溉喉咙神明通，坐侍华盖游贵京，飘飖三清③席清凉，五色云气④纷青葱，闭目内盼自相望，使诸心神还自崇，七玄英华开命门⑤，通利天道存玄根，百二十年犹可还，过此守道诚甚难，唯待九转八琼⑥丹，要复精思存七元⑦，日月⑧之华救老残，肝气周流终无端。

肺之章第三十四

肺之为气三焦⑨起，视听幽冥候童子，调理五华精发齿，三十六咽玉池里，开通百脉血液始，颜色生光金玉泽，齿坚发黑不知白，存此真神勿落落，当忆紫宫有座席，众神合会转相索。

隐藏章⑩第三十五

隐藏羽盖看天舍，朝拜太易乐相呼，明神八威正辟邪。脾神还归是胃家，耽养灵根不复枯，闭塞命门保玉都，万神方胙⑪寿有余，是谓脾建在中宫。五脏六腑神明旺，上合天门入明堂，守雌存雄顶三光，外方内圆神在中，通理血脉五脏丰，骨青筋赤髓如霜，脾救七窍去不祥。日月列布设阴阳，两神相会化玉浆，淡然无味天人粮，子丹⑫进馔肴正黄，乃曰琅膏及玉霜。太上⑬隐环八素琼，溉益八液肾受精，伏于太阴见我形，扬风三玄⑭出始青，恍惚之间至清灵，戏于飚台⑮见赤生，逸域熙真养华荣，内盼沉默炼五形。

---

① 华精：目精。
② 五方：指五脏。
③ 三清：此处指三丹田。
④ 云气：肝气与五脏相杂时产生的气。
⑤ 七玄英华开命门：此句指七窍流通。
⑥ 八琼：指丹砂、雄黄、空青、硫磺、云母、戎盐、隐石、雌黄。
⑦ 七元：七窍之神。
⑧ 日月：此处指两目，左目为日，右目为月。
⑨ 三焦：此处"三焦"指心、肝、肺头的热气。
⑩ 隐藏章：此章论述脾宫。
⑪ 胙（zuò 作）：福佑。
⑫ 子丹：脾神之名。
⑬ 太上：此处指喉咙。
⑭ 三玄：指阴阳二气与肾气。
⑮ 飚（biāo 标）台：神仙游集的地方。飚，同"飙"。

三气徘徊得神明，隐龙遁芝①云琅英②，可以充饥使万灵，上盖玄玄下虎章③。

沐浴章第三十六

沐浴盛洁弃肥薰，入室东向诵玉篇，约得万遍义自鲜，散发无欲以长存，
五味皆至正气还，夷心寂闷勿烦冤，过数已毕体神精，黄华玉女告子情。
真人既至使六丁，十读四拜朝太上，先谒太帝④后北向，黄庭内经玉书畅，
授者曰师受者盟，云锦凤罗金钮⑤缠，以代割发肌肤全，携手登山歃液丹，
金书玉景乃可宣，传得审授告三官⑥，勿令七祖受冥患，太上微妙致神仙，
不死之道此其文。

外景经

上部经第一

老君闲居作七言，解说身形及诸神，上有黄庭下关元，后有幽阙前命门，
呼吸庐间⑦入丹田，玉池清水⑧灌灵根⑨，审能修之可长存，黄庭中人衣朱衣，
关门⑩壮籥阖两扉，幽阙侠之高巍巍，丹田之中精气微，玉池清水⑪上生肥，
灵根坚固老不衰，中池有士衣赤衣，田下三寸神所居，中外相距重闭之，
神庐⑫之中当修理，悬膺气管⑬受精符⑭，急固子精以自持，宅中有士常衣绛，
子能见之可不病，横立长尺⑮约其上，子能守之可无恙，呼噏⑯庐间以自偿，
保守完坚身受庆，方寸之中谨盖藏，精神还归老复壮，使以幽阙流下竟，
养子玉树令可壮，至道不烦无旁午，灵台通天临中野，方寸之中至关下，
玉房之中神门户，皆是公子教我者。明堂四达法海源，真人子丹当吾前，
三关之中精气深，子欲不死修昆仑⑰，绛宫重楼十二级，宫室之中五气集。
赤城之子中池立，下有长城⑱玄谷邑，长生要妙房中急，弃捐淫欲专守精，
寸田尺宅可理生，系子长留心安宁。观志游神三奇灵⑲，闲暇无事心太平，

---

① 隐龙遁芝：指肝和胆。
② 云琅英：脾气之津液。
③ 虎章：道教指上天赐给成仙的凭证。
④ 太帝：道教指在东方的神。
⑤ 钮：原本缺，据别本补。
⑥ 三官：指天、地、水三官。
⑦ 庐间：鼻腔。
⑧ 玉池清水：口中津液。
⑨ 灵根：舌。
⑩ 关门：指收紧下丹田。
⑪ 玉池清水：口中之水。
⑫ 神庐：亦指鼻。
⑬ 气管：指喉咙。
⑭ 精符：舌下。
⑮ 横立长尺：指脾。
⑯ 噏（xī息）：同"吸"。
⑰ 昆仑：指头。
⑱ 长城：指小肠。
⑲ 三奇灵：上部灵根指舌，中部灵根指脐，下部灵根指精房。

常存玉房神明达，时念太仓①不饥渴，役使六丁神女谒，闭子精路可长活。
正室之中神所居，洗身自理无敢汙②，历观五脏视节度，六腑修治洁如素，
虚无自然道之故，物有自然事不烦，垂拱无为身体安，虚无之居在帏间，
寂寞旷然口不言，恬淡无欲游德园，清净香洁玉女存，修德明达道之门。

中部经第二

作道优游深独居，扶养性命守虚无，恬淡无为何思虑，羽翼已成正扶疏。
长生久视乃飞去，五行参差同根节，三五合气要本一，谁与共之斗日月。
抱玉怀珠和子室，子能知之万事毕，子自有之持勿失，即得不死入金室。
出日入月是吾道，天七地三迴相守，升降进退合乃久，玉石珞珞是吾宝，
子自有之何不守，心晓根基养华采③，服天顺地合藏精。九原之山何亭亭，
中住真人可使令，内阳三神可长生。七口④之五⑤迴相合，昆仑之山不迷误，
蔽以紫宫丹成楼，侠以日月如连珠。万岁昭昭非有期，外本三阳神自来，
内养三阴可长生，魂欲上天魄入泉，还魂返魄道自然。

下部经第三

璇玑悬珠环无端⑥，迅牝金籥身完坚，载地悬天周乾坤，象以四时赤如丹。
前仰后卑各异门，送以还丹⑦与玄泉，象龟引气致灵根，中有真人巾金巾。
负甲持符开七门，此非枝叶实是根，昼夜思之可长存。仙人道士非有神，
积精所致为专年，人皆食谷与五味，独食太和阴阳气，故能不死天相既。
试说五脏各有方，心为国主五脏王，意中动静气得行，昼日昭昭夜自守，
渴自饮浆饥得饱，经历六腑藏卯酉，转阳之阴藏于九，常能行之不知老。
肝之为气修而长，罗列五脏生三光，上合三焦道饮浆。精侯天地长生道，
我神魂魄在中央，津液流泉去鼻香，立于悬膺含明堂⑧，通我华精调阴阳，
伏于玄门⑨侯天道，近在我身还自守，清静无为神留止。精气上下关分理，
七孔已通不知老，还坐天门侯阴阳，下于喉咙通神明，过华盖⑩下清且凉，
入清虚因见吾形，期成还丹可长生，还过华池动肾精。望于明堂临丹田，
将使诸神开命门，通利天道⑪藏灵根⑫，阴阳列布如流星。肝气似环终无端，
肺之为气三焦起，伏于天门侯故道，清液醴泉通六腑，随鼻上下开二耳，
窥视天地存童子，调和精华理发齿，颜色光泽老不白。下于喉咙何落落，
诸神皆会相求索，下入绛宫紫华色，隐藏华盖通神庐，专守心神传相呼。

---

① 太仓：指胃。
② 汙（wū乌）：同"污"。
③ 采：同"彩"。
④ 七口：指七窍。
⑤ 五：指五脏。
⑥ 璇玑悬珠环无端：本句指气脉流通，如环无端。
⑦ 丹：此处指血。
⑧ 明堂：此处指肺。
⑨ 玄门：此处指鼻。
⑩ 华盖：此处指眉。
⑪ 通利天道：指通利头部。
⑫ 灵根：指舌。

观我诸神辟除邪，脾神还归依大家。藏养灵根不复枯，至于胃管通虚无，闭塞命门似玉都，寿传万岁将有余。脾中之神游中宫，朝会五神和三光，上合天气今明堂，通利六腑调五行，金木水火土为王，通利血脉汗为浆，二神相得下玉英，上禀元气年益长，循护七窍去不祥。日月列布张阴阳，伏于太阴成其形，五脏之主肾为精，出入二气入黄庭，呼吸虚无见吾形，强我筋骨血脉成。恍惚不见过青灵，坐于庐下①观小童，旦夕存在神明光，出于无门入无户。恬淡无欲养华根，服食玄气②可遂生，还返七门饮太渊，通我喉咙过青灵。问于仙道与奇功，服食灵芝与玉英。头戴白素足丹田，沐浴华池灌灵根，三府相得开命门③，五味皆至善气运，大道荡荡心勿烦，被发行之可长存，吾言毕矣勿妄传。

（谢青云　校注）

---

① 庐下：此处指鼻下。
② 玄气：两肾间白气。
③ 命门：此处指鼻。

宋金元时期

太平圣惠方

宋·王怀隐等

【按语】

《太平圣惠方》，宋·王怀隐等人就太医院搜罗的各家验方汇编而成。据宋·王应麟《玉海》著录：该书共100卷，分1670门，方16834道。太平兴国三年（978）开始编撰，至淳化三年（992）告成，宋太宗为其亲撰序文，刊行天下。是书由于卷帙浩繁，流传较少，后世较少刊刻等原因，迄今已难觅完整刊本的踪迹。因此本次点校以冈西为人所藏的日本皮纸抄本（残本，存67～100卷）作为底本，以蓬左文库所藏的补配本（日本东方出版社影印出版）（简称"蓬左本"）作为主校本，以人民卫生出版社出版的排印本作为他校本。诸本互参以求完备。

王怀隐，河南商丘人，初为道士，精医药。太宗即位前，怀隐即以汤剂为其治疗，后任"尚药奉御"，继而升为"翰林医官使"，出入官宦门第。为逢迎达官贵人美容保健之需，怀隐非常重视对保健、补益、美容经验的搜集和总结，所以《太平圣惠方》为后世留下了非常宝贵的古代养生和美容经验。本书节录了其中第九十四卷神仙服饵方156道；第九十五卷药酒42道，煎剂15道；第九十六卷和九十七卷食治方共320道，其中包括药茶8道。

神仙服饵方是一类可以"复性命之根源，益精气之户牖"，养生延年的方剂。服用此类药强调须贵在坚持，"傥永专于服饵，可自得于神仙"。药酒是谷蘖之精兼之名草而成之香醪，"谷蘖之精"醇酒也，"名草"则指各种强身健体的中药。以酒为使，药的效力可以得到充分发挥，如此"痾恙必涤，效验可凭"。煎剂是将药物浓煎后掺入某些辅料而制成的一种凝而不固的膏方。煎剂有两大优点，一是药物经过浓缩，量小而效宏；二是方便服用，特别适合长时间服用以调理人体各项机能。"夫食能排邪而安脏腑，清神爽志，以资血气"，所以食治方在宋代备受推崇，对于病患"以食治之，食疗不愈，然后命药"。这既是中药学"药食同源"思想的生动写照，也反映出中医学"以人为本，治养结合"的疾病施治观和养生观。以上内容是为《太平圣惠方》养生保健经验之集萃。

【原文校释】

太平圣惠方卷第九十四

神仙方序

夫天分正气，布晦明风雨之宜，人禀大和，有寒暑寝兴之患。是则劳逸变作，损益互生，苟不徇于天真，乃自伤于至性。设或栖神去牝，体道丹丘，饵其卉木之英，慕彼烟霞之域，足使贯金石之算，固能炼冰雪之容，复性命之根源，益精气之户牖，傥①永专于服饵，可自得于神仙。今所纂集诸方，邈考前经，旁征故典，品药必稽于和扁，论医如访于乔松。回衰历而去微痾，未为奇效，驻童颜而坚上寿，靡不神功。将候秘藏，庶存编次云尔。

神仙服云母法

神仙饵云母水，治万病方。

上白云母二十斤，薄擘

---

① 傥（tǎng 躺）：同"倘"。倘若，如果。

上，以露水八斗作汤，分半淘洗云母。如此再过，又取二升作汤，化芒硝十斤，内①云母器中渍之，二十日取出。以绢袋盛，悬之使见风日，令干。以水渍粗皮囊挼②之，从旦至午，乃以细绢下筛滓，复挼之。令得上好粉十五斤，余者弃之。取粉二斤，内崖蜜四斤，搅令如粥，内竹筒中盛之，漆固其口。埋北垣南畔下，入地六尺，覆土，微筑令实。春夏四十日，秋冬三十日，出之，当化如泥乃成。若不消者，更埋四十日，出之。先取水一合，内药一合，搅和尽服之，日三服。如寒温自在，服十日，小便当变黄，先风劳皆去；二十日，腹中寒癖消；三十日，龋齿除更生新者；四十日，不畏风寒；五十日，诸病皆愈，颜色转少，长生神仙。

炼云母粉服饵法

云母取上好白泽者，细擘，以水净淘漉出，蒸之一日，夕下之，复更净淘如前，去水令干。凡云母二斤，用盐三斤，硝石一斤，和云母捣之一日，至暮取少许掌上，泯着，不见星光为熟。出，安盆瓮中，以水渍之，令相得，经一炊久，澄去上清水，徐徐去之尽，更添水如前，凡三十遍易水，令淡如水，味淡即漉出。其法，一如研粉澄取淀，然后取云母淀，徐徐生绢袋中滤着，草上曝令干，即成粉矣。每日空心，以酒调下一钱，或水下亦得。久服轻身延年，强筋填髓，可以负重登山不乏，悦泽不老，耐寒暑，志学神仙。此非古法，近出东海买盐女子，年三百岁，貌同笄女，常自负盐，重五百余斤。如斯得效之者，其数不一，可验神功矣。

中山卫叔卿服云母法

上，取云母一斤至三斤，五色具者，细擘之。以久茅屋溜水，若秋百草上露水，以渍之。百日内以笔囊中挼之，以绢细罗，入乳钵中研如面，著竹筒中，塞口悬甑下。以白砂一硕③，盖上蒸之，一日一夜，气达上，出之。又内黍稻米一硕，蒸之一日取出。于铜器中，用白蜜和调，重汤上煎熬，令可圆，即圆如梧桐子大。每服二圆，空心食前以水酒下并得，日三服，十五日加至三圆，常以鸡鸣时，及午时，星宿出时服之。三十日身轻目明，五十日筋骨强盛，七十日三虫伏屑去，八十日皮肤光泽，九十日入水火不烧濡，百日易筋骨，三百日行及奔马，一年为真人。又云年七十以上，四百日以后乃得仙矣。

又方

上，取云母粉一斤，硝石白者一斤，同捣，细绢罗，更研如面，白蜜三斤，合调。内生竹筒中，热固口，埋北垣下，三十日出之，当化成水，铜器中盛。每日空心，以水若酒④调下一栗壳，渐渐加之，日三服。二十日身光，三十日露不着身，五十日火不能害，百日之后便成仙也。

神仙饵云母法方

云母粉一斤　桂心一斤，捣罗为末　葱叶捣绞，取汁二升

上件药，合和一处，内生竹筒中，于一硕米下蒸之，令米熟，即化成水。每于食前服一栗壳，二十日气力强盛，服之四十日，颜如童子，服之百日，严冬入水不寒。

又方

上，取美玉一斤，捣细罗研之，内云母水中，十日当消，日可服之。凡诸石屑，内云母水中皆消，不但是玉也。

神仙服雄黄法

凡雌黄千年化为雄黄，雄黄千年化为黄金。黄金者，莫若真人饵法，微妙难可知也，轻身益气，

---

① 内：通"纳"，下同。
② 挼（ruó）：揉搓。
③ 硕：通"石"，下同。
④ 若酒：即若下酒。

莫过雄黄之效。

雄黄一斤，细研

上，以酒三升，和著铜器中，用炭火上微煎令沸，勿令大热。以好漆二斤，去滓合著其中，搅令相得。药成如黄金，或作紫色，圆如梧桐子大。常先食含化一圆，咽津，日三服。十日诸疾悉愈。二十日肌肉中药气遍行，能耐寒暑，寒则热，热则凉。服之百日，肠中肥，皮肤厚，筋骨坚，耳目聪明，无复诸患，行步如走。服之二百日，颜色有光，白发再黑，齿落重生，反老成少。服之三百日，神仙玉女，在身左右。服之一年，长生登仙，入不由桥梁。服之不止，身形坚固。真人所贵仙所宝，勿示非人，恐招谴谪。

服饵雄黄，可致神仙方。

上，取雄黄鸡冠色者，熟捣细罗，以松脂和捣为圆，如弹子大。每旦，以酒研下一圆，至十日，腹中伏尸三虫下，面黑皆除，服之二十日，百病除愈，耳目聪明，久服可至神仙。或勿借与人衣服皮履，损人药力，精气常欲飞去，当须净洁为佳。

神仙服雄黄延年方

雄黄一两　蕤仁二两　蒲黄三两

上三味，合治，雄鸡血和，捣之万杵，用白蜜为圆，如麻子大。每旦，以酒下一圆，渐加如梧桐子大，如常服之，五年可得神仙也。

神仙服黄精法

服黄精成地仙方

黄精者，是芝草精也，一名萎蕤，一名仙人余粮，一名苟格，一名勉竹，一名兔子，一名重楼，一名垂珠，一名马箭，一名白及。黄精其叶如竹，其茎如桃，其花白，四月茎长五六尺，本黄末赤，其花如小豆，其实如黍，其根似姜。昔随羊公神仙，常服此药，与天地相毕。恒以二月采根，入地八九寸为上。取一硕五斗，净洗细切，以水二硕五斗，煮令苦味尽，漉出，以布袋内压取汁，澄清，再煎如膏即止，然后炒黑豆黄，捣罗为末，相和得所，捏为饼子，如钱许大。每服二枚，日渐加之，百日知验也。一年内即变老为少，气力倍增。

又方

上，取黄精根茎，不限多少，细剉，阴干，捣罗为末。每用净水，调服任意多少，效亦如前。

又方

常以二月三月，采取黄精，去须净洗，切取一硕，以水二硕煮之，从朝至暮，如水空，可取热水渗之，看苦味尽，其药美，即出令冷，手按使破，以酒袋盛，压取汁，于锅中，微火煎如饧①，取滓曝干，捣罗为末，入于煎中相和，搅令匀，更用微火煎之，看可为饼子，即止。每服如鸡子许大，效亦如前。若不欲断谷，即一服减为三服，皆食前服之，长生矣。

又方

黄精五斤，细切　糯米五斗，淘令净，与黄精同炊为饭　曲末七斤半

上，取曲末，候饭冷相和，入瓮中，如常造酒法，候熟，压取酒。每日常暖饮一两盏，神效。

又方

黄精汁三斗　地黄汁三斗　天门冬汁三斗

上件药，相和，以慢火减半，入白蜜五斤，白茯苓末二斤相和，更煎，可圆即止，圆如弹子大。每服一圆，以温酒化破服之，日三服。百日内，令人颜如桃花，二百日内，老者貌如十五六时，更不老矣，乃为神仙。

---

① 饧（xíng 行）：糖稀。

神仙服黄精膏，延年补益，疗万病方。

上，取黄精一硕，去须，以水淘洗令净，切碎，蒸令烂熟，压取汁，于大釜中煎之，去其游水讫，入干姜末三两，桂心末一两，更煎之，看其色郁然黄，便止，待冷，盛于不津器中。每日空腹，暖酒五合，取药二合，相和服之，日再服弥佳。二十日内，浑身旧皮皆脱，颜色变少，花容有异，须发皆变，长服，须酒饮下之。若内黑豆黄末服之，即绝粒矣。长年少，若不要绝粒，即勿入豆黄，但准前服之，延年矣。

真人饵黄精方

黄精细切一硕，水一硕五斗，渍之一宿，以慢火煮半日，勿令沸，绞取汁五斗，复于铜器中煎之，可余三斗许，内蜜五升，松脂成炼者三斤，热搅，可圆乃止，圆如弹子大。每服，以温酒化破一圆，服之，日三服，三十日不复饥，长生不死。

神仙饵黄精方

黄精十斤，净洗，蒸令烂熟　白蜜三斤

上件药，相和，捣一万杵，圆如梧桐子大。每服，以温酒下三十圆，日三服，久服神仙矣。

又方

黄精十斤，净洗，蒸令烂熟　白蜜三斤　天门冬三斤，去心，蒸令烂熟

上件药，相和，捣一万杵，为圆如梧桐子大。每服，以温酒下三十圆，日三服，久服神仙矣。

又方

黄精十二斤，生者，取汁　生地黄五斤，取汁　白蜜五升

上件药，相和，于铜器中搅令匀，以慢火煎之，令稠，可圆即圆，如弹子大。每服，以温酒研一圆服之，日三服，面如童子，延年不老。

神仙饵黄精延年法

黄精生者，捣取汁三斗，于银铛中煎之，令可圆即圆，如鸡子黄大。每日食前，食一枚。三十日不知饥，服之百日，行及奔马，延年驻景，颜色不衰尔。

神仙服地黄法

神仙服地黄，延年不老方。

上，取地黄净洗，随多少，捣绞取汁，煎令小稠内白蜜更煎，令可圆即圆，如梧桐子大。每日食前，以温酒下三十圆，日三服。如此十年，白发再黑，力如二十时，令人多子，神效无比。

服地黄延年法

生地黄不限多少，肥者，阴干

上，捣罗为末，炼蜜和为圆，如梧桐子大。每服，以温酒下三十圆，日三服。百日颜如桃花，服三年，令人长生不死。

肥地黄成神仙法

生地黄五十斤，捣绞取汁

上，于银铛内，以慢火煎之，减半，入白蜜二升，青州枣肉一斗，相和，搅令得所，为圆如弹子大。每服一圆，以温酒研破服之，日三服。填骨髓，益气力，变白发，延年寿。忌陈臭物。

神仙服地黄实，延年益寿方。

地黄实不限多少

上，常以四月采取，阴干，捣罗为末。每服一钱，以水调下，日三服。令人长寿。

神仙饵地黄，治病长生方。

生地黄十斤，擘碎，于一大铜器上安炊箪①，箪上安地黄，入甑蒸之，汁当下流入于铜器中，候销地黄汁尽，即止，时铜器内汁，置于重汤中煎之，可圆即圆，如半鸡子大。每服一圆，以温酒化破服之，日三服。服之百日，与天地相保，白子高从太上传受此方。

神仙服天门冬法

神仙服天门冬，强筋髓，驻容颜法。

天门冬，一名颠棘，生奉高山，在东岳名淫羊藿，在中岳名天门冬，在西岳名管松，在北岳名无不愈，在南岳名百部，在京陆山阜名颠棘，虽处有其名，各异，其实一也。在北岳地阴者佳。

天门冬二十斤，细剉，阴干

上，捣为末，每服三钱，以酒调下，日五六服。二百日后，怡泰拘急者缓，羸劣者强，三百日身轻，二年走及奔马。与炼成松脂蜜圆益善，唯多服弥佳，忌食鲤鱼。

神仙服天门冬饼子法

治虚劳绝伤，年老衰损，羸瘦，偏枯不起，风湿不仁，冷痹，心腹积聚，恶疮痈肿，癞疾，重者遍身脓坏，鼻柱败烂，服之皮脱虫出，肌肉如故。此无所不治，亦治阴萎，耳聋目暗。久服白发变黑，齿落重生，延年，入水不濡，一年心腹瘤疾并皆去矣，令人长生气力百倍。

天门冬一石，捣取汁三斗　白蜜二升　胡麻末四升，微炒

上件药，于锅内先煎天门冬汁，至一斗，便入白蜜，并胡麻末，搅令得所，更入黑豆黄末，和捏为饼子，径三寸，厚半寸。每一枚，嚼烂，温酒下，日三服。忌食鲤鱼。

神仙服天门冬法

如居山远行，辟粒不饥，服至十日，身轻目明；二十日百病愈，颜色如花；三十日发白更黑，齿落重生；四十日行及奔马；百日服之延年矣。

天门冬二斤　熟干地黄一斤

上件药，捣罗为末，炼蜜和圆，如弹子大。每服三圆，以温酒化破服之，日三服。忌食鲤鱼。

神仙饵天门冬法，令人长生不老，气力百倍。病久虚羸，风湿不仁，心腹积聚，男子妇人，年八十岁，服之皆有益方。

天门冬二十斤，常以七月八月九月采其根，亦云正月采之，过此无味也，净洗，曝令干

上件药，捣罗为末。每服三钱，以酒调下，日三服。若能采其湿者，捣汁酿酒，用调其散服益善。久服令人入水不濡，与天相毕，久久通神明，老还少容，白发再黑，齿落重生，肌肤光泽，耳目聪明，服之不止，升于上清。忌食鲤鱼。

神仙服杏仁法

杏仁酥，治万病，及诸风湿劳冷方。

家杏仁一硕，拣完者，汤去皮尖双仁，捣令烂，用好酒二硕，研滤，取汁一硕五斗，入蜜一斗五升，内两硕瓮中，搅令匀，封之勿泄气，三十日看之，酒上酥出掠取，内瓷器中贮之，取其酒滓，团如梨大，置空屋中，作格安之，候成饴脯状。每日旦服一枚，以前酒下，其酒亦任性饮之。

夏姬服杏仁法

杏仁三斗，汤去皮尖双仁，早朝蒸之，至午时，即便慢火微烘之，至七日即止。每日空腹，不拘多少，随意服之，延驻治病秘验。

---

①　箪（dān 单）：古代盛饭的圆竹器。

神仙服松脂法

神仙炼松脂服饵法

上，以松脂二十斤，以大釜中，著水加甑其上，固济勿泄，以茅铺甑为藉，复用黄砂铺茅上，可厚一寸，乃着松脂于上，炊之以桑薪，汤减即添热水，松脂当入釜中，投于冷水中待凝，更蒸之如前法，三蒸毕，止，脂色如白玉状，每一斤用白茯苓半斤，甘菊花半斤，捣罗为散，炼蜜和捣千杵，圆如梧桐子大。每日空心，以温酒下五十圆。久服延年不饥，可致神仙也。

又方

炼了松脂十斤　松实三斤，取仁　柏实三斤，取仁　甘菊花三斤

上件药，捣罗为末，炼蜜和捣千杵，圆如梧桐子大。每日空心，以温酒下五十圆。一百日以上不复饥，服之一年，百岁人如三十者，久服寿同天地。

又方

松脂七斤，以桑薪灰汁一硕，煮五七沸，漉置冷水中，凝复煮之，凡十遍，如脂白矣，细研为散。每服，以粥饮调下三钱，日三服。服十两以上不饥，饥复服之，一年以后，夜视目明，久服延年不老。

又方

松脂十斤，用桑薪灰汁，内釜中，加甑于上，甑中先铺茅，次铺黄沙土，可三寸，蒸之，松脂当洋入釜中，投于冷水，待凝收取，复蒸，如此三度，更以清水代汁，复如前蒸三度，去水，更以水一硕五斗，煮甘草三斤，取汁一硕，去滓，内牛乳二斤，加甑釜上，复蒸如前，令松脂入甘草汁中，待冷收，复蒸，如此三度即成，苦味皆去，甘美如饴。每服，以温酒服如弹圆大，日三服。久服神仙不老。

神仙服松实法方

神仙饵松实方

十月采松实，过时即落难收，去大皮，捣如膏。每服如鸡子大，日三服。如服及一百日，轻身；三百日，日行五百里，绝谷；久服升仙。渴即饮水，亦可与炼了松脂同服之。

又方

上，取松实仁，不以多少，捣为膏。每于食前，酒调下三钱，日三服，即无饥渴，勿食他物。百日身轻，日行五百里，绝谷升仙。

神仙益精补脑，久服延年不老，百岁以上颜色更少，令人身轻悦泽，松子圆方。

松子二斤，取仁　甘菊花一斤，为末

上，以松脂和捣千杵，入蜜，圆如梧桐子大。每服，食前以酒下十圆，日可三服，加至二十圆，亦可散服，功效如神。

神仙服松叶法方

神仙服松叶，令人不老，身生绿毛，益气轻身，还年变白，久服绝谷不饥渴，可致神仙方。

上，取松叶，不以多少，细切如粟，更研令细。每日食前，以酒调下二钱，四时皆服，然初服稍难，久即自便矣。

又方

上，取大松叶，四季以春东夏南秋西冬北方采之，阴干，捣细罗为散。每日食前，酒调下二钱，粥饮下亦得。能轻身益气，令人耐寒，不病延年。

神仙服茯苓法方

神仙服茯苓法方
白茯苓五斤，去黑皮

上，捣罗为末，以熟绢袋盛，于三斗米下蒸之，以炊熟为度，曝干又蒸，如此三遍，取牛乳二斗和之，著铜器中，微火煮令如膏。用竹刀割，随性饱食之。一服六年不饥，益气力，光悦，后欲吃食，煮葵菜汁下却，即任食。忌食米醋。

神仙服茯苓法方
上，茯苓十斤，去皮，酒浸十五日，漉出，曝干，细剉，捣罗为末。每服三钱，以水调下，日三服。

神仙茯苓膏，若欲绝食，顿服令饱，即得绝之。久服轻身明目，不老复壮，发白更黑，齿落重生，延年益寿法方。
白茯苓二十斤，蒸曝七遍　松脂十斤，炼成者　松子五斤，取仁　柏子仁五斤

上件药，捣罗为末，用炼了蜜二十斤和，拌匀，内铜器中，汤上微火煎之，一日一夕，搅令得所。每服，以温酒调下鸡子黄大，日三服。忌食米醋。

真人饵茯苓法方
白茯苓三斤，细剉，以绢袋盛之，悬于瓮中，用小麦细面七斤，糯米五斗，炊为烂饭，和曲末，经宿，入蜜一升，和令匀，入瓮中，又经一宿，别炊糯米二斗投之，不得令热，即密封其瓮口，春秋三七日，冬五七日，夏一七日，当出其药袋。可隔宿不食，清旦取茯苓半斤服之，其酒即旋旋取饮之，勿令胜药。若服此药多时者，永不饥渴，无寒无热，身如璧玉，令人身轻，走及奔马，与天地相毕矣。其药袋可悬于空中，勿令着瓮底，绳系袋头，取木横枙[1]之，仍以纸密封，旋取服之，勿令泄气。忌食米醋。

茯苓酥，除万病，久服神仙方。
白茯苓三十斤，取山之阳者甘美，山之阴者味苦，去皮薄切，曝干蒸之，以汤淋去苦味，若淋不止，其味当甜，则曝干捣罗为末，用酒三硕，蜜三升，和酒相得，内茯苓末于大瓮中搅之，百匝封之，勿泄气，冬五十日，夏二十五日，酥浮酒上，掠取，其味甘美，作饼子如手掌大，于空室中阴干。色赤如枣，饥时食一枚，终日不饥。此名仙人度世之药，每食时，用酒下之，此为茯苓酥也。忌食米醋。

神仙饵茯苓方
白茯苓十斤，削去黑皮，晒干，捣罗为末，以好酒于瓷瓮中浸之，看酒淹得所，以瓦盆合之，以泥封定，勿泄其气，候六十日开，如饧相似。每服，以温酒调下如弹子大，日二服。如久服，延年不老神仙矣。忌食米醋。

神仙饵茯苓延年不老方
白茯苓三斤，去皮细切，晒令干　白菊花一斤半

上件药，捣罗为末，以炼成松脂和圆，如弹子大。每服一圆，以酒化破服之，日再服。百日颜变异，肌肤光泽，延年不老。忌食米醋。

神仙饵茯苓，久服令人长生法方。
白茯苓二斤　桂心一斤

上件药，捣罗为末，炼蜜和圆，如胡桃大。每服一圆，以温酒化破服，日三服。忌食米醋。

---

[1] 枙（è 饿）：古同"轭"。驾车时套在马颈上的曲木。

神仙服茯苓面方

白茯苓五斤，去黑皮，细剉　　甘草五两，细剉

上件药，以水六斗，先煎甘草至三斗，去滓澄清，却入釜中，内白蜜三升，好牛乳九升，相和，以慢火煎茯苓，令乳蜜汁尽，出之，及热，按令散，拣择去赤筋，又熟挼令如面，阴令极干。日四五度服之，初服三钱，以水调下，稍稍任性加之。忌食米醋物。

神仙凝雪膏方

白茯苓三十六斤，剉，水煮一日　　松脂二十四斤，炼了者　　松子仁十二斤

上件药，捣罗为末，以白蜜二硕四升，内铜器釜中，微火煎之，一日一夜，次第下药，搅令相得，微火养之，七日七夜止，可圆即圆，如樱桃大。食前酒服七圆，日三服。若欲绝谷，顿服取饱，即不饥，轻身目明，老者还少，久服成仙矣。忌食米醋物。

神仙保精延驻，饵茯苓方。

白茯苓三十六斤　　松脂二十四斤，炼之者　　钟乳粉一斤

上件药，捣罗为末，以白蜜五斗，和搅令相得，内瓷器中盛，固口阴干，百日出，更研之。每日空心及晚食前，酒调下二钱，服一剂大佳，不同余药。忌食米醋。

神仙服柏叶柏实法

神仙服柏叶延年不老方

柏叶，不计春夏秋冬采，和枝折。上用大甑，满装熟蒸，如炊三硕米许，以汤淋三五度，去其苦汁，阴干，捣罗为末，以黑豆黄末，等分相和令匀。每服二合，以冷水调服，日三服。高子良服此药，得仙道。

神仙饵柏叶法，服之一年，百病除愈，服之三年，行及奔马，久服令人身轻益气力，耳目聪明，补骨髓，除风去冷，寿年千岁。

柏叶二十斤，四时采，周而复始，上以水浸三宿，漉出晒干，捣罗为末。每三斤柏叶末，入炒了黑豆黄末一斤，胡麻末一斤，三味相和令匀。每服三钱，以水调下，日三服。

神仙饵柏叶方

柏叶二十斤，著瓮中，以东流水浸，令相得，淹二十一日，漉出曝干　　盐一升，炒令黑　　小麦一斗，内前柏汁中浸之，至三日漉出曝干，复内汁中，又浸候汁尽即止，炒令香　　炼成猪脂二斤

上件药，捣罗为末，入猪脂捣匀。每服弹子大，温水调下，日三服。兼食此药，旬日后可以绝谷，久服无病，可致神仙矣。

神仙饵柏叶，令肥白补益方。

侧柏叶三斤，五月五日五方采　　远志二斤，去心　　白茯苓一斤

上件药，捣罗为末，炼蜜和圆，如梧桐子大。每服，以温温仙灵脾酒，下三十圆，日再服。并无所忌，神秘勿示非人。

神仙饵柏叶，令不饥渴耐寒暑方。

上柏叶三十斤，取匠上者，但只取叶，勿杂枝也，用不津器，内柏叶于中，以东流水渍之，使上有三寸许，以新盆覆上，泥封之，三七日出，阴干，勿令尘入，干小麦净拣取三升，黑豆三升，炒去皮，三味一处捣，细罗为散。每服三钱，以水酒调下，并得空心及食前。久服万病自消，冬不寒，夏不热，驻颜不老，齿脱更生，耳目聪明，肠中充实，或食不食勿怪。

又方

上柏叶三十斤，以水熟煮之，出内竹箩中，用水淘洗之，令水清乃止，曝干，以好酒五升溲①

---

① 溲（sōu 搜）：浸泡。

拌，甑中蒸之，半日息火。复曝干，入麦三升，熬令变色，二味同捣，细罗为散。每服三钱，以水浆若酒下之。止谷疗病，辟瘟疠恶鬼，久服可度世矣。

神仙服柏实法

柏子仁二斤，捣罗为末，以酒浸搅如膏　白蜜一斤　枣肉三斤　干地黄末一斤　白术末一斤

上件药，和溲令匀，圆如枣大。每服三圆，以水研破服之，日三服。一月百病愈，久服延年。

神仙服楮实法

服楮实可致神仙法

楮实五斗，正赤时收，阴干，上捣罗为末，每服二钱，以净水调下，日三服。令人耳目聪明，延年不老，神验，宜久服之。

神仙服胡麻法

神仙饵胡麻法

胡麻一硕，淘去上黑皮令白，蒸之一日，曝干，捣碎，釜中用水一硕五斗，又蒸之，令釜中有一硕许水，便倾胡麻置一瓮中，尽釜中汤泼之，以麦蘖一斗捣，内瓮中酿之，如作糖法，两法时尽，去却糟煎之，三分余一分，更盛置铜器中，坐一釜汤中，猛火煮之，令稠，瓷瓮内贮之。每服，如鸡子大三圆，服百日，充益肌肉，鬓发黑，耳目聪明，能长服之，寿命无穷。

神仙饵胡麻膏，益寿延年，老人复少方。

胡麻膏一斗　韭头一斤

上二味，相和，慢火煎令韭焦黄，去韭。每日温酒调下二合，服之百日，去皯䵳①，肌肤充盈，二百日老者复少，三百日延年益寿，久服不已长生。

神仙饵胡麻，延年驻寿方。

胡麻子三斗，簸拣令净，一如炊饭法，蒸、曝干，复蒸九遍止，微舂去黑皮

上，捣罗为末，炼蜜和圆，如鸡子大，每服一圆，以酒化服。久令人身轻矣。

乐子长饵胡麻膏方

胡麻膏一斗　薰陆香二斤，以水五斗洗，取屑入膏中同煎

上二味，相和，以慢火煎令水尽，滤去滓，盛于不津器中。每日以温酒调服二合。百日玉女侍之神效，五日神仙迎人，去道之近。

神仙服胡麻，延年不老方。

胡麻五斗，色紫黑者，上以水淘去浮者不用，漉干，便上甑，蒸令气遍，溜出之，曝干，以少许水拌令润，又上蒸之气遍，又下曝干，如此九度，后去黑皮令净，捣罗为末。每日空心，以温酒调下三钱，日晚再服。渐自不饥，除愈百病，长年不老，便欲辟谷亦得，勤而服之，成真人矣。

神仙饵胡麻法，服之百日，能除一切痼疾，至一年身面光泽不饥，三年水火不能害，行及奔马，久服长生，生上党者尤佳。

胡麻三斗，净淘上甑蒸之，令气遍出曝干，以水洒拌又蒸，如此九遍，上以扬去皮，簸令净，炒令香

上，捣罗为末，炼蜜和圆，如弹子大。每服一圆，以温酒化破服。忌毒鱼生菜犬肉，若欲下之，煮葵叶汁服之，即下。

神仙服胡麻粉法方

胡麻一斗，净簸拣，蒸一炊久出，曝干又蒸，凡九蒸九曝了，微捣去皮，炒令香，更簸取四升，用地黄汁溲为剂，却晒干

---

① 皯䵳（gǎn zèng 杆赠）：即面皯䵳，又名黧黑斑、黧黑皯䵳。

上件，细罗为散，每服，以温酒调下三钱，日三服，十日外即觉有效，若七十老人服百日外，肌肉还如少时，亦能绝谷，数试有验。

神仙服胡麻法方

胡麻三斗，肥者，拣择使净，于微火上熬令香，及热摊之，捣令细，和白蜜三升，搅令相得，安金银或铜器中，又安置釜口上，着水重煎，以柳木箆搅，勿令著底，视药消硬，乃出之，用柏木杵即捣三万杵，圆如梧桐子大。每服三十圆，以酒若水下，食前服之。服尽一剂，肠化为筋，不畏寒热，面如童颜，头发白更黑，齿落重生，耳目聪明，后天不老。如食酒肉五辛，取药一圆，圆如胡桃大，咀嚼，以口中津液下之，服尽一剂，更不衰老，驻流年，补骨髓，强志，充肌肤，美颜色，百无所忌。此药当以腊月顿合，留合之时，不用见丧孝产秽鸡犬等，清净室内，和合若有犯秽，服无所效。大有功力，不能具述，服者当自知尔。

神仙服枸杞法

服枸杞，养神延年不老仙方。

枸杞不限多少，常以十一月、十二月、正月采根，二月、三月采茎，四月采叶，五月、六月采花，七月、八月、九月、十月收子，以上采收者并阴干

上，捣罗为散，每服二钱，以温酒调下，日三服。能治一切风，久服诸疾不生，可为地仙矣。

神仙服枸杞法，出淮南枕中记方。

有一人往西河为使，路逢一女子，年可十五六，打一老人，年可八九十。其使者深怪之，问其女子曰：此老人是何人？女子曰：我曾孙，打之何怪？此有良药不肯服食，致使年老不能行步，所以决罚。使人遂问女子今年几许，女曰：年三百七十二岁。使者又问：药复有几种，可有闻乎？女云：药惟一种，然有五名。使者曰：五名何也？女子曰：春名天精，夏名枸杞，秋名地骨，冬名仙人杖，亦名西王母杖。以四时采服之，令人与天地齐寿。使者曰：所采如何？女子曰：正月上寅采根，二月上卯治服之，三月上辰采茎，四月上巳治服之，五月上午采叶，六月上未治服之，七月上申采花，八月上酉治服之，九月上戌采子，十月上亥治服之，十一月上子采根，十二月上丑治服之。但依此采治服之，二百日内，身体光泽，皮肤如酥，三百日徐行及马，老者复少，久服延年，可为真人矣。

神仙服术法

神仙饵术法方

术三斤　石菖蒲

上件药，捣细罗为散。每日空心，以水调下三钱，日晚再服。治百病，久服令人长寿。忌桃李雀肉。

涓子饵术法方

术一硕，拣择毕，捶令碎，石上甑蒸令烂，以釜中汤淋取汁，煎之令如醇漆即止，不入他物，盛于不津器中，经年不坏。每服，温酒调下一大匙，日三服。令人不老不病，久服不死，神仙矣。忌桃李雀肉。

神仙饵术法方

术一硕，拣择令净，捶碎，上从平旦装入甑中，蒸至午时即止，以釜中汤淋三七遍，取汁，却入釜中，微火煎令可圆，即圆如弹子大。每服一圆，以温酒化破服之，日二服。治百病，轻身益气，能去风寒，不饥渴，延年。忌桃李雀肉。

神仙术煎方

上取术，新从山斲①出者，不计多少，去苗净洗，木臼中熟捣，新布绞取汁，如此三两遍，汁出

---

① 斲（zhù住）：砍。

尽为度，于银器或瓷器中，煎令如饧，即成矣。每旦，以温酒调服一合，随性空吃尤佳。久服，轻身益气，祛风寒，不饥渴，百病皆除。忌桃李雀肉。

神仙服蒺藜子法

神仙服蒺藜子延年方

蒺藜子三斗

上一味，不限州土，不问黑白，但取其坚实者，春去刺，净簸采拣，蒸一炊久，曝干，捣细罗为散。每服，食后以酒或清水调下三钱，日再服。如觉冷，即每取附子五两，炮裂去皮脐，捣罗为散，与蒺藜末相和令匀，服之，亦佳。每服后，皆以三五匙饭压之。此药治一切风气，野鸡痔恶疮癣，男子阴汗疝气，妇人发乳瘑①下，并主之。

神仙服蒺藜方

蒺藜子一硕，常以七月八月熟时收取，曝干，上先春去刺，然后捣罗为末。每服二钱，以新汲水调下，日三服，勿令中绝，断谷长生。服之一年以后，冬不寒，夏不热；服之二年，老者复少，发白再黑，齿落重生；服之三年，身轻延年。

神仙服槐子法

神仙服槐子，延年不老方。

槐子者，灵精也，常以十月上巳收之，于新瓷器内盛，又以盆合其上，密以泥，泥定，勿令泄气，二七日开取去皮，从月初日服一粒，以水下，日加一粒，直至月中，每日却减一粒为定，终而复始，令人可夜读书，久服延年，气力为倍。

神仙服槐子法

取槐子去皮，内牛胆中令满，阴干，百日满取出。每服一粒，空心新汲水下，日晚再服。月内身轻，百日内白发变黑，久服齿落更生，走及奔马。

神仙上品服槐子方

上，取十月上旬巳日，收槐子角二斗，以两只新瓦盆内合著，用纸麻泥封闭，周迴②勿令泄气，四十九日开之，自烂去皮，后以新布按取黑子，以新汲水净洗，纸袋内贮，从月一日服一粒，随意津水茶下，逐日添十粒，至十日却服一粒，又至十日依前一粒至十粒，令人长寿。兼治风补脑，髭须乌黑，按仙书所传，槐子者于诸药中为最。其法，取十月巳日收，并不淘洗，仍拣圆实者，每日服五粒，以井华水下，亦无畏触。服至一年变人髭发，二年身体轻健，三年以外，补脑明目，久远服食，其功难状。

神仙服鹿角法

神仙服鹿角法

鹿角屑十两　附子一两，去皮脐，生用

上件药，捣细罗为散。每服，以温酒调下二钱，日三服。令人少睡，益气力，通神明，得力速矣，出彭祖传中。

神仙服桂法

神仙饵桂水令身轻健方

桂心三斤，捣罗为末　葱涕三升

---

① 瑞（dài 带）：同"带"。
② 迴（huí 回）：同"回"。

上二味，相和，内青竹筒中盛，于甑上蒸之，三日三夜即止，候冷取出。每服半合，以酒相和服之，日三服。久服，可行水上神仙矣。

神仙服桂煎法

桂心三斤，捣罗为末　甘竹沥一升

上二味，相和，于铜器中，汤上煎令可圆，即圆如梧桐子大。初服一圆，以温酒下，二日二圆，如此日增一圆，九日止，勿更增也。一年百病除，好颜色，耐寒暑，日行千里。

神仙服菊花法

神仙服菊花，延年不老方。

春三月甲寅日，日出时采叶；夏三月丙寅日，日出时采茎；秋三月庚寅日，日晡时采花；冬三月壬寅日，日暮时采根。其叶名更生，茎名固盈，花名月精，根名长生。又常十月戊寅日，平旦时采精者，菊实也。即采得以上，皆令阴干，拣择令净，取三分为一剂，春更加长生半两，固盈半两，月精半两，更生半两，以成日，捣罗为末，破日炼蜜和圆，如梧桐子大。每日平旦，以水下三七圆，日暮再服。一年后，万病除，身轻目明，益力增寿；二年内山行，诸虎狼虫兽皆自避路，不敢相近；三年内与鬼神相通，五年内上知天文，日行千里，久而服之，天地同毕，为真人矣。

神仙服菊，延年不老方。

菊花三斤　荏子三斤

上二味，常以九月九日辰时收采，阴干，捣罗为末，炼白松脂和圆，如梧桐子大。每服，以温酒下二十圆，日三服，令人长生。

神仙延年不老饵菊花方

白菊花一斤　白茯苓一斤

上，捣罗为末，每服三钱，以温酒调下，日三服，久服令人长生。

神仙服兔丝子法

神仙饵兔丝子方

兔丝子一斗，以酒一斗，浸良久，漉出曝干，又浸，令酒尽为度

上件药，捣细罗为散。每服二钱，以温酒调下，日三服，后吃三五匙水饭压之，至三七日更加至三钱。服之令人光泽，唯服多甚好，三年后老变为少。此药治腰膝，去风冷，益颜色，久服延年，神秘勿示非道。

神仙服桃胶法

神仙饵桃胶法方

桃胶二十斤，以绢袋盛，内栎木灰汁一石中，煮三五沸住火，即出袋子高高悬候冷，即更煮之，如此三度即止，曝干

上，捣罗为末，炼蜜和圆，如梧桐子大。每日空心，以酒下二十圆，若欲断谷，日三服。一百日内，百病愈。一年不食，气力强盛。三百日夜视有光，闇①室得明，身光如月，行及奔马。若欲急力，乃加至三十圆，日四服，五百日三尸去，久服神仙矣。

神仙服蔓菁子法

神仙服蔓菁子法

蔓菁子三斗，三度用水煮之令苦味尽，曝干

上，捣罗为散，每服二钱，以水调下，日三服。若服绝谷者，减食增药，则得绝谷不饥，久服转

---

① 闇（àn暗）：同"暗"。

老成少，百日后水灌不著身，诸病悉愈。

神仙服百花法

神仙饵百花法

三月三日，五月五日，七月七日，九月九日，采百花阴干，捣细罗为散。每服二钱，以水调下，日二服。百日内身轻，面目光泽，三身通神，忽然与真人同位。如春采百草枝阴干，捣末，酒下二钱，以水服之，亦得轻身长寿，一名草精也。

神仙服百花方

桃花 三月三日采　蒺藜花 七月七日采　甘菊 九月九日采　枸杞叶 春采　枸杞花 夏采　枸杞子 秋采　枸杞根 冬采

上件药，并阴干，分两等，捣细罗为散。每服二钱，以水调下，日三服。百日自知其效，二百日力加百倍，久服令人身轻长寿。

神仙服仙茅法

仙茅味辛温有毒，主心腹冷气，不能食，腰脚风冷，挛痹不能行，丈夫虚劳，老人失溺，无子。益阳道，久服通神强记，助筋骨，益肌肤，长精神明目。一名独茅根，一名茅瓜子，一名婆罗门参。仙茅传云：十斤乳石，不及一斤仙茅，表其功力尔。生西域及大庾岭。亦云：忌铁及牛乳，二月八月采根，其法于后。

仙茅 十斤，剉如豆大，以水浸去赤汁，数数换水，水清即漉取晒干

上捣罗为末，炼蜜和圆，如梧桐子大。每日空腹，以温酒下十五圆，日晚再服。如本性热人，饮下亦得，如能每日别取其末，煎之为汤，下圆极妙。如服后觉热气上冲，头痛，以沙糖为浆饮之，即定。兼浓煮甘草豆汤一盏服之，亦效。又取一分乌油麻仁，炒熟为末，兼沙糖和之，为圆服，即得力迟当不发矣。服后十数日，觉能食兼气下，即效也。所服不限多少，唯多为妙。若患冷气人，不用水浸除赤汁，便切捣，依前和合。忌牛乳，其所忌牛乳者，只是减其药力，亦无伤损。若煎汤，取散三钱，水五合，煎至四合，空腹顿服之，大佳。

神仙服大麻子法

神仙服大麻子，补益驻颜色，变鬓发，延年不老方。

大麻子 三升，酒浸一宿，九蒸九曝，去壳　崖蜜 五升　牛膝煎 三升　兔丝子 五升，酒浸一宿，晒干　地黄煎 三升

上件药，先捣兔丝子为末，熬麻子令香，以柏木杵臼捣为膏，即和前件药等作团，内入臼中，捣三十杵，不得见孝子及鸡犬，仍择良日合之。每服一鸡子大，以温酒化破服之，三服。

神仙服芍药法

神仙服芍药绝谷方

安期生云：炼芍药有二种，一者金芍药，二者木芍药。救病金芍药，色白多脂肉，木芍药色紫瘦多脉。若取审看，勿令差。炼法，采得任多少，净刮去皮，先秤满十五斤，次东流水四硕，煮百沸，出阴干，停三日，然后于木甑蒸，上以净黄土覆，可一日夜熟，出阴干，捣罗为末。每服三钱，以麦饮或酒调服之，日三服。三百日能登山岭，绝谷不饥，久服升仙、辟兵，神秘。

神仙服商陆根法

神仙服商陆，延年通灵方。

商陆白者，一百二十斤，切以竹篓盛，悬于鬼门上，阴干百日满

上，捣罗为散，分为十二分，每一分，用好纸作袋盛之。每服五钱，以井华水调下，日二服。渐

渐减食，经百日即见百里事，二百日即见五百里事，及见地下伏藏，人间乃能飞空自在，神仙所秘。忌食犬肉。

神仙服商陆根方

商陆根白者，五十斤，端午日午时收，以皮囊盛于屋北悬之，百日阴干

上，捣细罗为散，每服三钱，以水调下，日三服。不过三剂，鬼神来朝。久服，海神使鬼来持献宝物，得受之也。忌食犬肉。

神仙服苣藤法

真人绝谷饵苣藤，除痹益精，补髓壮气力方。

苣藤一石，拣择令净，上甑盖令气遍下，曝令干，如此九遍

上件，捣罗为末，炼蜜和圆，如弹子大，每服一圆，以温酒化破服之，日三服。食谷者自然断之，百日病愈，水洗不着身，服之一年，玉女侍卫。一硕苣藤，加茯苓二升，合捣罗为末，蜜和如上法服之，得力益著，渐自不渴不饥，神仙秘之。

神仙服苣藤，绝谷不食，令人颜色悦泽，气力百倍。时人命尽，我身独存，秋冬不寒，春夏不热，百病立愈，可得神仙方。

苣藤二斗　黑豆五升，炒去黑皮用

上件药，捣细罗为散。每服五钱，以浆水调下，日三服，无所忌。亦可炼蜜和圆，如弹子大，每服一圆，以浆水化破服之，日三服。渐自不饥，颜色美好。若渴，但饮水，勿食他物，即便饥矣。

神仙服苣藤圆方

苣藤子四两　覆盆子　天雄炮裂，去皮脐　巴戟　酸枣仁　甘菊花　白茯苓　薯蓣　桂心以上各二两　天门冬三两，去心，焙　熟干地黄各三两

上件药，捣罗为末，炼蜜和圆，如梧桐子大。每服，空腹以温酒下三十圆，任意加之。

神仙延年轻身，苣藤散方。

苣藤一斗二升，去黑皮　白茯苓半斤　泽泻二两

上件药，捣细罗为散，每服一合，水调服之，日二服。令人身轻长生，久服绝谷。

陶隐居饵苣藤茯苓圆方

苣藤一石，九蒸九曝，去黑皮，熬之令香，蒸熟于白中，急捣为末，仍以疏马尾罗之，冷捣便惣如脂，罗不出也　白茯苓三斤，去黑皮，剉如鸡头大，用水煮十余沸，漉出令干

上件药，捣罗为末，炼蜜和圆，如鸡子大。每服，以温水化破一圆，日三服为准。

神仙服漆法

神仙饵漆方

好漆一斗　白蜜一斗　白米粉三斗

上件药，都盛一铜瓮子中，釜内汤上煮之，以桑薪烧之不着手，药成。宿不食，旦服二两，寿五百岁。服之一月，诸皆出去。

又方

漆二升　蔓菁子末三升　好酒一升　川大黄六两，剉碎，微炒，捣罗为末

上件药相和，微火煎令可圆，即圆如梧桐子大。每服食后，以水服三十圆。三十日诸虫皆随大肠下，五十日身光泽，一年行及奔马。

神仙服灵芝法

神仙服灵芝，轻身飞行法。

上，取石上灵芝，一寸八九节者，十斤曝干，捣末蒸一复时，又曝令干，更捣万杵，炼蜜和圆，

如梧桐子大。每旦及晚，以酒下二十圆。十日身轻，二十日一切病止，三十日身如白玉，升度山林，日行千里之外，神秘勿示凡鄙。

神仙服乳香法

神仙服乳香，入口不死法。

上，取乳香上好者三斤，白蜜三升，于银器或瓷器中合煎，如无好蜜，好酒亦得，以柳木篦数搅，令如饧。每日空心及晚食前，服一粟壳。祛风益颜色，神效。

神仙服蜂房法

神仙服蜂房圆法

上常以九月十五日平旦时，取蜂窠完者，蒸之，阴干，百日捣千杵，细罗，以炼蜜和圆，如梧桐子大。每服三圆，以酒下，日三服，老人服之，颜如十五童子也。

神仙服蔷薇法

神仙服蔷薇根，令人轻身健行法。

上取蔷薇根，不以多少，净洗曝干，捣细罗为散。每服三钱，食前，以水调下，日三服，延年轻身。若世人有中箭疮，服之立愈，若箭全在体中，服之自出。

神仙服泽泻法

神仙服泽泻，令人轻身健行不老方。

上取泽泻，捣细罗为散。日分服，六两为准，水调服之。百日身轻百倍，久服强壮不衰老，面光泽，走及奔马，远游无倦。

神仙服蓬蘽法

神仙服蓬蘽，令人轻身健行不老方。

蓬蘽，一名覆盆，江南谓之莓子，味甘无毒。四月五月，候其实熟，采曝干捣，细罗为散。每服三钱，水调服之。安五脏，益精强志，倍力轻身不老，服之易颜色也。

神仙耐寒暑法

神仙冬不寒方

泽泻　附子炮裂，去皮脐　川椒去目及闭口者，微炒去汗　雄黄细研，以上各二两

上件药，捣细罗为散，都研令匀，每二钱，以水调服，三服单衣汗出。

神仙耐寒方

蓼子一斤　紫苏子一升　桂心五两　附子二两，炮裂去皮脐　川椒一升，去目及闭口者，微炒去汗

上件药，捣细罗为散。每服，以温水调下二钱，日二服，满一月不知寒，入水不冷。

神仙耐寒热方

白矾烧灰　白石脂　丹砂细研　磁石捣，细研，水飞过，以上各四两

上件药，捣罗为末，以松脂和圆，如梧桐子大。平旦吞四圆，服至百日，夏可重衣，冬可单衣。

又方

雄黄　赤石脂　丹砂　干姜炮裂，捣罗为末

上件药，等分，细研三味，水飞过如面，同研令匀，以炼成白松脂和圆，如梧桐子大。每日空心，以温酒下四圆。十日止，即一冬不用绵衣，可以赤体坐于水中。此一术，神人所授，不可轻泄也。

又方

石斛去根，剉　雄黄细研，水飞过　丹砂细研，水飞过　藁本　柑子皮各三两

上件药,捣为末,都研令匀,以松脂和圆,如梧桐子大。每日空腹吞五圆,经冬不寒。

避寒,十二月常汗出方。

川椒子二升　白附子四两,炮裂去皮脐,捣罗为末

上,以清水一斗二升,浸椒子再宿,取汁,入白附子末于铜器中,以慢火熬之,候可圆,即圆如梧桐子大。每日空心,以温水下二十圆。服经一月,冬月可以单衣。

辟暑丹

雄黄　白石脂　曲滩中石　磁石　丹砂

上件药,等分各研,水飞过,候干,同研令匀,以炼成白松脂和圆,如梧桐子大。每日空心,以温水下五圆,服六十日后,夏月可以衣裘。

神仙绝谷法

淮南王辟谷登仙秘要方,疗饥,治风明目,变白,治瘦病,益心力。久服令人轻健,日诵万言,日行千里,服之百日,与天地齐毕。

仙菁玄实子五升,即蔓菁子,是以水煮令苦汁尽,捣罗为末　木脂珠二升,即是干枣肉,以水煮令熟,去皮核用

上二味相和,熟捣,圆如鸡子黄大,曝干。每服三圆,烂嚼咽之,日三百无所忌。

又方

蔓菁子一升,以水三升,急火煮,数去上黄水,尝子甜水美为度。此药熬服即热,不熬即冷,但空腹水服三钱,亦得不饥。若加枸杞根少许同煮,即无所忌。如渴要饮水,茶汤一切无虑,不能顿断谷食,即与粥饭同吃,即渐渐自断矣。

真人绝粒长生方

汉椒五两,去目及闭口者,微炒去汗　黄精子五升

上九蒸九曝苣藤子讫,去黑皮,捣罗为末,次捣罗椒为末,二味相和令匀,炼蜜和圆,如梧桐子大。每服三十圆,以冷水下,日三服。自不饥渴,久服长生。

神仙绝谷方

白蜜五两　白蜡半斤　黄丹二两

上件药,先熔蜜蜡于铛中,乃内黄丹相和令匀,渐渐煎之可圆,即圆如梧桐子大。每服,水下五圆,日三服。一年后身轻益气,自然不饥。合药唯独在幽室,勿使人见之,神验。

神仙绝谷方

禹余粮五两　赤石脂二两　白石脂二两　朱砂一两,细研,水飞过

上件,都研极细,以枣瓤和圆,如梧桐子大。每服,以温水下五十圆,日三服。

神仙绝谷方

赤石脂六两　白芍药二两　天门冬四两,去心,焙　葳蕤二两　白茯苓二两　泽泻二两

上件药,捣罗为末,炼蜜和圆,如梧桐子大。每服,以蜜汤或茯苓汤,下五十圆,日二服,渐自不饥。

治建神丹绝谷方

朱砂一两,细研,水飞过　白茯苓一斤　川芒硝半两　蜡五两

上都入臼,捣三万杵,入炼了蜜,和圆如弹子大。顿服,九日绝谷,常服,即一日一圆,酒化破服之,渐渐不饥。

又方

黑豆四升,炒去皮　大麻子四升,熬令香

上件药,捣细罗为散。每服一合,水调服之,日三服。十日后断谷,冬不寒,夏不热,颜色光泽,气百倍,走及奔马。

文始先生绝谷方

雄黄半两，细研　禹余粮　白矾烧灰　云母粉各一两　麦门冬一两半，去心，焙

上件药，捣罗为末，炼蜜和捣一千杵，圆如梧桐子大。欲服药，先作牛羊肉羹，稻米饭饱食，明旦服三十圆，以井华水下之，可终身不饥矣。

神仙断谷秘妙法

白茯苓五斤，捣罗为末　白蜜三斤　柏脂七斤，炼了者

上件三味，一处拌和，于银器或瓷器中，煎熬令可圆，即圆如梧桐子大。每服十圆，以温水下。饥者数服之，取不饥乃止。若欲去药食谷者，取硝石、葵子等分，捣细罗为散，以粥饮调下一钱，日一服，四日内服药，即稍稍食谷，及葵羹大良。

神仙绝谷方

上，以白茯苓七斤，剉碎，酒渍之三日，曝令干，捣罗为末，以枣一斗，釜中煮令烂熟，经宿，更以汤淋沥枣取汁，置釜中，下茯苓末，微火煎之可圆，即圆如鸡子黄大。空心及晚食，以酒下一圆。久服不饥，骨坚髓满，肠化为筋，男子年三十以上，皆可服之，可涉远有力，日行千里。忌食米醋。

又方

上，以黄蜡一斤，内铜器中，微火熔之，内蒲黄一斤，搅令相得，于重汤上煮，候可圆，即圆如弹子大。每服，以酒嚼下五圆，加至十圆，令百日不饥。若觉腹中药去，更服十圆。若欲食谷者，可作肥猪肉羹饱食之，药便下。合药当用王相日，以满日服之为良。

神仙辟谷驻颜秘妙方

白茯苓三斤，捣为粉，以生绢袋盛于水盆中擢之，候水清，取粉曝干　栗黄三斤，曝干捣罗为末　胡麻五斤，九蒸九曝除皮，取三斤

上，青州枣三斗，以水五斗，于大釜中先煮令烂，去皮核，以布袋绞取瓤，却于煮枣水内，慢火熬令稠，候冷，入诸药为膏。每日空心及晚食前，服一合，酒调下亦得。此是神仙所服，功在秘密，勿传非人，其功不尽述。忌食米醋。

骊山老母绝谷麦饭术

黑豆五斗　大麻子一斗五升　青州枣一斗

上件，黑豆净水淘过，蒸一遍，曝干去皮，又蒸一遍，又曝令干。麻子以水浸去皮，共枣同入甑中，蒸熟取出，去枣皮核，三味一处烂捣，又再蒸一遍，团为拳大。又再蒸之，从初夜至夜半，令药香熟，便去火。以物密盖之，经宿，曝干，捣罗为末。任性吃，以饱为度，遇渴得吃新汲水、麻子汤、柏汤。第一服七日不饥，第二服四十日不饥，第三服三百日不饥，第四服约二千日不饥。若人依法服之，故得神仙。若是奇人服之，即得长生，甚是殊妙，切不可乱传。若食犯之损人，如要食，即以葵子为末，煎汤服之，其药可转下，如金色，此药之灵验也。

神仙去三尸九虫法

神仙去九虫方：一曰蛔虫，状如蚓，长四寸，令人腹鸣；二曰长虫，亦名蛔虫，长一尺，令人心痛；三曰白虫，长一寸，生子孙转大，或长至四五尺，亦能杀人；四曰肉虫，如烂李，令人烦满；五曰肺虫，状如蚕，令人咳嗽；六曰胃虫，如虾蟆，令人呕吐，不喜；七曰鬲虫，如瓜瓣，令人多睡；八曰赤虫，生肉，令人腹鸣；九曰蜣虫，至微细，状如菜子，群虫之至也，令人劳剧，多则为人癫病，亦为人痈疽疮疥瘘癣蚕虱。宜服贯众圆方。

贯众一两，主蛔虫　僵蚕一两，主鬲虫　雷丸一两半，主赤虫　蜀漆三分，主白虫　芜荑一两，主肉虫　雀芦三两，主长虫　狼牙一两，主胃虫　石蚕一两，主蜣虫　厚朴一两，去粗皮，涂生姜汁炙，主肺虫

上件药，熬令黄，捣罗为末，炼蜜和圆，如梧桐子大。每服五圆，以浆水下，日三服，渐加至十

圆。十二日病愈，妇人服之，斋戒洁净，绝孕者还却有子，虫尽病差①。

神仙去三尸方

朱砂五两，细研，水飞过

上，以好酒五合，渍之五宿，出曝干，候可圆，即圆如麻子大。每服十圆，水下，日三服。十日诸虫悉下，若有病癞皆愈。

神仙去三虫方

附子三两，炮裂，去皮脐　干漆二两，捣碎，炒令烟出　芜荑三升

上件药，捣细罗为散。每服一合，空心，以水调服，日晚再服。七日上尸、九日中尸、十二日下尸并出，其形似人，绵袋裹之，送于东流水，哭之，祝曰子死属地，我当升天，与子长隔，易道而归，更勿回顾，三日之中，当慎少语。

又方

白茯苓十斤，去皮曝干，捣罗为末　商陆白者，五升，削去皮，细切，与茯苓同用酒浸　糯米曲五斤　糯米五斗，净淘，炊为饭候冷，与上三味相和

上件药等，以②水五斗，并酿于瓮中，封三七日，药成，压取汁，别用黑豆熬，捣罗为末，炼蜜和圆，如弹子大。每日以药汁一合，化服一圆，服之十日，以去渐加，如鸡子黄大。上尸百日，中尸六十日，下尸三十日，悉皆烂出。上黑名彭琚，中青名彭瓆，下白名彭矫，此虫与身俱生，能兴三业，常欲人速死，至晦朔旦，伺人罪过，上白天公，上尸好车马衣服，中尸好五味饮食，下尸好色欲，三尸若去人，皆不思不饥，长生不死。

神仙去三尸方

熟干地黄三两　干漆半两，捣碎，炒令烟出　桂心一两

上件药，捣罗为末，炼蜜和圆，如梧桐子大。饭后水服七圆，以知为十日，三尸尽出矣。

又方

雄黄二两，细研　松脂二两

上件药相和，熔为圆，如小莲子大。平旦吞一圆，七日三尸尽出。

神仙去三尸方

三月三日，取桃叶绞取汁一升，以醋一合，同煎取五合。平旦分温二服。

神仙去三尸方

丹砂一斤，细研，水飞过　淳漆二升　醋一升

上件药，相和，入于铛中，微火煎令可圆，即圆如麻子大。每日早晨，以净水下五圆。三十日百病愈，三尸出，服之百日，肌骨强，服之千日，司命削去死籍，与天地相保，改形易体，变化无常，日中无影。

神仙去三尸方

商陆，白者二十斤，削去皮，以酒渍，煎之令烂，阴干。

上，捣细罗为散。每服二钱，以酒调，食后服之，日三服。三百日尸大如手，出，取埋之，祝曰：伏尸当属地，我身属天，复去勿顾视。服药禁食犬肉生鱼，合药以正月五日七日良，诸仙药当先去尸，尸去作法后始神仙。

神仙治百疾，去三虫，耳目聪明。

上，槐子仁不限多少，捣令烂，圆如酸枣大。每服十圆，水下，日三服，长服神仙。

---

① 差：通"瘥"，下同。
② 以：蓬左本作"入"。

神仙诸名方

入仙公延年不老散
熟干地黄三十两　五味子四两　天门冬十二两,去心,焙　菖蒲六两　远志四两,去心　石韦四两,去毛　白茯苓二两　桂心二两

上件药,捣细罗为散。每服三钱,水调服之,日三服。三十日力倍于常,六十日气力盛众,病皆除,三百日行及奔马,五百日毒害不能中,千日夜视有光,九年成地仙。

神仙驻颜益寿,填精补脑,四扇散,是茅君中君定录君所服方。
松脂先依法炼极白而味甘者　干姜白实者　云母先依法制成粉细者　泽泻取歧尾好者　熟干地黄时月作黑色多润者　术时月采肥大者　桂心削去皮,取味辛烈者　菖蒲一寸九节新好者,各十两

上合捣四万杵,细罗为散,先以蜡纸数重,作囊盛之,更于新瓷器中盛。每旦酒服三钱,久服亦可,蜜圆如梧桐子大,每服二十圆至三十圆。

毒四童散,是茅君小茅保命君所服方。
胡麻黑肥者,去皮,熬令黄香　天门冬高地肥甘者,干之　术时月采肥大者　白茯苓白实者,亦当先煮曝干　桃仁当用好者,仍须大熟桃解核,取仁,热汤浸,去皮尖　熟黄精高地宿根者,干之

上六味,精治各二斤,熬胡麻后,入诸药,捣三万杵,细罗为散。每日平旦,以酒服三钱,暮再服,渐加之,亦可水服。如圆即炼蜜和,更捣万杵,圆如梧桐子大,自二十圆至四十圆。

神仙令诵书气力不衰方
松脂四斤,桑柴灰炼二十遍止　白蜡一斤　羊脂二斤　白蜜二斤　饧糖四斤

上件药,都入于铜器中,以慢火煎,可一炊时为度,盛于不津器中。每服,以温酒调可一鸡子大,日三服,神妙。

神仙服食方
白茯苓一两　陈葵子三分　桂心半两　天门冬一两,去心,焙　川椒半两,去目及闭口者,微炒去汗

上件药,捣细罗为散。以新汲水调三指撮服之,日再服。至百日耐老延寿。

神仙饵石脂方
赤石脂一十三两,细研,水飞过　黑豆六两,生芽用之　泽泻四两　白芍药三两　葳蕤刮皮蒸,曝干者,三两

上件药,捣罗为末,炼蜜和圆,如梧桐子大。平旦,水服三十圆,日三服。常少食,乃无食想,六十日后气力不衰,一百日后行如骤马,久服令人得道,须少食,即一无妨矣。

老君益寿散方
天门冬五两,去心,焙　白术四两　防风一两,去芦头　干姜一两半,炮裂,剉　熟干地黄二两　细辛三分　桔梗一两,去芦头　天雄半两,炮裂,去皮脐　远志去心　肉苁蓉酒浸去皱皮　泽泻各一两　石斛去根,剉　桂心　柏实　云母粉　石韦去毛　杜仲去粗皮,剉　牛膝去苗　白茯苓　菖蒲　五味子　蛇床子　甘菊花　山茱萸十三味,各半两　附子一两半,炮裂,去皮脐

上件药,捣罗为散。平旦,酒服三钱。冬月日三服,夏平旦一服,春秋平旦日暮各一服,服药十日,知效,二十日所苦觉减,三十日气力盛,四十日诸病除,六十日身轻如飞,七十日面光泽,八十日神通,九十日精神非常,一百日以上不复老也,若能断房长生矣。

西岳真人灵飞散
云母粉一斤　白茯苓八两　熟干地黄十两　甘菊花十五两　钟乳粉七两　桂心七两　人参七两,去芦头　柏子仁七两　续断七两

上件药,捣罗为散,先捣生天门冬二十斤,取汁拌搜药令匀,上甑蒸,可一硕二斗黍米饭熟为候,取药曝干,捣细罗为散。每食后,以水调下三钱,日三服。三日力倍,五日血脉盛,七日身轻,

十日面悦，十五日行及奔马，三十日夜视有光，七十日白发还黑，齿皆生。更取三五两，以白蜜和捣二百杵，圆如梧桐子大，欲令发齿早生者，吞七圆，三服即生，发不白。入山日吞七圆，绝谷不饥。

神仙四镇治病得仙方
太一禹余粮末　白茯苓末　丹砂细研，水飞过　麦门冬去心，焙，各五两

上件药，各别捣罗讫，先内禹余粮捣五百杵，次入麦门冬捣五百杵，次内丹砂捣五百杵，次入茯苓捣五百杵，讫，用白蜜一升半，煎蜡一两半，以和药，令相得，更捣五百杵，圆如梧桐子大。空心以温水服二十圆，若欲服药，先一日不食，斋戒清净，然后服之。

神仙少卧益力方
术　麻黄去根节　甘草各一两

上件药，捣细罗为散。每于食后，以东向水服二钱，日半南向水，暮西向水，服之。气力百倍，神验。

神仙彻视鬼方
白石英细研，水飞过　鬼督邮　菊花各一两

上件药，捣罗为末，酒服一钱，日一服，五日视则彻矣。

真人服食方
云母粉五十斤　松脂十二斤　白茯苓十斤　附子去皮脐，生用　蜡蜜十斤

上件药，先捣罗上四味为末，与蜜相和，更捣三千杵。以三年米醋拌令匀，用不津瓮子盛之，埋于地中，满千日方乃药成，出之，其上时时有光。每服，以温水化鸡子大服之，日三服。至一斤，身中三虫伏尸，万邪恶病，及诸疮疥皆除；服之二斤，饥渴寒热一切尽除；服之三斤，筋骨强；服四斤，气力盛；服之五斤，颜色如玉；服之六斤，身如飞行；服之七斤，延年不老，可致神仙。

神仙变白延年十精散方
巴戟天精　云母粉十①精　甘菊花月精　熟干地黄地精　菟丝子人精　杜仲山精　五味子草精　钟乳粉水精　石斛石精　人参药精，以上各等分

上件药，捣细罗为散。每服，以酒调下三钱，空心及食前服。久服发白再黑，齿落重生，充益肌肤，光泽颜色，腰脚轻健，耳目聪明，补脑添精，延年却老，其功不可具述。

神仙长生不死四虚丹方
一曰鸿光云母粉是　二曰千秋卷柏是　三曰万岁泽泻是　四曰慈墨实菟丝子是

上件药，捣罗为末，以白松脂和捣千杵，圆如梧桐子大。每服，空心以温酒下三十圆。服经七年，寿可千岁不死，旦暮长服之，可与天地相守。

神仙驻颜延年方
枳实　熟干地黄　甘菊花　天门冬去心，焙，以上各二斤

上件药，捣细罗为散。每服三钱，空心，以温酒下，日再服之。众病皆除，身轻目明，百日颜色悦泽，如十五时人，可致神仙，与天地相毕。

神仙七精散方
地黄花土之精，八两　白茯苓天之精，八两　车前子雷之精，五两　竹实大汤之精　桑寄生木之精，五两　甘菊花月之精，五两　地肤子星之精，八两

上件药，上应日月星辰，具在中矣。欲合药者，以四时王相日，先斋九日，捣细罗为散。每服三钱，以井华水调下。每旦服之，面向阳，阳日一服，阴日二服，满四十九日，可成仙矣。凡用茯苓，当如鸡雉兔形者，或如龟鳖形状者佳。地黄花，四月采取之。竹实，似小麦，生蓝田。桑上寄生，须桑上者。余药并须州土精好者为妙。

---

① 十：原脱，今据蓬左本补入。

真人服食方

熟干地黄十斤，细切，以酒二升浸三日取出，曝干　巴戟一斤　厚朴一斤，去粗皮，微炙　干漆一斤，捣碎，炒令微烟出　覆盆子一斤

上件药，捣细罗为散。每服，以酒调下二钱，日三服，加至三钱，延年矣。

老子乳丹入口不死方

蜜三升　新生儿乳三升

上，合煎一两沸，以不津器盛之。每日空心服一中盏，此名太乙神丹。

太平圣惠方卷第九十五

药酒序

夫酒者，谷蘖之精。和养神气，性惟慓悍，功甚变通。能宣利胃肠，善导引药势。今则兼之名草，成彼香醪，莫不采自仙方，备乎药品。痾恙必涤，效验可凭，取存于编简尔。

地黄酒方

地黄酒，治虚羸，益气力，轻身明目，令人能食。久久服，去万病，妇人服之更佳。

生地黄肥粗者，切一石五斗，于净木臼中捣，以生布绞取汁五斗　大麻子一斗，微炒烂，捣　糯米一硕，拣择细曲十斤，细捣　杏仁一斗，去皮尖双仁炒黄，捣为膏

上，先以地黄汁五斗，入瓷浸曲，候发，炊米二斗作饭，冷暖如人体，取杏仁麻子末各一升二合，拌和，酘①曲汁中，待饭消，又炊米一斗，取杏仁麻子各一升二合拌，一依前法酘之。如此凡八酘讫，待酒沸定，封泥二七日，即熟。取清，温服一盏，日再服。

地黄酒，补益变白方。

肥地黄一杵，捣碎　糯米五斗，熟炊　面曲五斤，捣碎

上二味，相和，于盆中熟捣，内于不津瓮中，密封。春夏三七日，秋冬五七日，日满启之，当中有一盏绿汁，是其精也。宜先酌饮之，余以生布绞取，置器中，任性饮之。续酿使其相接，不过三剂，发黑，若以新牛膝捣绞，取汁三升，用拌饙②，即变白更急矣。

地黄酒，大补益，令人不衰，发不白方。

生地黄一斗，细切　糯米一斗，淘净

上，相和炊熟，摊令绝冷，更和面末二升，同入于七斗酒中，搅令相得，入于瓮中，热即歇头，冷即盖瓮，瓮有汗即拭之，候熟，压漉。冬温夏冷，日饮三杯。

黄精酒方

黄精酒，主万病，延年补养，发白再黑，齿落更生方。

黄精四斤　天门冬三斤，去心　术四斤　松叶六斤　枸杞根五斤

上件药，都剉，以水三硕，煮取汁一硕，浸曲十斤，炊米一硕，如常法酿酒，候熟，任饮之。忌桃李雀肉。

天门冬酒方

天门冬酒，补五脏六腑不调，亦令无病方。

天门冬三十斤，去心捣碎，以米二石煮取汁一石　糯米一石，净淘　细曲十斤，捣碎

上，炊米熟，三味相拌，入瓮，密封三七日，候熟，压漉。冬温夏冷，日饮三杯。

---

① 酘（dòu 豆）：酒再酿。
② 饙（fēn 分）：蒸饭。

天门冬酒，延年不老方。

淳酒一斗　细曲末一斤　糯米一斗，淘净　天门冬煎五升，取天门冬去心皮，捣绞取汁，缓火煎如稀饧

上先以酒浸曲，候曲发热，炊糯米为饭，适寒温，将天门冬煎，都拌和令匀，入不津瓮中，密封。秋夏一七日，数看，勿令热过，春冬三七日，候熟，取酒。每服五合，日再服之。

枸杞酒方

枸杞酒，长筋骨，留容颜方。

枸杞根不生冢上者，净洗去苍三寸，剉一硕，以水二硕煮取一硕，去滓，入小麦曲末十斤，候曲发即用半糯米粆共一硕净淘，炊之令熟，摊冷暖得所，即下后药　桃仁三升，去皮尖，麸炒令微黄　大麻仁二升，炒令香熟　乌麻仁二升，炒令香，三味并捣碎　甘菊花十两　生地黄一斗，切

上件药，都捣熟，入上件曲米中，搅拌令匀，入于瓮中，候发定，即泥瓮头，三七日令熟初开，先下筩①取清，然后压如常法。冬温夏冷，随性饮之，不令至醉为妙。

枸杞酒，除五脏邪气，消渴风湿，下胸胁气，利大小肠，填骨髓，长肌肉，治五劳七伤，利耳目，消积瘀，伤寒，瘅气虚劳，呼吸短气，及肺气肿痹，并主之方。

米一硕，黍糯并得　细曲十斤，捣碎　生地黄一十斤，净洗，细切　枸杞根二十斤，刮去浮皮，寸剉，以水二硕，渍三日，煮取汁一硕　豆豉二升，以枸杞汤煮取汁　秋麻子仁三升，微炒，细研，以枸杞汤淋绞取汁

上，以地黄一味，共米同蒸熟，候饭如人体温，以药汁都和一处，入瓮密盖头，经三七日即开。冬温夏冷，日可三杯。

神仙枸杞子酒，疗虚羸黄瘦，不能食，服不过两剂，必得肥充，无所禁断方。

枸杞子五升，干者，碎捣　生地黄切，三升　大麻子五升，捣碎

上，先蒸麻子令熟，摊去热气，入地黄枸杞子相和得所，内生绢袋中，以无灰清酒五斗浸之，密封。春夏一七日，秋冬二七日，取服，多少任性，常令体中微有酒力醺醺为妙。

枸杞根酿酒，治风冷虚劳方。

枸杞根切，一硕　鹿骨一具，打碎

上，以水三硕，煎取汁一硕，去滓澄清，入糯米一硕，净淘炊熟，细曲十斤，捣碎，都和一处，入瓮密封。三七日开，冬温夏冷，日饮三杯。

生枸杞子酒，主补虚，长肌肉，益颜色，肥健，能去劳热方。

生枸杞子五斤

上，以好酒二斗，搦勿碎，浸七日，漉去滓，饮之。初以三合为始，后即任性饮之。

石斛酒方

石斛酒，主补虚劳，益气力，除腰脚痹弱，利关节，坚筋骨，及头面游风方。

石斛四两，去根　黄耆二两　丹参二两　杜仲去粗皮　牛膝去苗　人参去芦头　五味子　白茯苓　山茱萸　薯蓣　萆薢　防风去芦头　生姜以上各二两　枸杞子三两　天门冬三两，去心　细辛　薏苡仁三两

上，都细剉，以生绢袋盛，用酒五斗，于瓷瓮中浸之，七日开。初温服三合，日再服，渐加至一盏为度。

又方，治风虚劳，腹内冷，不多食方。

石斛四两，去根　丹参　芎䓖　杜仲去粗皮　防风去芦头　白术　人参去芦头　桂心　五味子　白茯苓　陈橘皮汤浸，去白瓤焙　黄耆　薯蓣　当归以上各二两　干姜二两，炮裂　甘草一两，炙微赤　牛膝三两，去苗

---

① 筩（tǒng筒）：同"筒"。

上件药，都细剉，以生绢袋盛，用清酒五斗，于瓮中渍，七日开。初温服三合，日再服，渐加至一盏为度。

又方，治风痹脚弱，腰胯冷疼，利关节，坚筋骨，令人强健悦泽方。

石斛十两，去根　牛膝半斤，去苗　杜仲四两，削去粗皮　丹参四两　生地黄切，一升，曝令水气干

上，都细剉，以生绢袋盛，用清酒五斗，于瓮子中密封，浸七日开。每服一中盏，日可二三服。

薯蓣酒方

薯蓣酒，治头风眩，不能食，补益气力方。

薯蓣八两　防风十两，去芦头　山茱萸八两　人参六两，去芦头　白术八两　五味子八两　丹参六两　生姜六两

上，都细剉，以生绢袋盛，用清酒三斗，入瓷瓮中，浸七日开。每度温饮一盏，日二杯为定。

生薯药酒，补虚损，益颜色方。

上将薯药于砂盆中烂研，然后刮下，于铫子中，先以小酥炒一大匙令香，次旋添入酒一盏，煎搅令匀，空腹饮之佳。

菊花酒方

菊花酒，治八风十二痹，补虚损不足方。

菊花八两　五加皮八两　甘草四两　生地黄一斤，切　秦艽四两，去苗　枸杞根八两　白术八两

上，都捣令碎，以水三硕，煮至一硕，以槽床压取汁，用糯米一硕炊熟，细曲十斤捣碎，拌和令匀，入于瓮中，密封三七日。取饮任性，不得过醉。

菊花酒，壮筋骨，补髓，延年益寿耐老方。

菊花五斤　生地黄五斤　枸杞根五斤

上三味，都捣碎，以水一硕，煮取汁五斗，炊糯米五斗，细曲碎，同拌令匀，入瓮密封，候熟澄清。每温饮一盏，日三杯。

菖蒲酒方

菖蒲酒，主大风十二痹，通血脉，调荣卫。治骨立萎黄，医所不治者，服一剂。服经百日，颜色丰足，气力倍常，耳目聪明，行及奔马，发白更黑，齿落再生，昼夜有光，延年益寿，久服得与神通。

菖蒲削治薄切曝干，一斗，以生绢袋盛之

上，以好酒一硕，入不津瓮中，安药囊在酒中，密封泥之，百日发视之，如绿叶色，复炊一斗秫米内酒中，复封四十日，便漉去滓。温饮一盏，日三，其药滓曝干，捣细罗为散，酒调一钱，服之尤妙。

又方

上，菖蒲捣绞，取汁五斗，糯米五斗炊熟，细曲五斤捣碎，相拌令匀，入瓮密盖，三七日即开。每温饮一中盏，日三服之。

又方

菖蒲一斗，细剉，蒸熟　生术一斗，去皮，细剉

上二味，都入绢袋盛，用清酒五斗，入不津瓮中盛，密封，春冬二七日，秋夏一七日，取开。每温饮一盏，日三合。令人不老强健，面色光泽，神效。

松叶酒方

松叶浸酒，除一切风，挛跛躄，疼闷，手不上头，腰背强直，两脚酸疼，顽痹，不能久立，半身

不遂，头风，耳聋目暗，见风泪出，鼻不闻香臭，唇口生疮，恶疰流转，如锥刀所刺，皆悉主之。

松叶十斤　独活十两　麻黄十两，去节

上，都细剉，入生绢袋盛，以酒五斗，入瓮密封渍之，春秋七日，冬十日，夏五日，候日足。每温饮一小盏，日三。

松叶浸酒，去大风，治骨节疼痛方。

五粒松叶二十斤，剉碎净洗漉干　清酒一硕

上二味，都入于不津瓮中，密封，七七日熟。量力饮之。

松脂松节酒方

松脂酒，治大风有验方。

松脂三斤，炼成者捣罗为末　糯米二斗　曲末三斤

上，炊米熟，放冷，以炊米汤三斗温二物拌和，入不津瓮中，封盖候熟。即量性饮之妙。

松节酒，治百节风虚，脚痹疼痛方。

松节十斤，捶碎，以水一硕煮取汁五斗，去滓　糯米五斗，炊熟　细曲五斤，捣碎

上三味，拌和，入瓮密封，三七日开，取酒。可温饮一盏，日三。

柏叶酒方

柏叶酒，治传尸骨蒸，瘦病方。

柏叶二十斤，捣碎，以水一硕煮取汁五斗　黍米一硕，净淘　细曲十斤，捣碎

上，以柏叶汁，渍曲发动，即炊米熟，候冷拌和令匀，入瓮密封，一七日开，压取酒。日三度，量力饮之，以差为度。

术酒方

术酒方

术三十斤，去黑皮

上，净洗捣碎，以东流水三硕，于不津器中渍之，二十日压漉去滓，以汁于瓮中盛，夜间候流星过时，抄自己姓名，置在汁中，如是五夜，其汁当变如血，旋取汁以渍曲，如家醞法造酒。酒熟，任性饮之，十日万病除，百日白发再黑，齿落更生，面有光泽，久服延年不老。忌桃李雀肉。

又方

术五斗，水淘刷去黑皮，曝干粗捣，以水一硕，煮令极软，稍稍益水，少取汁看候黄色，乃压漉取汁，可及七斗，糯米一硕，炊熟，细曲十斤，捣碎，以术汁都拌和入瓮，密封，三七日开。日饮三杯，久服延年不老。忌桃李雀肉。

又方

术煎一斗，好酒三斗相和，入瓷瓮中盛，泥封头，三七日开。初服一盏，后即任意，勿至醉为妙。服五十日诸病皆愈，气力十倍，行及奔马。忌桃李雀肉。

乌麻子酒方

神仙乌麻酒，治虚劳，补五脏，久服延年不老方。

乌麻子，五斤，微炒，捣碎，以酒二斗浸经宿，随性饮之，尽即旋造。

乌麻酒，除风气，令人充悦强壮方。

乌麻子投水中，掠去浮者，取一斗，九蒸九曝，炒令香，以木杵臼捣细，用疏生绢袋盛之，令极宽转，即结袋头，又以一细绳子接系袋处，悬于瓮中。下无灰酒五斗，以新盆覆瓮，其盆底上钻一小窍，引出系袋绳头，又系于小横木子上，以泥固缝，莫使泄气。每日，六七度引挽其绳，令药汁入于

酒中，满七日药成，乃开瓮，举袋沥汁令尽。冬温夏冷，随性饮之，不令至醉。若以此酒浸石斛、丹参、牛膝、杜仲、石英、磁石等，补腰脚尤善，未尽一剂，充悦倍常，亦无所忌。患风者宜用大麻子蒸热炒香，捣入袋中，一准乌麻法作，大良矣。

五加皮酒方

五加皮酒，治风痹不仁，四肢挛急疼痛方。

五加皮细剉一升，以清酒一斗，渍十日。温服一中盏，日三服，亦可与术地黄各二十斤，细剉，以水一硕五斗，煮取一硕。以清细曲十斤，黍米一硕，净淘炊熟，都拌和入瓮，盖覆如法。候熟，任性饮之，不令至醉。

桃仁酒方

桃仁酒方

桃仁一千二百枚，汤浸去皮尖双仁　　清酒三斗

上，先捣桃仁令碎，内砂盆中细研，以少酒绞取汁，再研再绞，使桃仁尽即止，都内入小瓷瓮中，置于釜内，以重汤煮，看色黄如稀饧，便出。每服一中盏，日二服，其味极美，女人服之更佳，令人光悦，下三虫，益颜色，甚妙。

紫苏子酒方

紫苏子酒，治风，顺气，利膈，神效方。

紫苏子一升，微炒　　清酒一斗

上，捣碎，以生绢袋盛，内于酒中，浸三宿，少少饮之。

丹参酒方

丹参酒，通九窍，神五脏，令人不病方。

丹参五斤　　清酒五斗

上，净洗，曝去水气，寸切，以绢袋盛，内于酒中，浸三日。量力饮之。

鼠粘子酒方

鼠粘子酒，治一切风方。

鼠粘子一斗，以水淘去浮者，曝干，捣碎，于净砂盆内，入无灰酒五升，研令极烂，即以绢罗滤取白汁，其滓再以酒五升研之，候滤白汁尽为度，续入酒二斗，相和令匀，内不津器中，密封，春秋二七日，夏一七日，冬三七日，日足则开。每日平旦，以物搅起令浊，即取温服一小盏，次一小盏服讫，封之，勿使气泄。良久方可饮食，晚间再服。主大风，手足瘫缓，收举不得。病重者，服尽两硕即差，若初觉即急服，不过一二斗差。亦疗疬疠风，痛贼风，风痹顽麻，重者不过五斗差。腰脚疼痛，筋节急，重病后汗不留，四肢强直，服三斗差。或因熟食，体中如锥刺，口㖞面戾，头旋心闷，呕吐，风在心脏，服三四斗差矣。

葡萄酒方

葡萄酒，驻颜，暖腰肾方。

干葡萄末一斤　　细曲末五斤　　糯米五斗

上，炊糯米令熟，候稍冷，入曲并葡萄末，搅令匀，入瓮盖覆，候熟。即时饮一盏。

五枝酒方

五枝酒，治中风，手足不遂，筋骨挛急方。

夜合枝　　花桑枝　　槐枝　　柏枝　　石榴枝以上并取东南嫩者各半斤，剉　　防风十两，去芦头　　羌活十两

糯米五斗　小麦曲五斤，末　黑豆择紧小者，二斗

上，以上五枝，用水一硕，煎取三斗，去滓澄滤，浸米及豆二宿，漉出蒸熟，后更于药汁内入曲，并防风、羌活等末，同搅和入瓮，如法盖覆。候酒熟时，饮一盏，常令醺醺，甚有大效。

天蓼木酒方

天蓼木酒，治膝，补五劳，祛风益气方。

天蓼木十斤，剉　秫米一硕　细曲十斤，捣碎　黑豆二斗

上，以水三硕，先煮天蓼木取汁一硕，去滓，其秫米、黑豆一处净淘，蒸熟放冷，以药汁都拌和令匀，入不津瓮中密封，三七日开。温饮一盏，日再为良。

商陆酒方

商陆酒方

商陆末五斤，白色者　天门冬末五斤　细曲十斤，捣碎　秫米一硕，净淘

上，先炊米熟，放如人体温温，别煎熟水一硕，放冷，都拌和令匀，入不津瓮中密封，酿六十日成，去滓。随性饮之，五日食减，廿日腹满绝谷，不复用食，尸虫并去，瘢痕皆灭。此方出五符中。忌大肉。

三石浸酒方

三石浸酒，下治肾气，补虚损方。

磁石八两　白石英十两，细研　阳起石六两

上件药，并捣碎，以水淘清后，用生绢袋盛，以酒一斗，浸经五日后，任意暖服，其酒旋取旋添，极妙。

九仙薯蓣煎方

九仙薯蓣煎，治腰脚疼痛，及腹内一切冷病，服之令人肥白，颜色悦泽，身体轻健，骨髓坚牢，行及奔马，久服可为地仙矣。

薯蓣一斤　杏仁一升，汤浸去皮尖双仁　生牛乳三升

上，烂研杏仁，入牛乳，绞取汁，以杏仁尽为度，后取薯蓣相和，都入新瓷瓶盛之，密封瓶口，安于釜中，以重汤煮一伏时，乃成。每日空心，以温酒调一匙服之。

地黄煎方

地黄煎，补五劳七伤，长肌肉，填骨髓方。

生，地黄汁一斗　生姜汁一升　酥一斤　蜜一升　杏仁一升，汤浸去皮尖，研如膏用之

上，先取地黄汁，于银锅中煎如稀饧，内姜酥蜜杏仁等和，更煎令稠，于不津器中盛。每服，以温酒一蚬壳服之，日三度服之。

地黄煎，大补益，养命延年，驻颜不老方。

生地黄汁三升　酥二升　蜜三升　枣膏二升　髓一升，牛羊皆得用　杏仁一升，汤浸去皮尖，研用之　生姜汁一升　天门冬十两，去心　麦门冬六两，去心　黄芪八两，剉　紫苑六两，去苗土　桔梗五两，去芦头　甘草八两，炙微赤，剉　五味子八两　百部六两　狗脊七两　丹参八两　牛膝十两，去苗　杜仲十两，去皱皮　防风七两，去芦头　地骨皮十两　桑根白皮十两　桂心六两　羌活六两　肉苁蓉十两，酒浸去皱皮　白茯苓十两　薏苡仁十两

上天门冬等二十味，细剉，以水七斗，煎取三斗，绞去滓，和地黄汁生姜汁等，绵滤，于铜锅中，以微火煎之，三分减二，即下酥蜜髓，及枣杏仁等相和，以重汤煎，以物数数搅之，可如稀饧即止，以瓷瓶贮之。每服，以温酒调服一匙，日三服。

枸杞煎

枸杞子煎，是西河女子，神秘有验千金不传方，又名神丹煎，服者去万病，通神明，安五脏，延年不老。并主妇人无子，冷病有验，能常服，令人好颜色，年如十五六时。

枸杞子汁三升　生地黄汁三升　麦门冬汁半升　杏仁一升，去皮尖双仁，研如膏　人参末三两　白茯苓末三两

上以上四味，入银锅中，以慢火煎如稀饧，内参苓末，搅匀，又以慢火煎，但如膏滴入水不动，即成。每服一枣大，酒和服之，日二服。

枸杞煎，填骨髓，补虚劳，益颜色，久服，老者反少，身轻目明，延年方。

枸杞根切，三斗，净洗漉干　生地黄汁二升　鹿髓一升　枣膏半升

上，先将枸杞根，以水五斗，煎取一斗，去滓澄清，内铜锅中，煮取汁三升，内地黄汁鹿髓枣膏，以慢火煎如稀饧。每服，以温酒调半匙，服之，日三服。

枸杞煎，大补益，令人充悦，极治诸风，久服延年方。

枸杞根洗，刮去苗土，细切三斗，勿取冢墓上者，以水七斗煮取三斗　生地黄汁三斗

上，相和，入银锅内，以文火煎如稀饧，用瓷器盛，密封盖。每日空心，以酒调半匙服之，晚再服弥善。

天门冬煎方

天门冬煎，治大风有验，久服延年不老方。

天门冬一硕，去心，内瓷器中，密盖口，以蜡封其上，埋燥室中，经一年开看，如糖色，捣罗为末，入蜜和调如饧。每服一大匙，日二服。忌鲤鱼。

天门冬煎，益气力，延年不饥方。

生天门冬十斤，去心，剉碎，以酒五斗，和绞取汁，内铜器中，入白蜜一升，重汤煮之如饴。每服，以温酒调一匙，日三服，得地黄相和更佳。忌鲤鱼。

术煎方

术煎，除百病，轻身明目，久服断谷延年方。

好术一硕，先以水洗濯去黑皮，细剉，以水三硕，煮至一硕，去滓，所得汁，以黍米三斗，磨作末，内汁中，微火煮之，令稠，候可作饼子，圆阔二寸许。每以饮下一枚，日三。忌桃李雀肉。

术酥，去风消食，补益不可具述方。

秋末取肥术二硕，以水刷去黑皮，曝干，于木臼中捣匀碎，即于甑中薄铺白茅，上施布，即下术，以布掩之，上以合，蒸一炊久，取下，入盆。以汤拌湿润，再入甑中蒸一炊久，便入于酒槽中，压令汁尽，其汁入银锅，以重汤煮，不住搅之，时取少许看硬软，如常酥即成。贮于不津器中，不计时候，以温酒调枣许，大服之甚良。忌桃李雀肉。

麦门冬煎方

麦门冬煎，治结气，腹中伤饱，胃络脉绝，羸瘦短气，身重目黄，心下支满，虚劳客热，口干燥渴，心烦呕吐，愈痿蹶，强阴益精，消谷，调中保神定气，安五脏，令人肥健，美颜色，有子，久服轻身不老不饥方。

新麦门冬五斤，去心

上，捣令熟，绞取汁，入白蜜半斤，于银锅中，以重汤煮，不住手搅，候如饴，即盛不津器中。每服，以温酒调半匙服之。

蔷薇散煎

蔷薇散煎，久服令人轻健方。

蔷薇根茎，剉碎熟蒸，曝干，捣罗为末。每服，以酒调二钱服之，温服亦可，浓煮汁为煎，酒调服之更佳。

鹿角胶煎方

鹿角胶煎，治五劳七伤，身无润泽，腰脊疼痛，四肢沉重，久服，填骨髓，好颜色，祛风气，润鬓发有验方。

鹿角胶一斤，炙黄燥，捣罗为末　生地黄汁五升　生姜汁半斤　紫苏子半斤，研以酒三升，绞取汁　白蜜半斤，炼熟掠去沫　牛酥半斤

上，先煎地黄、生姜、紫苏等汁，可五分耗一，后下蜜，次下酥，又煎三五沸，即下胶，搅令匀，更煎如稀饧，倾于不津器中盛之。每服，以温酒调一匙，服之，日二服。

鹿角胶煎方

鹿角胶三两，捣碎炒令黄燥，捣罗为末　牛乳一升　白蜜一合　牛酥一合　生姜汁一合

上五味，先煎乳，欲熟，即下胶，消讫，次下姜汁，次下蜜，唯须缓入，煎十余沸，倾于瓷器中，仍数数搅，勿令酥浮于上，待凝以竹刀割为小片。每食后，细细含咽之，其补益不可具言。

髓煎方

髓煎方，填骨髓，治百病，补虚劳，换白发方。

生地黄五十斤，捣绞取汁，以慢火煎减半　牛髓五十斤，炼成者　羊脂三斤，炼成者　白蜜三升　牛酥三升　生姜汁二升

上以上，都入银锅中，以微火煎如稀饧，内瓷器中。每服，以温酒调如鸡子黄大，日二服，羹粥中食之。益精美发，白者摘去之，下有黑者再生，若未白者更不白。

太平圣惠方卷第九十六

食治论

夫上古之人，饮血茹毛，纯一受气，所食无滋味之爽，脏腑无烟火之毒，各遂其性，患害不生。神农始教，播植五谷，钻火变腥，以有营为，能冒寒暑，故生疾苦。因以药石治之，是以有食便有药也。黄帝曰：人之所依者形也，乱于和气者病也，治于烦毒者药也，活命扶危者医也。安人之本，必资于食，救疾之道，乃凭于药。故摄生者先须洞晓病源，知其所犯，以食治之。食疗不愈，然后命药，夫食能排邪而安脏腑，清神爽志，以资血气。若能用食平疴，适情遣病者，可谓上工矣。

食治中风诸方

夫风者，四时五行之气，分布八方，顺十二月，终三百六十日，各以时从其乡来，为正气之风。风在天地为五行，在人为五脏之气，生长万物，非毒疠之气，人当触之，遇不胜之气乃病。人之在身，维血与气，故身内血气为真，身外风气为邪，邪者风也。是以圣人言避风如避矢，故今人中风多病死者，是不避风邪毒气也，宜以食治之。

治中风，手足不遂，口面㖞偏，言语謇涩，精神昏闷，宜食豉粥方。

豉半升　荆芥一握　薄荷一握　葱白一握，切　生姜半两，切　盐花半两　羊髓一两

上件药，先以水三大盏，煎豉、荆芥等十余沸，去滓，下薄荷等，入米，煎作粥食之。

治中风心脾热，言语謇涩，精神昏愦，手足不遂，宜吃葛粉索饼方。

葛粉四两　荆芥一握　香豉二合

上件药，以水三大盏，煮豉及荆芥，取两盏半，去滓，和葛粉作汁中，煮令熟。空服食之。

治中风心脾热，言语謇涩，精神昏愦，手脚不遂，口㖞面戾，宜吃粱米粥方。

白粱米三合　荆芥一握　薄荷叶一握　豉三合

上件药，以水三大盏，煮荆芥、薄荷、豉，取汁二盏，澄滤过，入米煮作粥。空腹食之。

治中风，五脏壅热，言语謇涩，手足不遂，神情胃昧，大肠涩滞，宜吃冬麻子粥方。

冬麻子半升　白粱米三合　薄荷一握　荆芥一握

上件药，以水三大盏，煮薄荷等，取汁二盏，去滓，用研麻子，滤取汁，并米煮作粥。空腹食之。

治中风，言语謇涩，手足不遂，大肠壅滞，筋脉拘急，宜吃薏苡仁粥方。

薏苡仁三合　冬麻子半升

上件药，以水三大盏，研滤麻子取汁，用煮薏苡仁作粥。空腹食之。

治中风，手足不遂，言语謇涩，呕吐昏愦，不下食，宜吃葛粉粥方。

白粱米饭半升　葛粉四两

上，以粱米饭，拌葛粉令匀，于豉汁中煮，调和如法，任性食之。

治中风，头痛心烦，苦不下食，手足无力，筋骨疼痛，口面㖞斜，言语不正，宜吃葱头薏苡仁粥方。

葱白一握　豉三合　牛蒡根切，半升，洗去粗皮　薄荷一握　薏苡仁三合

上件药，以水五大盏，煮葱白、牛蒡根、薄荷、豉等，煎取二盏半，去滓，入薏苡仁，煮作粥。空腹食之。

治中风，伤寒壮热头痛，初得三二日，宜服发汗豉粥方。

豉一合　荆芥一握　麻黄三分，去根节　葛根一两，剉　栀子仁三分　石膏三两，捣碎绵裹　葱白七茎，切　生姜半两，切　粳米二合

上，以水三大盏，都煎至二盏，去滓，内米煮作稀粥。服之，汗出为效，如未有大汗，宜再合服之。

治中风，头痛湿痹，四肢拘挛痛，宜吃苍耳叶羹方。

苍耳嫩苗叶一斤　酥一两

上件药，先煮苍耳三五沸，漉出，用豉一合，水二大盏半，煎豉取汁一盏半，入苍耳及五味，调和作羹，入酥食之。

治中风，心烦口干，手足不遂，及皮肤热疮，宜吃牛蒡叶羹方。

牛蒡叶一斤，肥嫩者　酥一两

上件药，以汤煮牛蒡叶三五沸，令熟，漉出，于五味中重煮作羹，入酥食之。

治中风，手足不遂，言语謇涩，精神昏愦，宜吃葛粉拨刀方。

葛粉四两　荆芥半两　葱白一握，切　生姜半两，切　川椒五十枚，去目及闭口者　香豉一合　盐花半两　羊筒骨髓一两

上件药，以水五大盏，先煎荆芥等，取汁三盏，和葛粉切作拨刀，入汁中煮熟，顿食之。

治中风，筋脉挛急，不可屈伸，及风湿等，宜吃薏苡仁粥方。

薏苡仁二合　薄荷一握　荆芥一握　葱白一握　豉一合

上件药，先以水三大盏煎薄荷等，取汁二盏，入薏苡仁，煮作粥。空腹食之。

治中风湿痹，筋挛急痛，胃中积热，口疮烦闷，大肠秘涩，宜服煮黑豆方。

黑豆半升，煮令熟　酥五两

上件药，相和令匀，不问食前后，吃一两匙。

治中风，筋骨风冷烦痹，或多不睡，宜吃酸枣仁粥方。

酸枣仁半两，炒令黄，研末，以酒三合浸汁　　粳米三合

上件药，先以粳米煮作粥，临熟，下酸枣仁汁，更煮三五沸。空心食之。

治中风湿痹，五缓六急方。

野驼脂一斤，炼熟，滤去滓

上件药，收于瓷合中。每日空腹，以暖酒一中盏，调下半匙。

治中风，挛急疼痛方。

雁脂五两，炼熟，滤过

上件药，收于合中。每日空心，以暖酒一中盏，调下半匙。

治中风烦热，皮肤瘙痒，醍醐酒方。

醍醐四两

上件药，以暖酒一中盏，调下半匙。

治中风湿痹，五缓六急，骨中疼痛，不能踏地，宜吃乌雌鸡羹方。

乌雌鸡一只，治如食法

上，煮令熟，细擘，以豉汁、姜、椒、葱酱调，称作羹。空腹食之。

治中风，脚膝疼痛，不能践地，宜吃鹿蹄肉羹方。

鹿蹄一具，洗如法，煮令熟，擘细，于五味汁中煮作羹。空腹食之。

治中风头眩，心肺浮热，手足无力，筋骨烦疼，言语謇涩，一身动摇，宜吃蒸驴头肉方。

乌驴头一枚，洗如法

上，蒸令极熟，细切，更于豉汁中煮，着葱椒盐重煮，点少许酥，任性食之。驴肉亦可作腌脸，或煮食之亦得。

治中风，手足不遂，筋骨疼痛，心神烦躁，口面偏斜，宜吃蒸乌驴皮方。

乌驴皮一领，捋洗如法

上，蒸令熟，切，于五味汁中更煮，空腹随性食之。

治中风，目眩羸瘦，小儿惊痫，及五劳，手足无力，宜吃蒸羊头肉方。

白羊头一枚，洗如法

上，蒸令极熟，切，以五味汁食之，或作脍，入五辛酱醋食之，亦得。

治中风，心痹①风热，手足不遂，及风痹不仁，筋急，五缓六急，恍惚烦躁，宜吃熊肉腌脸方。

熊肉一斤，煮令熟，切碎

上，如常法调和，作腌脸，空腹食之。

治心虚风眩头痛，宜服薯蓣拨粥方。

生薯蓣不限多少，去皮，磨如稀糊

上，和白面作拨粥，于豉汁中煮，入五味调和食之。

治风不论冷热，宜吃天蓼木粥方。

天蓼木半斤，捣为末

上，以水一大盏半，入末半匙，煎至一盏，去滓澄清，入米一合煮粥。空心食之。

食治风邪癫痫诸方

夫风邪癫痫者，由血气虚，风邪入于阴经故也。人有气血，荣养脏腑，若气血少，则心虚而精神离散，恍惚不安，因为风邪所伤，则发癫也。又痫病者，亦由积搐风热。发则仆地，吐涎沫，无所觉者是也，宜以食治之。

---

① 痹：蓬左本作"肺"。

治风邪癫痫，心烦惊悸，宜吃苦竹叶粥方。

苦竹叶二握　粟米二合

上，先以水二大盏半，煮苦竹叶，取汁一盏五分，去滓，用米煮作粥。空腹食之。

治风邪癫痫，口干舌焦，心烦头痛，暴热闷乱，宜吃石膏粥方。

石膏半斤　粳米三合

上，以水五大盏，煮石膏，取二大盏，去石膏，用米煮粥，欲熟，入葱白二茎，豉汁二合，更同煮，候熟，空心食之，石膏可三度用之。

治风邪癫痫，忧恚虚悸，及产后中风病恍惚，猪心羹方。

猪心一枚，细切　枸杞菜半斤，切　葱白五茎，切

上，以豉二合，用水二大盏半，煎取汁二盏，去豉，入猪心等，并五味料物作羹食。

治风邪癫痫，不欲睡卧，自能骄倨，妄行不休，言语无度，安五脏，下气，宜吃白雄鸡羹方。

白雄鸡一只，治如食法

上，以水煮令烂熟，漉出，擘肉，于汁中入葱姜五味作羹。空心食之。

治风邪癫狂病，经久不差，或歌或笑，行走无时，宜吃豭猪肉脍方。

豭猪肉五斤

上，以水煮熟，切作脍，入五味，取性食之。

治风邪癫痫，发歇不定，宜吃猪头脍方。

猪头一枚

上，以水煮熟，停冷，切作脍，以五味食之。

治风邪癫痫，或言语恍惚，脏腑虚冷，宜吃野狐肉及五脏作羹方。

野狐肉一斤，及肠肚净洗

上，以豉三合，以水五大盏，煎取汁三盏，去豉，入狐肉及五脏，相和作羹，入五味调和食之，或蒸或煮，食之并效。

治风邪癫痫，及愁忧不乐，安心气，宜吃驴肉腌脍方。

驴肉五斤，先以水煮熟，细切，用豉汁中著葱酱，作腌脍食之，或作羹亦得。

食治风热烦闷诸方

夫风热者，由肤腠虚，风热之气，先伤皮毛，而入于肺，风在胸膈，心肺壅滞，则令人头面浮热，心神昏闷，故谓之风热也。宜以食治之，更治风热，心胸烦闷，不得睡卧，宜食酸枣仁煎饼方。

酸枣仁三分，炒熟，捣末　人参一分，末　茯神一分，末　糯米四两，水浸，细研　白面四两

上件药末，入米面中，以水调作煎饼食之，要著肉臛五味食之，并可。

治热毒风，心膈烦闷，或小便赤涩，淡竹沥粥方。

淡竹沥一合　石膏一两，捣碎　黄芩一分，捣研　粟米二合　蜜半合

上，先以水二大盏半，煎石膏、黄芩至一盏半，去滓，下米煮粥，欲熟，入竹沥及蜜，搅匀候熟，任意食之。

治心胸结，气烦闷，恐悸风热，惊邪口干，茯苓粥方。

赤茯苓一两　麦门冬一两，去心　粟米二合

上件药，细剉，先以水二大盏半，煎至一盏半，去滓，下米煮作粥。温温食之。

治风热烦闷，心悬肠癖，腹中邪气，养脾胃气，助十二络脉，通九窍安神除恍惚，大枣粥方。

大枣二七枚　茯神半两　粟米二合

上件药，细剉，先以水二大盏，煮至一盏半，去滓，下米煮粥。温温食之。

治风热攻心，烦闷恍惚，神思不安，煮梨汤方。

梨三枚，切　沙糖半两

上，以水一大盏，煎至六分，去滓。食后分温二服。

治风热烦闷，口干多渴，宜服煮天门冬方。

天门冬二斤，去心　蜜二合

上，以水五升，煮天门冬十余沸，漉出，以新汲水淘三五遍，沥干。又以水三升和蜜，又煮三五沸，和汁，收于不津器中。遂日吃三两，及饮汁一合，立效。

治风热多睡，头痛烦闷，宜服木通粥方。

木通二两，剉　粳米二合

上，以水二大盏，煮木通取汁一大盏半，去滓，下米煮粥。温食之。

治风热攻心，烦闷不已，豉粥方。

豉二合　青竹茹一两　米二合

上，以水三大盏，煎豉竹茹，取汁一盏半，去滓，下米煮粥。温温食之。

治风热，解丹石诸毒，蒸牛蒡方。

牛蒡嫩叶一斤，洗如法，好酥随多少煠①牛蒡叶熟，更洗去苦味，重以酥及五味，焦炒食之，兼堪下饭。秋冬用根佳，春夏用叶。

又方

上，牛蒡根，捣绞取汁。每服二合，日三服。

又方

上，茅根，捣绞取汁一大盏。食后分为四服。

食治三痟②诸方

夫痟渴有三般：一者痟渴，二者痟中，三者痟肾。若饮水多者，小便又少，名曰痟渴。若吃食多，不甚渴，小便数，渐消瘦，名曰痟中。若渴饮水不绝，甚者腿膝瘦弱，小便浊，有脂腋，名曰痟肾。此盖由积久嗜食咸物炙肉，饮酒过度，皆成痟渴。然大寒凝海，唯酒不冰，明其酒性酷热，物无以喻如此之味，酒徒耽嗜，不离其口，酣醉以后，制不由己，饮啖无度，加以醋酱不择酸咸，积年长夜，酣饮不休，遂使三焦猛热，五脏干燥，木石犹且焦枯，且人何能不渴。治之愈不愈，属在病者，若能如方节慎，旬日而瘳，不自保惜，死不旋踵，方虽效验，其如不慎者何？其所慎者有三：一酒，二房，三咸食热曲。能慎此者，虽不服药，自可无他。不知此者，纵使金丹玉粒，亦不可救矣。良可悲夫，宜深思之，今以饮食调治，以助药力也。

治痟渴，饮水不止方。

黄丹三分　栝蒌根一两，末　葱白一握，切　白面五两　薤白一握，切

上件，黄丹等末，以水和面，作馎饦样，先煮葱、薤白令烂熟，即内馎饦煮之，令熟，即并汁食之。

治三痟，心热气逆，不下食，宜吃杏酪粥方。

煎成浓杏酪一升　黄牛乳一升　大麦仁三合，折令细滑

上件药，依常法煮粥食之，入白锡沙糖和之，更大美也。

治痟渴，栝蒌粉方。

栝蒌根多取，削去皮，二月三月八月九月造佳

上，于新瓦中磨讫，以水淘，生绢袋摆，如造米粉法，曝干。热渴时，冷水调下一钱服之，

---

① 煠（zhá炸）：同"炸"。

② 痟（xiāo消）：同"消"。

大效。

治三痟，小便数，宜吃羊肺羹方。

羊肺一具，治如食法　精羊肉五两，切　粳米半合　葱白五茎，切　生姜少许　盐醋等

上，相和，依常法作羹。饱食之。

治痟渴口干，小便数，宜吃黄雌鸡粥方。

黄雌鸡一只，治如食法

上，以烂煮取肉，随意食之，其汁和豉作粥食之，亦妙。

又方

上，取牛乳，微温饮之，生饮令人利，熟饮令人渴，故宜微温，与马乳功同。

治痟渴口干，心神烦躁，宜吃栝蒌根羹方。

栝蒌根半斤　冬瓜半斤

上，切作小片子，以豉汁中，煮作羹食之。

又方

上，单煎豉汁停冷，渴即饮之，亦佳。

治痟渴，神效煮兔方。

兔一枚　新桑根白皮半斤，细剉

上，剥兔去皮及肠胃，与桑根白皮同煮，烂熟为度，尽力食肉，并饮其汁，即效。

治痟渴，口干渴方。

鹿头一枚，治如食法

上，蒸令熟，细切，入酱醋，任便食之。

治痟渴，饮水日夜不止，口干，小便数方。

田中螺五升

上，以水一斗，浸经宿，每取一大盏，入米一合，煮作粥食之，如渴即饮其水，甚效。

治痟渴，发动无时，饮水不足方。

生萝卜五枚

上，捣捩①取汁一大盏，搅粥作饮，频吃甚效。

治痟渴，舌焦口干，小便数方。

野鸡治如食法

上，以水五大盏，煮取三大盏，渴即汁饮之，肉亦任性食之。

食治水肿诸方

夫肾主于水，脾胃俱主于土，土性克水。脾与胃合，胃为水谷之海，若胃脘不能传化，使水气渗溢经络，浸渍腑脏，脾得水湿，则病不能制于水，故水气独归于肾，三焦不泻，经脉闭塞，水气溢于皮肤而令肿也，宜以食治之。

治水气，腹大脐肿，腰痛不能转动方。

赤小豆五合　桑根白皮三两，剉　白术二两　鲤鱼一头三斤者，净洗如常

上，以水一斗，都一处煮，候鱼熟，取出鱼，尽意食之，其豆亦宜吃，勿着盐味，其汁入葱白及生姜橘皮，入少醋，调和作羹食之，甚效。

治水肿利小便，鲤鱼粥方。

鲤鱼一头，可重一斤，去肠净洗　商陆二两，剉　赤小豆三合　紫苏茎叶二两

---

① 捩（liè 裂）：扭转；拗折。

上，于净锅中，着水五大盏，都候鱼烂熟，空腹食之。其汁入葱白、生姜、橘皮及少醋，调和作羹食之，其豆亦宜吃甚效。

治水气洪肿，宜服羊肉臛方。

精羊肉五两，切　商陆四两，切　葱白七茎，并须　豉一合

上，以水三大盏，煮商陆取二盏半，去滓，下肉及葱等，煮作臛，空腹食之，并汁取尽。

治水气，面目及四肢虚肿，大便不通，宜服牵牛子粥方。

牵牛子一两，一半生一半炒，并为细末　粳米二合　生姜一分，细切

上，将米煮粥，候熟，抄牵牛子末三钱，散于粥上，并入生姜搅转。空腹食之，须臾通转，即效。

又方

冬麻子二合，以水研取汁一大盏半　糯米二合

上，以麻子汁和米，煮作粥，着少葱姜豉食之。

又方

郁李仁一两半，汤浸去皮，水研取汁　薏苡仁二两，研碎如粟米

上，以郁李仁汁，煮薏苡仁，作粥。空腹食之。

又方

鲤鱼一头可重一斤，去鳞肠肚，净洗　冬麻子半斤，水研滤取汁一升　赤小豆半升，淘令净

上，先以水四大盏，煮鱼豆欲熟，入麻子汁，更煮十余沸，出鱼。空腹食之，其豆及汁并宜食之。

又方

商陆汁三合　生姜汁一合　生地黄汁二合

上，相和，煎三五沸。每服二合，搅粥半盏，空心食之。

治水气，利小便，除浮肿，黑豆粥方。

黑豆半升　桑枝剉，半升　构枝剉，半升

上，以水五大盏，煮取二大盏，去滓，每取汁一盏，入米一合，煮作粥。空心食之。

又方

鲤鱼一头重一斤，治如食法

上，煮令熟，取汁并鱼，入冬瓜葱白，作羹食之，如未效，再作食之。

治脚肿满转入腹垂死方。

赤小豆一升，淘令净

上，以水三斗，煮熟，去豆取汁，浸脚，冷即重暖用之，其豆食之亦妙。

治十种水病不差垂命方。

猯猪肉半斤，细切

上，用粳米三合，水三升，入葱、豉、椒、姜作粥。每日空腹食之。

又方

青头鸭一只，剥去毛足头及肠

上，修事和粳米煮，令熟，着五味、姜、葱、豉，任意食之，切勿入盐。

食治咳嗽诸方

夫五脏六腑皆有嗽，而肺最多，然肺居四脏之上，外合皮毛，皮毛喜受风冷，故肺独易为嗽也。寒气客于肺，则寒热上气，喘急汗出，胸满喉鸣，多痰唾，面目浮肿，故谓肺嗽也；肝嗽者，其状左胁下痛，甚则不能转侧；心嗽者，其状嗽而心痛，喉中介介如鲠状，甚即咽肿；脾嗽者，其状右胁

痛，瘖瘖引于背，甚者则不可转动，动则嗽剧；肾嗽者，其状腰背相引，痛甚则咳逆。此皆由风寒冷热所伤，或饮食不节所致，宜以食治之也。

治上气咳嗽，胸膈伤痛，气喘，粳米桃仁粥方。

粳米二合　桃仁一两，汤浸去皮尖双仁，研

上，以桃仁和米煮粥，空腹食之。

又方

猪喉一具，去脂，细切　生地黄六两，取汁　稀饧四合

上，抄猪喉，即下地黄汁，及姜葱盐豉各少许，候熟，去滓，取汁，即下饧搅匀，以瓷器中盛。每食后，吃三两匙。

治伤中筋脉，急上气，咳嗽，鹿髓煎方。

鹿髓半斤　蜜三合　生地黄汁四合　酥三合　桃仁三两，同杏仁各汤浸去皮尖双仁，研碎，以酒浸，绞取汁一升　杏仁三两

上，煎地黄、杏仁、桃仁等汁，减半，内鹿髓酥蜜，煎如稀饧，收瓷盒中。每取一匙，搅粥半盏，不计时候食之。

又方

枣二十枚，去核　酥四两

上，以酥微火煎，令入枣肉中，煎尽酥。常含一枚，微微嚼，咽下极效。

又方

稀饧三合　杏仁二两，汤浸去皮尖双仁，熬研成膏

上，相和得所，每取一匙，搅粥半盏，不计时候食之。

又方

生姜五合　沙糖五两

上，煎令相和，每服一匙，搅粥半盏，不计时候食之。

益心润肺，作胸膈烦躁，除咳嗽，灌藕方。

生藕五挺，大者　生百合二两　生薯药三两　白茯苓二两，末　枣三七枚，去皮核　生天门冬二两，去心，细切　面四两　牛乳三合　蜜六合

上，将百合、薯药、天门冬烂研，入蜜，更研取细，次入枣瓤，次入茯苓，次入面，溲和，干则更入黄牛乳调，看稀稠得所，灌入藕中，逐窍令满，即于甑中蒸熟。每饮后，或临卧时，少少食之。

治肺气，疗虚羸，喘息促急，咳嗽等，宜服杏仁粥方。

杏仁二十一枚，汤浸去皮尖双仁，研以三合黄牛乳投，绞取汁　枣七枚，去核　粳米二合　桑根白皮二两，剉　生姜一分，切

上，以水三大盏，先煎桑根白皮、枣、姜等，取汁二盏，将米煮粥，候临熟，入杏仁汁，更煮五七沸，粥成。不计时候食之。

治上气喘急咳嗽，宜服此方。

猪胰①三具，去脂，细切

上，以枣三十枚，去皮核，好酒三升同浸，秋冬七日，春夏三日，布挼去滓，随性暖服之。

食治烦热诸方

夫心烦者，由阴阳更虚，阴气偏少，阳气暴胜故也。亦有风热相搏，风毒攻心，烦躁昏愦，狂言失志者，宜以食治之。

---

① 胰（yí姨）：同"胰"。

治烦热，去渴，补中，养神益气，除百疾，令人心神悦畅，藕实羹方。

藕实三两，新嫩者　甜瓜皮四两，切　莼菜四两，切

上，以豉汁中，相和作羹，调和食之。

治心下烦热，止渴，鸡子羹方。

鸡子三枚　莼叶一斤，切　淡竹笋四两，去皮，切

上，以豉汁中煮作羹，临熟，破鸡子投入羹中食之。

治壅毒攻心，烦热恍惚，黑豆羹方。

黑豆三合　淡竹叶五十片　枸杞茎叶五两，切

上，以水二大盏，煮二味，取一大盏，去滓，下枸杞叶，煮熟，入五味，作羹。放温食之。

治气壅烦热或渴，藿叶羹方。

藿叶一斤，切　葱白一握，切

上，以豉汁中煮，调和作羹食之。

治膈上烦热多渴，导利九窍，滑石粥方。

滑石二两，碎　粳米二合

上，以水三大盏，煎滑石至二盏，去滓，下米煮粥。温温食之。

治心下烦热多渴，恍惚，寒水石粥方。

寒水石二两，捣碎　粳米二合　牛蒡根四两，切

上二味，以水四大盏，煎至二盏半，去滓，下米煮粥食之。

治心膈虚躁，口干烦渴，不多饮食，小便赤涩，生地黄粥方。

生地黄汁一合　生姜汁半合　蜜一合　粳米二合　淡竹沥二合

上件药，先将米煮粥，临熟，下地黄、姜汁煮令熟，次下蜜并竹沥，搅转。食后良久，或临卧食之。

治胸中烦热，或渴心躁，葛粉粥方。

葛粉四两　粟米半斤

上，以水浸粟米经宿，来日漉出，与葛粉同拌令匀，煮粥食之。

治风壅，心膈烦热，口舌干渴，木通散方。

木通三两，剉　生地黄五两，切　粳米三合

上，以水三大盏，煎取二盏，去滓，入米煮粥食之。

治心胸结气，烦热，或渴，狂言惊悸，茯神粥方。

茯神一两　羚羊角半两　粳米三合

上二味，捣罗为末，与米同煮为粥，食之。

治心中烦热，狂言目眩，宜吃藕羹方。

藕半斤，去皮，薄切　薄荷一握　莼菜半斤　豉二合

上，以水浓煎豉汁中作羹，入五味，饱食之，饥即再作食之。

治心脏烦热，止渴除口干，散积血，极效方。

藕半斤，去皮，绞取汁

上，以蜜一合相和，服之。

治烦热少睡多渴，小麦饭方。

上，用小麦作饭，水淘食之。

通利肠胃，除胸中烦热，解酒毒，菘菜羹方。

菘菜二斤

上，煮作羹，淡食之，作齑食之亦好。

治心脏烦热，躁渴不得睡卧，酸枣仁粥方。

酸枣仁一两，捣为末　粳米二合

上，煮米作粥，临熟，下酸枣仁末半两，搅匀食之。

治胸中伏热，心烦躁闷，口干气逆，宜吃玉屑饭方。

粱米饭一盏　绿豆粉四两，到

上，将饭散于粉内，拌令匀，入汤内煮令熟，用豉汁和食之。

食治霍乱诸方

夫阴阳不顺，清浊相干，气射中焦，名为霍乱也。皆由饱食豚鲙，复啖乳酪，海陆百品，无所不飧，多饮，食寒浆，眠卧冷席，风冷之气，伤于脾胃，胃中诸食结而不消，阴阳二气壅而反戾，阳气欲升，阴气欲降，阴阳交错，变成吐利，吐利不已，百脉昏乱，荣卫俱虚，冷搏于节，则令转筋，宜以食治之也。

治霍乱不止，心胸烦闷，宜吃诃黎勒粥方。

诃黎勒皮半两　生姜一两，切　粳米二合

上，以水三大盏，煎诃黎勒等，取汁二盏，去滓，下米煮粥，不计时候食之。

治霍乱吐利腹痛等疾，高良姜粥方。

高良姜一两，到　粳米二合

上，以水三大盏，煎良姜取二盏半，去滓，下米煮粥食之。

治霍乱后气脱虚羸，或渴不止，宜服蜡粥方。

黄蜡半两　粳米三合，细研

上，先以水煮粳米作粥，临熟，次下蜡，更煮，候蜡消。温温服之。

食治五噎诸方

夫五噎者：一曰气噎，二曰忧噎，三曰食噎，四曰劳噎，五曰思噎。由阴阳不和，三焦隔绝，津液不利，气不调理之所致也。此皆忧恚嗔怒，气结在于心胸，不得宣通，是以成噎，宜以食治之也。

治五噎，胸膈妨塞，饮食不下，瘦弱无力，羊肉索饼方。

羊肉四两，炒作臛　白面半斤　陈橘皮一分，汤浸去白瓤，焙　生姜汁一合

上，以橘皮末及生姜汁和面，作索饼，于豉汁中煮熟，入臛食之。

治五噎食饮不下，胸膈妨塞，瘦弱无力，宜吃黄雌鸡臛索饼方。

黄雌鸡一只，去毛肠，炒作臛　面半斤　桂心末一分　赤茯苓一分，末

上，以桂心等末和面，溲作索饼，于豉汁中煮，入臛食之。

治五噎饮食不下，胸中结塞，瘦弱无力，宜吃乌雌鸡切面羹方。

乌雌鸡半只，治如食法　白面四两　桑根白皮三分，到　赤茯苓三分，末　桂心末一分

上件二味，末，入面中，先以水煮桑根白皮汤，溲面，切，入豉汁和煮熟，与鸡肉调和，一如常法食之。

治气噎方

蜜半斤　酥三两　生姜汁一合

上三味，相和，以微火煎如稀饧，每于酒中调一匙服之，空食之亦佳。

治噎病，胸间积冷，饮食不下，黄瘦无力，川椒面拌粥方。

川椒一百粒，去目　白面二合

上，以醋淹椒令湿，漉出，于面中拌令匀，便于豉汁中煮，空心和汁食之。

治胸膈痰气壅结，食饮不下，如似鲫噎方。

桂心三分　赤茯苓一两　桑根白皮二两

上件药，细剉，以水三大盏，煎二盏半，去滓，下粳米二合，煮作粥食之。

治噎不下食方

上，取崖蜜，每于粥中，化半匙食之。

治噎病不下食方

舂杵头细糠半合　白面四两

上，相和，溲作馄饨，于豉汁中煮食之。

又方

老牛噍①沫如枣许大，置稀粥中饮之，终身不噎矣，勿令患人知。

食治心腹痛诸方

夫心腹痛者，由寒客于脏腑之间，与气血相搏，随气上下，攻击心腹而痛，脏气虚邪，气胜停积成疾，故令心腹痛也，宜以食治之。

治邪气攻心腹痛，桃仁粥方。

桃仁二十一枚，去皮尖　生地黄一两　桂心一两，末　粳米三合，细研　生姜一分，并地黄桃仁，以酒三合，研，绞取汁

上，先用水煮米作粥，次下桃仁等汁，更煮令熟，调入桂心末，空腹食之。

治心中冷气，往往刺痛，腹胀气满，荜茇粥方。

荜茇一分　胡椒　干姜炮裂，剉　槟榔　桂心以上各一分　粟米三合

上，以上五味，捣罗为末，以水二大盏，水煮粥，候米熟，入药末三钱，搅令匀，每日空腹食之。

治心腹冷气入心，撮痛胀满，吴茱萸粥方。

吴茱萸半两，汤浸七遍，焙干，微炒，捣末　粳米二合

上，以葱豉煮粥，候熟，下茱萸末二钱，搅令匀，空腹食之。

治心腹冷气，往往结痛，或遇风寒，及吃生冷，即痛发动，高良姜粥方。

高良姜半两，剉　粳米二合　陈橘皮半分，汤浸去白瓤，末

上，以水三大盏，煎高良姜、陈橘皮，取汁一盏半，去滓，投米煮粥。空腹食之。

治冷气心腹痛，妨胀，不能下食，紫苏粥方。

紫苏子一合，微炒　桂心末，二钱

上，捣碎紫苏子，以水二大盏，绞滤取汁，入米二合煮粥，候熟，入桂末食之。

食治一切痢疾诸方

夫一切痢者，由荣卫不足，肠胃虚冷，冷热之气，乘虚入胃，客于肠间，肠虚即泄也。此皆由饮食生冷，脾胃虚弱，不能制于水谷，故糟粕不结聚，而变为痢也。宜以食治之也。

治积冷气，痢下脓血，肌瘦，不能饮食，炙肝散方。

猪肝一具，去筋膜　木香　人参去芦头　白术　黄连去须，微炒　干姜炮裂，剉　陈橘皮汤浸去白瓤，焙　诃黎勒煨，用皮　芜荑以上各半两　乌梅肉三分，微炒

上，捣细罗为散，将肝切作片子，以药末一两，掺令匀，即旋以弗子炙令香熟，空腹食之。如渴，即煎人参汤温服之。

治赤白痢，久不差，困劣，烦渴甚者，宜服羊脂粥方。

---

① 噍（jiào觉）：反刍。

羊脂一两　猪脂一两　黄牛脂三两　葱薤各五茎，切去须　汉椒去目及闭口者，微炒，捣末，半钱　生姜一分，切　莳萝末一钱

上，先将脂等与葱薤生姜同炒，次用水入粳米三合，煮成粥，入莳萝椒末，搅令匀，空腹填服之。

治脾胃久冷气痢，瘦劣甚者，宜食猪肝饆饠①方。

獖猪肝一具，去筋膜　干姜半两，炮裂，剉　芜荑半两　诃黎勒三分，煨，用皮　陈橘皮三分，汤浸去白瓤　缩砂三分，炒

上，捣诸药为末，肝细切，入药末，一两拌令匀，依常法作饆饠，熟煿。空心食一两枚，用粥饮下亦得。

治赤白痢，蜡煎饼方。

鸡子五枚，取黄　薤白三茎，去须细切　白曲四两　蜡一两

上，将鸡子并薤白，调和曲，作煎饼，用蜡揩铛，唯熟为妙。空腹任意食之。

治积冷下痢腹痛，宜吃醋煮猪肝方。

獖猪肝一具，去筋膜，切　芜荑末半两

上，以酽醋二升，入芜荑末，煮肝令熟，空心任性食之。

治赤白痢，休息气痢，久不差者，宜吃拨粥方。

薤白一握，去须，细切　葱白一握，去须，细末　白面四两

上，以上和面，调令匀，临汤，以筯②旋拨入锅中，熟煮，空腹食之。

治赤白痢及水痢，生姜粥方。

生姜半两，湿纸裹，煨熟，细切　白面可拌姜令足

上，将姜于面中拌和，如婆罗门粥法，于沸汤中，下煮令熟。空腹温温吞之。

治冷痢，饮食不下，宜吃附子粥方。

附子一分，炮裂，去皮脐　干姜一分，炮裂，剉

上件药，捣细罗为末，每日空腹煮粥，内药二钱食之，以差为度。

治胸腹虚冷，下痢赤白，鲫鱼粥方。

鲫鱼四两，切作鲙　粳米二合

上，以米和鲙作粥，入盐椒葱白，随性食之。

治脾胃气弱，食不消化，痢下赤白不止方。

曲末一两，微炒　粳米二合

上，煮粥，空腹食之，亦主小儿无辜痢。

治脾胃虚冷，下白脓痢，及水谷痢，薤白粥方。

薤白去须，切五合　粳米二合

上，作粥，入姜椒，煮令熟，空腹食之。

治血痢，日夜百余行，宜服此方。

葛粉二两　蜜一合

上，以新汲水二中盏，搅令匀，空腹分两度服之。

治诸痢不差，黍米粥方。

黍米二合　蜡一两　羊脂一两　阿胶一两，捣碎炒令黄燥，捣末

上，煮黍米作稀粥，临熟，入阿胶腊羊脂搅令消，空腹食之。

---

① 饆饠（bì luó 必罗）：古代的一种食品，原指抓饭，后亦指饼类。
② 筯（zhù 住）：通"箸"，筷子。

治水痢病不差，宜服此方。

林檎①十颗

上，以水一大盏，煮取六分，去滓，每取一合，搅粥食之。

治赤白痢久不差，鲫鱼鲙方。

鲫鱼一斤鲜者，去鳞鬣②肠，细切作鲙，用蒜齑调和食之。

治血痢，马齿粥方。

马齿菜二大握，切　粳米三合，折细

上，以水和马齿菜煮粥，不着盐醋，空腹淡食一顿效。

食治五痔诸方

凡痔疾有五，若肛边生肉如鼠奶，出孔外，时时脓血出者，名牡痔；若肛边肿痛生疮者，名牝痔，亦名漏痔；若肛边有核肿痛，及寒热者，名肠痔；若因便而清血随出，名血痔；若大便难，肛边生疮，痒痛出血者，名脉痔。此五者皆中于风寒之气，或房室不节，或醉饱过度，劳于气血，而经脉流溢渗入肠间，冲于下部之所致也。宜以食治之。

治五痔下血不止，黄耆粥方。

黄耆一两，细切　粳米二合

上，以水二大盏，煎黄耆取一盏半，去滓，下米煮粥。空腹食之。

又方

苍耳苗叶一斤，细切　粳米三合

上，豉汁中，入米煮作羹，著少盐、葱白。空腹食之，作粥亦得。

又方

杏仁一两，汤浸去皮尖双仁，研入水一大盏，绞汁　粳米二合

上，杏仁汁中，投米煮作粥，空心食之。

治五痔及泻血，赤鲴饼方。

赤鲴饼三枚，市买者　胡荽五两，洗择入，少醋拌

上，空腹，以鲴饼夹胡荽食之，不用别吃物，一两服血止。

治五痔及煞诸虫方

鳗鲡鱼治如食法

上，切作片，以盐、椒、葱白调和，炙熟食之。

治五痔瘘疮，宜服此方。

鸳鸯一只，活食法煮令熟，细切，以五辛和食之，作羹亦妙。

治五痔下血不止，肛肠疼痛方。

野狸一只，去皮肠胃及骨

上，薄切作片，着少面，并椒、姜、葱白、盐、醋调和，炙熟食之，或作羹食之，皆效。

又方

鸲鹆③一只，去毛羽肠肚，炙令熟食之，作羹亦得。

又方

木槿花半斤，新者，于豉汁中，入椒、盐、醋、葱白相和，煮令熟，空腹食之。

---

① 林檎：像苹果而小的一种水果，亦称"花红"、"沙果"。

② 鬣（liè 裂）：鱼颔旁小鳍。

③ 鸲鹆（qú yù 渠玉）：鸟名，俗称八哥。

又方

蔨竹叶半斤

上，切入豉汁中，煮作羹，着少盐、醋、椒、葱白调和，空腹食之。

治痔病下血不止方

桑耳二两，捣碎

上件药，每服一两，以水一大盏，煎取七分，去滓，着椒、葱白、粳米，煮作羹。空腹食之。

治久患野鸡痔，下血不止，肛边疼痛，食之十损无不差方。

野猪肉一斤

上，切作片，着椒、姜、葱白，煮令熟。空腹食之，作羹亦得。

治野鸡痔，血不止，肛边疼痛方。

鲤鱼一头，治如食法

上，细切作鲙，以蒜、酱、盐、醋食之。

食治五淋诸方

夫五淋者，石淋、劳淋、血淋、气淋、膏淋是也。此皆由肾虚，而膀胱热也。肾虚则小便数，膀胱热则水下涩，数涩则淋沥不宣，谓之淋也。宜以食治之。

治五淋，小便涩少疼痛，宜吃冬麻子粥方。

冬麻子二合　葵子一合　米三合

上，研二味，以水二大盏，淘，绞取汁，和米煮粥，浑着葱白，熟煮食之。

又方

葵菜一斤，切　粳米二合　葱白一握，去须，切

上，以水煮葵菜令熟，入米及葱煮熟，入少许浓生姜汁，搅令匀。空腹食之。

治五淋，小便秘涩妨闷，宜食酥浆水粥方。

酥一合　米三合　浆水二升

上，以浆水煮粥，临熟下酥，适寒温食之。

治五淋，小肠结痛，小便不快，宜食榆白皮索饼方。

榆白皮二两，切　面四两

上，以水一大盏半，煎榆白皮取汁一盏，去滓，浸面作索饼，熟煮。空心食之。

治热淋小便出血疼痛，车前子叶作羹方。

车前子叶一斤　葱白一握　粳米二合

上，切车前子叶，和豉汁中，煮作羹。空腹食之。

治小便出血磣痛，宜吃生地黄粥方。

生地黄汁三合　蜜二合　米一合　车前叶取汁，三合

上，先以水一大盏半，煮成粥，次入诸药汁，及蜜，更煎三两沸。分为二服。

治热淋，小便涩少，磣痛沥血，宜服葡萄煎方。

葡萄绞取汁，五合　藕汁五合　生地黄汁五合　蜜五两

上，相和，煎如稀饧，每于食前服二合。

治热淋，小便磣痛，腹内气壅，宜食冬瓜羹方。

冬瓜一斤　葱白一握，去须，细切　冬麻子半升

上，捣麻子，以水二大盏，绞取汁，煮冬瓜葱白作羹。空服食之。

治小便淋涩少痛，宜食青头鸭羹方。

青头鸭一只全用，肉细切　冬瓜四两，细切　萝卜半两，细切　葱白四两，细切

上，如常法作羹，煮盐醋五味，空腹食之。
又方
青粱米半升　葱白半斤，去须，切
上，于豉汁中煮作粥，空腹量力食之。
治小便不通淋沥，宜服青小豆方。
青小豆半升　冬麻子三合，捣碎，以水二升，淘，绞取汁　陈橘皮一合，末
上，以冬麻子汁煮橘皮及豆，令熟食之。
治热淋，利小便，宜食凫葵粥方。
凫葵一斤，切　粳米半升
上，于豉汁中煮作粥，空腹食之佳。
治小便赤涩，脐下急痛，葱粥方。
葱白十茎，去须，切　黄牛乳二合　粳米三合
上，先以乳炒葱令熟，即入米水，依寻常煮粥食之。
又方
上，取牛犊蹄煮熟热吃，甚利小便。

食治小便数多诸方

夫小便数又多者，此由下焦虚冷故也。肾主水，与膀胱为表里，肾气衰，不能制于津液，脬内虚冷，水下不禁，令小便数而多也。
治膀胱虚冷，小便数不禁，补益五脏，黄雌鸡肉粥方。
黄雌鸡一只，去毛羽肠脏　粳米一升　黄耆一两，到　熟干地黄一两半
上三味，同煮，令极熟，去药，及擘去鸡骨，取汁并肉，和米煮作粥，入酱一如食法调和。空腹食之，作羹及馄饨，任意食之亦得。
治下焦虚冷，小便多数，瘦损无力，宜食生薯药羹方。
生薯药半斤，切　薤白半斤，去须，切
上，于豉汁中煮作羹，如常调和食之。
治小便多数，瘦损无力，宜食羊肺羹方。
羊肺一具，细切
上，入酱、醋、五味，作羹食之。
治小便数多，宜食小豆叶羹方。
小豆叶一斤，细切
上，于豉汁中煮，调和作羹食。
治小便利，宜食鸡肠叶羹方。
鸡肠叶一斤，细切
上，于豉汁中煮，调和作羹食。

太平圣惠方卷第九十七
食治妊娠诸方

凡初有妊，四肢沉重，不多饮食，脉理顺时，是欲有胎。如是经三二日，便觉不通，则结胎也。其状，心中愦愦，头目眩，四肢沉重，懈怠不能执作，恶闻食气，欲啖酸咸果实，多卧少起，是谓恶食。其至三月以上，皆大剧，吐逆，不能自胜举。有如前候者，便依此饮食将息，既得食力，体强色盛，足以养胎，子母安健也。

治初欲有妊，心中愦闷，呕吐不下食，恶闻食气，头重眼肿，四肢烦疼，多卧少起，恶寒，汗出疲乏，羊肉臛方。

羊肉四两，切，炒作臛　　面半两

上件索饼，于生姜豉汁中煮，和臛食之。

治妊娠，胎脏壅热，不能下食，心神躁闷，鲤鱼汤方。

鲤鱼一头，长一尺者，治如食法　　生姜一两，切　　豆豉一合　　葱白一握，去须，切

上，以水五升，煮鱼等令熟。空腹和汁食之。

治妊娠，胎动不安，糯米阿胶粥方。

糯米三合　　阿胶一两，捣碎炒令黄燥，捣为末

上件药，先煎糯米作粥，临熟下胶末，搅匀食之。

妊娠安胎，及治风寒湿痹腰脚痛，乌雌鸡肉粥方。

乌雌鸡一只，取肉　　糯米三合

上，切鸡肉，于豉汁中和米煮粥，入盐、椒、葱白，空腹食之。或作羹，及馄饨索饼食之，亦得。

养胎脏，及治胎漏下血，心烦口干，丹雄鸡肉索饼方。

丹雄鸡一只，取肉作臛　　白面一斤

上，溲面作索饼，和臛，任意食之。

治妊娠，因伤动，腹里疼痛，宜服安胎鲤鱼粥方。

鲤鱼一头，重一斤，去鳞鬐肠胃，细切　　苎根一两，干者，净洗，剉　　糯米五合

上件药，以水三碗，先煎苎根，取汁二碗，去滓，下米并鱼煮粥，入五味。空腹食之。

治妊娠，伤寒头痛，豉汤方。

豉一合　　葱白一握，去须，切　　生姜一两，切

上，以水一大盏，煮至六分，去滓，分温二服。

治妊娠损动下血，苦烦满，豉汤服鹿角末方。

豉一合　　鹿角末一分

上，以水一大盏，煮豉取汁六分，内鹿角末搅匀，分为二服。

治妊娠，损动腹痛方。

冬麻子二合，捣碎，以水一大盏，煎至七分。去滓，分温二服。

治妊娠下血如故，名曰漏胎，胞干胎毙，宜服地黄粥方。

生地黄汁三合　　糯米三合

上，煮糯米作粥，临熟，下地黄汁搅调令匀。空腹食之。

又方

阿胶半两，炙黄为末　　龙骨末一分　　艾叶末一分

上，用糯米二合，入前药，以水煮作粥，空腹食之。

治妊娠，恒苦烦闷，此名子烦，宜吃竹沥粥方。

淡竹沥三合　　粟米三合

上，以水煮米作粥，临熟，下竹沥搅令匀，停冷食之。单饮竹沥三二合亦佳。

治妊娠腰痛方

黑豆二合

上，以酒二大盏，煮取一盏，去滓，食前分温三服。

食治产后诸方

夫妊娠十月既足，百骨皆折，肌肉开解，然后能生。百日之内，犹名产母，时人将谓一月便为平

复，岂不谬乎？若饮食失节，冷热乖理，血气虚损，因此成疾。药饵不和，更增诸病，令宜以饮食调治，庶为良矣。

治产后瘀血及癥症结，疼痛无力，地黄粥方。

生地黄汁二合　生姜半两，取汁　粳米三合

上，以米作粥，临熟，入二味汁，搅和令匀，空心食之。

治产血癥，疼痛不多食，桃仁粥方。

桃仁一两，汤浸去皮尖双仁　粳米二合

上，以水二大盏，烂研桃仁，绞取汁作粥，空心食之。

治产后血气虚弱，不能下食，粟米粥方。

粟米三合　羊肉半斤，去脂膜，拣取四两，细切

上，以水五大盏，下米、羊肉同煮，欲熟，入盐醋椒葱，更煮粥令熟，空心食之。

治产后腹中积血，及中风汗出，益气肥健，利小便，冬麻子粥方。

冬麻子一合，以水研取汁三升　薏苡仁一合，捣碎　粳米二合

上，用冬麻子汁，煮二味作粥，空心食之。

治产后中风，血气惊邪，忧恚悸逆，猪心羹方。

猪心一枚，切　葱白一握，去须，细切

上，以豉汁、盐、椒、米，同作羹食之。

治产后虚劳，血气不调，腹肚绞痛，血晕昏愦，心热烦躁，不多食，益母草汁粥方。

益母草汁二合　生地黄汁二合　藕汁二合　生姜汁半合　蜜二合　白粱米一合，水淘研令细

上，先以水一大盏，煮米作粥，次入诸药汁，更煎三两沸。每服吃二合，日三服。

治产后赤白痢，腰疼腹痛，食少，煨猪肝方。

猪肝四两，去筋膜　芜荑一两，捣末

上，薄切猪肝，糁芜荑末，调和令匀，溲面裹，更以湿纸裹三五重，煻火煨令熟，去面，空心食之。

治产后赤白痢，脐下痛，不下食，鲫鱼粥方。

鲫鱼肉一斤　粟米三合，别煮粥

上，用湿纸裹鱼，煨熟，去骨细研，候粥熟，下鱼，入盐醋调和，空心食之。

治蓐劳，乍寒乍热，猪肾粥方。

猪肾一具，去脂膜，切　粟米三合

上，以豉汁五味，入米作粥，空心食之。

治产后虚损，少乳，猪蹄羹方。

猪蹄一具，切　粟米三合

上，一如常法，入五味作羹食之。

治产后乳不下，闭闷妨痛，猪肝羹方。

猪肝一具　粟米一合

上，一如常法作羹粥，空心食之。

治产后赤白痢，腰腹痛，薤白粥方。

薤白一茎，切　粟米二合

上，作粥，空心食之。

治产后虚冷，下痢腹痛，食少，鲫鱼熟鲙方。

鲫鱼二斤，作鲙　时萝　陈橘皮去瓤，焙　芜荑　干姜炮　胡椒五味，等分捣罗为末

上，煎豉汁中煮鲙，临熟，合宜下料味调和，空心食之。

治产后虚羸无力，腹肚冷痛，血气不调，及头中风冷，汗出不止方。

白羊肉一斤，细切

上，调和作腌腊及羹，空心食之。

治产后风眩，瘦病，五劳七伤，心虚惊悸方。

上，调煮羊头于豉汁中，入五味调和，空心食之。

治产后，下痢腰痛方。

上，用艾叶捣，粗罗为末，如常作馄饨，空心服之。

食治小儿诸方

夫生民之道，莫不以小为大，若无于小，卒不成大。故易曰：积小以成高大也。凡小儿之病，状证甚多，造次之间，编载不尽，其诸方药，备在诸经，今聊举食治单方，以救仓卒之要尔。

治小儿心脏积热，烦躁恍惚，牛蒡粥方。

牛蒡根汁一合　粳米一合

上，以水一大盏，煮粥，临熟投牛蒡汁，搅匀。空腹温温食之。

治小儿下痢不止，瘦弱，鸡子粥方。

鸡子一枚　糯米一合

上，煮粥，临熟，破鸡子，相和搅匀，空腹入少醋食之。

治小儿心脏风热，昏愦躁闷，不能下食，梨渴粥方。

梨三枚，切　粳米一合

上以，水二升，煮梨取汁一盏，去滓，投米煮粥食之。

治小儿心脏风热，精神恍惚，淡竹叶粥方。

淡竹叶一握　粳米一合　茵陈半两

上以水二大盏，煎二味取汁一盏，去滓，投米作粥食之。

治小儿风热，呕吐，头痛，惊啼，葛根粥方。

葛根一两，剉　粳米一合

上，以水二大盏，煎至一盏，去滓，下米作粥，入生姜、蜜各少许，食之。

治小儿呕吐心烦，热渴，芦根粥方。

生芦根二两，剉　粟米一合

上，以水二大盏，煎至一盏，去滓，投米煮粥，入生姜、蜜少许食之。

治小儿冷伤脾胃，呕逆及痢，惊痫，人参粥方。

人参半两，去芦头　白茯苓三分　粟米半合　麦门冬一两，去心

上件药，都细剉，每服半两，以水一大盏，煎诸药至七分盏，去滓，下米作粥食之。

治小儿水气，腹肚虚胀，头面浮肿，小便不利，郁李仁粥方。

郁李仁一两，汤浸去皮尖，微炒　桑根白皮一两，剉　粟米一合

上件药，捣碎，每服半两，以水一大盏，煎至七分，去滓，下米作粥，入少生姜汁，任意食之。

治小儿下痢，日夜数十行，渐至困顿，黍米粥方。

黍米一合　鸡子一枚　黄蜡半两

上，煮粥临熟，下鸡子、蜡，搅令匀，空腹食之。

治小儿血痢不差，马齿菜汁方。

马齿菜汁一合　蜜半合　粟米一合

上，以水一大盏，煮作粥，后入二味和调，食前服之。

治小儿小便不通，肚痛，浆水葱白粥方。

粟米二合　葱白三十茎，去须

上件，以浆水煮作稀粥，临熟，投葱白搅令匀。温温服之。

食治养老诸方

夫安身之本，必须于食；救病之道，惟凭于药。不知食宜者，不足以全生；不明药性者，不能以除病。故食能排邪而安脏腑，怡神养性，以资血气。故为人子者，不可不知此道也。是故君父有疾，即先命食以疗之，食疗不愈，然后命药，故孝子须深知食药二性也。论曰：人子养老之道，惟有水陆百品珍羞，每食必忌于杂，杂则五味相挠，食之不已，为人作患。是以食哦鲜者，务令简少，饮食当令节俭，若贪味伤多，老人肠胃虚薄，多则不消，膨胀短气，必致霍乱。夏至以后，秋分之前，勿进肥浓羹臛，酥油乳酪，则无他虑矣。所以老人多疾者，皆由少时春夏取凉，食饮大冷。其鱼鲙生菜生肉腥冷之物，多损于人，直宜断之，唯乳酪酥蜜，恒宜温温而食，此大利益老年，若卒多食之，亦令人腹胀泄痢，可渐渐食之。每日常学淡食，勿食大醋物。

耆婆汤，主火虚风冷，羸弱无颜色，酥煎方。

酥一斤　生姜汁一合　薤白三握，去须，切　酒三升　白蜜一斤　熟油一升　川椒二合，去目及闭口者，微炒　胡麻仁一升，烂研　橙叶二握，切　豉一升　糖一升

上件药，先以酒浸豉一宿，绞去滓，内酒入银器中，次内酥蜜油糖姜汁等，煎令沸，下薤白、椒、橙叶、胡麻，慢火煎，候薤白黄赤色，即滤去滓，收瓷盒中。每日空心，暖服一合。

耐老驻颜，乌麻散方。

乌麻任多少，以水拌令匀，勿使大湿，蒸令气遍，下曝干，又蒸又曝，往返九遍，讫，捣去皮作末。空腹，以温水调下二钱，晚食前再服，渐渐不饥，久服不老耐寒暑。

补虚羸瘦弱乏气力，白蜜煎圆方。

白蜜二升　腊月猪肪一升，去膜　胡麻油半斤，微熟　熟干地黄一升

上件药，合和，以银器中，重汤煎，令可圆，下之，圆如梧桐子大。每服，以温酒下三十圆，日三服，稍加以知为度，久服令人肥充好颜色。

服牛乳，补虚益气方。

牛乳五升　荜茇末一两

上件药，入银器中，以水三升，和乳，合煎取三升，后收瓷盒中。每于食前，暖一小盏服之。

猪肚补虚羸，乏气力方。

肥大猪肚一枚，净洗如食法　人参二两，去芦头　椒半两，去目及闭口者，微炒去汗　干姜一两，炮裂，剉　葱白七茎，去须，切　粳米三合

上件药，捣筛入米，合和相得，内猪肚中，缝合勿令泄气，以水五升，于铛内，微火煮令烂熟。空腹食之，次暖酒一中盏饮之。

凡牛乳性平，补血脉，益心，长肌肉，令人身体康强，润泽，面目光悦，志气不衰。故为人子者，当须供之，以为常食，一日勿阙，恒使恣意充足为度，此物胜肉远矣。

补虚养老，以药水饮牛，取乳服食方。

钟乳一斤，上好者，细研　人参三两，去芦头　甘草五两，炙微赤，剉　熟干地黄三两　黄耆三两，剉　杜仲三两，去皱皮　肉苁蓉六两　白茯苓五两　麦门冬四两，去心　薯蓣六两　石斛一两，去根，剉

上件药，捣细罗为散，以水三斗，先煮粟米七升为粥，内散一两，搅令匀，和少冷水，与渴牛饮之，令足，不足更饮水一日。余时患渴，可饮清水，平旦取牛乳服之，生熟任意。牛须三岁以上，七岁以下，纯黄色者为上，余色者为下。其乳恒令犊子饮之，若犊子不饮者，其乳动气，不堪服也。慎蒜猪鱼生冷陈臭。其乳牛清洁食之，洗刷饮饲，须如法用心看之。

有人频遭重病，虚羸不可平复，宜服此枸杞煎方。

生枸杞根细剉，一斗以水五斗煮取一斗五升，澄清　白羊脊骨一具，剉碎

上件药，以微火煎取五升，去滓，收瓷盒中。每取一合，与酒一小盏合暖，每于食前温服。

补五劳七伤虚损法，煮羊头蹄方。

白羊头蹄一具，草火烧令黄色，刮去灰尘　胡椒半两　荜茇半两　干姜半两　葱白切，半升　豉半斤

上件药，先以水煮头蹄半熟，内药更煮令烂，去骨。空腹适性食之，日食一具，满七具即止。禁生冷醋滑五辛陈臭猪鸡等七日。

治大虚羸困极，宜煎猪肪方。

猪肪不中水者，半斤

上，入葱白一茎，于铫子内煎，令葱黄即止。候冷暖如人体，空腹顿服之，令尽，暖盖覆卧，至日晡后，乃食白粥稠糜，过三日后，更宜服羊肝羹方。

羊肝一具，去筋膜细切　羊脊膂肉二条，细切　曲米半两　枸杞根五斤，剉，以水一斗五升煮取四升，去滓

上，用枸杞根汁，煮煎羊肝等令烂，入豉汁一小盏，葱白七茎切，以五味调和作羹，空腹饱食之，后三日慎食如上法。

补虚劳，油面馎饦方。

生胡麻油一升　折粳米泔清一升

上二味，以微火煎，尽泔清乃止，出贮之。取冷盐汤二合，将和面作馎饦，煮熟，入五味食之。

食治眼痛诸方

夫目，肝之官，肝藏于血，荣养于目。腑脏劳伤，血气俱虚，不能荣养于目，故目暗也。若风热之气在于脏腑，虚实不调，故上冲于目，则令赤痛，久不能差。变生肤翳者，眼睛上，有物如蝇翅是也。宜以食疗之。

治肝脏虚弱，远视无力，补肝，猪肝羹方。

猪肝一具，细切，去筋膜　葱白一握，去须，切　鸡子三枚

上，以豉汁中煮作羹，临熟，打破鸡子，投在内食之。

又方

青羊肝一具，细切，水煮熟，滤干

上，以盐酱醋调和食之，立效。

又方

葱子半升，炒熟

上捣，细罗为散，每服一匙，以水二大盏，煎取一盏，去滓，下米煮粥食之。

治青盲白翳，明目除邪气，利大肠，去寒热，马齿实拌葱豉粥方。

马齿实一升

上，捣为末，每服一匙，煮葱豉粥和搅食之，马齿菜作羹粥吃，并明目极佳。

治肝脏风虚眼暗，乌鸡肝粥方。

乌鸡肝一具，细切

上，以豉汁中，和米作羹粥食之。

治目暗耳鸣，苍耳子粥方。

苍耳子半分　粳米半两

上，捣苍耳子烂，以水二升，绞滤取汁，和米煮粥食之，或作散煎服亦佳。

治目暗青盲，明目兔肝粥方。

兔肝一具，细切

上，以豉汁中作粥，空心食之，以效为度。

治热发眼赤涩痛，栀子仁粥方。

栀子仁一两

上，捣罗为末，分为四分。每服，用米三合，煮粥，临熟时下栀子末一分，搅令匀食之。

益精气，强志意，聪利耳目，鸡头实粥方。

鸡头实三合

上，煮令熟，去壳，研如膏，入粳米一合，煮粥空腹食之。

补中明目，利小便，蔓荆子粥方。

蔓荆子二合　粳米三合

上，捣碎，入水二大盏，绞滤取汁，著米煮粥，空心食之。

益耳目聪明，补中强志，莲实粥方。

嫩莲实半两，去皮，细切　粳米三合

上，先煮莲实令熟，次以粳米作粥，候熟，入莲实，搅令匀，熟食之。

治膈上风热，头目赤痛，目视眈眈，竹叶粥方。

竹叶五十片，洗净　石膏三两　沙糖一两　折粳米二两

上，以水三大盏，煎石膏等二味，取二盏，去滓澄清，用米煮粥，粥熟，入沙糖食之。

食治耳鸣耳聋诸方

夫耳鸣耳聋者，肾为足少阴之经，而藏精，其气通于耳，耳宗脉之所聚，若精气调和，则肾气强盛，五音分晓。若劳伤血气，兼受风邪，积于肾脏，而精气脱，则耳聋也。血气不足，宗脉即虚，风邪乘虚随入耳中，与气相击，则为耳聋也。

治久患耳聋，养肾脏，强骨气，磁石肾羹方。

磁石一斤，捣碎，水淘，去赤汁，绵裹　猪肾一对，去脂膜，细切

上，以水五升，煮磁石取二升，去磁石，投肾，调和以葱豉姜椒作羹。空腹食之，作粥，及入酒并得，磁石常用煎之。

治肾气损虚，耳聋，鹿肾粥方。

鹿肾一对，去脂膜切　粳米二合

上，于豉汁中相和，煮作粥，入五味，如法调和。空腹食之，作羹及入酒，并得食之。

治五脏气壅，耳聋，白鹅膏粥方。

白鹅脂二两　粳米三合

上件，和煮粥，调和以五味，葱豉，空腹食之。

治耳聋久不差，乌鸡脂粥方。

乌鸡脂一两　粳米三合

上，相和煮粥，入五味调和，空腹食之，乌鸡脂和酒饮亦佳。

治耳聋久不差，鲤鱼脑髓粥方。

鲤鱼脑髓二两　粳米三合

上，煮粥，以五味调和，空腹食之。

治耳聋，及鼻不闻香臭，干柿粥方。

干柿三枚，细切　粳米三合

上，于豉汁中煮粥，空腹食之。

治肾脏气急耳聋，猪肾粥方。

獖猪肾一对，去脂膜，细切　葱白二茎，去须，切　人参一分，去芦头，末　防风一分，去芦头，末　粳米二合　薤白七茎，去须，切

上，先将药末，并米葱薤白，著水下锅中煮，候粥临熟，拨开中心，下肾，莫搅动，慢火更煮良久，入五味，空腹食之。

食治骨蒸劳诸方

夫骨蒸之疾，而多异名，为疗皆同一体。丈夫以劳损为宗，妇人以血气为本，起于肾虚所致，故三阴气不足，阳必凑之，血气不荣，骨髓枯竭。肾主于骨，以其先从骨热，故曰骨蒸。又大都此病起于无端，不问老少男女，皆染斯疾，婴孩之流，传注更甚。其状，心胸烦满，骨节酸痛，颊赤口干，或寒或热，四肢无力，毛发干焦，咳嗽头疼，精神昏闷，多卧少起，梦与鬼交，惊悸不安，时时盗汗，毒气传及五脏，日渐羸瘦。宜以食治之。

治骨蒸烦热咳嗽，杏仁粥方。

杏仁半两，汤浸去皮尖双仁，水研取汁　生地黄三两，研取汁　生姜一分，研取汁　蜜半匙　粳米二合　酥半两

上，先将米煮作粥，次入杏仁等汁及蜜，更煮令熟，不计时候食之。

治骨蒸劳瘦，日晚寒热，咳嗽唾血，地黄粥方。

生地黄汁三合　粳米一合　好酥半两

上，以水一大盏，先煮米欲熟，入地黄汁，次下酥，候粥熟，温食之。

治骨蒸烦热咳嗽，四肢疼痛，时发寒热，葱豉粥方。

豉一合　葱白一握，去须，切　粳米二合

上，以水二大盏半，煮葱豉取汁一盏半，绞去葱豉，入米煮作粥，不计时候食之。

治骨蒸劳，肩背烦疼，头痛，不能下食，枸杞叶羹方。

枸杞叶五两　青蒿叶一两　葱白一握，去须，切　豉一合

上，先以水三大盏，煎豉取汁一盏五分，去豉，下枸杞叶等，煮作羹，调和食之。

治骨蒸劳，背膊烦疼，口干壮热，四肢无力，牛膝叶羹方。

牛膝叶四两　龙葵叶四两　地黄叶四两　生姜半两　豆豉一合半

上，先以水五大盏，先煎姜豉取汁二盏半，去姜豉，下牛膝叶等，煮作羹，入少盐醋，调和食之。

治骨蒸劳，乍寒乍热，背膊烦痛，瘦弱无力，地黄叶猪肾羹方。

生地黄叶四两，切　猪肾二两，去脂膜，切　豆豉一合　生姜一分，切　葱白三茎，去须，切

上件药，先以水二大盏，煮豉等，取汁一盏五分，去滓，入地黄叶等于汁中煮，更入盐酱醋米，作羹食之。

治骨蒸劳瘦，及肠风下虫，酒煮鳗鲡鱼方。

鳗鲡鱼二斤，治之如法，剉作段子

上，入铛内，以酒三大盏，熟煮，入盐醋食之。

治传尸骨蒸，鬼气咳嗽，气急不能下食，及痃癖气，日渐黄瘦，桃仁粥方。

桃仁三两，汤浸去皮尖双仁

上，以水二大盏半，和桃仁，研汁，着米二合，煮粥。空腹食之。

治骨蒸，心烦不得眠卧，酸枣仁粥方。

酸枣仁二两，以水二大盏半，研滤取汁，以米二合煮作粥，候临熟，入地黄汁一合，更微煮过，不计时候食之。

食治五劳七伤诸方

夫人有五劳者：一曰志劳，二曰思劳，三曰心劳，四曰忧劳，五曰疲劳。盖五劳则伤于五脏也，凡人愁忧思虑则伤心，发燥而面无精光也；形寒饮冷则伤肺，气促咳逆也；恚怒气逆上而不下则伤

肝，目暗、筋骨挛痛也；饮食劳倦则伤脾，吐逆食少、不成肌肤也；久坐湿地、强力入水则伤肾，腰脚重痛、行李不任也，此则五劳证候也。七伤者，是伤五脏七神，故肝藏魂，肺藏魄，心藏神，脾藏意与智，肾藏精与志，此为七神也。且五脏以七神而为主，主若无脏，如人无室；脏若无神，如室无人。以此比之，只可知也。今言七伤者，一曰阴衰；二曰精清里急；三曰精少；四曰精消，阳事不与；五曰小便苦数，囊下湿痒；六曰胸胁苦痛；七曰阴寒，两胫厥冷。此皆脏腑虚损，表里受敌，肌虚，筋骨不荣，故曰五劳七伤之病也。宜以饮食调适之。

治五劳七伤，下焦虚冷，小便遗精，宜食暖腰肾，壮阳道，药饼方。

附子一两，炮裂，去皮脐　神曲三两，微炒　干姜一两，炮裂，剉　肉苁蓉一两半，酒浸一宿，刮去皱皮，炙干　桂心一两　五味子一两　兔丝子一两，酒浸三日，曝干，捣末　羊髓三两　大枣二十枚，煮，去皮核　汉椒半两，去目及闭口者，微炒去汗　酥二两　蜜四两　白面一升　黄牛乳一升半

上件药，捣细罗为散，入面与酥、蜜、髓、乳相和，入枣瓤，熟溲于盆中，盖覆勿令通气风，半日久，即将出。更溲令熟，擀作糊饼大，面上以箸子琢之，即入炉鏊①中，上下以煿令熟。每日空腹，食一所，入酵和面更佳。

治五劳七伤，大肠泄痢，暖腰肾，缩小便，药烧饼方。

羊肉一斤，去脂膜，切　肉苁蓉四两，酒浸一宿，刮去皱皮　附子一两，炮裂，去皮脐　干姜半两，炮裂，剉　胡椒一分　时萝一分　荜茇一分　诃黎勒半两，煨，用皮　芜荑半两　白面五升

上件药，捣罗为末，将肉并苁蓉，细切，入诸药末调和，分作四剂馅，逐剂以溲了面裹著馅，后撮合，微拍合匀，以湿纸裹，煻火烧之令熟。每日空腹食一所。

治五劳七伤，肾气虚冷，腰膝疼痛，小便遗沥，药髓饼子方。

干姜一分，炮裂，剉　汉椒半两，去目及闭口者，微炒去汗　桂心一分　附子一两，炮裂，去皮脐　诃黎勒一分，煨，用皮　缩砂半两，去皮，以上作末　蜜一合　枣一百枚，去核，细切　羊筒骨髓五两　白面二斤　黄牛酥三两

上件药，捣细罗为末，入诸药同和作馅，分去八分，以溲面包裹，如常作髓饼，入炉上下著火煿，则须彻里过热。每日空腹食一所，觉腰肾及膀胱暖则止。

治五劳七伤，益下元，壮气海，经月余，肌肉充盛，老成年少，宜食雌鸡方。

黄雌鸡一只，去毛羽肠脏　肉苁蓉一两，酒浸一宿，刮去皱皮，切　生薯药一两，切　阿魏少许，炼过　米二合，淘入

上，以上，先将鸡烂煮，擘去骨取汁，下米及鸡肉，苁蓉等，都煮粥，入五味，空心食之。

治五劳七伤，羸瘦虚乏，酿猪肚方。

獖猪肚一枚，净洗，去脂　杏仁一两，去皮尖，研　人参一两，去芦头　白茯苓一两　陈橘皮半两，汤浸，去白瓤，焙　干姜一分，炮裂　芜荑一分　汉椒一分，去目及闭口者，微炒去汗　莳萝一分　胡椒一分　黄牛酥一两　大枣二十一枚，去核，切　糯米五合，淘折看肚大小，临时加减

上件药，捣罗为末，每用药一两，入酥枣杏仁米等，相和令匀，入猪肚内，以麻线缝合，即于甑内蒸令熟，切作片，空心渐渐食之。

治五劳七伤，阳气衰弱，腰脚无力，宜食羊肾苁蓉羹方。

羊肾一对，去脂膜，细切　肉苁蓉一两，酒浸一宿，刮去皱皮，细切

上件药，相和作羹，著葱白、盐、五味末等，一如常法。空腹食之。

治五劳七伤，久积虚冷，阳事都绝，肉苁蓉粥方。

肉苁蓉二两，酒浸一宿，刮去皱皮，细切　粳米三合　鹿角胶半两，捣碎，炒令黄燥，为末　羊肉四两，细切

上件药，煮羊肉、苁蓉、粳米作粥，临熟，下鹿角胶末，以盐、酱、味末调和，作两顿食之。

---

① 鏊：原脱，今据蓬左本补入。

治五劳七伤，肾气不足，羊肾羹方。

羊肾一具，去脂膜，细切　羊肉三两，切　嫩枸杞叶细切，一升　葱白三茎，去须，切　粳米半两　生姜三分，切

上件药，先炒肾及肉葱白生姜，欲熟下水二大盏半，入枸杞叶，次入米五味等，煎作羹食之。

治五劳七伤，补虚强志益气，羊髓粥方。

羊髓三合　羊肾一对，去脂膜，切　葱白三茎，去须，切　生姜半两，切　粳米一合　肉苁蓉二两，酒浸一宿，刮去皱皮，切

上，以髓炒肾及葱姜，欲熟，入水二大盏半，次入米五味等，煮作粥食之。

治五劳七伤，阴萎，气乏，蘹香①角子方

蘹香子　木香　巴戟　附子炮裂，去皮脐　汉椒去目及闭口者，微炒去汗　山茱萸各一两　猪肾一对，去脂膜，细切

上件药，捣罗为末，每对猪肾，用药末二钱，入盐溲面，像肝角子样，修制灰火内煨令熟，薄茶下，空腹服之。

治五劳七伤，体热喘急，四肢烦疼，葱豉粥方。

香豉三合　葱白切，半升　羊髓一两　盐花半两　薄荷二十茎

上，以水三大盏，先煎葱等四物十余沸，下豉更煎五七沸，去豉入米二合，煮为粥，空心温服之。

治五劳七伤，乍寒乍热，背膊烦疼，羸瘦无力，猪肾羹方。

猪肾一对，去脂膜，切　生地黄四两，切　葱白一握，去须，切　生姜半两，切　粳米一合

上炒猪肾及葱白欲熟，著豉汁五大盏，入生姜，下地黄及米，煎作羹食之。

治五劳七伤，髓气竭绝，羊肾羹方。

羊肾一对，去脂膜，切　肉苁蓉一两，酒浸一宿，刮去皱皮　生薯蓣一两　羊髓一两　薤白一握，去须，切　葱白半两，去须，切　粳米一合

上，炒羊肾并髓等欲熟，下米并豉汁五大盏，次下苁蓉，更入生姜、盐等各少许，煮成羹食之。

治五劳七伤，庶事衰弱，枸杞粥方。

枸杞叶半斤，切　粳米二合

上件，以豉汁相和，煮作粥，以五味末葱白等，调和食之。

治五劳七伤，阴囊下湿痒，萝藦菜粥方。

萝藦菜半斤　羊肾一对，去脂膜　粳米二合

上，细切煮粥，调和如常法，空腹食之。

治五劳七伤，阴萎羸瘦，精髓虚竭，四肢少力，猪肾羹方。

猪肾一对，去脂膜，切　枸杞叶半斤，切

上，用豉汁二大盏半，相和煮作羹，入盐醋椒葱，空腹食之。

治五劳七伤，羸瘦，阳气不足，心神虚烦，羊肾粥方。

白羊肾一对，去脂膜，切　羊髓二两　白粳米二合

上，相和煮作粥，入盐椒，空腹食之。

治五劳七伤，阳气衰弱，益气力鹿肾粥方。

鹿肾一对，去脂膜，细切　肉苁蓉二两，酒浸一宿刮去皱皮，切　粳米二合

上件药，先以水二大盏，煮米作粥，欲熟，下鹿肾苁蓉葱白盐椒食之。

治五劳七伤，阴萎气弱，鸡肝粥方。

---

① 蘹香（huái xiāng 怀香）：即"茴香"。

雄鸡肝一具，细切　兔丝子末半两　粟米二合

上，以水二大盏半，入五味及葱，煮作粥，空心食之。

食治虚损羸瘦诸方

夫气血者，所以荣养其身也。虚损之人，精液萎竭，气血虚弱，不能充盛肌肤，故令羸瘦，宜以饮食补益也。

治脏腑虚损，羸瘦，阳气乏弱，雀儿粥方。

雀儿五只，治如食法，细切　粟米一合　葱白三茎，切

上先炒雀儿肉，次入酒一合，煮少时，入水二大盏半，下米煮作粥。欲熟，下葱白五味等，候熟，空心食之。

治虚损羸瘦，阴萎不能饮食，宜吃灌肠方。

大羊肠一条　雀儿胸前肉三两，细切　附子末一钱　肉苁蓉半两，细切，酒浸　干姜末一钱　兔丝子末二钱　胡椒末一钱　汉椒末一钱　糯米二合　鸡子白三枚

上，将肉米并药末，和拌令匀，入羊肠内，令实系肠头，煮令熟，稍冷，切作馅子，空心食之。

治脏腑虚损，四肢乏弱，不欲饮食，肉苁蓉臛方。

肉苁蓉一两，酒浸一宿，刮去皱皮　葱白三茎，去须，切　糯米一两　羊肉三两

上，将苁蓉、羊肉细抹，和末糁及葱，都依寻常法，煮著盐醋椒酱五味调和，空腹食之。

治下焦虚损羸瘦，腰胯疼重，或多小便，羊肾馎饦方。

羊肾一对，去脂膜，细切　附子半两，炮裂，去皮脐，捣罗为末　桂心一分，捣罗为末　干姜一分，炮裂，剉末　胡椒一钱，捣末　肉苁蓉一两，酒浸一宿，刮去皱皮，捣末　大枣七枚，煮熟，去皮核，研为膏　面三两

上，将药末，并枣及肾等，拌和为馎饦，溲面作馎饦。以数重湿纸裹，于塘灰火中煨，令纸焦，药熟，空腹食之，良久，宜吃三两匙温水饭压之。

治虚损羸瘦，下焦久冷，眼昏耳聋，骨汁煮索饼方。

大羊尾骨一条，以水五大盏煮取汁二盏五分　葱白七茎，去须，切　陈橘皮一两，汤浸去白瓤，焙　荆芥一握　面三两　羊肉四两，细切

上件药，都用骨汁煮五七沸，去滓，用汁少许溲面作索饼，却于汁中与羊肉煮，入五味，空腹食之。

治羸瘦久积虚损，阳气衰弱，腰脚无力，令人肥健，羊肾羹方。

白羊肾一对，去脂膜，切　肉苁蓉一两，酒浸一宿，刮去皱皮，切　葱空三茎，去须，切　羊肺三两，切

上，以上并于豉汁中煮，入五味作羹，空腹食之。

又方

羊肾一对，去脂膜，切　肉苁蓉一两，酒浸一宿，刮去皱皮，切　薤白七茎，去须，切　葱白三茎，去须，切　粳米一合

上，先将羊肾及苁蓉，入少酒炒后，入水二大盏半，入米煮之，欲熟，次入葱白、薤白煮作粥，入五味调和，空腹食之。

治虚损羸瘦，助阳壮筋骨，羊肉粥方。

羊肉二斤　黄耆一两，剉　人参一两，去芦头　白茯苓一两　枣五枚　粳米三合

上件药，先将肉去脂皮，取精者，内留四两细切，余一斤十二两。以水五大盏，并黄耆等，煎取汁三盏，去滓，入米煮粥，临熟，下切了生肉更煮，入五味，调和空心食之。

治虚损羸瘦，驻颜色，或女人产后虚羸等疾，药肉粥方。

羊肉二斤　当归剉，微炒　白芍药　熟干地黄　黄耆各半两　生姜一分，切　粳米三合

上以精肉，留四两细切，余一斤十二两，先以水五升，并药煎取汁三升，去滓，下米煮粥，欲

熟，入生肉更煮，令熟，用五味调和，空心食之。

治下元虚损，阳气衰弱，筋骨不健，雀儿药粥方。

雀儿十枚，剥去皮毛，剉碎　兔丝子一两，酒浸三宿，曝干，别捣为末　覆盆子　五味子　枸杞子各一两　粳米　酒各二合

上件药，捣罗为末，将雀肉，先以酒炒，入水三大盏，次入米煮粥，欲熟，下药末五钱，搅转，入五味调和令匀，更煮熟，空心食之。

治虚损，益气壮筋骨，去膀胱积冷，补肾气，黄雌鸡粥方。

黄雌鸡一只，未周年者，治之如法，以水一斗煮取汁五升　杏仁十枚，汤浸去皮尖双仁　熟干地黄三两，剉碎，与杏仁同研，用酒三合研绞取汁　粳米三合

上，每用鸡汁二大盏半，和米煮粥，欲熟，下地黄杏仁等汁，更煮令熟，空心食之。

治虚损羸瘦，益气力，除肠风，黄耆粥方。

黄耆三两，剉　桑根白皮一两，剉　人参一两，去芦头　白茯苓一两　生姜半两，切　白粱米三合

上件药，细剉和匀，每用药二两，以水三大盏，入枣五枚，煎取一盏半，去滓，下米煮粥，空腹食之。

治虚损羸瘦乏力，益精气，羊脊骨粥方。

羊连尾脊骨一握　肉苁蓉一两，酒浸一宿，刮去皱皮　兔丝子一分，酒浸三日，曝干，别捣末　葱白三茎，去须，切　粳米三合

上，剉碎脊骨，水九大盏，煎取三盏，去滓，将骨汁入米并苁蓉等，煮粥欲熟，入葱五味调和，候熟，即入兔丝子末及酒二合，搅转，空腹食之。

治下焦久冷，虚损，椒肾羹方。

汉椒三十枚，去目及闭口者，酒浸一宿　白面三两　羊肾一对，去脂膜，细切

上，取椒入面内，拌令匀，热水中下，并羊肾煮熟，入五味调和，作羹，空腹食之。

治五脏虚损，羸瘦，益气力，坚筋骨，苣藤粥方。

苣藤子不限多少，拣去杂，蒸曝各九遍

上，每取二合，用汤浸布裹，挼去皮。再研，水滤取汁，煎成饮，著粳米煮作粥食之，或煎浓饮，浇索饼食之，甚佳。

治虚损羸瘦，令人肥白光泽，鸡子索饼方。

白面四两　鸡子四两　白羊肉四两，炒作臊

上，以鸡子清，溲作索饼，于豉汁中煮令熟，入五味和臊，空腹食之。

补益虚损于诸肉中蒸煮石英及取汁作食治法

夫石性坚刚猛利，而能荣养阴阳，逐气祛风，悦泽颜色，但服饵有法，功效殊常。今则煮炼取其精华，调品成其法膳，可安脏腑，用补虚羸者尔。

治虚损，凡人年四十以下，服二大两，四十五十乃至六十以上，加二两。常用四月以后服之，候接秋气，石力下湿其脏，补益腰肾，得力终无发动，猪肚煮石英法。

白石英二两，以生绢袋盛，都缝合　人参一两，去芦头　生地黄二两，切　生姜一两，切　葱白七茎，切　豉半两　川椒四十九枚，去目及闭口者　羊肉半两，切　猪肚一枚，净洗　粳米一合

上件药，及石英袋，并内著猪肚中，急系口，勿使泄气。以水一斗，煮至二升，即停出药，肚盘内，使冷。然后破之，去石英袋讫，取肚及汁，将作羹服之。每年三五度服，每服石英，依旧余药换之，分数一依初法。

治虚损不足，羊肉中蒸石英服饵法。

精羊肉一斤，白石英三两，取肉切作两段，钻作孔，内石英著肉中，还相合，即用荷叶裹，又将

蜡纸裹，又将布裹，于三斗米饭中蒸之，候饭熟，即出肉，去却石英后，取肉细切，和葱椒姜等，作䭔肉。空心食之。

治虚损不足，令人肥白悦颜色，酿猪肚方。

猪肚一枚，净洗　白石英一两，捶碎　生地黄切，一合　紫石英一两，捶碎与白石英同绵裹　川椒三十粒，去目及闭口者，微炒去汗捣末　馈饭半两　盐少许　葱白二茎，去须，切

上，拌和诸药等，内猪肚中，以麻线缝定，蒸令烂熟，取出石英，细切，任性食之。

治肾气不足，阳道衰弱，三石猪肾羹方。

紫石英　白石英　磁石捶碎，淘去赤汁

以上三石各三两，捶碎布裹。

猪肾二对，去脂膜，切　肉苁蓉二两，酒浸一宿刮去皱皮，切　枸杞叶半斤，切

上件药，先以水五大盏，煮石取二盏半，去石，著猪肾、苁蓉、枸杞、盐、酱五味末等作羹。空腹食之。

治肾气虚损，阴萎，周痹风湿，肢节中痛不可持物，石英水煮粥法。

白石英二十两　磁石二十两，并捶碎

上件药，以水二斗，器中浸，于露地安置，夜即揭盖，令得星月气，每日取水作羹粥，及煎茶汤吃，皆用之。用却一升，即添一升。服经一年，诸风并差，气力强盛，颜如童子。

治阴萎，囊下湿，或有疮，虚乏无力，三石水煮粥法。

紫石英四两　白石英四两　磁石八两，捶碎，淘去赤汁

上件药，捶碎，布裹，以水五大盏，煮取二盏，去石，下米三合，作粥食之。其石每日煎用之，经三个月即换之。

治五劳七伤，阴萎气乏，牛肾粥方。

牛肾一枚，去筋膜，细切　阳起石四两，布裹　粳米二合

上，以水五大盏，煮阳起石，取二盏，去石下米及肾，著五味葱白等，煮作粥，空腹食之。

治虚损，脚膝无力，阳气不盛，补益煨羊肾法。

羊肾一对　钟乳粉一分

上件药，取羊肾切去脂膜，分为四片，糁粉令匀，却合。用湿纸裹，慢火煨令熟，空腹食之效。

食治脾胃气弱不下食诸方

夫脾胃者，位居中宫，象之土也。土生万物，四脏含其气，故云：人之虚者补之以味，味以行气，气以实志，言滋形润神，必归于食。庄子云：内滋味百节肥焉。脾养肌肉，脾胃气弱，即不能消化五谷，谷气若虚，则肠鸣泄痢，泄痢既多，则诸脏气竭，肌肉消瘦，百病辐凑。宜以饮食和益脾胃之气，滋润脏腑，养于经脉，祛疾之甚，可谓上医。故千金云：凡欲治疗，先以食疗，既食疗不愈，后乃用药尔。

治脾气弱不能下食，宜食酿羊肚方。

羊肚一枚，治如常法　羊肉一斤，细切　人参一两，去芦头，捣末　陈橘皮一两，汤浸去白瓤，焙　肉豆蔻一枚，去壳用，末　食茱萸半两，末　干姜半两，末　胡椒一分，末　生姜一两，切　葱白二七茎，切　粳米五合　盐末半两

上，取诸药末，拌和肉米葱盐等，内羊肚中，以粗线系合，勿令泄气。蒸令极烂，分三四度空腹食之，和少酱醋无妨。

治脾胃气弱，不多下食，四肢无力，羸瘦，宜吃酿猪肚方。

猪肚一枚大者，生用　人参一两，去芦头　陈橘皮一两，汤浸去白瓤，切　馈饭半两　猪脾一枚，细切

上，以馈饭拌和诸药，并脾等，内于猪肚中，缝合熟蒸，取肚。以五味调和，任意食之。

治脾胃气弱，见食即欲呕吐，瘦弱无力方。

面四两　曲末二两，微炒　生姜汁五合

上，都溲作索饼，煮熟，入橘皮、椒姜、羊肉臛，食之。

治脾胃气虚冷，羸瘦不下食，羊脊骨羹方。

羊脊骨一具，捶碎，以水一斗煮取五升　米二合

上，取汁二大盏半，着米及姜盐葱作羹，或作粥，空心食之。

治脾胃气弱，不能食饮，四肢羸瘦，羊肝餺飥方。

白羊肝一具，去筋膜，细切　肉豆蔻一枚，去壳，末　干姜一分，炮裂，末　食茱萸一分，末　芜荑仁一分，末　荜茇一钱，末　薤白一合，切

上，先炒肝薤欲熟，入豆蔻等末，盐汤溲面作餺飥，炉里煿熟。每日空腹食一两枚，极效。

治脾胃冷气虚劳，羸瘦不能下食，高良姜粥方。

高良姜三两，到　羊脊骨一具，捶碎

上，以水一斗，煮二味取五升，去骨等。每取汁二大盏半，用米二合，入葱椒盐作粥食之，或以面煮馎饦作羹，并得。

治脾胃气弱，不能下食，黄瘦，生姜煎方。

生姜汁一合　蜜二合　生地黄汁一升

上三味相和，以微火煎如稀饧，每服一匙，和粥一盏，入暖酒二合，搅令匀，空心食之。

治脾胃气弱，痰哕呕吐，不下饮食，半夏棋子粥方。

半夏二钱，汤洗七遍，去滑　干姜一钱，炮裂　白面三两　鸡子白一枚

上件药，捣罗为末，与面及鸡子白相和，溲，切作棋子。熟煮，别用熟水淘过，空腹食之。

治脾胃气弱，久冷不思食饮，硫黄粥方。

硫黄一分，细碎　白粱米二合

上，以水煮作粥，入硫黄末，及酒二合，搅令匀，空心食之。

治脾胃冷气不能下食，虚弱无力，鲫鱼熟鲙方。

鲫鱼一斤鲜者，治如食法

上，细切作鲙，以羊肉汁，入椒、干姜、莳萝、荜茇、橘皮、酱、醋等，煮令熟，空心食之。

治脾胃气不和，消去宿食，诃黎勒粥方。

诃黎勒二枚，煨用皮，捣罗为末　粟米二合

上，以水二大盏，煎取一大盏，下米煮粥，入少盐，空心食之。

食治脚气诸方

夫脚气者，晋魏以前名为缓风，古来无脚气名，后以病从脚起，初发因肿满，故名脚气尔。又有不肿而缓弱者，行即卒倒，渐至不仁，毒气阴上攻心，便至危困，急不旋踵，宽延岁月，然即缓风毒气得其总称矣。此病状证尤多，经方备证，今宜以食治之。

治脚气肿满喘促，大小便涩，郁李仁粥方。

郁李仁半两，去皮研　粳米三合　蜜一合　生姜汁一蚬壳

上，先煮粥，临欲熟，入三味搅令匀，更煮令熟，空心食之。

治脚气，心腹妨闷，槟榔粥方。

槟榔一枚，熟水磨令尽　生姜汁半两　蜜半合　粳米二合

上，以水一大盏半，先将米煮粥，欲熟，次下槟榔汁等，更煮令熟，空腹顿服。

治脚气，心胸壅闷，气促不食，橘皮粥方。

陈橘皮一两，汤浸去白瓤，焙　紫苏茎叶一两　大腹子三枚　桑根白皮一两半　生姜三分，切　粳米二合

上件药，细剉，以水三大盏，煮取一盏半，去滓，下米煮粥，空心食之。

治脚气，及风寒湿痹，四肢挛急，脚肿不可践地，牛膝煮鹿蹄方。

鹿蹄一具，治如食法　牛膝四两，去苗

上，以豉汁同煮令烂熟，入葱椒调和，空心食之。

又方

紫苏子二两，捣令碎，水二升研漉取汁　粳米二合

上，以紫苏子汁，煮作粥，和葱豉椒姜，空腹食之。

治脚气冲心，烦躁不安，鲤鱼羹方。

鲤鱼一头重一斤者，治如食法，切　莼菜四两，切

上，调和入豉汁中，煮作羹食之。

治脚气，头面浮肿，心腹胀满，小便涩少方。

上，以马齿菜，和少粳米酱汁，煮作羹食之，日三服。

治脚气，肾虚，腰脚无力，宜吃生栗子方。

生栗子不限多少，布袋盛，悬令干。

上，每日平明吃十余颗，次吃猪肾粥佳。

治风毒脚气，膝胫挛急，骨节痛方。

豉心五升，九蒸九曝

上，以酒一斗半，浸经宿，每取一小盏，搅粥食之。

治脚气上冲入腹方

獖猪肝一具，去脂膜，细切

上，以蒜齑五味调和，空心食之，如食不尽，分为三两遍食亦得。

又方

水牛犊子头蹄治如食法

上，蒸令极熟，停冷，任性食之。

食治腰脚疼痛诸方

夫脚腰痛者，由肾气不足，受风邪之所为也。劳伤则肾虚，虚则受于风冷，与真气交争，故腰脚疼痛，宜以食治之也。

治肾脏风冷，腰脚疼痛，转动不得，羊脊骨羹方。

羊脊骨一具，捶碎　葱白四握，去须，切　粳米四合

上，以水七大盏，煎骨取汁四大盏，漉去骨。每取汁二大盏，入米二合，及葱白椒盐酱作羹，空腹食之。

治下焦风冷，腰脚疼痛，转动不得，宜吃猪肚炙方。

猪肚一枚，汤洗作炙　酒一升　附子半两，炮裂去皮脐，杵末

上，以椒葱盐酱并酒、附子末拌和，煮作角炙，空腹食之，兼饮酒一两盏，勿令过度。

治下焦风湿，腰脚疼痛，行李无力，豉酒方，

豉二合　附子半两，炮裂，去皮脐，捣末　薤白一握，切，洗，去滑　川椒五十粒，去目及闭口者

上件药相和，炒至薤熟，投于三升酒中，更煎四五沸。每取一小盏，搅粥食之。

治肾脏虚冷，腰脚疼痛不可忍，桂心酒粥方。

桂心半两，末　好酒一升

上，暖酒和桂心末，空腹分为二服，搅粥食之。

治风湿痹，腰膝疼痛，牛膝叶粥方。

牛膝叶一斤，切　米三合

上，于豉汁中相和，煮作粥，调和盐酱，空腹食之。

治腰脚疼痛，不可转侧，梅实仁粥方。

梅实仁半两，研令细　米二合

上，煮米令半熟，即下梅实仁相和，搅令匀，候熟，空腹食之。

治肾脏风冷，腰脚疼痛，婆罗粥方。

牛膝一两，去苗剉碎，酒浸一宿　白面四两

上，将牛膝于面中拌，作婆罗粥，熟煮十沸，滤出，则以熟水淘过，空腹顿食之。

治肾气虚损，腰脚疼痛，羊肾馄饨方。

五味子　山茱萸　干姜炮裂　川椒去目及闭口者，微炒去汗　桂心各一两

上件药，捣细罗为散，每日取羊肾一对，去脂膜细切，入散两钱，木臼内杵如泥，作馅用，和面捻作馄饨，以水熟煮，和汁食之。

治肾气虚冷，腰脚疼痛，转动不得，羊脊骨羹方。

羊脊骨一具，捶碎，以水一斗煎取三升　羊肾一对，去脂膜，切　羊肉二两，细切　葱白五茎，去须　粟米二合

上，炒肾肉断血，即入姜葱五味，然后添骨汁，入米重煮成羹，空腹食之。

药茶诸方

治伤寒头痛壮热，葱豉茶方。

葱白三茎，去须　豉半两　荆芥一分　薄荷三十叶　栀子仁五枚　石膏三两，捣碎　茶末三钱，紫笋茶上

上，以水二大盏，煎取一大盏，去滓，下茶末，更煎四五沸，分二度服。

治伤寒头疼烦热，石膏茶方。

石膏二两，捣末　紫笋茶碾为末

上，以水一中盏，先煎石膏末三钱，煎至五分，去滓，点茶服之。

治伤寒，鼻塞头痛烦躁，薄荷茶方。

薄荷三十叶　生姜一分　人参两两，去芦头　石膏一两，捣碎　麻黄半两，去根节

上件药，剉，先以水一大盏，煎至六分，去滓，分二服，点茶热服之。

治宿滞冷气，及止泻痢，硫黄茶方。

硫黄三钱，细研　紫笋茶三钱，末　诃黎勒皮三钱

上件药，相和令匀，以水依常法煎茶，稍热服之。

治肠风，槐芽茶方。

嫩槐芽，采取蒸过火焙，如作茶法，每旋取碾为末，一依煎茶法，不计时候，服一小盏，兼疗诸风极效。

治风及气补暖，萝藦茶方。

上萝藦叶，夏采蒸熟，如造茶法，火焙干，每旋取碾为末，一依煎茶法，不计时候服。

治肠风，兼去脏腑风湿，皂荚芽茶方。

嫩皂荚芽，蒸过火焙，如造茶法，每旋取碾为末，一依煎茶法，不计时候，入盐花亦佳。

治风补暖，石楠芽茶方。

嫩石楠芽，采蒸熟火焙，如造茶法，每旋取碾为末，煎法如茶服之。

（张丽君　校注）

养老奉亲书

宋·兴化令陈君直著

【按语】

《养老奉亲书》，宋·陈直著，成书不晚于公元1085年。作者陈直，宋元丰中曾任泰州兴化县（今江苏兴化县）县令，生平无考。本书上承《黄帝内经》、《千金方》，以专书的形式，分上、下籍论述老人诸病的食疗养生之方、延年益寿之法、四季长养之道、用药之法等，可谓我国目前现存较早的老年病学养生保健食疗预防之专著。自成书后，宋时即为诸多养生家及医家所关注，并在他们的著作中广为引用，如周守中《养生类纂》、张杲《医说》、邱处机《摄生消息论》等。元代泰宁总管邹铉极为推崇本书，于公元1307年对本书加以整理，续增二、三、四卷，更名为《寿亲养老新书》，增补之后广为流传，陆续为后世诸多养生书籍所引用，如明代养生著作《遵生八笺》等。清代，此书被康乾年间政府组织编纂的大型百科全书式丛书《四库全书》收录于其中。

本书分为上下两籍，上籍主要论述老人眼耳、劳伤、虚损羸弱、泄痢、烦渴、水气喘嗽、脚气淋病、噎塞冷气、痔疮等杂病的食疗方，其方药多源自《食医心镜》、《食疗本草》、《诠食要法》、《诸家法馔》、《太平圣惠方》等，并有颇多发明和独到创建。下籍包括老人饮食调治、形证脉候、医药扶持、性气好嗜、宴处起居、戒忌保护、四时养老通用法则、四时摄养原则及通用方等内容，阐明治疗老年病的基本规律和养生大要，强调了脾胃食疗的重要性，以及不同季节对老年人的影响，子女对老年人日常护理的注意事项，是一部学术价值和实用价值较高的著作。本次对宋·陈直本《养老奉亲书》进行节选，除下籍贫富祸福第六这一与养生治疗关系不大的内容外，其余全部入选。

本次点校以中国中医科学院藏《养老奉亲书》为底本，明·万历岁次癸巳（1539）年虎林氏文会堂本《寿亲养老书》为校本，并参考《四库全书》文津阁本《寿亲养老新书》等，对入选内容进行了点校整理。

【原文校释】

养老奉亲书序

昔圣人诠置药石疗诸疾病者，以其五脏本于五行，五行有相生相克之理；荣卫本于阴阳，阴阳有逆顺之理也。故万物皆禀阴阳五行而生，有五色焉，有五味焉，有寒热焉，有良毒焉。圣人取其色味冷热良毒之性，归之五行，处以为药，以治诸疾。顺五行之气者，以相生之物为药以攻之。或泻母以利子，或泻子以补母，此用药之奇法也。

《经》曰：天地，万物之盗；人，万物之盗。人，所以盗万物为资养之法。其水陆之物为饮食者不啻千品，其五色、五味、冷热、补泻之性，亦皆禀乎阴阳五行，与药无殊。大体用药之法，以冷治热，以热治冷，实则泻之，虚则补植，此用药之大要也。人若能知其食性，调而用之，则倍胜于药也。

缘老人之性，皆厌于药而喜于食，以食治疾，胜于用药。况是老人之疾病，慎于吐痢，尤宜用食以治之。凡老人有患，宜先食治，食治未愈，然后命药，此养老人之大法也。是以善治病者，不如善慎疾；善治药者，不如善治食。今以《食医心镜》、《食疗本草》、《诠食要法》、《诸家法馔》、是注《太平圣惠方》食治诸法，类成养老食治方。各开门目，用治诸疾，具列于左，为人子者，宜留意焉。承奉郎前守泰州兴化县令陈直述。

上 籍

食治养老益气方第一

一

法制猪肚方 食①治老人补虚羸乏气力。

獖猪②肚二枚③,洗,如食法　人参半两④,去芦　干姜二钱,炮制,剉　椒二钱,去目,不开口者,微炒　葱白七茎,去须,切　糯米二合⑤

上件,捣为末,入米合和相得,入猪肚内,缝合,勿令泄气。以水五升于铛内,微火煮令烂熟。空心服,放温服之。次,暖酒一中盏饮之。

益气牛乳方⑥　牛乳最宜老人。性平,补血脉,益心,长肌肉,令人身体康强润泽,面目光悦,志不衰。故为人子者,常须供之,以为常食。或为乳饼,或作断乳等,恒使恣意充足为度,此物胜肉远矣。

枸杞煎方⑦　食治老人频遭病⑧,虚羸不可平复,最宜服之⑨。

生枸杞根细剉,一斗,以水五斗,煮取一斗五升,澄清　白羊脊骨一具,剉碎

上件药,以微火煎取五升,去滓,取入瓷合中。每服一合。与酒一少盏合暖,每于食前温服。

法煮羊头方　食治老人⑩五劳七伤虚损。

白羊头蹄一副,草火烧令黄色,刮去灰尘　胡椒半两　荜茇半两　干姜半两　葱白切,半斤　豆豉半斤

上件药,先以水煮羊头蹄半熟,内⑪药,更煮令烂,去骨,空腹适性食之。日食一具,满七具即止。禁生、冷、醋、滑、五辛、陈臭、猪、鸡等七日。

煎猪肪方　食治老人大虚羸困极,宜服。

猪肪未中水者,半斤

上,入葱白一茎于铛⑫内,煎令葱黄即止。候冷暖如身体,空腹频服之令尽,暖盖覆卧。至日晡后,乃白粥调糜。过三日后,宜服羊肝羹。

羊肝羹方

羊肝一具,去筋膜细切　羊脊膂肉二条,细切　枸杞根五斤,剉,以水一斗五升,煮取四升,去滓　糇末半两

上,用枸杞汁煮前羊肝等,令烂。入豉一小盏,葱白七茎切,以五味调和作羹,空腹饱食之。后三日,慎食如上法。

油面馎饦方　食治老人,补虚劳。

生胡麻油一斤　浙⑬粳米泔清一斤

上二味,以微火煎,尽泔清乃止,出贮之。取合盐汤二合,将和面作馎饦,煮令熟,入五味

---

① 食:底本无,据明·万历本补,下同。
② 獖(fén 坟)猪:阉割过的猪。
③ 二枚:万历本作"一枚"。
④ 半两:万历本作"五钱"。
⑤ 二合:万历本作"三合"。
⑥ 益气牛乳方:万历本作"食治老人益气牛乳方"。
⑦ 枸杞煎方:万历本列为第五方。
⑧ 病:万历本作"重病"。
⑨ 最宜服之:万历本作"宜服此"。
⑩ 老人:万历本"老人"后有"补"字。
⑪ 内:通"纳",下同。
⑫ 铛:万历本作"铫"。
⑬ 浙:原作"折",据万历本改,下同。

食之。

二

食治老人补虚益气，**牛乳方**：

牛乳五升　荜茇末一两

上件药，入银器内。以水三升，和乳合。煎取三升，后入瓷合中。每于食前暖一小盏服之。

食治老人养老，以药水饮牛，**取乳服食方**：

钟乳一斤，上好者细研　人参三两，去芦头　甘草五两，炙微赤，剉　干地黄三两①　黄芪二两②，剉　杜仲三两，去皱皮用　肉苁蓉六两　白茯苓五两　麦门冬四两，去心　薯蓣六两　石斛二两，去根，剉

上药为末。以水三斗，先煮粟米七升为粥，放盆内。用药一两搅令匀，少和冷水，与渴牛饮之令足，不足更饮之一日。饮时，患渴不饮清水，平旦③取牛乳服之，生熟任意。牛须三岁以上，七岁以下，纯黄色者为上，余色为下。其乳常令犊子饮之，若犊子不饮者，其乳动气，不堪服也。慎蒜、猪、鱼、生、冷、陈、臭。其乳牛清洁养之，洗刷饮饲须如法，用心看之。

食治老人眼目方第二

一

补肝猪肝羹方　食治老人肝脏虚弱，远视，无力。

猪肝一具，细切，去筋膜　葱白一握，去须切　鸡子二枚

上，以豉汁中，煮作羹。临熟，打破鸡子，投在内食之。

又方：

青羊肝一具，细切，水煮熟，漉酒干④

以盐醋调和食之⑤。

又方：

葱子半升，炒熟，为末

每用⑥一匙，以水二大盏，煎取一盏⑦，去滓。下米，煮粥食之。

马齿实方　食治老人青白翳。明目，除邪气，利大肠，去寒热。

马齿实一斤

上为末。每服一匙，煮葱豉粥，和搅食之。马齿菜作羹粥吃，并明目极佳。

乌鸡肝粥方　食治老人肝脏气虚，眼暗。

乌鸡肝一具，细切

上，以豉中，和米，作羹粥食之。

苍耳子粥方　食治老人目暗不明。

苍耳子半两　粳米半升

上件，捣苍耳子烂。以水二升，用布绞滤取汁，和米煮粥食之。或作散，煎服亦佳。

莲实粥方　食治老人，益耳目聪明，补中强志。

莲实半两，去皮　糯米三合

---

① 三两：万历本作"二两"。
② 二两：万历本作"三两"。
③ 平旦：寅时，凌晨三点到五点。
④ 漉酒干：万历本作"漉干"。
⑤ 之：万历本后尚有"立效"二字。
⑥ 用：万历本作"服"。
⑦ 一盏：万历本作"一大盏"。

上，先以水煮莲实，令熟，漉①出。次入糯米煮粥。候熟，入莲实搅令匀，热食之。

竹叶粥方 食治老人膈上风热，头目赤痛，目视眈眈。

竹叶五十片，净洗　石膏三两　沙糖一两　浙粳米三合

上，以水三大盏，煎石膏等二味，取二盏。去滓澄清用煮粥熟，入沙糖食之。

二

食治老人热发，眼赤涩痛，**栀子仁粥方**

栀子仁一两

上，为末，分为四服。每服用米三合煮粥，临熟时下栀子末一分，搅令匀食之。

食治老人益精气，强意志，聪利耳目，**鸡头实粥方**

鸡头实三合

上，煮令熟，去壳，研如膏。入粳米一合，煮粥，空腹食。

食治老人补中明目，利小便，**蔓菁粥方**

蔓菁子二合　粳米三合

上，捣碎，入水二大盏，绞滤取汁，著米粥空心食之。

食治老人耳聋耳鸣诸方第三

一

磁石猪肾羹方 食治老人久患耳聋。养肾脏，强骨气。

磁石一斤，杵碎②，水淘去赤汁，用绵裹　猪肾一对，去脂膜，细切

上，以水五升煮磁石，取二升，去磁石，投肾调和，以葱豉、姜、椒作羹，空腹食之。作粥及入酒并得。磁石常留起，依前法用之③。

鹿肾粥方 食治老人肾气虚损耳聋。

鹿肾一对，去脂④膜，切　粳米三合

上，于豉汁中相和，煮作粥。入五味，如法调和，空腹食之。作羹及入酒皆可。

鲤鱼脑髓粥方 食治老人耳聋不瘥。

鲤鱼脑髓一作⑤二两　粳米三合

上，煮粥，以五味调和，空腹食之。

猪肾粥方 食治老人肾脏气惫耳聋。

猪肾一对⑥，去膜细切　葱白二茎，去须切⑦　人参一分，去芦为末⑧　防风一分，去芦为末　粳米二合　薤白七茎，去须切⑨

上件药末，并米、葱、薤白，著水锅中。煮候粥临熟，拨开中心，下肾，莫搅动，慢火更煮，良久，入五味，空腹服之。

---

① 漉（lù 鹿）：液体慢慢渗下，过滤。
② 杵碎：万历本作"研"。
③ 常留起……用之：万历本作"常阙"。
④ 脂：万历本无。
⑤ 一作：万历本无。
⑥ 对：万历本作两。
⑦ 去须切：万历本作"切去须"。
⑧ 为末：万历本作"头"。
⑨ 七茎……切：万历本作"去茎去须"。

二

食治老人五脏气壅耳聋，**乌鸡膏粥方**

乌鸡脂一两　粳米三合

上，相和煮粥，入五味调和，空腹食之。乌鸡脂和酒饮亦佳。

食治老人五劳七伤诸方第四

一

暖腰壮阳道药①饼子方　食治老人五劳七伤，下焦虚冷，小便遗精，宜食之。

附子二②两，炮制去皮脐　神曲三两　桂心一两　五味子一两　干姜二两，炮制剉　羊髓一③两　大枣二十枚，煮，去皮核　酥二两　蜜四两　白面一斤　黄牛乳一斤半　肉苁蓉一两半，酒浸一④宿，刮去皱皮，炙干　兔丝子一两，酒浸三日，曝干为末　汉椒半两，去目及闭口者，微炒，去汗

上，为末。入面，以酥、蜜、髓、乳相和，入枣瓤熟，搜于盘中，盖覆，勿令通风，半日久即将出。更搜令熟，擀作糊饼大，面上以箸⑤子挑之。即入炉燠中，上下以火煿令熟。每日空腹食五枚。一方入酵和更佳。

雌鸡粥方　食治老人五劳七伤，益下元，壮气海。服经月余，肌肉充盛。老成年少，并⑥宜服食。

黄雌鸡一只，去毛、脏腹　生薯蓣一两，切　阿魏少许，炼过　粳米一合，淘入　肉苁蓉一两，酒浸一宿，刮去皱皮，切⑦

上以上，先将鸡烂煮，擘骨取汁，下米及鸡肉、苁蓉等，都煮粥。入五味，空心食之。

羊肾苁蓉羹方　食治老人五劳七伤，阳气衰弱，腰脚无力，宜食。

羊肾一对，去筋膜脂，细切　肉苁蓉一两，酒浸二⑧宿，刮去皱皮，细切

上件药，和作羹。著葱白、盐、五味末等一如常法，空腹服之。

二

食治老人五劳七伤，阳气衰弱，强益气力，**鹿肾粥方**。

鹿肾一对，去脂膜细切　肉苁蓉二两，酒浸一宿，刮去皮，切　粳米二合

上件药，先以水二盏，煮米作粥，欲熟，下鹿肾、苁蓉、葱。

食治老人虚损羸瘦诸方第五

雀儿粥方　食治老人脏腑虚损，羸瘦，阳气乏弱。

雀儿五只，治⑨如食法，细切　粟米一合　葱白三茎，切

上，先将雀儿炒肉，次入酒一合煮，少时入水一⑩大盏半，下米煮作粥，欲熟，下葱白五味等候熟，空心服之。

骨汁煮饼方　食治老人虚损羸瘦，下焦久冷，眼昏，耳聋。

---

① 药：万历本无。
② 二：万历本作"一"。
③ 一：万历本作"二"。
④ 一：底本无，据万历本补。
⑤ 箸（zhù住）：同"箸"。筷子。
⑥ 并：据万历本，此为衍。
⑦ 切：据万历本，此为衍。
⑧ 二：万历本作"一"。
⑨ 治：据万历本，此为衍。
⑩ 一：万历本作"二"。

大羊尾骨一条，以水五盏，煮取汁二大盏五分　葱白五茎，去须，切　陈皮一两，汤浸去白①　荆芥一握　面三两　羊肉四两，细切

上件药，都用骨汁煮五七沸，去滓。用汁少许，后溲面作索饼。却于汁中与羊肉煮，入五味，空腹服之。

羊肉粥方　食治老人虚损羸瘦。助阳，壮筋骨。

羊肉二斤　黄芪一两，生剉②　人参一③两，去芦头　白茯苓一两　枣五枚　粳米二合

上件药，先将肉去脂皮，取精者肉，留四两细切，余一斤十二两，以水五大盏，并黄芪等，煎取汁三盏，去滓，入米煮粥，临熟，下切了生肉更煮。入五味调和，空心食之。

鸡子索饼方　食治老人虚损羸瘦，令人肥白光泽。

白面四两　鸡子四两　白羊肉四两，炒作臛④

上件，以鸡子清溲面作索饼，于豉汁中煮令熟，入五味和臛，空腹食之⑤。

石英水煮粥方　食治老人肾气损，阴萎，固痹，风湿肢节痛，不可持物。

白石英二十两　磁石三十两，并⑥捶碎

上件药，以水二斗，器中浸，于露地安置。夜则揭盖，令得星月气。每日取水作羹粥，及煎茶汤吃皆用之。用却一升，即添一升。服⑦经年，诸风并瘥，气力强盛，颜如童子。

食治老人脾胃气弱方第六

一

羊肉索饼方　食治老人脾胃气弱，不多食，四肢困乏，黄瘦。

白羊肉四两　白面六两　生姜汁一合

上，以姜汁溲面，肉切作臛头，下五味椒葱煮熟，空心食之。日一服，如常作益准⑧。

藿菜羹方　食治老人脾胃气弱，饮食不多，羸乏少力⑨。

藿菜四两，切之　鲫鱼肉五两

上，煮作羹，下五味椒姜，并调少面，空心食之。常以三五日服，极补益。

酿猪肚方　食治老人脾胃气弱，不能饮食，多困无力。

猪肚一枚⑩，肥者，净洗之　人参末，半两⑪　橘皮末，半两⑫　猪脾一枚，细切　饭半碗　葱白半握

上，总内猪肚中相和，入⑬椒酱五味，讫⑭，缝口合蒸之，令烂熟，切⑮，空心渐食之。能作三两剂，兼补劳。

---

① 汤浸去白：万历本后尚有"粉焙"二字。
② 剉：万历本作"用"。
③ 一：万历本作"二"。
④ 臛（huò货）：肉羹。
⑤ 空腹食之：万历本作"空心服之"。
⑥ 并：据万历本，此为衍。
⑦ 服：万历本作"如此"。
⑧ 准：万历本作"佳"。
⑨ 少力：万历本无。
⑩ 枚：万历本作"个"。
⑪ 半两：万历本作"五钱"。
⑫ 半两：万历本作"五钱"。
⑬ 入：万历本作"以"。
⑭ 讫：终了，完了之意。
⑮ 切：据万历本，此为衍。

鸡子馎饦方 食治老人脾胃气弱，不多进①食，行步无力，黄瘦气微，见食即欲吐。

鸡子三枚　白面五两　白羊肉五两，作臛头

上件，以鸡子白搜面，如常法作之，以五味煮熟，空心食之，日一服。常作，极补虚。

曲末索饼子方 食治老人脾胃气弱，食不消化，羸瘦，举动无力，多卧。

曲末，二两，捣如②面　白面五两　生姜汁三两　白羊肉二两③，作臛头

上，以姜汁搜曲末和面作之，加羊肉臛头，及下酱椒五味，煮熟，空心食之。日一服，常服尤益。

羊脊骨④粥方 食治老人脾胃气弱，劳损，不下食。

大羊脊骨一具，肥者，捶碎　青粱米四合，淘净

上以水五升，煎取二升汁，下米煮作粥，空心食之。可下五味常服，其功难及，甚效。

粟米粥方 食治老人脾胃虚⑤弱，呕吐，不下食，渐加羸瘦。

粟米四合，净淘　白面四两

上以粟米杵面令匀，煮作粥，空心食之。日二⑥服，极养肾气和胃。

黄雌鸡馄饨方 食治老人脾胃气弱，痿瘦。

黄雌鸡肉五两　白面七两　葱白二合，切细

上以切肉作馄饨，下椒酱五味调和煮熟，空心食之，日一服。皆益脏腑，悦泽颜色。

二

食治老人脾胃气弱，食饮不下，虚劣羸瘦⑦，及气力衰微，行履不得，**鲫鱼熟脍方**

鲫鱼肉半斤，细切作⑧脍⑨

上，投豉汁中煮令熟，下胡椒荜茇并姜橘皮等末及五味，空腹食，常服尤佳。

食治老人脾胃气弱，干呕，不能下食，**羊血方**

羊血一斤，鲜者，面酱作片　葱白一握　白面四两，捍切

上，煮血令熟，渐食之，三、五服极有验，能补益脏腑。

食治老人饮食不下，或呕逆虚弱，**生姜汤方**

生姜二两，去皮，细切　浆水一升⑩

上，和少盐，煎取七合，空心食之⑪。常作，开胃进食。

食治老人脾胃虚弱，恶心，不欲饮食，常呕吐，**虎肉炙方**

虎肉半斤，切作脔⑫　葱白半握，细切

上件，以椒姜五味调炙之，空心食冷为佳。不可热食，损齿。

---

① 进：万历本作"饮"。
② 如：万历本作"为"。
③ 二两：万历本作"三两"。
④ 骨：万历本无。
⑤ 虚：万历本作"气"。
⑥ 二：万历本作"一"。
⑦ 瘦：原作"酸"，据万历本改。
⑧ 作：原脱，据万历本补。
⑨ 脍：同"脍"。细切的肉。
⑩ 升：万历本作"斤"。
⑪ 食之：万历本无。
⑫ 脔（luán峦）：切成小块的肉。

食治老人泻痢诸方第七

一

鲫①鱼熟脍方 食治老人脾胃气冷，痢白脓涕，腰脊疼痛，瘦弱无力，宜食②。

鲫鱼肉九两，切作脍　豉汁七合　干姜末③，半两　橘皮末，半两

上，以椒酱五味调和豉汁，沸，即下鲙鱼，煮熟，下二味，空心食之。日一服，其效尤益。

赤石脂馎饦方 食治老人肠胃冷气，痢下不止。

赤石脂五两，碎筛如面　白面六两

上，以赤石脂末和面，搜作饼④，煮熟，下葱酱五味臛头，空心食之，三、四服皆愈。

黄雌鸡炙方 食治老人脾胃气冷，肠数痢。

黄雌鸡一只，如常法

上，以五味椒酱刷炙之令熟，空心渐食之。亦甚补益脏腑。

甘草汤方 食治老人冷热不调，下痢赤白，腹痛不止。

甘草一两，切熬　生姜一两，刮去皮，切　乌荳⑤一合

上，以水一升，煎取七合，去滓，空心腹⑥之，不过三两服⑦愈。

薤白粥方 食治老人肠胃虚冷，泄痢水谷不止⑧。

薤白一升⑨，细切　粳米四合　葱白三合⑩，细切

上，相和，作羹，下五味椒酱姜，空心食，常服之效⑪。

曲末粥方 食治老人脾虚气弱，食不消化，泄痢无定。

神曲二两，炙，捣罗为末　青粱米四合，净淘

上，相和，煮作⑫粥，空心食之，常三五服，温中，极⑬愈。

车前子饮 食治老人赤白痢，日夜无度，烦热不止。

车前子五合，绵裹，用水二升，煎取一升半　青粱米三合

上取前⑭汁煮作饮，空心食之，日二⑮服，最除热毒。

二

食治老人脾胃虚气频频下痢，瘦乏无力，猪肝煎。

豮⑯猪肝一具，去膜，切作片，洗去血　好醋一升

上，以醋煎肝，微火令泣尽干，即空心常服之。亦明目，温中，除冷气。

---

① 鲫：底本无，据万历本补。
② 宜食：万历本无。
③ 末：万历本无。
④ 饼：万历本作"之"。
⑤ 荳：万历本作"豆"，"乌豆"即"黑豆"。
⑥ 腹：底本误，当作"服"。
⑦ 服：万历本作"愈"。
⑧ 止：万历本作"分"。
⑨ 升：万历本作"握"。
⑩ 合：万历本作"茎"。
⑪ 常服之效：万历本作"常作取效"。
⑫ 作：万历本无。
⑬ 极：万历本作"立"。
⑭ 前：万历本作"煎"。
⑮ 二：万历本作"三"。
⑯ 豮（fén 坟）：被阉割过的猪。亦指公猪。

食治老人脾胃虚弱，冷痛，泻痢①无常，不下食，**椒面粥方**

蜀椒一两，熬，捣为末　白面四两

上，和椒，拌之令匀，空心食之，日一服尤佳。

食治老人赤白痢，刺痛，不多食，瘦瘦②，**鲫鱼粥方**

鲫鱼肉七两　青粱米四两　橘皮末，一分

上，相和，作粥，下五味椒姜③葱调和，空心食之，二服。亦治劳，和脏腑。

食治老人痢不止，日渐黄瘦，无力，不多食，**黍米粥方**

黍米四合，净淘　阿胶一两，炙为末

上，煮粥，临熟，下胶末调和，空心食之，一服尤效。

食治老人下痢赤白及水谷不度，腹痛，**马齿菜方**

马齿菜一斤，净淘④洗

上，煮令熟，及热，以五味或姜醋，渐食之，其功无比。

食治老人烦渴热诸方第八

一

枸杞饮方　食治老人烦渴，口干，骨节烦热。

枸杞根白皮一升　小麦一升，净淘　粳米三合，研

上，以水一斗，煮二味，取七升汁，下米作饮，渴即渐服之，极愈⑤。

大麦汤方　食治老人烦渴不止，饮水不定，转渴，舌卷干焦。

寒食残⑥大麦二升　赤饧⑦二合

上，以水七升，煎取五升，去滓，下饧调之，渴即服愈。

黄雌鸡羹方　食治老人烦渴，小便黄色，无力⑧。

黄雌鸡一只，如常法　粳米二合，淘净⑨　葱白一握

上，切鸡和煮，作羹，下五味，少著盐，空心食之，渐进当⑩效。

猪肚方　食治老人消渴热中，饮水不止，小便无度，烦热。

猪肚一具，肥者，净洗之⑪　葱白一握　豉五合，绵裹

上，煮令⑫烂熟，下五味调和，空心，切，渐食之，渴即饮汁。亦治劳热⑬。

兔头饮方　食治老人烦渴，饮水不足，日渐羸瘦困弱。

兔头一枚，净洗之　豉心五合，绵裹

上，以水七升，煮取五升汁。渴即渐饮之，最效。

---

① 痢：万历本作"泄"。
② 瘦：原作"瘇"，今据万历本改。
③ 姜：原作"酱"，今据万历本改。
④ 淘：万历本无。
⑤ 极愈：万历本无。
⑥ 寒食残：万历本无。
⑦ 饧（xíng 行）：用麦芽或谷芽熬成的饴糖。
⑧ 无力：万历本无。
⑨ 淘净：万历本作"净淘"。
⑩ 当：万历本作"常"。
⑪ 之：万历本无。
⑫ 令：万历本无。
⑬ 劳热：万历本作"当差"。

青豆汤方① 食治老人消渴热中，饮水无度，常若不足。

青豆二斤，净淘

上，煮令烂熟，空心②食之，渴即饮汁，或作粥食③，任性益佳。

冬瓜羹方 食治老人消渴，烦热，心神狂乱，躁闷不安。

冬瓜二④斤，去皮　豉心二合，绵裹　葱白半握

上，以和煮作羹，下五味调和，空心食之，常作粥尤⑤佳。

鹿头方 食治老人消渴，诸药不瘥，黄瘦力弱。

鹿头一枚，炮去毛，净洗之

上，煮令烂熟，切⑥。空心，日以五味食之，并服汁极妙⑦。

二

食治老人烦渴，脏腑干枯，渴不止，**野鸡臛方**

野鸡一只，如常法　葱白一握　粳米二合，细研

上，切作相和羹，作臛，下五味椒酱，空心食之，常作服，佳妙。

食治老人消渴⑧烦闷，常热，身体枯燥，黄瘦，**牛乳方**

牛乳一升，真者，微熬

上，空心分为二服，极补益五脏，令人强健光悦。

食治老人消渴，壮热，燥不安，兼无力，**青粱米饮方**

青粱米一升，净洗淘之，研令细

上，以水三升，和煮之。渴即渐服之，极能治热，燥并除。

食治老人消渴消中，饮食⑨不足，五脏干枯，**芦根饮子**⑩

芦根一升，切，水一斗，煎取七升半　青粱米五合

上，以煎煮饮，空心食之，渐进为度，益效。忌咸食、炙肉、熟面等。

食治老人水气诸方第九

一

鲤鱼臛方 食治老人水气病，身体肿，闷满气急，不能食，皮肤欲裂，四肢常疼，不可屈伸。

鲤鱼肉十⑪两　葱白一握　麻子一升，熬，细研

上，以水滤麻子汁，和煮，作臛，下五味椒姜调和，空心旹⑫渐渐食之，常服尤佳。

水牛肉方 食治老人水气病，四肢肿闷沉重，喘息不安。

水牛肉一斤，鲜肥者⑬

---

① 方：底本无，今据万历本补。
② 空心食之：万历本作"空心饥即食之"。
③ 或作粥食：万历本作"或作粥食之"。
④ 二：万历本作"半"。
⑤ 尤：万历本无。
⑥ 切：万历本无。
⑦ 妙：万历本作"效"。
⑧ 消渴：万历本作"烦渴"。
⑨ 食：万历本作"水"。
⑩ 芦根饮子：万历本作"芦根饮方"。
⑪ 十：万历本作"四"。
⑫ 旹（shí 时）：同"时"。
⑬ 肥者：万历本无。

上，蒸令极①熟，空心，切，以姜醋五味，渐食之，任性为益②。

麻子粥方　食治老人水气肿满，身体疼痛，不能食。

冬麻子一升，熬，研滤取汁③　鲤鱼肉一两④，切

上，取麻子汁，下米四合，和鱼煮作粥，以五味葱椒，空心食，日一服。频作皆愈。

赤豆方　食治老人水气胀闷，手足浮肿，气急烦懑。

赤小豆三升，淘净⑤　樟柳根白⑥者，切一斤

上，和豆煮烂熟⑦，空心常食豆，渴即饮汁，勿别杂食，服三二服立效。

郁李仁粥方　食治老人水气，面肿腹胀，喘乏不安，转动不得，手足不仁，身体重困或疼痛。

郁李仁二两，研，以水滤取汁　薏苡仁五合，淘

上，以煎汁作粥，空心食之。日二服，常服极⑧效。

桑白皮饮　食治老人水气，面目⑨虚肿，足跗⑩胀满风急。

桑白皮切一升⑪，以煎取三升半干　青粱米四合，研

上，以桑汁煮作饮，空心渐食，常服尤佳。

大豆方　食治老人⑫水气肿⑬满，手足俱胀⑭，心烦，满⑮闷，无力。

大豆二升　白术二两　鲤鱼肉一斤

上，以水和煮，令豆烂熟，空心常食之，鱼豆⑯饮其汁，尤佳。

二

食治老人水气浮肿，身、皮肤燥痒，气急，不能下食，心腹胀满，气欲绝，**貒⑰肉羹方**

貒肉一斤，细切　葱白半握，切　淅粳米三合

上，和煮作羹，下五味椒姜，空心常食之，最验。

食治老人水气疾，心腹胀满，四肢烦疼，无力，**白煮鲤鱼方**

鲤鱼一头，重二斤，如常法　橘皮二两

上，和煮令烂熟，空心，以二味少著盐食之，常服并饮少许汁，将理为验。

食治老人水气，身体虚肿，面目虚胀，**水牛皮方**

水牛皮二斤，刮去毛，净洗　橘皮一两

上，相和，煮令烂熟，切，以生姜醋五味渐食之。常作尤益。

---

① 极：万历本作"烂"。
② 益：万历本作"佳"。
③ 熬，研滤取汁：万历本作"研，取汁"。
④ 一两：万历本作"七两"。
⑤ 净：万历本作"洗"。
⑥ 白：万历本作"好"。
⑦ 熟：万历本无。
⑧ 极：万历本作"立"。
⑨ 面目：万历本作"面目手足"。
⑩ 跗：万历本作"腹"。
⑪ 切一升：万历本作"四两切"。
⑫ 老人：万历本无。
⑬ 肿：万历本作"胀"。
⑭ 胀：万历本作"肿"。
⑮ 满：万历本无。
⑯ 鱼豆：据万历本，"鱼豆"二字为衍。
⑰ 貒（tuān 湍）：鼬科动物中的一种。

食治老人喘嗽诸方第十

一

猪颐酒方 食治老人上气急，喘息不得，坐卧不安。

猪颐三具，细切　青州枣三十枚

上，以酒三升浸之。若冬三、五日，春夏一、二日，密封头，以布绞去滓。空心，温，任性渐服之，极验。忌咸热①。

枣煎 食治老人上气②，气急，胸膈③逆满，食饮不下。

青州枣三十枚，大者去核④　土苏三两　饧二合

上，相和，微火温令消，即下枣搅之相和，以微火煎，令苏饧泣尽即止。每食上即哜一、二枚，渐渐咽汁为佳。忌咸热炙肉。

姜糖煎方 食治老人上气咳嗽，喘息气急⑤，烦热，不下食，食即吐逆，腹胀满。

生姜汁五两　沙糖四两

上，相和，微火温之，一、二十沸即止。每度含半匙，渐渐咽汁尤益。

桃仁煎方 食治老人上气，热，咳嗽引心腹痛，满闷。

桃仁二两，去皮尖，熬末　赤饧四合

上，相和，微煎三、五沸即止。空心，每度含少许，渐渐咽汁尤益。

二

食治老人上气咳嗽，胸中妨满，急喘，**桃仁粥方**

桃仁三两，去皮尖，研　青粱米二合，净淘

上，调桃仁和米煮作粥，空心食之，日一服尤益。

食治老人上气咳嗽，烦热，干燥，不能食，**饧煎方**

寒食饧四两　生地黄⑥汁一升⑦　白蜜三合

上，相和，微火煎之令稠。即空心每日含半匙，细咽汁，食后亦服，除热最效。

食治老人上喘，咳嗽，身体壮热，口干渴燥，**猪脂方**

猪肪脂一斤，切作脔

上，于沸汤中投煮之，空心以五味渐食之，其效不可比，补劳治百病。

食治老人上喘咳嗽，气急，面目浮肿，坐卧不得，**苏煎方**

土苏四两　鹿髓三合　生地黄汁一升

上，相和，微火煎之如饧即止。空心及食后常含半匙，细咽汁，三两日即差。

食治老人咳嗽，胸胁引痛，即多唾涕，**煨梨方**

黄梨一大颗，刺作五十孔　蜀椒五十粒　面二两

上，以蜀椒每孔内一颗，软面软裹，放于煻⑧灰火⑨中，候煨令熟⑩，去面，冷，空心切食，用

---

① 忌咸热：万历本作"切忌咸热"。
② 上气：万历本无。
③ 膈：万历本作"胁"。
④ 去核：万历本作"去核皮"。
⑤ 喘息气急：万历本作"喘急"。
⑥ 生地黄：万历本作"干地黄生者"。
⑦ 升：万历本作"斤"。
⑧ 煻：万历本作"塘"。
⑨ 火：万历本无。
⑩ 候煨令熟：万历本作"候温火煨熟"。

二、三服尤佳。不当，及热食之益甚，须羊肚肝羹治之。

食治老人咳嗽，虚弱①，口舌干燥，涕唾浓粘，**甘蔗粥方**

甘蔗汁一升半　青粱米四合，净淘

上，以蔗汁煮粥，空心渐食之，日一、二服，极润心肺。

食治老人嗽咳，烦热，或唾血，气急，不能食，**地黄饮方**

生地黄半斤，研，加水取汁

上，以地黄汁煎作膏，空心渐食之，日一服，极效。

食治老人脚气诸方第十一

一

猪肚生方　食治老人脚气，烦热，脚肿入膝，满闷。

猪肚一枚，细切作生肥者②

上，以水洗，布绞令干，以③蒜醋椒酱五味，空心常食之。亦治热劳，补益效。

鲤鱼臛方　食治老人脚气逆，心闷烦躁，心神狂误。

鲤鱼一斤，取肉　莼菜四两　粳米二合，研

上，切，以葱白一握，相和煮臛，下五味椒姜调和，空心食之，常服佳。亦治水气。

麻子粥方　食治老人脚气，烦闷或吐逆，不下食，痹弱。

麻子一升，熬研，水滤取汁　粳米四合，净淘

上，以麻子汁作粥，空心食之，日一服，尤益。亦中治冷气。

乌鸡羹方　食治老人脚气攻心，烦满④，胸腹胀满。

乌鸡一只，治如常法　葱白一握，细切　米二合，研

上，煮令熟，空心，切，作五味作羹，常食为佳。

猪肾粥　食治老人脚气烦痹，缓弱不随，行履不能。

猪肾一双，去膜，细切　粳米四合，淘净　葱白半握

上，和，煮作粥。下五味椒姜，空心食之，日一服，最验。

豉心酒方　食治老人脚气痹弱，五缓六急，烦躁不安。

豉心一升，九蒸九曝为佳　酒五升

上，以酒浸一、二日⑤，空心，任性温服三盏，极效。

二

食治老人脚气毒闷，身体不任，行履不能，**紫苏粥方**

紫苏子五合，熬，研细，以水投取汁　粳米四合，淘净

上，煮作粥，临熟下苏汁调之，空心而食之，日一服，亦温中。

食治老人脚气逆闷，呕吐冲心，不能下食，**猪肾生方**

猪肾二只，去膜，细切作查⑥

上，以相和煮饮，空心食之，日一服佳极。

食治老人脚气冲逆，身肿脚肿，大小便秘涩不通，气息喘急，食饮不下，**郁李仁饮方**

---

① 弱：万历作"热"。

② 细切作生肥者：万历本作"肥者切细作生"。

③ 以：万历本作"好"。

④ 满：万历本作"闷"。

⑤ 一、二日：万历本作"二、三日"。

⑥ 查：万历本作"生"。

郁李仁二两，细研，以水滤取汁　薏苡仁四合，淘研，破

上，以相和煮饮，空心食之，一、二服极验。

食治老人脚气烦躁，或逆，心闷愦，呕逆，**水牛头方**

水牛头一枚，炮去毛，洗

上，煮令烂熟，切。以姜、醋、五味，空心渐渐食之，皆效。

食治老人脚气毒冲心，身面浮肿①，气急，**熊肉腌方**

熊肉二斤，肥者，切作块

上，切，以五味作腌腊，空心，日炙食之。亦可作羹粥，任性食之，极效。

食治老人脚气，肾虚气损，脚膝无力，困乏，**生栗方**

生栗一斤，以蒸熟，透风处悬令干

上，以空心，每日常食十颗，极治脚气，不测有功。

食治老人诸淋方第十二

一

青豆方　食治老人淋，烦热，小便茎中痛，涩少不快利。

青豆二升　橘皮二两　麻子汁一升

上，煮豆临熟，即下麻子汁，空心渐食之，并服其汁皆验。

小麦汤方　食治老人五淋久不止，身壮热，小便满闷。

小麦一升　通草二两

上，以水煮，取三②升，去滓。渐渐食之，须臾即瘥。

酥③蜜煎方　食治老人淋病，小便长涩不利，痛闷极。

藕汁五合　白蜜五合　生地黄汁一升

上，相和，微火煎之，令如饧。空心含半匙，渐渐下汁④，食了亦服。忌热食炙肉。

苏粥方　食治老人五淋燥痛，小便不多，秘涩不通。

土苏二两　青粱米四合，淘净　浆水二升

上煮作粥，临熟下苏搅之。空心食之，日一服尤佳。

车前子饮　食治老人淋病，小便下血，身体热盛。

车前子五合，绵裹，水煮取汁　青粱米四合，淘研

上，煮煎汁作饮，空心食之。常服，亦明目，去热毒。

二

食治老人五淋，小便涩痛，常频不利，烦热，**麻子粥方**

麻子五合，熬研，水滤取汁　青粱米四合，淘

上，以麻子汁煮作粥，空心渐食之，一日二服，常益佳。

食治老人淋病，小便不通利，秘涩少痛，**榆皮索饼方**

榆皮二两，切，用水三升，煮取一升半汁　白面六两

上，溲⑤面作之，于榆汁拌煮，下五味葱椒，空心食之。常三五服，极利水道。

食治老人五淋病，身体烦热，小便痛，不利，**浆水饮**

---

① 肿：原作"瘟"，今据万历本改。

② 三：万历本作"二"。

③ 酥：万历本作"苏"。

④ 汁：万历本作"饮"。

⑤ 溲：万历本作"搜"。

浆水三升，酸美者　青粱米三合，研

上，煮作饮，空心渐饮①之，日二、三服，亦宣利效。

食治老人淋，小便秘涩，烦热燥痛，四肢寒栗，**葵菜羹方**

葵菜四两，切　青粱米三合，研　葱白一握

上，煮作羹，下五味椒姜，空心食之。极治小便不通。

食治老人五淋秘涩，小便禁痛，膈闷不利，**葡萄浆②方**

葡萄汁一升　白蜜三合　藕汁一升

上，相和，微火温三沸即止。空心服五合，食后服五合。常以服之，殊效。

食治老人噎塞诸方第十三

一

羊肉索饼方　食治老人胸膈妨塞，食饮不下，渐黄瘦，行无力，劣弱③。

羊肉白者四两，切作臛头　白面六两　橘皮末一分

上，捣姜汁搜面，作之如常肉，下五味、椒、姜、橘皮末等，炒煮熟，空心食之，日一服，极肥健脏腑。

黄雌鸡馎饦方　食治老人噎病，食不通，胸胁满闷。

黄雌鸡四两，切作臛头　白面六两　茯苓末二④两

上，和茯苓末，搜面作之⑤，豉汁中煮，空心食之。常作三、五服，极除冷气噎。

苏蜜煎方　食治老人噎病气塞，食不通，吐逆。

土苏二两　白蜜五合　生姜汁五合

上，相和，微火煎之令调。空心服半匙，细细下汁尤效。

二

食治老人噎病，心痛闷，膈气结，饮食不下，**桂心粥方**

桂心末一两　粳米四合，淘研

上，以煮作粥，半熟，次下桂末调和。空心，日一服，亦破冷气，殊效。

食治老人噎病，食饮不下，气塞不通，**蜜浆方**

白蜜一两　熟汤一升

上汤令熟，即下蜜调之，分二服，皆瘥。

食治老人噎病，胸满塞闷，饮食不下，**姜橘汤方**

生姜二两，切　陈橘皮一两

上，以水二升，煎取一升，去滓，空心渐服之，常益。

食治老人噎，脏腑虚弱，胸胁逆满，饮食不下，**椒面粥方**

蜀椒一两，杵⑥令碎　白面五两

上，以苦酒浸椒一宿，明旦取出，以拌面中令匀，煮熟。空心食之，日二服，常验。

食治老人噎，冷气壅塞，虚弱，食不下，**苏煎饼子**

土苏二两　白面六两，以生姜汁五合调之

---

① 饮：万历本作"食"。
② 浆：万历本作"汁"。
③ 行无力，劣弱：万历本作"行履无气，软弱"。
④ 二：万历本作"一"。
⑤ 之：万历本作"头"。
⑥ 杵：万历本作"研"。

上，如常法作之，空心常食，润脏腑，和中。

食治老人咽食入口，即塞涩不下，气壅，**白米饮方**

白米四合，研　舂头糠末一两

上，调饮熟，下糠米调之。空心服食尤益。

食治老人噎塞，水食不通，黄瘦羸弱，**馄饨方**

雌鸡肉五两，细切　白面六两　葱白半握

上，如常法，下五味椒姜，向鸡汁中，空心食之。日一服，极补益。

食治老人冷气诸方第十四

一

桃仁粥方　食治老人冷气，心痛无时，往往发动，不能食。

桃仁二两，去皮尖，研，水淘取　青粱米四合，淘浙①

上，以桃仁汁煮作粥，空心食之。常服，除冷，温中。

茱萸饮方　食治老人冷气，心痛不止，腹胀满闷②，坐卧不得。

茱萸末二分③　青粱米二合，研细

上，以水二升，煎茱萸末，取一升，便下米煮作饮。空心食之，一、二服尤佳。

椒面馎饦方　食治老人冷气心痛，呕不多，下食顿④闷。

蜀椒一两，去目及闭口者，焙干为末，筛　白面五两　葱白三茎，切

上，以椒末和面，搜作之，水煮，下五味调和食之，常三五服极效，尤佳。

二

食治老人冷气，心痛缴结，气闷，**桂心酒方**。

桂心末一两　清酒六合

上，温酒令热，即下桂心末调之，频服，一、二服效。

食治老人冷气，心痛牵引背脊，不能下食，**紫苏粥方**

紫苏子三合，熬细，研　青粱米四合，淘

上，煮作粥，临熟下苏子末调之，空心服为佳。

食治老人冷气，卒心痛闷涩，气不来，手足冷，**盐汤方**

盐末一合　沸汤一升

上，以盐末内汤中调，频令服尽。须臾当吐，吐即差。

食治老人冷气心痛，**姜橘皮汤方**

生姜一两，切　陈橘皮一两，炙，为末

上，以水一升，煎取七合，去滓，空心食之，日三、两服尤益。

食治老人冷气，心痛郁结，两胁胀满，**高良姜粥方**

高良姜二两，切，以水二升，煎取一升半汁　青粱米四合，研淘

上，以姜汁煮粥，空心食之。日一服，极益效。

食治老人冷气，心痛发动，时遇冷风即痛，**荜茇粥方**

荜茇末二合　胡椒末一分　青粱米四合，淘

---

① 浙：万历本作"研"。

② 腹胀满闷：万历本作"胁胀满"。

③ 分：万历本作"合"。

④ 顿闷：万历本作"烦闷"。

上，以煮作粥，熟，下二味调之。空心食，常服尤效。

食治老人冷气逆，心痛结，举动不得，**干姜酒方**

干姜末半两①　清酒六合

上温酒热，即下椒末投酒中，顿②服之，立愈。

食治老人诸痔方第十五

一

鲤鱼鲙方　食治老人痔，下血久不瘥，渐加黄瘦无力。

鲤鱼肉十两，切作脍，如常法

上以蒜醋五味，空心恒③食之，日一服，极④瘥。忌鲊、甜食。

野猪肉羹方　食治老人五痔久不愈，生疮痛。

野猪肉一斤，细切　葱白二握　米⑤二合，细研

上煮作羹，下五味调和椒姜，空心渐食之，常作极效。

鲇鱼方　食治老人五痔，血下无瘥，肛门肿痛，渐瘦。

鲇鱼肉一斤　葱白半把

上以白水煮令熟，空心，以蒜醋五味，渐渐食之，常作尤佳。

二

食治老人痔病，下血不止，肛门肿，**猫狸羹方**

猫狸一两，如常法治

上，细切，以面及葱椒五味拌，作片炙熟。空心，渐食之。亦可作羹粥，任性尤佳。

食治老人痔，常下血，身体壮热，不多食，**苍耳粥方**

苍耳子五合，熟，拌水二升，煎取一升半汁　粳米四合，淘

上，以前件煮作粥，空心食之。日常服，亦可煎汤服之，极效。破气明目。

食治老人痔，病久不愈，肛门肿痛，**鳗鲡鱼臛方**

鳗鲡鱼肉二斤，切作臛　葱白半握，细切

上，煮作臛，下五味椒姜，空心渐食之，杀虫尤佳。

食治老人痔病下血不止，日加羸瘦无力，**鸲鹆散方**

鸲鹆⑥五只，治洗令净，曝令干

上，捣为散，空心，以白粥饮服二方寸匕，日二服，最验。亦可炙食任性。

食治老人五痔泄血不绝，四肢衰弱，不能下食，**杏仁饮方**

杏仁二两，去皮尖细研，以水浸之　粳米四合，淘⑦

上，以杏仁汁相和，煮作饮，空心食之，日一服，效。

食治老人五痔下血，常烦热，羸瘦，**桑耳粥方**

桑耳二两，水三升，煎取二升汁　粳米四合，淘

上，以桑耳汁煮作粥，空心食之，日一、二服，皆效。

---

① 半两：万历本作"五钱"。
② 顿：万历本作"频"。
③ 恒：万历本作"常"。
④ 极：万历本作无。
⑤ 米：万历本作"粳米"。
⑥ 鸲鹆（qú yù 渠玉）：俗称八哥。
⑦ 淘：万历本后尚有"之"字。

食治老人五痔，泄血不止，积日困劣无气，**鸳鸯法炙方**

鸳鸯一枚，如常法

上，以五味椒酱腌，火炙之令熟，空心渐食之。亦疗久瘘疮绝验。

食治老人诸风方第十六

麻子饮方 食治老人中风汗出，四肢顽痹，言语不利。

麻子五合，熬，细研，水淹取汁　　粳米四合，净淘，研之

煮饮食之①。

大豆酒方 食治老人卒中风，口噤，身体反张，不语。

大豆二升，熬之　　清酒二升

上，熬豆令绝，即下酒投之，煮一、二沸，去滓，顿服之。覆卧取汗②，差。口噤，拗灌之。□③阴证、急伤寒，服此神效④。

白羊头方 食治老人中风，心神昏昧，行即欲倒，呕吐。

白羊头一具，治如常法

上，以空心，用姜醋渐食之为佳。

乌鸡臛方 食治老人中风烦热，言语涩闷，手足热。

乌鸡半斤，细切　　麻子汁五合　　葱白一把⑤

上，煮作臛，次下麻汁、五味、姜椒令熟，空心食之，补益。

蒜煎 食治老人中风邪毒，脏腑拥⑥塞，手足缓弱。

大蒜一斤，去皮细切　　大豆黄炒，二斤⑦

上，以水一升，和二味，微火煎之，似稠即止。空心，每服食啖三、二匙。亦补肾气。

补肾地黄酒 食治老人风湿痹，筋挛骨痛。润皮毛，益气力，补虚乏⑧，止毒，除面皯，宜服。

生地黄一斤，切　　大豆二升，熬之　　生牛蒡根一升，切

上，以绢袋盛之，以酒一斗浸之五、六日，任性空心温服。常服三、二盏，恒作之尤佳。

雁脂酒方 食治老人风挛拘急，偏枯，不通利。

雁脂五两，消之令散

上，每日空心，温酒一盏，下脂半合许调，顿⑨服之，常益。

巨胜酒方 食治老人风虚痹弱，四肢无力，腰膝疼痛。

巨胜二斤，熬　　薏苡仁二升　　干地黄半斤，切

上，以绢袋贮，无灰酒一斗渍之，勿令泄气。满五、六日，任性空心温服一二盏，尤益。

苍耳茶方 食治老人风冷痹，筋脉缓急。

苍耳子一升，熬，捣为末

---

① 煮饮食之：万历本作"右以麻子煮作饮，空心渐食之。频作，极补益"。
② 取汗：万历本作"汗出"。
③ □：底本缺如。
④ 阴证……神效：万历本无。
⑤ 把：万历本作"握"。
⑥ 拥：通"壅"。
⑦ 斤：万历本作"升"。
⑧ 乏：万历本无。
⑨ 顿：万历本作"频"。

上，每日煎服之。代茶常服，极治风热，明目。

槐茶方 食治老人热风下血。明目，益气除邪。治齿疼，利脏腑气①，宜食之。

槐叶嫩者五斤，蒸令热②，为片，晒干作茶，捣罗为末

上，每日煎如茶法，服之恒益，除风尤佳。

二

食治老人中风，言语謇涩，精神昏愦，手足不仁，缓弱不遂方

葛粉五两　荆芥一握　豉五合

上，以溲葛粉，如常作之，煎二味取汁煮之，下葱椒五味臛头，空心食之，一、二服将息为效。忌猪肉荞面。

食治老人中风，口面㖞偏，大小便秘涩，烦热，**荆芥粥方**

荆芥一把，切　青粱米四合，淘　薄荷叶半握，切　豉五合，绵裹

上，以水煮取荆芥汁，下米及诸味，煮作粥，入少盐醋③，空心食之，常服佳。

食治老人中风，缓弱不仁，四肢动摇，无气④力，**炙熊肉方**

熊肉一斤，切　葱白半握，切　酱椒等

上，以五味腌之。炙熟，空心冷食之，恒服为佳。亦可作羹粥，任性食之，尤佳。

食治老人中风，口目瞤动，烦闷不安，**牛蒡馎饦方**

牛蒡根一升，切去皮，暴干，杵为面　白米四合，净淘研

上，以牛蒡粉和面作之，向豉汁中煮，加葱椒、五味、臛头，空心食之，恒服极效。

食治老人中风，头旋目眩，身体厥强，筋骨疼痛，手足烦热，心神不安，**乌驴头方**

乌驴头一枚，炮，去毛净治

上，以水煮令烂熟，细切。空心，以姜醋五味食之，渐进为佳。极除风热，其汁⑤如酽⑥酒，亦医前患，尤效。

食治老人中风，四肢不仁，筋骨顽强，**苍耳叶羹方**

苍耳叶五两，切好嫩者　豉心二合，别煎

上，和煮作羹，下五味椒姜调和，空心食之，尤佳。

食治老人中风热毒，心闷，气壅、惛⑦倒，**甘草豆方**

甘草一两　豆三合　生姜半两，切

上，以水二升，煎取一升，去滓，冷，渐食服之，极治热毒。

食治老人风，热烦毒，顽痹不仁，五缓六急，**驼脂酒方**

野驼脂五两，炼之为上

上，空心，酒五合，下半匙以上，调脂令消，顿服之，日二服，极效⑧。

---

① 气：万历本作"顺气"。
② 热：万历本作"熟"。
③ 入少盐醋：万历本作"入盐少许"。
④ 气：万历本无。
⑤ 汁：万历本作"汗"。
⑥ 酽（yàn 燕）：（茶、酒等饮料）浓，味厚。
⑦ 惛（hūn 昏）：古同"昏"。指神智不清。
⑧ 上……极效：万历本作"右件药，收于瓷合中，每日空腹，以温酒一中盏，调下半匙"。

下 篇

饮食调治第一

主身者,神;养气者,精;益精者,气;资气者,食。食者,生民之天,活人之本也。故饮食进则谷气充,谷气充则气血胜,气血胜则筋力强。故脾胃者,五脏之宗也。四脏之气,皆禀于脾,故四时皆以胃气为本。《生气通天论》云:"气味,辛甘发散为阳,酸苦涌泄为阴。"是以一身之中,阴阳运用,五行相生,莫不由于饮食也。

若少年之人,真元气壮,或失于饥饱,食于生冷,以根本强盛,未易为患。其高年之人,真气耗竭,五脏衰弱,全仰饮食以资气血。若生冷无节,饥饱失宜,调停无度,动成疾患。

凡人疾病,未有不因八邪而感。所谓八邪者,风、寒、暑、湿、饥、饱、劳、逸也。为人子者,得不慎之。

若有疾患,且先详食医之法,审其疾状,或食疗之。食疗未愈,然后命药,贵不伤其脏腑也。

凡百饮食,必在人子躬亲调治,无纵婢使慢其所食。

老人之食,大抵宜其温热熟软,忌其粘硬生冷。每日晨朝,宜以醇酒,先进平补下元药一服,女人则平补血海药一服,无燥热者良。寻以猪羊肾粟米粥一杯压之,五味葱薤鹑膂等粥皆可。至辰时,服人参平胃散一服,然后次第以顺四时软熟饮食进之。食后,引行一、二百步,令运动消散。临卧时,进化痰利膈人参半夏丸一服。

尊年之人,不可顿饱,但频频与食,使脾胃易化,谷气长存。若顿令饱食,则多伤满,缘衰老人肠胃虚薄,不能消纳,故成疾患。为人子者,深宜体悉,此养老人之大要也。

日止可进前药三服,不可多饵。如无疾患,亦不须服药,但只调停饮食,自然无恙矣。

形证脉候第二

《上古天真论》曰:女子之数七,丈夫之数八。女子七七四十九,任脉虚,冲脉衰,天癸竭,地道不通。丈夫八八六十四,五脏皆衰,筋骨解堕,天癸尽,脉弱形枯。女子过六十之期,丈夫逾七十之年,越天常数。上寿之人,若衣食丰备,子孙勤养,承顺慈亲,参行孝礼,能调其饮食,适其寒温,上合神灵,下契人理,此顺天之道也。

高年之人,形羸气弱,理自当然。其有丈夫女子,年逾七十,面色红润,形气康强,饮食不退,尚多秘热者,此理何哉?且年老之人,痿瘁为常,今反此者,非真阳血海气壮?但诊左右手脉,须大紧数,此老人延永之兆也。老人真气已衰,此得虚阳气盛,充于肌体,则两手脉大,饮食倍进,双脸常红,精神康健,此皆虚阳气所助。须时有烦渴膈热,大腑秘结,但随时以平常汤药,微微消解,三、五日间自然平复。常得虚阳气存,自然饮食得进,此天假其寿也。切不得为有小热,频用转泻之药通利,苦冷之药疏解。若虚阳气退,还复真体,则形气尫①羸,脏腑衰弱,多生冷痰,无由补复。

若是从来无虚阳之气,一向怠乏之人,全在斟量汤剂,常加温补,调停馔粥,以为养治,此养老之先也。

医药扶持第三

常见世人治高年之人疾患,将同年少。乱投汤药,妄行针灸,以攻其疾,务欲速愈。殊不知上寿之人,血气已衰,精神减耗,危若风烛,百疾易攻。至于视听不至聪明,手足举动不随,其身体劳倦,头目昏眩,风气不顺,宿疾时发,或秘或泄,或冷或热,此皆老人之常态也。不顺治之,紧用针

---

① 尫(wāng 汪):古同"尪"。孱弱,瘦弱。

药，务求痊瘥，往往因此别致危殆。且攻病之药，或吐或汗、或解、或利。缘衰老之人，不同年少真气壮盛，虽汗吐转利，未至危困。其老弱之人，若汗之则阳气泄，吐之则胃气逆，泻之则元气脱，立致不虞，此养老之大忌也。

大体老人药饵，止是扶持之法。只可用温平顺气，进食补虚中和之药治之，不可用市肆赎买，他人惠送，不知方味，及狼虎之药，与之服饵，切宜审详。若身有宿疾，或时发动，则随其疾状，用中和汤药，顺三朝五日，自然无事。然后调停饮食，依食医之法，随食性变馔治之，此最为良也。

性气好嗜第四

眉寿之人，形气虽衰，心亦自壮，但不能随时人事遂其所欲。虽居处温给，亦常不足，故多咨煎背执，等闲喜怒，性气不定，止如小儿。全在承顺颜色，随其所欲，严戒婢使子孙，不令违背。若愤怒一作，血气虚弱，中气不顺，因而饮食，便成疾患，深宜体悉。

常令人随侍左右，不可令孤坐独寝。缘老人孤僻，易于伤感，才觉孤寂，便生郁闷。养老之法，凡人平生为性，各有好嗜之事，见即喜之。有好书画者，有好琴棋者，有好赌朴者，有好珍奇者，有好禽鸟者，有好古物者，有好佛事者，有好丹竈①者。人之僻好，不能备举，但以其平生偏嗜之物，时为寻求，择其精纯者，布于左右，使其喜爱，玩悦不已，老人衰倦，无所用心。若只令守家孤坐，自成滞闷。今见所好之物，自然用心于物上，日日看承戏玩，自以为乐，虽有劳倦，咨煎性气，自然减可。

宴处起居第五

凡人衰晚之年，心力倦怠，精神耗短，百事懒于施为，盖气血筋力之使然也。全藉子孙孝养，竭力将护，以免非横之虞。凡行住坐卧，宴处起居，皆须巧立制度，以助娱乐。

栖息之室，必常洁雅，夏则虚厂，冬则温密。其寝寐床榻，不须高广，比常之制三分减一，低则易于升降，狭则不容漫风。祹褥厚藉，务在软平。三面设屏，以防风冷。其枕宜用夹熟色帛为之，实以菊花，制在低长，低则寝无罅风；长则转不落枕。其所坐椅，宜作矮禅床样，坐可垂足履地，易于兴起。左右置栏，面前设几，缘老人多困，坐则成眠，有所栏围，免闪侧之伤。

其衣服制度，不须宽长。长则多有蹶绊，宽则衣服不著身。缘老人骨肉疏冷，风寒易中，若窄衣贴身，暖气著体，自然血气流利，四肢和畅。虽遇盛夏，亦不可令袒露。其颈后连项，常用紫软夹帛，自颈后巾帻中垂下著肉，入衣领中至背甲间，以护腠理。尊年人肌肉瘦怯，腠理开疏，若风伤腠中，便成大患，深宜慎之。

戒忌保护第七

人，万物中一物也，不能逃天地之数。若天癸数穷，则精血耗竭，神气浮弱，返同小儿，全假将护以助衰晚。

若遇水火、兵寇、非横惊怖之事，必先扶持老人，于安稳处避之，不可喧忙惊动。尊年之人，一遭大惊，便致冒昧，因生余疾。凡丧葬凶祸，不可令吊。疾病危困，不可令惊。悲哀忧愁，不可令人预报。秽恶臭败，不可令食。粘硬毒物，不可令飡②。敝漏卑湿，不可令居。卒风暴寒，不可令冒。烦暑燠热，不可令中。动作行步，不可令劳。暮夜之食，不可令饱。阴雾晦暝，不可令饥。假借鞍马，不可令乘。偏僻药饵，不可令服。废宅攲宇③，不可令入。坟园荒墓，不可令游。危险之地，不可令行。涧渊之水，不可令渡。暗昧之室，不可令孤。凶祸远报，不可令知。轻薄婢使，不可令亲。

---

① 竈（zào 造）：古同"灶"。

② 飡（cān 餐）：吃，饭食。

③ 攲（qī 欺）宇：倾斜不平，将要塌陷的屋顶。

家缘冗事，不可令管。

若此事类颇多，不克备举。但人子悉意深虑，过为之防，稍有不便于老人者，皆宜忌之，以保长年。常宜游息精兰，崇尚佛事，使神识趣向，一归善道，此养老之奇术也。

四时养老通用备疾药法第八

《四时调神论》曰："阴阳四时者，万物之终始，死生之本也。逆之则灾害生，从之则苛疾不起，是谓得道。"春温以生之，夏热以长之，秋凉以收之，冬寒以藏之。若气反于时，则为疾疠。此天之常道也，顺之则生，逆之则病。《经》曰："观天之道，执天之行，尽矣。"人若能执天道生杀之理，法四时运用而行，自然疾病不生，长年可保。

其黄发之人，五脏气虚，精神耗竭，若稍失节宜，即动成危瘵。盖老人倦惰，不能自调，在人资养以延遐筭①。为人子者，深宜察其寒温，审其馈药，依四时摄养之方，顺五行休旺之气，恭恪奉亲，慎无懈怠。今集老人四时通用备疾药法，具陈于下。此方多用寒药，盖北人所宜。凡用药者，宜参处之。

四时通用男女妇人方

治老人风热上攻，头旋运闷，喜卧，怔悸，起即欲倒，背急身强，**旋覆花散**。女人通用。

旋覆花半两　前胡一两　麦门冬一两，去心　蔓荆子半两　枳壳二分，去瓤麸炒　白术二分　甘菊花三分　半夏半两，姜汁煮　防风半两　生地黄虚人宜用石膏　独活半两　甘草半两

上为末，每服三钱，水一中盏，入姜半分，同煎至六分，去滓温服，不计时候。

老人补壮筋骨，治风走注疼痛，并风气上攻下疰②，**羌活丸**

羌活　牛膝酒漉过，焙干　川楝子　白附子　舶上茴香　黄芪去皮，锉　青盐　巴戟去心　黑附子炮制，去皮脐　沙苑　白蒺藜

上件等分，一处捣罗为末，酒煮面糊为丸，如梧桐子大。每服十丸，空心，临卧盐汤下。看老少，加减服。

老人和脾胃气，进饮食，止痰逆，疗腹痛气，**调中木香人参散**。男子、女人通用。

木香半两　人参半两，去芦头　茯苓一分，去黑皮　白术半两，微炒　肉豆蔻一分，去皮　枇杷叶一分，去毛　厚朴去粗皮，姜汁制　丁香半两　藿香叶一分　甘草半两，炙　干姜半两，炮　陈皮半两，汤浸，去瓤

上件一十二味，修事了，称分两，捣罗为末。每服二钱，水一大盏，入生姜钱一片，枣二枚，同煎至六分，去滓，温服。此药老人常服合吃。

老人和脾胃气，治胸膈注闷，心腹刺痛，不思饮食，**枳壳木香散**。男子、女人通用。

木香一两　神曲四两，杵末，炒　荆三棱四两，炮　青橘皮三两，去瓤　甘草三两，炮　益智三两，去皮　白芷一两　桂心三两　莪术三两，炮　白术二两，微炒　枳壳麸炒，炮

上件药，捣罗为末。每服二钱，水一盏，入生姜、盐各少许，同煎至七分，并滓热服。

解老人四时伤寒，**四顺散**，男子、女人通皆用。

麻黄去节　杏仁去皮　荆芥穗炙　甘草炙　以上各等分

上，同杵为末，每服一钱，入盐汤点热服。

治老人心脾积热，或流注，脚膝疼痛，**黄芪散**。男子、女人通用。

黄芪　赤芍药　牡丹皮　香白芷　沙参炙　甘草炙　肉桂去皮　柴胡去苗　当归洗后，炙

上件等分，捣罗为末。每服二钱，水一盏，姜三片，煎至五分，日进三服。春季每煎时，入蜜蒸瓜蒌煎半匙。忌粘食、炙煿等物。

---

① 筭：古同"算"，计算，谋划。

② 疰（zhù 注）：指病变能转移他处。

橘皮煮散　益元气，和脾胃，治伤寒。此名不换金散，但心腹诸疾，并用疗之。男子、女人通用。

橘皮一两，去瓤称用　人参　茯苓　白术各一两　木香一分　干姜炮　官桂半两，去皮称　槟榔一两，鸡心者用　诃黎勒五个，煨熟，去核　草豆蔻二个，去皮　半夏一分，麸炒　厚朴半两，入姜一分同称，碎，炒干　甘草半两　枳壳半两，去瓤，麸炒

上件，捣罗为末。每服一大钱，水一盏，姜枣同煎至七分，热吃。不问食前食后，并宜服，忌如常。

治老人脏腑冷热不调，里急后重，阑门不和，**香白芷散**。男子、女人通用。

当归三钱，洗　香白芷三钱，洗　茯苓三钱，去皮　枳壳三钱，麸炒　木香一钱

上件为末。每服一钱，水半盏，生姜少许，同煎至四分，温服。

治老人大小便不通，**匀气散**。男子、女人通用。

生姜半两　葱一茎，和根叶泥用　盐一捻　豉三十粒

上件四味，捣烂，安脐中，良久便通。

治老人小便不通，**地龙膏**

白项地龙　茴香用时看多少

上件，杵汁，倾于脐内，自然便通。

治老人脚膝疼痛，不能履地，**七圣散**

杜仲　续断　萆薢　防风　独活各一两　牛膝一两，酒浸一宿　甘草一两

上件，为末。每服二钱，酒调下。

治老人脾胃一切病，**温白圆**。兼治脾不承受，吐逆，泻痢，及宿食不消。男子、女人通用。

半夏二两，汤洗，姜汁浸　白术一两，炮　丁香一分

上件，为末，用生姜自然汁，和飞面为糊，捣和前药末为丸，如梧桐子大。浓煎生姜汤下十丸，空心服。如腹疼并呕逆，食后①。

藁本散　治妇人血气，丈夫筋骨风，四肢软弱，及卒中急风，并寸白虫②，但长服并皆攻治。或要出汗，解伤寒，汤使如后。此方是孟相公进过。

藁本一两　牛膝一两，酒浸一宿，焙干　当归一两　麻黄一两，去节　羌活　独活　防风　肉桂去粗皮称　芍药　菊花　续断　芎䓖　甘草　赤箭③　枳壳麸炮　五加皮炮，以上各半两　黑附子大者一个，炮制，去皮脐　细辛一分，去叶称

上件药一十八味，并须州土好者。使水洗过，细锉，焙干，捣罗为末。空心，温酒下二钱。如不饮酒，薄荷汤下。发汗，解伤寒热，葱白酒下二钱，并服三、五服为妙。

治老人风冷，展筋骨，**续断散方**

续断一两　牛膝二两　川芎一两　木瓜二两

上，为细末。空心时，温酒调下一钱。

坠痰化涎，和脾胃，**人参半夏丸**

半夏一两，生姜四两，取汁。先以汤洗半夏七遍，浸三日后，于日内煎干，切作饼子，焙干　白矾一两　人参一两　茯苓一两，去皮

上，为末，以蒸饼水浸过，却用纸裹，煨熟为丸，如绿豆大。每日空心，夜卧，用淡生姜汤下五十丸。开胃口，姜枣汤下。风涎，用皂角一条，姜三片，萝卜三片，同煎汤下。

---

① 食后：即食后服之意。
② 寸白虫：绦虫。
③ 赤箭：天麻之别名。

治老人，暖食药，**丁香丸**。消食，治一切气闷，止醋心，腹胀，利胸膈，逐积滞方。男子、妇人通用。

大乌梅一个，须是有裙襕者　巴豆一个，新肥者和皮用　干漆末炒，半钱，先炒为末　桂花末炒，半钱　香墨末炒，半钱　香墨末炒，半钱，香墨、干漆、桂花末三味研入①　拣丁香五个，须是新者用　胡椒五粒，须是黑者

上，为末，用马尾罗子罗过，用醋面糊为剂，臼中杵令匀，如绿豆大。温酒下五丸至七丸，茶下亦得。或入蜡茶末三钱更妙。

香草散　治妇人气羸，肠寒便白，食伤积滞冷结，肠不成。温脾肺，活荣生肌，进食，益冲任二经。

蒿茹　桔梗　白芷　当归　地榆　芍药　槟榔　白豆蔻各半两　麝香称，一钱

上，为末。每服二钱，水一盏，姜枣同煎，至数沸，通口食前，日进三分。

香枳汤　治老人大肠秘涩，调风顺气。男子、妇人通用。

枳壳去瓤，麸炒　防风一两　甘草半两，炙

上，为末。每服二钱，百沸汤点服。空心、食前各一服。

治妇人男子久积虚败。壮元补血，健胃暖脾，止痰逆，消饮食，**北庭丸**。

北庭砂②二两，去除砂石　阿魏半两，同硇砂研令细，醋化，去沙石　川当归净洗，去苗稍用，四两　厚朴去皮，姜汁炙，令黄色，四两　陈橘皮去瓤用红，四两　官桂去皮称，四两　大附子炮，去皮脐　干姜炮　甘草炙　川芎　胡椒拣好者　缩砂去皮用，以上各称四两　茯苓二两　青盐二两，与硇砂、阿魏同醋研，去沙土　白术米泔水浸一宿，切作片子，焙干　五味子一两半，去沙土

上件，依法修事为末。将硇砂、阿魏、醋入面，看多少同煎稀糊，下药。更炼好蜜，同溲和拌匀，再入白中杵千百下，丸如酸枣大。每服一丸，空心，盐汤茶酒任下，嚼破。女人一切病患，并宜服此。

治老人一切风，**乌犀丸**

天麻二两　地榆一两　元参一两　川乌头一两，炮制去皮　龙脑薄荷四两　藿香叶一两　皂角三挺，不蛀者，烧红，入水中浸之　龙脑少许　麝香少许

上，为末，炼蜜为膏，如皂子大。每服一丸，嚼吃。小儿半丸已下。薄荷、茶、酒调下。

镇心丸　养老人心气，令不健忘，聪耳明目方。

辰砂一两　桂一两　远志一两，去心　人参一两　茯苓二两　麦门冬去心　石菖蒲　干地黄各一两半以上除辰砂，并为末，合匀

上，炼蜜为末，丸如桐子大。空心，薄荷酒吞下十丸至十五丸。留少朱砂为衣。益心气养神，常服。

治老人脾肺客热，上焦滞痰。凉心、润肺、消壅，**枇杷叶散**。王昉进，男子女人通用方。

枇杷叶炙，去毛　人参　茯苓　白术　羌活　黄芪各一两　甘草炙　半夏汤洗去滑，切破焙干，各半两

上，为末。每服二钱，水一盏，入生姜、薄荷，煎至七分，食后、临卧温服。

羌活散　治老人耳聋眼暗，头项腰背疼痛，浑身疮癣，此乃肾脏风所攻也。

羌活　枳壳麸炒去瓤　半夏汤浸七遍　甘草炙　大腹子洗　防风　桑白皮各等分

上，为粗末。每服二钱，水一盏，生姜煎至七分，温服。早辰、日午时、临卧各一服。

搜风顺气，治老人百疾，七圣丸。男子女人通用。

槟榔　木香　川芎　羌活　桂心各一两　郁李仁一两，去皮尖，炒令黄色　大黄一两一分，炒

上，为末，炼蜜为丸，桐子大。不计时候，温酒下七丸。要利动，即加七丸。淡姜汤下亦得。

---

① 香墨，干漆、桂花末三味研入：原在"桂花末炒，半钱"后，今据文意，移至"香墨末炒，半钱"后。

② 北庭砂：硇砂别名。

春时摄养第九

春属木，主发生。宜戒杀，茂于恩惠，以顺生气。春，肝气王，肝属木，其味酸，木能胜土。土属脾主甘，当春之时，其饮食之味，宜减酸益甘以养脾气。肝气之盛者，调嘘气以利之。顺之则安，逆之则少阳不生，肝气内变。

春时阳气初升，万物萌发，正二月间，乍寒乍热。高年之人，多有宿疾，春气所攻，则精神昏倦，宿患发动。又复经冬已来，拥炉熏衾，啖炙饮热，至春成积。多所发泄，致体热头昏，膈壅涎嗽，四肢劳倦，腰脚不任，皆冬所发之疾也。常宜体候，若稍利，恐伤脏腑，别主和气凉膈化痰之药消解，或只选食治方中性稍凉利饮食，调停与进，自然通畅。

若别无疾状，不须服药。常择和暖日，引侍尊亲于园亭楼阁虚厂之处，使放意登眺，用摅滞怀，以畅生气。时寻花木游赏，以快其意。不令孤坐独眠，自生郁闷。春时若亲朋请召，老人意欲从欢，任自邀游。常令嫡亲侍从，惟酒不可过饮。春时人家多造冷馔、米食等，不令下与，如水团兼粽、粘冷、肥僻之物，多伤脾胃，难得消化，大不益老人，切宜看承。春时天气燠暖，不可顿减绵衣。缘老人气弱，骨疏怯，风冷易伤肌体。但多穿夹衣，过暖之时，一重渐减一重，即不致暴伤也。今具春时汤药如后。

春时用药诸方

治老人春时多昏倦，**细辛散**。明目，和脾胃，除风气，去痰涎。男子、女人通用。

细辛二两，去土　川芎二两　甘草半两，炙

上，为末。每服一大钱，水一盏，煎至六分，热呷。可常服。

治老人春时热毒，风攻颈项，头痛面肿，及风毒眼涩，**菊花散**

菊花　前胡　旋覆花　芍药　元参　苦参　防风各等分

上，为末。食后临卧，用温酒调下三钱。不饮酒，用米饮调下亦得。

治老人春时头目不利，昏昏如醉，壮热头疼，有似伤寒，**惺惺丸**。男子、女人通用。

桔梗　细辛　人参　甘草　茯苓　瓜蒌根　白术各二两

上，为末，炼蜜为丸，如弹子大，每服二丸，温水化破。治头痛腰痛，药入口，当下便惺惺①。

治老人春时多偏正头疼神效方。男子女人通用。

旋覆花二两，焙　白僵蚕二两，炒　石膏二分，细研

上件，为末，以葱煨熟，和根同杵为丸，桐子大。急用，葱茶下二丸。慢痛，不过二服。

治老人春时胸膈不利，或时满闷，**坠痰饮子**

半夏不计多少，用汤水洗十遍，为末　生姜二大块　枣七枚

上二味，以水二盏，药末二钱，慢火煎至七分。临卧时，去生姜频服。

老人春时，宜吃**延年草**，进食顺气。御药院常合进。男子、女人通用。

青橘皮四两，浸洗，去瓤　甘草二两，为细末　盐二两半，炒

上三味，先洗浸橘皮，去苦水，微焙，入甘草同焙干，后入盐，每早晨，嚼三、两叶子，通滞气大好。

治老人春时，诸般眼疾发动，**黄芪散**。兼治口鼻生疮。

黄芪　川芎　防风　甘草各一两　白蒺藜一两，略炒，杵去尖，出火毒　甘菊花三分，不得用新菊

上，净洗晒干，勿更近火，捣为末。每服二钱，早晨空心、日午、临卧各一服，干咽或米饮调下。暴赤风毒，泪昏涩痛痒等，眼只三服，三、两日永效。内外障眼，久服方退。忌房室、毒物、火

---

① 惺惺：清醒。

上食。凡患眼，切不得头上针烙出血，及服皂角，牵牛等药，取一时之快，并大损眼。

治老人春时胸膈不利，痰壅气噎，及咽喉诸疾，**黍粘汤方**

黍粘子三两，炒令香熟　甘草半两，炙

上，为末，捣罗细末。每服一钱，食后，临卧，如常点之。

夏时摄养第十

夏时属火，主于长养。夏心气王，心主火，味属苦，火能克金，金属肺腑，主辛，当夏之时，宜减苦增辛，以养肺气。心气盛者，调呵气以疏之。顺之则安，逆之则太阳不长，心气内洞。

盛夏之月，最难治摄。阴气内伏，暑毒外蒸，纵意当风，任性食冷，故人多暴泄之患。

惟是老人尤宜保护。若檐下过道，穿隙破窗，皆不可纳凉。此为贼风，中人暴毒。宜居虚堂净室，水次木阴，洁净之处，自有清凉。

每日凌晨，进温平顺气汤散一服。饮食温软，不令太饱，畏日长永，但时复进之。渴宜饮粟米温饮、豆蔻熟水。生冷肥腻，尤宜减之。缘老人气弱，当夏之时，纳阴在内，以阴弱之腹，当冷肥之物，则多成滑泄，一伤正气，卒难补复，切宜慎之。若须要食瓜果之类，量虚实，少为进之，缘老人思食之物，若有违阻，意便不乐，但随意与之，才食之际，以方便之言解之，往往知味便休，不逆其意，自无所损。

若是气弱老人，夏至以后，宜服不燥热平补肾气暖药三、二十服，以助元气，若苁蓉丸、八味丸之类。

宜往洁雅寺院中，择虚厂处，以其所好之物悦之。若要寝息，但任其意，不可令久眠，但时时令歇，久则神昏。直召年高相协之人，日陪闲话，论往昔之事，自然喜悦，忘其暑毒。细汤名茶，时为进之。晚凉方归。

谨选夏时汤药如后。

夏时用药诸方

治老人夏多冷气发动，胸膈气滞，噎塞，脾胃不和，可思饮食，**豆蔻散**

草豆蔻四两，以姜四两，炒香为度，和姜用　神曲四两，炒黄　甘草四两，炙　大麦蘖子十两，炒黄　杏仁四两，去尖，炒熟　干姜二两，炮制

上，为末。每服一钱，如茶点之，不计时候服。

治老人，夏月宜服，平补下元，明目，**苁蓉丸**

苁蓉四两　巴戟二两　菊花二两　枸杞子二两

上，为末，炼蜜为丸，桐子大。每服，盐汤下二十丸。

治夏月暴发腹痛及泄泻，**木香丸**

轻好全干蝎二十个，每个擘三两段子，于慢火上炒令黄熟　拣好胡椒三百粒，生　木香一分

上件，同药捣为末，湿纸里烧，粟米饭为丸，如绿豆大。如患腹痛，每服十五丸，煎灯心、陈橘皮、生姜汤下。大便不调及泄泻，每服十五丸，煎陈橘皮汤下。

治老人夏月，脾胃忽生冷气，心腹胀满疼闷，泄泻不止，**诃子散**

诃子皮五个　大腹五个，去皮　甘草半两，炙　白术半两，微炒　草豆蔻十四个，用面裹，烧，令面熟黄，去面并皮用　人参半两，芦头

上，为末。每服二钱，水一盏，入生姜少许，枣二个，同煎至六分，去滓，温服。

治老人，夏月因食冷，气积滞，或心腹疼痛等，宜常服。

荆三棱三两，湿纸裹，煨熟透，别杵　蓬莪术二两，同上　益智二两，去皮　陈橘皮二两，用厚朴亦得　台乌药二两　甘草三两，炙

上，为末。每服入盐点之，不计时候一钱。

治老人，夏月宜服**三圣丸**，祛逐风冷气，进食和胃，去痰滞，腰膝冷痛。

威灵仙五两，净洗，去土，焙干称　干姜二两，炮制　乌头二两，炮制，去皮脐称

上件，为末，煮枣肉为丸，如梧子大。每服十五丸至二十丸，温姜汤下。

治老人，夏月宜服平补**楮实丸**方。驻颜壮筋骨，补益元藏，疗积冷虚乏，一切气疾。暖胃，进酒食，久服令人轻健，此神效方。

楮实半斤，轻杵，去白及膜，拣择净，微微炒　鹿茸四两，茄子茸为上，其次亦得，净瓷上炙令黄色，如无，则鹿角屑代之亦妙　大附子四两，炮，去皮脐，出火毒　怀州牛膝四两，去芦头，酒洗二宿，焙　紫巴戟四两，洗，去心　金钗石斛四两，去根，拣净，细细切之　川干姜二两，炮制，急于新水内净过　肉桂二两，去粗皮

上件八味，为末。楮实子一味，用砂盆别研二日，令烂细后，入前药末同研拌令细匀，入煮枣肉同研拌得所，方入铁臼杵二千下，丸如桐子大。每服三十丸，温酒下。忌牛肉、豉汁。

治老人百疾，常服**四顺汤**

神曲四两，入生姜四两去皮，一处作饼子，焙干　大麦蘖子二两，炒香熟　草豆蔻一两半，先炮熟，去皮细剉用　甘草一两半，炙黄

上件，为末，盐点之一钱。

妇人年老，夏月平补血海，活血去风，**五倍丸**

五倍子二两　川芎二两，剉细　荆芥穗二两　旋覆花二两　菊花二两

上，为末，蜜为丸如桐子大，每日空心、五更、晚食后，盐汤、酒下十五丸。吃至半月日，觉见渐安，手足有力，眼目鲜明，进得饮食，大旺血海。请每一日三服，若见大段安乐，一日只吃一服尤佳。

治老人脾胃弱，不思饮食，吐泻霍乱，**理中丸**

人参　甘草　干姜　白术各等分

上，为末，炼蜜为丸，桐子大。每服十五丸，食前服。

夏月消食和气，**橘红散**

陈橘皮一斤半，汤浸洗五、七度，用净巾拭干后，用生姜五两，取自然汁，拌橘皮令匀，淹一宿，焙干，称一斤　肉豆蔻半两　甘草五两

上，先将甘草寸截，用白盐五两一处同炒，候盐红色、甘草赤色为度。一处为末，如茶点之。

夏月，平胃，补老人元藏虚弱，脐气不顺，壮筋骨，益颜容，固精髓，**八仙丸**

泽泻三两　茯苓二两，去粗皮　牡丹三两　干薯药四两，微炒炙　官桂二两　山茱萸四两　生干地黄八两，洗，干杵　附子三两，炮，去皮脐，研

上事持了，焙干，惟桂不焙，为末。炼蜜为丸，如桐子大。每日空心，温酒或盐汤下三十丸。

秋时摄养第十一

秋属金，主于肃杀。秋，肺气王，肺属金，味属辛，金能克木。木属肝，肝主酸，当秋之时，其饮食之味，宜减辛增酸，以养肝气。肺气盛者，调咽气以泄之。顺之则安，逆之则太阴不收，肺气焦满。

秋时凄风惨雨，草木黄落。高年之人，身虽老弱，心亦如壮，秋时思念往昔亲朋，动多伤感。季秋之后，水冷草枯，多发宿患，此时人子最宜承奉，晨昏体悉，举止看详。若颜色不乐，便须多方诱说，使役其心神，则忘其秋思。其新登五谷，不宜与食，动人宿疾。若素知宿患，秋终多发，或痰涎喘嗽，或风眩痹癣，或秘泄劳倦，或寒热进退。计其所发之疾，预于未发以前，择其中和应病之药，预与服食，止其欲发。今布秋时汤药如后。

秋时用药诸方

治老人一切泻利，**七宝丹**。此药如久患泻痢，诸药疗不差者，服此药无不差。若老人反脾泄滑，大宜服此药。

附子炮　当归　陈橘皮　干姜以上各一两　吴茱萸　厚朴以姜汁炙　南椒以上三味各半两　舶上硫黄一两

上件七味，细剉，以慢火焙过，捣罗为末，与硫黄末同拌匀，一处煎，米醋和，作两剂。却以白面半斤，和令得所，亦分作两剂。用裹药如烧饼法，用文武火煨，令面熟为度。去却面，于白中捣三百下，丸如桐子大。如诸般泻痢，以米汤下二十丸，空心日午服。如患气痛及宿冷食不消，以姜盐汤下二十丸，空心日午服。如患气痛及宿冷，并无忌。此方如神如圣，其效无及。

治老人乘秋，脏腑虚冷，滑泄不定，**摄脾丸**

木香　诃子炮去核　厚朴生姜汁炙　五倍子　白术各等分

上，为末，用烧粟米饭为丸，如桐子大。每服十丸，米饮送下。

治老人秋肺壅滞，涎嗽间作，胃脘痰滞，塞闷不快，**葳①灵仙丸**

威灵仙四两，洗择去土，焙干为末　干薄荷一两，取末　皂角一斤，不蛀②肥者，以河水浸洗，去黑皮，用银石器内，用河水软揉，去滓，绢滤去粗，熬成膏

上入前膏，溲丸如桐子大。每服三十丸，临卧生姜汤吞下。

治老人脾脏泄泻，中心气不和，精神倦怠，不思饮食，**神授高青丸**

高良姜　青木香各一两

上二味，为末，煮枣肉为丸，桐子大。干姜汤下十五丸至二十丸。

治老人秋后多发嗽，远年一切嗽疾，并劳嗽痰壅，**保救丹**

蛤蚧一个，如是丈夫患，取雄者腰前一截用之。女人患，取雌者腰后一截用之　不蛀皂角二挺，涂酥炙，去黑皮并子　干地黄一分，熟蒸如饧　半夏一分，浆水煮三七遍　杏仁一分，去皮尖，用童子小便浸一伏时，入蜜，炒黄色　五味子一分　丁香少许

上，为末，炼蜜为丸，如桐子大。每日食前一服五丸，姜汤下。

治老人膈滞，肺疾痰嗽，**生姜汤**

杏仁四两，去皮尖　生姜六两，去皮，细横切之　甘草三分　盐花三两　桃仁半两，去皮尖

上，以杏仁、桃仁、姜、湿纸同裹煨，沙盆内研极细后，入甘草、盐再研，洁器贮之，汤点服。

治诸般泄泻不止，及年高久泻，**健脾散**

川乌头三分，炮，去皮脐　厚朴一两，去皮，姜汁制　干姜一两，炮　甘草一两，炙

上，为末。每服一钱，水三合，生姜二片，煎至二合，热服。并进二服，立止。

冬时摄养第十二

冬属水，主于敛藏。冬，肾气王，属水，味属咸。水克火，火属心，心主苦。当冬之时，其饮食之味，宜减咸而增苦，以养心气。肾气盛者，调吹气以平之。顺之则安，逆之则少阴不藏，肾之水独沈③。

三冬之月，最宜居处密室，温暖衾服，调其饮食，适其寒温。大寒之日，山药酒、肉酒时进一杯，以扶衰弱，以御寒气，不可轻出，触冒寒风。缘老人血气虚怯，真阳气少，若感寒邪，便成疾患，多为嗽、吐逆、麻痹、昏眩之疾。冬燥，煎炉之物尤宜少食。冬月阳气在内，阴气在外，池沼之

---

① 葳：当作"威"，底本误。
② 蛀：瓶花本，文津阁本作"蚌"，下同。
③ 沈：同"沉"。

中，冰坚如石，地裂横罋①，寒从下起，人亦如是。故盛冬月，人多患膈气满急之疾，老人多有上热下冷之患。如冬月阳气在内，虚阳上攻，若食炙煿燥热之物，故多有壅、噎、痰嗽、眼目之疾。亦不宜澡沐，阳气内蕴之时，若加汤火所逼，须出大汗。高年阳气发泄，骨疏薄，易于伤动，多感外疾。惟早眠晚起，以避霜威。晨朝宜饮少醇酒，后进粥。临卧，宜服微凉膈化痰之药一服。

今列冬时汤药如后。

冬时用药诸方

治老人大肠风燥气秘，**陈橘丸**。霍大使与冯尚药同定此方。

陈橘皮一两，去瓤　槟榔半两，细锉　羌活半两，去芦头　防风半两，去芦头　青皮子半两，去瓤　枳壳半两，麸炒，去瓤　不蛀皂角两挺，去黑皮，酥炙黄　郁李仁一两，去皮尖，炒黄　牵牛二两，微炒，杵细，罗取末，称　木香一分

上，为末，郁李仁、牵牛同研，拌匀，炼蜜为丸，如桐子大。每服二十丸，食前用姜汤下。未利，渐加三十丸，以利为度。

老人有热，壅滞不快，大肠时秘结，诸热毒生疮，**搜风顺气牵牛丸**

牵牛二两，饭甑蒸过　木通一两　青橘一两，去瓤　桑白皮一两　赤芍药一两　木香半两

上，为末，炼蜜为丸，如桐子大。每服十五丸至二十丸，丈夫酒下，妇人血气，醋汤下。

解老人热秘方

大附子一个，烧留性，研为末

每服一钱，热酒调下。

（侯酉娟　校注）

饮 膳 正 要

元·忽思慧

【按语】

《饮膳正要》为元·饮膳太医忽思慧所撰，该书是一部古代营养学专著，此书著成于元朝天历三年（公元1330年），全书共三卷。卷一讲诸般禁忌，聚珍品撰；卷二讲诸般汤煎，食疗诸病及食物相反中毒等；卷三讲米谷品，兽品、禽品、鱼品、果菜品和料物等。该书记载药膳方和食疗方非常丰富，特别注重阐述各种饮撰的性味与滋补作用，并有妊娠食忌、乳母食忌、饮酒避忌等内容。内容包括了医疗卫生，以及历代名医的验方、秘方和具有蒙古族饮食特点的各种肉、乳食品，甚至明代名医李时珍所著《本草纲目》也引用了该书的有关内容。它从健康人的实际饮食需要出发，以正常人膳食标准立论，制定了一套饮食卫生法则。书中还具体阐发了饮食卫生，营养疗法，乃至食物中毒的防治等。附录版画二十余幅，文图并茂，为我国现存第一部完整的饮食卫生和食疗专书，也是一部颇有价值的古代食谱。

忽思慧是位很有成就的营养学家，在我国食疗史以至医药发展史上占有较为重要的地位。他在该书中深刻地论述了养生之道，特别是饮食与健身的辩证关系。他说："心为一身之主宰，万事之根本，故身安则心能应万变，主宰万事，非保养何以以安其身。保养之法，莫若守中，守中财无过与不

---

① 罋（wèn 问）：物体遇风而破裂。

及之。病调顺，四时节慎饮食，起居不妄，使以五味调和五藏，五藏和平，则血气资荣，精神健爽，心志安定，堵邪自不能入，寒暑不能袭，人乃怡安。夫上古圣人治未病不治已病，故重食轻货，盖有所取也。故云，食不厌精，脍不厌细。"

本书校勘，底本为《饮膳正要》三卷明景泰七年内府刻本，校本是《饮膳正要》上海古籍出版社影印本（1990）。再参照其他有关资料对该书进行校点整理。

【原文校释】

卷第一

养生避忌

夫上古之人，其知道者，法于阴阳，和于术数，食饮有节，起居有常，不妄作劳，故能而寿。今时之人不然也，起居无常，饮食不知忌避，亦不慎节，多嗜欲，厚滋味，不能守中，不知持满，故半百衰者多矣。夫安乐之道，在乎保养，保养之道，莫若守中，守中则无过与不及之病。春秋冬夏，四时阴阳，生病起于过与，盖不适其性而强。故养生者，既无过耗之弊，又能保守真元，何患乎外邪所中也。故善服药者，不若善保养，不善保养，不若善服药。世有不善保养，又不能善服药，仓卒病生，而归咎于神天乎！善摄生者，薄滋味，省思虑，节嗜欲，戒喜怒，惜元气，简言语，轻得失，破忧阻，除妄想，远好恶，收视听，勤内固，不劳神，不劳形，神形既安，病患何由而致也。故善养性者，先饥而食，食勿令饱，先渴而饮，饮勿令过。食欲数而少，不欲顿而多。盖饱中饥，饥中饱，饱则伤肺，饥则伤气。若食饱，不得便卧，即生百病。

凡热食有汗，勿当风，发痉病，头痛，目涩，多睡。夜不可多食，卧不可有邪风。凡食讫温水漱口，令人无齿疾、口臭。汗出时，不可扇，生偏枯①。勿向西北大小便。勿忍大小便，令人成膝劳②、冷痹痛。勿向星辰、日月、神堂、庙宇大小便。夜行，勿歌唱大叫。一日之忌，暮勿饱食；一月之忌，晦③勿大醉；一岁之忌，暮④勿远行；终身之忌，勿燃灯房事。服药千朝，不若独眠一宿。如本命日⑤，及父母本命日，不食本命所属肉。

凡人坐，必要端坐，使正其心；凡人立，必要正立，使直其身。立不可久，立伤骨；坐不可久，坐伤血；行不可久，行伤筋；卧不可久，卧伤气；视不可久，视伤神。食饱勿洗头，生风疾。如患目赤病，切忌房事，不然令人生内障。沐浴勿当风，腠理百窍皆开，切忌邪风易⑥人。不可登高履险，奔走车马，气乱神惊，魂魄飞散。

大风、大雨、大寒、大热，不可出入妄为。口勿吹灯火，损气。

凡日光射，勿凝视，损人目。勿望远，极目观，损眼力。坐卧勿当风、湿地。夜勿燃灯睡，魂魄不守。昼勿睡，损元气。食勿言，寝勿语，恐伤气。

凡遇神堂、庙宇，勿得辄入。

凡遇风雨雷电，必须闭门，端坐焚香，恐有诸神过。怒不可暴，怒生气疾、恶疮。远唾不如近唾，近唾不如不唾。虎豹皮不可近肉铺，损人目。

避色如避箭，避风如避仇，莫吃空心茶，少食申后粥。

古人有云：入广者，朝不可虚，暮不可实。然不独广，凡早皆忌空腹。古人云：烂煮面，软煮

---

① 偏枯：病名。又称"偏瘫"、"偏风"、"偏废不仁"，即指"半身不遂"。
② 膝劳：通常指膝关节病症。
③ 晦：农历月终。《后汉书·律历志》："晦朔合离，斗建移辰，谓之"。
④ 暮：暮岁，一年将尽之时。《魏书·李平传》："迫玄冬之暮岁"。
⑤ 本命日：指古人根据天干地支所推出与自己属相相合的日子。
⑥ 易：交易也，引申为传染。《素问·刺法论》："五疫之至，皆相染易。"

肉，少饮酒，独自宿。古人平日起居而摄养，今人待老而保生，盖无益。

凡夜卧，两手摩令热，揉眼，永无眼疾。凡夜卧，两手摩令热，摩面，不生疮黚①。一呵十搓，一搓十摩，久而行之，皱少颜多。凡清旦②，以热水洗目，平日无眼疾。凡清旦刷牙，不如夜刷牙，齿疾不生。凡清旦盐刷牙，平日无齿疾。凡夜卧，被发梳百通，平日头风少。

凡夜卧，濯足而卧，四肢无冷疾。盛热来，不可冷水洗面，生目疾。

凡枯木大树下，久阴湿地，不可久坐，恐阴气触人。立秋日，不可澡浴，令人皮肤粗燥③，因生白屑。常默，元气不伤；少思，慧烛内光；不怒，百神安畅；不恼，心地清凉。乐不可极，欲不可纵。

妊娠食忌

上古圣人有胎教之法，古者妇人妊子，寝不侧，坐不边，立不跸④。不食邪味，割不正不食，席不正不坐，目不视邪色，耳不听淫声，夜则令瞽⑤诵诗，道正事，如此则生子形容端正，才过人矣。故太任生文王，聪明圣哲，闻一而知百，皆胎教之能也。圣人多感生，妊娠故忌见丧孝、破体、残疾、贫穷之人；宜见贤良、喜庆、美丽之事。欲子多智，观看鲤鱼、孔雀；欲子美丽，观看珍珠、美玉；欲子雄壮，观看飞鹰、走犬。如此善恶犹感，况饮食不知避忌乎。

妊娠所忌：食兔肉，令子无声缺唇。食山羊肉，令子多疾。食鸡子、干鱼，令子多疮。食桑椹、鸭子，令子倒生。食雀肉，饮酒，令子心淫情乱，不顾羞耻。食鸡肉、糯米，令子生寸白虫。食雀肉、豆酱，令子面生黚黯⑥。食鳖肉，令子项短。食驴肉，令子延月。食冰浆，绝产。食骡肉，令子难产。

乳母食忌

凡生子择于诸母，必求其年壮，无疾病，慈善，性质宽裕，温良详雅，寡言者，使为乳母。子在于母资乳以养，亦大人之饮食也。善恶相习，况乳食不遂母性。若子有病无病，亦在乳母之慎口。如饮食不知避忌，倘不慎行，贪爽口而忘身适性致疾，使子受患，是母令子生病矣。

乳母杂忌：夏勿热暑乳，则子偏阳而多呕⑦逆。冬勿寒冷乳，则子偏阴而多咳痢。母不欲多怒，怒则气逆，乳之令子癫狂。母不欲醉，醉则发阳，乳之令子身热腹满。母若吐时，则中虚，乳之令子虚羸。母有积热，盖赤黄为热，乳之令子变黄不食。新房事劳伤，乳之令子瘦瘵，交胫不能行。母勿太饱乳之，母勿太饥乳之，母勿太寒乳之，母勿太热乳之。子有泻痢、腹痛、夜啼疾，乳母忌食寒凉发病之物。子有积热、惊风、疮疡⑧，乳母忌食湿热、动风之物。子有疥癣、疮疾，乳母忌食鱼、虾、鸡、马肉、发疮之物。子有癖、疳、瘦疾，乳母忌食生茄、黄瓜等物。

凡初生儿时，以未啼之前，用黄连浸汁，调朱砂少许，微抹口内，去胎热邪气，令疮疹稀少。凡初生儿时，用荆芥、黄连熬水，入野牙猪胆汁少许，洗儿。在后虽生斑疹、恶疮，终当稀少。凡小儿未生疮疹时，用腊月兔头并毛骨，同水煎汤，洗儿，除热去毒，能令斑疹、诸疮不生，虽有亦稀少。

---

① 黚（gān 干）：通"䵟"，干黑。《玉篇》："黚，黑也。"通常指脸色有黑气的一种疾病。

② 清旦：指清晨。

③ 粗燥：指粗糙。

④ 跸（bì 毕）：倾斜，重心偏向一方。站立不稳，或作一脚立。汉·刘向《古列女传·周室三母》记曰："古者妇人妊子，寝不侧，坐不边，立不跸。"

⑤ 瞽（gǔ 鼓）：目失明。《庄子·逍遥游》："瞽者无以与乎文章之观。"此处意疑为闭目。

⑥ 黚黯：通常指脸上的黑斑。唐代医学家孙思邈在其《备急千金要方·谷米》记曰："去黑痣面黚，润泽皮毛。"

⑦ 呕：张元素在其《医学启源》卷中"呕"条记载："火气炎上之象也，故胃膈热甚，则为呕也。"（《张元素医学全书》，第 30 页）

⑧ 疡：《医学启源》卷中"疡"条注曰："有头小疮也。"（《张元素医学全书》，第 31 页）

凡小儿未生斑疹时，以黑子母驴乳令饮之，及长不生疮疹、诸毒。如生者，亦稀少。仍治小儿心热、风痫。

饮酒避忌

酒①，味苦甘辛，大热，有毒。主行药势，杀百邪，去恶气，通血脉，厚肠胃，润肌肤，消忧愁。少饮尤佳，多饮伤神损寿，易人本性，其毒甚也。醉饮过度，丧生之源。饮酒不欲使多，知其过多，速吐之为佳，不尔成痰疾。醉勿酩酊大醉，即终身百病不除。酒，不可久饮，恐腐烂肠胃，渍髓，蒸筋。

醉不可当风卧，生风疾。醉不可向阳卧，令人发狂。醉不可令人扇，生偏枯。醉不可露卧，生冷痹。醉而出汗当风，为漏风。醉不可卧黍穣②，生癞疾。醉不可强食、嗔怒，生痈疽③。醉不可走马及跳踯，伤筋骨。醉不可接房事，小者面生䵟、咳嗽，大者伤脏、澼、痔疾。醉不可冷水洗面，生疮。醉醒不可再投，损后又损。醉不可高呼、大怒，令人生气疾。晦勿大醉，忌月空④。醉不可饮酪水，成噎病。醉不可便卧，面生疮疖，内生积聚。大醉勿燃灯叫，恐魂魄飞扬不守。醉不可饮冷浆水，失声成尸噎。

饮酒，酒浆照不见人影勿饮。醉不可忍小便，成癃闭、膝劳、冷痹。空心饮酒，醉必呕吐。醉不可忍大便，生肠澼、痔。酒忌诸甜物。酒醉不可食猪肉，生风。醉不可强举力，伤筋损力。饮酒时，大不可食猪、羊脑，大损人，炼真之士⑤尤宜忌。酒醉不可当风乘凉、露脚，多生脚气。醉不可卧湿地，伤筋骨，生冷痹痛。醉不可澡浴，多生眼目之疾。如患眼疾人，切忌醉酒、食蒜。

聚珍异馔

马思答吉⑥汤　补益，温中，顺气。

羊肉一脚子⑦，卸成事件⑧　草果五个　官桂二钱　回回豆子⑨半升，捣碎，去皮

上件，一同熬成汤，滤净，下熟回回豆子二合，香粳米一升，马思答吉一钱，盐少许，调和匀，下事件肉、芫荽叶。

大麦汤　温中下气，壮脾胃，止烦渴，破冷气，去腹胀。

羊肉一脚子，卸成事件　草果五个　大麦仁二升，滚水淘洗净，微煮熟

上件，熬成汤，滤净，下大麦仁，熬熟，盐少许，调和令匀，下事件肉。

八儿不⑩汤　系西天⑪茶饭⑫名。补中，下气，宽胸膈。

---

① 酒：元代酒的品种很多，主要有"葡萄酒"、"马奶酒"、"粮食酒"。此外，见于宫廷饮用的还有"虎骨酒"、"枸杞酒"、"地黄酒"、"羊羔酒"等等。此处的酒应属于烧酒类。

② 黍穣：指黍子的茎干。

③ 痈疽：由于风热、气滞、血瘀等症引起的局部化脓性疾病，此乃一种毒疮。张元素所撰《医学启源》引《内经》主治备要注曰："痈，浅而大也。经曰：热胜血则为痈脓也。"而"疽"，注云："深而恶也。"

④ 月空：《内经·素问》记曰："月郭空，则（人）肌肉减，经络虚，卫气去，形独居。"

⑤ 炼真之士：古代指懂得"养生"和"炼丹"方法的人。

⑥ 马思苔吉：蔬菜名。《本草纲目·菜部》莳萝条附马思苔吉注："元时饮膳用之，云极香料也。不知何状，故附之。"详见《饮膳正要》第三卷"料物性味·马思苔吉"

⑦ 脚子：兽身四分之一。《俗语典》："合吃肉的一脚子肉。按：物之有四脚者，四分之一，各为一脚。"

⑧ 事件：畜、禽的内脏或碎的肉块。《梦梁録》十三："卖早市点心，如煎白肠、羊、鹅事件之类。"

⑨ 回回豆子：《救荒本草》又名"那合豆"。

⑩ 八儿不：应是尼泊尔古代名称"Balbu"的音译，明代蒙古语仍称古尼泊尔为"Balbu"（《〈蒙古源流〉研究》，第763页），古代文献中的"尼八剌"（Balbu）名称，乃尼泊尔的异称。

⑪ 西天：古称天竺为西天。《佛祖统纪》："西天求法、东土释经。"多指印度。

⑫ 茶饭：当为元代社会习惯用语，类似现在通常所说的饮用食物。

羊肉一脚子，卸成事件　　草果五个　　回回豆子半升，捣碎，去皮　　萝卜二个

上件，一同熬成汤，滤净，汤内下羊肉，切如色数大①，熟萝卜切如色数大，咱夫兰一钱，姜黄二钱，胡椒二钱，哈昔泥半钱，芫荽叶、盐少许，调和匀，对香粳米干饭食之，入醋少许。

沙乞某儿②汤　补中，下气，和脾胃。

羊肉一脚子，卸成事件　　草果五个　　回回豆子半升，捣碎，去皮　　沙乞某儿五个，系蔓菁

上件，一同熬成汤，滤净，下熟回回豆子二合，香粳米一升。熟沙乞某儿切如色数大，下事件肉，盐少许，调和令匀。

苦豆汤　补下元，理腰膝，温中，顺气。

羊肉一脚子，卸成事件　　草果五个　　苦豆一两，系葫芦巴

上件，一同熬成汤，滤净，下河西兀麻食③或米心饐子，哈昔泥半钱，盐少许，调和。

木瓜汤　补中，顺气，治腰膝疼痛，脚气不仁。

羊肉一脚子，卸成事件　　草果五个　　回回豆子半升，捣碎，去皮

上件，一同熬成汤，滤净，下香粳米一升，熟回回豆子二合，肉弹儿木瓜二斤，取汁，沙糖四两，盐少许，调和，或下事件肉。

鹿头汤　补益，止烦渴，治脚膝疼痛。

鹿头蹄一副，退洗净，卸作块

上件，用哈昔泥豆子大，研如泥，与鹿头蹄肉同拌匀，用回回小油四两同炒，入滚水熬令软，下胡椒三钱，哈昔泥二钱，荜拨一钱，牛奶子一盏，生姜汁一合，盐少许，调和。一法用鹿尾④取汁，入姜末、盐，同调和。

松黄汤⑤　补中益气，壮筋骨。

羊肉一脚子，卸成事件　　草果五个　　回回豆子半升，捣碎，去皮

上件，同熬成汤，滤净，熟羊胸子一个，切作色数大，松黄汁二合，生姜汁半合，一同下炒，葱、盐、醋、芫荽叶，调和匀。对经卷儿食之。

粆⑥汤　补中益气，建⑦脾胃。

羊肉一脚子，卸成事件　　草果五个　　回回豆子半升，去皮

上件，同熬成汤，滤净，熟干羊胸子一个，切片，炒三升，白菜或荨麻菜，一同下锅，盐调和匀。

---

① 色数大：色数又称"骰子"，色数大，即骰子般大小。《戏曲词语汇释》："这个唤作色数大"。

② 沙乞某儿：即"蔓菁根"，阿拉伯语为salijam。有元一代，汉译名又作"沙吉木儿"，此乃"沙乞某儿"之异称。其性味，详见第三卷"菜品·沙乞某儿"。

③ 河西兀麻食：根据《高昌馆杂字·饮馔门》，古人将"烧饼"称做"兀麻"。据此推断，"河西兀麻食"极可能是党项羌人制作的一种饼。

④ 鹿尾：为鹿科动物梅花鹿或马鹿的尾巴。味甘、咸，性温。中医学上，鹿尾经常被用作滋补药。常用来治疗腰痛、阳痿、肾虚、遗精、头昏、耳鸣等症。

⑤ 松黄汤：松黄，即松花粉，别名松花。《新修本草·本部》松条："松花名松黄"。为松科植物马尾松、油松或其他同属植物的纯净花粉。为淡黄色的细粉。体轻，易飞扬，手捻有滑润感。松花粉含有蛋白质、维生素、微量元素等多种营养物质，是我国医学古籍中载录的两种花粉之一。《神农本草经》有关"松黄"的记载："松黄为诸药上品，久服松黄，好颜色，益气延年。"唐朝《新修本草》："松花即松黄，拂取正似蒲黄，久服令轻身，疗病胜似皮、叶及脂也。"松黄汤，就是以松花粉为配料制作的汤食。

⑥ 粆（shā 沙）：沙糖。《集韵》："粆，蔗饴，通作沙。"据《康熙字典》记载："（集韵字）加切，音沙。糖饴通作沙，今谓之沙糖。（字汇）捣蔗汁熬成饴。"

⑦ 建：通"健"。

大麦筭①粉　补中益气，健脾胃。

羊肉一脚子，卸成事件　草果五个　回回豆子半升，去皮

上件，同熬成汤，滤净，大麦粉三斤，豆粉一斤，同作粉。羊肉炒细乞马②，生姜汁二合，芫荽叶、盐、醋调和。

大麦片粉　补中益气，健脾胃。

羊肉一脚子，卸成事件　草果五个　良姜二钱

上件，同熬成汤，滤净，下羊肝酱，取清汁，胡椒五钱，熟羊肉切作甲叶，糟姜二两，瓜齑③一两，切如甲叶，盐、醋调和，或浑汁亦可。

糯米粉掬粉　补中益气。

羊肉一脚子，卸成事件　草果五个　良姜二钱

上件，同熬成汤，滤净，用羊肝酱熬取清汁，下胡椒五钱，糯米粉二斤，与豆粉一斤，同作掬粉，羊肉切细乞马，入盐、醋调和，浑汁亦可。

河独④羹　补中益气。

羊肉一脚子，卸成事件　草果五个

上件，同熬成汤，滤净，用羊肉切细乞马，陈皮五钱，去白，葱二两，细切，料物二钱，盐、酱拌馅儿，皮用白面三斤，作河独，小油炸熟，下汤内，入盐调和，或清汁亦可。

阿菜汤　补中益气。

羊肉一脚子，卸成事件　草果五个　良姜二钱

上件，同熬成汤，滤净，下羊肝酱，同取清汁，入胡椒五钱。另羊肉切片，羊尾子一个，羊舌一个，羊腰子一副，各切甲叶；蘑菇二两，白菜，一同下，清汁、盐、醋调和。

鸡头粉⑤雀舌馉子⑥　补中，益精气。

羊肉一脚子，卸成事件　草果五个　回回豆子半升，捣碎，去皮

上件，同熬成汤，滤净，用鸡头粉二斤，豆粉一斤，同和，切作馉子，羊肉切细乞马，生姜汁一合，炒葱调和。

鸡头粉血粉　补中，益精气。

羊肉一脚子，卸成事件　草果五个　回回豆子半升，捣碎，去皮

上件，同熬成汤，滤净，用鸡头粉二斤，豆粉一斤，羊血和作掬粉⑦，羊肉切细乞马炒，葱、醋一同调和。

鸡头粉撅面　补中，益精气。

羊肉一脚子，卸成事件　草果五个　回回豆子半升，捣碎，去皮

上件，同熬成汤，滤净，用鸡头粉二斤，豆粉一斤，白面一斤，同作面。羊肉切片，儿乞马入炒，葱、醋一同调和。

鸡头粉掬粉　补中，益精气。

羊肉一脚子，卸成事件　草果五个　良姜二钱

---

① 筭（suàn 算）：此处指蒸食用之竹器。《史记·汲郑列传》："然其馈遗人，不过筭器食"索引："筭，谓竹器。"
② 乞马：肉丝。《蒙文分类词典》又作"肉脍"。
③ 齑（jī 基）：细切的腌菜。《周礼·天官》五齑注："齑当为齑……凡醯酱所知，细切为齑。"
④ 独：同豚。《辞通》卷三豚鱼条按："豚独同字"。
⑤ 鸡头粉：即用睡莲科植物芡的干燥种仁磨制而成的粉末。
⑥ 馉子：又作"棋子"、"碁子"。一种面皮，用刀切割成一定形状。原来其形类似棋子，后来逐渐发展为多种形状，但仍以此为名。宋代时杭州、开封等地已经流行这种食品，并被列为"面食品"。元代人也喜食馉子。
⑦ 掬粉：掬，意为捉、揪。掬面，即揪面。

上件，同熬成汤，滤净，用羊肝酱同取清汁，入胡椒一两，次用鸡头粉二斤，豆粉一斤，同作搊粉，羊肉切细乞马，下盐、醋调和。

鸡头粉馄饨[①]　补中益气。

羊肉一脚子，卸成事件　草果五个　回回豆子半升，捣碎，去皮

上件，同熬成汤，滤净，用羊肉切作馅，下陈皮一钱，去白，生姜一钱，细切，五味和匀，次用鸡头粉二斤，豆粉一斤，作枕头馄饨。汤内下香粳米一升，熟回回豆子二合，生姜汁二合，木瓜汁一合，同炒，葱、盐调和匀。

杂羹[②]　补中益气。

羊肉一脚子，卸成事件　草果五个　回回豆子半升，捣碎，去皮

上件，同熬成汤，滤净，羊头洗净二个，羊肚、肺各二具，羊白血双肠儿一副，并煮熟切，次用豆粉三斤，作粉，蘑菇半斤，杏泥半斤，胡椒一两，入青菜、芫荽炒，葱、盐、醋调和。

荤素羹　补中益气。

羊肉一脚子，卸成事件　草果五个　回回豆子半升，捣碎，去皮

上件，同熬成汤，滤净，豆粉三斤，作片粉，精羊肉切条道乞马，山药一斤，糟姜二块，瓜齑一块，乳饼一个，胡萝卜十个，蘑菇半斤，生姜四两，各切，鸡子十个，打煎饼，切，用麻泥一斤，杏泥半斤，同炒，葱、盐、醋调和。

珍珠粉　补中益气。

羊肉一脚子，卸成事件　草果五个　回回豆子半升，捣碎，去皮

上件，同熬成汤，滤净，羊肉切乞马，心、肝、肚、肺各一具，生姜二两，糟姜四两，瓜齑一两，胡萝卜十个，山药一斤，乳饼一个，鸡子十个，作煎饼，各切，次用麻泥一斤，同炒，葱、盐、醋调和。

黄汤　补中益气。

羊肉一脚子，卸成事件　草果五个　回回豆子半升，捣碎，去皮

上件，同熬成汤，滤净，下熟回回豆子二合，香粳米一升，胡萝卜五个，切，用羊后脚肉丸肉弹儿，肋枝一个，切，寸金姜黄三钱，姜末五钱，咱夫兰一钱，芫荽叶同盐、醋调和。

三下锅　补中益气。

羊肉一脚子，卸成事件　草果五个　良姜二钱

上件，同熬成汤，滤净，用羊后脚肉丸肉弹儿，丁头馒子，羊肉指甲匾食[③]，胡椒一两，同盐、醋调和。

葵菜羹　顺气。治癃闭不通。性寒，不可多食。今与诸物同制造，其性稍温。

羊肉一脚子，卸成事件　草果五个　良姜二钱

上件，同熬成汤，熟羊肚、肺各一具，切，蘑菇半斤，切，胡椒五钱，白面一斤，拌鸡爪面，下葵菜炒，葱、盐、醋调和。

瓠[④]**子汤**　性寒。主消渴，利水道。

羊肉一脚子，卸成事件　草果五个

上件，同熬成汤，滤净，用瓠子六个，去穰皮，切掠，熟羊肉，切片，生姜汁半合，白面二两，作面丝同炒，葱、盐、醋调和。

---

① 馄饨：是元代主要的面食之一。
② 羹：即以肉或菜调制的带汁食物。
③ 匾食：又称"饺子"，一种面食。
④ 瓠（hú 胡）：苦葫芦。《本草纲目·菜部》苦瓠条注："瓠有苦叶……指苦葫"。

团鱼汤 主伤中，益气，补不足。

羊肉一脚子，卸成事件　草果五个

上件，熬成汤，滤净，团鱼五六个，煮熟，去皮、骨，切作块，用面二两，作面丝，生姜汁一合，胡椒一两，同炒，葱、盐、醋调和。

盏蒸 补中益气。

挦[1]羊背皮或羊肉三脚子，卸成事件　草果五个　良姜二钱　陈皮二钱，去白　小椒二钱

上件，用杏泥一斤，松黄二合，生姜汁二合，同炒，葱、盐五味调匀，入盏内蒸令软熟，对经卷儿食之。

台苗羹 补中益气。

羊肉一脚子，卸成事件　草果五个　良姜二钱

上件，熬成汤，滤净，用羊肝下酱，取清汁，豆粉五斤，作粉，乳饼一个，山药一斤，胡萝卜十个，羊尾子一个，羊肉等，各切细，入台子菜、韭菜、胡椒一两，盐、醋调和。

熊汤 治风痹不仁，脚气。

熊肉二脚子，煮熟，切块　草果三个

上件，用胡椒三钱，哈昔泥一钱，姜黄二钱，缩砂二钱，咱夫兰一钱，葱、盐、酱一同调和。

鲤鱼汤 治黄疸。止渴，安胎。有宿瘕者，不可食之。

大新鲤鱼十头，去鳞肚，洗净　小椒末五钱

上件，用芫荽末五钱，葱二两，切，酒少许，盐一同淹，拌清汁内，下鱼，次下胡椒末五钱，生姜末三钱，荜拨末三钱，盐、醋调和。

炒狼汤 古本草不载狼肉，今云性热，治虚弱。然食之未[2]闻有毒。今制造用料物以助其味，暖五脏，温中。

狼肉一脚子，卸成事件　草果三个　胡椒五钱　哈昔泥一钱　荜拨二钱　缩砂二钱　姜黄二钱　咱夫兰一钱

上件，熬成汤，用葱、酱、盐、醋一同调和。

围像 补益五脏。

羊肉一脚子，煮熟，切细　羊尾子二个，熟，切细　藕二枚　蒲笋二斤　黄瓜五个　生姜半斤　乳饼二个　糟姜四两　瓜虀半斤　鸡子一十个，煎作饼　蘑菇一斤　蔓菁菜　韭菜各切条道

上件，用好肉汤，调麻泥二斤、姜末半斤，同炒。葱、盐、醋、调和，对胡饼食之。

春盘面 补中益气。

白面六斤，切细面　羊肉二脚子，煮熟，切条道乞马　羊肚肺各一个，煮熟切　鸡子五个，煎作饼，裁幡　生姜四两，切　韭黄半斤　蘑菇四两　台子菜　蓼牙[3]　胭脂

上件，用清汁下胡椒一两，盐、醋调和。

皂羹面 补中益气。

白面六斤，切细面　羊胸子二个，退洗净，煮熟，切如色数块

上件，用红曲三钱，淹拌，熬令软，同入清汁内，下胡椒一两，盐、醋调和。

山药面 补虚羸，益元气。

白面六斤　鸡子十个，取白　生姜汁二合　豆粉四两

---

[1] 挦（xián 弦）：摘取也。《方言》一：“挦，取也，卫鲁扬徐荆之郊曰挦。”钱泽笺疏：“今俗谓次指摘物曰挦。"

[2] 未：底本《饮膳正要》三卷明景泰七年内府刻本为"未"，校本《饮膳正要》上海古籍出版社影印本（1990）为"末"

[3] 牙：通"芽"。《淮南子·淑真训》："萌兆牙蘖"。

上件，用山药三斤，煮熟，研泥，同和面，羊肉二脚子，切丁头乞马，用好肉汤下炒，葱、盐调和。

挂面 补中益气。

羊肉一脚子，切细乞马　挂面六斤　蘑菇半斤，洗净，切　鸡子五个，煎作饼　糟姜一两，切　瓜齑一两，切

上件，用清汁，下胡椒一两，盐、醋调和。

经带面 补中益气。

羊肉一脚子，炒焦肉乞马　蘑菇半斤，洗净，切

上件，用清汁，下胡椒一两，盐、醋调和。

羊皮面 补中益气。

羊皮二个，摅洗净，煮软　羊舌二个，熟　羊腰子四个，熟，各切如甲叶　蘑菇一斤，洗净　糟姜四两，各切如甲叶

上件，用好肉酽汤或清汁，下胡椒一两，盐、醋调和。

秃秃麻食① 系手撇面。补中益气。

白面六斤，作秃秃麻食　羊肉一脚子，炒焦肉乞马

上件，用好肉汤下炒葱，调和匀，下蒜酪、香菜末。

细水滑 绢边水滑一同。补中益气。

白面六斤，作水滑　羊肉二脚子，炒焦肉乞马　鸡儿一个，熟，切丝　蘑菇半斤，洗净，切

上件，用清汁，下胡椒一两，盐、醋调和。

水龙馃子 补中益气。

羊肉二脚子，熟，切作乞马　白面六斤，切作钱眼馃子　鸡子十个　山药一斤　糟姜四两　胡萝卜五个　瓜齑二两，各切细　三色弹儿内一色肉弹儿，外二色粉，鸡子弹儿

上件，用清汁，下胡椒二两，盐、醋调和。

马乞 系手搓面。或糯米粉，鸡头粉亦可。补中益气。

白面六斤，作乞马　羊肉二脚子，熟，切乞马

上件，用好肉汤炒，葱、醋、盐一同调和。

搠罗脱因② 系畏兀儿茶饭。补中益气。

白面六斤，和，按作钱样　羊肉二脚子，熟切　羊舌二个，熟切　山药一斤　蘑菇半斤　胡萝卜五个　糟姜四两，切

上件，用好酽肉汤同下、炒，葱、醋调和。

乞马粥 补脾胃，益气力。

羊肉一脚子，卸成事件，熬成汤，滤净　粱米二升，淘洗净

上件，用精肉切碎乞马，先将米下汤内，次下乞马、米、葱、盐，熬成粥，或下圆米，或折米，或渴米皆可。

汤粥③ 补脾胃，益肾气。

羊肉一脚子，卸成事件

上件，熬成汤，滤净，次下粱米三升，作粥熟，下米、葱、盐，或下圆米、渴米、折米皆可。

---

① 秃秃面食：又作"脱脱面食"，属于"回回食品"。即将面煮熟捞出，与羊肉、酪、葱、蒜、香菜煎炒。

② 搠罗脱因：该茶饭的做法是将白面糅合，按成铜钱的样子，再以羊肉、羊舌、山药、蘑菇、胡萝卜、糟姜等佐料。"用好酽肉同下炒葱，醋调和。"这相当于一种酸葱面片炒羊肉片。

③ 汤粥：当时民间常食的粥类。元代宫廷的达官贵人也喜爱食粥。

梁米淡粥[①]　补中益气。

梁米二升

上先将水滚过，澄清，滤净，次将米淘洗三、五遍，熬成粥，或下圆米、渴米、折米皆可。

河西米汤粥[②]　补中益气。

羊肉一脚子，卸成事件　河西米二升

右熬成汤，滤净，下河西米，淘洗净，次下细乞马、米、葱、盐，同熬成粥，或不用乞马亦可。

撒速汤[③]　系西天茶饭名。治元脏虚冷，腹内冷痛，腰脊酸疼。

羊肉二脚子，头蹄一副　草果四个　官桂三两　生姜半斤　哈昔泥如回回豆子两个大

上件，用水一铁络，熬成汤，于石头锅内盛顿，下石榴子一斤，胡椒二两，盐少许，炮石榴子用小油一杓，哈昔泥如豌豆一块，炒鹅黄色微黑，汤末子油去净，澄清，用甲香[④]、甘松[⑤]、哈昔泥、酥油烧烟薰瓶，封贮任意。

炙羊心[⑥]　治心气惊悸，郁结不乐。

羊心一个，带系桶　咱夫兰三钱

上件，用玫瑰水[⑦]一盏，浸取汁，入盐少许，签子签羊心，于火上炙，将咱夫兰[⑧]汁徐徐涂之，汁尽为度，食之。安宁心气，令人多喜。

炙羊腰　治卒患腰眼疼痛者。

羊腰一对　咱夫兰一钱

上件，用玫瑰水一杓，浸取汁，入盐少许，签子签腰子火上炙。将咱夫兰汁徐徐涂之，汁尽为度，食之。甚有效验。

攒鸡儿

肥鸡儿十个，撏洗净，熟切攒　生姜汁一合　葱二两，切　姜末半斤　小椒末四两　面二两，作面丝

上件，用煮鸡儿汤炒，葱、醋入姜汁调和。

炒鹌鹑

鹌鹑二十个，切成事件　萝卜二个，切　姜末四两　羊尾子一个，各切如色数　面二两，作面丝

上件，用煮鹌鹑汤炒，葱、醋调和。

盘兔

兔儿二个，切作事件　萝卜二个，切　羊尾子一个，切片　细料物二钱

上件，用炒，葱、醋调和，下面丝二两，调和。

河西肺

羊肺一个　韭六斤，取汁　面二斤，打糊　酥油[⑨]半斤　胡椒二两　生姜汁二合

上件，用盐调和匀，灌肺，煮熟，用汁浇食之。

---

① 梁米淡粥：是当时民间流传的粥类。其原料单一，做饭简单。不需要花费多少柴米，适合穷苦民众的日常所需。

② 河西米汤粥：河西，元代时期指的是黄河以西的西夏党项羌族所居住的地区。因此"河西米粥"是党项（唐兀）羌族的代表食品之一，即"河西茶饭"。河西米汤粥，具有补中益气之功。其做法是将河西米、葱、盐同熬而成。

③ 撒速汤：是古印度或西藏流传至中国内地的一种食品，极具地域特色。

④ 甲香：为蝾螺科动物蝾螺或其近缘动物的掩厣。

⑤ 甘松：败酱科植物甘松的根及根茎。可理气止痛，开郁醒脾。用于脘腹胀满，食欲不振，呕吐；外治牙痛，脚肿。

⑥ 炙羊心：属于元代宫廷食物中的"回回食品"。以"玫瑰水"浸"咱夫兰"的汁，"入盐少许"，将羊心或羊腰子置于火上炙，其肉味鲜美。

⑦ 玫瑰水：由玫瑰花泡制而成。据《维吾尔药志》记载，玫瑰花具"理气解郁，镇静安神，和血，养血，调经"等功能。这种以玫瑰水、咱夫兰为调料的食品制作方法显然是受到波斯或阿拉伯饮食文化的影响。

⑧ 咱夫兰：此物是"回回地面"所产的一种红花。

⑨ 酥油：是从牛、羊奶中提炼出来的一种乳制品。

姜黄腱子

羊腱子一个，熟　羊肋枝二个，截作长块　豆粉一斤　白面一斤　咱夫兰二钱　栀子五钱

上件，用盐、料物调和，搽腱子，下小油炸。

鼓儿签子

羊肉五斤，切细　羊尾子一个，切细　鸡子十五个　生姜二钱　葱二两，切　陈皮二钱，去白　料物三钱

上件，调和匀，入羊白肠内，煮熟切作鼓样，用豆粉一斤，白面一斤，咱夫兰一钱，栀子三钱，取汁，同拌鼓儿签子，入小油炸。

带花羊头

羊头三个，熟切　羊腰四个　羊肚肺各一具，煮熟切，攒胭脂染　生姜四两　糟姜二两，各切　鸡子五个，作花样　萝卜三个，作花样

上件，用好肉汤炒，葱、盐、醋调和。

鱼弹儿

大鲤鱼十个，去皮、骨、头、尾　羊尾子二个，同剁为泥　生姜一两，切细　葱二两，切细　陈皮末三钱　胡椒末一两　哈昔泥二钱

上件，下盐，入鱼肉内拌匀，丸如弹儿，用小油炸。

芙蓉鸡

鸡儿十个，熟攒　羊肚、肺各一具，熟切　生姜四两，切　胡萝卜十个，切　鸡子二十个，煎作饼，刻花样　赤根①　芫荽打糁②　胭脂　栀子染　杏泥一斤

上件，用好肉汤炒，葱、醋调和。

肉饼儿

精羊肉十斤，去脂膜筋，捶为泥　哈昔泥三钱　胡椒二两　荜拨一两　芫荽末一两

上件，用盐调和匀，捻饼，入小油炸。

盐肠

羊苦肠水洗净

上件，用盐拌匀，风干，入小油炸。

脑瓦剌

熟羊胸子二个，切薄片　鸡子二十个，熟

上件，用诸般生菜，一同卷饼。

姜黄鱼

鲤鱼十个，去皮鳞　白面二斤　豆粉一斤　芫荽末二两

上件，用盐、料物淹拌过搽鱼，入小油炸熟，用生姜二两，切丝。芫荽叶，胭脂染，萝卜丝炒，葱调和。

攒雁

雁五个，煮熟，切攒　姜末半斤

右用好肉汤炒，葱、盐调和。

猪头姜豉

猪头二个，洗净，切成块　陈皮二钱，去白　良姜二钱　小椒二钱　官桂二钱　草果五个　小油一斤　蜜半斤

上件，一同熬成，次下芥末炒，葱、醋、盐调和。

---

① 赤根：菠菜。《本草纲目·菜部》菠薐条又作"赤根菜"。

② 糁（sǎn 散）：米屑和羹也。

蒲黄瓜齑

净羊肉十斤，煮熟，切如瓜齑　小椒一两　蒲黄半斤

上件，用细料物一两，盐同拌匀。

攒羊头

羊头五个，煮熟攒　姜末四两　胡椒一两

上件，用好肉汤炒，葱、盐、醋调和。

攒牛蹄

马蹄、熊掌一同。

牛蹄一副，煮熟，攒　姜末二两

上件，用好肉汤同炒，葱、盐调和。

细乞思哥

羊肉一脚子，煮熟，切细　萝卜二个，熟，切细　羊尾子一个，熟切　哈夫儿二钱

上件用好肉汤同炒，葱调和。

肝生

羊肝一个，水浸，切细丝　生姜四两，切细丝　萝卜二个，切细丝　香菜　蓼子各二两，切细丝

上件，用盐、醋、芥末调和。

马肚盘

马肚肠一副，煮熟，切　芥末半斤

上件，将白血灌肠，刻花样，涩脾，和脂剁心子攒成炒，葱、盐、醋、芥末调和。

炸牒①儿

系细项。

牒儿二个，卸成各一节　哈昔泥一钱　葱一两，切细

上件，用盐一同淹拌，少时，入小油炸熟。次用咱夫兰二钱，水浸汁，下料物、芫荽末，同糁②拌。

熬蹄儿

羊蹄五副，退洗净，煮软，切成块　姜末一两　料物五钱

上件，下面丝炒，葱、醋、盐调和。

熬羊胸子

羊胸子二个，退毛洗净，煮软，切作色数块　姜末二两　料物五钱

上件，用好肉汤，下面丝炒，葱、盐、醋调和。

鱼脍

新鲤鱼五个，去皮、骨、头、尾　生姜二两　萝卜二个　葱一两　香菜　蓼子各切如丝　胭脂打糁

上件，下芥末炒，葱、盐、醋调和。

红丝

羊血同白面依法煮熟　生姜四两　萝卜一个　香菜　蓼子各一两，切细丝

上件，用盐、醋、芥末调和。

烧雁　烧䴇䴘③、烧鸭子等同。

雁一个，去毛、肠、肚，净　羊肚一个，退洗净，包雁　葱二两　芫荽末一两

---

① 牒（zhé 哲）：里脊肉。

② 糁：方言字，指煮熟的米粒。

③ 䴇䴘：水鸟名。

上件，用盐同调，入雁腹内烧之。

烧水札①

水札十个，摙洗净　芫荽末一两　葱十茎　料物五钱

上件，用盐同拌匀烧，或以肥面包水扎，就笼内蒸熟亦可。或以酥油水和面包水扎，入炉　内炉熟亦可。

柳蒸羊

羊一口，带毛

上件，于地上作炉，三尺深，周回以石，烧令通赤，用铁芭盛羊上，用柳子盖覆，土封，以熟为度。

仓馒头

羊肉　羊脂　葱　生姜　陈皮各切细

上件，入料物、盐、酱，拌和为馅。

鹿奶肪馒头　或作仓馒头，或做皮薄馒头皆可。

鹿奶肪　羊尾子各切如指甲片　生姜　陈皮各切细

上件，入料物、盐，拌和为馅。

茄子馒头

羊肉　羊脂　羊尾子　葱　陈皮各切细　嫩茄子去穰

上件，同肉作馅，却入茄子内蒸，下蒜酪、香菜末，食之。

剪花馒头

羊肉　羊脂　羊尾子　葱　陈皮各切细

上件，依法入料物、盐、酱拌馅包馒头，用剪子剪诸般花样，蒸，用胭脂染花。

水晶角儿②

羊肉　羊脂　羊尾子　葱　陈皮　生姜各切细

上件，入细料物、盐、酱拌匀，用豆粉③作皮包之。

酥皮奄子④

羊肉　羊脂　羊尾子　葱　陈皮　生姜各切细或下瓜哈孙——系山丹根

上件，入料物、盐、酱拌匀，用小油、米粉与面，同和作皮。

撇列角儿

羊肉　羊脂　羊尾子　新韭各切细

上件，入料物、盐、酱拌匀，白面作皮，镟上炮熟，次用酥油、蜜，或以葫芦瓠子作馅亦可。

莳萝角儿

羊肉　羊脂　羊尾子　葱　陈皮　生姜各切细

上件，入料物、盐、酱拌匀，用白面、蜜与小油拌入锅内，滚水搅熟作皮。

---

① 水札：水鸟名。
② 角儿：是元代民间的一种面食。
③ 豆粉：即淀粉。《说文》称"粉所以傅面者也"。
④ 奄子：从制作方法上来看，似乎是今天北方人经常食用的"合子"。基本做法是将面粉加少量盐拌匀，用开水，揉成面团。将各种馅与调料拌匀。取出事先揉好的面团，揪出大小均匀的剂子，擀成薄厚均匀的圆皮，包入菜馅，并将边缘捏成瓦楞形。在平底锅放入适量油，八成热后把合子放入，小火慢慢煎至表面金黄。

天花包子[①]

或作蟹黄亦可。藤花包子一同。

羊肉　羊脂　羊尾子　葱　陈皮　生姜各切细　天花滚水烫熟，洗净，切细

上件，入料物、盐、酱拌馅，白面作薄皮，蒸。

荷莲兜子

羊肉三脚子，切　羊尾子二个，切　鸡头仁八两　松黄八两　八檐仁[②]四两　蘑菇八两　杏泥一斤　胡桃仁八两　必思答仁[③]四两　胭脂一两　栀子四钱　小油二斤　生姜八两　豆粉四斤　山药三斤　鸡子三十个　羊肚肺各二副　苦肠一副　葱四两　醋半瓶　芫荽叶

上件，用盐、酱、五味调和匀，豆粉作皮，入盏内蒸，用松黄汁浇食。

黑子儿烧饼[④]

白面五斤　牛奶子二升　酥油一斤　黑子儿一两，微炒

上件，用盐、减少许，同和面作烧饼。

牛奶子烧饼

白面五斤　牛奶子二斤　酥油一斤　茴香一两，微炒

上件，用盐、减少许，同和面作烧饼。

蒸饼　经卷儿一同。

白面十斤　小油一斤　小椒一两，炒去汁　茴香一两，炒

上件，隔宿用酵子、盐、减、温水，一同和面。次日入面接肥，再和成面。每斤作二个，入笼内蒸。

颇儿必[⑤]汤　即羊辟膝骨。主男女虚劳，寒中，羸瘦，阴气不足。利血脉，益经气。

颇儿必三四十个，水洗净

上件，用水一铁络，同熬。四分中熬取一分，澄滤净，去油去滓，再凝定。如欲食，任意多少。

米哈讷关列孙[⑥]　治五劳七伤，藏气虚冷。常服补中益气。

羊后脚一个，去筋膜，切碎

上件，用净锅内干爁[⑦]熟。令盖封闭，不透气，后用净布绞纽取汁。

卷第二

诸般汤煎

桂浆　生津止渴，益气和中，去湿逐饮。

生姜三斤，取汁　熟水二斗　赤茯苓三两，去皮，为末　桂三两，去皮，为末　曲末半斤　杏仁一百个，汤洗，去皮、尖，生研为泥　大麦半两，为末　白沙蜜三斤，炼净

上用前药，蜜水拌和匀，入磁罐内，油纸封口数重，泥固济，冰窖内放三日方熟。绵滤冰浸，暑

---

① 天花包子：天花，蕈类植物。《本草纲目·菜部》天花蕈又作"天花菜"。包子，其成馅原料与馒头无异。其做法是将各种原料细切之后，与盐、酱等调料拌合成馅，再用白面做薄皮，一起蒸熟而食。元代的馒头和包子的差别大概在于皮的厚薄和形状的不同，详情待考。

② 八檐仁：八檐杏仁。《本草纲目·果部》"巴旦杏，出回回旧地"注："仁，甘美，点茶食之。"

③ 必思答仁：山果仁。《本草纲目·果部》必思答注："出回回田中……核仁作果食。"

④ 黑子儿烧饼：黑子儿，即黑芝麻。烧饼，是元代民间面食的一种。见于文献记载的主要有"芝麻烧饼"、"黄烧饼"、"酥烧饼"、"硬面烧饼"等。

⑤ 颇儿必：蒙古语，意为"羊膝骨"。

⑥ 米哈讷关列孙：元代宫廷菜肴。"米哈讷"，蒙语意为"肉"。"关列孙"，其义不详。

⑦ 爁（lǎn 览）：烧烤也。《淮南子·览冥训》："火爁炎而不灭。"

月饮之。

桂沉浆 去湿逐饮，生津止渴，顺气。

紫苏叶一两，锉　沉香三钱，锉　乌梅一两，取肉　沙糖六两

上件四味，用水五六碗，熬至三碗，滤去滓，入桂浆一升，合和作浆饮之。

荔枝膏 生津止渴，去烦。

乌梅半斤，取肉　桂一十两，去皮，锉　沙糖二十六两　麝香半钱，研　生姜汁五两　熟蜜一十四两

右用水一斗五升，熬至一半，滤去滓，下沙糖、生姜汁，再熬去滓，澄定少时，入麝香搅匀，澄清如常，任意服。

梅子丸 生津止渴，解化酒毒，去湿。

乌梅一两半，取肉　白梅一两半，取肉　干木瓜一两半　紫苏叶一两半　甘草一两，炙　檀香二钱　麝香一钱，研

上为末，入麝香和匀，沙糖为丸如弹大。每服一丸，嚼化。

五味子汤 代葡萄酒饮。生津止渴，暖精益气。

北五味一斤，净肉　紫苏叶六两　人参四两，去芦，锉　沙糖二斤

上件，用水二斗，熬至一斗，滤去滓，澄清，任意服之。

人参汤 代酒饮。顺气、开胸膈，止渴生津。

新罗参四两，去芦，锉　橘皮一两，去白　紫苏叶二两　沙糖一斤

上件，用水二斗，熬至一斗，去滓，澄清，任意饮之。

仙术汤 去一切不正之气，温脾胃，进饮食，辟瘟疫，除寒湿。

苍术一斤，米泔①浸三日，竹刀子切片，焙干，为末　茴香二两，炒，为末　甘草二两，炒，为末　白面一斤，炒　干枣二升，焙干，为末　盐四两，炒

上件，一同和匀。每日空心白汤点服。

杏霜汤 调顺肺气，利胸膈，治咳嗽。

粟米五升，炒，为面　杏仁二升，去皮、尖，麸炒，研　盐三两，炒

上件拌匀。每日空心白汤调一钱。入酥少许尤佳。

山药汤 补虚益气，温中润肺。

山药一斤，煮熟　粟米半升，炒，为面　杏仁二斤，炒令过熟，去皮、尖，切如米

上件，每日空心白汤调二钱，入酥油少许，山药任意。

四和汤 治腹内冷痛，脾胃不和。

白面一斤，炒　芝麻一斤，炒　茴香二两，炒　盐一两，炒

上件，并为末。每日空心白汤点服。

枣姜汤 和脾胃，进饮食。

生姜一斤，切作片　枣三升，去核，炒　甘草二两，炒　盐二两，炒

上件为末，一处拌匀。每日空心白汤点服。

茴香汤 治元藏②虚弱，脐腹冷痛。

茴香一斤，炒　川楝子半斤　陈皮半斤，去白　甘草四两，炒　盐半斤，炒

上件为细末，相和匀。每日空心白汤点服。

---

① 米泔：即洗米水。
② 元藏：指肾脏。

破气汤[1] 治元藏虚弱，腹痛，胸膈闭闷。

杏仁一斤，去皮、尖，麸炒，别研　茴香四两，炒　良姜一两　荜澄茄二两　陈皮二两，去白　桂花半斤　姜黄一两　木香一两　丁香一两　甘草半斤　盐半斤

上件为细末。空心[2]白汤[3]点服。

白梅汤 治中热，五心烦躁，霍乱呕吐，干渴，津液不通。

白梅肉一斤　白檀[4]四两　甘草四两　盐半斤

上件为细末。每服一钱，入生姜汁少许，白汤调下。

木瓜汤[5] 治脚气[6]不仁，膝劳冷痹疼痛。

木瓜四个，蒸熟，去皮，研烂如泥　白沙蜜二斤，炼净

上件二味，调和匀，入净磁器内盛之。空心白汤点服。

橘皮醒醒汤[7] 治酒醉不解，呕噫吞酸[8]。

香橙皮一斤，去白　陈橘皮一斤，去白　檀香四两　葛花半斤　绿豆花半斤　人参二两，去芦　白豆蔻仁二两　盐六两，炒

上件为细末。每日空心白汤点服。

渴忒[9]**饼儿** 生津止渴，治嗽。

渴忒一两二钱　新罗参一两，去芦　菖蒲[10]一钱，各为细末　白纳八[11]三两，研，系沙糖

上件，将渴忒用葡萄酒[12]化成膏，和上项药末，令匀为剂，印[13]作饼。每用一饼，徐徐噙化。

官桂[14]**渴忒饼儿** 生津，止寒嗽。

---

① 破气汤：破气，中医治疗学术语。系理气法之一，即用较峻烈的理气药散气结、开郁滞的方法。破气汤主要是为辅助治疗各种疾病，强身健体的疗膳。

② 空心：即空腹。

③ 白汤：即白开水。其功用是温中理气。主治寒凝气滞，腹痛，胸膈闭闷等症。

④ 白檀：又名"檀香"、"白檀香"、"旃檀"等。性温，味辛。主治理气和胃。用于脘腹疼痛、噎膈、呕吐。此汤为以白梅肉做主要原料调制而成的汤饮。主要作用是作为辅助治疗各种疾病、强身健体的疗膳。

⑤ 木瓜汤：木瓜，又名"木瓜实"、"铁脚梨"。为蔷薇科植物贴梗海棠的果实。性味酸、甘、温。为平肝舒筋、和胃利湿、疏络通痹之良药。主治吐泻转筋、湿痹、脚气、水肿、痢疾等。木瓜汤，是治疗各种疾病、强身健体之药膳。此汤除具有除湿通痹的作用，后来历代膳食书籍中常常添加其他辅料，但名称不变。

⑥ 脚气：即脚气病。又名"缓风"、"脚弱"，是一种由于人体中缺乏维生素B_1而引起的疾病。具体表现为四肢感觉异常、过敏、迟钝，触觉、疼觉减退，肌肉酸痛，肌力下降，行走困难，心力衰竭，下肢浮肿、食欲减退、胃肠功能紊乱等症状。多见于以米食为主的地区，如中国南方及东南亚等地。其原因在于精细的大米中缺乏维生素B1。中医古籍很早就有对此病的记载，隋代巢元方的《诸病源候论》对该病进行了详细的论述。《肘后备急方》、《备急千金要方》等书也都有用赤小豆、乌豆、大豆等治疗本症的记载。

⑦ 橘皮醒醒汤：醒，为酒醉后的状态。张衡《南都赋》："其甘不爽，醉而不醒。"醒醒，为醒酒之意。橘皮醒醒汤，主要是对醉酒之人进行解酒的救治，进而达到强身健体的目的。

⑧ 呕噫吞酸：为中医症名，指人们因醉酒而引起的呕吐或吞酸水等不适之状。

⑨ 渴忒：即血竭，味甘咸，性平，有似栀子的香气，能除五脏邪气。

⑩ 菖蒲：味辛，性微温，无毒，根茎和叶均含挥发油、氨基酸、有机酸和糖类，能开窍、豁痰、理气、活血、散风、去湿，但阴虚阳亢、烦躁多汗者慎服。

⑪ 白纳八：即白砂糖，味甘，寒，无毒。主心腹热胀，止渴，明目。主含糖，还含有蛋白质、碳水化合物、钙、磷、铁。

⑫ 葡萄酒：具有益气，调中，耐饥，强志的作用。含酒精比较低，气味甜、辣，性热，微毒。主要含蛋白质、脂肪、碳水化合物、钙、磷、铁、胡萝卜素、尼克酸和维生素B1、维生素B2、维生素C等营养成分。

⑬ 印：是通过一定的机械作用力，使得药物或饮品形成一定的性质，便于携带和储存。这种方法，类似于今天流行于西北地区砖茶的做法。

⑭ 官桂：即"肉桂"、"桂皮"之异称。

官桂二钱，为末　渴忒一两二钱　新罗参一两二钱，去芦，为末　白纳八三两，研

上件，将渴忒用玫瑰水化成膏，和药末为剂，用诃子油①印作饼子。每用一饼，徐徐嚼化。

答必纳②饼儿　清头目，利咽膈，生津止渴，治嗽。

答必纳二钱为末，即草龙胆③　新罗参一两二钱，去芦，为末　白纳八五两，研

上件，用赤赤哈纳（即北地酸角儿。）熬成膏，和药末为剂，印作饼儿，每用一饼，徐徐嚼化。

橙香饼儿　宽中顺气，清利头目。

新橙皮一两，焙，去白　沉香五钱　白檀五钱　缩砂④五钱　白豆蔻仁五钱　荜澄茄三钱　南硼砂三钱，别研　龙脑二钱，别研　麝香二钱，别研

上件为细末，甘草膏和剂印饼。每用一饼，徐徐嚼化。

牛髓膏子　补精髓，壮筋骨，和血气，延年益寿。

黄精膏五两　地黄膏三两　天门冬膏一两　牛骨头内取油二两

上件，将黄精膏、地黄膏、天门冬膏与牛骨油一同不住手用银匙搅，令冷定和匀成膏。每日空心温酒调一匙头。

木瓜煎

木瓜十个，去皮穰，取汁，熬水尽　白沙糖十斤，炼净

上件，一同再熬成煎。

香圆煎

香圆二十个，去皮取肉　白沙糖十斤，炼净

上件，一同再熬成煎。

株子⑤煎

株子一百个，取净肉　白沙糖五斤，炼净

上件，同熬成煎。

紫苏煎

紫苏叶五斤　干木瓜五斤　白沙糖十斤，炼净

上件，一同熬成煎。

金橘煎

金橘五十个，去子取皮　白沙糖三斤

上件，一同熬成煎。

樱桃煎

樱桃五十斤，取汁　白沙糖二十五斤

上件，同熬成煎。

桃煎

大桃一百个，去皮，切片取汁　白沙蜜二十斤，炼净

---

① 诃子油：即由君子科植物诃子的果实制成的油。"诃子"又名"诃黎勒"、"诃黎"、"随风子"、"大诃子"等。诃子的果实含有诃子酸、葡萄糖等。具有涩肠敛肺，降火利咽的功能。常用于治疗久泻久痢，便血脱肛，肺虚喘咳，久咳不止，咽痛喑哑，崩漏带下，遗精，尿频等症。《唐本草》记其"主冷气，心腹胀满，下食。"《医学启源》卷下："诃子气温味苦，主腹胀满，不下饮食，消痰下气，通利津液，破胸膈结气，治久痢赤白、肠风。"

② 答必纳：即草龙胆，张元素《珍珠囊》记曰："苦，纯阴。泄肝热，止眼睛疼，酒浸上行。"

③ 草龙胆：疑为"龙胆草"。《本草纲目·草部》龙胆："俗呼草龙胆"。

④ 缩砂：元代医学家朱丹溪指出："安胎止痛，行气故也。《日华子》云：'治一切气，霍乱，心腹痛'。又云：'止休息痢。其名缩砂蜜也'。"

⑤ 株子：金桔类果品。《本草品汇·果部》株子条："其实有三种：小而圆者谓之金豆；大而弹丸者谓之金橘；锐而长者谓之牛奶金柑。"

上件，一同熬成煎。

石榴浆

石榴子十斤，取汁　白沙糖十斤，炼净

上件，一同熬成煎。

小石榴煎

小石榴二斗，蒸熟去子，研为泥　白沙蜜十斤，炼净

上件，一同熬成煎。

五味子舍儿别[①]

新北五味十斤，去子，水浸取汁　白沙糖八斤，炼净

上件，一同熬成煎。

赤赤哈纳　即酸刺

赤赤哈纳不以多少，水浸取汁

上件，用银石器内熬成膏。

松子油

松子不以多少，去皮，捣研为泥

上件，水绞取汁熬成，取净清油绵滤净，再熬澄清。

杏子油

杏子不以多少，连皮捣碎

上件，水煮熬，取浮油，绵滤净，再熬成油。

酥油

牛乳中取净凝，熬而为酥。

醍醐油[②]

取上等酥油，约重千斤之上者，煎熬过滤净，用大磁瓮贮之，冬月取瓮中心不冻者，谓之醍醐。

马思哥油[③]

取净牛奶子不住手用阿赤（即打油木器也。）打取浮凝者为马思哥油。今亦云白酥油。

枸杞茶[④]

枸杞五斗，水淘洗净，去浮麦，焙干，用白布筒净，去蒂萼、黑色，选拣红熟者，先用雀舌茶展溲碾子，茶芽不用，次碾枸杞为细末。每日空心用□[⑤]匙头，入酥油搅匀，温酒调下，白汤亦可。（忌与酪同食。）

---

① 舍儿别："舍儿别"或"舍里别"就是"Sherbet"的汉译名，在现代英语中译为冰果子露或果汁饮料，一般认为，它源自阿拉伯语"Sharbah"。

② 醍醐油：是一种在酥酪上凝聚的油脂，有很浓的油香味。"醍醐"一词源于天竺语。《汉语外来语词典》指出，醍醐源自梵语 dā dhi，是一种凝乳，从酥油中提炼出来。气主要成分是脂肪，其中含饱和脂肪酸以及不饱和脂肪酸。主滋阴、润燥、止渴。用于治疗虚劳肺痿、咳唾脓血、消渴、便秘、风痹、皮肤瘙痒等症。《唐本草》亦记载："主风邪痹气，通润骨髓，可为摩药，功优于酥。"醍醐在古代是非常受人喜爱的食品，特别适宜虚劳羸弱和患有气血不足，营养不良，肺痿咳唾，消渴便秘等病患服用。

③ 马思哥油：即白酥油。有人认为此名为"乌思哥油"之讹。系马奶或牛奶一同熬制而成的饮料。人们在搅拌牛、羊、马奶子的过程中所提取的奶油被称作"乌思哥油"。

④ 枸杞茶：是指以枸杞和雀舌茶混合制成的一种饮料。枸杞茶用于虚劳精亏、腰膝酸痛、眩晕耳鸣、内热消渴、血虚萎黄、目昏不明，有止渴补肾等功效。能预防动脉硬化以及防止血管老化，消除疲劳。这种由药材配制而成的药汤，在元代盛行不衰，反映了我国当时北方某些民族的饮食特征，甚至影响到宫廷。

⑤ □：底本《饮膳正要》三卷明景泰七年内府刻本以及校本《饮膳正要》上海古籍出版社影印本（1990）在此处均为空格。

玉磨茶①

上等紫笋五十斤，筛筒净，苏门炒米②五十斤，筛筒净，一同拌和匀，入玉磨内，磨之成茶。

金字茶③

系江南湖州④造进末茶⑤。

范殿帅茶⑥

系江浙庆元路造进茶芽，味色绝胜诸茶。

紫笋雀舌茶⑦

选新嫩芽蒸过，为紫笋。有先春、次春、探春，味皆不及紫笋雀舌。

女须儿⑧

（出直北地面，味温甘。）

西番茶⑨

（出本土，味苦涩，煎用酥油。）

川茶、藤茶、夸茶⑩

（皆出四川。）

燕尾茶⑪

（出江浙、江西。）

孩儿茶⑫

（出广南。）

---

① 玉磨茶：即以同等数量的"紫笋茶"和"苏门炒米"同拌和匀，入玉磨内磨制成的饮品。至今仍然是蒙古等北方民族喜爱的食品。可见"玉磨茶"是古代北方游牧民族食物与南方饮料结合后生成的一种宫廷饮料。

② 炒米：是由北方传统粮食粟经过炒制而成的方便食品。由于其具有干燥不易腐败的特点，因而可以用作人们在进行长途运输和旅行时的必备食品。

③ 金字茶：系江南湖州所造"进末茶"，又名"金字茶"，为元代研制的品种。末茶的加工方法比较复杂：先将茶叶炒干，然后在磨上将其研碾成很细的粉末，再将这些茶粉制成茶饼。饮用的时候，将茶饼捣碎研细，再用开水冲饮。末茶中的精品即所谓"蜡茶"。

④ 湖州：为元代湖州路。隋仁寿二年（602）始置州，治所在乌程（今浙江吴兴）。

⑤ 末茶：元人喜欢将茶叶碾成茶末饮用，他们先将末茶一钱七分放入茶盏，然后注入少量的沸水，将茶末泡透，茶香尽溢，从而使茶的表面达到"色鲜白"的效果。

⑥ 范殿帅：此茶属于浙东的贡茶。"庆元路"（即今浙江宁波）在宋代就出产有名的"日铸茶"，也是贡品。此处"范殿帅"当指南宋降元著名将领范文虎。他在宋朝时曾任殿前副都指挥使，领禁军，故有"殿帅"之称。他曾向宫廷进献"日铸茶"，此茶因此得到另一名称。

⑦ 紫笋雀舌茶：又名"顾渚茶"，顾渚是山名，紫笋是茶名。这种茶在唐代就已经成为贡品。所谓"雀舌"，是指茶叶的形状。

⑧ 女须儿：应该是一种非汉语词汇，语义不详。"直北"在元代时期应当是指中国的正北方地区。因为真正的茶树生长环境是受到气候条件制约的，难以在黄河流域乃至蒙古高原、东西伯利亚地区生长。故"女须儿"应该是当时北方某些游牧民族充当日常饮料的一种植物。

⑨ 西番茶：此处之西番，主要指藏族地区。"西番茶"与现代藏族的酥油茶应有渊源关系。

⑩ 夸茶：亦名"胯茶"。在宋代，夸茶是贡茶中的极品。《元史·食货志二》称其为"建宁夸茶"。

⑪ 燕尾茶：在宋代已经出现。"燕尾"是茶芽的形状，类似于燕子的尾巴。宋人熊蕃《宣和北苑贡茶录》记载道："茶芽有数品，……次曰中茶，乃一芽带两叶，号一枪二旗。"一枪二旗，形似燕尾，故名。

⑫ 孩儿茶：又名"儿茶膏"、"黑儿茶"、"铁儿茶"、"珠儿茶"、"儿茶"、"乌爹泥"、"乌垒泥"、"乌丁泥"等是海外出产的一种药物，元代前期即已传入中国。元代常以此物与其他香料碾细混合加工成块状，用来含嚼，有生津醒酒的功效，颇为流行。到了明代，孩儿茶仍是由海外进口的货物之意，但当时主要作为外用的药物。在医药学上，本品具有收湿、敛疮、止血的疗效。用于疮疡多脓水，久不敛口，外伤出血等症。

温桑茶①

（出黑峪②。）

凡诸茶③，味甘苦微寒，无毒。去痰热，止渴，利小便，消食下气，清神少睡。

清茶④

先用水滚过滤净，下茶芽，少时煎成。

炒茶

用铁锅烧赤，以马思哥油、牛奶子、茶芽同炒成。

兰膏⑤

玉磨末茶三匙头，面、酥油同搅成膏，沸汤点之。

酥签⑥

金字末茶两匙头，入酥油同搅，沸汤点服。

建汤

玉磨末茶一匙，入碗内研匀，百沸汤点之。

香茶

白茶⑦一袋　龙脑成片者三钱　百药煎⑧半钱　麝香⑨二钱

同研细，用香粳米熬成粥，和成剂，印作饼。

诸　水

玉泉水⑩

甘平，无毒。治消渴，反胃，热痢。今西山有玉泉水，甘美味胜诸泉。

井华水

甘平，无毒。主人九窍大惊出血，以水噀面即住。及洗人目翳。投酒醋中，令人损败，平旦汲者是也。今内府御用之水，常于邹店取之。缘自至大初武宗皇帝幸柳林⑪飞放⑫，请皇太后同往观焉。

---

① 温桑茶：早在金代时期人们就已经开始培育这种茶树，政府亦设置官坊进行加工制造。不过，当时的主管官员"不亲尝其味，但采民言为温桑，实非茶也。"这种植物似乎与南方真正的茶树是有区别的。

② 黑峪：也称"黑谷"。即今日北京市延庆县以北的地区。

③ 诸茶：本品"茶"是北方所产。

④ 清茶：此茶似乎是经过短时间煎泡"茶芽"而成的清饮。即人们饮用茶时先用热水泡过、滤净茶叶后，再加水煎制而成。与现代茶道中的"洗茶"步骤类似。与加料茶饮相比，元代清饮仍然占有相当大的比重。即人们在饮茶方式上钟情于茶的本色本味，从而追求心境中的幽雅。

⑤ 兰膏：是以茶和酥油混合而成的一种饮料。这种饮品并不限于宫廷。

⑥ 酥签：一种以茶和酥油为基本材料制成的饮品。元杂剧《吕洞宾三醉岳阳楼》中，茶坊出卖各种茶汤，其中便有酥签。

⑦ 白茶：属轻微发酵茶，是我国茶类中的特殊珍品。因其成品茶多为芽头，满披白毫，如银似雪，因而得名。白茶的历史十分悠久，迄今已有800余年。主要品种有"白牡丹"、"白毫银针"。白茶为福建的特产。白茶制法的特点是既不破坏酶的活性，又不促进氧化作用，且保持毫香显现，汤味鲜爽。

⑧ 百药煎：为五倍子同茶叶等经发酵制成的块状物。该药为灰褐色，表面间有黄白色斑点，微呈香气。具有润肺化痰，生津止渴，解毒疗疮，止血固脱之疗效。

⑨ 麝香：是我国一种名贵的药材。青藏高原为我国麝香之主要产地。

⑩ 玉泉水：据《食物本草》卷2"水部"记曰：玉泉水在顺天府城西三十里，山曰西山，巍峨钜势，争奇拥翠于皇都之右，每大雪初霁，千峰万壑，积素凝辉，宛然如昼，每当山顶，名为玉泉，水自石穴中出，鸣如杂珮，甘冽宜茗。"又，玉泉水"味甘冽，主解热，除烦躁，止渴消宿醒，治霍乱转筋热，淋暑痢，小便不通，心腹冷痛，反胃呕逆，闭口椒毒及鱼骨鲠，烹茗饮之，令人清肌，爽骨、口颊、生芳。"玉泉水质绝佳之事，在元代其他文献中亦多所记述。

⑪ 柳林：在大都的东南。

⑫ 飞放：指皇帝在春天放鹰捕鹅。

由是道经邹店，因渴思茶，遂命普兰奚国公金界奴朵儿只煎造。公亲诣诸井选水，惟一井水，味颇清甘。汲取煎茶以进，上称其茶味特异。内府常进之茶，味色两绝。乃命国公于井所建观音堂，盖亭井上，以栏翼之，刻石纪其事。自后御用之水，日必取焉。所造汤茶，比诸水殊胜，邻左有井，皆不及也。此水煎熬过，澄莹如一。常较其分两与别水增重。

神仙服食

铁瓮先生琼玉膏

此膏填精补髓，肠化为筋，万神具足，五脏盈溢，髓实血满，发白变黑，返老还童，行如奔马。日进数服，终日不食亦不饥，开通强志，日诵万言，神识高迈，夜无梦想。人年二十七岁以前，服此一料，可寿三百六十岁。四十五岁以前服者，可寿二百四十岁。六十三岁以前服者，可寿一百二十岁。六十四岁以上服者，可寿百岁。服之十剂，绝其欲，修阴功，成地仙矣。一料分五处，可救五人痈疾，分十处，可救十人劳疾。修合之时，沐浴至心，勿轻示人。

新罗参二十四两，去芦　生地黄一十六斤，汁　白茯苓四十九两，去黑皮　白沙蜜一十斤，炼净

上件，人参、茯苓为细末，蜜用生绢滤过，地黄取自然汁，捣时不用铜铁器，取汁尽，去滓，用药一处拌和匀，入银石器或好磁器内封，用净纸二三十重封闭，入汤内，以桑柴火煮三昼夜。取出，用蜡纸数重包瓶口，入井口去火毒一伏时。取出再入旧汤内煮一日，出水气，取出开封，取三匙作三盏，祭天地百神，焚香设拜，至诚端心。每日空心，酒调一匙头。

地仙煎　治腰膝疼痛，一切腹内冷病。令人颜色悦泽，骨髓坚固，行及奔马。

山药一斤　杏仁一升，汤泡，去皮、尖　生牛奶子二升

上件，将杏仁研细，入牛奶子、山药，拌绞取汁，用新磁瓶密封，汤煮一日。每日空心，酒调一匙头。

金髓煎

延年益寿，填精补髓，久服发白变黑，返老还童。

枸杞①不以多少，采红熟者

右用无灰酒浸之，冬六日，夏三日，于沙盆内研令烂细，然后以布袋绞取汁，与前浸酒一同慢火熬成膏，于净磁器内封贮。重汤煮之，每服一匙头，入酥油少许，温酒调下。

天门冬膏　去积聚，风痰，癫疾，三虫，伏尸，除瘟疫。轻身，益气，令人不饥，延年不老。

天门冬不以多少，去皮、去根、须，洗净

上件捣碎，布绞取汁，澄清滤过，用磁器、沙锅或银器，慢火熬成膏。每服一匙头，空心温酒调下。

服天门冬

《道书八帝经》：欲不畏寒，取天门冬、茯苓为末服之。每日顿服，大寒时汗出，单衣。

《抱朴子》云：杜紫微服天门冬，御八十妾，有子一百四十人，日行三百里。

《列仙子》云：赤松子食天门冬，齿落更生，细发复出。

---

① 枸杞：一种常见的中药。枸杞叶可以用来泡"枸杞茶"饮用；红色果实"枸杞子"可用于做菜或泡茶；枸杞根亦具有药用价值。如长期食用枸杞或饮用枸杞茶，不会有副作用。它具有解热、治疗糖尿病、止咳化痰等疗效。枸杞茎叶具有补虚、清热双重功效。初夏季节，民间采其嫩茎叶作蔬菜食用，习称"枸杞头"。其性味苦、甘、凉。《食疗本草》曰"坚筋耐老，除风，补益筋骨。"《药性论》说它"能补益精诸不足，易颜色，变白（乌须发）明目，安神。和羊肉作羹，益人，甚除风，明目；若渴可煮作饮，代茶饮人；发热诸毒烦闷，可单煮汁解之，能热面毒……"《本草纲目》言："去上焦心肺客热"。中医理论认为，枸杞主要功能是通过补肾而生精血，精生则充髓，骨髓充盛则阴血得以滋生，肝血自能随之充盈。由于枸杞含有十多种氨基酸、多种维生素和人体必需的微量元素及甜菜碱等，具有降血糖、降血脂、调整神经活动、促进肝细胞再生、增强免疫力等功能，有助于治疗老年性高血压、高血脂、动脉硬化、糖尿病等。

《神仙传》：甘始者，太原人。服天门冬，在人间三百年。

《修真秘旨》：神仙服天门冬，一百日后怡泰和颜，羸劣者强。三百日，身轻。三年，身走如飞。

服地黄

《抱朴子》云：楚文子服地黄八年，夜视有光，手上车弩。

服苍术

《抱朴子》云：南阳文氏，值乱逃于壶山，饥困，有人教之食术，遂不饥。数年乃还乡里，颜色更少，气力转胜。

《药经》云：心欲长生，当服山精。是苍术也。

服茯苓

《抱朴子》云：任季子服茯苓一十八年，玉女从之，能隐彰，不食谷，面生光。

孙真人《枕中记》：茯苓久服，百日百病除。二百日，夜昼二服后，役使鬼神。四年后，玉女来侍。

服远志

《抱朴子》云：陵阳仲子服远志二十年，有子三十人，开书所见，便记不忘。

服五加皮酒

东华真人《煮石经》：舜常登苍梧山，曰厥金玉香草，即五加也，服之延年。故云：宁得一把五加，不用金玉满车；宁得一斤地榆，安用明月宝珠。昔鲁定公母，单服五加皮酒，以致长生。如张子声、杨始建、王叔才、于世彦等，皆古人服五加皮酒而房室不绝，皆寿三百岁，有子三、二十人。世世有服五加皮酒而获年寿者甚众。

服桂

《抱朴子》云：赵他子服桂二十年，足下毛生，日行五百里，力举千斤。

服松子

《列仙传》：偓佺①食松子，能飞行健，走如奔马。

《神仙传》：松子不以多少，研为膏，空心温酒调下一匙头，日三服则不饥渴。久服日行五百里，身轻体健。

服松节酒

《神仙传》：治百节疼痛，久风虚，脚痹痛。松节酿酒，服之神验。

服槐实

《神仙传》：槐实于牛胆中渍浸百日，阴干。每日吞一枚，十日身轻，二十日白发再黑，百日通神。

服枸杞

《食疗》云：枸杞叶能令人筋骨壮，除风补益，去虚劳，益阳事。春夏秋采叶，冬采子，可久食之。

服莲花

太清诸本草：七月七日采莲花七分，八月八日采莲根八分，九月九日采莲子九分，阴干食之，令人不老。

服栗子

《食疗》云：如肾气虚弱，取生栗子不以多少，令风干之。每日空心细嚼之三五个，徐徐咽之。

服黄精

神仙服黄精成地仙：昔临川有士人虐其婢，婢乃逃入山中。久之，见野草枝叶可爱，即拔取食

---

① 偓佺：即古代传说中的仙人。

之，甚美。自是常食之，久而不饥，遂轻健。夜息大木下，闻草动以为虎，惧而上木避之，及晓下平地，其身豁然，凌空而去，或自一峰之顶，若飞鸟焉，数岁，其家采薪见之，告其主，使捕之，不得。一日，遇绝壁下，以网三面围之，俄而腾上山顶。其主异之，或曰：此婢安有仙风道骨？不过灵药服食。遂以酒馔五味香美，置往来之路，观其食否，果来食之，遂不能远去，擒之。问以述其故，所指食之草，即黄精也。谨按：黄精宽中益气，补五藏，调良肌肉，充实骨髓，坚强筋骨，延年不老，颜色鲜明，发白再黑，齿落更生。

神枕法

汉武帝东巡泰山下，见老翁锄于道，背上有白光高数尺。帝怪而问之，有道术否？老翁对曰：臣昔年八十五时，衰老垂死，头白齿落，有道士者，教臣服枣，饮水，绝谷，并作神枕法，中有三十二物。内二十四物善，以当二十四气；其八物毒，以应八风。臣行转少，黑发更生，堕齿复出，日行三百里。臣今年一百八十矣，不能弃世入山，顾恋子孙，复还食谷，又已二十余年，犹得神枕之力，往不复老。武帝视老翁，颜壮当如五十许人，验问其邻人，皆云信然。帝乃从授其方作枕，而不能随其绝谷，饮水也。

神枕方 用五月五日，七月七日，取出林柏以为枕。长一尺二寸，高四寸，空中容一斗二升，以柏心赤者为盖，厚二分，盖致之令密，又使开闭也。又钻盖上为三行，每行四十九孔，凡一百四十七孔，令容粟大。用下项药：

芎䓖　当归　白芷　辛黄　杜衡　白术　藁本　木兰　蜀椒　桂　干姜　防风　人参　桔梗　白薇　荆实　肉苁蓉　飞廉　柏实　薏苡仁　款冬花　白衡　秦椒　蘪芜

凡二十四物，以应二十四气。

乌头　附子　藜芦　皂角　茵草　矾石　半夏　细辛　八物毒者，以应八风。

上三十二物各一两，皆㕮咀①。以毒药上安之，满枕中，用囊以衣枕。百日面有光泽，一年体中诸疾一一皆愈，而身尽香。四年白发变黑，齿落重生，耳目聪明。神方验秘，不传非人也。武帝以问东方朔，答云：昔女廉以此传玉青，玉青以传广成子，广成子以传黄帝。近者谷城道士淳于公枕此药，枕百余岁而头发不白。夫病之来皆从阳脉起，今枕药枕，风邪不得侵入矣。又虽以布囊衣枕，犹当复以帏囊重包之，须欲卧时乃脱去之耳。诏赐老翁疋帛，老翁不受，曰：臣之于君，犹子之于父也，子知道以上之于父，义不受赏。又臣非卖道者，以陛下好善，故进此耳。帝止而更赐诸药。

服菖蒲

《神仙服食》：菖蒲寻九节者，窨②干百日，为末，日三服。久服聪明耳目，延年益寿。

《抱朴子》云：韩聚服菖蒲十三年，身上生毛，日诵万言，冬袒不寒。须得石上生者，一寸九节，紫花尤善。

服胡麻

《神仙服食》：胡麻，食之能除一切痼疾，久服长生，肥健人，延年不老。

服五味

《抱朴子》：服五味十六年，面色如玉，入火不灼，入水不濡。

服藕实

《食医心镜》：藕实，味甘平，无毒。补中养气，清神，除百病。久服令人止渴悦泽。

服莲子莲蕊

《日华子》云：莲子并石莲去心，久食令人心喜，益气、止渴。治腰痛，泄精，泻痢。

《日华子》云：莲花蕊，久服镇心益色，驻颜轻身。

---

① 㕮咀：将药物用口嚼碎，如豆粒大，以便煎服。此处也可作咀嚼解。

② 窨（yìn 印）：《说文》：“地室也。”

服何首乌

《日华子》云：何首乌，味甘，无毒，久服壮筋骨，益精髓，黑髭鬓，令人有子。

四时所宜

春三月，此谓发陈，天地俱生，万物以荣，夜卧早起，广步于庭，被发缓行，以使志生，生而勿杀，予而勿夺，赏而勿罚，此春气之应，养生之道也。逆之则伤肝，夏为寒变，奉长者少。

春气温，宜食麦，以凉之，不可一于温也。禁温饮食及热衣服。

夏三月，此谓蕃秀，天地气交，万物华实，夜卧早起，无厌于日，使志无怒，使华英成秀，使气得泄，若所爱在外，此夏气之应，养长之道也。逆之则伤心，秋为痎①疟，奉收者少，冬至重病。

夏气热，宜食菽，以寒之，不可一于热也。禁温饮食，饱食，湿地，濡衣服。

秋三月，此谓容平，天气以急，地气以明，早卧早起，与鸡俱兴，使志安宁，以缓秋刑，收敛神气，使秋气平，无外其志，使肺气清，此秋气之应，养收之道也。逆之则伤肺，冬为飧泄，奉藏者少。

秋气燥，宜食麻，以润其燥。禁寒饮食，寒衣服。

冬三月，此谓闭藏，水冰地坼，无扰乎阳，早卧晚起，必待日光，使志若伏若匿，若有私意，若己有得，去寒就温，无泄皮肤，使气亟夺，此冬气之应，养藏之道也。逆之则伤肾，春为痿厥，奉生者少。

冬气寒，宜食黍，以热性治其寒。禁热饮食，温炙衣服。

五味偏走

酸涩以收，多食则膀胱不利，为癃闭。苦燥以坚，多食则三焦闭塞，为呕吐。辛味薰蒸，多食则上走于肺，荣卫不时而心洞，咸味涌泄，多食则外注于脉，胃竭，咽燥而病渴。甘味弱劣，多食则胃柔缓而虫过，故中满而心闷。

辛走气，气病勿多食辛。咸走血，血病勿多食咸。苦走骨，骨病勿多食苦。甘走肉，肉病勿多食甘。酸走筋，筋病勿多食酸。

肝病禁食辛，宜食粳米、牛肉、葵菜之类。心病禁食咸，宜食小豆、犬肉、李、韭之类。脾病禁食酸，宜食大豆、豕肉、栗、藿之类。肺病禁食苦，宜食小麦、羊肉、杏、薤之类。肾病禁食甘，宜食黄黍、鸡肉、桃、葱之类。

多食酸，肝气以津，脾气乃绝，则肉胝䐢而唇揭。多食咸，骨气劳短，肌气折，则脉凝泣而变色。多食甘，心气喘满，色黑，肾气不平，则骨痛而发落。多食苦，则脾气不濡，胃气乃厚，则皮槁而毛拔。多食辛，筋脉沮弛，精神乃央，则筋急而爪枯。五谷为食，五果为助，五肉为益，五菜为充，气味合和而食之，则补精益气。虽然五味调和，食饮口嗜，皆不可多也。多者生疾，少者为益。百味珍馔，日有慎节，是为上矣。

食疗诸病

生地黄鸡

治腰背疼痛，骨髓虚损，不能久立，身重气乏，盗汗，少食，时复吐利。

生地黄半斤　饴糖五两　乌鸡一枚

上三味，先将鸡去毛、肠肚净，细切，地黄与糖相和匀，内鸡腹中，以铜器中放之，复置甑中蒸炊，饭熟成，取食之。不用盐醋，唯食肉尽却饮汁。

羊蜜膏　治虚劳，腰痛，咳嗽，肺痿，骨蒸。

熟羊脂五两　熟羊髓五两　白沙蜜五两，炼净　生姜汁一合　生地黄汁五合

---

① 痎：古书上说的一种疟疾。

上五味，先以羊脂煎令沸，次下羊髓又令沸，次下蜜、地黄、生姜汁，不住手搅，微火熬数沸成膏。每日空心温酒调一匙头。或作羹汤，或作粥食之亦可。

羊脏羹①

治肾虚劳损，骨髓伤败。

羊肝、肚、肾、心、肺各一具，汤洗净　牛酥一两　胡椒一两　荜拨一两　豉一合　陈皮二钱，去白　良姜二钱　草果两个　葱五茎

上件，先将羊肝等，慢火煮令熟，将汁滤净。和羊肝等并药，一同入羊肚内，缝合口，令绢袋盛之，再煮熟，入五味，旋旋②任意食之。

羊骨粥　治虚劳，腰膝无力。

羊骨一副，全者，捶碎　陈皮二钱，去白　良姜二钱　草果二个　生姜一两　盐少许

上水三斗，慢火熬成汁，滤出澄清，如常作粥，或作羹汤亦可。

羊脊骨粥　治下元久虚，腰肾伤败。

羊脊骨一具，全者，捶碎　肉苁蓉一两，洗，切作片　草果三个　荜拨二钱

上件，水熬成汁，滤去滓，入葱白、五味，作面羹食之。

白羊肾羹　治虚劳，阳道衰败，腰膝无力。

白羊肾二具，切作片　肉苁蓉一两，酒浸，切　羊脂四两，切作片　胡椒二钱　陈皮一钱，去白　荜拨二钱　草果二钱

上件相和，入葱白、盐、酱，煮作汤，入面饦子，如常作羹食之。

猪肾粥　治肾虚劳损，腰膝无力，疼痛。

猪肾一对，去脂膜，切　粳米三合　草果二钱　陈皮一钱，去白　缩砂二钱

上件，先将猪肾、陈皮等煮成汁，滤去滓，入酒少许，次下米成粥，空心食之。

枸杞羊肾粥　治阳气衰败，腰脚疼痛，五劳七伤。

枸杞叶一斤　羊肾一对，细切　葱白一茎　羊肉半斤，炒

上四味拌匀，入五味，煮成汁，下米熬成粥，空腹食之。

鹿肾羹　治肾虚耳聋。

鹿肾一对，去脂膜，切

上件于豆豉中，入粳米三合，煮粥或作羹，入五味，空心食之。

羊肉羹　治肾虚衰弱，腰脚无力。

羊肉半斤，细切　萝卜一个，切作片　草果一钱　陈皮一钱，去白　良姜一钱　荜拨一钱　胡椒一钱　葱白三茎

上件，水熬成汁，入盐、酱熬汤，下面饦子，作羹食之。将汤澄清，作粥食之亦可。

鹿蹄汤　治诸风、虚，腰脚疼痛，不能践地。

鹿蹄四只　陈皮二钱　草果二钱

上件，煮令烂熟，取肉，入五味，空腹食之。

鹿角酒　治卒患腰痛，暂转不得。

鹿角新者，长二三寸，烧令赤

上件，内酒中浸二宿，空心饮之立效。

黑牛髓煎　治肾虚弱，骨伤败，瘦弱无力。

黑牛髓半斤　生地黄汁半斤　白沙蜜半斤，炼去蜡

---

① 羊脏羹：是以养的内脏和一些调味品为原料制作而成的一种羹食，是元代宫廷的疗膳佳肴。

② 旋旋：迅即，随时。

上三味和匀，煎成膏，空心酒调服之。

狐肉汤 治虚弱，五藏邪气。

狐肉五斤，汤洗净　草果五个　缩砂二钱　葱一握　陈皮一钱，去白　良姜二钱　哈昔泥一钱，即阿魏

上件，水一斗，煮熟，去草果等，次下胡椒二钱，姜黄一钱，醋、五味，调和匀，空心食之。

乌鸡汤 治虚弱，劳伤，心腹邪气。

乌雄鸡一只，捣洗净，切作块子　陈皮一钱，去白　良姜一钱　胡椒二钱　草果二个

上件，以葱、醋、酱相和，入瓶内，封口，令煮熟，空腹食。

醍醐酒 治虚弱，去风湿。

醍醐一盏

上件，以酒一杯和匀，温饮之，效验。

山药①饦② 治诸虚，五劳七伤，心腹冷痛，骨髓伤败。

羊骨七五块，带肉　萝卜一枚，切作大片　葱白一茎　草果五个　陈皮一钱，去白　良姜一钱　胡椒二钱　缩砂二钱　山药二斤

上件同煮，取汁澄清，滤去滓，面二斤，山药二斤，煮熟，研泥，溲面作饦，入五味，空腹食之。

山药粥 治虚劳，骨蒸，久冷。

羊肉一斤，去脂膜，烂煮熟，研泥　山药一斤，煮熟，研泥

上件，肉汤内下米三合，煮粥，空腹食之。

酸枣粥 治虚劳，心烦，不得睡卧。

酸枣仁一碗

上用水，绞取汁，下米三合煮粥，空腹食之。

生地黄粥 治虚弱骨蒸，四肢无力，渐渐羸瘦，心烦不得睡卧。

生地黄汁一合　酸枣仁二两，水绞，取汁二盏

上件，水煮同熬数沸，次下米三合煮粥，空腹食之。

椒面羹 治脾胃虚弱，久患冷气，心腹结痛，呕吐不能下食。

川椒③三钱，炒，为末　白面四两

上件同和匀，入盐少许，于豆豉作面条，煮羹食之。

荜拨粥 治脾胃虚弱，心腹冷气疠痛，妨闷不能食。

荜拨一两　胡椒一两　桂五钱

上三味为末。每用三钱，水三大碗，入豉半合，同煮令熟，去滓，下米三合作粥，空腹食之。

良姜粥 治心腹冷痛，积聚，停饮。

高良姜半两，为末　粳米三合

上件，水三大碗　煎高良姜至二碗，去滓，下米煮粥，食之效验。

吴茱萸粥 治心腹冷气冲胁肋痛。

吴茱萸半两，水洗，去涎，焙干，炒，为末

---

① 山药：学名"薯蓣"，别称"淮山"、"山薯"、"延草"、"玉延"、"野山薯"等，是一种多年生草本植物。据《本草纲目》记载，山药性味平、甘、无毒，有益肾气、强筋骨，治泄精健忘等症，是一种上等的保健食品。唐代宗名李预，因避讳改为"薯药"；北宋时又因避宋英宗赵曙讳而更名"山药"。

② 饦：即"馎饦"，古代的一种面制食品，类似于饼，或者属于饼类。在宋代，"馎饦"是一种常见的食品。

③ 川椒：即花椒，性热，味辛香。是烹调食品的主要调味品之一，经常用于烹煮肉类，也常作为炒椒盐花生、椒盐豆，制中式椒盐饼等。

上件，以米三合，一同作粥，空腹食之。

牛肉脯 治脾胃久冷，不思饮食。

牛肉五斤，去脂膜，切作大片　胡椒五钱　荜拨五钱　陈皮二钱，去白　草果二钱　缩砂二钱　良姜二钱

上件为细末，生姜汁五合，葱汁一合，盐四两，同肉拌匀，淹二日，取出焙干，作脯，任意食之。

莲子粥 治心志不宁。补中强志，聪明耳目。

莲子一升，去心

上件煮熟，研如泥，与粳米三合，作粥，空腹食之。

鸡头粥 治精气不足，强志，明耳目。

鸡头实三合

上件煮熟，研如泥，与粳米一合，煮粥食之。

鸡头粉羹 治湿痹，腰膝痛。除暴疾，益精气，强心志，耳目聪明。

鸡头磨成粉　羊脊骨一副，带肉，熬取汁

上件，用生姜汁一合，入五味调和，空心食之。

桃仁粥 治心腹痛，上气咳嗽，胸膈妨满，喘急。

桃仁三两，汤煮熟，去尖、皮，研

上件取汁，和粳米同煮粥，空腹食之。

生地黄粥 治虚劳，瘦弱，骨蒸，寒热往来，咳嗽唾血。

生地黄汁二合

上件，煮白粥，临熟时入地黄汁，搅匀，空腹食之。

鲫鱼①羹 治脾胃虚弱，泄痢，久不瘥者，食之立效。

大鲫鱼二斤　大蒜两块　胡椒二钱　小椒二钱　陈皮二钱　缩砂二钱　荜拨二钱

上件，葱、酱、盐、料物、蒜，入鱼肚内，煎熟作羹，五味调和令匀，空心食之。

炒黄面 治泄痢，肠胃不固。

白面一斤，炒令焦黄

上件，每日空心温水调一匙头。

乳饼面 治脾胃虚弱，赤白泄痢。

乳饼一个，切作豆子样

上件，用面拌煮熟，空腹食之。

炙黄鸡 治脾胃虚弱，下痢。

黄雌鸡一只，㧑净

上以盐、酱、醋、茴香、小椒末同拌匀，刷鸡上，令炭火炙干焦，空腹食之。

牛奶子煎荜拨法

贞观中，太宗苦于痢疾，众医不效，问左右能治愈者，当重赏。时有术士进此方：用牛奶子煎荜拨，服之立瘥。

猯②肉羹 治水肿，浮气，腹胀，小便涩少。

猯肉一斤，细切　葱一握　草果三个

---

① 鲫鱼：朱丹溪在《本草衍义补遗·鲫鱼条》称："诸鱼皆属火，惟鲫鱼属土，故能入阳明而有调胃实肠之功。若得之多者，未尝不起火也，戒之。又云：诸鱼之性无德之伦，故能动火。鲫鱼合莼作羹，主胃弱不下食，做脍主久赤白痢。"

② 猯（tuán 团）：兽名，即猪獾。《本草纲目·兽部》"猯，即今猪獾也。"

上件，用小椒、豆豉，同煮烂熟，入粳米一合作羹，五味调匀，空腹食之。

黄雌鸡 治腹中水癖，水肿。

黄雌鸡一只，拂净　草果二钱　赤小豆一升

上件，同煮熟，空心食之。

青鸭羹 治十种水病不瘥。

青头鸭一只，退净　草果五个

上件，用赤小豆半升，入鸭腹内煮熟，五味调，空心食。

萝卜粥 治消渴，舌焦，口干，小便数。

大萝卜五个，煮熟，绞取汁

上件，用粳米三合，同水并汁，煮粥食之。

野鸡羹 治消渴，口干，小便频数。

野鸡一只，拂净

上入五味，如常法作羹臛①食之。

鹁鸽②羹 治消渴，饮水无度。

白鹁鸽一只，切作大片

上件，用土苏③一同煮熟，空腹食之。

鸡子黄④ 治小便不通。

鸡子黄一枚，生用

上件，服之不过三服，熟亦可食。

葵菜羹 治小便癃闭不通。

葵菜叶不以多少，洗择净

上煮作羹，入五味，空腹食之。

鲤鱼汤 治消渴，水肿，黄疸，脚气。

大鲤鱼一头　赤小豆一合　陈皮二钱，去白　小椒二钱　草果二钱

上件，入五味，调和匀，煮熟，空腹食之。滋肾益气，驱风解毒之功效

马齿菜粥 治脚气，头面水肿，心腹胀满，小便淋涩。

马齿菜洗净，取汁

上件，和粳米同煮粥，空腹食之。

小麦粥 治消渴，口干。

小麦淘净，不以多少

上以煮粥，或炊作饭，空腹食之。

驴头羹 治中风头眩，手足无力，筋骨烦痛，言语蹇涩。

乌驴头一枚，拂洗净　胡椒二钱　草果二钱

上件，煮令烂熟，入豆豉汁中，五味调和，空腹食之。

驴肉汤 治风狂，忧愁不乐，安心气。

---

① 羹臛（huǒ 火）：臛，肉羹也。是将肉、菜煮成浓汁状的食品。在古代"羹"与"臛"是有区别的，"臛"专指以纯肉类为原料煮成的浓汁食品；而"羹"则是肉与蔬菜合煮或完全用蔬菜熬制而成的浓汁食品。如果其中有一些蔬菜，就只能称作"羹"而不是"臛"。

② 鹁鸽：又称"飞奴"、"鸽子"。具有滋肾益气，驱风解毒之功效。主治虚羸，消渴，久疟，妇女血虚经闭，恶疮疥癣等症。《食医心镜》记载说："治消渴饮水不知足，白花鸽一只，切作小脔，以土苏煎，含之咽汁。"

③ 土苏：莱菔的别称，见王桢《农书》。《蔬菜谱》作"土酥"。即萝卜。

④ 鸡子黄：即鸡蛋黄。

乌驴肉不以多少，切

上件，于豆豉中，烂煮熟，入五味，空心食之。

狐肉羹　治惊风，癫痫，神情恍惚，言语错谬，歌笑无度。

狐肉不以多少及五脏

上件，如常法入五味，煮令烂熟，空心食之。

熊肉羹　治诸风，脚气，痹痛不仁，五缓筋急。

熊肉一斤

上件，于豆豉中，入五味、葱、酱，煮熟，空腹食之。

乌鸡酒　治中风，背强，舌直不得语，目睛不转，烦热。

乌雌鸡一只，挦洗净，去肠肚

上件，以酒五升，煮取酒二升，去滓。分作三服，相继服之。汁尽，无时熬葱白、生姜粥投之，盖覆取汁。

羊肚羹　治诸中风。

羊肚一枚，洗净　粳米二合　葱白数茎　豉半合　蜀椒去目，闭口者。炒出汗，三十粒　生姜二钱半，细切

上六味拌匀，入羊肚内烂煮熟，五味调和，空心食之。

葛粉羹　治中风，心脾风热，言语謇涩，精神昏愦，手足不遂。

葛根半斤，捣，取粉四两　荆芥穗一两　豉三合

上三味，先以水煮荆芥、豉，六七沸，去滓，取汁，次将葛粉作索面，于汁中煮熟，空腹食之。

荆芥粥　治中风，言语謇涩，精神昏愦，口面㖞①斜。

荆芥穗一两　薄荷叶一两　豉三合　白粟米三合

上件，以水四升，煮取三升，去滓，下米煮粥，空腹食之。

麻子粥　治中风，五脏风热，语言謇涩，手足不遂，大肠滞涩。

冬麻子二两，炒，去皮，研　白粟米三合　薄荷叶一两　荆芥穗一两

上件，水三升，煮薄荷、荆芥，去滓，取汁，入麻子仁同煮粥，空腹食之。

恶实菜　即牛蒡子，又名鼠粘子。治中风，燥热，口干，手足不遂及皮肤热疮。

恶实菜叶肥嫩者　酥油

上件，以汤煮恶实叶三五升，取出，以新水淘过，布绞取汁，入五味，酥点食之。

乌驴皮汤　治中风，手足不遂，骨节烦疼，心燥，口眼面目㖞斜。

乌驴皮一张，挦洗净

上件，蒸熟，细切如条，于豉汁中，入五味，调和匀，煮过，空心食之。

羊头脍　治中风，头眩，羸瘦，手足无力。

白羊头一枚，挦洗净

上件，蒸令烂熟，细切，以五味汁调和脍，空腹食之。

野猪臛②　治久痔野鸡病③，下血不止，肛门肿满。

野猪肉二斤，细切

上件，煮令烂熟，入五味，空心食之。

獭肝羹④　治久痔下血不止。

---

① 㖞（wāi 歪）：偏斜，不正。
② 野猪臛：以野猪肉为主要原料的一种臛食，是当时宫廷中的一种疗膳佳肴。
③ 野鸡病：痔的别称。《草木子·杂制篇》："汉吕后讳雉，改雉名鸡，人患痔者，名野鸡病。"
④ 獭肝羹：以獭肝为主要原料的一种羹食。"羹"是用粮食与肉、蔬菜加上调味料物煮制而成的食品。

獭肝一副

上件，煮熟，入五味，空腹食之。

鲫鱼羹 治久痔，肠风，大便常有血。

大鲫鱼一头，新鲜者，洗净，切作片　小椒二钱，为末　草果一钱，为末

上件，用葱三茎，煮熟，入五味，空腹食之。

服药食忌

但服药不可多食生芫荽及蒜，杂生菜、诸滑物、肥猪肉、犬肉、油腻物、鱼脍腥膻等物。及忌见丧尸、产妇、淹秽之事。又不可食陈臭之物。

有术①勿食桃、李、雀肉②、胡荽、蒜③、青鱼④等物。有藜芦勿食狸肉。有巴豆勿食芦笋及野猪肉。有黄连、桔梗，勿食猪肉。有地黄勿食芜荑。有半夏、菖蒲，勿食饴糖及羊肉。有细辛勿食生菜。有甘草勿食菘菜、海藻。有牡丹勿食生胡荽。有商陆勿食犬肉。有常山勿食生葱、生菜。有空青、朱砂，勿食血。凡服药通忌食血。有茯苓勿食醋。有鳖甲勿食苋菜。有天门冬勿食鲤鱼。

凡久服药通忌：未不服药，又忌满日。正、五、九月忌巳日。二、六、十月忌寅日。三、七、十一月忌亥日。四、八、十二月忌申日。

食物利害

盖食物有利害者，可知而避之。

面有䭱⑤气，不可食。生料色臭，不可食。浆老而饭馊，不可食。煮肉不变色，不可食。

诸肉非宰杀者，勿食。诸肉臭败者，不可食。诸脑，不可食。凡祭肉自动者，不可食。猪羊疫死者，不可食。曝肉不干者，不可食。马肝、牛肝，皆不可食。兔合眼，不可食。烧肉，不可用桑柴火。獐、鹿、麋，四月至七月勿食。二月内，勿食兔肉。诸肉脯，忌米中贮之，有毒。鱼馁者，不可食。羊肝有孔者，不可食。诸鸟自闭口者，勿食。蟹八月后可食，余月勿食。虾不可多食，无须及腹下丹，煮之白者，皆不可食。腊月脯腊之属，或经雨漏所渍、虫鼠啮残者，勿食。海味糟藏之属，或经湿热变损，日月过久者，勿食。六月、七月，勿食雁。鲤鱼头，不可食，毒在脑中。诸肝青者，不可食。五月勿食鹿，伤神。九月勿食犬肉，伤神。十月勿食熊肉，伤神。不时者，不可食。诸果核未成者，不可食。诸果落地者，不可食。诸果虫伤者，不可食。桃杏双仁者，不可食。莲子不去心，食之成霍乱。甜瓜双蒂者，不可食。诸瓜沉水者，不可食。蘑菇勿多食，发病。榆仁不可多食，令人瞑。菜着霜者，不可食。樱桃勿多食，令人发风。葱不可多食，令人虚。芫荽勿多食，令人多忘。竹笋勿多食，发病。木耳色赤者，不可食。三月勿食蒜，昏人目。二月勿食蓼，发病。九月勿食着霜瓜。四月勿食胡荽，生狐臭。十月勿食椒，伤人心。五月勿食韭，昏人五脏。

食物相反

盖食不欲杂，杂则或有所犯，知者分而避之。

马肉不可与仓米同食。马肉不可与苍耳、姜同食。猪肉不可与牛肉同食。羊肝不可与椒同食，伤心。兔肉不可与姜同食，成霍乱。羊肝不可与猪肉同食。牛肉不可与栗子同食。羊肚不可与小豆、梅子同食，伤人。羊肉不可与鱼脍、酪同食。猪肉不可与芫荽同食，烂人肠。马奶子不可与鱼脍同食，生症瘕。鹿肉不可与鲍鱼同食。麋鹿不可与虾同食。麋肉脂不可与梅、李同食。牛肝不可与鲇鱼同

---

① 术：一般指白术、苍术等中药。
② 雀肉：忌白术、李子、桑葚、猪肝。
③ 蒜：性味相见本书卷三"菜品·蒜"条。一般不与补药同用，忌讳与蜜、地黄、何首乌、牡丹皮等同食。
④ 青鱼：鱼名。为鲤科水生动物，忌用牛、羊油煎炸而食。
⑤ 䭱（yān 奄）：食物发臭。

食，生风。牛肠不可与犬肉同食。鸡肉不可与鱼汁同食，生症瘕。鹌鹑肉不可与猪肉同食，面生黑。鹌鹑肉不可与菌子同食，发痔。野鸡不可与荞面同食，生虫。野鸡不可与胡桃、蘑菇同食。野鸡卵不可与葱同食，生虫。雀肉不可与李同食。鸡子不可与鳖肉同食。鸡子不可与生葱、蒜同食、损气。鸡肉不可与兔肉同食，令人溏泻。野鸡不可与鲫鱼同食。鸭肉不可与鳖肉同食。野鸡不可与猪肝同食。鲤鱼不可与犬肉同食。野鸡不可与鲇鱼同食，食之令人生癞疾。鲫鱼不可与糖同食。鲫鱼不可与猪肉同食。黄鱼不可与荞面同食。虾不可与猪肉同食，损精。虾不可与糖同食。虾不可与鸡肉同食。大豆黄不可与猪肉同食。黍米不可与葵菜同食，发病。小豆不可与鲤鱼同食。杨梅不可与生葱同食。柿、梨不可与蟹同食。李子不可与鸡子同食。枣不可与蜜同食。李子、菱角不可与蜜同食。葵菜不可与糖同食。生葱不可与蜜同食。莴苣不可与酪同食。竹笋不可与糖同食。蓼不可与鱼脍同食。苋菜不可与鳖肉同食。韭不可与酒同食。苦苣不可与蜜同食。薤不可与牛肉同食，生症瘕。芥末不可与兔肉同食，生疮。

食物中毒

诸物品类，有根性本毒者，有无毒而食物成毒者，有杂合相畏、相恶、相反成毒者，人不戒慎而食之，致伤腑脏和乳肠胃之气，或轻或重，各随其毒而为害，随毒而解之。

如饮食后不知记何物毒，心烦满闷者，急煎苦参汁饮，令吐出。或煮犀角汁饮之，或苦酒、好酒煮饮，皆良。

食菜物中毒，取鸡粪烧灰，水调服之。或甘草汁，或煮葛根汁饮之。胡粉水调服亦可。

食瓜过多，腹胀，食盐即消。食蘑菇、菌子毒，地浆解之。食菱角过多，腹胀满闷，可暖酒和姜饮之即消。食野山芋毒，土浆解之。食瓠中毒，煮黍穰汁饮之即解。

食诸杂肉毒及马肝漏脯中毒者，烧猪骨灰调服，或芫荽汁饮之，或生韭汁亦可。食牛、羊肉中毒，煎甘草汁饮之。食马肉中毒，嚼杏仁即消，或芦根汁及好酒皆可。食犬肉不消成膜胀，口干，杏仁去皮、尖，水煎饮之。

食鱼脍过多成虫瘕，大黄汁、陈皮末，同盐汤服之。食蟹中毒，饮紫苏汁，或冬瓜汁，或生藕汁解之。干蒜汁、芦根汁亦可。食鱼中毒，陈皮汁、芦根及大黄、大豆、朴硝汁皆可。

食鸭子中毒，煮秫米汁解之。

食鸡子中毒，可饮醇酒，醋解之。

饮酒大醉不解，大豆汁、葛花、椹子、柑子皮汁皆可。

食牛肉中毒，猪脂炼油一两，每服一匙头，温水调下即解。食猪肉中毒，饮大黄汁，或杏仁汁、朴硝汁，皆可解。

禽兽变异

禽兽形类，依本体生者，犹分其性质有毒无毒者，况异像变生，岂无毒乎。倘不慎口，致生疾病，是不察矣。

兽岐尾，马蹄夜目，羊心有孔，肝有青黑，鹿豹文，羊肝有孔，黑鸡白首，白马青蹄，羊独角，白羊黑头，黑羊白头，白鸟黄首，羊六角，白马黑头，鸡有四距，爆肉不燥，马生角，牛肝叶孤，蟹有独螯，鱼有眼睫，虾无须，肉入水动，肉经宿暖，鱼无肠、胆、腮，肉落地不沾土，鱼目开合及腹下丹。

卷第三

米谷品

稻米

味甘苦，平，无毒。主温中，令人多热，大便坚，不可多食。即糯米也。苏门者为上，酿酒者多用。

粳米

味甘苦，平，无毒。主益气，止烦，止泄，和胃气，长肌肉。即今有数种。香粳米，匾子米、雪里白、香子米。香味尤胜。诸粳米捣碎，取其圆净者，为圆米，亦作渴米。

粟米

味咸，微寒，无毒。主养肾气，去脾胃中热，益气。陈者良，治胃中热，消渴，利小便，止痢。唐本草注云：粟类多种，颗粒细如粱米，捣细，取匀净者为浙米。

青粱米

味甘，微寒，无毒。主胃痹，中热，消渴，止泄痢，益气补中，轻身延年。

白粱米

味甘，微寒，无毒。主除热，益气。

黄粱米

味甘，平，无毒。主益气和中，止泄。唐本注云：穗大毛长，谷米俱粗于白粱。

黍米

味甘，平，无毒。主益气补中，多热，令人烦。

久食昏人五脏，令人好睡，肺病宜食。

丹黍米

味苦，微温，无毒。主咳逆，霍乱，止烦渴，除热。

稷米

味甘，无毒。主益气，补不足。关西谓之糜子米，亦谓穄米。古者取其香可爱，故以供祭祀。

河西米

味甘，无毒。补中益气。颗粒硬于诸米。出本地。

绿豆

味甘寒，无毒。主丹毒，风疹，烦热，和五脏，行经脉。

白豆

味甘，平，无毒。调中，暖肠胃，助经脉。肾病宜食。

大豆

味甘，平，无毒。杀鬼气，止痛，逐水，除胃中热，下瘀血，解诸药毒。作豆腐即寒而动气。

赤小豆

味甘酸，平，无毒。主下水，排脓血，去热肿，止泻痢，通小便。解小麦毒。

回回豆子[①]

味甘，无毒。主消渴。勿与盐煮食之。出在回回地面，苗似豆，今田野中处处有之。

青小豆

味甘寒，无毒。主热中，消渴。止下痢，去腹胀。产妇无乳汁，烂煮三五升食之，即乳多。

豌豆

味甘，平，无毒。调顺荣卫，和中益气。

匾豆

味甘，微温。主和中。叶主霍乱吐下不止。

---

① 回回豆子：即"鹰嘴豆"。在元代宫廷饮食中，"回回豆子"最受重视，食谱中以此为原料制作的食品多达十余种，诸如"马思答吉汤"。具有补中益气，温肾壮阳，主消渴，解面毒，润肺止咳之作用，主要用于体倦阳痿，腰膝酸痛，食欲不振，病后体虚，糖尿病及肺壅肿等症。

小麦
味甘，微寒，无毒。主除热，止烦躁，消渴，咽干，利小便，养肝气，止痛，唾血。

大麦
味咸，温、微寒，无毒。主消渴，除热，益气，调中，令人多热，为五谷长。《药性论》云：能消化宿食，破冷气。

荞麦
味甘，平寒，无毒。实肠胃，益气力。久食动风气，令人头眩。和猪肉食之，患热风，脱人须眉。

白芝麻
味甘、大寒，无毒。治虚劳，滑肠胃，行风气，通血脉，去头风，润肌肤。食后生啖一合。与乳母食之，令子不生病。

胡麻
味甘，微寒。除一切痼疾，久服长肌肉，健人。油，利大便，治胞衣不下。《修真秘旨》云神仙服胡麻法：久服面光泽，不饥，三年水火不能害，行及奔马。

饧
味甘，微温，无毒。补虚乏，止渴，去血，建脾，治嗽。小儿误吞钱，取一斤，渐渐尽食之即出。

蜜
味甘，平、微温，无毒。主心腹邪气，诸惊痫，补五脏不足，气益中①，止痛，解毒，明耳目，和百药，除众病。

曲
味甘，大暖。疗藏府中风气，调中益气，开胃消食，补虚去冷。陈久者良。

醋
味酸，温，无毒。消痈肿、散水气，杀邪毒，破血运，除症块，坚积。醋有数种：酒醋、桃醋、麦醋、葡萄醋、枣醋、米醋为上，入药用。

酱
味咸酸，冷，无毒。除热止烦，杀百药、热汤火毒，杀一切鱼、肉、菜蔬毒，豆酱主治胜面酱。陈久者尤良。

豉
味苦，寒，无毒。主伤寒，头痛，烦躁，满闷。

盐
味咸，温，无毒。主杀鬼蛊邪，疰毒伤寒，吐胸中痰癖，止心腹卒痛。多食伤肺，令人咳嗽，失颜色。

酒
味苦甘辣，大热，有毒。主行药势，杀百邪，通血脉，厚肠胃，润皮肤，消忧愁，多饮损寿伤神，易人本性。酒有数般，唯酝酿以随其性。

虎骨酒
以酥炙虎骨捣碎，酿酒。治骨节疼痛，风痒冷痹痛。

枸杞酒
以甘州枸杞依法酿酒。补虚弱，长肌肉，益精气，去冷风，壮阳道。

---

① 气益中：底本《饮膳正要》三卷明景泰七年内府刻本以及校本《饮膳正要》上海古籍出版社影印本（1990）均为"气益中"，疑为"益中气"之误。

地黄酒

以地黄绞汁酿酒。治虚弱，壮筋骨，通血脉，治腹内痛。

松节酒

仙方以五月五日采松节，锉碎，煮水酿酒。治冷风虚，骨弱，脚不能履地。

茯苓酒

仙方，依法茯苓酿酒。治虚劳，壮筋骨，延年益寿。

松根酒

以松树下撅坑置瓮，取松根津液酿酒。治风，壮筋骨。

羊羔酒

依法作酒，大补益人。

五加皮酒

五加皮浸酒，或依法酿酒。治骨弱不能行走，久服壮筋骨，延年不老。

腽肭脐酒

治肾虚弱，壮腰膝，大补益人。

小黄米酒

性热，不宜多饮，昏人五脏，烦热多睡。

葡萄酒

益气调中，耐饥强志。酒有数等，有西番者，有哈剌火者，有平阳太原者，其味都不及哈剌火者。田地酒最佳。

阿剌吉酒

味甘辣，大热，有大毒。主消冷坚积，去寒气。用好酒蒸熬，取露成阿剌吉。

速儿麻酒

又名拨糟。味微甘辣。主益气，止渴。多饮令人膨胀、生痰。

兽　品

牛肉

味甘，平，无毒。主消渴，止哕①泄，安中益气，补脾胃。

牛髓

补中，填精髓。

牛酥

凉，益心肺，止渴、嗽，润毛发，除肺痿，心热吐血。

牛酪

味甘酸，寒，无毒。主热毒，止消渴，除胸中虚热，身面热疮。

牛乳腐

微寒，润五脏，利大小便，益十二经脉，微动气。

羊肉

味甘，大热，无毒。主暖中，头风，大风，汗出，虚劳，寒冷，补中益气。

羊头

凉，治骨蒸，脑热，头眩，瘦病。

---

① 哕（wá 娃）：吐也。《针灸大成·手太阴主治》："呕哕、咳逆上气。"

羊心

主治忧恚，膈气。

羊肝

性冷，疗肝气虚热，目赤暗。

羊血

主治女人中风、血虚，产后血晕，闷欲绝者，生饮一升。

羊五脏

补人五脏。

羊肾

补肾虚，益精髓。

羊骨

热，治虚劳，寒中，羸瘦。

羊髓

味甘，温。主治男女伤中，阴气不足，利血脉，益经气。

羊脑

不可多食。

羊酪

治消渴，补虚乏。

黄羊

味甘，温，无毒。补中益气，治劳伤虚寒。其种类数等成群，至于千数。

白黄羊

生于野草内。

黑尾黄羊

生于沙漠中。能走善卧，行走不成群。其脑不可食，髓骨可食，能补益人。煮汤无味。

山羊

味甘，平，无毒。补益人，生山谷中。

羖𤜵①

味甘，平，无毒。补五劳七伤，温中益气。其肉稍腥。

马肉

味辛苦，冷，有小毒。主热，下气，长筋骨，强腰膝，壮健轻身。

马头骨

作枕令人少睡。

马肝

不可食。

马蹄

白者治妇人漏下，白崩；赤者治妇人赤崩。

白马茎

味咸甘，无毒。主伤中，脉绝，强志，益气，长肌肉，令人有子，能壮盛阴气。

马心

主喜忘。

---

① 羖𤜵：羖，公羊。羖𤜵，又作羖䍽，群首的公羊。

马肉
内有生黑墨汁者，有毒，不可食。白马多有之。

马乳
性冷，味甘。止渴，治热。有三等，一名升坚，一名晃禾儿，一名窗兀。以升坚为上。

野马肉
味甘，平，有毒。壮筋骨。与家马肉颇相似，其肉落地不沾沙，然不宜多食。

象肉
味淡。不堪食，多食令人体重。胸前小横骨，令人能浮水。身有百兽肉，皆有分段，惟鼻是本肉。

象牙
无毒。主诸铁及杂物入肉，刮取屑，细研和水傅疮上即出。

驼肉
治诸风，下气，壮筋骨，润皮肤，疗一切顽麻风痹，肌肤紧急，恶疮肿毒。

驼脂
在两峰内，有积聚者，酒服之良。

驼乳
系爱刺。

性温，味甘。补中益气，壮筋骨，令人不饥。

野驼
味甘，温平，无毒。治诸风，下气，壮筋骨，润皮肤。

驼峰
治虚劳风。有冷积者，用葡萄酒温调峰子油，服之良。好酒亦可。

熊肉
味甘，无毒。主风痹，筋骨不仁。若腹中有积聚，寒热羸瘦者，不可食之，终身不除。

熊白[①]
凉，无毒。治风补虚损，杀劳虫。

熊掌
食之可御风寒。此是八珍之数，古人最重之。十月勿食之，损神。

驴肉
味甘，寒，无毒。治风狂忧愁不乐，安心气，解心烦。

头肉
治多年消渴，煮食之良。乌驴者，尤佳。

脂
和乌梅作丸，治久疟。

野驴
性味同。比家驴鬃尾长，骨骼大。食之能治风眩。

麋肉
味甘，温，无毒。益气补中，治腰脚无力。不可与野鸡肉及虾、生菜、梅、李果实同食，令人病。

---

① 熊白：即熊脂。

麋脂
味辛,温,无毒。主痈肿恶疮,风痹,四肢拘缓。通血脉,润泽皮肤。
麋皮
作靴能除脚气。
鹿肉
味甘,温,无毒。补中,强五脏,益气。
鹿髓
甘,温。主男女伤中,绝脉,筋急,咳逆,以酒服之。
鹿头
主消渴,夜梦见物。
鹿蹄
主脚膝疼痛。
鹿肾
主温中,补肾,安五脏,壮阳气。
鹿茸
味甘,微温,无毒。主漏下恶血,寒热惊痫,益气强志,补虚羸,壮筋骨。
鹿角
微咸,无毒。主恶疮痈肿,逐邪气,除小腹血急痛,腰脊痛及留血在阴中。
獐肉
温。主补益五脏。《日华子》云:肉无毒。八月至腊月食之,胜羊肉;十二月以后至七月食之,动气。道家多食,言无禁忌也。
犬肉
味咸,温,无毒。安五脏,补绝伤,益阳道,补血脉,厚肠胃,实下焦,填精髓。黄色犬肉尤佳。不与蒜同食,必顿损人。九月不宜食之,令人损神。
犬四脚蹄
煮饮之,下乳汁。
猪肉
味苦,无毒。主闭血脉,弱筋骨,虚肥人。不可久食,动风。患金疮者,尤甚。
猪肚
主补中益气,止渴。
猪肾
冷。和理肾气,通利膀胱。
猪四蹄
小寒。主伤挞诸败疮,下乳。
野猪肉
味苦,无毒。主补肌肤,令人虚肥。雌者肉更美,冬月食。橡子肉色赤,补人五脏,治肠风泻血,其肉味胜家猪。
江猪
味甘,平,无毒。然不宜多食,动风气,令人体重。
獭肉
味咸,平,无毒。治水气胀满。疗瘟疫病,诸热毒风,咳嗽劳损。不可与兔同食。

獭肝
甘，有毒。治肠风下血及主疰病相染。

獭皮
饰领袖则尘垢不著。如风沙翳目，以袖拭之即出。又鱼刺鲠喉中不出者，取獭爪爬项下即出。

虎肉
味咸酸，平，无毒。主恶心欲呕，益气力。食之入山，虎见则畏，辟三十六种魅。

虎眼睛
主疟疾，辟恶，止小儿热惊。

虎骨
主除邪恶气，杀鬼疰毒，止惊悸。主恶疮鼠瘘，头骨尤良。

豹肉
味酸，平，无毒。安五脏，补绝伤，壮筋骨，强志气。久食令人猛健忘，性粗疏，耐寒暑。正月勿食之，伤神。唐本注云：车驾卤簿用豹尾，取其威重为可贵也。

土豹脑子
可治腰疼。

狍子
味甘，平，无毒。补益人。

麂肉
味甘，平，无毒。主五痔，多食能动人痼疾。

麝肉
无毒，性温。似獐肉而腥，食之不畏蛇毒。

狐肉
温，有小毒。《日华子》云：性暖，补虚劳，治恶疮疥。

犀牛肉
味甘，温，无毒。主诸兽蛇虫蛊毒，辟瘴气，食之入山不迷其路。

犀角
味苦咸，微寒，无毒。主百毒蛊疰，邪鬼瘴气，杀钩吻、鸩羽、蛇毒。疗伤寒、瘟疫。犀有数等：山犀、通天犀、辟尘犀、水犀、镇帷犀。

狼肉
味咸，性热，无毒。主补益五脏，厚肠胃，填精髓。腹有冷积者，宜食之。味胜狐、犬肉。

狼喉嗉皮
熟成皮条，勒头去头痛。

狼皮
熟作番皮，大暖。

狼尾
马胸堂前带之，辟邪，令马不惊。

狼牙
带之辟邪。

兔肉
味辛，平，无毒。补中益气。不宜多食，损阳事，绝血脉，令人痿黄。不可与姜、橘同食，令人患卒心痛。妊娠不可食，令子缺唇。二月不可食，伤神。

兔肝
主明目。

腊月兔头及皮毛
烧灰，酒调服之，治难产，胞衣不出，余血不下。

塔剌不花
一名土拨鼠。

味甘，无毒。主野鸡瘘疮，煮食之宜人。生山后草泽中。北人掘取以食，虽肥，煮则无油，汤无味。多食难克化，微动气。

皮
作番皮，不湿透，甚暖。

头骨
去下颏肉，令齿全，治小儿无睡，悬之头边，即令得睡。

獾肉
味甘，平，无毒。治上气咳逆，水胀不差，作羹食良。

野狸
味甘，平，无毒。主治鼠瘘，恶疮，头骨尤良。

黄鼠
味甘，平，无毒。多食发疮。

猴肉
味酸，无毒。主治诸风，劳疾。酿酒尤佳。

禽 品

天鹅
味甘，性热，无毒。主补中益气。鹅有三、四等，金头鹅为上，小金头鹅为次。有花鹅者，有一等鹅不能鸣者，飞则翎响，其肉微腥，皆不及金头鹅。

鹅
味甘，平，无毒。利五脏，主消渴。孟诜云：肉性冷，不可多食，亦发痼疾。《日华子》云：苍鹅性冷有毒，食之发疮。白鹅无毒，解五脏热，止渴。脂润皮肤，主治耳聋。鹅弹补五脏，益气。有痼疾者，不宜多食。

雁
味甘，平，无毒。主风挛拘急，偏枯，气不通利，益气，壮筋骨，补劳瘦。

雁骨灰
和米泔洗头，长发。

雁膏
治耳聋，亦能长发。

雁脂
补虚羸，令人肥白。六月、七月勿食雁，令人伤神。

鹚
味甘，温，无毒。补中益气，食之甚有益人，炙食之味尤美。然有数等，白鹚鸨、黑头鹚鸨、胡鹚鸨，其肉皆不同。

髓
味甘美，补精髓。

水札
味甘，平，无毒。补中益气。宜炙食之，甚美。

丹雄鸡
味甘，平，微温，无毒。主妇人崩中漏下赤白，补虚，温中，止血。

白雄鸡
味酸，无毒。主下气，疗狂邪，补中，安五脏，治消渴。

乌雄鸡
味甘酸，无毒。主补中，止痛，除心腹恶气。虚弱者，宜食之。

乌雌鸡
味甘，温，无毒。主风寒湿痹，五缓六急，中恶，腹痛及伤折骨疼，安胎血，疗乳难。

黄雌鸡
味酸，平，无毒。主伤中，消渴，小便数，不禁，肠澼，泄痢，补五脏。先患骨热者，不可食。

鸡子
益气，多食令人有声。主产后痢，与小儿食之止痢。《日华子》云：鸡子，镇心，安五脏。其白微寒，疗目赤热痛，除心下伏热，止烦满、咳逆。

野鸡
味甘酸，微寒，有小毒。主补中益气，止泄痢。久食令人瘦。九月至十一月食之，稍有益，他月即发五痔及诸疮，亦不可与胡桃及菌子、木耳同食。

山鸡
味甘，温，有小毒。主五脏气喘不得息者，如食法服之。然久食能发五痔，与荞麦面同食生虫。今辽阳有食鸡，味甚肥美；有角鸡，味尤胜诸鸡肉。

鸭肉
味甘，冷，无毒。补内虚，消毒热，利水道及治小儿热惊痫。

野鸭
味甘，微寒，无毒。补中益气，消食，和胃气，治水肿。绿头者为上，尖尾者为次。

鸳鸯
味咸，平，有小毒。主治瘘疮。若夫妇不和者，作羹私与食之，即相爱。

鸂鶒①
味甘，平，无毒。治惊邪。

鹁鸽
味咸，平，无毒。调精益气，解诸毒药。

鸠肉
味甘，平，无毒。安五藏，益气明目，疗痈肿，排脓血。

鸨②肉
味甘，平，无毒。补益人。其肉粗味美。

寒鸦
味酸咸，平，无毒。主瘦病，止咳嗽，骨蒸羸弱者。

鹌鹑
味甘，温平，无毒。益气，补五脏，实筋骨，耐寒暑，消结热，酥煎食之，令人肥下焦。四月以

---

① 鸂鶒（xī chì 希赤）：水鸟名。《本草纲目·禽部》鸂鶒条又作："紫鸳鸯"。
② 鸨（bǎo 保）：鸟名。《本草纲目·禽部》鸨条："鸨，水鸟也。似雁而斑纹，无后趾。"

前未可食。

雀肉
味甘,无毒,性热。壮阳道,令人有子。冬月者良。

蒿雀
味甘,温,无毒。食之益阳道,美于诸雀。

鱼 品

鲤鱼
味甘,寒,有毒。主咳逆上气,黄疸,止渴,安胎。治水肿,脚气。天行病后不可食,有宿瘕者不可食。

鲫鱼
味甘,温平,无毒。调中,益五脏。和莼菜作羹食良,患肠风,痔瘘下血宜食之。

鲂鱼
甘,温平,无毒。补益与鲫鱼同功。若作鲙食,助脾胃。不可与疳痢人食。

白鱼
味甘,平,无毒。开胃下食,去水气。久食发病。

黄鱼
味甘,有毒。发风动气,不可与荞面同食。

青鱼
味甘,平,无毒。南人作鲊。不可与芫荽、面酱同食。

鲇鱼
味甘,寒,有毒。勿多食,目赤、须赤者,不可食。

沙鱼
味甘咸,无毒。主心气鬼疰、蛊毒、吐血。

鳝鱼
味甘,平,无毒。主湿痹。天行病后,不可食。

鲍鱼
味腥臭,无毒。主坠蹶踠折瘀血,痹在四肢不散者,及治妇人崩血不止。

河㹠鱼
味甘,温。主补虚,去湿气,治腰、脚、痔等疾。

石首鱼
味甘,无毒。开胃益气。干而味咸者,名为鲞。

阿八儿忽鱼
味甘,平,无毒。利五脏,肥美人,多食难克化,脂黄肉粗,无鳞,骨止有脆骨。胞可作膘胶,甚粘。膘与酒化服之,消破伤风。其鱼大者有一二丈长,一名鲟鱼,又名鳣鱼。生辽阳东北海河中。

乞里麻鱼[①]
味甘,平,无毒。利五脏,肥美人。脂黄肉稍粗。脆亦作膘。其鱼大者,有五六尺长,生辽阳东北海河中。

鳖肉
味甘,平,无毒。下气,除骨节间劳热结实壅塞。

---

① 乞里麻鱼:即鲟鱼。《本草纲目·鳞部》鲟鱼条注:"辽人名乞里鱼。"

蟹
味咸，有毒。主胸中邪热结痛，通胃气，调经脉。
虾
味甘，有毒。多食损人。无须者，不可食。
螺
味甘，大寒，无毒。治肝气热，止渴，解酒毒。
蛤蜊
味甘，大寒，无毒。润五脏，止渴，平胃，解酒毒。
猬
味苦，平，无毒。理胃气，实下焦。
蚌
冷，无毒。明目，止消渴，除烦，解热毒。
鲈鱼
平。补五脏，益筋骨，和肠胃，治水气，食之宜人。

果　品

桃
味辛甘，无毒。利肺气，止咳逆上气，消心下坚积，除卒暴击血，破症瘕，通月水，止痛。桃仁止心痛。
梨
味甘，寒，无毒。主热嗽，止渴，疏风，利小便，多食寒中。
柿
味甘，寒，无毒。通耳鼻气，补虚劳，肠澼不足，厚脾胃。
木瓜
味酸，温，无毒。主湿痹邪①气，霍乱吐下，转筋不止。
梅实
味酸，平，无毒。主下气，除烦热，安心，止痢，住渴。
李子
味苦，平，无毒。主僵仆，瘀血，骨痛，除痼热，调中。
奈子
味苦，寒。多食令人腹胀，病人不可食。
石榴
味甘酸，无毒。主咽渴，不可多食，损人肺，止漏精。
林檎
味甘酸，温。不可多食，发热，涩气，令人好睡。
杏
味酸。不可多食，伤筋骨。杏仁有毒，主咳逆上气。
柑子
味甘，寒。去肠胃热，利小便，止渴。多食发痼疾。

---

① 邪：《本草纲目·果部》木瓜条作"脚"字。

橘子
味甘酸，温，无毒。止呕，下气，利水道，去胸中瘕热。
橙子
味甘酸，无毒。去恶心。多食伤肝气。皮甚香美。
栗
味咸，温，无毒。主益气，厚肠胃，补肾虚，炒食，壅人气。
枣
味甘，无毒。主心腹邪气，安中养脾，助经脉，生津液。
樱桃
味甘，主调中，益脾气，令人好颜色。暗风人忌食。
葡萄
味甘，无毒。主筋骨湿痹，益气强志，令人肥健。
胡桃
味甘，无毒。食之令人肥健，润肌黑发，多食动风。
松子
味甘，温，无毒。治诸风头眩，散水气，润五脏，延年。
莲子
味甘，平，无毒。补中养神，益气，除百疾，轻身不老。
鸡头
味甘，平，无毒。主湿痹，腰膝痛，补中，除疾，益精气。
芰实
味甘，平，无毒。主安中，补五脏，轻身不饥。
荔枝
味甘，平，无毒。止渴生津，益人颜色。
龙眼
味甘，平，无毒。主五脏邪气，安志，厌食，除虫，去毒。
银杏
味甘苦，无毒。炒食煮食皆可，生食发病。
橄榄
味酸甘，温，无毒。主消酒，开胃，下气，止渴。
杨梅
味酸甘，温，无毒。主祛痰，止呕，消食，下酒。
榛子
味甘，平，无毒。益气力，宽肠胃，健行，令人不饥。
榧子
味甘，无毒。主五痔，去三虫，蛊毒鬼疰。
沙糖
味甘，寒，无毒。主心腹热胀，止渴，明目。即甘蔗汁熬成沙糖。
甜瓜
味甘，寒，有毒。止渴，除烦热。多食发冷病，破腹。
西瓜
味甘，平，无毒。主消渴，治心烦，解酒毒。

酸枣

味酸甘,平,无毒。主心腹寒热,邪结气聚,除烦。

海红

味酸甘,平,无毒。治泄痢。

香圆

味酸甘,平,无毒。下气,开胸膈。

株子

味酸甘,平,无毒,性微寒,不可多食。

平波[①]

味甘,无毒。止渴生津。置衣服箧笥中,香气可爱。

八檐仁

味甘,无毒。止咳下气,消心腹逆闷。其果出回回田地。

必思答

味甘,无毒。调中顺气。其果出回回田也。

菜 品

葵菜

味甘,寒平,无毒。为百菜主。治五脏六府寒热,羸瘦,五癃,利小便,疗妇人乳难。

蔓菁

味苦,温,无毒。主利五脏,轻身,益气。蔓菁子明目。

芫荽

味辛,温,微毒。消谷,补五藏不足,通利小便。一名胡荽。

芥

味辛,温,无毒。主除肾邪气,利九窍,明目,安中。

葱

味辛,温,无毒。主明目,补不足,治伤寒发汗,去肿。

蒜

味辛,温,有毒。主散痈肿,除风邪,杀毒气。独颗者佳。

韭

味辛,温,无毒。安五脏,除胃热,下气,补虚。可以久食。

冬瓜

味甘,平、微寒,无毒。主益气,悦泽驻颜,令人不饥。

黄瓜

味甘,平寒,有毒。动气发病,令人虚热。不可多食。

萝卜

味甘,温,无毒。主下气消谷,去痰癖,治渴,制面毒。

胡萝卜

味甘,平,无毒。主下气,调利肠胃。

天净菜

味苦,平,无毒。除面目黄,强志清神,利五脏,即野苦荬。

[①] 平波:即苹果。古别名作平婆,梵言"频婆"。

瓠
味苦，寒，有毒。主面目四肢浮肿，下水。多食令人吐。

菜瓜
味甘，寒，有毒。利肠胃，止烦渴。不可多食。即稍瓜。

葫芦
味甘，平，无毒。主消水肿，益气。

蘑菇
味甘，寒，有毒。动气发病。不可多食。

菌子
味苦，寒，有毒。发五脏风壅经脉，动痔病，令人昏闷。

木耳
味苦，寒，有毒。利五脏，宣肠胃壅毒气。不可多食。

竹笋
味甘，无毒。主消渴，利水道，益气。多食发病。

蒲笋
味甘，无毒。补中益气，治血脉。

藕
味甘，平，无毒。主补中，养神，益气，除百疾，消热渴，散血。

山药
味甘，温，无毒。补中益气，治风眩，止腰痛，壮筋骨。

芋
味辛，平，有毒。宽肠胃，充肌肤，滑中。野芋不可食。

莴苣
味苦，冷，无毒。主利五脏，开胸膈壅气，通血脉。

白菜
味甘，温，无毒。主通行肠胃，除胸中烦，解酒渴。

蓬蒿
味甘，平，无毒。主通利肠胃，安心气，消水饮。

茄子
味甘寒，有小毒。动风，发疮及痼疾。不可多食。

苋
味苦，寒，无毒。通九窍。苋子，益精。菜，不可与鳖同食。

芸薹
味辛，温，无毒。主风热，丹毒，乳痈。

波薐
味甘，冷，微毒。利五藏，通肠胃热，解酒毒。即赤根。

莙荙
味甘，寒，无毒。调中下气，去头风，利五藏。

香菜
味辛，平，无毒。与诸菜同食，气味香，辟腥。

蓼子
味辛，温，无毒。主明目，温中，耐风寒，下水气。

马齿

味酸,寒,无毒。主青盲白翳,去寒热,杀诸虫。

天花

味甘,平,有毒。与蘑菇稍相似,未详其性。生五台山。

回回葱[①]

味辛,温,无毒。温中,消谷,下气,杀虫。久食发病。

甘露子[②]

味甘,平,无毒。利五藏,下气,清神。名滴露。

榆仁

味辛,温,无毒。可作酱,甚香美。能助肺气,杀诸虫。

沙吉木儿

味甘,平,无毒。温中,益气,去心腹冷痛。即蔓菁根。

出莙荙儿

味甘,平,无毒。通经脉,下气,开胸膈。即莙荙根也。

山丹根

味甘,平,无毒。主邪气腹胀,除诸疮肿。一名百合。

海菜

味咸,寒,微腥,无毒。主瘿瘤,破气核、痈肿。勿多食。

蕨菜

味苦,寒,有毒。动气发病,不可多食。

薇菜

味甘,平,无毒。益气,润肌,清神,强志。

苦买菜

味苦,冷,无毒。治面目黄,强力,止困,可敷诸疮。

水芹

味甘,平,无毒。主养神益气,令人肥健,杀药毒,疗女人赤沃。

料物性味

胡椒

味辛,温,无毒。主下气,除藏府风冷,去痰,杀肉毒。

小椒

味辛,热,有毒。主邪气咳逆,温中,下冷气,除湿痹。

良姜

味辛,温,无毒。主胃中冷逆,霍乱,腹痛,解酒毒。

茴香

味甘,温,无毒。主膀胱、肾经冷气,调中止痛,住呕。

莳萝

味辛,温,无毒。健脾开胃,温中,补水藏,杀鱼、肉毒。

陈皮

味甘,平,无毒。止消渴,开胃气,下痰,破冷积。

---

① 回回葱:即胡葱。《本草纲目·菜部》胡葱条释名:"蒜葱、回回葱"。
② 甘露子:即草石蚕。《本草纲目·菜部》草石蚕条释名:"甘露子"。

草果
味辛，温，无毒。治心腹痛，止呕，补胃，下气，消酒毒。
桂
味甘辛，大热，有毒。治心腹寒热，冷痰，利肝肺气。
姜黄
味辛苦，寒，无毒。主心腹结积，下气破血，除风热。
荜拨
辛，温，无毒。温中下气，补腰脚痛，消食，除胃冷。
缩砂
味辛，温，无毒。主虚劳冷泻，宿食不消，下气。
荜澄茄
味辛，温，无毒。消食下气，去心腹胀，令人能食。
甘草
味甘，平，无毒。和百药，解诸毒。
芫荽子
辛，温，无毒。消食，治五藏不足，杀鱼、肉毒。
干姜
味辛，温热，无毒。主胸膈咳逆，止腹痛，霍乱，胀满。
生姜
味辛，微温。主伤寒头痛，咳逆上气，止呕，清神。
五味子
味酸，温，无毒。益气，补精，温中，润肺、养藏强阴。
苦豆
味苦，温，无毒。主元藏虚冷，腹胁胀满，治膀胱疾。
红曲
味甘，平，无毒。建脾，益气，温中。腌鱼、肉内用。
黑子儿
味甘，平，无毒。开胃下气。烧饼内用，极香美。
马思答吉
味苦香，无毒。去邪恶气，温中利膈，顺气止痛，生津解渴，令人口香。生回回地面，云是极香种类。
咱夫兰
味甘，平，无毒。主心忧郁积，气闷不散，久食令人心喜。即是回回地面红花，未详是否。
哈昔呢
味辛，温，无毒。主杀诸虫，去臭气，破症瘕，下恶除邪，解蛊毒。即阿魏。
稳展
味辛，温苦，无毒。主杀虫去臭。其味与阿魏同。又云，即阿魏树根，腌羊肉香味甚美。
胭脂
味辛，温，无毒。主产后血运，心腹绞痛，可敷游肿。
栀子
味苦，寒，无毒。主五内邪气，疗目赤热，利小便。

蒲黄

味甘，平，无毒。治心腹寒热，利小便，止血疾。

回回青①

味甘，寒，无毒。解诸药毒。可敷热毒疮肿。

（付　衍　校注）

保生要录（节选）

宋·蒲虔贯

【按语】

《保生要录》为宋初司仪郎蒲虔贯为进呈御览所作之养生专著。蒲氏年少多病，遂精研养生之术，其博览前人养生著作，认为其中养生方法多繁杂而较难施行，因此择其简单易行者，结合自身实践经验编成《保生要录》一书。全书分为养神气、调肢体、论衣服、论饮食、论居处、论药食六门。

蒲氏提倡"小劳之术"，即"坐不欲至倦，行不欲至劳，顿行不已，然后稍缓"。"小劳"的养生原则为历代养生家所推崇，早在南朝陶弘景的《养性延命录·食戒篇》就载有真人曰："人欲小劳，但莫至疲及强所不能堪胜耳"。据此原则，蒲氏创制了一些简单的导引动作，如两臂左挽右挽如挽弓法、头顶左右顾、腰胯左右转等，这些动作简便易行，且不拘时节次数，十分实用有效。在饮食养生方面，蒲氏继承了《内经》的五脏五味宜忌理论，提出了四时的饮食五味要求，即"无多食所王并所制之味，皆能伤所王之脏也。宜食相生之味助王炁也"。在论居处时，蒲氏推崇睡觉时采用药枕，且认为药枕中药物要选用"理风平凉者"，而不宜用大热大冷之性的药物，并专门列出了药枕方药、制作及使用方法、效果等，具有较高的实用价值。

总之，《保生要录》对养生原则与方法的论述平易简明，切于实用，甚为后世医家、养生家所推崇，因此历代翻刻本较多，本书以文物出版社、上海书店、天津古籍出版社1988年版《道藏》影印本中收录的《保生要录》为底本，以《说郛》清顺治间刻本为校本进行校注。

【原文校释】

养神气门

嵇叔夜云：服药求汗，或有弗获。愧情一集，涣然流离。明情发于中而形于外，则知喜怒哀乐宁，不伤人。故心不挠者神不疲，神不疲则炁②不乱，炁不乱则身泰寿延矣。

调肢体门

养生者，形要小劳，无至大疲。故水流则清，滞则洿③。养生之人，欲血脉常行，如水之流。坐不欲至倦，行不欲至劳，频行不已，然宜稍缓，即是小劳之术也。故手足欲时其屈伸，两臂欲左挽右挽如挽弓法，或两手双拓如拓石法，或双拳筑空，或手臂左右前后轻摆，或头项左右顾，或腰胯左右转，时俯时仰，或两手相捉，细细捼如洗手法，或两手掌相摩令热，掩目摩面，事闲随意为之，各十

---

① 回回青：石青类。《本草纲目·金石部》扁青条注："石青者，有天青、大青、西夷回回青……皆其类耳。"

② 炁：古同"气"。

③ 洿（wū污）：污浊。

数过而已。每日频行，必身轻，目明，筋节血脉调畅，饮食易消，无所拥①滞。体中小不佳，快为之即解。旧导引方太烦，崇贵之人不易为也。今此术不择时节，亦无度数，乘闲便作，而见效且速。

夫人夜卧，欲自以手摩四肢胸腹十数过，名曰干浴。卧欲侧而曲膝，益气力。常时浊唾则吐，清津则咽。常以舌拄上腭，聚清津而咽之，润五脏，悦肌肤，令人长寿不老。《黄庭经》曰：口为玉池大和官，嗽咽灵液灾不干。又曰：闭口屈舌食胎津，使我遂炼获飞仙。频叩齿令齿牢，又辟恶。夫人春时、暑月欲得晚眠早起，秋欲早眠早起，冬欲早眠晏②起。早不宜在鸡鸣前，晚不宜在日出后。热时欲舒畅，寒月欲收密。此合四气之宜，保身益寿之道也。

论衣服门

臣闻衣服厚薄，欲得随时合度。是以暑月不可全薄，寒时不可极温。盛热能著③单，熟衣卧熟帐，或腰腹膝胫已④来覆被，极宜人。冬月绵⑤衣莫令甚厚，寒则频添重数，如此则令人不骤寒骤热也。故寒时而热则减，减则不伤于温；热时而寒则加，加则不伤于寒。寒热若时妄自脱著，则伤于寒热矣。寒欲渐著，热欲渐脱。腰腹下至足胫欲得常温，胸上至头欲得稍凉。凉不至冻，温不至燥。衣为汗湿，即时易之。熏衣火气未歇，不可便著。夫寒热平和，形神恬静，疾疹不生，寿年自永。

论饮食门

饮食者，所以资养人之血气。血则荣华形体，气则卫护四肢。精华者，为髓、为精，其次者，为肌、为肉。常时不可待极饥而方食，候极饱而撤馔⑥，常欲如饥中饱，饱中饥。青牛道士云：人欲先饥而后食，先渴而后饮，不欲强食、强饮故也。又不欲先进热食而随餐冷物，必冷热相攻而为患。凡食，先热食，次温食，方可少餐冷食也。凡食，太热则伤骨，太冷则伤筋。虽热不得灼唇，虽冷不可冻齿。凡食，温胜冷，少胜多，熟胜生，淡胜咸。凡食，热汗出，勿洗面，令人失颜色，面上如虫行。食饱沐发，作头风。凡所好之物，不可偏耽，偏耽则伤而生疾。所恶之味，不可全弃，全弃则脏炁不均如全不食苦则心炁虚，全不食咸则肾炁弱是也。是以天有五行，人有五脏，食有五味。故肝法木，心法火，脾法土，肺法金，肾法水。酸纳肝，苦纳心，甘纳脾，辛纳肺，咸纳肾。木生火，火生土，土生金，金生水，水生木。木制土，土制水，水制火，火制金，金制木。故四时无多食所王并所制之味，皆能伤所王之脏也。宜食相生之味助王炁也。王脏不伤，王气增益，饮食合度，寒温得宜，则诸疾不生，遐龄自永矣。

论居处门

《传》曰：土厚水深，居之不疾⑦。故人居处，随其方所，皆欲土厚水深。土欲坚润而黄，水欲甘美而澄。常居之室，极令周密，勿有细隙，致风气得入，久居善中人。风者，天地之气也，能生成万物，亦能损人，初入腠理之间，渐至肌肤之内，内传经脉，达于脏腑，传变既广，为患则深，故古人云避风如避矢。盛暑久坐两头通屋，大招风，夹道尤甚。盛暑不可露卧，凡卧，自立春后至立秋前，欲东其首，立秋后至立春前，欲西其首。常枕药枕，胜于宝玉，宝玉大冷伤脑。其枕药性大热则热气冲上，大冷又冷气伤脑，唯用理风平凉者乃为得宜。

药枕方　久枕，治头风，目眩，脑重，冷痛，眼暗，鼻塞，兼辟邪。

---

① 拥：通"壅"。阻塞。
② 晏（yàn 燕）：迟，晚。
③ 著（zhuó 着）：通"着"。
④ 已：古同"以"。下同。
⑤ 绵：通"棉"。
⑥ 馔（zhuàn 转）：饮食，吃喝。
⑦ 土厚水深，居之不疾：句出《左传·成公六年》。《传》即《左传》。

蔓荆子八分　甘菊花八分　细辛六分　吴白芷六分　白术四分　芎䓖①六分　通草八分　防风八分　藁本六分　羚羊角八分　犀角八分　石上菖蒲八分，黑豆五合，拣择，捼令净。

上件药，细锉，去碎末，相拌令匀，以生绢囊盛之。欲达其气，次用碧罗袋重盛，缝之如枕样，纳药，直令紧实，置在合②子中。其合形亦如枕，纳药囊，令出合子唇一寸半已来。欲枕时，揭去合盖，不枕即盖之，使药气不散。枕之日久，渐低，更入药以实之，或添黑豆令如初。三五月后，药炁歇则换之。初枕旬日或一月，耳中微鸣，是药抽风之验。

论药食门（节选）

果　类

莲实粉　主补中，养神，益气力，除百疾。久服轻身延年。

取莲实，八月就他皮黑者，去皮心，曝干，捣筛为粉。早以酒或白粥调之。不宜与地黄同食。莲实嫩时，生食动气，为粉益人。

栗子粉　主厚肠胃，补肾气。

取栗子，曝干，令皮自拆③，去皮，薄切，又曝令极干，捣为粉。如莲粉法食之。凡食栗子，生食动虫、发气，熟食亦发胀，皆不及曝令半干，衣中近肌肉暖而食之，其④益人。

葡萄作浆　虽是常术，且补益功优。主筋骨湿痹，益气力，强志，令人肥健。久服轻身，不老延年。

葡萄熟时，先于根底著羊肉汁、米泔汁各一斗，如是经宿，栋⑤熟者楴⑥之，纳新白瓶中令满稍实，密封百日，自然成浆，去滓，饮之，味过醇酎⑦，甚益人。

榴梨浆　治风热，昏闷烦躁。

青梨大者二十颗　石榴十颗　淡竹沥三大升

上，捣榴、梨，挘⑧取自然汁，澄⑨，滤，拌竹沥。一服五合，日三服。梨极大方用二十颗，小者三十颗。

谷并菜类

胡麻　主肠中虚羸，补五内，益气力，长肌肉，填髓脑，坚筋骨，去虚热。久服明目，轻身，不老延年。一名巨胜。四稜⑩为胡麻，八棱为巨胜。陶弘景云"八谷之中，唯此为良"，又云"味甘，在米豆部"。此正是乌麻也。今时所用巨胜，茎荚虽小类麻，而叶子大极，味苦，其性甚冷。夫味苦不可入米谷，性冷不可为补益。其叶又与麻不同，阴暗则低，日烈则起。此当别是一物，非巨胜、胡麻也。今俗但用，不觉其非正。当用乌油麻，味甘而荚有四棱者为胡麻，八棱者曰巨胜，正合《本经》，不当用味苦而冷者也。

---

① 芎䓖：即川芎。
② 合：今作"盒"，下同。
③ 拆：同"坼"。裂开，绽开。
④ 其：据文意疑当做"甚"。
⑤ 栋：《说文》："栋，极也。"
⑥ 楴（dī 低）：据文意疑当作"摘"。
⑦ 酎（zhòu 皱）：经过两次以至多次复酿的醇酒。《说文》："酎，三重醇酒也。"
⑧ 挘（liè 列）：拗折，折断。
⑨ 澄（dèng 邓）：使液体里的杂质沉淀，浑水变清。
⑩ 稜（léng 棱）：同"棱"。

肉 类

羖䍽羊 丈夫食之损阳，女人食之绝阴北①羊中有角者是。羊髓，补虚损脑髓，食不益人。

鹿肉 温。补中，强五脏，益气力。壶居士②云：鹿性警烈，多食良草，处必山岗，产必涧泽。故可飨③神者，以其洁故也。食良草有九物鹿葱、鹿药、白蒿、水芹、甘草、山苍、葛叶并根、齐头蒿、茅苞，鹿常食此九草，性能解毒，治风，压丹石。服附子多食鹿肉，附子少力也。五月忌食之。茸不可近鼻。

獐肉 温。补五脏。八月至十一月食，胜羊肉。十二月已后，动风，发疠，不堪食。

鳗鲡鱼 性温。主五痔，杀诸虫，补阳气。食三五度，腰肾间百病自差。五色者，兼理妇人带脉百病。碎切，去骨，以五味调肉，羊肠中系两头，炙之候冷，然后切食。

鸡 雌而黄者，性温，主虚渴，数溺，泄利，补五脏，益疠力。黑者治风。

元鱼 平，补。去骨节间诸壅热疠。五六月不宜食。有人以鳖甲作散，五六月间感阴湿疠，忽化为小鳖。猪无筋，鸡无髓，药食多绌④之。

鸧⑤ 性平，补。不宜合菌食之。酥煎良佳。

（李 瑶 校注）

混俗颐生录

宋·刘 词

【按语】

《混俗颐生录》为养生专著，成书时间不详，《宋史·艺文志》及《通志·艺文略》均有著录。作者为宋代养生家刘词，自号茅山处士。其在自序中曰："词昔年五味酒食过度，痼疾缠身，思其所因有自来矣，遂即栖心附道，肆志林泉，景虑都忘，至渐痊复。词禀性顽愚，昧于忌犯将摄之理，粗约羁縻仅二十年来，颇获其验。"可见作者由于自身疾患遂精于养生之道，因此将其"历试有验"者编撰成书。

刘氏认为隐居避世而实现长寿对于一般人是很难实现的，因此并不主张这种养生方式，而是认为人们只要在平时的饮食起居上稍加调养，便可达到防病尽年的目的，因此其书命名为《混俗颐生录》，便是阐述了日常养生之道，颇具实用价值。刘氏提倡从饮食、嗜欲、行住、坐卧方面去调养，而不主张滥服药饵以求延年长寿，其曰："古人有寿数百岁不闻有学道求仙之术，龟龙蛇鹤亦无服食茹芝之方，松筠经霜而不凋，蔓草先秋而摇落，此物之自然性也"，"人若不能常于行住坐卧及饮食嗜欲间消息之，纵服灵芝，日饮沆瀣，岂有补益乎？但助阳之药固持盈满，日久月深必获大损，其何昧哉！"这些都是极具价值的认识。

总之，本书从饮食、饮酒、户内、禁忌、患劳、患风及春夏秋冬四时方面阐述了日常养生的原则与方法，内容简明易行，对后世影响较大，其中不少养生论述为后世养生书籍所引用，如元代丘处机

---

① 北：据文意，疑当为"此"。
② 壶居士：未详，或云即壶公。
③ 飨（xiǎng 想）：祭祀。
④ 绌（chù 处）：不够，不足。
⑤ 鸧（cāng 仓）：鸟名，麋鸰，又名"鸧鸹"。

的《摄生消息论》就是在本书春、夏、秋、冬四时消息四章的基础上增益而成。本次校勘以文物出版社、上海书店、天津古籍出版社1988年版《道藏》影印本中收录的《混俗颐生录》为底本。

【原文校释】

序

天地之间，以人为贵。言贵者，异于万物也。人之所重者荣显，所宝者性命。自天地精粹以生形，寒暑燥湿以生困。合顺而守之，顺则瘵疠不作，逆则万瘥辐凑，虽大限而不能续。中间夭枉、沈痼①、跛眇②之疾，良由摄理乖方之致。然夫骈拇枝指，附赘悬疣，此乃生常之患，非关谓息之误矣。是以五色乱目，五音聋耳，五味爽口，畋猎狂心，四事去之，尘外之人也。凡居深山，处穷谷，与猿猱为侣，逐麋鹿为群，弃寰中之美乐，食炁餐霞，保寿齐于天地者，万万人中未能有一、二哉。稍能于饮食嗜欲间消息③之，则无枉横之虞也。词昔年五味酒食过度，痼疾缠身，思其所因有自来矣，遂即栖心附道，肆志林泉，景虑都忘，至渐痊复。词禀性顽愚，昧于忌犯将摄之理，粗约羁縻仅二十年来，颇获其验。且夫修短穷通，人之定分。不能保存和气，而乃腾倒精神，加以锻铸金沙，资助情欲，弃其仁义，冀信祯祥，妄图永远，此其大惑欤。谓皮之不存，毛将安附？至于脱屣④冲虚，驾龙控鹤者，此乃世世施阴德，生生履仁义，又有兀兀之性，所禀坚固，非药饵之所致。古人有寿数百岁不闻有学道求仙之术，龟龙蛇鹤亦无服食茹芝之方，松筼⑤经霜而不凋，蔓草先秋而摇落，此物之自然性也，岂天地大道私于彼人物哉。是鸟兽非弹射不死，盖以自适之性，饥啄渴饮，嗜欲以时，而无所紫。人多夭伤疾病，以贪求名利，追琢其神，强服药饵，加以嗜欲无时，昧于忌犯，服玩奢侈，饮食过度，辄恣饱暖。且夫土木泉石莫非造化所成者，则负瑰奇诡怪之状，而人亦然，况利禄荣显暂时间耳。盖非干身之事，唯摄生养性则神谧延龄而已。今辄具消息枢要十章，题目曰《混俗颐生录》。此皆历试有验，非乃谬言。虽不能究习研精，而乃梗概略备，不能尽文，直书其事，倘遇同道览之，冀微采缀云尔。

卷 上

饮食消息第一

食为性命之基，不可斯须去之也。既乖节俭，或昧寒温，瘵疠自此始矣。既不能服饵丹霞，出纳元气，则于饮食、嗜欲、行住、坐卧间消息之，以此冀为良药，而日用不知其为尚矣。

夫人当以饮食先吃暖物，后吃冷物为妙。何者？以肾脏属水，水性常冷，故以暖物先暖之。不问四时，常此消息弥佳。就中夏月偏宜暖之，为伏阴在内耳。食不欲苦饱，苦饱即伤心，伤心即气短妨闷。

食了，先以手摩肚数十下，兼仰面呵气二十下，甚消毒食。食了不欲便睡卧，即令患肺气，荣卫不通、血脉凝滞之使然也，肢节烦重，尤多嗜睡，百疾从此而生矣。食了，必须冲融⑥少时，行三、五十步，使食消化，心腑空悬乃可寝卧。寝卧之时不欲言语、歌啸。五脏如钟磬，不扣不发其声，此将息之妙矣。

夫饮食所以助气，食饱气不行。食了尤忌仰卧，多成气痞兼头风。食不欲粗及速，速即损气，粗

---

① 沈痼：亦作"沉痼"、"沉锢"，指积久难治的病。
② 跛眇：足跛与眼盲。亦泛指残疾。
③ 消息：此处指休养、调养。
④ 屣（xǐ 喜）：鞋。
⑤ 筼（yún 云）：竹子。
⑥ 冲融：冲和、恬适。

即损脾，脾损即为食劳，男子五劳，此为一劳之数也。食饱不欲速步、走马、登高、涉险，必伤内室。不欲夜食，日没之后脾当不磨，为音响断绝故也。脾好音乐，丝竹才闻脾磨，即《周礼》云"乐以侑①食"。是以音响皆主于脾。若腹内稍冷，食即不消，兼亦损胃。胃损则翻，翻即不受谷气，既不受谷气，即多吐，吐即转为翻胃之疾。夜后不宜饱食肉面生脍。夏月夜短，尤宜忌之。生鲙②不可与乳酪同食，此等之物，夜后难消，甚损脾胃，令人脾劳。向夜勿饱食煎饼，尤当大损风气之人，偏不宜食。

食热物后不以冷水漱口，食冷物后不以热水漱口。冷热相击，是以多患牙齿疼痛、齿根宣露。凡吃炙肉，若乘热食之，多患风疽、蟨齿或黄黑，渐至脱落，亦令人血脉不行。人若饱食后宜立小便，饥即存小便最为妙，恐损膀胱故也。腻多之物甚不宜人，暗眼兼肠胃冷滑，尤多动风，若患风疽气疾，故宜忌之。

五味稍薄，令人神爽，唯肾气偏宜咸物，兼消宿食。诸并不宜食，若偏多则随其脏腑必有所损。是以咸多伤筋，固不可嗜，甘伤胃，辛伤目，苦伤心。惊伤魂，忧伤神，思伤意，恣伤情，恨伤志。久视伤明，久听伤聪，久行伤筋，久卧伤血，久劳伤骨，久立伤肢节，久语伤气。

大渴不大饮，大饥不大饱，大乐不大忧，大劳不大息。欲大得不欲大失，是以怒伤正气也。大劳力乏绝，大饥损脏腑，大饱腠理闭，大渴经脉蹶兼气不行，大醉神散越，大笑气飞扬，大恐心恍惚，大热气不通，大寒血脉结，多睡神魂离，大惊心不安，此皆为损寿之候。

凡人常忌鸡猪自死，牛肉陈臭难消，咸醋粘滑冷腻，生葱，大、小蒜，生香菜，不时之物，瓜果、粉粥、冷淘等物，非养生摄理之道。

凡服药饵之时，尤忌三般受气不足之肉。肉者鸡、猪、无鳞鱼。又忌三般受飞不足之菜。菜者，苜蓿、莴苣、波稜，闭血触故也。

夫人若不能常于行住坐卧及饮食嗜欲间消息之，纵服灵芝，日饮沆瀣③，岂有补益乎？但助阳之药固持盈满，日久月深必获大损，其何味哉！若吃肉菜间有筋韧，勿咽之，此难消之物，经时多为癥癖，亦令脾劳。又不可于星月及神庙、宫观、名山、大川、古坛、神树、墟墓④之间饮食，况为道家所禁，深宜戒之。

饮酒消息第二

酒应星宿，其来远矣。智者饮之则智，愚人饮之则愚。消忧畅志，发怒宣言，皆由斯物。是以先王饮之以礼乐，贤人饮之以陶情性，常人饮之逞荒欲，唯酒无量之谓也。豢⑤豕为酒，非为祸也。是以饮酒不欲过多兼频。大醉极伤心神，肝浮胆横，又复招风败肾，毁筋腐骨莫过于酒，饱食之后尤宜忌之。

夫好酒人多患肺气兼风，不尔则腰膝沉重或膀胱冷疼，课一般耳。

凡饮后不欲大吐，大吐则肝翻胆竭。肝是胆之府，既竭则胆痿，胆痿则心怯，心怯则多惊悸，夜卧恍惚，尤多健忘，则心神渐散。觉损则服补心丸。

凡欲饮酒不欲速，速则冲破肺。肺为五脏之华盖，固不得损。损即多涕洟兼患肺气、肺痿、咳嗽之疾。若患劳气、风疽、五痔人，切须忌之。若患风人加之药物浸酒，不令甚醉。

饮酒后不欲得饮冷水、冷茶，多为酒引入肾脏，为停毒水，即须去之。多时必腰膝沉重，膀胱冷痛兼患水肿、消渴、挛躄之疾，皆由斯起。

---

① 侑（yòu 右）：助，佐助。
② 鲙（kuài 快）：同"脍"。
③ 沆瀣（hàng xiè 巷泻）：夜间的水气，露水。
④ 墟墓：丘墓，墓地。
⑤ 豢（huàn 换）：设围栏以谷物养猪。

饮后不欲一向卧，须使人回转，不尔浸损膀胱、肠胃，但看酒家屋易坏，此益明矣。不问四时，常吃暖酒弥佳。若冬月但杀冷而已，不要苦热，热即伤心肺。凡是饮食皆不欲热吃，非独热酒耳。

夏月炒黑豆，乘热投酒中浸，候其色紫，微暖饮之，理气无比。秋冬间即量其自性冷热所患，以药物浸酒饮之，甚佳。今人多以蒲萄①、面麦为之，是巧伪乱真，非其疗病，固不可以诸物杂之。古人玄酒、大羹尚其质朴。

夫酒少吃即益，多吃即损。少即引气导药力，润肌肤，益颜色，通荣卫，理气，御霜，辟温气。

凡空腹，切不宜闻秽恶之物气及往疾病人家，但饮酒即辟邪毒。昔有三人，晨朝冒露而出，一人饱食，一人空心，一人饮酒。空心者卒，饱食者病，饮酒者健。酒至益人，过即损人，况酒为腐肠之物，固不可滥触。酒性至热，大寒凝海，唯酒不冻。

凡造酒欲发，皆候风潮而动，则和合其阴阳造化之功也，所以饮多则冷。凡丈夫阳气多弱，兼饮后恣游，或扇风取凉，固当虚损，后复为酒引阴气，结固下焦；又或未醒大渴，遂吃茶饮水，即为酒引入腰膝，贮在膀胱，为停毒水肿，结固下焦，若非名药良医不能行逐，是以多饮即冷耳。

常见人夏月于井中浸酒，冬月即以酥酪和饮之，此为大害，必当入腰膝间为冷癖之疾。酥酪入酒发痨瘥，动痼疾，必不可遣。酒所以醉人，曲蘖之故也。曲蘖气消则皆为水，当凝入腰膝间，无因更出。

饮酒不欲风里坐卧，袒肉，操扇。盖缘毛孔悉开，不欲使风入，风入即令四肢不遂兼风，手足瘫痪等皆由斯得。凡甘肴美膳，乘凉饮冷，虽乃一时适意，久久皆为患害。

春时消息第三

人禀阴阳五行，四时肃杀之气差若毫发，瘵疠则生。是以首足象天地，血脉象江河，毛发象草木，嗔怒象雷电，两目状日月，嗜欲禀生植。气候小差，人多疾疫，既反其令，瘵疠则生。细而察之，万不失一。

凡春中，宜发汗、吐利、针灸，宜服续命汤、薯药丸甚妙。自冬至后，夜半一阳生，阳气吐，阴气纳，心膈宿热，阳气相冲，若两虎相逢狭道必斗矣。春夏之交，遂使伤寒、虚热、时行之患，良由冬月附火及食热物，心膈宿痰流入四肢之故也，其患者不啻②十有六七。二月已来，采取东引桃枝并叶各一握，水三升，煎取二升已来。早朝空心服之，亦不必全尽，但吐却心膈痰饮，即不为害。能四时依此吐，殊胜泻，泻即令人下焦虚冷，吐即去心腑客热，除百病。小儿即与茵陈丸、犀角丸泻之，以小儿未经人事，即不畏泻，亦须审其冷热虚实，不得浪为。若是男子，事须下泻，除脚气冲心、膀胱冷、疼痛、脓水。三焦不通，即须泻，常得通畅，不要苦泻。夏月尤忌泻，为泄阴气故也。丈夫四十已上不宜苦泻。

春深稍宜和平将息，绵衣稍宜晚脱，不可令背寒。寒即伤肺，令鼻塞咳嗽。似热即去之，稍冷即加之，甚妙。肺俞五脏之表，胃俞十二经脉之长，最不可失寒热之节。俗谚云：避风如避箭，避色如避乱，勤解逐时衣，少餐申后饭。欺言可宝耳。觉虚热，食上常服红雪，时服柴胡汤、三黄丸。如玄参，甚去虚热，兼治劳明目。自春秋之际，万病发动之时，固宜将摄矣。

夏时消息第四

立夏三伏内腹中常冷，特忌下利，泄阴气故也。夏中不宜针灸，唯宜发汗。夏至后，夜半一阴生，唯宜服热物，兼吃补肾汤药等。非唯性热之物，亦常宜温暖饮食。况夏一季心王肾衰，最宜补

---

① 蒲萄：即葡萄。

② 啻（chì 赤）：不止，不只。

息。盛热时，不宜吃冷淘①、麻饮、粉粥、蜜浆，饱食后吃，必起霍乱。又生菜、茄子，缘腹中常冷，食此凝滞难消之物，多为癥块，若患冷气风疾之人，更须忌之。夏月不问老小，常吃暖物，至秋必不患赤白痢、疟疾、霍乱。但腹中常暖，诸疾皆不能作，为阳气壮盛耳。

时人不能将摄，日高餐饭，空腹吃茶。缘肾纳咸，被盐引茶入肾，令人下焦虚冷，手足疼痹。饭食后吃三、两碗不妨，似饥即不在吃。限丈夫有痃癖、五痔、风疝、冷气、劳瘦、虚损，女人有血气、头风，偏不宜茶。所以消食涤昏烦，空心啜之实僭②滥。盛热时宜于隐处寝卧，辄不得于星月下露地偃坐，兼便睡著使人操扇风，特宜忌之。常见人养新生孩子畏热，睡著后多扇风，兼于风凉之处卧，此爱之甚，然犹善养马者，以筐盛粪，以蜃③盛溺，设蚊蚋即使人扑之，不附之不时，则惊蹶、毁首、辟胸，此意有所至，而爱有所亡，可不慎欤！以此孩子多患脐风、手足挛掣、口撮，俗号猢狲噤，不知其由，又曰鬼魅，可谓谬哉！以此则之，万不失一。

夏月不宜晚起，令人四肢昏沉，精神懵昧。勿冷水浴，使人虚热眼暗，筋脉蹶逆，霍乱转筋。常以饥沐饱浴，以饥即不在浴，限浴了避风。小儿亦如之。冲热来勿以冷水洗手面及淋背，犯之必患阴黄，但漱口即可矣。勿当操扇、袒露多，令人患刺风、风疹。亦勿饮冷水，成癖气、结气及水谷重下等痢。生菜、茄子、瓜，甚不宜人，尤忌向夜食之，唯粗人辛苦之士消杀得瓜，虽理气，尤暗人眼，如驴马食之，即日眼烂，不可不明矣。

食热物汗出即拭却，勿扇风殊佳。勿夜食，尤忌吃肉面、生冷、粘腻之物，为夏月夜短，有年之人腹中常冷，或不消化，多患腹胀、霍乱之疾。勿当风卧湿，缘常出汗，体虚，风拍著人，多患风痹、手足不遂、言语謇涩、四肢瘫痪、偏风等。虽不尽害，亦有当时中者，有不便中者。逢年之盛，遇月之满，得时之和，即幸而获免；若遇年之弱，值月之空，失时之和，无不中者。昔有人代皆不寿，来告彭祖，祖遂周视其人寝卧之处，果有一穴，当其脑户。头是三百六十诸阳之总会，以贼风吹注，阳气散尽，日月深久则毙矣。祖使敛其穴，其人果寿矣。所谓怀仁抱义，未见其益，有时而用，此乃喻将摄之谓也；弃仁背信，未见其损，有时而亡，此乃喻不能调护之故。损益之道，其理彰然。夏月不欲数沐，数沐则心覆，令人健忘，兼甚引风。每晨梳头一、二百下，仍不得梳头皮，兼于无风处梳之，自然去风明目矣。

秋时消息第五

立秋后稍宜和平将摄，春秋之际故疾发动之时，切须安养，量其自性将理。秋中不宜吐及发汗，令人消烁，脏腑不安，唯宜针灸。下利，进汤散以助阳气。止若患积劳、五痔、消渴等病，不宜吃干饭、炙煿、自死牛肉、生鲙、鸡、猪、浊酒、陈臭咸醋、粘滑难消之物及生菜、瓜果、毒鱼、鲙鲊、酱之类。若风气、冷病、痃癖之人，亦不宜上件之物。若自知夏月冷吃物稍多，至秋患赤白痢兼疟，即宜以童子小便二升并大腹、槟榔五颗，和子细切，煎取八合，下生姜汁一合，和腊雪三分或二分，早朝空心分为两服，泻三、两行。夏月所食冷物及膀胱有宿水、冷脓，悉为此药行逐，即不为患耳。此药是乘气汤药，纵老年之人，亦宜服之，且不夺气力，兼不虚人，况秋利又当其时。此汤理脚气，兼理诸气，其方甚克效，故附之于此。丈夫泻后三、两日，以薤白粥加羊肾，空心补之，殊胜服诸补药。

每晨睡觉瞑目叩齿三七下，咽津，以手掌相收，令热熨眼，唯遍数多为妙。此法去风明目，无以加之。

---

① 冷淘：过水面及凉面一类食品。始于唐代的"槐叶冷淘"。《唐六典》载有："太官令夏供槐叶冷淘。凡朝会燕飨，九品以上并供其膳食。"

② 僭（jiàn 见）：超过，过分。

③ 蜃（shèn 甚）：同"蜃"。古代画有蜃形的挈器。

卷 下

冬时消息第六

冬则伏阳生，内有疾宜吐。心膈多热，特忌发汗，畏泄阳气故也。宜服浸酒补药，以迎阳气。寝卧之时消息稍宜虚歇，大约如此。若此宿疾，须自酌量，不得准此。绵衣稍宜晚著，仍渐渐加厚，不得顿温，此乃将息之妙矣。又不得令火气拥聚，但免寒即可以。若遇大寒，不得频于火上烘炙，尤甚损人。手足皆应心，多炙手，遂引火气，使人心多燥热。所吃热物及附火热气，皆积在心头，心属火故也。

夫冷药不治热极，热药不治冷极，水流湿、火就燥故也。凡服药先看诸脏，其有不足处，置其所损则补之，皆有效验。人之服药多不相当，为受性皆不同耳。亦不用火炙衣服令暖著之，亦甚损人。春夏之交，阴气既入，不能调护阳气，流入四肢，遂致时行热疾之作也，甚者狂走妄语。若便服冷药十有二、三，纵活者亦不免挛躄、丧明、发落、疮疥等。凡阴阳二毒、伤寒是天行之别号，只有疗法即无可法。七日内可疗，七日外不可疗，其验若此，药之用岂宜差误。觉是此疾，不等便服冷药，若是阳毒万一得差，若正阴毒服以冷药，手下狼狈，深宜详审，不可参差。每日一浴，冀通血脉，腠理通和。每拟浴时尽饱食，夜间即浴，浴后即吃一、两盏酒便卧，不得冲风，且一宵安眠，房事切忌，他时所利。每食后服好红雪或服三黄丸更妙。

饮食之间，四十已上稍宜温，四十已下稍宜寒。若先有宿疾，冷爽之中自审息，不得准此。凡冬月所盖热被、毡褥等，稍热即减之，凝寒即加之。谚云：服药不如勤脱著。诚哉斯言。但是诸疾切忌食热肉、酒、面、炙煿之物，多食令人血脉不行。饆饠①、馄饨，平常之时亦不宜热吃。冬月若食热物，至春夏交，必为瘵疠矣。

患劳消息第七

丈夫患积劳、五痔、消渴、下焦冷、上焦多热，良由饮食嗜欲不节之故。故丈夫四十已来下焦先衰，女人四十已来上焦先衰。抑闻劳疾本生于两端，不干执重提轻，兀兀终日即害。惟是闲散之人多有此疾，况闲散之人不多运动气力，饱食之后不多行步，坐卧任性，经脉不通，血脉凝滞之使然也。是以贵人貌乐而心劳，贱人心闲而貌苦。贵人加以嗜欲无时，昧于禁忌，饱食珍馐便寝卧之，因此致耳。若引而伸之，触类而长。夫人常须用力，但不令劳②倦，贵荣③卫通流，血气周遍，犹若户枢，终不朽腐，此将摄之要诀，万金之所不言。

夫人初得劳气之时，其候甚多而日用不知，略而条之，细宜详审。其候者，两眼昏暗，手足心热，背膊闷困，项颈酸疼，四肢无力，两颊及唇时有红赤，大小便赤涩，脚手软弱，久立不得，吃饭食不得，饥腹常思异食，吃即不多，两肋间痃癖、气胀，腹中常冷，食不消化，膈上虚热，时时咳嗽，唾涕稠粘，多卧多起，状似佯病人，或时壮热，昼可夜极，骨节烦燥，尤多健忘，唇口焦干，已上并是患劳之证候也。觉有此候，即须寻方服药，节俭嗜欲，调息饮食，即冀渐退。若非自觉，不遇良医，辩④其状候，别为治疗，日月深久，胸前骨出，臂上肉销，咳嗽不出声，抬肩喘息，痢如豉汁，或似烂肠，此乃五脏坏矣，神慧之师所不能救欤。若觉有此候，不宜吃陈臭难消粘滑之物，犬肉、鸡、猪、野狐、羊、驼、牛、马炙肉、生冷等物，兼节房中之事。昔许由以一瓢之动犹以为烦，况昼暮晨兴，驰逐名利，加以情欲相牵，运用心机，自然神散形劳，焉得不撄疾瘵。觉有此状，宜吃

---

① 饆饠（bì luó 毕罗）：古代的一种夹馅面饼。
② 劳：底本原作"荣"，据文意改。
③ 荣：底本原作"劳"，据文意改。
④ 辩：通"辨"。分别，辨别。

煮饭、烧盐、姜、豉汁为粥、枸杞、甘菊、牛蒡、韭薤、地黄、马齿、鲫鱼、白鱼、鹿肉干脯、白煮精羊肉,并宜食之,其余禁断,平愈后任餐。

患风消息第八

人患久风,固难将息。凡风疾之人,髓竭肉疏,则风入骨间,故肢节不遂,骨虚血薄之故也。稽其由,皆有所因,或是夏月当风乘凉便至睡,或酒后操扇取风,好吃毒鱼、猪肉之使也。况江淮地偏,又多下湿,夏月炎热,风气郁蒸,多患此疾。女人不多行步,饱食之后坐卧任性,尤多壅塞。初得之时,状犹不定,或睡中口内涎出,手足战掉,或大肠偏涩,或脚膝疼重,或肢节不仁,或常眼涩,行坐睡着,或筋脉挛掣,或多呛嚏,嚏不可休,皮肤干痒,面色浮青,眼颊多瞤①,或咯痰唾吐至多,头旋目眩,已上并是中风之候,且宜服此小饮子,然后大汤药。却须缓治,不宜急速。缓则易差,急即难痊。

上品之药,一百二十余味,性皆和厚,渐痊疾瘵。今之庸医,药性不辨,脉候兼荒,不以智虑推之,但求仓卒之效。倘获即目之验,病家乃为良医。且治病之法要,须精脉候兼会五行。用药审其冷热,加以智慧慈悯为先,不以贫富等差为意,但务救济一心。如此医人,阴有神护,用药理病,无不痊除。

夫病患之中有卒暴者,须求手下之验,止如喉闭、脚气冲心、阴阳毒、伤寒、急劳、发背、小儿急疳、乳痈、卒暴心腹痛,即要求即目之验。诸患并须渐渐除之。夫患风疾之人,左右扶持之者,必须细意调理饮食汤药等,食欲得频,不欲得饱,饱即壅闷,又不得饥,饥即虚,虚即风增极。似饥即食,欲饱即休。若患经年,服药不得暂停,偏宜药酒汤散,不日全可。若信庸医,药物乖理,避忌兼多,转受虚邪,即当宜甚。在虚实之间,细宜调息,可不勉之。风疾之人欲宜瘦,兼不多食,其疾即退;若事餐啜,喜见肥充,疾即益甚,宜细详之。病人不宜嗔怒,饥饱冲胃,寒热劳役,心力至乐,苦忧惊喜并集,并不宜之。患风人尤多虚,虚又须补,补即壅,壅即令人头旋,心闷兼气冲心,常令通滑。泻多又虚,虚亦令人头旋、目眩。将息之间,尤宜详审。凡服补药若自通滑,即不要更服泄利之剂。风疾之人,宜吃羊肉去脂、血。缘虚事要吃,则如法煮之。羊食百草,草本且无毒。但除脂、血,以药煮之,则不发病矣。煮羊脚法:羊一脚以刀子劙②开,水浸洗去血,兼割去脂,加防风一两、石膏五两、桑根白皮二两,切,和煮之,不损肉味,尤颇宜人。又夏中单用桑叶五十片,不要诸药。桑叶是时收采,曝干,以备冬月使用。干者加至八十叶。如煮散,肉亦随多少,酌量煮之。

患风人,不宜吃荞麦、苨菜、热饆饠、馄饨、油麻、糊饼、和脂燖、炙肉,热吃白汤、馎饦,生冷油肥,鸡、猪、犬肉,鲤鱼生鲙,生葱、蒜,空腹茶,不可食之。其余消息酌量之,此不可一一具述矣。

户内消息第九

人生之大患,嗜欲饮食,万病变通,侵克年龄,皆由此蚕食。是以道家所禁去其太甚,不然杜绝。所谓师也过,商也不及,言俱不得其中,过之、不及相去几何。若是先有宿疾,有因食而疗,或有因欲而疗,损益于身而日用不知。是以上士不惑,牢固性命,寡思虑而远声色,节饮食而去奢侈;中智之人尚未能去其太甚;下智之人,资其情性,不知禁忌,贪色好财,败其元和之正气,遂使大约侵克,必其然欤。加以形貌衰羸,伛偻挛躄,沈瘤在身而不能差,既乖摄养,又无良医,一旦至是,虽即甘膳美色置之于前,岂能暂之顾。何似樽节去就,涓涓不勌③,畅志悦目而已,可不懿哉。

天地氤氲,万物化淳。男女媾精,万物化生。此人生调息性命之根本,摄生之所由。凡人谓之不

---

① 瞤(rún):跳动,颤动。《说文》:"瞤,目动也。"
② 劙(lí离):割。
③ 勌(juàn卷):古同"倦"。

稽实，曰野哉。夫一戏二十已前时复，三十已前日复，四十已后月复，五十已后三月复，六十已后七月复。《道经》云：六十闭户者，言人疏于学性，已损于未萌，以此戒之，犹多病患。噫！夫世人不能畜养元和之气，保惜形容，妄服丹沙，资助情欲，奢忕①则神魂不附于身，茫茫失涂，精魄俱丧，兀然质朴，旨趣都忘。或有功未就，或有始未成，生涯落然，身婴痼疾，夜起不得枕席，是以劳历妻孥，绵缀岁序，良由不知道性，贪徇庸情而已哉。

观夫世人，母存者不啻其十八、九，父存者不啻其十一、二。以此准之，则人多嗜欲所惑，踬②其性命，诚可悲之矣。

禁忌消息第十

凡隐戏之时，忌天地晦暝，日月薄蚀，疾风甚雨，雷电震怒，四时八节，弦望晦朔，日月失度，祥云兴现，虹出星奔，本命之辰，魁罡之日，六甲之日，六丁甲子，庚申子午卯酉。已上并是阴阳七曜失度之时，或天神当辰上直之日，阴气盛而逼阳则阳不足，阳气盛而逼阴则阴不足，阴盛阳弱或阳盛阴衰，故生病之由耳。又忌酒醉之后，饮罢未醒，饱食之后，乍饥正实，出入行来，筋力疲乏，喜怒未定，女人月潮，冲冒寒热，疾患未平，适大小便来，新沐浴后，既讫大小便，早朝及戌时犯毕便行蓦走，无情而强为。已上皆神气昏乱，心力不足，或四体虚羸，即肾脏怯弱，六情不均，万病从兹而作矣。已上特宜慎之。

又忌名山大川，神树庙宇，宫观古坛，社树之处，星辰日月之处，灯烛六畜之前，不可会合，犯之损寿，子息蠢愚，深宜戒慎。又每年五月十六日是天地交会之辰，特忌会合，主减筭③寿，损阳道，终身不复，曾见犯者有验。大约五月是人蜕精神之月，老者夺之，少者加之，宜晏居静虑，节嗜欲，制和心，志冀安用。况夏月心旺肾衰，肾化为水，待秋乃凝，冬始坚。夏中最须保惜，尤为要妙。凡所遇年高于身者，不可犯生月，大者犹不许，况其年高乎？阴倍于阳大损男子，阳倍于阴亦损女人，是以伯乐相马之义耳。又忌薄唇大鼻，疏齿黄发，皮燥痼疾，情性不和，莎苗强硬，声雄肉涩，肢体不膏，性专妒忌，生痣既多，已上并不可犯之。若诸药术著在前，他经颐摄之方，此其大略。

（李 瑶 校注）

泰定养生主论（节选）

元·王珪

【按语】

《泰定养生主论》为元·王珪撰。王珪（1264～1354年），字君璋（一作均章），号中阳，道号洞虚子，平江府常熟县（今江苏常熟）人。幼年多病，父母亦多疾，遂自幼研习医术及养生之道，年四十弃官归隐虞山之下，潜心修道，亦事医济世，医术远近闻名，尤其在痰证方面多有创见。《泰定养生主论》始作于元泰定元年（1324年），成书于泰定四年（1327年），取庄子"宇泰定者发乎天光"及"养生主"之语名之，系王珪一生养生疗病经验的总结。全书十六卷，作者自序云："首以原心为发明之始；次序婚合、孕育、婴幼、童壮、衰老宜摄避忌，以御未然之病；次论运气、标本、阴

---

① 忕（tài 太）：奢侈。
② 踬（zhì 质）：碍，阻碍。
③ 筭（suàn 算）：古同"算"。

阳、虚实、脉病、证治，以为全生去病之法；然后类方对证，以为规矩之用"。

本书节选了其中集中体现王珪养生思想的篇章：卷一养生主论、论婚合、论孕育及卷二论婴幼、论童壮、论衰老。校勘以中国中医科学院图书馆藏清代据明正德6年冒鸾刻本精抄本为底本，据明正德6年冒鸾刻本复制本、明正德刊本抄本为校本。

王珪发前贤之言，融儒释道三家之论，主张养生重在养心，其曰："以身为国，以心为君，精气为民，抱一守中，心不妄用，故精充气佳"。在婚孕观上，王氏阐释了"男子三十而婚，女子二十而嫁"的合理性，还认为夫妻身体羸弱、患病或疾病新愈时均不宜交合孕育，否则容易导致子女身体畸形或智力低下，这些认识都是具有科学意义的。王氏认为孕妇起居运动应有规律，既不宜久行久立久劳，亦不宜久坐久卧，这样才能"易产而少病"，而尤应重视调畅情志，避免过喜过怒，此外还提倡胎教之法。在婴幼儿养护方面，王氏提出了一些简单实用的护理方法，如初浴儿时，"以猪胆汁一个入汤，温浴之，则不生疮疥"。王氏尤其重视婴幼儿的早期教育，认为此时的教育对其成年后性格的形成具有决定性作用，因此主张父母以身作责，不应忽视或过分宠溺子女，其曰："婴幼摄养，其习，其父母之习也"。在论童壮时，王氏引孔孟之言进行了阐发，如对孔子壮时戒斗这一主张从情志方面作发挥为："夫斗者，非特斗狠相持为斗，胸中才有胜心，即自伤和"。此外，针对老年人的生理特点，王氏提出了"名利不苟求，喜怒不妄发，声色不因循，滋味不耽嗜，神虑不邪思，无益之书莫读，不急之务莫劳"的"年老养生之道"，言简意赅，可谓此时年已六旬的王氏的养生心得体会。

总之，王氏以养心首论，对人一生不同阶段的养护要点进行了阐述，而以调养心性情志贯穿始终，其许多观点和方法都极具科学价值与现实意义，值得我们去研究和借鉴。

【原文校释】

卷之一

养生主论

甚哉，坟素之书，以心为身中君主之官，神明出焉，以此养生则寿，没齿不殆。主不明，则道闭塞而不通，形乃大伤，以此养生则殃。故《庄子》有"养生主篇"。盖有心者必有身，故人我交相胜，而物欲蔽其明也。昔者太王之去国也，召其耆老①而告之曰："君子不以其所以养人者害人"，故逾梁山而居岐山之下。养生之为道，莫大于此。而身外琐琐，又何足以累吾之灵府②哉。是则人心之病，如面不同，混厚③之辞，难为通治。故述方内之道以正其心，方外之道以广其志，百氏之言以返其流，游谈之论以攻其蔽。或因激怒而愤悱，或因随喜而投机，使其各有所入，则庶不溺于常见也。

试请论之，夫一心万虑，其义有三：有天理，有人情，有五行。仁者梦松柏，义者梦金革，此五行之所役也。甚饥梦取，甚饱梦与，非人情之使然乎。夫天理者何？一言以蔽之曰："上帝临汝，毋贰尔心。"故由仁义行，非行仁义也。不获已者，如达磨大师云："外息诸缘，内心无喘"，庄子云："宇泰定者，发乎天光"。故黄帝赤水求玄珠，非④罔象无由得之。此道甚易，人自为难。从浅而言，唯息奔竞，黜聪明，涵智慧而已。是故余常有言曰：世人不必聪明，不必愚鲁。是必愚鲁者，下愚也，是必聪明者，上智也。其余察察，皆系祸福之门。故嵇康从孙登三年，登未尝出一言。康欲辞去，登乃曰："子识火乎？火生而有光，而不用其光，果在于用光。人生而有才，而不用其才，果在于用才。故用光在乎得薪，所以保其耀。用才在乎识真，所以全其年。今子才多识寡，难乎免于今之

---

① 耆（qí 奇）老：德行高尚、受人尊敬的老人。此指致仕卿大夫。《礼记·王制》："耆老皆朝于庠。"郑玄注："耆老，乡中致仕之卿大夫也。"
② 灵府：指心。《庄子·德充符》："故不足以滑和，不可入于灵府。"成玄英疏："灵府者，精神之宅，所谓心也。"
③ 混厚：即浑厚。
④ 求玄珠，非：底本缺字，据校本补全。

世矣。子无求乎!"康不能用,果遭非命,乃作《幽愤诗》曰:"昔惭柳下,今愧孙登。"如庄子寓言,祖习老列,证引孔颜,伪仁义而显仁义,出世间而居世间,固非明伦莅政之言,实出诸子百家之表。下学者,窃其文华而为笔力,诵其汗漫①而为高谈。中才以上者绅绎之,如人之美食美器,可以玩,可以味,能虚心,能实腹。上达者观之,则如程孔目击而已矣。故太乙真人《破迷歌》云:"道傍逢一鱼,犹能掉红尾,子若欲救之,急须送于水。道傍逢一人,性命将沦委,子若欲救之,急须与道理。"《黄帝阴符经》云:"上有神仙抱一之道,中有富国安民之法,下有强兵战胜之术。"故以身为国,以心为君,精气为民,抱一守中,心不妄用,故精充气佳,则如物阜民繁,然后阴虎阳龙,烹炼三尸,而战退百邪。丹田有宝,四大轻安,修之不已,内功外行,乃证真仙。再历真空果位,无修可修,则与佛同体,故名万法之尊。心之灵妙,有若是者。上为三界诸天之祖,下为六道四生之源。然则何为然而霄壤②之间乎?所谓天理也,人情也,五行也。五行人情交战于物欲之私者,小人也,故有刑灾异类之差。人情天理相与于显微之机者,君子也,故无宠辱若惊之患。若夫仰钻瞻忽之道,颜子心斋日至,孟子浩然难言,必也还源之士,超出乎理路之表者,强名曰佛,亦名大觉金仙③,此非一曲之士之所知。

再请敷露,夫用天之道,因地之利,谨身节用,以养父母,此孔子已尝许为庶人之孝也。既孝矣,又何加焉。故当体认喜怒哀乐未发之先,毫发无间之地,此即心君之实,相号曰本来面目。以是了了,常知言之不可及,故神而明之,存乎其人。倘居上而骄,为下而乱,在丑而争,思无不邪,言必纵欲,窃仲尼之冠佩,掩盗跖之忍残,苟徼幸而免于刑戮,则于灾危昏梦之间,游魂为变之际,意光业镜,心事阎王,不待六审三推,自然依款承伏。故沉而为地狱饿鬼,从而为胎卵湿化,恶趣将尽,次第因缘,再托人身,而又私计人我,戕贼天真,报缘既尽,新业已成,复入轮回,备偿宿债,不失人身则幸矣。余尝有诗曰:"天地熔金作一炉,鼎钟盂鉴总由吾,他年要识方圆器,各自而今现造模。"其有志趣不凡者,因而步入道环,则朝市山林,空手把锄头,步行骑水牛,而游戏三昧④也。

论婚合(节选)

盖闻人法天,天法道,道法自然,故自然生一气,一气生二仪,二仪生五行,五行生万汇⑤,故知物无巨细而自然在其中矣。上古之俗,淳淳全全,妙合自然,男子三十而婚,女子二十而嫁,故情满血盈,纯乎本始,是为父禀母受而有天命之初也,故孕育成人而安且寿。然而一岁之中,天运推移,地气顺布,其或土胜,则木复以救水,而裸虫不育。人为裸虫之长,则安危成坏,无非自然也。反此而论道者,是诬造化也。建平孝王无子,遂择良家未笄女⑥入御,又无子,问澄曰:"求男有道乎?"澄对曰:"夫合男女,必当其年。男虽十六而精通,必三十而娶,女虽十四而天癸至,必二十而嫁。皆俟其阴阳充实而交合则孕,孕而育,育而为子,坚壮强寿。今未笄之女,天癸始至,已近男子,阴阳早泄,未完而伤,未实而动,是以交而不孕,孕而不育,育而不寿。"凡元气孕毓⑦始于子,自子推之,男左旋,积岁三十而至巳,男左旋,十月而生于寅。女右旋,十月而生于申。申为三阴,寅为三阳,故男女之形,定于此矣。是故圣人体道立教,修身存神,而男女配合以时,是为悠远之计,安乐之元也。三十之男,纵有疏逸,而二十之女,自有闺门之禁,何迟之有哉。吁!世短人浮,

---

① 汗漫:漫无标准,不着边际。
② 霄壤:指天地。
③ 大觉金仙:宋徽宗时对佛的称谓。《宋史·徽宗纪四》:"宣和元年春正月……乙卯,诏:佛改号大觉金仙,余为仙人大士,僧为德士,女冠为女道,尼为女德。"
④ 三昧:指禅定境界。系修行者之心定于一处而不散乱之状态。又作三摩地、三摩提、三摩帝。
⑤ 万汇:即万物。
⑥ 未笄(jī机)女:未成年的女子。笄,盘头发或别住帽子用的簪子。古代女子十五岁成年,可以盘发插笄。
⑦ 毓(yù玉):同"育"。

惟图眼底，以病男羸女为不了而毕姻，则不唯有无后之忧，而恐有子夏之戚也。亦有以吉日之迫，而以病新瘥者结婚，则又不惟有劳瘵之疾，而又恐遗累世之患矣。夫病蛾无能茧之蚕，破蕊无结实之果，况少年子女，三关情逸，五神摇①荡，房中分外，业种成胎，或侏儒不振，或巨首瞪目，虽具人形，而实无聪慧。其次学道行淫，执法无戒，咤鬼驱神，产女生男，望之不似。余实见之，每为怜悯，不孝之罪，此莫大焉。天地之委形，为人伦之大本，故揭此数端，以警同志。养生者，触类而长，则又不止于此也。

《黄帝杂禁忌法》曰："人有所怒，血气未定，因以交合，令人发痈疽。又不可忍小便交合，使人淋沥，茎中痛而失血色，及远行疲乏入房，为五劳虚损，少子。"

论孕育

观夫古人制字，良有以也，以妇人有身为有孕，孕之为字，谓乃子也。子既形于内，而父可得而淫之乎，此亦礼也。又曰妊娠，夫妊者，任也，娠者，辰也，女当之，则宜禁任保护，而毋致恶②星恶日以犯之。精血既凝之时，月经不至之后，子宫已闭，血已荣胎，则当异寝，始终无犯，则胎壮母安。起居运动，不失其常，则易产而少病。所以世无全人者，因不知禁③，而反风马牛之不若也。马牛除乘饥饮泉，吃打奔走，跪④踢损随外，且无再感之伤。人而无厌，以害及遗体⑤。况孕妇嫉妒叫号，过喜过怒，久行久立久劳，则有⑥胎漏下血上冲等证。轻则病苦之忧，重则性命之危⑦。若久坐久卧，及矮女怀妊，胎不能转侧，临蓐难产，甚至子死腹中，或胎衣不下。《胎禁》云：食鸡鸭子多，则令子失音。食蟹多，则令子横生。食凫多，则令子倒生。其余所食不便，更不抄入。但食煎煿烧炙，辛酸厚味，醴醇过多，则令子胎毒恶疾，风热搔搦，疮疽焮肿，丹瘭瘰疬等病。临月交合，则令子头戴白被而出，则有奶痔肥疮白秃，异证怪疾。大概无犯，则胎气真纯，忽有灵光入梦，或有瑞气相凭，而生圣贤君子。是以古今史传分明，且以近代言之，则五祖山诫禅师慕苏老泉，而为东坡学士。武夷丹士投真漆匠之家，而产西山先生。嵩道者，受史卫王之供，而出嵩之丞相。凡投胎夺舍之灵，常有神童茂异之士，故文王设胎教之法，使孕妇常观良金美玉，瑚琏簠簋之器，山川名画之祥，而游目适怀。又听讲诵经史传集，而使秀气入胎，欲其生而知之，是乃仁术也。若无真静，志思相弃，则徒为矫揉，不若朴素真常，毋闻恶声，毋见恶事，如持满执盈，以吉合志为善。佛氏有《胎骨经》，道教有《三浩九气》、《司命监生》等文，郑重尊贵，不可胜言。及医书种种禁忌，爱护之严，唯有力之家，可以奉行，故不抄入。

大抵少艾初生临月，切勿令奸薄侍女，市媪⑧尼师，告之以利害，恐之以异端，使其致期畏忍憷⑨缩，开阖参差，而气血乖张，家人无措。常以老成上主管之，仍使温厚老妪三二人，与之剧谈，绐之以容易，则使其妥贴无忧。侯子胞下垂，玉户流律，痛阵再四，方至草上，则如瓜熟蒂落，而脱然分解矣。既产毕，不可即使仰卧，且关靠高枕，使其气顺血尽，方可翻复偃卧。频进疏通温平活血之药，荡涤清利为妙。庶无败物停留，日后为患。所以世俗不谙斯义，于是妇人血病十常八九。不为

---

① 摇：校本均作"志"。
② 恶：校本均作"凶"。
③ 不知禁：底本缺字，据校本补全。
④ 饥饮泉，吃打奔走，跪：底本缺字，据校本补全。
⑤ 厌，以害及遗体：底本缺字，据校本补全。
⑥ 久劳，则有：底本缺字，据校本补全。
⑦ 危：校本均作"祸"。
⑧ 媪：校本均作"嫂"。
⑨ 憷（chù 处）：牵痛。底本原作"楮"，为"憷"之讹字。

苦病，而且浊败子宫至绝孕。故产病①一十八证，未有不因停滞而然也。方类于后。

卷之二

论婴幼

婴儿初生，车篮褟褓，各随风俗。大概厥初下地之时，勿待其出声，急以帛裹指，展去舌上青泥恶血。用手一迟，啼声一出，即入腹中，斯为患矣。如下地少顷，不能出声者，急以温水一口许灌之，即能啼也。久不出声者，以其脐带倒挣，元气入腹，仍以口频频进气于儿口中，则自能啼也。先洗，后断脐，则不伤水生病。脐带留长一寸，长则伤脐②，短则伤脏。挣汁不尽，则寒湿入腹，仍作脐风。衣勿新绵，暖则生风。其敛脐之法，宽急则中，常于无风处，解开看觑，未愈，烧绛帛灰敷之。一月外，脐上有汁并肿者，轻则当归末同韶粉和傅，灸絮熨之，重则灸数壮。初断脐了，绷毕，用甘草一小寸，煮汁一合许，用帛③醮与儿吮，约服一蚬壳许，得吐出去胸中恶物，妙。未，则再与吮之，半日内三五次，服尽药汁一合，得吐出恶水，则儿神气爽无病。一合服尽不吐，则胸中无恶物也。当先以菜叶包明净生朱于饭内，蒸菜熟为度，研极细末，当以一豆许蜜和，令抹入口服之，日一次，三日止，服多则伤也。凡冬夏浴儿久，易伤寒热痫病等证。不浴亦不可。但初浴时，以猪胆汁一个入汤，温浴之，则不生疮疥。次用桃、李、梅根或枝，各二两许，咬咀，煎汤浴之，则去不祥。富室能以金一斤，虎头骨一个，煎汤浴之，则压惊辟恶，妙。儿初落地，浴罢，脐带了毕，即看口中舌下并腭上两颊，但有白泡相连去处，即便用指摘出恶汁，无令咽下为病，则无重舌语病。此其大略。

凡婴儿六十日后，瞳人将成，而能应和人情，自此为有识之初，便当诱其正性。父母尊长，渐渐令其别之。母勿令其侧目视父，父勿教其指抵其母。亲族长幼、邻里侍妾，皆不可训其手舞足蹈，无礼骂人。时间聊发一笑，则为日后不禁之端。高举放手，闪避猛出，扶起放倒，儿虽强笑，而面无人色，乖张恶性，自此万端，惊气入心，触机而发。乳母嗜啖厚味酒醪、烧炙煎煿，儿亦爱食甘酸果菰异味，是以有惊痫积癖吐泻之疾。唯恐儿啼，恣其所以，及其成病，又不忍忌其所好，犹不忍饵以辛苦之药，借使病危，则针刺火灸，莫甚于此，况或不料，爱亦徒然。大抵爱子之偏，尽出于母，其说有四：正室则姑息其嫡，妾宠辈各私其庶。有父爱长子，母怜幼婴。才有所偏，则所闻不正。偏食至病，偏爱无尊，习以性成。戕贼患害，其出乎此。

余自思褟褓之时，酷嗜食甜，一日得饴，喜而欲食，中有蚯蚓引颈而出，自此不敢见饴。直至长大，方悟长上为之，然食之亦疑矣。夜卧闻钟声，则长上必教令侧卧，今虽为无碍，则亦不能不上心。幼习之义，善恶之种也，可不警之哉！余闻《回回大师经》云："其国有伏法重囚，对主者曰：吾死无词，但令吾母一见，死而无憾。即令见之。囚曰：我生时食母乳，我今死也，亦欲食母乳，全我始终。既食其乳，即啮死其母。官责其故。囚曰：我今死于不法，是母教我也。我未会言语时，母即教我骂人。及其能行也，教我瞒人。我取得物归家，则爱我喜我。我积渐至于今日，所以恨之也。"盖此等习气，乃闾阎之风，天下之通患也。

大抵庠序④之教，礼义节文之海，幼稚初学，道字未真，须自《千文》、《蒙求》，调其句读。俟其舌便语通，始可学《孝经》，令其熟知孝行。然后学《论语》，必试其日课，使其备晓纲常大体。外则师友教授，内则父兄训习，令其耳闻心解。观其资质强弱利钝，然后授以科业，抑扬其性，纵不成才，则亦不至失身于分外也。今也家庭妄诞，加以怙惜，使其先有所恃，而藐视其师。且不自本至末而学，即欲多读诗书，广闻小传，以为儿能善言，不记恶事染心，遂致助桀为虐，文过饰非，而恕

---

① 病：校本均作"后"。
② 脐：校本均作"肌"。
③ 帛：校本均作"绵"。
④ 庠（xiáng 祥）序：古代的地方学校。

已责人，聪明自负，更无以为制之者。构长篇，赋短策，嘲诮为能，精神错谬，不能自持。一旦染患，则痾疢蜂起。原其所自，则过在其亲。盖幼稚无知，而善恶系乎有识之初。故正大先入其心者，他日纵有嚚①猾狡狠，则亦畏首畏尾，而回向之地矣。是故婴幼摄养，其习，其父母之习也。

大概治法，除颅、囟、谅、疳、斑、痘，各类其次外。诸余服饵，并为通法。

论童壮

未弱冠为童，过三十为壮。夫寿夭贫富，天也。去就邪正，人也。共叔段以母偏爱，而失身于不法。孟母三迁，而孟子终为亚圣。今夫少者，甜处着嘴，稳处着脚，不趋过庭之训，复厌舞雩之风，逸师佞亲，左右瞰亡，萧墙夹壁，沽酒市脯，困极告医，惟务速效，怨天尤人，莫知反躬。孟子曰："学问之道无他，在乎收其放心而已。心神守舍，则饥渴寒温之外，自不多事也。"孔子曰："人之少也，血气未定，戒之在色。"古法以男三十而婚，女二十而嫁。又当观其血色强弱而抑扬之，察其禀性淳漓而权变之，则无旷夫怨女过时之瘵也。孔子曰："及其壮也，血气方刚，戒之在斗。"夫斗者，非特斗狠相持为斗，胸中才有胜心，即自伤和。学未明，而傲养未成，而骄志不行，则郁而病矣。自暴自弃，言不及义，而狂矣。孟子曰："由仁义行，非行仁义也"。如欲行仁义以求安乐者，吾见其为不安乐也。少壮摄养之道，弃此大道，而别求傍蹊曲径，以资分外者，必致废事荡家，而怪诞无耻也。大抵血气盛旺之时，难以制抑，凡事当先知心是吾之灵明主人，一切好欲欺侮，凌夺肆恣，皆是血气所使，倘犯刑名灾害，则是灵明主人，自受苦辱也。常作此想者，自然渐成调伏。古今修性养命之术，恐名利之士难行，并不抄入。

凡除夏日之外，五日一沐，十日一浴，若频浴，则外觉调畅，而内实散气泄真也。年二十者，必不得已，则四日一施泄，三十者，八日一施泄，四十者，十六日一施泄。其人弱者，更宜慎之。毋恣生乐，以贻父母之忧，而自取枉夭之祸，而雷同众人也。能保始终者，却疾延年，老当益壮，则名曰地行仙，虽有贫富之异，而荣卫冲融，四时若春，比之抱病而富且贵，则已为霄壤之间矣。况能进进不已，则非常人所可知也。但于名利场中，得失任命，知止知足，则渐入道乡也。道者，非特寂寥枯槁之谓也，如所谓素富贵则行此道于富贵，素贫贱则行此道于贫贱耳。关尹子曰："圆尔道，方尔德，平尔行，锐尔事。"孔子曰："志于道，据于德，依于仁，游于艺。"故内外二圣之言，未尝不契。盖艺为应世之术，故能锐利乃事，仁为泛爱之常，故曰平尔行，德方则不移，其有所得于心，有所据于事，道圆则通而不执，故无所不容，而德行广大，志无不在也。何尝尽废诸事，而然后谓之摄养哉！特消息否泰而行之、藏之，量其才能而负之、荷之，以不流于物，故谓之摄，以安其分，故谓之养。抱朴子云：若才不逮而强思，力不胜而强举，深忧重恚，悲哀憔悴，喜乐过度，汲汲所欲，戚戚所患，谈笑不节，兴寝失时，挽弓引弩，沉醉呕吐，饱食即卧，跳走喘乏，欢呼哭泣，皆为过伤，此古人所戒之节文。况夫风前月下，竹径花边，俯仰伤怀，杯余疏散。或进退惟谷而干禄，或冲烟冒瘴以求荣，呼吸杂邪，停留宠辱，饮食异味，荏苒暴患，各有治条。当斯之时，即回光返照，少驻元神，以行药力，毋复纵聪明以凌烁粗工，而自取多事也。

呜呼！三皇大圣，日总万机，而又能拳拳于天下民瘼，下礼折节于方外士，而讲道论医，以广其传。今之学者，一身未知所以自治，而以人治之，则孰为多乎。而况又欲为治人者，难矣哉。余尝作《返朴论》，其辞有云：倏与忽，欲报混沌之德，而相与谋曰：人皆有七窍，以为食息，而混沌独无，尝试凿之，日凿一窍，七日而混沌死。有客对余曰："吾有术以起混沌之死。但一年修一窍，七年而混沌复生。"余曰："固哉之学也，何以为夸尚乎？吾能以一息②回混沌之生，而息息与之俱生。故视斯明，听斯聪，言斯辩，而余未尝以有视听与言，而人亦未尝以余为聪明与辩，故不补其凿，而混沌

---

① 嚚（yín 银）：愚蠢而顽固。
② 息：原作"法"，据校本改。

自全。夫是之谓聪明与辩。高明之士，能于此处具眼，则养生必有主也。今采①之方，并类其次。

论 衰 老

少壮既往，岁不我与。孔子曰："及其老也，血气既衰，戒之在得。"盖因马念车，因车念盖，未得之，虑得之，既得之，虑失之。越趄②嗫嚅而不③决，瘆寐惊悸而不安。夫二五之精，妙合而凝，两肾中间，白膜之内，一点动气，大如箸头，鼓舞变化，开阖周身，薰蒸三焦，消化水谷，外御六淫，内当万虑，昼夜无停，八面受攻，由是神随物化，气逐神消，荣卫告衰，七窍反常，啼号无泪，笑如雨流，鼻不嚏而出涕，耳无声而蝉鸣，吃食口干，寐则涎溢，溲不利而自遗，便不通而或泄，由是真阴妄行，脉络疏涩，昼则对人瞌睡，夜则独卧惺惺，故使之导引按摩，以通彻滞固，漱津咽液，以灌溉焦枯。若叩齿集神而不能敛念，一曝十寒而徒延岁月。虽云老者非肉不饱，肥则生风；非人不暖，暖则多淫。侥幸补药者，如油尽添油，灯焰高而速灭。老子云："以其厚生，所以伤生也。"况有明修礼貌，暗伏奸雄，曲糵腐其肠胃，脂粉惑其清真，孤阳独盛，水谷易消，自恃饮啖过人，恣造欺天之罪，宿缘既尽，恶报临头。其或厌饫沉酣，身居勤俭，志益贪婪，方聚长④毛之毡，忽作女子之梦。宋齐丘化书云：悭贪者化为狗，暴勇者化为虎，虽然身未迁谢，业已成行矣。先贤诗云："克已工夫未肯加，吝骄封闭缩如蜗，试于静夜深思省，剖破藩篱即大家。"先贤戒曰：积金以遗子孙，子孙未必能保，积书以遗子孙，子孙未必能读。不如多积阴骘于冥冥之中，以为子孙无穷之计。庞居士诗云："北宅南庄不足夸，好儿好女眼前花，忽朝身没一丘⑤土，又属张三李四家。"张紫阳诗云："人生虽有百年期，寿夭穷通莫预知，昨日街头方走马，今朝棺内已眠尸。妻财遗下非君有，罪业将行难自欺，大药不求争得遇，遇之不炼更迷痴。"盖年老养生之道，不贵求奇，先当以前贤破幻之诗，洗涤胸中忧结，而名利不苟求，喜怒不妄发，声色不因循，滋味不耽嗜，神虑不邪思，无益之书莫读，不急之务莫劳，三纲五常，现成规模，贫富安危，且据见定。邵康节云："美酒饮教微醉后，好花须看半开时"。又云："爽口物多终作疾，快心事过必为殃。与其病后求良药，孰若病前能自防"。又诗云："虑少梦自少，言稀过亦稀。帘垂知日永，柳静觉风微。但看花开谢，不言人是非。何须寻洞府，度世也应迟。"庞居士云："但愿空诸所有，慎勿实诸所无"。余亦有诗云："世人用尽机关，只为贪生怕死，我有安乐法门，直须颠倒于此。"晋有祁孔宾，夜间读书，忽闻窗外云："祁孔宾，隐去来，修饰⑥人间事，甚苦不堪偕，所得未毫铢，所丧如山崖"。晁文元公《法藏碎金》云："众所好者，虚名客气，冗⑦具羡财。予⑧所好者，天机道眼，法要度门⑨"。又云："观身无物，从幻化缘生，观心无物，从颠倒想生"。又云："身有安全败坏者，事之报也，即世而可见。性有超升沦坠者，行之报也，异世而不知。譬如形声之有影响，必然之理也。"又云："人有疾苦，或多偶尔，非因所作，无如之何。历观幻化之躯，而有甚于此者，能推此理，足以自宽。"又云："仕宦之间，暗触祸机；衽席⑩之上，密涉畏途；轮回之中，枉入诸趣。"古人云："心死形方活，心强身即亡。"《金刚经》云："云何降伏其心川。"《老子颂》云："你喜我不喜，君悲我不悲，雁飞思塞北，莺忆旧巢归。秋月春花无限意，个中只许自家知"。虚静天师云："灵台皎洁似水壶，只许元神里面居，

---

① 今采：校本均作"不摄"。
② 越趄（zī jū 兹居）：犹豫不前。
③ 不：校本均作"未"。
④ 长：校本均作"龟"。
⑤ 丘：底本原作"坏"，据校本改。
⑥ 饰：明正德刊本抄本作"稀"。
⑦ 冗：底本原作"尤"，据校本及文意改。
⑧ 予：同"余"，我。底本原作"子"，据校本及文意改。
⑨ 门：底本原作"明"，据校本及文意改。
⑩ 衽席：原指卧席，此处借指男女色欲之事。

若向此中留一物，平生便是不清虚"。老子云："虚其心，实其腹。"是皆融智慧，黜聪明，而宅天和，以却百邪者也。岂比夫三千六百傍门小法，加之于万境煎熬之心，而头上安头，又以金石草木刚烈之剂，饵之于丧津枯涸之体，而求补益哉。

历观前人以不仁成家，以仁而保家者，有之矣。如以不仁而得，复以不仁而守者，祸不旋踵也。《晋书·传》云："石季龙僭称帝号，发近郡男女十六万，车十万乘，运土筑华林园。扬州送黄鹄雏五，颈长一丈，声闻十余里。泛舟于玄武池。命子石宣祈于山川，因而游猎乘大辂，羽葆华盖，建天子旌旗十有六，军戎卒十八万，出自金明门，季龙从其后宫，升凌霄观望之。叹曰：我家父子如是，自非天崩地陷，当复何愁，但抱子弄孙，日为乐耳。宣所过三州十五郡，资储靡有孑遗。季龙复命子石韬亦如之，出自并州，游于秦晋。宣素恶韬宠，是行也，嫉之弥甚，于是相图之计起矣。俄而宣使刺客，杀韬于佛舍，又欲谋不轨，事发季龙杀之。季龙既死，其后歼焉。"呜呼，季龙之富贵而不足恃，而今之碌碌者，十百之孥，又奚足以作威福而造业因哉。余虽枯槁幽栖，而衣冠出处，未尝用馋馅故事，以孔子之性与天道，不可得而闻也。故托佛以言性耳。佛云："一切山河大地，皆从如来性中流出。"然则佛之一字，乃一切有情之觉灵也。实为大罗空劫先天之祖气，即元始天尊是也。人人皆抱此灵而不自觉。故佛经云："一切众生，本来成佛。以不觉，故名曰众生；以觉，故名曰佛"。今之地狱变相，乃唐太宗以入冥境界，命宰相阎立本图画，以示世人。余少年滑稽之时，未尝不在笑谈①之下，一日在外因病困极，恍惚所见②，与吾家骨肉所梦同日境界，因缘无有少异。遂绝口不敢戏谑③。后④读史传语录文字，始知近代以来王公卿士，于佛言而获大安乐者⑤，不可枚举。故韩昌黎排之至甚，而终得法于大颠。欧阳文忠公恶之如仇敌，而自⑥号为六一居士。岂非自有所得，而翻然而改者欤。悲夫世人不明佛心，而溺于佛事，故梁武帝之祸，侯景至而不知。秦始皇欲仙，徐福去而不返。况夫琐琐成⑦事，而能胜其业障乎。夫业障之心，以酒为浆，以妄为常，念念迁谢。昼夜呼吸，共一万三千五百息，一息脉行三寸，元气周身，脉行八百一十丈。寒来暑往，知诱物迷，神明流之远矣。养生之士，以此为主，则是认贼为子，岂不谬哉。故岐伯曰："出入废，则神机化灭，升降息，则气立孤危。"《易》云："精气为物，游魂为变"是也。昔有二人就余以辩生死事大者。一曰："人之有生也，赋性于天，养命于地，百年之身，仁义而已。及其终也，清魂归天，浊魄归地，夫复何疑"。一曰："人之生也，以贵为我⑧，以得为强，以妄为常，虫秽之仓，愁虑之囊，或为之让，或为之攘，均匀孳孳，一名残忍，一名忠良，拘之则心自⑨外寇，纵之则血气内戕，欲持其要，莫知所长。业识茫茫，一息不来，乌知其何往"。余各以一诗遣之。其一曰："原始要终理不讹，四非庄敬怕蹉跎。平生不践中庸地，一曲阳关没奈何。"其二曰："超凡一句绝商量，说破教君也⑩断肠。一切顺违生死事，莫令厌恋作心王。"有人能如此，便见养生主也。大抵桑榆之景，劳逸不同，盖劳心者，甚于劳力者耳。善为心王者，劳亦如是，逸亦如是。如鱼饮水，冷暖自知也。

人年五十者，精力将衰，大法当二十日一次施泄，六十者，当闭固勿泄也。如不能持者，一月一次施泄，过此皆常情也，不足为法。

---

① 笑谈：底本原作"安乐"，据校本及文意改。
② 见：底本原作"是"，据校本及文意改。
③ 谑：底本原作"笑"，据校本及文意改。
④ 后：底本原作"常"，据校本及文意改。
⑤ 于佛言而获大安乐者：校本作"于佛书中获大安乐者"。
⑥ 自：校本均作"亦"。
⑦ 成：校本均作"胜"。
⑧ 以贵为我：校本均作"以身为我"。
⑨ 自：校本均作"目"。
⑩ 也：校本均作"笑"。

凡肥盛强密者，自壮至老，衣食与药并用疏爽，肉虽多，不使胜食气。果宜枣柿藕，菜宜韭与萝菔，饮食饥时先进热物，然后并宜温凉，及时勿恣食粘滑烧炙煎煿辛辣燥热之味，防有内郁风痰，外发痈疽之证。虽清瘦而素禀强实，兼有痰证者，与此同法。清癯虚弱者，自壮至老，衣服与药，皆宜温厚。性寒伤胃，腥膻鲙炙生冷油腻，并宜少食。如肥而素禀滑泄虚寒易感者，与此同法。其余扶衰润槁之方，各类于后。

（李　瑶　校注）

太上保真养生论

【按语】

《太上保真养生论》作者不详，文章收录在道教经籍《道藏》中，内容为养生的基本理论常识及养生事项。"吾非自然，乃学而得之"，养生要修炼养心，生活的养生，做到"淡薄不亲，狂荡是邻"，更好地修心养神护体。本文内容丰富，且宜操作，故易为人学习。校勘以1988年3月文物出版社、上海书店、天津古籍出版社三家联合出版的明代正统《道藏》影印本中的《太上保真养生论》为底本。

【原文校释】

立天之道，曰阴与阳；立地之道，曰柔与刚；立人之道，曰仁与义。然则天地之大，人之最灵，法阴禀阳，莫重乎性命。故二象并设，四序推迁，人处其间，倏然如电，每一思至，黯然销魂，生不再来，逝不可复。必须启悟耳目，陶铸心灵，荡涤烦邪，宣引荣卫。未有不由学而能成其器，不由习而能利其身者哉。是以真人常曰，吾非自然，乃学而得之。故我求道，无不受持千经万术，唯在志心也。

老君曰：天地降精，阴阳布化，万物以生，秉其凤业，分灵道一，总合万机。且人之受生始，一月为胞，精血凝也。二月为胎，形兆胚也。三月为阳神，为三魂，动以生也，四月为阴灵，为七魄，静镇形也。五月，五行分藏，以安神也。六月，六律定六府，用资灵也。七月，七精开窍，以通光也。八月，八景神具，降真灵也。九月，宫室罗布，以定生也。十月气足，万象成也。太一玄真在头曰：泥丸君总众神，统百灵以御邪气，陶其万类以定真元。是知修真，静守恬和，可保长生也。真人曰：神强者长生，气强者短寿。柔和畏威神强，鼓怒骋志气强。凡人才所不至而极思之者，则志伤也。力所不胜而极举之者，则形伤也。谋所不至而极图之者，则智伤也。势所不加而极忿之者，则气伤也。积忧不已魂神衰，积恶不已魄神散。喜怒过多神不归室，爱憎无定神不守形。汲汲所欲神则烦，切切所思神则败。久言久笑心气伤，久坐久立筋骨损，寝寐失时肝胆伤，跳走暴喘胃腑伤，喧呼诟怒胆气伤。故阴阳不交则疮疣生，房室不节则劳瘵发。且人生在世，久远之期不过三万余日，岂无一日行修补，岂无一日有损伤。徒责神之不守，体之不康，亦由却行而望速及前侣，岂可得尔。所以养生之要，唾不及远，行不及骤，耳不久听，目不久视，坐不至疲，卧不至倦。先寒而后衣，先热而后解。不欲极饥而便食，食诫过饱。不欲极渴而便饮，饮诫过多。食若过饱则癥块成，饮酒过多则痰癖聚。不欲甚逸，不欲甚劳，不欲出汗淋漓，不欲冒风嘘吸。醉中不欲奔车，饱时不欲走马。不欲多啖生冷，不欲饱食肥鲜。不欲饮酒了当风，不欲沐发后露脑。冬莫极温，夏莫极凉。冬极温则春有狂疫生，夏极凉则秋有疟痢发。不欲卧露星月下，不欲饥临尸柩间。不欲睡中动扇，不欲露头而食。冲大热莫饮冷水，凌大寒莫逼炎炉，新沐莫犯猛风，至饥莫冒重雾。且五味入口，不可令偏。多酸伤脾，多甘伤肾，多辛伤肝，多咸伤心，多苦伤肺。此皆浊其神魂，乱其五脏，亦未必当时便损于人，但于久后积衰败尔，伐人之命，甚于斤斧，蚀人之性，猛于狼虎。盖缘兆应五行，潜通四运，源其迹而不谬，究其理而益佳，宜深慎之，以全其真也。不饥而强食，不渴而强饮，并招其损矣。不饥强食则脾劳，不渴强饮则胃胀。体欲常劳，食欲常少，劳勿至极，少勿至虚。冬则朝莫令空心，夏则夜莫令饱食。春夏唯须早起，秋冬却要晚眠。早起不在鸡鸣前，晚起不在日出后。心源澄则真灵守其位，气海静则邪物去其身。行诈伪则神悲，行诣佞则神沮。妒嫉于人当减算，杀害于物必伤年。行一善则魂神欣，构一恶则魄神喜。魂欲人生，魄欲人死。是以心为五脏君，气为百骸使。君欲安静无为，使欲流行不滞。所以起卧依四时，慎其早晚之候；服食调六腑，适其冷热之宜。动以太和为马，通以玄寂为车。四肢烦劳则偃仰，以导之，心胸壅塞则吐纳，以宣之。杜其病源，常施补泻之术，除其邪气，每存默默之机。是以忍怒以凌阴，抑喜以助阳。泥丸君欲得多栉，天鼓欲得常鸣。目不厌临，津不厌咽，心不厌顺，气不厌和。若能如此修习不废，则可饵草木之药，先治其损。精勤不已，然后消铄金石，固际其真。此乃摄生有条贯，保寿有津涯，实为补养之妙门、延驻之玄说。若乃恣情快意于驰骋之上，劳神役思于巧伪之间，重其货财，耽其宠乐，不营保护之术，不务慎守之规，须臾气竭在愤竞之前，形枯于声色之际。以此观之，足甚省悟。盖不知心源静则神魂安，嗜欲兴则真灵溃。焦然戚戚之志，劳其役役之躯，救火爇薪，良可叹也。是故真人乃作颂曰：淡薄不亲，狂荡是邻。纵不殒身，亦能败神。败神失真，伤残之因。伤残之因，岂虚言哉。

（高明慧　校注）

悟真篇集注（节选）

北宋·张伯端

【按语】

《悟真篇》，北宋张伯端著，字平叔，号紫阳真人。浙江天台人。其著作有《悟真篇》，和《周易参同契》齐名，是中国道教史上影响最大的内丹专著，被道教推为内丹术之正宗。

《悟真篇》主要收录在《道藏》，凡七种：一、《紫阳真人悟真篇注疏》八卷，象川无名子翁葆光注、集庆空玄子戴起宗疏；二、《紫阳真人悟真篇三注》五卷，紫贤薛道光、子野陆墅、上阳子陈致虚注；三、《紫阳真人悟真篇直指详说三乘秘要》一卷，象川无名子葆光述；四、《紫阳真人悟真篇拾遗》一卷；五、《悟真篇注释》三卷，象川无名子翁葆光注；六、《紫阳真人悟真篇讲义》七卷，云峰散人永嘉夏宗禹著；七、《修真十书》卷二十六所收之《悟真篇》五卷，叶士表、袁公辅、象川翁、无名子注。校勘以1988年3月文物出版社、上海书店、天津古籍出版社三家联合出版的明代正统《道藏》影印本中的《紫阳真人悟真篇三注》为底本，《悟真篇注释》和《紫阳真人悟真篇注疏》为校本。

张伯端认为修炼要性命双修，"始于有作人无见，及至无为众始知，但见无为为要妙，岂知有作是根基"。先修命，要在寻真药、辨鼎器、明火候。育培金丹真气，等待脱胎神化。次修无生真性，妙悟本觉，主张以禅宗顿悟之法，了彻性地。

本书选录了七言四韵一十六首、绝句六十四首、五言一首、西江月一十二首、续添西江月一首、七言绝句五首。主要为内丹修炼的要诀，强调内丹修炼重在领悟真诀，适时动机，则阴阳施运，脏腑安宁。修炼之始，须以先天真一之气同类之物补足已耗损的精、气、神，然后循序渐进，进入"炼精化气、炼气化神"阶段。

《悟真篇》的贡献是其对道教丹道修炼理论的发展和创造。它将《老子》"道生一，一生二，二生三，三生万物"的大道生成论，发展表述为"道自虚无生一气，便由一气产阴阳，阴阳再合成三体，三体重生万物昌"修炼模型，特别注重真铅（即先天真一之气）。同时，采取真铅药物，修成金丹的理论，又是对《阴符经》盗机思想的具体应用。而五行颠倒，三五与一的修炼理论，则直接继承《周易参同契》的理论思想，排斥旁门小术，否定外丹烧炼。

【原文校释】

七言四韵一十六首（以表二八之数）

不求大道出迷途，纵负贤才岂丈夫，百岁光阴石火烁，一生身世水泡浮。只贪利禄求荣显，不觉形容暗悴枯。试问堆金等山岳，无常买得不来无？

人生虽有百年期，夭寿穷通莫预知。昨日街头犹走马，今朝棺内已眠尸。妻财抛下非君有，罪业将行难自欺。大药不求争得遇，遇之不炼是愚痴。

学仙虽是学天仙，惟有金丹最的端。二物会时情性合，五行全处龙虎蟠。本因戊己为媒娉，遂使夫妻镇合欢。只候功成朝北阙，九霞光里驾翔鸾。

此法真中妙更真，都缘我独异于人。自知颠倒由离坎，谁识浮沉定主宾。金鼎欲留朱里汞，玉池先下水中银。神功运火非终旦，现出深潭日一轮。

虎跃龙腾风浪粗，中央正位产玄珠。果生枝上终期熟，子在胞中岂有殊？南北宗源翻卦象，晨昏火候合天枢。须知大隐居廛市，何必深山守静孤。

人人自有长生药，自是愚迷枉把抛。甘露降时天地合，黄芽生处坎离交。井蛙应谓无龙窟，篱鷃争知有凤巢。丹熟自然金满屋，何须寻草学烧茅。

要知产药川源处，只在西南是本乡。铅遇癸生须急采，金逢望后不堪尝。送归土釜牢封固，次入流珠厮配当。药重一斤须二八，调停火候托阴阳。

休炼三黄及四神，若寻众草更非真。阴阳得类俱交感，二八相当自合亲。潭底日红阴怪尽，山头月白药苗新。时人要识真铅汞，不是凡砂及水银。

阳里阴精质不刚，独修一物转羸尪。劳形按引皆非道，服气餐霞总是狂。举世谩求铅汞伏，何时得见龙虎降？劝君穷取生身处，返本还元是药王。

好把真铅著意寻，莫教容易度光阴。但将地魄擒朱汞，自有天魂制水金。可谓道高龙虎伏，堪言德重鬼神钦。已知永寿齐天地，烦恼无由更上心。

黄芽白雪不难寻，达者须凭德行深。四象五行全藉土，三元八卦岂离壬。炼成灵质人难识，消尽群魔鬼莫侵。欲向人间留秘诀，未闻一个是知音。

草木阴阳亦两齐，若还缺一不芳菲。初开绿叶阳先唱，次发红花阴后随。常道即斯为日用，真源返此有谁知？报言学道诸君子，不识阴阳莫强嗤。

不识玄中颠倒颠，争知火里好栽莲。牵将白虎归家养，产个明珠似月圆。漫守药炉看火候，但安神息任天然。群阴消尽丹成熟，跳出凡笼寿万年。

三五一都三个字，古今明者实然稀。东三南二同成五，北一西方四共之。戊己身居生数五，三家相见结婴儿。婴儿是一含真气，十月胎圆入圣基。

不识真铅正祖宗，万般作用枉施功。休妻谩遣阴阳隔，绝粒从教肠胃空。草木金银皆滓质，云霞日月属朦胧。更饶吐纳并存想，总与金丹事不同。

万卷仙经语总同，金丹只此是根宗。依他坤位生成体，种在乾家交感宫。莫怪天机具漏泄，却缘学者自迷蒙。若人了得诗中意，立见三清太上翁。

绝句六十四首（按周易六十四卦）

先把乾坤为鼎器，次搏乌兔药来烹，既驱二物归黄道，争得金丹不解生。
安炉立鼎法乾坤，锻炼精华制魄魂，聚散氤氲成变化，敢将玄妙等闲论。
休泥丹灶费工夫，炼药须寻偃月炉。自有天然真火候，不须柴炭及吹嘘。
偃月炉中玉蕊生，朱砂鼎内水银平，只因火力调和后，种得黄芽渐长成。
咽津纳气是人行，有物方能造化生。鼎内若无真种子，犹将水火煮空铛。
调合铅汞要成丹，大小无伤两国全。若问真铅是何物，蟾光终日照西川。
未炼还丹莫入山，山中内外尽非铅。此般至宝家家有，自是愚人识不全。
竹破须将竹补宜，覆鸡当用卵为之。万般非类徒劳力，争似真铅合圣机。
用铅不得用凡铅，用了真铅也弃捐；此是用铅真妙诀，用铅不用是诚言。
虚心实腹义俱深，只为虚心要识心。不若炼铅先实腹，且教收取满堂金。
梦谒西华到九天，真人授我指玄篇。其中简易无多语，只是教人炼汞铅。
道自虚无生一气，便从一气产阴阳；阴阳再合成三体，三体重生万物张。
坎电烹轰金水方，火发昆仑阴与阳。二物若还和合了，自然丹熟遍身香。
离坎若还无戊己，虽含四象不成丹。只缘彼此怀真土，遂使金丹有返还。
日居离位翻为女，坎配蟾宫却是男；不会个中颠倒意，休将管见事高谈。
取将坎内心中实，点化离宫腹里阴；从此变成乾健体，潜藏飞跃尽由心。
震龙汞出自离乡，兑虎铅生在坎方，二物总成儿产母，五行全要入中央。
月才天际半轮明，早有龙吟虎啸声。便好用功修二八，一时辰内管丹成。
华岳岩头雄虎啸，扶桑海底牝龙吟。黄婆自解相媒合，遣作夫妻共一心。
西山白虎正猖狂，东海青龙不可当，两手捉来令死斗，化成一块紫金霜。
赤龙黑虎各西东，四象交加戊己中。复姤自此能运用，金丹谁道不成功。
先且观天明五贼，次须察地以安民。民安国富方求战，战罢方能见圣人。
用将须分左右军，饶他为主我为宾。劝君临阵休轻敌，恐丧吾家无价珍。
火生于木本藏锋，不会钻研莫强攻。祸发祗因斯害己，要须制伏觅金公。
金公本是东家子，送在西邻寄体生。认得唤来归舍养，配将姹女结亲情。
姹女游行自有方，前行须短后须长，归来却入黄婆舍，嫁个金公作老郎。
纵识朱砂与黑铅，不知火候也如闲。大都全藉修持力，毫发差殊不结丹。
契论经歌讲至真，不将火候著于文。要知口诀通玄处，须共神仙子细论。
八月十五玩蟾辉，正是金精壮盛时，若到一阳才起处，便宜进火莫延迟。
一阳才动作丹时，铅鼎温温照幌帷。受气之初容易得，抽添运用却防危。
玄珠有象逐阳生，阳极阴消渐剥形。十月霜飞丹始熟，此时神鬼也须惊。
前弦之后后弦前，药物平平气象全。采得归来炉里锻，锻成温养自烹煎。
长男乍饮西方酒，少女初开北地花，若使青娥相见后，一时关锁在黄家。
兔鸡之月及其时，形德临门药象之。到此金砂宜沐浴，若还加火必倾危。
日月三旬一遇逢，以时易日法神功。守城野战知凶吉，增得灵砂满鼎红。
否泰才交万物盈，屯蒙受卦禀生成。此中得意休求象，若究群爻谩役情。
卦中设象本仪形，得意忘言意自明。举世迷人唯泥象，却行卦气望飞升。
天地盈虚自有时，审能消息始知机。由来庚甲申明令，杀尽三尸道可期。
要得谷神长不死，须凭玄牝立根基。真精即返黄金室，一颗灵光永不离。
玄牝之门世罕知，指将口鼻妄施为。饶君吐纳经千载，争得金乌搦兔儿。

异名同出少人知，两者玄玄是要机。保命全形明损益，紫金丹药最灵奇。
始于有作无人见，及至无为众始知。但见无为为要妙，岂知有作是根基。
黑中有白为丹母，雄里藏雌是圣胎。太一在炉宜镇守，三田宝聚应三台。
恍惚之中寻有象，杳冥之内觅真精。有无从此自相入，未见如何想得成。
四象会时玄体就，五行全处紫金明，脱胎入口通身圣，无限龙神尽失惊。
华池宴罢月澄辉，跨个金龙访紫微。从此众仙相见后，海潮陵谷任迁移。
要知金液还丹法，须向家园下种栽，不假吹嘘并着力，自然果熟脱真胎。
休施巧伪为功力，认取他家不死方。壶内旋添留命酒，鼎中收取返魂浆。
雪山一味好醍醐，倾入东阳造化炉。若过昆仑西北去，张骞始得见麻姑。
不识阳精及主宾，知他那个是疏亲？房中空闭尾闾穴，误杀阎浮多少人！
万物芸芸各返根，返根复命即长存。知常返本人难会，妄作招凶往往闻。
欧冶亲传铸剑方，莫邪金水配柔刚。炼成便会知人意，万里追凶一电光。
敲竹唤龟吞玉芝，鼓琴招凤饮刀圭。近来透体金光现，不与常人话此规。
药逢气类方成象，道在希夷合自然。一粒灵丹吞入腹，始知我命不由天。
赫赫金丹一日成，古仙垂语实堪听。若言九载三年者，尽是迁延款日辰。
大药修之有易难，也知由我亦由天。若非积行修阴德，动有群魔作障缘。
三才相盗及其时，道德神仙隐此机。万化既安诸虑息，百骸俱理证无为。
阴符宝字愈三百，道德灵文满五千。今古上仙无限数，尽于此处达真诠。
饶君聪慧过颜闵，不遇明师莫强猜。只为金丹无口诀，教君何处结灵胎。
了了心猿方寸机，三千功行与天齐。自然有鼎烹龙虎，何必担家恋子妻。
未炼还丹须急速，炼了还须知止足。若也持盈未已心，不免一朝遭殆辱。
须将死户为生户，莫执生门号死门；若会杀机明反复，始知害里却生恩。
祸福由来互倚伏，还如影响相随逐。若能转此生杀机，反掌之间灾变福。
修行混俗且和光，圆即圆兮方即方。显晦逆从人莫测，教人争得见无藏。

五言一首（以象太乙含真气之妙）

女子著青衣，郎君披素练。见之不可用，用之不可见。
恍惚里相逢，窈冥中有变。一霎火焰飞，真人自出现。

西江月一十二首（以象十二月）

内药还同外药，内通外亦须通。丹头和合类相同，温养两般作用。内有天然真火，炉中赫赫长红。外炉增减要勤功，妙绝无过真种。

此道至神至圣，忧君分薄难消。调和铅汞不终朝，早睹玄珠形兆。志士若能修炼，何妨在市居朝。工夫容易药非遥，说破人须失笑。

白虎首经至宝，华池神水真金。故知上善利源深，不比寻常药品。若要修成九转，先须炼己持心。依时采去定浮沉，进火须防危甚。

牛女情缘道合，龟蛇类禀天然。蟾乌遇朔合婵娟，二气相资运转。本是乾坤妙用，谁能达此渊源？阴阳否隔即成愆，怎得天长地远！

若要真铅留汞，亲中不离家臣。木金间隔会无因，须仗媒人勾引。木性爱金顺义，金情恋木慈仁。相吞相啖却相亲，始觉男儿有孕。

二八谁家姹女？九三何处郎君？自称木液与金精，遇土却成三姓。更假丁公锻炼，夫妻始结欢情。河车不敢暂停留，运入昆仑峰顶。

七返朱砂返本，九还金液还真。休将寅子数坤申，但要五行成准。本是水银一味，周游遍历诸辰。阴阳数足自通神，出入岂离玄牝。

雄里内含雌质，负阴抱却阳精。两般和合药方成，点化魂灵魄圣。信道金丹一粒，蛇吞立变成龙形，鸡餐亦乃化鸾鹏，飞入真阳清境。

天地才经否泰，朝昏好识屯蒙。辐来辏毂水朝宗，妙在抽添运用。得一万般皆毕，休分南北西东。损之又损慎前功，命宝不宜轻弄。

冬至一阳来复，三旬增一阳爻。月中复卦朔晨潮，望罢乾终姤兆。日又别为寒暑，阳生复起中宵。午时姤象一阴朝，炼药须知昏晓。

不辨五行四象，那分朱汞铅银。修丹火候未曾闻，早便称呼居隐。不肯自思己错，更将错路教人，误他永劫在迷津，似恁欺心安忍？

德行修逾八百，阴功积满三千。均齐物我与亲冤，始合神仙本愿。虎兕刀兵不害，无常火宅难牵。宝符降后去朝天，稳驾鸾车凤辇。

续添西江月一首（以象润月）

丹是色身至宝，炼成变化无穷。更于性上究真宗，决了无生妙用。不待他身后世，眼前获佛神通。自从龙女著斯功，尔后谁能继踵？

七言绝句五首（以象金木水火土之五行）

饶君了悟真如性，未免抛身却入身。何事更兼修大药，顿超无漏作真人。
投胎夺舍及移居，旧住名为四果徒。若会降龙并伏虎，真金起屋几时枯？
鉴形闭息思神法，初学艰难后坦途。倏忽纵能游万国，奈何屋旧却移居。
释氏教人修极乐，只缘极乐是金方。大都色相惟兹实，余二非真谩度量。
俗语常言合圣道，宜向其中细寻讨。若将日用颠倒求，大地尘沙尽成宝。

（高明慧　校注）

二十四气坐功导引治病图

宋·陈希夷

【按语】

《二十四气坐功导引治病图》是宋·陈抟（字图南，自号扶摇子）撰。成书于宋端拱二年（989）。又名《案节坐功图》、《陈希夷坐功图》、《元人导引图》、《景钞瓶园旧藏本导引图》。现存抄本，藏于中国中医研究院图书馆（残）。校勘以中国中医研究院图书馆的抄本（残）为底本，以《中外卫生要旨》中的《却病延年动功》为校本，并相应对残本缺失部分进行补充。

本书主论顺时养生之坐功导引法，将坐功分为二十四势，与二十四节气相匹配，每一节气锻炼一势，其功法以相应节气命名。每种功法首载运气及相应脏腑、经络，次列行功方法，末附应用范围所治病证。所载功法与传统中医基础理论结合密切，易于理解，便于学习，对后世影响颇大。

【原文校释】

立春正月节坐功图

运：主厥阴初气。
时：配手少阳三焦相火。
坐功：宜每日子丑时，叠手按髀，转身拗颈，左右耸引各三五度，叩齿吐纳漱咽三次。
治病：风气积滞，顶痛，耳后痛，肩臑①痛，背痛，肘臂痛，诸痛悉治。

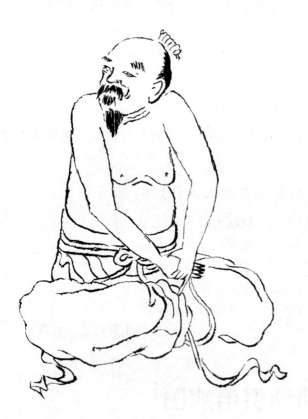

立春正月节坐功图

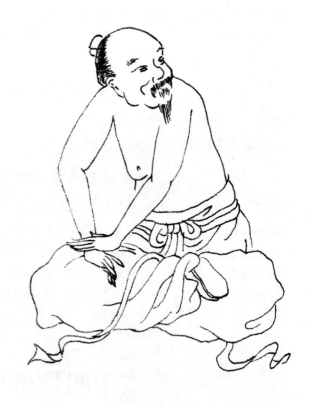

雨水正月中坐功图

雨水正月中坐功图

运：主厥阴初气。
时：配三焦手少阳相火。
坐功：每日子丑时，叠手按胜，拗颈转身，左右偏引各三五度，叩齿吐纳漱咽。
治病：三焦经络留滞邪毒，嗌干及肿，哕，喉痹，耳聋汗出，目锐眦痛，颊痛，诸疾悉治。

---

① 臑：自肩至肘前侧靠近腋部隆起的肌肉。

惊蛰二月节坐功图

运：主厥阴初气。

时：配手阳明大肠燥金。

坐功：每日丑寅时，握固转颈，反肘后向，顿掣五六度，叩齿六六，吐纳漱咽三三。

治病：腰膂[1]肺胃蕴积邪毒，目黄，口干，鼽衄[2]，喉痹，面肿，暴哑，头风牙宣，目暗羞明，鼻不闻臭，遍身疙疮悉治。

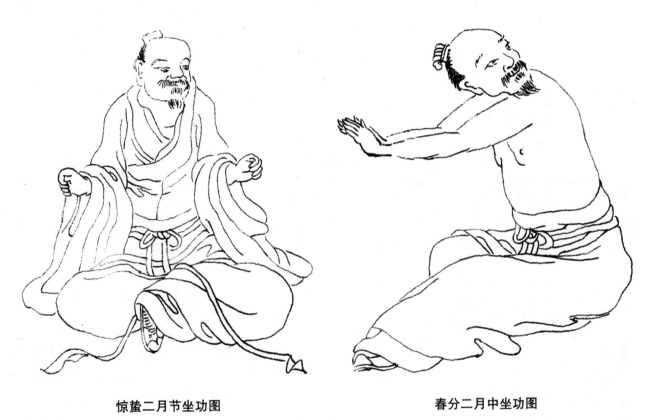

惊蛰二月节坐功图　　　　　　　　　　春分二月中坐功图

春分二月中坐功图

运：主少阴二气。

时：配手阳明大肠燥金。

坐功：每日丑寅时，伸手回头，左右挩[3]引各六七度，叩齿六六，吐纳漱咽三三。

治病：胸臆肩背经络虚劳邪毒，齿痛颈肿，寒栗热肿，耳聋耳鸣，耳后肩臑肘臂外背痛，气满，皮肤壳壳然坚而不痛，瘙痒。

---

① 膂（lǔ 吕）：脊骨。《书·君牙》："作股肱心膂"。

② 鼽（qiú 求）衄：鼽，鼻子堵塞不通。衄，鼻孔出血。

③ 挩：一作（tuō 脱），"解脱"之意；二作（shuì 睡），"拭"之意。此处应为二。

清明三月节坐功图

运：主少阴一气。
时：配手太阳小肠寒水。
坐功：每日丑寅时，正坐定，换手左右如引硬弓各七八度，叩齿，纳清吐浊，咽液，各三。
治病：腰肾肠胃虚邪积滞，耳前热苦寒，耳聋嗌痛，颈痛不可回顾，肩拔臑折腰软，及肘臂诸痛。

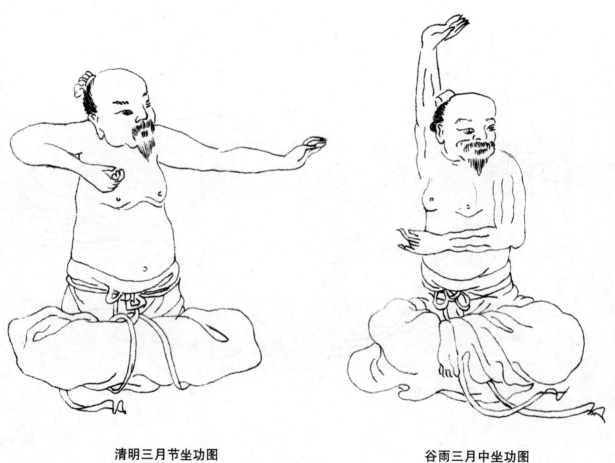

清明三月节坐功图　　　　　　　　谷雨三月中坐功图

谷雨三月中坐功图

运：主少阴二气。
时：手太阳小肠寒水。
坐功：每日丑寅时，平坐，换手左右举托，移臂左右掩乳，各五七度，叩齿吐纳漱咽。
治病：脾胃结瘕瘀血，目黄，鼻鼽衄，颊肿颔肿，肘臂外后廉肿痛，臂外痛，掌中热。

立夏四月节坐功图

运：主少阴二气。

时：配手厥阴心包络风木。

坐功：每日以寅卯时，闭息瞑目，反换两手，抑掣两膝各五七度，叩齿吐纳咽液。

治病：风湿留滞，经络肿痛，臂肘挛急，腋肿，手心热，喜笑不休，杂症。

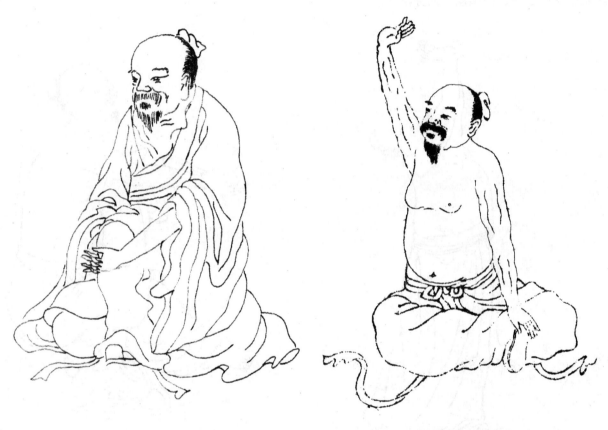

立夏四月节坐功图　　　　　　　　　小满四月中坐功图

小满四月中坐功图

运：主少阳三气。

时：配手厥阴心包络风木。

坐功：每日寅卯时，正坐，一手举托，一手拄按，左右各三五度，叩齿吐纳咽液。

治病：肺腑蕴滞邪毒，胸胁支满，心中憺憺火动，面赤鼻赤，目黄，心烦作痛，掌中热，诸痛。

芒种五月节坐功图

运：主少阳三气。

时：配手少阴心君火。

坐功：每日寅卯时，正立，仰身，两手上托，左右力举，各五七度，定息叩齿，吐纳咽液。

治病：腰肾蕴积，虚劳嗌干，心痛欲饮，目黄，胁痛，消渴，善笑善惊善忘，上咳吐下气泄，身热而股痛，心悲，头项痛，面赤。

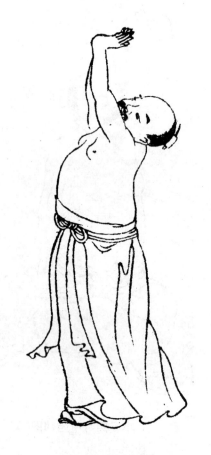

芒种五月节坐功图

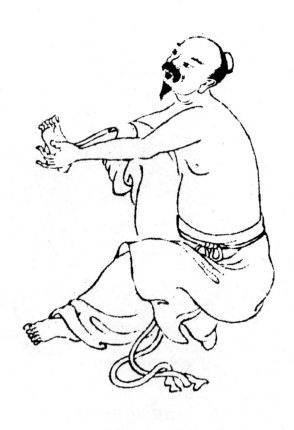

夏至五月中坐功图

夏至五月中坐功图

运：主少阳三气。

时：配手少阴心君火。

坐功：每日寅卯时，跪坐，伸手叉指，屈指脚换踏，左右各五七次，叩齿，纳清吐浊，咽液。

治病：风湿积滞，腕膝痛，臑臂痛，后廉痛厥，掌中热痛，两肾内痛，腰背痛，身体重。

小暑六月节坐功图

运：主少阳三气。

时：配手太阴肺湿土。

坐功：每日丑寅时，两手踞地，屈压一足，直伸一足，用力掣三五度，叩齿吐纳咽液。

治疗：腿膝腰脾风湿，肺胀满，嗌干，喘咳，缺盆中痛，善嚏，脐右小腹胀引腹痛，手挛急，身体重，半身不遂，偏风，健忘，哮喘，脱肛，腕无力，喜怒不常。

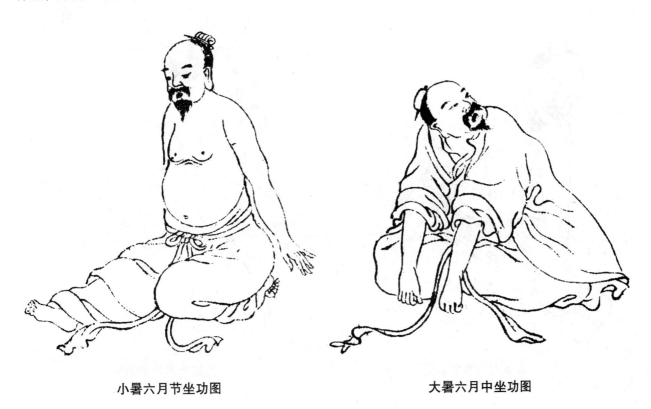

小暑六月节坐功图　　　　　　　　　　大暑六月中坐功图

大暑六月中坐功图

运：主太阴四气。

时：配手太阴肺湿土。

坐功：每日丑寅时，双拳踞地，返首向肩引作虎视，左右各三五度，叩齿吐纳咽液。

治病：头项胸背风毒，咳嗽，上气喘渴，烦心，胸隔满，臑臂痛，掌中热，脐上或肩背痛，风寒汗出中风，小便数欠，淹泄，皮肤痛及麻，悲愁欲哭，洒渐寒热。

立秋七月节坐功图

运：主太阴四气。

时：配足少阳胆相火正。

坐功：每日丑寅时，正坐，两手托地，缩体闭息，耸身上涌，凡七八度，叩齿吐纳咽液。

治病：补虚益损，去腰肾积气，口苦，善太息，心胁痛不能反侧，面尘体无泽，足外热，头痛颔痛，目锐眦痛，缺盆肿痛，腋下肿，汗出振寒。

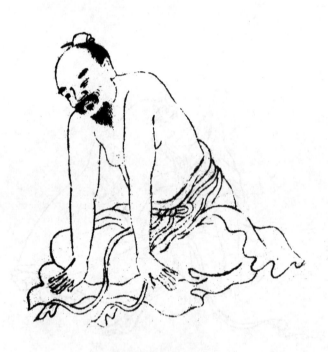

立秋七月节坐功图

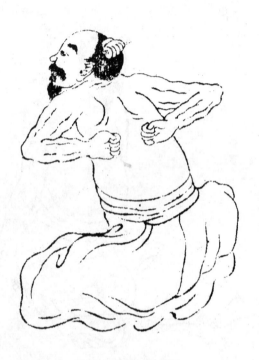

处暑七月中坐功图

处暑七月中坐功图

运：主太阴四气。

时：配足少阳胆相火。

坐功：每日丑寅时，正坐，转头左右举引，就反两手捶背各五七度，叩齿吐纳咽液。

治病：风湿留滞，肩背痛，胸痛，脊膂痛，胁肋髀膝经络外至胫绝骨外踝前及诸节皆痛，少气咳嗽，喘渴上气，胸背脊膂积滞之疾。

白露八月节坐功图

运：主太阴四气。

时：配足阳明胃燥金。

坐功：每日丑寅时，正坐，两手按膝，转头推引，各三五度，叩齿吐纳咽液。

治病：风气留滞腰背经络，洒洒振寒，苦伸数欠，或恶人与火，闻木声则惊，狂，疟，汗出，鼽衄，口㖞唇胗，颈肿喉痹，不能言，颜黑，呕，呵欠，狂歌上登，欲弃衣裸走。

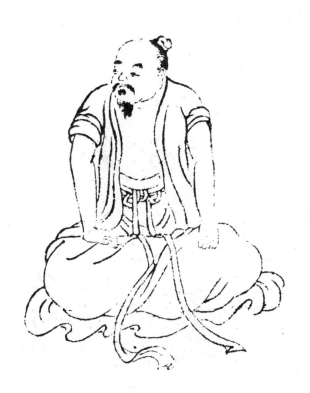

白露八月节坐功图

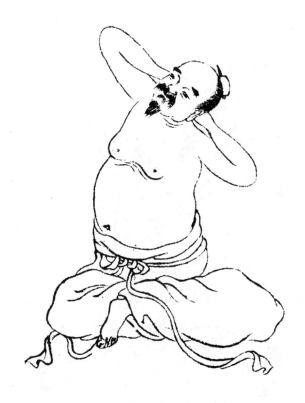

秋分八月中坐功图

秋分八月中坐功图

运：主阳明五气。

时：配足阳明胃燥金。

坐功：每日丑寅时，盘足而坐，两手掩耳，左右反侧，各三五度，叩齿吐纳咽液。

治病：风湿积滞胁肋腰股，腹大水肿，膝膑肿痛，膺乳气冲，股伏兔骭外廉足跗诸痛，遗尿失气，奔响腹胀，髀不可转，腘以结，腨似裂，消谷善饮，胃寒喘满。

寒露九月节坐功图

运：主阳明五气。

时：配足太阳膀胱寒水。

坐功：每日丑寅时，正坐，举两臂踊身上托，左右各三五度，叩齿吐纳咽液。

治病：诸风寒湿邪挟胁腋经络动冲头痛，目似脱，项如拔，脊痛腰折，痔，疟，狂，巅痛，头两边痛，头囟顶痛，目黄泪出，鼽衄，虐乱诸痛。

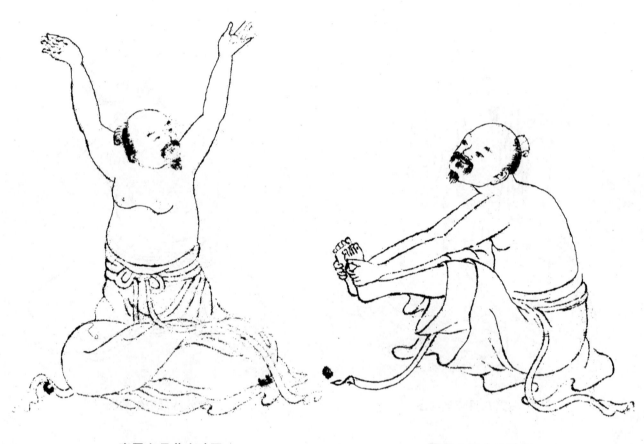

寒露九月节坐功图　　　　　　　霜降九月中坐功图

霜降九月中坐功图

运：主阳明五气。

时：配足太阳膀胱寒水。

坐功：每日丑寅时，平坐，舒两手，攀两足，随用足间力纵而复收五七度，叩齿吐纳咽液。

治病：风湿痹入腰足，髀不可曲，腘结痛，腨裂痛，项背腰尻阴股膝髀痛，脐反出，肌肉痿，下肿，便脓血，小腹胀痛，欲小便不得，脏毒，筋寒足气，久痔脱肛。

立冬十月节坐功图

运：主阳明五气。

时：配足厥阴肝风木。

坐功：每日丑寅时，正坐，一手按膝，一手挽肘，左右顾，两手左右托三五度，吐纳叩齿咽液。

治病：胸胁积滞，虚劳邪毒，腰痛不可俯仰，嗌干，面尘脱色，胸满呕逆，食滞，头痛，耳无闻，颊肿，肝逆面青，目赤肿痛，两胁下痛引小腹，四肢满闷，眩冒，目瞳痛。

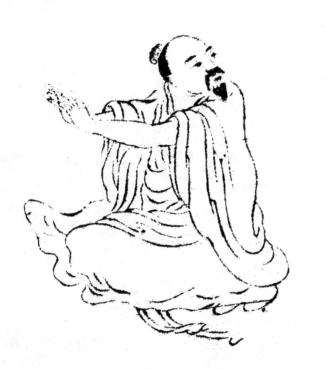

立冬十月节坐功图

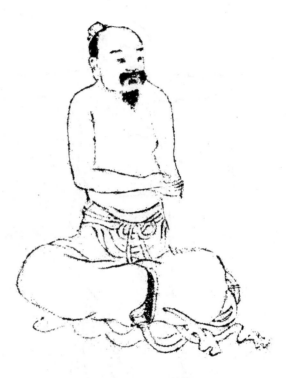

小雪十月中坐功图

小雪十月中坐功图

运：主太阳终气。

时：配足厥阴肝风木。

坐功：每日丑寅时，正坐，一手按膝，一手挽肘，左右争力各三五度，吐纳叩齿咽液。

治病：脱肘风湿热毒，妇人小腹肿，丈夫癞疝狐疝，遗溺闭癃，血睾，肿睾，疝，足逆寒，胻善瘛，节时肿，转筋阴缩，两筋挛，洞泄，血在胁下，喘，善恐，胸中喘，五淋。

大雪十一月节坐功图

运：主太阳终气。

时：配足少阴肾君火。

坐功：每日子丑时，起身仰膝，两手左右托，两足左右踏，各五七次，叩齿咽液吐纳。

治病：足膝风湿毒气，口热舌干，咽肿上气，嗌干及肿，烦心心痛，黄疸肠澼，阴下湿，饥不欲食，面如漆，咳唾有血，渴喘，目无见，心悬如饥，多恐常若人捕等症。

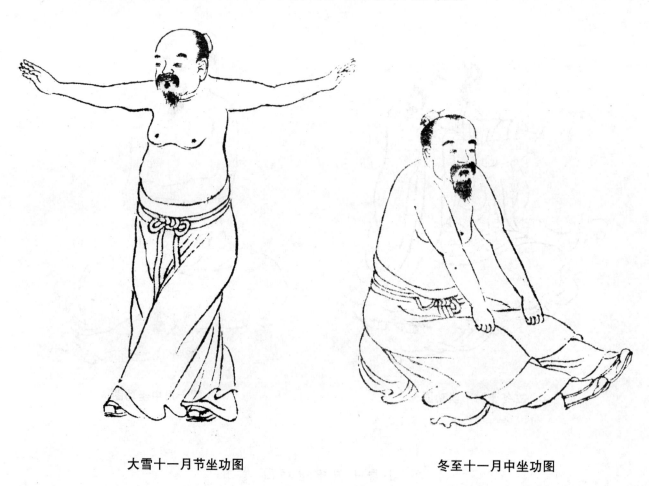

大雪十一月节坐功图　　　　　　　　冬至十一月中坐功图

冬至十一月中坐功图

运：主太阳终气。

时：配足少阴肾君火。

坐功：每日子丑时，平坐，伸两足，拳两手按两膝，左右极力三五度，吐纳叩齿咽液。

治病：手足经络寒湿，脊股内后廉痛，足痿厥，嗜卧，足下热，脐痛，左胁下背肩髀间痛，胸中满，大小腹痛，大便难，腹大颈肿，咳嗽，腰冷，脐下气逆。

小寒十二月节坐功图

运：主太阳终气。

时：配足太阴脾湿土。

坐功：每日子丑时，正坐，一手按足，一手上托，挽首互换，极力三五度，吐纳叩齿漱咽。

治病：荣卫气蕴，食即呕，胃脘痛，腹胀，哕，疟，食发中满，食减善噫，身体皆重，食不下，烦心，心下急痛，溏瘕泄，水闭黄疸，五泄注下五色，大小便不通。

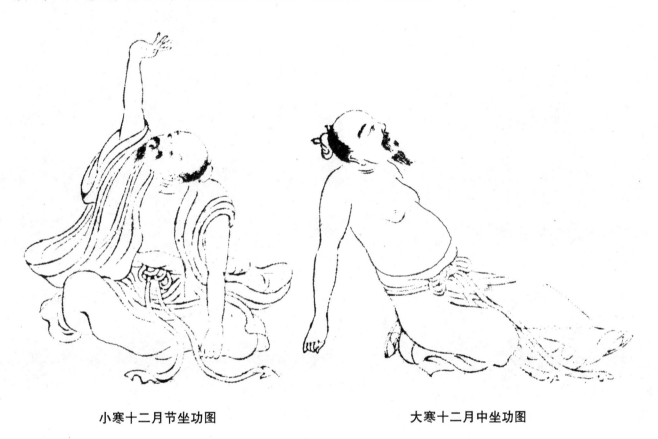

小寒十二月节坐功图　　　　　　　　大寒十二月中坐功图

大寒十二月中坐功图

运：主厥阴初气。

时：配足太阴脾湿土。

坐功：每日子丑时，两手向后，踞床跪坐，一足直伸，一足用力，左右各三五度，叩齿漱咽吐纳。

治病：经络蕴积诸气，舌根强痛、体不能动摇，或不能卧，强立，股膝内肿，尻阴臑胻足皆痛，腹胀肠鸣，食泄不化，足不收行，九窍不通，足胻肿若水胀。

（高明慧　校注）

明清时期

万氏家传养生四要

明·万 全

【按语】

《养生四要》明·万全撰。万全（1499~1582），字全仁，号密斋，湖北罗田人，明代著名医家。系世医家庭出身，其祖、其父均专供儿科，其父时"万氏儿科"之名，已名噪一方，到了万全从业，更是将万氏儿科的声名推向了高峰。

万全医儒兼通，习举子业。年三十，其父卒世后，弃儒业医，承继父业。他不仅家学渊源，更以《内》、《难》为基础，精研脉经、本草，博采仲景、金元诸家之长，精通内科、妇科，更长于儿科，尤其擅长小儿痘疹的治疗，此外对于养生之学也有深厚研究。

万全勤于术业，晚年著述颇丰，其自行编撰者共计16种，由其后人补辑者1种，共17种。在其著作《痘疹世医心法》嘉靖二十八年（1549）序言中，提到撰有《素问浅解》、《本草拾珠》、《伤寒蠡测》、《脉诀约旨》、《医门摘锦》和《保婴家秘》6种，然自认为不成熟，而未曾付梓。万全经付梓刊行的著作主要有10种，分别为《养生四要》、《保命歌括》、《伤寒摘锦》、《广嗣纪要》、《万氏女科》、《片玉心书》、《育婴家秘》、《幼科发挥》、《片玉痘疹》、《痘疹心法》，计108卷，除有单行本外，万全后世孙万达将这10本著作合刻出版，名之《万密斋医学全书》，具有较高的临床参考价值。

本次选入的《养生四要》即是《万密斋医学全书》之一，约成书于明·万历三、四年（1575、1576）。全书共五卷，主要从寡欲、慎动、法时、却疾谈论如何养生延年益命。万氏以《黄帝内经·上古天真论》中对人体生长发育男子七七，女子八八的理论为基础，谈论要正确对待情欲，以延年益寿，并批驳了"通过与女子交合延寿"的错误理论，同时强调寡欲，还应节制食欲，三餐限量，切勿暴饮暴食，以免生病，还当节制饮酒；慎动则是强调养生当养心神，无论思想情志还是言行视听，都要谨慎适当，不应妄动，勿以妄为常，达到心静神安，神安七情皆安的目的，同时劳作运动都应适度，以避免伤血耗气，伤筋动骨等，以达到保身全形，养生却疾的目的；"法时"以《黄帝内经·四气调神大论》为基础，指出养生当顺应四时的变化，长养五脏之气，补阴养阳，躲避虚邪贼风，却病除疾；"却疾"则以《四气调神大论》"圣人不治已病治未病"的思想为指导，强调未病先防的重要性，认为懂得保养精气是养生延年的上药，合理调配饮食是养生之中药，服用草木金石则是养生之下药，至于有病，以下药为良剂更是亡羊补牢，有害养生。

万全涉猎颇广，书中不仅提到了许多养生却疾之方药，还有许多道家静坐、练气的养生之法，在谈到法时养生，更是论及儒门弟子应四时而动的起卧之道，对于今人养生治病都有一定的指导意义。

《养生四要》版本众多，据《中国中医古籍总目》记载，有：1. 明敷文堂刻本（同仁堂藏版）；2. 清·康熙五十一年壬辰（1712）视履堂刻本；3. 清·乾隆四十三年戊午（1778）刻本；4.《万密斋医学全书》清·顺治十一年甲午（1654）刻本；5.《万密斋医学全书》清·康熙二年癸卯（1663）刻本；6.《万密斋医学全书》清·雍正二年甲辰（1724）胡略刻本同仁堂藏版；7.《万密斋医学全书》清·乾隆六年辛酉（1741）敷文堂刻本；8. 清·乾隆四十三年戊午（1778）忠信堂刻本；9. 清刻本；10. 日本据清康熙张坦议刻本抄本。本次点校以明敷文堂版同仁堂重刻本为底本，清·乾隆四十三年戊午（1778）忠信堂本为校本，并参考《黄帝内经》、《本草经集注》、《周易》、《孟子》、《诗经》等书原文，加以点校并注释，以益阅读。

【原文校释】

卷之一

全按：养生之法有四：曰寡欲，曰慎动，曰法时，曰却疾。夫寡欲者，谓坚忍其性也；慎动者，谓保定其气也；法时者，谓和于阴阳也；却疾者，谓慎于医药也。坚忍其性，则不坏其根矣；保定其气，则不疲其枝矣；和于阴阳，则不犯其邪矣；慎于医药，则不遇其毒矣。养生之要，何以加于此哉！

寡欲第一①

夫食色，性也。故饮食、男女，人之大欲存焉。口腹之养，躯命所关。不孝有三，无后为大。此屋庐子②之无解于任人之难也。设如方士之说，必绝谷，必休妻，而后可以长生，则枵腹③之瘠，救死不赡，使天下之人坠厥宗者，非不近人情者之惑欤！

孔子曰：少之时，血气未定，戒之在色。盖男子八岁，肾气实，发长齿更，二八肾气盛，精气溢焉。精者，血之液，气者，精之导也。少之时，气方盛而易溢，当此血气盛，加以少艾④之慕，欲动情胜，交接无度，譬如园中之花，蚤⑤发必先痿也，况禀受怯弱者乎？古人三十而娶，其虑深矣。

古男子三十而娶，女子二十而嫁。大衍之数⑥五十，天地之中数也，阳数二十五，阴数二十五。男子三十而娶，因其阳常不足，故益之以五；女子二十而嫁，因其阴常有余，故损之以五也。是故长男在上，少女在下，则震兑交而为归妹也⑦；少男在上，长女在下，则艮巽交而为蛊也⑧。归妹之吉，帝乙⑨以之；蛊之凶，晋侯之疾，不可为也。

人能知七损八益，则形与神俱，而尽终其天年，不知此者，早衰之道也。何谓七损八益？盖七者，女子之数也，其血宜泻而不宜满；八者，男子之数也，其精宜满而不宜泻。故治女子者，当耗其气以调气血，不损之则经闭而成病矣；男子者，当补其气以固其精，不益之则精涸而成病矣。古人立法，一损之，一益之，制之于中，使气血和平也。

八益丸，男子常服，补气固精。

熟黄酒拌，九蒸九晒，焙干，忌铁器，八两　黄柏去皮，盐水炒褐色，四两　知母去毛皮，四两　莲肉去心，二两　芡实肉二两

共为细末，炼蜜杵千余下，如梧桐子大。每服五十丸，空心食前温酒下，以米醋压之。忌萝卜。

七损丸，女子宜服，抑气调血。

香附米童便浸三日，一日一换，取起舂烂，焙干，净，一斤　当归酒洗，四两　川芎六两

为细末，酒煮糊面为丸，如梧桐子大。每服五十丸，空心食前茴香汤送下。

今之男子，方其少也，未及二八而御女，以通其精，则精未满而先泻，五脏有不满之处，他日有

---

① 寡欲第一：原脱，据文意补。
② 屋庐子：战国晋国人，孟子弟子，复姓屋庐，名连，为晋之贤人。
③ 枵（xiāo 消）腹：空腹，饥饿。
④ 少艾：此指年轻美貌的女子。
⑤ 蚤：通"早"。
⑥ 大衍之数：语出自《周易》："大衍之数五十，其用四十有九。"大衍何意，至今尚无定论。西汉·刘歆："是故元始有象，一也；春秋，二也；三统，三也；四时，四也；合而为十，成五体。以五乘十，大衍之数也。"东汉·郑玄："天地之数，五十有五，以五行气通，五行减五，大衍又减一，故四十九。"
⑦ 震兑交而为归妹：归妹，《周易》六十四卦之第五十四卦。兑上震下，故而说震兑交而为归妹，
⑧ 艮巽交而为蛊：蛊，《周易》六十四卦之第十八卦，卦象上艮下巽。
⑨ 帝乙：商代君主名。

难形状之疾。至于半衰，其阴已痿，求女强合，则隐曲未得而精先泄矣。及其老也，其精益耗，复近女以竭之，则肾之精不足，取给于脏腑，脏腑之精不足，取给于骨髓，故脏腑之精竭，则小便淋痛，大便干涩，髓竭则头倾足软，腰脊酸痛，尸居于气，其能久乎？故吕纯阳仙翁有诗云：二八佳人体如酥，腰间伏剑斩愚夫，分明不见人头落，暗里教君髓骨枯。

其男子伤精，病小便淋痛，大便干涩者，以肾开窍于二阴。前溺塞者，气病也；后阴病难者，血病也。宜补其气，则津液生而溺自长；补其血，则幽开通而便自润也。宜补肾利窍丸主之。

补肾利窍丸

熟地黄制，四两　生地黄　当归　川芎　白芍各二两　山药一两半　丹皮去心　白茯苓各一两　五味　桂心各五钱　人参七钱

炼蜜为丸，如梧桐子大。每服五十丸，空心食前温酒下。

男子梦交而泄精，女子梦交而成孕。或有淫气相感，妖魅为祟，神志昏惑，魂魄飞扬，日久不愈，如颠如狂，乃召巫觋①以逐之抑末矣。苟非得道如许旌阳、萨守坚②者，必不能驱治之也。惟务诚子萤火丸，方可除也。

上三条，皆不能清心寡欲之病。

萤火丸，主辟疾病、瘟疫恶气、百鬼邪祟、五兵盗贼。

萤火　鬼箭削取皮羽　白蒺藜各一两　雄黄　雌黄各二两　矾石枯，二两　羚羊角　煅灶灰各一两半　铁锤柄入铁处烧焦，一两半

为末，以鸡子黄及丹雄鸡头一个，毛无间色者，捣和为丸，如杏仁大样，做作三角，以绛囊盛之，带在左臂，或挂在户上，若从军者系于腰中，勿离其身。

孟子曰："养心莫善于寡欲"。寡之者，节之也。非若佛老之徒，弃人伦、灭生理也。构精者，所以续纲常也；寡欲者，所以养性命也。予常集《广嗣纪要》，一修德，二寡欲。然则寡欲者，其延龄广嗣之大要乎？予尝读《易》，泽上有水，曰节，满而不溢，中虽悦慕，若险在前，心常恐陷，节之时义大矣哉！若或反之，水在泽下，则以渐渗泄，其涸也，可立而待矣。困于坎中，犹有悦心，困而又困，虽有卢扁，不可治也。生，人所欲也，所欲复有甚于生者乎？死，人所恶也，所恶复有甚于死者乎？惟其溺于声色之中，蛊惑狂悖，由是而生有不用也，由是而死有不辟③也。诗云："士也罔极，二三其德"。此之谓也。

有人于此，尝语人曰：欲不可纵，纵欲成灾；乐不可极，乐极生哀。可谓知养生矣。至于暗居独处之时，目有所接，心火欻④起，虽有灾害，亦莫之顾。故曰寡欲，只在谨独。

今之养生者曰：心，神之主也；肾者，精之腑也；脾者，谷气之本也。三者交养，可以长生。苟神太烦则困，精太用则竭，谷太伤则减，虽有补益之功，不能胜其旦暮之牿⑤矣。广成子曰：服药千朝，不如独宿一宵。诚哉是言也。

今指利刃语人曰："是可蹈乎？"曰："不可。"指鸩毒语人曰："是可咽乎？"曰："不可。"因语人曰："佳丽之色，利于刃也；膏粱之味，毒于鸩也。远而疏之，不可狎也。"则群笑而起。一朝病生，迎医治之，贶⑥以百金不爱也。噫！曲突徙薪无恩泽，焦头烂额为上客，其此之谓也。

夫男子十六而精通，至六十四岁而精竭；女子十四而经行，至四十九岁而经断。初生之时，形体

---

① 巫觋（xí习）：古代称女巫为巫，男巫为觋，合称"巫觋"。
② 许旌阳、萨守坚：道教宗教领袖，在某些道教流派中，许旌阳与张道陵、葛玄、萨守坚共为四大天师。
③ 辟：通"避"，下同。
④ 欻（xū需）：快速。
⑤ 牿（gù顾）：同"梏"。桎梏，束缚。
⑥ 贶（kuàng况）：赠，赐。

虽具，精血犹未生也，必待乳哺之养，水谷之气，日生月长。男子十六而精始溢，女子十四而血乃泻，成之何其难也。男子八八而精竭，女子七七而血尽，败之何其易耶！夫以十年所生之精血，尚不满于百半之用。譬诸草木，气聚于春者，复败于秋也，虽欲留之，只有许多分数，况以难成易败之精血，不知爱惜，反暴弃之，此所以不待八八、七七之期而早毙矣。

交接多，则伤筋；施泄多，则伤精。肝主筋，阴之阳也，筋伤则阳虚而易痿。肾主精，阴中之阴也，精伤则阴虚而易举。阴阳俱虚，则时举时痿，精液自出，念虑虽萌，隐曲不得矣。当是时也，猛省起来，远色断想，移神于清净法界，歌舞以适其情，谷肉以养其身，上药以补其虚，则屋破犹堪补矣。苟不悔悟，以妄为常，乃求兴阳之药，习铸剑之术，则天柱折、地维绝，虽有女娲氏之神，终不能起冢中之枯骨也。

今人好事者，以御女为长生之术，如九一采战之法，谓之夺气归元，还精补脑。不知浑浊之气，渣滓之精，其机已发，如蹶张之弩，孰能御之耶？己之精，自不能制，岂能采彼之精气耶？或谓我神不动，以采彼之气，不知从入之路何在也，因此而成淋漓者有之。或谓我精欲出，闭而不泄，谓之黄河逆流，谓之牵转白牛①，不知停蓄之处，为疽为肿者有之。非以养生，适以害生也。

古人有见色不动，如鸠摩罗付之受宫人，这是铁汉，如何学得？必如司马公之不置姬妾，关云长之屏美女，刘琦之却名妹，然后可养此心不动也。坚白②不至，而欲自试于磨涅，其有不磷缁者几希。

项羽暗哑叱咤，千人自废，垓下之变，乃与虞姬对泣。汉高祖见太公置俎上，略无戚容，诛戮功臣，何其忍也！病革之时，乃枕戚姬之膝，而垂涕焉。苏武在匈奴，吞毡啮雪，所持节旄③尽落，而志不屈，何其强也！乃纳胡妇生子。虽曰项羽之泣虞姬，恨别也；汉高祖之泣戚姬，防患也；苏武之纳胡妇，为养也。然尤物移人，终是不完。

古人教子，舞刀、舞剑、学文，朝习夕游焉，所以涵养德性，禁其非心也。故能气质清明，德业成就，福寿绵长。今之人则不然，所以福德不及古者远矣。

配匹之际，承宗祀也；婚姻以时，成男女也；夫妇有别，远情欲也。故身无疴疾，生子贤而寿。今人不知宗祀为重，交接以时，情欲之感，形于戏谑，燕婉之私，朝暮阳台，故半百早衰，生子多夭且不肖也。故曰：寡欲者，延龄广嗣之第一紧要也。

《内经》曰："天食人以五气，地食人以五味"。谷、肉、菜、果，皆天地所生以食人者也。各有五气五味，人食之，先入本脏，而后养其血脉筋骨也。故五谷为养，五畜为助，五菜为充，五果为益，不可过也，过则成病矣。

又曰："阴之所生，本在五味，阴之五宫，伤在五味。阴者，五脏也。酸生肝，苦生心，甘生脾，辛生肺，咸生肾，此五脏之生，本在五味也。多食酸则伤肝，多食苦则伤心，多食甘则伤脾，多食辛则伤肺，多食咸则伤肾，此阴之五宫伤在五味也。故五味虽所以养人，多食则反伤人也。

四方之土产不同，人之所嗜，各随其土之所产也。故东方海滨傍水，其民食鱼而嗜咸。西方金玉之域，其民食鲜美而嗜脂肥。北方高陵之域，其民野处而食乳酪。南方卑湿之域，其民嗜酸而食鲋④。中央之地，四方辐辏，其民食杂。故五域之民，喜食不同，若所迁其居，变其食，则生病矣。孔子养生之备，卫生之严，其饮食之节，万世之法程也，何必求之方外哉！

孔子之《慎疾》曰：肉虽多，不使胜食气，尚澹泊也；不为酒困，慎礼节也；不多食，示俭约

---

① 白牛：代指男子精液。
② 坚白：形容志节坚贞，不可动摇。语出《论语·阳货》："不曰坚乎，磨而不磷；不曰白乎，涅而不缁。"《何晏集解》引孔安国曰："言至坚者磨之而不薄，至白者染之于涅而不黑。"
③ 旄（máo 毛）：古代用牦牛尾装饰的旗子。
④ 鲋（fù 附）：鲫鱼。

也。平日之养生者，无所不慎如此。故康子馈药则不尝，自信其无疾也；子路请祷则不听，自知其不获罪于天也。苟不能自慎，而获罪于天，虽巫医何益！

人之性有偏嗜者何如？鲁晳嗜羊枣之类是也。然嗜有所偏，必生有所偏之疾。观其多嗜鹧鸪，常食鸠子者，发皆咽喉之病。使非圣医知为半夏之毒，急以生姜解之，则二人未必不以所嗜丧其生也。

"饮食自倍，脾胃乃伤"。自倍者，过于常度也。肠胃者，水谷之所藏也。饮食多少，当有分数，苟过多则肠胃狭小不能容受，不能容受则或溢而上出，不上出则停于中而不行。水不行则为畜水，食不化则为宿食，畜水宿食变生诸病。邵子曰："爽口物多终作疾，快心事过必为殃"，岂虚语哉！

因而大饮则气逆，饮者，酒也，味甘辛苦，气大热，苦入心而补肾，辛入肺而补肝，甘入脾和气血而行荣卫。诗云："为此春酒，以介眉寿"。酒者，诚养生之不可阙。古人节之于酒器以示警，曰爵者，有差等也；曰钟者，中也；卮①之象觔，云有伤之义。犹舟以载物，亦可以覆物也。若因而大饮，是不知节矣。大饮则醉，醉则肺先受伤。肺主气，肺气伤则气上逆而病吐衄也。岂不危乎！岂不伤乎！信哉，颠覆而杀身矣。

酒虽可以陶情，通血脉，然耗气乱神，烂肠胃，腐胁，莫有甚于此者。故禹恶旨酒，周公作酒诰，卫武公诵宾筵，谆谆乎戒人不可沉酗于酒也。彼昏不知，壹醉日富。

丹溪云：醇酒宜凉饮。醇酒谓不浓不淡，气味之中和者也。凉谓微凉也。昔司马公晚年得一侍妾，问其所能，答曰："能暖酒"。即是此意。盖胃喜寒而恶热，脾喜温而恶寒。醇酒凉饮，初得其凉而养胃，次得其温以养脾。人之喜饮热酒者，善病胃脘痛，此热伤胃，瘀血作痛也。喜饮冷酒者，善病腹痛，不嗜食而呕，寒伤脾也。夫寒凝海，惟酒不冰②，酒入气中，无窍孔得出。仲景云：酒客中风，不可服桂枝汤。谓有热也。夫中风乃宜桂枝之症，而以桂枝为禁，何也？以酒也。日醇于酒，宁无呕血之病乎。

今人病酒者，与伤寒相似，切不可误作伤寒治之，反助其热，亦不可以苦寒之药攻之。盖酒性之热，乃无形之气也，非汗之何以得散；酒体之水，乃有形之质也，非利之何以得泄乎。故宜以葛花解醒汤主之。所谓上下分消，以去其湿也。

葛花解醒汤

葛花　白豆蔻　砂仁各五钱　木香五分　青皮三钱　陈皮　人参　白茯苓　猪苓各一钱半　白术　神曲　泽泻　干生姜各二钱

为细末，每服三钱，白汤调下。但得发汗，酒病去矣。

酒客病酒，酒停不散。清则成饮，浊则成痰。入于肺则为喘，为咳。入于心则为心痛，为怔忡，为噫。入于肝则为胁痛，为小腹满痛，为呕苦汁，为目昧不明。入于脾为胀，为肿，为吞酸，为健忘。入于肾为溺涩赤白浊，为腰痛，为背恶寒。入于胃为呕吐，为泄痢，为胃脘当心而痛。有诸症疾，种种难名，不亟去之，养虎为患。以十枣汤主之。只一剂根株悉拔，勿畏其峻，而不肯服。《书》曰：若药不瞑眩，厥疾弗瘳。

十枣汤

芫花炒，研末　甘遂末　大戟末，强者三分，弱者折半　大枣肥者十个

水一钟半，煮枣至八分，去枣，入药末，搅匀服之，得快下清水，其病去矣，不动再作一服，动后糜粥自养。

因而饱食，筋脉横解，肠澼为痔。饱食者，太过也。食过常分则饱，饱则肠满，满则筋脉皆横，则解散不相连属矣。肠澼者，泄利也，痔者积也③，肠澼为痔，即便血也，近则成痢，久则为脾泄，

---

① 卮（zhī 只）：古代盛酒的器皿。
② 冰：原作"水"，据文意及陶弘景《本草经集注》改。
③ 痔积者也：原作"痔也积者"，据文意乙正。

为肠风，为脏毒矣。

脾者，卑职也，乃卒伍使令①之职，以司转输传化者也，故脾谓之使。胃者，仓廪之腑，乃水谷之所纳出，故胃谓之市。人以谷气为主者，脾胃是也。脾胃强则谷气全，脾胃弱则谷气绝。全谷则昌，绝谷则亡。人于脾胃，可不知所养乎。养脾胃之法，节其饮食而已。

脾胃者，土也。土寄旺于四季，脾胃寄养于四脏。故四时非土，无以成生长收藏之功；四脏非土，无以备精气筋脉之化。然有阳土，有阴土者，阴土坤也，万物之所归藏也；阳土艮也，万物之所以成始成终也。阴土阳土非戊己之谓也。阳土备化，阴土司成。受水谷之入而变化者，脾胃之阳也；散水谷之气，以成荣卫者，脾胃之阴也。苟得其养，无物不长；苟失其养，无物不消，此之谓也。

古人制食，早曰昕②食，晏曰旰③食，夕曰晡食，谓之三餐。三餐之外不多食也。孙真人曰：早晨一碗粥，饭莫教人足，恐其过饱，伤脾胃也。

《周礼》曰："乐以侑食④"。故有初饭、亚饭、三饭、四饭之官。脾好乐，管弦之音一通于耳，脾即磨矣。叔和云：磨谷能消食。是以声音皆出于脾。夏月戒晚食者，以夜短难消化也。

五味稍薄，则能养人，令人神爽，稍多，随其脏腑各有所伤。故酸多伤脾，辛多伤肝，咸多伤心，苦多伤肺，甘多伤肾，此乃五行之理。初伤不觉，久则成患也。

古人食必兼味者，相因欲其和也。无放饭无流歠⑤者，节之礼，谨防其过也。凡人食后，微觉胸中不快，此食伤也。即服消导之剂，以助脾之传⑥化，不可隐忍，久则成积矣。加味二陈汤主之。

加味二陈汤

橘红　白茯苓各七分　半夏制，一钱　炙甘草三分　抚芎　苍术　白术各八分　山楂肉一钱半　砂仁五分　神曲另研末，炒，七分　香附一钱　上除⑦麦蘖炒为末，另包

余药细切，水二盏，姜三片，大枣三枚，煎一盏去渣，调上神曲、麦芽末服之。

凡有喜嗜之物，不可纵口，常念病从口入，惕然自省。如上古之人，饥则求食，饱则弃余可也。苟不知节，必餍⑧足而后止，则气味之偏，害其中和之气，传化之迟，斯成菀莝⑨之积矣，为痞为满为痛。纵一时之欲，贻终身害，善养生者，固如是乎。即当明以告医，攻去之可也。宜分冷积热积，用原物汤，攻而去之。

如伤肉食、面食、辛辣⑩、厚味之物，此热积也，宜三黄枳术丸。

原物汤

即以所伤之物，同韭菜捣烂作团，火烧存性，取起研细，煎汤作引，故曰原物汤，又曰溯源汤，送三黄枳术丸。

三黄枳术丸

黄芩酒洗　黄连酒洗　大黄湿纸包，煨焙干，各一两　神曲　橘皮　白术各七钱半　枳实麸炒，五钱

为细末，汤浸蒸饼为丸，如绿豆大。每服五十丸，食前服。

如伤瓜桃，生冷冰水之类，此冷积也，宜术香清积丸。即以所食生冷物，用韭菜同捣作丸，如前

---

① 使令：差遣，使唤，此处指脾对水谷精微的传导布化功能。
② 昕（xīn 新）：太阳将要出来的时候。
③ 旰（gàn 干）：晚，天色晚。
④ 侑（yòu 右）食：劝食，侍奉尊长进食。乐以侑食，则指在宴会中用乐舞来助兴佐餐。
⑤ 放饭流歠（chuò 啜）：大口吃饭，大口喝汤，意为不懂礼数。语出《孟子·尽心上》。
⑥ 传：原作"腑"，据忠信堂本改。
⑦ 上除：疑衍。
⑧ 餍（yàn 燕）：吃饱。
⑨ 菀莝（yùn cuò 运错）：菀，古同"蕴"，郁结，积滞之意。莝，原意锄草，引伸指清除。
⑩ 辣：原作"疏"，据忠信堂本改。

法煎下。

术香清积丸

木香去苞　益智仁各二钱　青皮　陈皮各三钱　三棱煨　莪术煨，各五钱　牙皂烧存性，一钱半　巴豆肉醋煮，另研五钱

为末，醋打，面糊为丸，绿豆大，每服二十九丸至三十丸，食前服。

凡人早行，宜饮醇酒一、二杯，或食糜粥，不可空腹而出者。昔三人晨行，一人饮酒，一人食饭，一人空腹。后空腹者死，食饭者病，饮酒者无恙。

凡辛热、香美、炙煿、煎炒之物，必不可食，多食令人发疔。《内经》云："膏粱之变，足生大疔"。足，太过也。大疔，疽之最毒者。凡人发疽，如麻如豆，不甚肿大。惟根脚坚硬如石，神昏体倦，烦躁不安，食减嗌干，即疔毒也。其外如麻，其里如瓜，宜真人活命散主之，多多益善。

真人活命散

瓜蒌根一钱　甘草节　乳香各一钱　穿山甲蛤粉炒，三大片　赤芍　白芷　贝母各一钱　防风七分　没药　皂角各五分　归尾酒洗　金银花三钱　大黄酒煨，一钱　木鳖肉八分

用金华酒二盏，煎服，服药后再饮酒数杯，以助药力。体重者加黄芪一钱，减大黄五分，大便溏者勿用大黄。

卷之二

慎动第二

《易》曰："吉凶悔吝生乎动①"。动以礼则吉，动不以礼则凶。君子修之吉，小人悖之凶。悔者吉之萌，吝者凶之兆。君子修之，吉也；小人悖之，凶也。

周子曰："君子慎动。"养生者，正要在此。体认未动前是甚么气象，到动时气象比未动时何如？若只一样子，便是天理，若比前气象少有差讹，便是人欲，须从此处慎将去却，把那好生恶死的念头，莫要一时放空才好。

慎动者，吾儒谓之主敬，老氏谓之抱一，佛氏谓之观自在，总是慎独工夫。独者，人所不知，而已所独知之处也。方其静也，即喜怒哀乐未发时，所谓中也。与天地合其德，与日月合其明，与四时合其序，与鬼神合其吉凶。君子于此，戒慎乎其所不睹，恐惧乎其所不闻，不使离于须臾之顷，而违天地日月四时鬼神也。及其动也，正是莫见莫显之时，如喜怒哀乐，发开中节，这便是和。和者，与中无所乖戾之谓也。略有不和，便是不中，其违于天地、日月、四时、鬼神远矣。到此地位，工夫尤难，君子所以尤加戒谨于独也。故曰：君子而时中。

广成子②曰："必清必静，无劳汝形，无摇汝精，乃可长生"。庄子曰："夫失性有五，一曰五色乱目，使目不明；二曰五声乱耳，使耳不聪；三曰五臭薰鼻，困惱中颡③；四曰五味浊口，使口厉爽；五曰趣心滑心，使心飞扬"。此五者皆性之害也。

人之性常静，动处是情，人之性未有不善，乃若其情，则有不善矣。心纯性情，吾儒存心养性，老氏修心炼性，佛氏明心见性，正养此心，使之常清常静，常为性情之主。

《悟真篇》云：西山白虎正猖狂，东海青龙不可当，两手捉来令死斗，化成一块紫金霜。谓以此心降伏性情也。

人身之中，只有此心便是一身之主，所谓视听言动者，此心也。故心常清静则神安，神安则七神皆安，以此养生则寿，殁世不殆；心劳则神不安，神不安则精神皆危，便闭塞而不通，形乃大伤，以

---

① 吉凶悔吝生乎动：祸福好坏、烦恼困苦等情况都是由于人的行为而带来的结果。

② 广成子：一说黄帝时代人，一说为老子别号。

③ 颡（sǎng嗓）：额头，脑门。

此养生则殃。

心之神发乎目则谓之视,肾之精发于耳则谓之听,脾之魂发于鼻则谓之臭,胆之魄发于口则谓之言。是以俭视养神,俭听养虚,俭言养气,俭欲养精。

五色令人目盲者,目淫于色,则散于色也。五声令人耳聋者,耳淫于声,则散于声也。五味令人口爽者,口淫于味,则散于味也。五臭令人鼻塞者,鼻淫于臭,则精散于臭也①。是故古人目不视恶色,耳不听淫声者,恐其神之散也。

暴喜伤心,暴怒伤肝,暴恐伤肾,过哀伤肺,过思伤脾,谓之五伤。

久视伤血,久卧伤气,久坐伤肉,久立伤肾,久行伤筋,谓之五劳所伤。

视过损明,语过损气,思过损神,欲过损精,谓之四损。

人有耳目口鼻之欲,行住坐卧之劳,虽有所伤,犹可治也。惟五志之发,其烈如火,七情之发,无能解于其怀。此神思之病,非自己乐天知命者,成败利钝,置之度外,不可治也。

喜伤心,恐胜喜;恐伤肾,思胜恐;思伤脾,怒胜思;怒伤肝,悲胜怒;悲伤肺,喜胜悲。所谓一脏不平,所胜平之,故五脏更相平也。

百病主于气也,恐则气上而呕血,喜则气缓而狂笑,悲则气消而息微,思则气结而神困,怒则气下而溲便遗。凡此类者,初得病也,积久不解,或乘其所胜,或所不胜者乘之,或所胜者反来侮之,所生者皆病也。故曰他日有难名之疾也。

凡此五志之病,《内经》有治法,但以五行相胜之理治之。故悲可治怒,以怆恻昔楚之言感之。喜可以治悲,以谑浪亵狎之言娱②之。恐可以治喜,以迫蹙死亡之言怖之。怒可以治思,以污辱欺罔之言触之。思可以治恐,以虑彼思此之言夺之。凡此五者,必诡诈谲怪无所不至,然后可动人之耳目,易人之视听。若胸中无材,负性使气,不能体此五法也。

人之怒者,必因其拂逆而心相背,受其污辱,而气相犯,及发则气急而上逆矣。其病也,为呕血,为飧泄,为煎厥,为薄厥,为湿厥,为胸满胁痛,食则气逆而不下,为喘渴烦心,为消瘅,为耳暴闭,筋纵。发于外,为痈疽。宜四物平肝汤主之:

四物平肝汤

川芎 当归各五分 白芍一钱 生地黄三分 甘草一钱 栀子仁炒,七分 人参五分 香附米童便煮,焙焦黑,杵碎,七分 青皮五分 瓜蒌根五分 阿胶炒,三分

水一盏,煎八分,食远服③。

人之喜者,偶有非常之遇,乍得非常之福,乃发也。喜则志扬气盈,意不在人而缓漫矣。其病也,为笑不休,为毛革焦,为阳气不收,甚则为狂。宜用黄连安神丸主之。

黄连安神丸

黄连一两 炙甘草五分 栀子仁炒,五分

共杵,和丸如弹子大,每服一丸,麦冬汤下。

人之思者,谋望之事未成,探索之理未得,乃思也。思则心存不放,念久难释,而气结不行矣。其病也,为不嗜食,口中无味,为嗜卧,为躁扰不得眠,为心下痞,为昏瞀④,为白淫,女子不月,为长太息⑤,为健忘。宜加减二陈汤主之。

加减二陈汤

陈皮去白 白茯苓各一钱 半夏制,五分 甘草三分 香附制,一钱 苍术米泔浸,七分 贝母 抚芎

---

① 鼻淫于臭,则精散于臭:"精"原脱,据黄石公《素书》改。
② 娱:原作"惧",据文意及忠信堂本改。
③ 食远服:即离开正常进食时间较远时服药。
④ 瞀(mào冒):目眩,眼花。
⑤ 太息:叹息。

青皮各五分

水一盏,生姜三片,煎八分,食远服。

人之悲者,或执亲之丧而惨切于中,或势位之败而慨叹予昔,乃悲也。悲则哽咽之声不息,涕泣之出不止,而气消矣。其病也,为目昏,为筋挛,为肉痹,为胸中痛,男子为阴缩,为溺血,女子为血崩。宜加味四君子汤主之。

加味四君子汤

人参五分　白术五分　白茯苓五分　炙甘草五分　黄芪炙,三分　麦冬七分　桔梗三分

水一盏,大枣三枚,煎七分,食后服。

人之恐者,死生之际,躯命所关,得丧之时,荣辱所系,乃恐也。恐则神色俱变,便溺遗失而气下矣。其病也,为心跳,为暴下绿水,为面热肤急,为阴痿,为目失明,为舌短,为声暗,为骨酸,破䐃脱肉。宜定志丸主之。

定志丸

熟地黄一两　人参五钱　远志肉　白茯苓各七钱　酸枣仁　桂心　柏子仁去壳,各三钱

共为末,炼蜜为丸,如梧桐子大,每服三十丸,空心食前温酒下。

人之好动者,多起于意,遂于必,留于固,成于我。意之初,犹可慎也,至于必则无所忌惮矣。故曰:小人悖之凶①者,小人而无忌惮也。

古砚铭云:笔之寿以日计,墨之寿以月计,砚之寿以世计,岂非静者寿而动者夭乎。《内经》曰,"阴精所奉其人寿,阳精所降其人夭"。抑亦动静之谓欤。

湍水无纵鳞,风林无宁翼,动也。动而不止,非聚福之道也。

地下有山,谦。夫地,静也,山在地下,安于所止,而亦同归于静,故曰谦。谦者,盈之反也。山在地下,则为剥,过于盈也。故曰:天道恶盈而好谦,地道亏盈而流谦,鬼神祸盈而福谦。

震,动也。艮,止也。震艮者,动静之反也。震,有虩虩之象,慎也。笑言哑哑,不丧匕鬯②,慎之效也。艮,其背不获,其身行其庭,不见其人,动亦静也,所以能无咎也。

慎动者,匪真爱身,所以爱亲。身体发肤,父母全而生之,子全而归之,孝也。鲁子曰:"战战兢兢,如临深渊,如履薄冰"。慎之至也,见其平日保身之难也。而今而后,吾知免夫,至于殁而后,幸其保之全焉。

慎动,主静之用;主静,慎动之体。动静不失其常,艮之义也。瞽③者,天下之至明也;聋者,天下之至聪也。其心专一,故善视者莫如瞽,善听者莫如聋也。观此则知养生之道矣。

人之学养生,曰打坐,曰调息,正是主静工夫。但到打坐调息时,便思要不使其心妄动,妄动则打坐调息都只是搬弄,如何成得事。孟子曰:"夭寿不贰,修身以俟之"。这便是长生秘诀。

打坐,正是养生一件事。养生者,养其性情也。打坐者,收敛此心,不使放去也,岂是呆坐。昔达摩④面壁九年,目无所视,耳无所闻,口无所语,此心常在腔子,无思无为,不尘不垢,所以得成证果。承光立雪不动,乃见善学达摩处。

古仙教人打坐说:垂其帘,塞其兑⑤。人学打坐时,只说垂帘者,微瞑其目,不可紧闭也;塞其兑者,闭口勿吐气,但令鼻呼吸而已。曾不知垂其帘者,教人勿视也;塞其兑者,教人勿语也。从打

---

① 小人悖之凶:语出自周敦颐《太极图说》。
② 匕鬯(chàng 畅):《周易》王弼注:"匕,所以载鼎实。鬯,香酒。奉宗庙之盛也"。后因代指宗庙祭祀。另泛指饮食用具。
③ 瞽(gǔ 古):目盲者。
④ 摩:原作"磨",据忠信堂本改。
⑤ 塞其兑:语出自老子《道德经》。

坐时做起①，做得熟时，虽不打坐，此目常不妄视，此口常不妄语，自然习与性成，此心自不妄动也。今之学长生者，到打坐时，瞑目闭口，放下打坐，依旧妄视妄语，如何收得此心住。更有一等方士，静静打坐做科范②，心下却东西南北走去了，只当弃下个死尸，兀坐在这里。人一身之间，目之于色，耳之于声，口之于味，心之于思，纷纷扰扰，那得一时休息。到得夜来恩爱之缠，邪辟之私，又无一念自在。古仙照见世人，苦被魔障，所以设法度人，教人打坐，可以长生。此心若是常清常静，虽日夜不眠，也当打坐，若是不能清静，亦似不能打坐。

吾常学打坐，内观其心，是甚么样子，只见火焰起来，收煞不住。乃学古人投豆之法，以黑白二豆分善恶，不问子后午前，但无事便静坐一时，只是心下不得清静凉快。却又将一件事，或解悟经义，或思索诗文，把这心来拘束，才得少定。毕竟系着于物，不能脱洒。到今十年，稍觉得心下凉快一二分，虽不拘束他，自是收煞得住。

有一方士尝教人以打坐法，坐定以目观脐，似一团规，霎时规中现出景象，如春光明媚，以鼻徐徐吸之，舌腭咽之，下于重楼，直下丹田，如一轮红日出北海，历尾闾③，循脊直上泥丸④，自然神清气爽。此法子，亦是守中，做得熟时，也有受用。但道无存，相存相是，妄无作为，作为是惟，据其存想景象，出入升降，如梦如幻，不特动其心，反把心来没死了。

学长生者，皆自调息，为入道之门。命门者，息之根本也；脉者，息之橐钥⑤也；口鼻者，息之门户也；心者，息之主也。有呼吸之息，有流动之息，有止息之息，而皆统于肾焉。动则息出乎脉，静则息入于肾，一动一静，心实主之。智者动静皆调，昧者只调其静，至于动，息则乱矣。故曰：今夫蹶者趋者，是气也，而反动其心。

《易》曰：天行健，君子以自强不息。夫健者，阳之德也。乾为天，纯阳之精，至大至刚，故一日一夜，行三百六十五度二百三十五分，强其可见者，日月之差分。四时之行，万物之生长收藏，如环无端，未尝一息之停。君子体之自强，以致其刚大之气，终日乾乾，夕阳若⑥，与天同运。一夕尚存，此志不宜少懈。诗曰："维天之命，于穆不已。"盖曰天之所以为天也，于乎不显，文王之德之纯，纯亦不已⑦。纯亦不已者，缉熙敬止⑧。

《易》曰："何思何虑。"《书》曰：思作睿。君子非不思也，思无邪，思无贰，故能至于睿，此缉熙敬止之功也。不识不知，顺帝之则，文王之德之纯也。佛家善知识者，预知舍宇。只缘此心不妄动，养得心之本体，虚灵不昧，自然明睿，所照无所障碍。

今人静坐，正一件吃紧处，只怕外若静而中未免搅扰者。六祖卢能既参五祖受衣钵，却又去从猎者逐兽，正是吃紧为人处，外若搅扰，其中却静。尝闻南岳，昔有住山僧，每夜必秉烛造檀林，众僧打坐者数百人，必拈竹篦痛箠⑨之，或袖中出饼果置其前，盖有以窥其中之静不静，而为之惩劝也。人能尝自惩劝，则能自静。故曰：心为严师。

《素问》、《道经》曰：至真之要，在乎天玄。天玄者，先天太玄之真息，浑沦渊然，何思何为。形既生矣，神发智矣，天玄之息泄矣。人能忘嗜欲，定喜怒，一念不动，如在母腹之时，凝神以养其气，闭气以固其精，使精气自结，名曰圣胎。天玄之息，自归其间。故曰：还元至真之要也。

---

① 起：原作"时"，据忠信堂本改。
② 科范：程式动作，此处指有形而无实。
③ 尾闾：长强穴别称。
④ 泥丸：头顶百会穴。
⑤ 橐钥（tuó yào 坨要）：语出《道德经》，原意鼓风吹火之装置，比喻造化自然，或指事物的本源。
⑥ 夕阳若：《周易·乾》作"夕惕若"。
⑦ 纯亦不已：至真至纯。
⑧ 缉熙敬止：语出自《诗经》"穆穆文王，缉熙敬止"，意为品德高尚的文王，使得人们崇拜敬仰。
⑨ 箠（chuí 锤）：同"棰"。

人一呼一吸为一息，一日一夜凡百刻，计一万三千五百息。人身之脉，共八百一十丈，一呼脉行三寸，一吸脉行三寸，一息共行六寸，一日一夜五十周于身。自子初刻，至巳终刻，行阳二十五度；自午初刻，至亥终刻，行阴二十五度。此自然流动之息，与天地同运者也。故养生者，顺之则昌，逆之则亡。每刻至一百三十五息。

息者，气也，人物之生，莫不有窍为之出入也。惟口鼻之气，有出有入，人皆知之。若目之气泄于视，耳之气泄于听，前后二阴之气泄于便溺，玄府之气泄于沛空，人则不知也。故俭其视听，节其饮食，避其风寒，此调气之要也，岂特调其呼吸而已哉。

善养生者，必知养气。能养气者，可以长生。故调气者，顺其气也，服其气者，纳其气也，伏其气者，闭其气也，皆曰养气。今人服气者则不然，乃取童男童女，呵其气而咽之，此甚可叹。殊不知天地之气，从鼻而入，水谷之气，从口而入，利则养人，乖则害人。此等服气之法，乃是一团浊气，其养人乎？其害人乎？可以自喻矣。

养生之诀云：调息要调真息。真息者，胎息也。儿在胎中，无吸无呼，气自转运。养生者，呼吸绵绵，如儿在胎之时，故曰胎息。

人之空窍，元气之门户也，塞其窍则病，闭其窍则死。凡胎生卵生者，初在胎壳中，空窍闭塞，何以不死？曰：缘这团真气，伏藏于中，长养形髓，空窍未开不泄，及其生也，啼声一发，则真气泄而百窍开矣。

人之真气，伏藏于命门之中，即火也，听命于心，以行君火之令。故主安则呼吸与天同运，不失其常；主危则相火衰息，逆贲而死至矣。故曰：

南山猛虎一声雷，撼动乾坤橐钥开，惊起老龙眠不得，轰腾直上九天来。

方士教人行打坐调息工夫，子前进阳火，午后退阴符，卯酉为沐浴，则不行此不知天地之化、阴阳之理，惑于傍门之教，以伪乱其真也。《入药镜》云：一日内十二时，意所到皆可为，何曾分子午卯酉也。《悟真篇》云：莫向天边寻子午，身中自有一阳生。则一念动处，便是活子时，何必夜半后为子时耶。动处便是阳火，意动过后便是阴符。阴阳者，动静之谓，时行则行，进阳火也，时止则止，退阴符也。然所谓进退者，即一时事，祖师不肯说破与人，要人自悟。我今妄猜云：阴阳者，善恶之谓也。一念之善，此阳火发也，即其所发而推广之，谓之阳火。一念之恶，此阴符动也，即其方动而屏去之，谓之退阴符。阳火常进，则所存皆善，日进于高明，便是迁仙道。阴符不退，则所存皆恶，日陷于污下，便是入鬼道。卯酉为沐浴，卯者，阳之中也，酉者，阴之中也，教人用工无太过，无不及，至于中而止。日中则昃①，月盈则亏，古人养生，亦以日月沐浴之谓也。

目者，神之舍也，目宜常瞑，瞑则不昏。发者，血之余也，发宜常栉②，栉则不结。齿者，骨之标也，齿宜数叩，叩则不龋。津者，心之液也，津宜常咽，咽则不燥。背者，五脏之附也，背欲常暖，暖则肺脏不伤。胃者，谷之仓廪也，腹欲常摩，摩则谷不盈。头者，清阳之会，行住坐卧，风雨不可犯也，犯则清邪中上窍，而头顶之疾作矣。足者，浊阴之聚，行住坐卧，水湿不可犯也，犯则浊邪中下窍，而腰足之疾作矣。养生者，宜致思焉。

卷之三

法时第三

按《内经》曰：圣人春夏养阳，秋冬养阴，以从其根，故与万物沉浮于生长之门。王太仆③注云：春食凉，夏食寒，以养于阳；秋食温，冬食热，以养于阴。

---

① 昃：底本作"亥"，据文意改。
② 栉（zhì 治）：梳头。
③ 王太仆：即王冰，唐代著名医学家，曾官至太仆令，故称王太仆。

春三月，此谓发陈，天地俱生，万物以荣。夜卧早起，广步于庭，披发缓形，以使志生，生而勿杀，予而勿夺，赏而勿罚。此春气之应，养生之道也。

夏三月，此谓蕃秀。天地气交，万物华实。夜卧早起，无厌于日，使志无怒，使华阴成实，使气得泄，若所爱在外。此夏气之应，养长之道也。

秋三月，此谓容平，天气以急，地气以明。早卧早起，与鸡俱兴，使志安宁，以缓秋刑，收敛神气，使秋气平，无外其志，使肺气清。此秋气之应，养收之道也。

冬三月，此谓闭藏，水冰地坼①，无扰于阳。早卧晚起，必待日光，使志闲逸，潜伏隐括，去寒就温，无泄皮肤，使气亟夺。此冬气之应，养藏之道也。

凡天地之气，顺则和，竞则逆，故能致灾咎也。所以古先哲王，立四时调神之法，春则夜卧早起，广步于庭，披发缓形，以顺其发陈之气，逆则伤肝②矣。夏则夜卧早起，无厌于日，使气得泄，以顺其蕃秀之气，逆则伤心矣。秋则早起，与鸡俱兴，收敛神气，以顺其容平之气，逆则伤肺矣。冬则早卧晏起，必待日光，无泄皮肤，以顺其闭藏之气，逆则伤肾矣。

阴阳和则气平，偏胜则乖，乖便不和。故春夏养阳也，济之以阴，使阳气不至于偏胜也；秋冬养阴也，济之以阳，使阴气不至于偏胜也。尝观孔子，当暑袗绤綌③，必表而出之④，冬则狐貉之厚以居。公都子曰：冬日则饮汤，夏日则饮水。其法天时可见矣。

《月令》：春食麦与羊，夏食菽与鸡，秋食麻与犬，冬食黍与彘者，以四时之食，各有所宜也。又春木旺，以膳膏香助胃；夏火旺，以膳膏腥助肺；秋金旺，以膳膏臊助肝；冬水旺，以膳膏膻助心。此所谓因其不胜而助之也。

自上古圣神，继天立极，裁成辅相，以赞天地之化育，以左右民者。其见于经，在《易》之"复"："先王以至日闭关，商旅不行"，安静以养其阳，使之深潜固密而无所泄也。在《诗》之"七月"："二之日凿冰冲冲，三之日纳于凌阴⑤，四之日其蚤献羔祭韭"，谓藏冰发冰以节阳气之盛，使厉气不降，民不夭折也。在《礼·月令》：冬至则君子斋戒，处必掩身，身欲宁，去声色，禁嗜欲，安形性，事欲静，以待阴阳之所定；在夏至，君子斋戒，处必掩身，毋躁扰，止声色，毋或进薄滋味，毋致和，节其嗜欲，定心气，圣人之尤民如此。故逆天违时者不祥，纵欲败度者有殃。

《礼》仲春⑥之月，春雷先发声，先雷三日，奋木铎⑦以令兆民曰：雷先发声，有不戒其容止者，生子不肖，必有凶灾。故孔子迅雷风烈必变，敬天之威也。凡夫妇同寝，如遇迅雷光电，骤风暴雨，日月薄蚀，即当整衣危坐待旦，不可心志蛊惑，败度败礼，不特生子不肖，亦令夭寿。

《礼》春夏教以礼乐，秋冬教以诗书，亦春夏养阳，秋冬养阴之法也。盖春生夏长，乃阳气发泄之时，教以礼乐者，歌咏以养其性情，舞蹈以养其血脉，亦养阳之道也。秋冬收藏，乃阴气收敛之时，教以诗书者，优游以求之，涵咏以体之，亦养阴之道也。

《内经》云："冬不按跷，春不鼽衄"。夫按摩跷引，乃方士养生之术。冬月固密之时，尚不可以扰乎阳，使之极泄，则有春鼽衄之疾。况以酒为浆，以妄为常，水冰地坼，醉以入房，暴泄其阳者

---

① 坼：原作"圻"，据《素问·四气调神大论》改。
② 肝：原作"脾"，《素问·四气调神大论》有"春三月……逆之则伤肝"，据改。
③ 绤：原作"裕"，据《论语》改。
④ 当暑，袗（zhěn 枕）絺绤，必表而出之：语出孔子《论语》。袗，单衣。絺（chī）：细葛布。绤（xì）：粗葛布。意即君子在夏天的时候，可穿着或粗或细的葛布，内着里衣方可外出，此处引此，意即养生当法天时，随着天气变化，躲避寒暑。
⑤ 凌阴：毛传《诗经》，释义为冰室。
⑥ 春：底本脱，据《礼记》补。
⑦ 木铎：以木为舌的大铃，古者遇紧急或者重要事件，敲响木铎，以告知或者召集人众。

乎。斯人也，春不病温，夏不病飧泄①，秋不病疟痎②者，未之有也。

今人春月喜服过药利数行，谓之春宣。盖宣者，布散之义，春月上升之气，或因寒气所折，郁而不发，则宜用升阳之剂，或吐剂，以助其发生之令，故谓之宣。若无寒折之变，则宣剂亦不必服也。岂可下之，以犯养生之禁，以逆上升之气也耶。一此春行秋令，肝必受伤，至秋乃发病也。

人到春时，多生疮疥者，此由冬月不能固密皮肤，使汗易泄，寒气浸之，营血凝滞，至春发陈，变生疮疥。宜加减升麻和气饮主之。

加减升麻和气饮

升麻　葛根　赤芍　甘草　当归　川芎　防风　白蒺藜炒　荆芥　生地黄　何首乌等分

水盏半，煎八分，温服。干燥加酒、红花、瓜蒌根，脓水不干加黄芪、白芷。

有人但到春来便生疮者，此名风疮。盖肝者风木也，肝藏血，欲为脓血，此有宿毒，故年年发，非新病也。宜服消毒丸，外用灸法，则永不发矣。

消毒丸

乌梢蛇干者，一条，用酒浸去皮骨，焙，取末，一两，酒留作糊为丸　胡麻炒，一两　苦参酒浸，三两　白蒺藜炒　牛蒡子炒，各一两半

共为细末，用浸蛇酒煮，面糊为丸，如梧桐子大。每服五十丸，酒送下。此方治梅疮、癣及癞疮极效。

灸风池二穴，曲池二穴，各灸三壮。

春温夏热，秋凉冬寒，此四时之气也。春虽温多风，棉衣不可太薄。秋虽凉而寒将至，衣褐③宜早渐加也。

鲁晰云：暮春者，春服既成。《豳风④》云：九月授衣，其顺天时，修人事，故宜如此。

八风者，天之号令也。常以八节，太乙移宫⑤之日，必有暴风雨应之。太乙常以冬至之日，居叶蛰⑥之宫，在坎正北，名大刚风；立春日移居天留⑦，在艮东北，名凶风；春分移居仓门，在震正东，名婴儿风；立夏移居阴洛，在巽东南，名弱风；夏至移居天宫，在离正南，名大弱风；立秋移居玄委，在坤西南，名谋风；秋分移居仓果，在兑正西，名刚风；立冬移居新落，在乾西北，名折风。其风雨之应，或先或后，自其所居之方来，为正风，主生长万物。自其所冲之方来，为虚邪，乃能伤人成病也。昼发民多病，夜发民少病。何以然？盖夜民皆卧，故圣人避此虚风之邪，如避矢石，所以邪弗能害也。

四时之气，如春风、夏暑、秋温、冬寒，皆能伤人成病，不但八风也。君子慎之，起居有节，食色不伤，虽有贼风苛毒，不能伤也。

邪之所凑，其气⑧必虚，如木腐而蠹生，堤穴而水入。以身之虚，逢天之虚，又直上弦前、下弦后，月廓之空，重感于邪，谓之三虚。如是病者，微则笃，盛则死矣。

---

① 飧（sūn孙）泄：大便泄泻清稀，并有不消化的食物残渣。
② 痎（jiē皆）：两日一发的疟疾。
③ 褐：古代一种用粗麻编织而成的衣服。
④ 豳（bīn宾）风：《诗经·国风》之一，共有诗七篇。"豳"，同"邠"，古都邑名，在今陕西彬县。
⑤ 太乙移宫：术数用语，太乙常以北斗星取象，古人认为九宫由太乙行九宫而来，最早见于《易纬·乾凿度》"太乙行九宫"，即太乙移宫。太者，大也，太又作太虚讲，太虚乃谓无极。《周易·系辞》中太乙指北辰系统，包括北极星及北斗星座。太乙移宫指北斗围绕着北极星旋转一周的时空标志。太乙移宫，象征交换节令，气候将发生明显变化，所谓"太乙移日，天必应之以风雨"。
⑥ 蛰：原作"艺"，据《灵枢·九宫八风》改。
⑦ 留：作"溜"。
⑧ 气：原作"风"，据《素问·评热病论》改。

如春应温而反寒，夏应热而反凉，秋应凉而反热，冬应寒而反温，此天地杀气，非正令也。尤宜慎之，以免温疫之病。

凡大寒大热，大风大雾，皆宜避之，不可恃其强健而不畏也。诗曰：畏天之威，于时保之。此之谓也。

人皆曰：夏月宜食寒，冬月宜食热。殊不知太热则伤胃，太寒则伤脾。夏月伏阴在内，如瓜、桃、冰之类，不可多食，恐秋生疟痢之疾。冬月伏阳在内，如辛燥炙煿①之物，不可多食，恐春目痛，秋生热厥。所以古人四时节其饮食，适其寒温，热无灼灼，寒无沧沧也。

修养家尝曰火候。火者，纯阳之阴气也，候者，阴气升降之候。曰火候者，谓阴气之升降不可得见，观于七十二候，斯可见矣。盖欲于此求之，以一年为一月，朔后阳渐长，至望而极，望后阳渐消，至晦而极。又以一月为一日，子后一阳生，至巳而极，午后一阳消，至亥而极。又以一日为一时，初初刻，阳之长也，至初四刻而极，正初刻，阳之消也，至正四刻而极。又以一时为一息，呼出阳之长也，吸入阳之消也。故天地之大，自其不变者观之，只一息耳，自其变者而观之，则流散无穷矣。

春月无暴寒冰雪，人有病热者，勿误作伤寒治之。此因冬伤于寒，至春发为温病也。仲景云："太阳病，发热而渴，不恶寒者为温病"。可见温病则不恶寒而渴，伤寒则不渴而恶寒也，以此辨之。春温病，宜用易老九味羌活汤。

易老九味羌活汤

羌活　防风　苍术各半钱　川芎　白芷　生地黄　黄芩　甘草各一钱　细辛三分

渴加知母，水煎服，此药不犯禁忌，乃解利之神方也。

夏月有病，似外感而飧泄者，水谷不化，相杂而下，或腹痛，脓血粘稠，此由春伤于风，至夏病泄也。

其水谷不化者，宜用良方神术散。

良方神术散

苍术二钱　川芎　藁本各七分半　羌活五分　炙草　细辛各三分

姜三片，水盏半，煎八分，要汗加葱白。

如脓血粘稠者，用胃风汤。

胃风汤

人参　白茯苓　川芎　当归　白芍　白术各等分　粟米一撮

水煎。

人于夏后，有病霍乱吐泄，此由内伤生冷得之，与上证不同，宜用六和汤主之。

六和汤

人参　半夏　杏仁微炒，去皮尖　炙草　砂仁各五钱　白茯苓　藿香　木瓜　白扁豆炒，各三钱　厚朴姜汁炒，一钱半　香薷二钱　姜三片

水二盏，煎服。

人于夏月，日在烈日之中，奔走劳役得病，此动而得之，谓之中热。宜猪苓汤合益元散服之。

猪苓汤合益元散

香薷一钱　白术　炙草各一钱　扁豆炒，一钱　猪苓　泽泻　白苓　厚朴姜汁炒，各五分

水煎，去渣，入益元散二钱，调服。

益元散

白滑石水飞过，六两半　粉草一两

---

① 煿（bó 搏）：煎炒或烤干食物。

共再筛箩匀，听用。

人于夏日，纳凉于高堂广厦之中得病者，此病静而得之，谓之中暑。宜用清暑益气汤主之。

清暑益气汤

升麻　黄芪　苍术各一钱　神曲炒　人参　白术　陈皮各五分　黄柏炒　炙甘草　麦门冬去心　归身各六分　葛根三分　五味九粒　泽泻五分　青皮二分

水煎服。仲景太阳中暍症、禁汗下，温针，无有治方，宜用此方。

孙真人制生脉散，令人夏月服之。东垣云："夏月用生脉散加黄芪、甘草，令人有力。"

生脉散

人参　五味　麦门冬等分　加黄芪　炙草

水煎，夏月时时代汤服之。

有人春末夏初，头痛，脚软，饮食少，体热者，名曰注夏。属阴虚元气不足病，宜用补中益气汤去柴胡、升麻，加炒黄柏、白芍。更早服大补阴丸，晏服参苓白术丸，大效，方见下。

今人好事者，夏月用绿豆粉，以新薄荷叶蒸制，名玉露霜，时时食之，以解暑毒，不知薄荷乃新香发散之药，多食令人虚汗不止。

秋月人多病疟者，此因夏伤于暑得之。暑伤元气，致秋为痎疟也。痎者久也，不可轻截，宜补中益气汤主之。

补中益气汤

黄芪　人参　炙草各一钱　白术　归身　柴胡　升麻　陈皮各五分

加乾姜、青皮各五分。水煎服，热多加知母，寒多加桂枝，无汗去白术加苍术。

秋月多痢疾者，此因夏月内伤生冷，至秋阳气不降，乃结涩之物与湿热之气同坠下也。腹痛窘迫者，用加味小承气汤主之。

加味小承气汤

枳实一钱半　厚朴姜汁炒，一钱半　大黄酒煨，三钱　木香五分　槟榔米二钱半

水煎服。腹痛当止，止则积去矣，窘迫减则热除矣。宜用加味白芍药汤和之，以平为期。

加味白芍药汤

白芍一钱　人参　当归　黄连酒炒　黄芩酒炒　陈皮各五分　木香　槟榔　炙草各三分

水煎，食后服。

冬月有病咳嗽者，此因秋伤于湿得之，宜参苏饮。

参苏饮

苏叶五分　葛根　陈皮去白　前胡各七分半　人参　半夏制　白茯苓各四分　枳壳　桔梗各三分　甘草二分　乌梅洗去核，一个　生姜三片　枣三枚

水煎，食后服。

大法：春宜吐，夏宜发汗，秋冬宜下。此教人治病者，不可犯时禁也。设遇可吐、可汗、可下之症，虽犯时禁，亦为之。所谓发表不远热，攻里不远寒也。若无病之人，春与吐，夏与发汗，秋冬与下，此诛伐无过，所谓大惑也。

春宜吐者，顺其上升之气也。人之胸中，觉有痰积，不得不吐者，宜用二陈汤加升麻、防风、桔梗，水煎成汤，向无风处，先以软布束勒脐腹，然后服药，少顷，以鹅翎探吐之。可以去病，且不坏人元气。

按：子产论晋侯之疾，曰：君子有四时之调摄，朝以听政，昼以访问，夕则静坐，夜则安身，于是乎节宣其气，勿使有壅闭湫底①，以露其体。兹心不爽而昏乱百度。今无乃壹之，则生疾矣。

---

① 湫（qiū秋）底：积滞不畅之意。出自《左传·昭公元年》："勿使有所壅闭湫底，以露其体。"

卷之四

却疾第四

吾闻上工治未病，中工治将病，下工治已病。治未病者十痊八九，治将病者十痊二三，治已病者十不救一。

善治者治皮毛，不善治者治骨髓。盖病在皮毛，其邪浅，正气未伤，可攻可刺。病至骨髓，则邪入益深，正气将惫，针药无所施其巧矣。噫！勾萌不折，至用斧柯，涓涓不绝，流为江河，是谁之咎欤？

邵子曰："与其病后才服药，孰若病前能自防"。即圣人之所谓不治已病治未病之谓也。夫病已成而后药之，乱已成而后治之，譬犹渴而穿井，乱而铸兵，不亦晚乎？

今人有病，不即求医，隐忍冀瘥，至于病深，犹且自讳，不以告人，诚所谓安其危，利其菑也。一旦病亟，然后求医，使医者亦难以施其治。《诗》云："既输尔载，将伯助予"，斯之谓乎。

《心印经》云：生药三品，神与气、精。夫大虚之谓神，生生之谓气，象形之谓精。今人之有身，由父母之媾精所生也。阳精随气以运动，阴精藏神而固守，内外交养，动静互根，神依气，气依精，精归气，气归神，故能神与形俱，与天地悠久也。此之谓上药。五谷为养，五畜为助，五菜为充，五果为益。精不足者，温之以气，形不足者，补之以味。精食气以荣色，形食味以生力。味归气，气归精，精归神，故亦可以形体不敝，精神不散，益寿而以百数。此之谓中药。水、土、金、石、草木、昆虫，气味合而服之，可以攻邪。如辛凉之药，以攻风邪，可使正复，此谓之下药。今人弃上药而不求，饵中药而不知，至于有病，以下药为良剂。舍尔灵龟，观我朵颐①，无怪乎斯民之不寿也。

善养生者，当知五失：不知保身，一失也；病不早治，二失也；治不择医，三失也；喜峻药攻，四失也，信巫不信医，五失也。

东坡尝曰：吾平生求医，盖于平时验其工拙。至于有疾，必先尽告其所患而后诊视，使医者了然，知厥疾之所在，虚实冷热先定于中，则脉之疑似不能惑也。故虽中医，疗疾常愈。盖吾求病愈而已，岂以困医为事哉。诚哉斯言，真警迷之砭剂也。

吾常治病，以色为先，问次之。为问者，问其所好恶也，问其曾服何药也，而与血脉相参。制方之时，明以告人，某药治某病，某药为佐使，庶病者知吾使用之方。彼有疑忌者，又明以告之，有是病必用是药，使之释然，所以偶中者多。惜乎吾见自用自专，日趋于下，无能继其志者，敢曰三世云乎哉！

治病之法，虚则补之，实则泄之。邪气盛则实，正气衰则虚。泻者谓攻其邪也。攻者，汗、吐、下、针、灸五法也。假如外感风寒，不急汗之，何以得解？内伤饮食，不急吐下之，何以得解？惟虚怯之病，贵乎用补，不可攻也。故攻其邪气者，使邪气退而正气不伤，此攻中有补也；补其正气者，使正气复而邪气不入，此补中有攻也。

用药如用兵，师不内御者胜②。如知其医之良，即以其病付之，用而不疑也。苟不相信，莫若不用。吾尝见病家自称知医，医欲用药则曰："某药何用，无以异于教玉人雕琢玉者。"幸而中，则语

---

① 舍尔灵龟，观我朵颐：《周易》六十四卦之颐卦初九爻辞，原文"舍尔灵龟，观我朵颐，凶"。舍，留住。灵龟，心之符。古人认为龟为神物，安徐正静，以应万化，用其比喻心之平和之象。朵，意为"动"。颐，"脸颊"之意。朵颐，本意指进食时蠕动腮帮，此处指包括口腹之欲在内的一切扰动人内心平和的一切欲望。

② 师不内御者胜：《孙子兵法·谋攻第三》："故知胜有五：……将能而君不御者胜。"意即将帅有领军之才，而主君不去干预掣肘者则能取胜。本文取其转意，意即病人要相信大夫，使其自由发挥，遣方用药，而不从中干预，才能有效治疗疾病。

人曰："是吾自治也"。设有不效，则归罪于医矣。功则归己，罪则归人，存心如此，安望其医者之用心，而致其病之瘥乎。

《内经》云："恶于针石者，不可与言至巧；惑于鬼神者，不可与言至德"。吾见世人有病，专务祈祷。此虽胡貊①之俗，自少昊氏②以来，民相惑以妖，相扇以怪，迄今久矣。况彼蛮烟障雾之中，多魍魉狐蜮之气，民惑于妖，性不嗜药，故以祷为主也。若五劳六欲之伤，七损八益之病，必有待于药耳。医家有龙术王祝由科，乃移精变气之术，诚可以治中恶之病，传疰之气，疫疠之灾，不可废矣。

昔有人暑月深藏不出，因客至坐于牖③下，忽以倦怠力疲，自作补汤服之反剧。医问其由，连进香薷汤，两服而安。

《宝鉴》云：谚云："无病服药，如壁里安柱，为害甚大。夫天之生物，五味备焉，食之以调五脏，过则生疾。至于五谷为养，五果为助，五畜为益，五菜为充，气味厚合而服之，以补精、血、气。倘用之不时，食之不节，犹或生疾。况药乃攻邪之物，无病岂可服哉！

《圣济经》云：彼修真者，蔽于补养，轻饵金石补阳之剂，一旦阳剂刚胜，病起则天癸竭而荣涸，阴剂柔胜，病起则真火微而卫散。一味偏胜，则一脏偏伤，安得不病？

孙真人曰："药势有所偏助，则脏气不平"。

唐·裴济谏宪宗曰："药以攻疾，非朝夕常用之物，况金石酷烈有毒，又加炼有火气，非人脏腑所能经也"。

唐·张臬谏穆宗曰："神虑清则血气和，嗜欲多而疢疾作。"盖药以攻疾，不可用也。

韩昌黎铭孝子之墓曰："余不知服食说起自何世，杀人不可数计，而世人慕之，至此甚惑也"。

洁古云："无疾服药，此无事生事"。

张子和云：人之好补者，或咨诸庸医，或问诸游客。庸医以要利相求，故所论者轻，轻则草木。草木者，苁蓉、牛膝、巴戟、菟丝之类。游客以好名自高，故所论者重，重则金石。金石者，丹砂、阳起石、硫黄之类。吾不知此以为补者，补何脏乎？以为补心耶？则心得热，则疮疡之病生矣。以为补肝耶？肝得热，则神眩之病生矣。以为补肺耶？肺得热，则病积郁矣。以为补脾耶？脾得热，则肿满矣。以为补肾耶？肾为癸水，其经则子火君火也。补肾之火，火得热而益炽；补肾之水，水得热而益涸。百病交起，由无病而补元所得也。

按：无阳则阴无以长；无阴则阳无以化，阴阳互用，如五色成文而不乱，五味相济而得和也。凡养生祛邪之剂，必热无偏热，寒无偏寒。温无聚温，温多成热；凉无聚凉，凉多成寒。阴则奇之，阳则偶之。得其中和，此制方之大旨也。治寒以热，治热以寒，中病则止，勿过其剂也。

王太仆云：攻寒令热，脉不变而热疾已生；制热令寒，脉如故而寒疾又起。欲求其适中，安可得乎？

《内经》曰：不远热则热至，不远寒则寒至。寒至则坚痞、腹满痛急、下利之病生矣。热至则吐下霍乱、痈疽疮疡、瞀郁注下、瞤瘛④、肿胀、呕、衄血、头痛、骨变、肉痛，血泄、溢血、泄淋、闭之病生矣。

论曰：心肺损而色弊，肾肝损而形痿，谷不能化而损脾。感此病者，皆损之病也，渐溃之深，皆虚劳之疾也。

---

① 貊（mò 莫）：中国古代称东北方的少数民族。
② 少昊氏：相传少昊（前2598～前2525年）是黄帝之子，是远古时羲和部落的后裔，华夏部落联盟的首领，同时也是东夷族的首领。中国五帝之一，中国嬴姓及其秦、徐、黄、江、李等数百个姓氏的始祖。
③ 牖（yǒu 有）：窗户。
④ 瘛（zhì 治）：痉挛，抽搐。

夫禀中和之气而生身，曰元精，曰元气，曰元神者，本身之真精、真气、真脉也。心之合，脉也，其神不可见，其机见于脉也，故曰神机。夫真精、真气、真脉也，其原皆出于肾，故曰元丹。经所谓水乡铅①者是也。精者五脏之真精也。经云：肾者，主受五脏六腑之精而藏之，故五脏盛乃能泻。谓之天癸者，天一所生之水也。两肾之间，谓之命门。《难经》曰：命门者，诸神精之所舍，原气之所系也。原气之出于肾者如此。脉主动也者，肾间之动气所发也。故人之脉以尺为主，如树之根，此真脉之出于肾者如此。夫肾者，生之本，为阴阳之枢纽，荣卫之根柢②，所以有补无泻也。丹溪滋阴大补丸最佳。

按：滋阴大补丸，乃六味补肾地黄丸除去丹皮、泽泻，合六味煨肾散除青盐，加牛膝、五味子、石菖蒲、甘州枸杞四味，共十三味为剂。盖精者，木之液也，其脏属肝，藏于金里。金者，水之母也，其液属肺。金木交媾，变化凝结，而肾纳之，谓之元精，即真水也。又曰：《婴儿悟真篇》云，金公本是东家子，送在西邻寄体生，认得唤来归舍养，配将姹女③作亲情是也。气者，火之灵也，其脏属心，聚于膻中。膻中者，气之海也，其位在肺。肺调百脉，游行三焦之中，归于命门，谓之元气，即真火也，又曰姹女。《悟真篇》云，姹女游行自有方，前行虽短后行长，归来却入黄婆舍，嫁个金公作老郎是也。黄婆者，真土也。坎中有戊，离中有己。故曰：只缘彼此怀真土，遂使金丹有返还也。神者，精气混合之名也。故人未生之前，精气自神而生，既生之后，神资精气以存。《心印经》云："人各有精，精合其神，神合其气，气合体真"，此之谓也。

滋阴大补丸

熟地黄四两　川牛膝去芦，酒洗过　山药各一两半　杜仲姜汁炒，去丝　巴戟去心　山茱萸去核　五味子　肉苁蓉酒洗，焙　白茯苓去皮　小茴香炒　远志去心　甘草同煎，各一两　石菖蒲一寸九节者　枸杞各五钱

上，为细末，用红枣三十六枚，蒸去皮核，杵烂，和炼蜜，入药末，杵千余下为丸，如梧桐子大，每服五十丸，淡盐汤或温酒空心送下。

此方以五味子补肺，滋其水之化源，山茱萸补肝，山药、红枣补肾脾，石菖蒲补心，又熟地黄、枸杞、苁蓉、山茱萸、牛膝、杜仲以补元精固精，山药、红枣、五味、小茴以补元气调气，巴戟、远志、石菖蒲、白茯苓以补神安神。其性味清而不寒，温而不热，温凉相济，阴阳适调，滋阴之巧，岂金石所能及也？丹溪云：非深达造化之精微者，未足以议此也。

无极之真，二五之精，妙合而凝，以成男成女者，元气也。五谷为养，五果为助，五畜为益，五菜为充者，谷气也。肾为元气之根，脾胃为谷气之主，故修真之士，所谓先天之气，真水真火者，即此元气也。所谓真土为刀圭者，即此谷气也。圭者，戊己二土也。刀者，脾之形象也。澄心静虑，惜精爱气者，所以养此元气也。饮食必节，起居必时者，所以养此谷气也。无元气则化灭，无谷气则神亡，二者当相交养也。古人制参苓白术散谓补助脾胃，此药最妙，今作丸剂，与前滋阴大补相间，服之尤佳。

参苓白术丸

人参　白术　白茯苓　山药　白扁豆去壳，姜汁炒，各一两半　炙甘草　桔梗　薏苡仁　莲肉去皮心，各一两　陈皮去白，一两半　砂仁一两

炼蜜为丸，如弹子大，约一钱重，每服二丸，枣汤化下。

此方以白术、甘草平肝，以人参、桔梗补肺，茯苓补心，山药补肾，乃四君子加山药、莲肉、白扁豆、薏苡仁，专补脾胃之虚弱，橘红、砂仁、桔梗以助糟粕、去滞壅也。

夫阴阳者，万物之父母也；水火者，阴阳之征兆也；坎离者，阴阳之定位也；心肾者，坎离之配

---

① 水乡铅：道教修道术语，指先天性命，非后天神气。
② 柢（dǐ底）：树木的根。
③ 姹女：美丽的女子。

合也。故水居坎位，而肾配坎，为阴中之阳；火居离位，而心配离，为阳中之阴。心配离，离中虚，故心虚，斯能虚物。以肾配坎，坎居实，故肾实，则能全形矣。然心虽阳也，其中之阴，谓之真阴，乃水之源也；肾虽阴也，其中之阳，谓之真阳，乃火之主也。故水为精，精中有神，益精以全神者，谓之水府求玄；火为神，神中有精，存神以固精者，谓之离宫修定。此心肾之所宜交养也。盖心为手少阴君火，肾为足少阴子水。少阴者，体也；水火者，用也，同体异用。古人制方，以滋阴大补丸补肾，天王补心丹补心，药类气味，其揆①一也。

按：《易》云：先庚三日，后庚三日。庚者，更也。阳尽消而再长，月既魄而复明。月出庚方，此之谓也。先庚三日，丁也；后庚三日，癸也。丁者，心火也，阳之所生，谓之天根；癸者，肾水也，阴之所生，谓之月窟。一阴一阳，互为其根。故邵子云："天根月窟闲往来，三十六宫都是春"。此补心补肾之方，互为其用也。

天王补心丹

熟地黄　白茯苓　人参　远志去心　甘草水煎　石菖蒲　玄参　柏子仁去壳，炒　天冬去心　麦冬去心　丹参　酸枣仁去壳，炒　炙甘草　归身酒洗　杜仲去皮，姜汁炒，断丝取末　五味炒，各一两

上十五味，共为末，炼蜜杵为丸，如弹子大，每丸重一钱，金泊为衣，每服一丸，枣汤化下，临卧食远服。

此方熟地黄、白茯苓、天冬、玄参、杜仲、五味，皆补肾之药也。其制方之法，以熟地黄、当归、五味、杜仲益血固精，以人参、白茯苓、柏子仁、远志、菖蒲、酸枣仁宁心保神、除惊悸、止怔忡，令人不忘，以天麦门冬、丹参、玄参、甘草，清三焦，去烦热，疗咽干。此方可与上二方相间服之。早服滋阴大补丸，昼服参苓白术散，夜服天王补心丹最妙。此三方延年之要也。

夫五脏各一，肾独有两者，以造化自然之理也。盖太极生两仪，一阴一阳之谓也。草木初生，皆有两瓣，谓之甲坼②，左曰阳，右曰阴。故人受形之初，便生两肾。东方曰青龙，南方曰朱雀，西方曰白虎，都是一体。北方曰玄武，乃有二体，乃龟蛇二体也。蛇属阳，龟属阴。子半以前属阴，龟之体也；子半以后属阳，蛇之体也。肾者，水脏，上应北方玄武之象，故有两枚也。人之初生，水火自平，阴阳和均，无有差等。至于天癸主动，不知爱惜，始觉一多一少，故有"阳有余，阴不足"之论，而将一肾分为两体也。不知节欲，保守残阴，反服补阴益阳之剂，吾恐已伤之阴未能返复，而幸存之阳今又见伤也。阴阳俱伤，元气渐损，人能久存乎？是以所取补肾之方，以滋阴大补丸为主也。

人有误服壮阳辛燥之剂，鼓动真阳之火，煎熬真阴之水，以致相火妄动，阴精渐涸者，其法以滋水为主，以制阳火。盖肾苦燥急，急食辛以润之。滋水者，滋其水之化源，以御③其辛燥之邪。燥邪既退，阴水自生，水生不已，则火有所制而不动矣，以补阴丸主之。

补阴丸

黄柏盐水拌，新瓦上焙制褐色，四两　知母去皮，酒拌，新瓦上炒，四两　淮庆熟地黄酒洗，焙，十六两　天冬去心，新瓦上焙，一两

共为末，炼蜜为丸，梧桐子大，每服五十丸，空心食前盐汤下。

肾恶燥，用知母之辛以润之；肾欲坚，用黄柏之苦以坚之；虚则以熟地黄补之。盖虚则补其母，肺乃肾母，金体本燥，今用辛燥之药，恐肺益燥，故以天冬而补肺，使之润燥泻火而滋肾之化源也。

昔中丞孙淮海公，年四十无嗣，尝闻予以广嗣之道，且语其故，予告曰：《易》云，"男女媾精，万物化生"。夫男子阳道之坚强，女子月事之时下，应期交接，妙合而凝，未有不成孕者矣。男子阳道不强者，由于肾肝之气不足也。肾者，作强之官；肝者，罢极之本。肝之罢极生于肾之作强也。故

---

① 揆（kuí 葵）：道理。
② 坼：原作"拆"，据《易经·解》"雷雨作而百果草木皆甲坼"句改。
③ 御：原作"肾"，据忠信堂本改。

阴痿而不起不坚者，筋气未至也。肝主筋，肝虚则筋气不足矣。阴起而不坚不振者，骨气未至也。肾主骨，肾虚则骨气不足矣。又有交接之时，其精易泄流而不射，散而不聚，冷而不热者，此神内乱，心气不足也。凡有此者，宜各随其脏气之不足而补之。在肝则益其肝，如当归、牛膝、续断、巴戟之类。在肾则益其肾，如熟地黄、苁蓉、杜仲之类。在心则益其心，如五味、益智、破故纸之类。用枸杞、菟丝、柏子仁以生其精，使不至于易乏。山茱萸、山药、芡实以固其精，使不至于易泄。修合而服，其药勿杂，其接以时，则兆黑䍙①之梦，麒麟之子，可计日而待矣，命其方曰螽斯②丸。

螽斯丸

熟地二两　归身酒洗　牛膝酒洗　川续断酒洗　巴戟去心　苁蓉酒洗，焙　杜仲姜汁炒，尽丝　枸杞菟丝子酒蒸　柏子仁去壳　山茱萸肉　芡实肉　山药各一两　破故纸炒　益智仁　五味各五钱

共为末，炼蜜为丸，梧桐子大，每服五十丸，空心温酒下。

公问女子月事，或前或后，无定期者，何以调之？全曰：此神思之病，无以治之。公曰：何故？全曰：宠多而爱不周，念深而幸不至，是以神思乱也。况女子者，以身事人，而其性多傲，以色悦人，而其心多忌，故难调也。公曰：据此意制方，平其气，养其血，开其郁，宜无不可。全曰：谨如教，乃进调经丸，方用香附、川芎、陈皮，以开郁顺气，白术补脾，当归养心，以治心脾之病。

调经丸

香附米杵净，一斤，以醋浸，春五日，夏三日，秋七日，冬十日，瓦罐煮干，又焙干取末　川芎　当归　白术陈皮各五钱

为末，酒煮面糊为丸，梧桐子大，每服五十丸，空心食前米汤下。

人有阳道常痿者，多致无子，不可不虑也。惟其求嗣之急，易为庸医之惑，或以附子、起石为内补，或以蟾酥、哑芙蓉③为外助。吾见阳事未兴，内热已作，玉茎虽举，顽木无用，终身无子而夭殁者有之。深念此辈无辜，而受医药之害。遍访诸方，无逾此者，出以示人，命之名曰：壮阳丹。

壮阳丹

熟地黄四两　巴戟去心，二两　破故纸炒，二两　仙灵脾二两　阳起石炒，另研，水飞，一两　桑螵蛸真者，焙，一两

上为末，炼蜜为丸，如梧桐子大。每服三十，空心无灰酒下，亦不可恃此自恣也，戒之。

按：秋石五补丸亦同紫河车之意。《丹经》云："可惜可惜真可惜，腰间有宝人不识，将钱卖与粉髑髅，却到街头问秋石"。可见秋石者，亦以人补人也。但炼者必以火，虽有滋补之功，不能无火性之毒，方士乃设为水炼之法、大阴炼法、火升之法以诳人。人喜其说，耳为所诳而不悟。谓水炼者，譬如海滨煮盐者，用水耶？用火耶？可以类推矣。虽有凝底污浊之渣，臭秽之气，其可服乎？设以水澄之，如盐入水。消化不复再聚矣。其有凝聚者，乃假他物在中，如取靛者之用石灰，靛化而灰存。闻彼谓大阴炼者，此日晒夜露之卤垢也，如年久粪缸之上所结人中白者，亦可代秋石乎？彼谓水升者，水曰润下，过颡在山④，岂水之性哉！虽曰火酒烧成者，乃上升之气化而为液，复下而成酒也。惟朴硝与水银，见火则上升成粉也，然则上升之秋石，乃朴硝水银之属乎？方士之诳人者，巧如穿窬⑤。明哲之士，未有不为所惑者也。故谓其能除咸去臭，臭诚可去矣，润下作咸，咸者，水之性也。五味在物，各有自然，谓咸可去，此无根之言而人乃信之，何也？吾炼秋石之法，得于异人之

---

① 䍙（pí 皮）熊：也作"熊䍙"，熊的一种。
② 螽（zhōng 中）斯：俗称蝈蝈。
③ 芙：原作"美"，据忠信堂本改。
④ 过颡（sǎng 嗓）在山：颡，脑门。语出自《孟子》："今夫水博而跃之，可使过颡，激而行之，可使在山。"大意为"用手拍水使它溅起来，可以高过额角；阻水使它倒流，可以引上高山"，此处表示水性本是润下的，通过外力改变，则使其丧失了本性。
⑤ 窬（yú 于）：从墙上爬过去。穿窬，凿穿或爬越墙壁进行盗窃。此处比喻方士诳骗人的伎俩尤其巧言惑人之处。

传，可代盐食，又无火毒。

秋石方

秋石咸平，水之精　补骨脂苦温，炒，火之精　五味酸温，焙，水之精　小茴辛温，炒，金之精　巴戟甘温，去土，心之精①

各等分为末，山药作糊为丸，如梧桐子大，每日空心服五十丸，红枣煎汤送下。

炼秋石法

取童男八岁以上、童女七岁以上至精血未动者之小水，不拘多少，各半，用大缸一口作灶，放阴阳二水在中，文武火煮将干。预置一铁铲安柄似锹形，不停手四边铲动，又用桑白皮二三斤锉碎，放在内，以铲铲作一团，和匀。却用武火烧令缸红，并桑白皮烧成灰为度，去火待冷定，然后铲起，秤多少重。再取小锅一口，只用砖架以便易取易放，将铲取秋石研筛过称，每秋石一斤，河水斤半，同入小锅中，用火再煮干，以小铁铲铲动，勿令粘锅，照前烧令锅红，炼二次去火，取起放铁锅中，乘热研细末，安置瓷盆中。又秤水一斤半，放里以物盖定，勿令泄气。候冷，别用一瓷盆放筲箕在上，下铺细布一层，再又绵纸一层，别用竹篾作一团圈，以布漫定，如取鱼之筚②，亦铺绵纸一层在内，倾水入里，放箕上，隔一物滤过，其滓弃去，只用澄过清水。又用砖作一字长炉，约三四寸阔，安炭火，勿紧勿慢，却以白瓷盆置其上，一字排定，每盆中放水半杯，少顷，凝结如冰，洁白可爱，秋石成矣。此为三炼，无中生有，渣滓之物，臭秽之类尽绝矣。或欲铸锭送人，却以锭模子取之。

按补髓丹乃葛可久先生治痨瘵后之调养方也。此方滋补③之功甚大，无疾之人可以长服，以免血枯气少，髓干精竭之病。一名十珍丸。

十珍丸

猰猪脊髓一条，完者　牡羊脊髓一条，完者　团鱼九肋者，一个　乌雄鸡白毛乌骨者，一只，牧卷笼中，以火麻子煨一七，勿令虫食

四味净制，去骨存肉，醇酒一大碗，于砂锅中煮熟，擂烂。再入大山药五条，莲肉去心皮，半斤，京枣去皮节，一百枚，柿饼有霜者，十枚。四味修制，用井花水一大瓶，于沙锅煮熟擂烂，与前热肉和一处，再用慢火熬之。却下鹿角胶四两，真黄腊三两。上二味逐渐下，与前八味和一处，捣成膏子，和平胃散末、四君子末、知母、黄柏末各一两，共十一两，搜和成剂，十分硬，再入炼蜜，放石臼中杵千余下为丸，如梧桐子大。每服百丸，不拘时，枣汤下。

人之梦泄，其候有三：年少气盛，鳏旷矜持，强制情欲，不自知觉而泄精者，如瓶注水，满而自溢也，人或有之，是为无病，不须服药。如邪克于阴，神不守舍，心有所感，不能主宰，或心受热，阳气不收而泄精者，如瓶之侧而水出也，人多有之，其病尤轻，合用平和之剂。至若脏腑积弱，真元久亏，心不摄念，肾不摄精，夜梦魂交而泄者，如瓶中之罅④而漏也，人少有之，此病最重，非固涩之剂、恬静之心，必不能治也。或谓梦泄盛于房劳者，盖阴阳交接，二气相应，真精虽泄，真气不走，若在梦中，则精气俱泄矣。又有一等人，念虑邪淫，神气消靡，游魂为变，邪气乘虚，往往与鬼魅交通，是又厄运不可晓者，法药相助。诚哉是言也。

治梦遗法，除满而自溢者，其情有所感，心有所慕，宜服前滋阴大补丸并固精丸。更宜清心寡欲，一妄不生可也，否则久亦成虚滑矣。若因酒色纵欲，下元虚损者，必用妙应丸秘精固涩之药以救其脱，用前药河车丸滋补之药以滋其阴，清静以安其神，戒惧以防其败，或有能济者矣。否则虚损无补，其何能淑。更有睡法，夜只侧卧，或左或右，伸下足，屈其上足，以挽下足之膝腕中。上手掩

---

① 去心，土之精：底本作"去土，心之精"，据文意改。
② 筚（bì 毕）：用荆条、竹子等编成的篱笆或其他遮拦物。
③ 补：原作"方"，据忠信堂本补。
④ 罅（xià 夏）：缝隙，裂缝。

脐，下手握固枕其首，手攀起其茎，勿令挨肉，则通霄不泄矣。

固精丸 治心神不安，肾虚自泄精。

知母炒　黄柏酒炒，各一两　牡蛎左顾者，煅　白龙骨火煅　芡实去壳　莲蕊无，薏苡仁代　白茯苓去筋膜　远志去心　山茱萸肉各三钱　山药研作糊，二两　朱砂水飞过，三分，为衣

上，山茱萸以上九味，研为细末，水煮山药糊丸，如梧桐子大，朱砂为衣，每服五十丸，枣汤送下。

妙应丸 治遗精白浊，乃固涩去脱之法也。

真龙骨　朱砂水飞　石菖蒲各二钱半　白茯苓　苡仁　石莲肉　砂仁各一钱半　桑螵蛸焙　兔丝子酒浸一宿，焙，各五钱　牡蛎用破草鞋包火酒，煅研，一钱

上，为细末，山药糊丸，梧桐子大，每服五十丸，粳米饮下。

金锁秘精丹 治男子嗜欲过度，精气不固，固涩去脱之剂。

莲肉去心　芡实肉各四两　白龙骨煅，一两　桑螵蛸焙，一两

共为细末，又以金樱子霜后半黄者，去刺，劈两片，去子，水淘净，捣烂入锅中，水煎，不住火，约水耗半，以布滤去渣，再煎如稀饧，和药末，杵千余下，为丸，梧桐子大。每服三十丸，空心盐汤送下，更以猳猪腰子二枚，煨熟，压之，助其药力。

人之生也，水为命，火为性，土为形。故水火非土则无所载，性命非形则无所附。形者性命之舍，犹果之仁有壳也。何谓土？戊已是也。何谓形？脾胃是也。胃为戊土，以司受纳；脾为己土，以司传化。胃阳主气，脾阴主血，荣卫乎一身者也。故脾胃实，则糟粕变化，津液流通，神安而性静，气盛而命立，则无病矣。脾胃若伤，则水谷入少，荣卫气衰，形敝而性命无所依附矣。此东垣《脾胃论》，诚发千古不传之秘也。

人读东垣书，用补中益气汤，只说内伤是不足之病，不知其有余之为内伤也。盖不足者，脾胃之正气不足也；有余者，水谷之邪气有余也。故诸补中益气方者，皆治其不足之病；诸导滞消积方者，皆治其有余之病也。

人有平日食少者，必无伤食之病，间或有之，只从不足一边论，补中益气内少加曲蘖，以消导之可也，不可妄攻，致成虚损。人之善食者，脾胃素强，自恃其强而倍之，即成伤矣。虽大吐大下，未为不可。

人之伤食者，未可便吐下之，恐伤胃气。如伤之轻者，损谷自愈，不必服药。若觉胸腹痞胀，当时自以指探而吐之可也，或服前加减二陈汤一二剂，或取保和丸服之，以快为度，不可遽[①]下。惟觉腹中满痛，烦躁不安，不可下。当问其所伤之物，以前取积丸攻而去之，不可隐忍，便成损聚。

保和丸 消宿食，无留滞之积，助脾胃，成变化之功，尤宜小儿。

橘红一两　枳实麸炒　黄连姜汁炒，各五钱　白术一两半　木香三钱　山楂肉　神曲炒，各七钱　麦芽炒　莱菔子炒，各五钱

为细末，汤浸蒸饼，为丸，白汤下。

脾胃素强能食之人，宜常服枳术平胃丸，以免伤食之病。

枳术平胃丸

白术　苍术米泔浸　陈皮各四两　厚朴姜汁炒　枳实麸炒　香附童便浸，各二两　砂仁　炙草各一两

为细末，荷叶包，粳米煮饭为丸，梧桐子大，每服五十丸，米饮下。

脾胃素弱食少之人，宜常服健脾散，以助中和气。治脾泄尤妙。

健脾散

人参一两　白术　白茯苓　炙甘草各二两　山药　莲肉去心　薏苡仁　芡实去壳　白扁豆去壳，炒，

---

① 遽（jù 巨）：急，仓猝。

各四两

上，为细末，每服二钱，枣汤调服。

人有善饮者，当服神仙醒酒方，解酒毒，醒宿酒，饮酒不醉。

神仙醒酒方

葛花五两　赤小豆花三两　家葛根澄粉，八两　白豆蔻去壳，取末，七钱

上，为细末，用生藕捣汁和丸，如弹子大，每服一丸，嚼烂，津咽下。

凡丈夫无子者，有二病焉：一曰禀赋不足，二曰色欲太过，所以阳道痿弱，精气衰冷。故无子者，天命之限，亦人事之尽，方无悔也。宜服巴戟丸。

巴戟丸

巴戟酒浸，去心　益智仁　杜仲盐酒炒尽丝　兔丝子酒浸，蒸，杵　川续断　白茯苓　山药　远志去心，甘草水炙　蛇床子炒　牛膝去芦，酒浸，各一两　山茱萸去核　五味子各二钱　肉苁蓉酒浸，二两

为末，炼蜜为丸，梧桐子大，每服二、三十丸，空心温酒下。

凡妇人无子者，有三病：一曰血海虚冷，二曰神思困郁，三曰饮食减少。所以经候不调，朝夕多病，故无子也。宜服乌鸡丸。

乌鸡丸

白毛乌骨鸡一只，重二斤半许，关在笼中以陈老米饭喂养一七，勿令食虫，闭死，去毛肠净，用丹参四两，锉细，放鸡肚里，以瓦罐一个，装鸡在内，再入醇酒浸煮，约高一、二寸许，慢火煮熟，取出，和骨捣烂，捏作薄饼，蘸余汁焙至干，研为末　香附米净，一斤，分四主，一主米泔水浸，一主童便浸，一主醋浸，一主酒浸。春秋二日，夏一日，冬四日，捣碎，焙干　熟地黄四两　当归酒洗　白芍药　鳖甲九肋，醋炙，各三两　川芎三两半　人参三两　牛膝去芦，酒洗　白术　知母各二两　丹皮　贝母　柴胡各二两　地骨皮　干姜炒　玄胡　黄柏炒，各一两　秦艽一两半　白茯苓　黄芪炙，各二两　生地黄酒洗，三两

为末，并鸡末和匀，酒浸各半，煮面糊丸，如梧桐子大，每服五十丸，温酒米饮任下，忌煎炒辛辣之物及苋菜。

男女之无子者，非情不洽则神不交也。何谓情不洽？或男情已动而女情未洽，则玉体方交，琼浆先吐，阳精先至而阴不上从乎阳，谓之孤阳；或女情动而男情未洽，则桃浪虽翻，玉露未滴，阴血虽至而阳不下从乎阴，谓之孤阴。两者不和，若春无秋，若冬无夏，故不成胎也。若此者，服药何益！

腰者，肾之府，人身之大关节也。行则伛偻，肾将惫矣。故腰痛之病，多属肾虚，曰风曰湿，因虚感之人，年四十以后，肾气始衰，宜常服煨肾散、青娥丸二方，庶免腰痛之疾。或以腰卒痛者，煨肾散服之立止。

煨肾散

杜仲苁蓉巴戟天，茴香故纸及青盐，猪羊腰子烧来服，八十公公似少年。

杜仲盐水炒，去丝　肉苁蓉酒洗　巴戟去心　小茴炒　破故纸酒淘净，炒　青盐各等分

上，为末和匀，用猳猪腰子，竹刀劈开，内划成纵横路，入药一钱，湿纸包裹，火中煨熟食之。温酒咽下，每日食一枚。牡羊腰子亦可。

青娥丸　昔赵进士从黄州太守得此方，久服大有神效。遂作诗以纪其功云：

十年辛苦走边隅，造化工夫信不虚，夺得风光归掌内，倾城不笑白髭须。

破故纸水淘净，待干，用黑芝麻同炒，去麻，十两　杜仲去皮，锉细，以生姜自然汁炒尽丝，取末，五钱

二味各等分，为细末，用胡桃肉五十个，以糯米粥相拌，白内捣如泥，布滤去滓，只用胡桃为丸，梧桐子大。每服三十丸，空心盐汤下。

人年四十，肾始衰，阴气自半。肾之荣，发也。故发始斑者，宜服何首乌丸。

何首乌丸　填精补髓，发永不白。

何首乌新取赤白二种，各半，用米泔水浸一夜，竹刀刮净，忌铁　牛膝去芦，半斤　黑豆酒浸，三升

用柳木甑①一个，作平底笔，放高些，勿近水。铺黑豆一升在底，即铺何首乌片六两，一层。又铺牛膝二两七钱，作一层。又如前铺黑豆、首乌、牛膝，以物盖定，慢火熬至豆烂为度。取出，去豆。以竹刀锉碎，暴干用石碾、石臼取末，勿犯铜铁。何首乌末一斤，牛膝末半斤，熟地黄酒蒸，忌铁，焙干，取末，半斤。三味和匀，炼蜜放木臼内杵千余下，为丸，梧桐子大。每服五十丸，用先蒸过黑豆，晒干为末，收贮。每用七粒，煎酒吞药。忌羊血、萝卜、生葱并藕。

人年五，十肝叶焦，胆汁减，目始不明。夫目者，精明之府，肝之窍也。水者，木之母也，肾为水脏，其液藏于肝胆，上注于目。自四十肾衰精少液干。故五十肝叶焦，胆汁减者，皆肾气不足所致也。虚则补其母，宜用育神夜光丸。

育神夜光丸

熟地黄酒洗，蒸，焙干　生地黄酒洗，焙，取末，各二两　当归酒洗　牛膝去芦，酒洗　远志去心，甘草水煮　地骨皮净　枸杞酒洗　甘菊花　五味子各一两　枳壳麸炒　菟丝子酒洗，淘去灰土，再以酒浸一夜，蒸捣为饼，晒干

为末，炼蜜为丸，梧桐子大，每服五十丸，空心盐汤下，食后酒下，临睡茶汤下。

夫齿者，骨之余，肾之标也，故肾气盛则发长齿坚，肾衰则齿去发落。古人用搽牙散，如西岳华山方可用，切不可以苦参揩牙。昔有人用之，病腰痛者，以肾受伤也。吾有一方，白牙固齿，去风除䘌，屡用甚效。

熟地二两　香附二两　石膏煅，一两　嫩槐枝四十九寸长，新缸瓦炒成炭存性，取起择去梗　旱莲草二两升麻炒，一两　细辛五钱　白芷五钱　羊胫骨烧灰，五钱　青皮炒，五钱

为末，用黑铅作盒盛之。

人年六十，常苦大便艰涩秘结，此气不调，血不润也。盖肾开窍于二阴，肾虚则津液不足，津液不足，则大便干涩不通，切不可用攻下之剂，愈攻愈秘，转下转虚，虽取一时之快，适贻终身之害。古人用苏麻粥以养老，丹溪以三子养亲汤事其母，皆美法也。吾制地黄四仁丸，治老人便秘之病。

地黄四仁丸

火麻仁净肉，另研，二两　郁李仁去壳，另研，一两　桃仁去皮尖，四十九粒　杏仁制，数同　熟地黄酒洗，蒸、焙，另研，二两

上五味，各研极烂不筛，放舌上无渣方好，炼蜜为丸，梧桐子大，每服五十丸，枣汤送下。

此方以地黄补肾生津液，麻仁、桃仁治血秘，又润血中之燥，郁李仁、杏仁治气秘，润气中之燥，和之以蜜，亦以润燥也。

苏麻粥

真苏子炒，五钱　火麻仁炒，一两

研烂，以熟绢袋盛之，用水二盏，于绢袋子中煮之，三沸取出，挂当风处，令干。下次再煮。每药一袋，可煮三次，却以本水入粳米煮糜粥食，自然大便润快。以麻仁润血，苏子行气也。

三子养亲汤

苏子炒　萝卜子炒　白芥子炒

各研为末，三处收。临时以一味为君，二味为臣。君者五两，臣者二两半，每药一钱，滚白水点服。如气盛以苏子为君，痰盛以芥子为君，食积以萝卜子为君。

人中年以后，多脾泄之病，前健脾散乃圣药也，切不可用劫涩之剂。

按永寿丸方者，大梁郭之卿为尚书时常服之，年逾八十，精力倍加。此方大补元阳，益脾胃，调顺气血，添补精髓。人年四十以后，宜常服之。

---

① 甑（zèng 憎）：古代蒸饭的一种瓦器。底部有许多透蒸气的孔格，置于鬲上蒸煮，如同现代的蒸锅。

永寿丸

莲肉去心，先用酒浸一日，后装入雄猪肚内，缝紧，却将浸莲肉酒添水煮熟，取出晒干，肚子不用，一斤　苍术刮净，分作四分，用酒、盐水、米泔水、醋分浸，按时定日，一斤　白茯苓四两　熟地黄四两　枸杞　川楝肉炮，取肉　山药　柏子仁炒，另研　破故纸用麻油同炒香，去麻，各二两　青盐炒，五钱　沉香　木香各一两　五味子　小茴香炒，各二两

十四味为末，酒和，杵匀为丸，如梧桐子大，每服五十丸，加至七十丸，空心温酒下、盐汤送下。此方比草灵丹尤胜。

人之病者，有十病九痰之说。然则，痰之为物也，乃肾之真水，五脏之真精，肠胃之精液。人之有痰，犹鱼之有涎，木之有液，苟无是痰则死矣。惟人气失其平则气逆，气逆则津液不行，不行则荣卫不通，不通则水谷之气不能传化，并其糟粕之滓，凝聚而成痰矣。痰者水谷之养所变也。古人治痰，以通气为主，意可见矣。肥人之痰从湿，瘦人之痰从火，不可不知。

肥人痰者，奉养太厚，躯脂塞壅，故营卫之行少缓，水谷之化不齐，所以多痰。故治肥人者，补脾益气为主，宜用益气化痰丸。

益气化痰丸

南星去皮、脐，二两　半夏汤泡七次，二两

为细末，用姜汁捏作饼，勿太软。用楮叶包裹如盦①酱样，待生黄衣取出，晒干。此须在三伏天作之，半夏曲亦如此作，加入：

人参五钱　白术　白茯苓　陈皮各一两半　苍术米泔浸　香附童便浸　枳实麸炒，各一两　苏子炒，另研　白芥子炒，另研　炙甘草各五钱　神曲炒，一两　桔梗炒，一两

为末，用姜汁浸，蒸饼为丸，梧桐子大，每服五十丸，白汤送下。

瘦人之痰，房劳太过，暴怒无常，冲任之火妄动，水谷之气不化，所以生痰。治瘦人者，以补肾降火为主，宜用滋阴降火丸。

滋阴降火丸

熟地姜汁拌，焙　天冬去心　白茯苓　知母　黄柏炒火色，各十两　贝母　陈皮去白，盐水炒　苏子炒，另研　瓜蒌霜各五钱

为末，炼蜜为丸，梧桐子大，每服五十丸，空心淡姜汤下。

人之病痨者，动曰火症，此虚损之病，要分五脏治之，不可误也。

病者憎寒，壮热，自汗，面白，目干，口苦，精神不守，恐畏不能独卧，其病在肝。宜服柴胡四物汤、金匮肾气丸治之。

柴胡四物汤　即小柴胡、四物汤二方合也。

人参五分　黄芩一钱　半夏炮，三分　柴胡一钱　炙甘草五分　当归身七分　川芎五分　白芍五分　生地黄酒洗，一钱　生姜三片

水煎。

金匮肾气丸　金匮肾气丸，即六味地黄丸，乃补肝之母也。

山药四两　山茱萸肉四两　泽泻　丹皮去皮　白茯苓各三两　熟地八两

为末，炼蜜丸，每服五十丸，空心酒下。

病者寒热，面黑，鼻烂，忽忽喜怒，大便苦难，或腹清泻，口疮，其病在心，宜服加减八珍汤、天王补心丹。

八珍汤

人参　白茯苓　炙甘草　归身　生地黄　白芍　麦冬各五分　五味九粒　酸枣仁炒，三分　泽泻三分

---

① 盦（ān 安）：古人盛食物用的器皿。

黄连三分①

水一盏半，灯芯十二根。水煎八分，食后服天王补心丹，方见前。

病者憎寒热，面青，唇黄，舌本强，不能言，饮食无味，体重肌痛，口吐涎沫，其病在脾，宜服补中益气汤、参苓白术丸。

补中益气汤

升麻五分　黄芪炙　炙甘草五分　人参一钱　白术五分　归身五分　柴胡五分　陈皮五分

水盏半，煎八分，食远服。

脾胃益虚，肺气先绝，用黄芪以益皮毛而开腠理。不冷，自汗上喘气短，损其元气，用人参补之。心火乘脾，用炙甘草以泻火热而补胃之元气。若脾胃急痛，腹中急缩者，宜多用之。此三味，乃除湿热、烦热之圣药也。白术甘温而苦，除胃热，利腰间血。升麻苦平味薄，能升胃中清气，又引黄芪、甘草，甘温之气上升，能补卫气之散解而实其表。用当归以和血脉。用陈皮以理胃气，又助阳气上升，以散滞气而助甘辛之药力。如咽干加干葛，心刺痛倍加当归，精神短少倍加人参，外加五味子，头痛加蔓荆子，痛甚加川芎，咳嗽夏加五味、麦冬。秋加连节、麻黄，春加佛耳草、款冬花。久嗽者去人参。食不下者，或胸中有寒，或气滞，加青皮、木香、陈皮。寒月加益智仁、草豆蔻，夏月加芩、连，秋加槟榔、砂仁。心下痞加芍药、黄连，腹胀加枳实、木香、砂仁、厚朴。天寒加生姜、肉桂，夏加黄芩、干葛、白芍，冬加益智仁、草豆蔻、半夏。胁痛或缩急，加柴胡、甘草。膝下痛加熟地黄，不已，是寒，加肉桂。大便秘结加当归，外加大黄。脚弱或痛加黄柏，不已，加防风。气浮心乱，以朱砂安神丸镇之。

上此方加减之法，乃饮食、劳倦、喜怒不节之证。若证属热中者，宜用此方。若证属寒中者，则此方中黄芪、人参、甘草、白芍、五味能益其病，不宜用此方。

参苓白术丸　方见前。

病者憎寒发热，面鼻干，口燥，毛折，咳嗽，喘急，时吐白沫，或有红血线，其病在肺。宜服加味紫菀散、大阿胶丸。

加味紫菀散　即海藏治虚劳，咳中有血，方加天冬　麦冬。

人参三分　紫菀二分　知母七分　贝母五分　桔梗三分　甘草三分　五味九分　白茯苓五分　阿胶炒成珠，五分　天冬去心　麦冬去心，各八分

水一盏，煎八分，临睡服。

大阿胶丸　凡嗽血俱用。

真阿胶蛤粉炒成珠　生地黄　天冬去心　白茯苓　五味子肥者　山药各一两　贝母　知母　款冬花　桔梗　桑白皮蜜制　杏仁炒，去皮　人参　甘草各二钱半

为末，炼蜜为丸，弹子大，每服一丸，薄荷汤下。

病者憎寒，面黄，耳聋，焦枯，骱骨酸痛，小便白浊淋漓，其病在肾，宜服加味四物汤。

加味四物汤　此补肾虚之要药也。

熟黄二钱二分　川芎五分　归身八分　白芍一钱　知母八分　黄柏炒褐色，八分　天冬去心，一钱　五味十二粒　柏子仁五分

水二盏，煎一盏，空心服下。

又宜服紫河车丸，方见前。

此上三条，乃治虚劳之法也。

人有常病实热者，热久不退，元气受伤，所谓壮火食气也。宜生熟三补丸主之。

生熟三补丸　此方泻壮火，以去元气之贼，除客热以滋肾水之源。水升火降，成既济之功，天清

---

① 三分：底本脱，据忠信堂本补。

地宁，致交会之用，岂小补云乎哉。

黄芩　黄连　黄柏用半生半熟　甘草半生半炙，各一两

为末，炼蜜为丸，梧桐子大，每服五十丸，淡姜汤下。

人有脾虚生痊者，宜枳实化痰丸主之。

枳实化痰丸

白术二两　枳实麸炒，二两　陈皮去白留红，各七钱半　神曲炒，一两　半夏曲一两　香附童便浸，一两半　苍术米泔浸，一两半

为末，荷叶包米煮饭为丸，梧桐子大，每服五十丸，淡姜汤下。

此方健脾胃，成传化之功，进饮食，无留滞之积。开郁而气自顺，化痰而饮不蓄，药品虽微，其功最大。

《内经》曰："大毒治病，十去其三，小毒治病，十去其五，无毒治病，十去其七"。制为定数者，恐伤正气也。又曰："谷肉菜果，以食养尽之"者，谓以谷肉菜果，去其未尽之邪也。可见谷肉菜果皆药也。

凡肝病者，宜食酸，麻子、犬肉、韭皆酸，所谓以酸泻之也。

心病者宜食苦，小麦、羊肉、杏、薤皆苦，所谓以苦泻之也。

脾病者宜食甘，粳米、牛肉、枣、葵皆甘，所谓以甘泻之也。

肺病者，宜食辛，黄黍、鸡肉、桃、葱皆辛，所谓以辛泻之也。

肾病者宜食咸，大豆、猪肉、栗、藿皆咸，所谓以咸泻之也。

今人无事，多喜服酒药者，谓其去风湿也。盖人身之中，阳主动，阴主静。阳常有余，阴常不足。酒者辛燥之物，助阳耗阴者也，加之辛燥之药，不已甚乎。辛则发散，燥则悍热。春夏饮之，则犯远温远热之禁；秋冬饮之，则失养收养藏之道。果有风湿之疾，饮之可也。无风无湿，饮此辛散燥热之剂，则腠理开，血气乱，阳不能固，阴不能密，风湿之气，因而乘之，所谓启关纳寇也。吾平生不妄与人以古方，必有是病，可用酒助其药力者，则与以对症之药，而乌附草药不敢用也。若夫常饮之酒，则有仙家可以调气，可以怡神，岂特却疾而已哉。

地黄酒法

每糯米一斗，用生地黄三斤同蒸，以白面拌之，候熟任意用之。

盖地黄味甘、苦，寒，无毒，大补五脏内伤不足，通血脉，填骨髓，益气力，利耳目。古诗云：床头一瓮地黄酒。

薯蓣酒

山药生者佳，如无生者，取干山药。蒸熟，去皮，一斤。酥油三两，如无，以牛膝代之。

同研丸，如鸡子大，每服一粒。用酒半斤烫热，以丸入酒中，化开饮之。

盖山药味甘，性温，无毒，补虚病，充五脏，强阴。久服耳目聪明，轻身不饥。书云：薯蓣凉而能补，大有益于补养。

何首乌酒

新取，用竹刀刮净，薄切，米泔浸一夜，取出晒干，木石臼杵为末，磁器盛之。每日空心称一钱，酒调服。

盖何首乌味甘，温，长筋骨，益精髓，壮气力，黑须发，久服令人有力，遇偶日服之为良。忌羊血。赞曰：神物着助，道在仙书。雌雄相交，昼夜合之。服之去壳，日居月诸。返老还少，保安病躯。

天门冬酒

新取天门冬一、二十斤，去皮心，阴干。

捣罗为末，每服三钱，酒调下。盖天门冬味苦、甘、寒，强骨髓，养肌肤，镇心补肾，润五脏，

益气力，杀三虫，去伏尸，久服延年，令人多子。此药在东岳名淫羊藿，在中岳名天门冬，在西岳名藿香、藿松，在北岳名无不愈，在南岳名百部，在京洛山阜名颠棘，处处有之，其名虽异，其实一也。忌鲤鱼。

春寿酒方 常服益阴精而能延寿，强阳道而得多男，黑须发而不老，安神志以常清，盖取此为春寿酒，以介眉寿①之义，而立名也。

天门冬_{去心} 麦门冬_{去心} 熟地 生地 山药 莲肉_{去心} 红枣_{去皮核，各等分}

每一两，煮酒五碗，旋煮旋饮。其渣于石臼中杵极烂为丸，梧桐子大，每服五十丸，酒下。此方大有补益。

治诸风痰，紫背浮萍酒方

歌曰：天生灵草无根干，不在山边不在岸，始因柳絮逐东风，点点飘来浮水面。神仙一味去沉疴，要采之时七月半。管其瘫风与痰风，些小微风都不算，豆淋酒内服一丸，铁幞②头上也出汗。

其萍以紫背为上，采回摊于竹筛中，下著水盆，曝之乃干，研末，炼蜜为丸，如弹子大，每服一丸，用黑豆煮酒化下。治左瘫右痪、三十六种风、偏正头风、手足不举、口眼㖞斜、瘾风、癫凤，服过百粒，即为全人。

比天助阳补精膏

歌曰：灵龟衰弱最难痊，好把《玄经》仔细看，补髓填精身体健，残躯栽接返童颜。

此方添精补髓，善助元阳，润皮肤，壮筋骨，理腰痛。下元虚冷、五痨七伤、半身不遂、脚膝酸弱，男子阳事不举、阴精易泄，贴之可以兴阳固精，行步康健，气力如添；治女子下元虚冷、经水不调、崩中带下无子者，贴之可以暖子宫，和血气。其功不可尽述，惟在至诚修炼，药力全备，火候温养，以二七为期，其功成矣。

真麻油_{一斤四两，用净锅一口，以砖架定三足，安置白炭三十斤，慢火煎炼，不可太急，恐损其药} 槐 柳 桃 榴 椿 杏 杨_{各二枝}

第一下甘草去皮，二两，煎至不鸣。第二下天冬去心、生地黄酒洗、熟黄酒洗、远志去心、麦门冬去心、肉苁蓉酒洗、焙干、蛇床子、牛膝去芦，酒洗、鹿茸酥制、续断、虎胫骨酥、炙、木鳖去壳、紫稍花去草、谷精草、大附子去皮、杏仁去皮、尖、肉桂、菟丝子酒淘净，捣烂焙干、肉蔻面包煨、川楝子去核。

上二十味，各钱半，锉碎，煎制成炭，取起，以布滤去渣，要净，再上砖架定，取嫩桑条如拇指，大约长一尺六寸者一根，搅油。

第三下黄丹水飞，炒干，半斤，黄腊鲜明者，五两，烧油令滚，以茶匙抄丹细细入油，桑枝不住手搅，滴水成珠不散为度，又取起，摊，候温，又上架。

第四下雄黄透明者、白龙骨、倭硫黄、赤石脂各一钱，研细末。勿令油大沸，只大温，微火煎，不住手搅，又摊起，候温，上架。

第五下乳香、没药、丁香、沉香、木香各一钱，为细末，入膏内，不住手搅，微火温养。

第六下麝香当门子、蟾酥乳汁制、阳起石煅、蛤芙蓉各一钱，为细末，入膏内，不住手搅。微火养炼，务要软硬得宜，贴不移动，揭之无迹为度。取起收磁罐中，密封口，埋土中三日夜，去火毒。每用膏五钱，摊在厚红素缎绢上，贴脐下关元穴及背后肾俞二穴。每一个可贴六十日方换，其效如神。但不可恃此固纵，以伤真元也。

---

① 以介眉寿：古人认为眉毛长的人寿命也长，祀求长寿之意。
② 幞（fú 服）：古代男子用的一种头巾。

卷之五
养生总论

养生之道，只要不思声色，不思胜负，不思得失，不思荣辱，心无烦恼，形无劳倦，而兼之以导引，助之以服饵，未有不长生者也。服饵之物，谷肉菜果为上，草木次之，金石为下。盖金石功速而易生疾，不可轻饵，恐毒发难制也。近观服杏仁者，至二、三年，或泄，或脐中出，皆不可治。服楮实者，辄成骨痿。服钟乳、阳起石、硫黄、丹砂、雄黄、附子、乌头之属，多为虚阳发热作疾。服女子初经，作红铅者亦然。悉宜屏之，勿轻信也。

方士惑人，自古有之。如秦始皇遣人入海求不死之药，汉武帝刻意求仙，至以爱女妻之，此可谓颠倒之极，末年乃悔悟曰：天下岂有仙人？惟节食服药，差可少病而已。此论甚确。刘潜夫诗云：但闻方士腾空去，不见童男入海回。无药能令炎帝在，有人曾笑老聃来。

《南史》：范云初为陈武帝属官，武帝九锡①之命在旦夕，忽感寒疾，恐不获愈。预庆事召徐文伯诊视，以实恳之曰："可得便愈乎"？文伯曰："若便差甚易，恐二年不复起耳"。云曰："朝闻道，夕死可矣，况二年乎！"文伯以火烧地，布桃叶置云其上，顷刻汗解，裹以温粉。易日疾瘳，云喜甚。文伯曰："不足喜也"。越二年，果卒。观此可为求速效者之戒。

病有坚痞，风气结在皮肤肉腠者，可用针，分寸如法。在胸腹腰脊，近脏腑肠胃者，非是上医，勿便用针。按《素》、《难》，凡治脏腑之病，取手足井、荥、俞、经、合，以行补泻之法。故八法针天星十二穴者，上取下取，左取右取，合担则担，合截则截。吾有秘传，皆不离手足，了尽一身之疾。凡有疾者，头项、胸腹、腰脊、肋胁戒勿用针。

凡头面、胸腹、脊膂诸穴，有宜灸者，不过三壮，不可多灸。有人灸丹田穴，动则五六十壮，谓之随年壮。人问其故，答曰：若要身体安，丹田、三里常不干。噫！此齐东野人语②也。人能谨其嗜欲，节其饮食，避风寒，虽不灸丹田、三里，身自无病而常安也。否则正气一虚，邪气自攻，以灸补虚，是以油发火也，无益而反害之。

凡用针灸后，常宜慎欲，至疾愈方可，不然则无效矣。

延年益寿不老丹

生地黄酒浸一夜，晒干，三两　熟地黄洗净，晒干，三两　地骨皮酒洗净，晒干，五两　人参三两　天冬酒浸三时，去心，晒干，三两　麦冬制同，三两　白茯苓去粗皮，切片，酒浸，晒干，五两　何首乌鲜者，用竹刀刮去皮，切片，酒浸，晒干；干者，用泔水浸软，刮去皮，切片

用砂锅内，先下乌羊肉一斤，黑豆三合，量着水于上，加竹箅，放此药覆盖蒸一、二时辰，取出晒干，半斤。共为细末，炼蜜为丸，梧桐子大。每服三、五十丸，酒送下，清晨服之。此药千益百补，或十日或一月，自知为另等人也。常服，功效难言。得此药者，不可以为药易而轻传也。此方崇德县知县所送，服之，果觉有效。

鹿角霜丸

黄柏去粗皮，人乳拌匀，晒干，如此三次，炒褐色用之，或六两或四两，随时加减，八两　鹿角霜八两　天门冬去皮心，二两　麦门冬去皮心，二两　人参一两或二两　生地黄置水中，去浮者，酒浸一夜，二两　熟地黄酒浸一夜，晒干，二两

为末，炼蜜为丸，梧桐子大，每服七十丸，加至百丸。淡盐汤送下，或酒尤佳。

煮鹿角霜法

鹿角用本年解及新锯，血气不干枯者，截寸半，置长流水中浸七昼夜，涤去腥秽。每角一斤，加

---

① 九锡：锡，通"赐"，赏赐。九锡是古代天子给诸侯、大臣的最高赏赐。
② 齐东野人语：由成语"齐东野语"化来，语出《孟子·万章上》，比喻荒唐而没有根据的话。

桑白皮二两,黄蝎二两,楮实子一两,放银器内,或盐泥固济的好坛,炭灰煮七昼夜,水耗,以熟水添之,旋耗旋添。角软如熟样,取出晒干听用。将煮角汁去药渣并蝎皮,火熬膏收贮。每用三钱,酒化融服,其功更胜。若是麋角尤佳,煮制之法相同。

何首乌丸

八月采赤白各①半,极大者佳,以竹刀刮去皮,切碎,用米泔水浸一夜,漉出,晒干,以壮妇生男乳汁拌晒三度,候干。用木臼舂为末,罗细,以北红枣,蜜云县出者佳,于砂锅内煮去皮核,取肉和药末,千杵为丸,焙燥,以磁器盛之。初服二十丸,每十日加十丸,至百丸止。空心盐汤下。忌铁与诸血、萝卜。此长生真人保命服食。

治五劳七伤,虚损无力,四肢困倦,脚手顽麻,气血耗散,面黄肌瘦,阳事不升,虚晕恶心,饮食减少。此药能治诸虚,添精补髓,滋润皮肤,充神壮气,身体轻健、光泽,开胃进食,返老还童,发白再黑,齿落更生,大有神效。

茯苓四两　天冬四两　山药四两　熟地黄四两　枸杞四两　何首乌四两　干姜二两　大茴炒,一两　炒青盐少许　鹿角霜四两　莲肉去皮,半斤　破故纸净,香油炒,四两　没石子一两　麦冬四两　大核桃肉半斤

为末,空心白汤调匀二、三匙,日进二服,不拘在家在外,少者一服,老者二服,功不尽述。

松梅丸　肥肠健髓之验。

松脂炼热者,一斤　怀庆地黄酒蒸,十两　乌梅肉六两

如后法制,炼蜜为丸,梧桐子大,每服五十丸,空心米饮盐汤下。

此方得之南京吏部尚书大人者,自云西域异人所授,后服之果能加饮食,致身肥健,小便清,大便润,精神不倦。愚考诸本草云:松脂味苦,甘温无毒,安五脏,除胃中伏火、咽干消渴,久服轻身不老,聪耳明目,固齿润肺,辟②邪气,去历节风、疬风酸痛不可忍,仙家多炼服,日无倦怠,老年发白返黑。若同茯苓末炼蜜服,可以辟谷。

炼法:用明净松脂十余斤,先以长流水入砂锅内,桑柴火煮拔三次,再淋桑灰,汁仍煮七八次,扯拔。又用好酒煮二次,完则以长流水煮过一次,扯拔色白,味不苦涩为度。阴干,入石臼内杵捣取净末,依方配合再捣。一日九次,须要日干乃佳。又查熟地黄,味甘苦无毒,填骨髓五脏不足及男女劳伤,通血脉,益气力,利耳目,一名曰地髓,久服轻身不老,黑发增寿。服此药忌三白,禁银铁器。取沉水者佳,晒干称用,以清油洗净,木甑沙锅蒸半日,入臼舂用。乌梅肉味酸平无毒,能下气除热,安心神,疗肢体痛,生津液及好睡口干,利筋脉,去痹消痰,治骨蒸虚劳、赢瘦,解烦毒。久服令人思睡不睡。故东垣有言:凡酸味最补元气,谓其有收之义耳。取润大者三、五斤,以温酒浴洗,甑内蒸熟,去核取肉,捣和前二味成丸。

鹿角霜丸

鹿角锯成寸段,长流水浸七日,入砂锅内,用桑柴火煮七日夜,取出,外去粗皮,内去血穢,研细末,净,一斤　知母去皮,盐酒炒黄色,为末,净,半斤　生地黄酒浸一夜,晒干,为末,净,四两　熟地黄酒浸一夜,晒干为末,净,四两　天冬酒浸,去心,晒干,为末,净,四两　麦冬酒浸,去心,晒干,为末,净,四两　当归全用,酒洗,为末,二两　何首乌去皮,用人乳拌匀,九蒸九晒,为末,不犯铁器,二两　黄柏去皮,切为咀片,酒炒老黄色,为末,净,半斤　白茯苓去皮,为末,用水淘净,去筋膜,二两　麋角制法同前,净末,一斤

共为一处拌匀,炼蜜为丸,梧桐子大。每服五十丸,空心温酒送下,或盐汤送下亦好。

乌发固本丸

何首乌米泔水浸三宿,竹刀刮去皮,切片,方加黑豆五升,同首乌滚水泡一时,蒸熟去豆,半斤　生地黄酒浸,二两　黄精用黑豆二升同煮熟,去豆,忌铁器,四两　熟黄酒浸,二两　天冬去心,二两　麦冬去心,二两　白茯

---

① 各:原脱,据忠信堂本补。
② 辟:通"避"。

苓二两　赤茯苓去皮，二两　片术二两　人参二两　五加皮二两　巨胜子二两　柏子仁二两　松子仁二两　核桃仁二两　枸杞二两

为细末，炼蜜为丸，梧桐子大，每服七、八十丸，空心温酒盐汤下。

却老乌须健阳丹

何首乌米泔水浸三夜，竹刀刮去皮，打碎如棋子大，赤、白各一斤①　牛膝同前何首乌，用黑豆五升，入砂锅煎三次，为末，半斤　枸杞酒浸洗，晒干、为末，半斤　当归酒浸一夜，加茯半斤，半斤　破故纸炒黄为末，五两　茯苓赤者一斤，牛乳浸，白者一斤，人乳浸，俱一夜，晒干　菟丝子酒浸三日，晒干，为末，半斤

上七味，各不犯铁器，炼蜜为丸，如弹子大，日进三丸。早一丸，空心酒下；午后一丸，姜汤下；临困②一丸，盐汤下。初服三日，小便杂色，是去五脏杂病。二十七日唇红，口生津液，再不夜起。四十七日，身躯轻健，两乳红润。至一月后，鼻头辛酸，是诸风百病皆出。四十九日，目视光明，两手火热，精通，白发返黑，齿落更生，阳事强健，丹田如火，行步如飞，气力倍加。非人不可轻泄，乃神秘之方也。

益母草丸

益母草，单一味为末，不犯铁器，炼蜜为丸，如弹子大，每服一丸，久服亦令人有子。此先祖兰窗公常用有验者，其妇人胎前产后，诸疾治之皆效。加减汤引于下。本方加木香、当归、赤芍尤佳。无子者，温酒下，服一月其经自调。一方如上加外，又有川芎。腹有癥瘕加三棱、莪术。胎前产后，脐腹刺痛，胎动不安，下血不止，用水煎秦艽汤下，或当归汤下，半夏汤亦可。

胎前产后，脐腹作痛有声，寒热往来，俱用米汤下。临产及产后，先用一丸，及童便酒下，血气自然调和。又能破血痛，调经络，极效。

产后胎衣不下，及一切产难横生，或死胎经日不下，胀满心闷、心痛，炒盐汤下。

产后中风，牙关紧闭，半身不遂，失音不语，童便无灰酒送下。

产后气喘、咳嗽，胃膈不利，恶心呕吐酸水，面目浮肿，两胁腋胀、动举无力，温酒下。

产后，两太阳痛。太阳者，前后脑③也。呵欠，心悸，怔忡，气短，肌瘦，不思饮食，血风身热，手足顽麻，百部疼痛，米饮送下。

产后眼花黑暗，血晕血热，口渴烦闷，见鬼狂言，不省人事，薄荷汤下。血崩漏，糯米汤下。

产后赤白带，煎阿胶汤下。

产后大小便不通，烦躁口苦，薄荷汤下。

产后面赤颜垢，五心烦热，或腹中血块，腹脐奔痛，时发寒热，有冷汗者，童便酒各半下，或温薄荷汤下。

产后恶血未尽，结带脐腹刺痛，恶气上冲，心胸满闷，童便温酒各半下。

产后痢疾，米汤下。

又方，三分散，用小柴胡、四物、四④君子，㕮咀。产后伤寒并痢者，依方取效如神扶。产后血泻，水煎枣汤下。产后未满月，血气不通，咳嗽，四肢无力，自汗、睡汗不止，月水不调，久而不治，则为骨蒸潮热，用童便酒下。若急用时，取生者根茎花叶捣烂，调服及绞汁入水饮亦可。又治喉闭，得吐即愈，冬来用根最佳。

妊妇五忌，昆山顾状元刊施二法：一勿睡热炕，南方火柜亦同。一勿食煎炒炙煿之物。一勿食葱、蒜、韭、薤、胡椒、茱萸。一勿于星月下仰卧及当风洗浴坐卧。一勿饮烧酒及黄酒。盖此二酒有

---

① 一斤：忠信堂本作"半斤"。
② 临困：临睡。
③ 脑：原作"腹"，据忠信堂本改。
④ 四：原脱，据忠信堂本补。

药，恐后妊娠所禁相反。

小儿五宜：一、小儿初生，先浓煎黄连甘草汤，用软绢或丝绵包指，蘸药，抠出口中恶血，气或不及，即以药汤灌之，待吐出恶沫，方与乳吃。令其出痘稀少。一、初生三、五月，宜绷缚令卧，勿坚头抱，免致惊痫。一、乳与食不宜一时混吃，令儿生疳癖痞积。一、宜令七、八十岁老人旧裙裤改小衣衫，令儿有寿。虽富贵之家，切不可新制纻丝绫罗毡绒之类与小儿服，不惟生病，抑且折福。愚意，凡小儿满月受贺宴宾，宰杀生物亦非所宜。一、小儿四、五个月，止①与乳吃，六个月以后，方与稀粥哺之。周岁以前，切不吃荤腥并生冷之物，令儿多疾。若得二、三岁后，脏腑稍壮，才与荤腥最好。

延年第一方　镇江钱医官传。

小儿初生，脐带脱落后，取置新瓦上，用炭火四周烧至烟将尽，放于土地上，用瓦盏之类盖之存性，研为细末。预将透明朱砂为极细末，水飞过，脐带若有五分重，乳汁一、二贝壳调和，或以黄连甘草汁调亦好，调和前脐带末、朱砂末二味，如沙糖样，抹儿口中及乳头，十日之内抹尽。次日儿大便遗下秽污浊垢，终身永无疮疥及诸胎疾，个个保全。此十分妙法也。脐带内看有虫当去之。

神效消毒保命丹

凡小儿未出痘疮者，每遇交春分、秋分时，服一丸，其痘毒能渐消化。若服一、二次者，亦得减少。若服三年六次，其毒尽消，必保无虞。此方神秘，本不宜轻传，但慈幼之心，自不能已，愿与好生者，出而共之。

缠豆藤即是毛豆藤，梗上缠绕细红丝者是也。在八月采取，阴干，以此药为主，妙甚，一两五钱　黑豆三十粒　赤豆七十粒　山楂肉一两　新升麻七钱半　荆芥五钱　防风五钱　生地黄一两　川独活五钱　甘草五钱　当归酒洗，五钱　赤芍五钱　连翘五钱半　黄连五钱　桔梗五钱　辰砂水飞，另研，一两　牛蒡子炒，一两　苦丝瓜长五寸，留年经霜者甚妙，烧灰存性，二个

各为极细末，和匀，净沙糖拌丸，李核大，每服一丸。浓煎甘草汤化下。其前项药须预办精料，遇春分、秋分、正月十五、七月十五修合，务在精诚。忌妇女、猫犬见。合时向太阳祝药曰：神仙真药，体合自然，婴儿吞服，天地齐年。吾奉太上老君急急如律令！一气七遍。

凡初生小儿，口龈发牙根白黑，名曰马牙，不能食乳。此与鹅口不同，少缓急不能救，多致夭伤。急用针缚筋，将白黑挑破出血。用好京墨磨薄荷汤，以手指碾母油发，蘸墨遍口擦之。勿令食乳。待睡一时，醒方与乳，再擦之即愈。

牛黄抱龙丸　此屡服验方，治一切急慢惊风及风热、风痰。用薄荷汤磨服一丸，小儿作二、三次服。

牛胆南星八钱　雄黄一钱半　辰砂一钱二分　钩藤一两半　人参一钱半　天竺黄二钱半　茯苓一钱半　牛黄二分　麝香五分

为末服，将甘草四两，锉细，用水二大碗，煎成膏一盏，入药末内，丸如芡实，金箔为衣，阴干藏之，勿令泄气，每近微火边。

上附方有验及人所服验者，皆秘也。兹具开录，以广前方之所未备。盖人之禀养不齐，病亦随异，故方各有所宜，在人活变而用之耳。

万灵膏

香油四斤　槐　柳　桃　榴　椿　杏　杨各二枝　两头尖　白芷　赤芍　大黄　人参　黄连　白芍　草乌　苦参　川芎　生地黄　川椒　胎发　熟地　槐子　穿山甲　杏仁各一两　当归二两　蓖麻去皮，一百三十粒　巴豆去皮，一百二十粒　黄柏去皮，一两　木鳖去皮，十五个

上二十二味，俱㕮咀如麻豆大，入香油内浸，春五，夏三，秋七，冬十日。

---

① 止：通"只"。

黄香十二两　黄丹二斤，水飞，澄，火焙，七分　阿魏　沉香　丁香　麝香　血竭各一两　木香八两　乳香　没药各三两

上，阿魏八味，俱为细末，先将香油并药入铜锅内熬焦，将药锅取下，温冷，用生绢过净，将药再下黄丹，用槐、柳等枝不住手搅，此时用烧火宜慢，常滴药在水中，成珠不散，入黄香，将锅取下冷片时，减火性，乃下阿魏等八味，搅匀，化开，贴患如神。

柴胡三棱饮　治小儿食积。

柴胡　神曲　黄芩　莪术　人参　三棱　枳实　陈皮　半夏　乌梅　青皮　茯苓　厚朴　槟榔　甘草　姜三片　草果仁二瓣

水煎。

黄连磨积丸　治遗精。

滑石　黄柏

为末，秋冬炼蜜，春夏面糊为丸，如梧桐子大，每服七十丸，滚水下。

治肠风下血

槐角一两

水一盏，煎半钟。

治风疮疥疮

香油一盏　猪油半两　黄柏　苦参　头发　鸡子皮　黄腊

以上诸药，在锅内煎化头发后，用水银、猩红、枯矾、木鳖、大风子、蛇床子、人信、硫黄、雄黄、花椒、吴茱萸，俱为细末，入前药内调搽。

治喉痛生疮

内用凉膈散，加防风、牛蒡子、射干、升麻。

治疮吃药

生地黄　黄柏　黄芪　防风　荆芥　当归　栀子　白蒺藜　苍术　川芎　赤芍　甘草　大黄

水煎。

治头疮

石螺去壳，留肉　白蜡五钱　香油二两　松香五钱

二味将油煮滚，入白蜡、松香，入油内，成膏。

治九种心痛

莪术　三棱　青皮　陈皮　桔梗　藿香　肉桂　甘草　槟榔　益智仁　香附

为咀片，白水煎。孕妇不可服。

治痢疾

梧桐子　诃子肉各一两　枯矾二钱

细末，醋糊丸，梧桐子大，每服三十丸。红痢甘草汤下，白痢干姜汤下，二次止。

治牙疼

牙痛独活散

木通　玄参　羌活　独活　川芎　防风各一钱

水煎。

治便毒

金银花　穿山甲　木鳖子去油　白芨　天灯心　僵蚕　全蝎去毒　常山　大黄　连翘　细辛　牛膝　漏芦　乳香　没药药煎热，方下此二味

水、酒各一盏，煎服。

治癫瘰

新剃头时,用白糖满头搽上后,用活螺蛳捣烂附上,干一层再加一层。

治虫牙痛

用黄蜡少许,在锅内化开,用艾叶小大三皮、人言[①]少许,同处为丸,又用鹅茧一个盛之。如疼在左,放蜡丸在左,右疼痛安右。

治嗽

用桑白皮、萝卜共一处,水煎,露一夜,清晨温热服之。

治风牙

用川乌一片,放清油内蘸过烧红,放于牙上立效。

治痔漏疮方

莲蕊二钱　归尾焙干,一两　大黄一两半　乳没[②]　猩红各一钱　蚊蛤　黑白丑各一两

为细末,每服四钱,猸猪肉汤下。四更服之,四时下虫,如无虫下,烂肉为度。

固齿搽牙散

骨碎补炒黑,一两　青盐五钱　食盐五钱　花椒五钱

为末搽之。

头风方

川芎三钱　柴胡一钱　石菖蒲　防风　藁本　生甘草　升麻各一钱　熟甘草　生地黄酒浸,各一钱　黄连酒炒　黄芩酒炒,各四钱半

为末,每服二钱。食后真茶汤下。

杨文宇治天行热病方

柴胡热潮将息者一钱,未息者一钱半　黄芩一钱半,加多亦可　半夏九分或一钱　白茯苓九分　厚朴五分　枳实一钱,未下者钱半

头痛胸痛者,加川芎五分。有斑先服青黛三钱,水化服,后服药,姜三片为引。已经下者,加大枣一个,未下者不用。

中满肿胀方

人参三分　白术一钱　茯苓六分　黄芩五分　麦冬八分　木通五分　厚朴三分　紫苏叶三分　海金砂五分

膈噎方

生地黄水洗,一钱三分　当归酒洗,八分　白芍一钱　川芎七分　陈皮八分　红花三分　桃仁五分　甘草炙,五分

水煎,初服二、三剂时,定有一反,反后即愈。当多服一、二十剂。若动火,加黄芩、青皮各五分;有别症随宜加药。

（侯酉娟　校注）

---

① 人言:即砒霜。
② 乳没:乳香、没药之合称。

遵生八笺（节选）

明·高　濂

【按语】

《遵生八笺》为明代高濂所撰，刊于明万历十九年（1591年）。高濂字深父，号瑞南道人，钱塘（今浙江省杭州市）人，生活于明嘉靖、万历年间，曾任职于鸿胪寺。其幼时体弱多病，多方搜寻奇药秘方，终得以康复，又博览群书，"悟摄生之有道，知人命之可长"，遂"剖晰玄机，提挈要诀，著为《遵生八笺》"。全书共十九卷，"卷一、卷二曰《清修妙论笺》，皆养身格言，其宗旨多出于二氏。卷三至卷六曰《四时调摄笺》，皆按时修养之诀。卷七、卷八曰《起居安乐笺》，皆宝物器用可资颐养者。卷九、卷十曰《延年却病笺》，皆服气导引诸术。卷十一至十三曰《饮馔服食笺》，皆食品名目，附以服饵诸物。卷十四至十六曰《燕闲清赏笺》，皆论赏鉴清玩之事，附以种花卉法。卷十七、十八曰《灵秘丹药笺》，皆经验方药。卷十九曰《尘外遐举笺》，则历代隐逸一百人事迹也。"（《四库全书总目提要》卷一百二十三·子部三十三）本书内容广博又切实用，是养生专著的集大成之作，因此屡次翻刻，流传甚为广泛。美·德贞（J·Dudgeon）曾于1895年将此书译成英文，在国外广为流传。

由于《遵生八笺》内容浩博，广涉诸家，因此本书仅选录其中较能集中体现高濂个人养生思想的部分，以明万历19年（1591年）雅尚斋遵生八笺为底本，以弦雪居重订遵生八笺为校本（简称弦本）对选录文字进行校勘。

高氏重视调养心性，自编"自足论"以告诫世人，指出人应于功名荣华、饮食居处等处懂得知足，才能"随在皆安，无日不足"，可谓深得养心要旨。此外，高氏又作"三知延寿论"，即"色欲当知所戒论"、"身心当知所损论"、"饮食当知所损论"，从房事、起居、饮食三方面论述了长寿延年之日常养生宜忌，所作诗歌通俗易懂，且朗朗上口，便于记忆，尤适宜平常百姓所用。

【原文校释】

卷之七

起居安乐笺　上卷

高子曰："吾生起居，祸患安乐之机也。人能安所遇而遵所生，不以得失役吾心，不以荣辱萦吾形，浮沉自如，乐天知命，休休①焉无日而不自得也，是非安乐之机哉？若彼偃仰时尚，奔走要途，逸梦想于燕韩，驰神魂于吴楚，遂使当食忘味，当卧忘寝，不知养生有方，日用有忌，毒形蛊心，枕戈蹈刃，祸患之机乘之矣，可不知所戒哉？余故曰：'知恬逸自足者，为得安乐本；审居室安处者，为得安乐窝；保晨昏怡养者，为得安乐法；闲溪山逸游者，为得安乐欢；识三才避忌者，为得安乐戒；严宾朋交接者，为得安乐助。加之内养得术，丹药效灵，耄耋②期颐③，坐跻上寿，又何难哉？'"录古成说，间附己意为编，笺曰《起居安乐》。

---

① 休休：安闲貌；安乐貌。
② 耄耋（mào dié 冒碟）：八九十岁年纪。
③ 期颐：百岁。

怡逸自足条

高子漫谈

高子曰："古云：'得一日闲方是福，做千年调笑人痴。'"又云：'人生无百年，常怀千岁忧。'是为碌碌于风尘，劳劳于梦寐者言耳。吾生七尺，岂不欲以所志干云霄，挟剑寒星斗耶？命之所在，造化主宰之所在也，孰与造化竞哉？既不得造化，当安命于生成，静观物我，认取性灵，放情宇宙之外，自足怀抱之中，狎玩鱼鸟，左右琴书。此外何有于我？若彼潜形，追鹿豕，浪游乐志，共烟霞沉醉。洁身者乃负甑而逃，抱道者以图形为耻。岂果不以华彩为荣，甘以寂寞为乐哉？是皆不得于造化，意富贵之畏人，不如贫贱之肆志，故能弃众人之所取，取众人之所弃耳。味无味于虚无之渊，忘无忘于玄冥之府，身居尘俗，志横两间①，居在山林，而神浮八极，何能使生为我酷②，形为我毒，身为我桎梏，乃踽踽凉凉③，为造物哂④哉？乐恬逸者，当与把臂作磬欬⑤语。

高子自足论

居庙堂者，当足于功名；处山林者，当足于道德。若赤松之游，五湖之泛，是以功名自足；彭泽琴书，孤山梅鹤，是以道德自足者也。知足者，虽富贵不艳于当时，芳声必振于千古；否则不辱于生前，必灾祸于没世。故足之于人，足则无日而不自足，不足则无时而能足也。又若迫于饥寒，困于利达者，谓人可以胜天，乃营营于饱暖声华。孰知此命也，非人也。命不足于人，人何能足我也？故子房之高蹈遐举，功盖千古；少伯之灭迹潜踪，名铸两间。洲明嗜酒，人未病其沉酣；和静⑥栽梅，世共称其闲雅。是皆取足于一身，无意于持满，能以功名道德为止足。故芳躅⑦共宇宙周旋，高风⑧同天地终始耳。人能受一命荣，窃升斗禄，便当谓足于功名；弊裘短褐，粝⑨食菜羹，便当谓足于衣食；竹篱茅舍，筚窦⑩蓬窗，便当谓足于安居；藤杖芒鞋⑪，蹇驴短棹⑫，便当谓足于骑乘；有山可樵，有水可渔，便当谓足于庄田；残卷盈床，图书四壁，便当谓足于珍宝；门无剥啄⑬，心有余闲，便当谓足于荣华；布衾⑭六尺，高枕三竿，便当谓足于安享；看花酌酒，对月高歌，便当谓足于欢娱；诗书充腹，词赋盈编，便当谓足于丰赡⑮。是谓之知足常足，无意于求足未足者也。足果可以力致幸求哉？我故曰：能自足于穷通者，是得浮云富贵之夷犹⑯；能自足于取舍者，是得江风山月之受用；能自足于眼界者，是得天空海阔之襟怀；能自足于贫困者，是箪瓢陋巷之恬淡；能自足于辞受者，是得茹芝采蕨之清高；能自足于燕闲⑰者，是得衡门泌水之静逸；能自足于行藏者，是得归云倦

---

① 两间：指天地之间。
② 酷：灾难；困苦。
③ 踽（jǔ沮）踽凉凉：孤独冷清的样子。
④ 哂（shěn沈）：讥笑。
⑤ 磬欬：谈笑。
⑥ 和静：静，通"靖"。和靖，即林逋，谥号"和靖先生"，北宋初年著名隐逸诗人。性孤高自好，喜恬淡，终生不仕不娶，惟喜植梅养鹤，自谓"以梅为妻，以鹤为子"，人称"梅妻鹤子"。
⑦ 芳躅（zhú竹）：指前贤的踪迹。躅，足迹。
⑧ 高风：高尚的风操。
⑨ 粝（lì利）：粗粮，糙米。
⑩ 筚（bì必）窦：即"筚门闺窦"。形容住所简陋。
⑪ 芒鞋：即草鞋。
⑫ 棹（zhào赵）：船桨。
⑬ 剥啄：敲门声。
⑭ 衾（qīn亲）：被子。
⑮ 丰赡：丰富；充足。
⑯ 夷犹：从容不迫。
⑰ 燕闲：安闲。

鸟之舒徐；能自足于唱酬者，是得一咏一觞之旷达；能自足于居处者，是得五柳三径之幽闲；能自足于嬉游者，是得浴沂舞雩之潇洒。若此数者，随在皆安，无日不足，人我无竞，身世两忘，自有无穷妙处，打破多少尘劳。奈何舍心地有余之足，而抱意外无妄之贪，果何得哉？似亦愚矣。观彼进功名于百尺，弃道德于方寸，日汲汲于未足，如金张贵逞，终蹈身灾，石邓财雄，卒罹族灭。君子可不以水月镜花为幻，好谦恶盈为戒哉？又若鄙陋者，原石火顷炎，冰山乍结，即便心思吞象，目无全牛，务快甲第云连，金珠山积，举世莫与之比，欲犹未满，此正所谓不知足者也。吾知棘林之驼，粘壁之蜗，是皆此辈耳。其与留有余不尽以还造化者何如哉？

起居安乐笺　下卷

晨昏怡养条

高子怡养立成

高子曰：恬养一日之法：鸡鸣后睡醒，即以两手呵气一二口，以出夜间积毒。合掌承之，搓热，擦摩两鼻旁，及拂熨两目五七遍。更将两耳揉、捏、扯、拽，卷向前后五七遍。以两手抱脑后，用中食二指，弹击脑后，各二十四。左右耸身舒臂，作开弓势，递互五七遍后，以两股伸缩五七遍。叩齿，漱①津满口，作三咽，少息。因四时气候寒温，酌量衣服，起服白滚汤三五口，名太和汤。次服平和补脾健胃药数十丸。少顷进薄粥一二瓯，以蔬菜压之。勿过食辛辣及生硬之物。起步房中，以手鼓腹行五六十步。或往理佛，焚香诵经，念佛，作西方功德。或课儿童学业，或理家政。就事欢然，勿以小过动气，不得嗔叫用力。杖入园林，令园丁种植蔬菜，开垦沟畦，芟②草灌花，结缚延蔓，斫伐横枝，毋滋冗杂。时即采花插瓶，以供书斋清玩。归室宁息闭目，兀坐定神。顷就午餐，量腹而入，毋以食爽过多，毋求厚味香燥之物，以烁五内。食毕，饮清茶一二杯，即以茶漱齿，凡三吐之，去牙缝积食。作气起，复鼓腹行百余步而止。或就书室，作书室中修行事。或接客谈玄，说闲散话，毋论是非，毋谈权势，毋涉公门，毋贪货利。或共客享粉糕面食一二物，啜清茗一杯，忌食水团粽子油炸坚滞腻滑等食。起送客行，或共步三二百步归，或昼眠起，或行吟古诗，以宣畅胸次幽情，能琴者抚琴一二操。时自酌量身服，寒暖即为加减，毋得忍寒不就增服。于焉杖履门庭林薄③，使血脉流通。时乎晚餐，量腹饥饱，或饮酒十数杯，勿令大醉，以和百脉。篝灯冬月看诗，或说家。一二鼓始就寝，主人晏卧，可理家庭火盗生发，睡时当服消痰导滞利膈和中药一剂。心头勿想过去未来，人我恶事，惟以一善为念，令人不生恶梦。时或心神不宁，常多梦魇，当以朱砂三钱，作红绢袋盛之，置发顶内，或一麝脐毛壳置枕内魇之。或临卧时口诵婆删婆演帝二十一遍，绝梦魇更验，想此为主夜之神讳也。房中暗灯上置茶汤令暖，以供不时之需。榻前时焚苍术诸香，勿令秽污以辟不祥。夏月不可用水展④席，冬月不可以火焙衣，二事甚快一时，后日疾作不浅。老人衰迈，冬月畏寒，可以锡造汤婆⑤注热水，用布囊包以避湿，先时拥被团簇，临睡甚暖，又可温足，且远火气。此吾人一日安乐之法，无事外求之道，况无难为，人能行之，其为受福，实无尽藏也。是非养寿延年之近者欤？毋以近而忽之，道不在远，此之谓耳。

延年却病笺　上卷

高子曰：生身以养寿为先，养身以却病为急。《经》曰："我命在我，不在于天，昧用者夭，善

---

① 漱：原作"嗽"，据文意改。
② 芟（shān 删）：铲除杂草。
③ 林薄：交错丛生的草木。
④ 展：揩抹。
⑤ 汤婆：用铜锡或陶瓷等制成用来盛热水放在被中取暖用的扁圆形壶。元代《东南纪闻》卷三："锡夫人者，俚谓之汤婆，鞲锡为器，贮汤其间，霜天雪夜，置之衾席，用以煖足，因目为汤婆。"

用者延。"故人之所生，神依于形，形依于气，气存则荣，气败则灭，形气相须，全在摄养。设使形无所依，神无所主，致殂谢①为命尽，岂知命者哉？夫胎息为大道根源，导引乃宣畅要术。人能养气以保神，气清则神爽；运体以却病，体活则病离。规三元养寿之方，绝三尸九虫之害。内究中黄妙旨，外契大道玄言，则阴阳运用，皆在人之掌握，岂特遐龄可保？即玄元上乘，罔不由兹始矣。噫！顾人之精进如何。余录出自秘经，初非道听迂说②，读者当具天眼目之，毋云泛泛然也。编成笺曰《延年却病》。

延年却病笺　下卷
高子三知延寿论

色欲当知所戒论

高子《三知论》曰：人生孰不欲倚翠偎红，沉酣曲蘖，明眸皓齿，溺快衾绸？何知快乐之悦吾心，而祸害因之接踵矣。故庄生曰："人之大可畏者，衽席之间不知戒者过也。"故养生之方，首先节欲，欲且当节，况欲其欲而不知所以壮吾欲也，宁无损哉？夫肾为命门，为坎水，水热火寒，则灵台③之焰藉此以灭也。使水先枯竭，则木无以生，而肝病矣，水病则火无所制，而心困矣。火焰则土燥，而脾败矣。脾败则肺金无资，五行受伤，而大本已去，欲求长生，其可得乎？嗟夫！元气有限，人欲无穷，欲念一起，炽若炎火。人能于欲念初萌，即便咬钉嚼铁，强制未然，思淫逸之所，虎豹之墟也，幽冥之径也。身投爪牙而形甘嚅嗫，无云智④者勿为，虽愚者亦知畏惧，故人于欲起心热之际，当思冰山在前，深渊将溺。即便他思他涉以遏其心，或行走治事以避其险，庶忍能戒心，则欲亦可免，此为达者言也。平居当熟究养生之理，守静之方，秉慧剑截断尘缘，举法眼看破幻影。无为死可以夺吾生，清静恬淡，悉屏俗好；勿令生反速就其死，定性存诚，务归正道。俾仙不误我，而我不误身，久住长年，不为妄诞。然余所论，人孰不曰嚼饭也。余亦知为熟谈，但人知为嚼过饭，而不知饭所当食；知此谈为熟，奈何熟此谈而不行？所以百日沉疴⑤，经年枕席，芳华凋谢，早岁泉扃⑥。皆由厌常谈而希平地可仙，薄浅近而务谈说高远，于尔身心，果何益哉？徒云自哄自己，毕竟终无一成。吾岂欲人人知予言有本耶？聊自信耳。因录诸经法言，觉彼色欲知戒，俾得天元之寿。

高子曰：寡欲者，无伺时日之戒，而自无欲；多欲者，虽律以时日，而一日不能无欲。若尽如太上五百戒中，犯者减算除年，则人寿尽夭亡矣。故立教太严，使人反不知信。然而立教之意，戒人节欲，借时日以惧之耳。余于多戒中仅取已上数条，此大不可犯者为戒。善养生者，当知所恐惧，而无犯此数者。

高子曰：色欲知戒者，延年之效有十：

阴阳好合，接御有度，可以延年。

入房有术，对景能忘，可以延年。

毋溺少艾，毋困眚⑦童，可以延年。

妖艳莫贪，市妆莫近，可以延年。

惜精如金，惜身如宝，可以延年。

---

① 殂（cú）谢：死亡。
② 迂说：迂远荒唐，不切实际之说。
③ 灵台：指心。
④ 智：原作"志"，据弦本改。
⑤ 沉疴：积久难治之病。
⑥ 泉扃（jiōng）：墓门。指死亡。
⑦ 眚（shěng省）：病。

勤服药物，补益下元，可以延年。
外色莫贪，自心莫乱，可以延年。
勿作妄想，勿败梦交，可以延年。
少不贪欢，老能知戒，可以延年。
避色如仇，对欲知禁，可以延年。

身心当知所损论

高子曰：吾人一身，所藉三宝具足。足则形生，失则形死。故修养之道，保全三者，可以长年。夫人一日之中，一家之事，应接无穷，而形劳百拙，起居不知节宣，万感不令解脱，乃恣意行为，尽力动荡，不知五脏六腑之精，所当珍惜，以养吾形；六欲七情之伤，所当远避，以安吾体。恃年力之壮，乃任意不以为劳，何知衰朽之因，死亡之速，由此而致？令①人发槁形枯，蚕眠蝟②缩，欲求金石以起吾生，草木以活吾命，有是理哉？故当日用起居，喜怒哀乐，行住坐卧，视听笑谈，遂发戒谨，则身无所损，元气日充，精神日足，彭铿比年，嵩乔同寿，敢曰迂妄以自欺哉？当与同志者，共守此道。因录诸经法言，觉彼身心知损，俾得地元之寿。

高子曰：身心知损者，延年之效二十：

四时顺摄，晨昏护持，可以延年。
三光③知敬，雷雨知畏，可以延年。
孝友无间，礼义自闲，可以延年。
谦光辞让，损己利人，可以延年。
物来顺应，事过心宁，可以延年。
人我两忘，勿竞炎热，可以延年。
口勿妄言，意勿妄想，可以延年。
勿为无益，常慎有损，可以延年。
行住量力，勿为行劳，可以延年。
坐卧顺时，勿令身怠，可以延年。
悲哀喜乐，勿令过情，可以延年。
爱憎得失，揆之以义，可以延年。
寒温适体，勿侈华艳，可以延年。
动止有常，言谈有节，可以延年。
呼吸精和，安神闺房，可以延年。
静习莲宗④，敬礼贝⑤训，可以延年。
诗书悦心，山林逸兴，可以延年。
儿孙孝养，童仆顺承，可以延年。
身心安逸，四大闲散，可以延年。
积有善功，常存阴德，可以延年。

饮食当知所损论

高子曰：饮食所以养生，而贪嚼无忌，则生我亦能害我。况无补于生，而欲贪异味，以悦吾口

---

① 令：原作"今"，据弦本改。
② 蝟：同"猬"。
③ 三光：指日、月、星。
④ 莲宗：即净土宗，中国佛教宗派之一。
⑤ 贝：指贝叶书，佛经代称。弦本作"经"。

者，往往隐祸不小。意谓一菜、一鱼、一肉、一饭，在士人则为丰具矣，然不足以充清歌举觞，金匏①银席之燕②。但丰五鼎而罗八珍，天厨之供亦隆矣，又何俟搜奇致远，为口腹快哉？吾意玉瓒③琼苏④与壶浆瓦缶，同一醉也；鸡跖⑤熊蹯⑥与粝饭藜蒸，同一饱也。醉饱既同，何以侈俭各别？人可不知福所当惜？况《物理论》曰："谷气胜元气，其人肥而不寿。"养性之术，当使谷气少，则病不生矣。谷气且然，矧⑦五味餍饫⑧，为五内害哉？吾考禽兽谷食者宜人，此世之常是也。若远方珍品，绝壑⑨野味，恐其所食多毒，一时尚珍，其于人之脏腑宜忌，又未可晓。悦口充肠，何贵于此？故西方圣人，使我戒杀茹素，岂果异道者哉？人能不杀，则性慈而善念举；茹素，则心清而肠胃厚。无嗔无贪，罔不由此。即宣尼⑩恶衣恶食之戒，食无求饱之言，谓非同一道耶？余录诸经法言，觉彼饮食知忌，俾得人元之寿。

　　高子曰：饮食知忌者，延年之效有十之八：

　　蔬食菜羹，欢然一饱，可以延年。

　　随食随缘，无起谋念，可以延年。

　　毋好屠宰，冤结生灵，可以延年。

　　活烹生割，心惨不忍，可以延年。

　　闻声知苦，见杀思痛，可以延年。

　　禽羞兽品，毋过远求，可以延年。

　　勿食耕牛，勿食三义，可以延年。三义者，狗、雁、黑鱼也。

　　勿尚生醢⑪，勿饱宿脯，可以延年。

　　勿躭⑫曲蘖⑬，致乱天性，可以延年。

　　惧动刀砧，痛燔鼎镬，可以延年。

　　椒馨五味，勿毒五官，可以延年。

　　鸟啣⑭鼠盗，勿食其遗，可以延年。

　　为杀勿食，家杀勿食，可以延年。

　　闻杀勿食，见杀勿食，可以延年。

　　一粥一菜，惜所从来，可以延年。

　　一颗一粒，不忍狼藉，可以延年。

（李　瑶　校注）

---

① 匏（páo 袍）：即匏瓜，果实比葫芦大，剖开可做水瓢。
② 燕：同"宴"，宴饮。
③ 玉瓒（zàn 暂）：圭瓒。古代礼器。为玉柄金勺，裸祭时用以酌香酒。
④ 琼苏：美酒名。
⑤ 鸡跖（zhí 直）：鸡足踵。古人视为美味。
⑥ 熊蹯（fán 烦）：熊掌。
⑦ 矧（shěn 审）：况且。
⑧ 餍饫（yàn yù 燕玉）：饱足。
⑨ 绝壑：深谷。
⑩ 宣尼：即孔子。西汉平帝元始元年（公元1年）追谥孔子为褒成宣尼公，后因称孔子为宣尼。
⑪ 醢（hǎi 海）：肉酱。
⑫ 躭：同"耽"。沉溺。
⑬ 曲蘖（niè 聂）：酒。蘖，酿酒曲。
⑭ 啣：同"衔"。

寿世青编（节选）

清·尤 乘

【按语】

《寿世青编》，又名《寿世编》，是清代尤乘撰。尤乘，字生洲，号无求学者，清代江苏吴县人。曾从名医李中梓学习。《寿世青编》于清康熙六年（1667年）以附于丛书《士材三书》的形式刊刻问世。

书共两卷。卷上为养生专论，卷下记载服药宜忌及用法。卷末为病后调理服食法。

本书选录其中的部分内容。上卷选录勿药须知，养肝、养脾、养肺、养肾说，斋说，食忌说，居室安处论，睡诀，导引却病法，固精法，十二段动功，四时摄生篇，十二时无病法，静功六字却病法，调息，清心说。下卷选录服药须知，煎药有法，服药忌食，饮食禁忌节要，病有十治，八不治，却病十要，病有七失不可治。病后调理服食法也收录本次整理。内容主要涉及养心、调身、调息，日常饮食宜忌和病后的饮食调养等内容。校勘以康熙四十七年戊子（1708）刻本为校本，以善成堂刊本和清雍正6年戊申（1728）刻本为他校本。

尤氏博采《内经》、老子、庄子、孙思邈等各家的养生论述，自饮食起居、四时调摄至劳逸情志、气功、按摩等均详尽阐发。并总结了病后的食疗方、饮食宜忌。作者重视养生和预防，提出清心寡欲、修养性情是"却病良方、延年好法"。

如睡眠要"先睡心，后睡眼"，日常生活中也应当做到发宜多梳，面宜常擦，目宜常运，耳宜常弹，舌宜低腭，齿宜常叩，津宜常咽，背宜常暖，胸宜常护，腹宜常摩。谷道宜常撮，足宜常擦涌泉。一身皮肤，宜常干浴"，做功也有十二段动功、十六则（即十六段锦）的简易健身方法。

尤氏还提出"食疗不愈，然后议药。不特老人小儿相宜、凡颐养及久病厌药者，亦未为不可也"，特别强调食疗的重要，列食治秘方117首，按风、寒、暑、湿、燥、火、调理脾胃、气、血、痰以及阴虚、阳虚、诸虚十三门分类论述，如藕蜜膏治虚热口渴便秘；理脾糕治脾虚泄泻；马齿苋羹治下痢赤白、腹痛；莲肉糕治病后胃弱，消化不良；茯苓粥治脾虚泄泻、不寐等均简便有效。食疗方法易为现代人所接受。

【原文校释】

上 卷

勿药须知

臞仙曰：古神圣之医，能疗人之心，预使不至于有疾。今之医者，惟知疗人之疾，而不知疗人之心，是犹舍本而逐末也。不穷其源而攻其流，欲求疾愈，安可得乎？殊不知病由心生，孽由人作。佛氏谓一切唯心造，良不诬矣。所以人之七情内起，正性颠倒，以致大疾缠身，诚非医药所能治疗，盖药能治五行生克之色身，不能治无形之七情；能治七情所伤之气血，不能治七情忽起忽灭、动静无端之变幻。故臞仙又曰：医不入刑官之家，药不疗不仁者之疾。盖福有所主，祸有所司，报复之机，无一不验。因有天刑之疾，自戕之疾。其天刑之疾，由夙世今生所积过愆，天地谴之以致斯疾，此孽源于心也。其自戕之疾者，风寒暑湿之所感，酒色性气之所伤，六欲七情生于内，阴阳二气攻于外，此病生于心也。《仙经》曰：炼精化气，炼气化神，炼神还虚。噫！将从何处炼乎？总不出于心耳。故凡思虑伤心，忧悲伤肺，忿怒伤肝，饮食伤脾，淫欲伤肾。药之所治，只有一半，其一半则全不系药力，唯要在心药也。或曰：何谓心药？引林鉴堂诗曰：自家心病自家知，起念还当把念医，只是心生心作病，心安那有病来时？此之谓心药。以心药治七情内起之病，此之谓疗心。予考历代医书之盛，汗牛充栋，反复详明，其要主于却疾。然《内经》有一言可以蔽之，曰"不治已病治未病"是也。治有病不若治于无病，疗身不若疗心。吾以为使人疗，尤不若先自疗也。

养心说

夫心者，万法之宗，一身之主，生死之本，善恶之源，与天地而可通，为神明之主宰，而病否之所由系也。盖一念萌动于中，六识流转于外，不趋乎善，则五内颠倒，大疾缠身。若夫达士则不然，一真澄湛，万祸消除。老子曰：夫人神好清而人扰之，人心好静而欲牵之。常能遣其欲而心自静，澄其心而神自清，自然六欲①不生，三毒②消灭。孟子曰：养心莫善于寡欲。所以妄想一病，神仙莫医。正心之人，鬼神亦惮，养与不养故也。目无妄视，耳无妄听，口无妄言，心无妄动。贪嗔痴爱，是非人我，一切放下。未事不可先迎，遇事不宜过扰。既事不可留住，听其自来，应以自然，信其自去，忿憶恐惧，好乐忧患，皆得其正，此养之法也。

养肝说

夫肝者，魂之处也，其窍在目，其位在震，通于春气，主春升发动之令也。然木能动风，故《经》曰：诸风掉眩，皆属于肝。又曰：阳气者，烦劳则张，精绝辟积于夏，使人煎厥。设气方升，而烦劳太过，则气张于外，精绝于内。春而邪辟之气积久不散，至夏未痊，则火旺而真阴如煎，火炎而虚气逆上，故曰煎厥。按《脉解论》曰：肝气失治，善怒者名曰煎厥。戒怒养阳，使生生之气相生于无穷。又曰：大怒则形气绝，而血菀于上，使人薄厥。菀，结也。怒气伤肝，肝为血海，怒则气上，气厥则绝，所以血菀上焦，相迫曰薄，气逆曰厥，气血俱乱，故曰薄厥。积于上者，势必厥而吐也。薄厥者，气血之多而盛者也。所以肝藏血，血和则体泽，血衰则枯槁，故养肝之要在乎戒念，是摄生之第一法也。

养脾说

脾者，后天之本，人身之仓廪也。脾应中宫之土，土为万物之母。如婴儿初生，一日不再食则饥，七日不食则肠胃涸绝而死。《经》曰：安谷则昌，绝谷则亡。盖谷气入胃，洒陈六腑而气至和，调五脏而血生，而人资以为生者也。然土恶湿而喜燥，饮不可过，过则湿而不健。食不可过，过则壅滞而难化，病由是生矣。故饮食所以养生，而贪嚼无厌，亦能害生。《物理论》曰：谷气胜元气，其人肥而不寿。养性之术，常令谷气少则病不生。谷气且然，矧③五味餍饫④为五内害乎！甚而广搜珍错，争尚新奇，恐其性味良毒，与人脏腑宜忌，尤未可晓。故西方圣人使我戒杀茹素，本无异道。人能戒杀则性慈而善念举，茹素则心清而肠胃浓。无嗔无贪，罔不由此。外考禽兽肉食，谷者宜人，不可不慎。

养肺说

肺者，脏之长也，心之华盖也，其藏魄，其主气，统领一身之气者也。《经》曰：有所失亡，所求不得，则发肺鸣，鸣则肺热叶焦。充之则耐寒暑，伤之则百邪易侵，随事痿矣。故怒则气上，喜则

---

① 六欲：谓生、死、耳、目、口、鼻之欲。
② 三毒：内炼名词，指阻碍修道的三种因素，身业、意业、口业。泛指一切身心活动，或称"三尸"，亦称"三彭"、"三虫"。
③ 矧（shěn 沈）："亦"之意，《书·唐诰》："元恶大憝，矧惟不孝不友。"
④ 饫（yù 玉）：一意为古代家庭私宴的名称，二为饱食之意。

气缓，悲则气消，恐则气下，惊则气乱，劳则气耗，思则气结。七情之害，皆气主之也。直养无害，而后得其所以浩然者，天地可塞，人之气与天地之气可一也，道气可配，人之气与天地之气可通也。先王以至日闭关，养其微也。慎言语，节饮食，防其耗也。

养肾说

肾者，先天之本，藏精与志之宅也。《仙经》曰：借问如何是玄牝，婴儿初生先两肾。又曰：玄牝之门，是为天地根。是故人未有此身，先生两肾，盖婴儿未成，先结胞胎，其象中空，一茎透起，形加莲蕊。一茎即脐带，连蕊即两肾也，为五脏六腑之本，十二脉之根，呼吸之主，三焦之原。人资以为始，岂非天地之根乎，而命寓焉者。故又曰：命门天一生水，故曰坎水。夫人欲念一起，炽若炎火，水火相克，则水热火寒，而灵台之焰，藉此以灭矣。使水先枯涸，而木无所养，则肝病。火炎则土燥而脾败，脾败则肺金无资，咳嗽之症成矣。所谓五行受伤，大本已去，欲求长生，岂可得乎！《庄子》曰：人之大可畏者，衽席之间不知戒者故也，养生之要，首先寡欲。嗟乎！元气有限，情欲无穷。《内经》曰：以酒为浆，以妄为常，醉以入房，以竭其精。此当戒也，然人之有欲，如树之有蠹，蠹甚则木折，欲炽则身亡。《仙经》曰：无劳尔形，无摇尔精，无使尔思虑营营，可以长生，智者鉴之。

斋说

夫世之持斋，往往以斋之说为误，何也？茹素而已，不复知有斋之实事。意谓茹素可以弭灾集福，却病延年，则谬矣，《玉华子》曰：斋者，齐也。齐其心而洁其体也，岂仅茹素而已。所谓齐心者，澹志寡营，轻得失，勤内省，远荤酒；洁其体者，不履邪径，不视恶色，不听淫声，不为物诱。入室闭户，烧香静坐，方可谓之斋也。诚能如是，则身中之神明自安，升降不碍，可以却病，可以长生，可以迪福弭罪。

食忌说

《太乙真人七禁文·其六》曰：美饮食，养胃气，彭鹤林云：夫脾为脏，胃为腑，脾胃二气，互相表里。胃为水谷之海，主纳水谷，脾在中央，磨而消之，化为气血，以灌溉脏腑，荣养周身。所系最重修养之士，不可不美其饮食以调之。所谓致者，非水陆毕具异品珍馐之谓也。要在乎生冷勿食，粗硬勿食，勿强食，勿强饮。先饥而食，食不过饱；先渴而饮，饮不过多。孔子曰：食饐[1]而餲[2]，鱼馁[3]而肉败不食，色恶不食，臭恶不食，失饪不食，不时不食，凡此者皆损胃气，非惟致病，亦乃伤生，欲希长年，斯宜深戒，而奉老慈幼，与观颐者审之。

食饮以宜

饮食之宜，当候已饥而进食，食不厌细嚼，仍候焦渴而引饮，饮不厌细呷。毋待饥甚而食，食勿过饱。时觉渴甚而饮，饮勿过多。食不厌精细，饮不厌温热。五味毋令胜谷味，肉味毋令胜食气。食必先食热，后食冷。

居室安处论

天隐子曰：吾谓安处者，非华堂邃宇，重裀[4]广榻之谓也，在乎南面而坐，东首而寝，阴阳适中，明暗相半。屋无高，高则阳盛而明多。屋无卑，卑则阴盛而暗多。故明多则伤魄，暗多则伤魂，

---

[1] 饐（yì 亦）：食物腐败变味。
[2] 餲（ài 艾）：食物经久变味。
[3] 馁：指鱼类臭烂。
[4] 裀：通"茵，"两层床垫。

人之魂阳而魄阴。苟伤明暗，则疾病生焉。此所谓居处之室，尚使之然。况天地之气，有亢阳之攻肌，淫阴之侵体，岂可不防慎哉。修身之士，倘不法此，非安处之道。曰：吾所居室，四边皆窗户，遇风即合，风息即开；吾所居室，前帘后屏，太明即下帘，以和其内映，太暗则卷帘，以通其外耀。内以安心，外以安目，心目俱安，则身安矣。明暗且然，况太多思虑，太多情欲，岂能安其内外哉。

居处宜忌说

《保生要录》曰：人之家室，土厚水深，居之不疾。凡人居处，随其方所，皆欲土厚水深。土欲坚润而黄，水欲甘美而清。常坐之处，令其四面周密，勿令小有细隙，致风得入，人不易知，其伤人最重，初时不觉，久能中人。夫风者，天地之气也，能生成万物，亦能损人，有正有邪故耳。初入腠理，渐至肌肤，内传经脉，达脏腑，传变既深，为患不小。故《素问》云：夫上古圣人之教下民也，皆谓之虚邪贼风，避之有时。又养生书云：避风如避箭。若盛暑所居，两头通屋，衖①堂夹道，风回凉爽，其为害尤甚，养生者当慎之。

寝室宜忌说

凡人卧床常令高，则地气不及，鬼吹②不干。鬼气侵人，常因地气上逆耳。人卧室宇，当令洁净，净则受灵气，不洁则受故气。故气之乱人室宇，所为不成，所依不立，即一身亦尔，当常令沐浴洁净。

睡　诀

西山蔡季通云：睡侧而屈，觉正而伸，早晚以时，先睡心，后睡眼。朱晦菴谓未发之妙。

《千金方》云：半醉酒，独自宿，软枕头，暖盖足，能息心，自瞑目。陆平泉云：每夜欲睡，必走千步始寝。

《论语》曰：食不语，寝不言，寝卧不得多言笑。五脏如钟磬，不悬则不可发声。

伏气有三种眠法：病龙眠，屈其膝也；寒猿眠，抱其膝也；龟鹤眠，踵其膝也。

导引却病法

老子曰：天有三宝，日月星。人有三宝，精气神。此其旨可得而知也。余自少慕道，夙有因缘，幸遇高贤异士，得读古圣法言，乃知性命之理，简易渊微，舍精气神，则别无了道之门，而老子一言，固已悉之矣。人自离母腹，三元真气，日可生发，后为情欲所蔽，不知保养，斫伤者多。于是古圣传授教人修补之法，呼吸吐纳，存神运想，闭息按摩。虽非大道，然能勤行积久，乃可却病延年。若夫虚劳内损，痼疾经年，即扁鹊、卢公，难于措手。苟能积气开关，决有回生之效，久之则任督二脉交通，水升火降乃成既济。从前受病之根，斩刈无遗。嗣后真元之气，蒸蒸不竭。然勿谓草木无功，遂委之命也哉。余虽不敏，尝事于斯，以谢奇疴，谛信专行，功臻旦夕。敢以告之同志。

内养下手诀

《易》曰：一阖一辟谓之变，往来不穷谓之通，阖辟往来无非道也。人生以气为本，以息为元，以心为根，以肾为蒂。天地相去八万四千里，人心与肾相去八寸八分。此肾是内肾，脐下一寸三分是也。中有一脉，以通天息之浮沉。息总百脉。一呼则百脉皆开，一吸则百脉皆合。天地造化流行，亦不出于阖辟二字。人之呼吸，即天地之阖辟也。是乃出于心肾之间，以应天地阴阳升降之理。人能知此，养以自然，则气血从轨，无俟乎搬运之烦，百病何自而生。如有病能知此而调之，则不治而自却矣。下手之诀，必先均调呼吸。均调呼吸，先须屏绝外缘，顺温凉之宜，明燥湿之异。明窗净几，涤

---

① 衖（xiàng 向）：较窄的街道。
② 鬼吹：指阴邪淫湿之气。

虑清心，闭目端坐，叩齿三十六遍，以集心神。然后以大拇指背，于手掌心劳宫穴处，摩令极热，用拭目之大小眦各九遍。并擦鼻之两旁各九遍。又以两手摩令热，闭口鼻气，然后摩面，不俱遍数，以多为上，名真人起居法。次以舌舐上，搅口中华池上下，取津漱炼百次，候水澄清，一口分作三次，汩然咽下，名曰赤龙取水。又曰玉液炼己法，最能灌溉五脏，光泽面目，润肺止嗽，其效若神。行持时不必拘定子午，每于夜半后生气时行之，或睡觉时，皆妙。如日中闲暇时亦可。

运气法

凡运气法，当闭目静坐，鼻吸清气，降至丹田①，转过尾闾②，随即提气，如忍大便状，自夹脊双关透上，直至泥丸③，转下鹊桥④，汩然咽下，仍归丹田。初行功时，焚香一炷为度，渐增三炷，功行七日而止。凡卧病者，宜用厚褥绵被、暖帐重衣，不论寒暑。初行功三日，发大汗以攻阴邪之气，进热粥以为表汗之资。渴则漱玉泉以咽之，饥则炊热粥以食之。饥然后食，不拘餐数。如是衣不解带，能一月，则在床三五七年痈劳鼓膈等症，皆可刻期而愈。患在上身，收气当存想其处；患在下体，收气亦存想其处。放气则归于丹田。患在遍身，当分经络属上属下，运法亦如之。女子行功，先提水门，后及谷道，运法如前。

愚按：人之气，即天地之气。故天气不交于地，乾坤或几乎息矣。人之所以当运其气者，亦体天地交泰之义也。先提谷道，勿使泄也。自背至顶，使相交也。想丹田，使归根也。不惟有疗病之功，抑且多延年之效。何况于无病乎？况微病乎？是名曰修养。

固精法

《金丹秘诀》云：一擦一兜，左右换手，九九之数，真阳不走。每于戌亥二时，阴旺阳衰之候，宜解衣闭息，一手兜外肾⑤，一手擦脐下，左右换手，各兜擦九九之数，仍盘膝端坐，手齿俱固。先提玉茎⑥，如忍小便状，想我身中元精，自尾闾升上，直至泥丸，复过鹊桥，降至丹田，每行七次，精自固矣。

（愚按：精者，人身真元之气，五官百骸之主，而神魂附之，以生者也。夫神犹火也，精犹油也，油尽则灯灭，精竭则神亡。故精由气生，神由精附。固精之法，宜急讲也，半月固精，久行愈佳。）

定神法

人身入神，出入固无定在。治病者，穷思极想，又有甚焉。若能行功，则神随气转，不虑其他出，否则难乎其有定在也。故恒时必须常想玄关⑦，思睡必须常想鼻准，如是则神不外驰而定矣。

愚按：神外无心，心外无道，道即神之主，心即神之宅也。然心外无道，故收放心，即神定而道在。孟子谓：学问之道无他，求其放心而已。夫放心而知求，则志气清明，义理昭著。此定神之功验也。今之养病者，日思丹田，思鼻准，亦收放心之法也。不曰收放心，而曰定神。盖游心千里，无有定在，此皆神之外出，故曰定神。以上三条，乃却病修养之大纲，外有导引等法，详具于后。

十二段动功

叩齿一

齿为筋骨之余，常宜叩击，使筋骨活动，心神清爽。每次叩击三十六数。

---

① 丹田：内丹术术语，指内丹家结丹之处，即意守时得气之处。分上、中、下丹田，未言明，一般指下丹田。
② 尾闾：内丹术术语，后三关之一，在夹脊之下尽头处。
③ 泥丸：内丹术术语，脑神名，为上丹田异名。
④ 鹊桥：内丹术术语，指舌。
⑤ 外肾：男性的睾丸。
⑥ 玉茎：男性的生殖器。
⑦ 玄关：佛教名词，指入道之门。

咽津二
将舌舐上，久则津生满口，便当咽之，咽下汩然有声，使灌溉五脏，降火甚捷。咽数以多为妙。

浴面三
将两手自相摩热，覆面擦之，如浴面之状，则须发不白，即升冠鬓不斑之法，颜如童矣。

鸣天鼓四
将两手掌掩两耳窍，先以第二指压中指，弹脑后骨上，左右各二十四次，去头脑疾。

运膏肓五
此穴在背上第四椎下，脊两旁各三寸。药力所不到，将两肩扭转二七次。治一身诸疾。

托天六
以两手握拳，以鼻收气运至泥丸，即向天托起，随放左右膝上，每行三次。去胸腹中邪气。

左右开弓七
此法要闭气，将左手伸直，右手作攀弓状，以两目看右手，左右各三次。泻三焦火，可以去臂腋风邪积气。

摩丹田八
法将左手托肾囊，右手摩丹田，三十六次。然后左手转换如前法，暖肾补精。

擦内肾穴九
此法要闭气，将两手搓热，向背后擦肾堂及近脊命门穴，左右各三十六次。

擦涌泉穴十
法用左手把住左脚，以右手擦左脚心，左右交换，各三十六次。

摩夹脊穴十一
此穴在背脊之下，大便之上，统会一身之气血，运之大有益，并可疗痔。

洒腿十二
足不运则气血不和，行走不能爽快，须将左足立定，右足提起，洒七次，左右交换如前。

上十二段，乃运导按摩之法。古圣相传，却病延年，明白显易，尽人可行。庄子曰：呼吸吐纳，熊经鸟伸，为寿而已矣。此导引之士，养形之人，彭祖寿考者之所好也。由是传之至今，其法自修养家书及医经所载，种数颇多，又节取要约，切近者十六则，合前十二段参之，各法大概备矣。

凡行功每于子后寅前，此时气清腹虚，行之有效。先须两目垂帘，披衣端坐，两手握固跌坐，当以左足后跟，曲顶肾茎根下动处，不令精窍漏泄耳。两手当屈两大指抵食指根，余四指捻定大指，是为两手握固。然后叩齿三十通，即以两手抱项，左右宛转二十四次此可去两胁积聚之邪。

复以两手相叉，虚空托天，反手按顶二十四此可除胸膈中病。复以两手心掩两耳，却以第二指弹脑后枕骨二十四此可除风池邪气。复以两手相促，按左膝左捩身，按右膝右捩身，各二十四此可去肝家风邪。复以两手一向前一向后，如挽五石弓状，二十四次此可去臂腋积邪。复大坐展两手扭项，左右反顾，肩膊随，二十四次此可去脾胃积邪。复以两手握固，并拄两肋，摆撼两肩，二十四此可去腰胁间之风邪。复以两手交捶臂及膊，反捶背上连腰股，各十四此可去四肢胸臆之邪。复大坐斜身偏倚，两手齐向上如排天状，二十四此可去肺家积聚之邪。复大坐伸足，以两手向前，低头扳足十二次。却钩所伸足，屈在膝上，按摩二十四此可去心包络间邪气。复以两手据地，缩身曲脊，向上十二举此可去心肝二经积邪。复以起立据床，拔身向背后视，左右各二十四此可去肾间风邪。复起立徐行，两手握固，左足前踏，左手摆向前，右手摆向后；右足前踏，右手摆向前，左手摆向后，二十四此可去两肩俞之邪。复以手向背上相捉，低身徐徐宛转，二十四此可去两肋之邪。复以足相纽而行，前进十数步，后退十数步。复高坐伸足，将两足纽向内，复纽向外，各二十四此两条，可去两膝两足间风邪。行此十六节讫，复端坐垂帘，握固冥心，以舌舐上腭，搅取华池神水漱三十六次，作咽咽声咽下，复闭气，想丹田之火自下而上，遍烧身体内外，蒸热乃止。

愚按：老子导引四十二势，婆罗门导引十二势，赤松子导引十八势，钟离引八势，胡见素五脏导引法十二势，在诸法中颇为妙解。然撮其功要，不过于此。学人能日行一二遍，久久体健身轻，百邪皆除，不复疲倦矣。

四时摄生篇

凡人在气交之中，呼吸出入皆接天地之气。故风寒暑湿，四时之暴戾，偶一中人，壮者气行自愈，怯者则留而为病。宜随时加摄，使阴阳中度，是谓先几防于未病。

春风阳气闭藏于冬者，渐发于外，故宜发散以畅阳气。《内经》曰：春三月，此谓发陈，天地以生，万物以荣。夜卧早起，广步于庭。被发缓形，以使志生。生而勿杀，予而勿夺，赏而勿罚。此春气之应，养生之道也，逆之则伤肝，夏为寒变。故人当二月以来，摘取东引桃枝并叶各一握，水三碗，煎取两碗，空心服之，即吐却心膈痰饮宿热。春深稍宜和平将息，绵衣晚脱，不可令背寒，寒即伤肺，鼻塞咳嗽。如觉热即去之，冷则加之，加减俱要早起之时。若于食后日中，防恐感冒风寒。春不可衣薄，令人伤寒霍乱，消渴头痛。春冻未泮，衣欲下浓而上薄。

夏三月，人身阳气发外，伏阴在内，是精神疏泄之时，特忌下利以泄阴气。《内经》曰：夏三月，此谓蕃秀，天地气交，万物华实。夜卧早起，无厌于日，使志无怒，使英华成实，使气得泄，若爱在外，此夏气之应，养长之道也。逆之则伤心，秋为咳疟。故人常宜宴居静坐，节减饮食嗜欲，调和心志。此时心旺肾衰，精化为水，至秋乃凝，尤须保啬以固阴气。常宜食热物，使腹温暖，如瓜果、生冷、冰水、冷淘、豆粉、蜂蜜，尤不可食，食多秋时必患疟痢，勿以冷水沐浴并浴面及背，使人得虚热目病，筋脉厥逆，霍乱阴黄等疾。勿当风卧，勿眠中令人扇，汗出毫孔开，风邪易入，犯之患风痹不仁，手足不遂，言语蹇涩。年壮或不即病，已种病矣。气衰者，未有不桴鼓相应者。酒后尤当禁之。

秋三月，阳气当敛，不宜吐及发汗，犯之令人脏腑消烁。《内经》曰：秋三月，此谓容平，天气以急，地气以明，早卧早起，与鸡俱兴，使志安宁，以缓秋形。收敛神气，使秋气平，无外其志，使肺气清。此秋气之应，养收之道也，逆之则伤肺，冬为飧泄。若知夏时多食瓜果凉物，宜以童便二碗，大腹槟榔五枚，细切水煎八分，生姜汁一分，和雪水三分，作两空早服。泻两三行，一夏所食冷物及膀胱宿水，悉为驱逐，不能为患。虽老年者亦宜服。如小心加慎饮食者，可不必也。泻后以薤白粥同羊肾空心服之，胜如补剂。

冬三月，天地闭，气血藏，伏阳在内，心膈多热，切忌发汗以泄阳气。《内经》曰：冬三月，谓之闭藏，水冰地坼，无扰乎阳。早卧晚起，必待日光，使志若伏若匿，若有私意，若己有得。去寒就温，无泄皮肤，使气亟夺。此冬气之应，养藏之道也，逆之则伤肾，春为痿厥。故人当服浸酒药以迎阳气，虽然亦不可过暖，绵衣当晚着，使渐渐加浓，即大冷不宜向火烘炙，恐损目，且手足心能引火入内，令人心脏燥，血液耗。衣服亦不太炙，冬月天寒，阳气内藏，若加以炙衣重裘，向火醉酒，则阳太甚矣，如遇春寒，闭塞之久，不与发散，至春夏之交，阴气既入，不能摄运阳气，致有时行热症，甚而谵妄狂越，皆由冬月不善保阴之故。务宜自爱，寒热适中，此为至要，乃摄生之大法也。

十二时无病法

洁一室穴南牖，八窗通明，勿多陈列玩器，引乱心目。设广榻长几各一，笔砚楚楚，旁设小几一，挂字画一幅，频换。几上置得意书一二部，古帖一本，香炉一，茶具全。心目间常要一尘不染。

丑寅

时，精气发生之候，勿浓睡，拥衾坐床，呵气一二口，以出浊气。将两手搓热，擦鼻两旁及熨两目五七遍。更将两耳揉卷，向前后五七遍，以两手抱脑，手心恰掩两耳，用食指弹中指，击脑后各二十四，左右耸身，舒臂作开弓势五七遍；后以两股伸缩五七遍；叩齿七七数；漱津满口，以意送下丹田，作三口咽。清五脏火，少息。

卯

见晨光，量寒温穿衣服，起坐明窗下，进百滚白汤一瓯，勿饮茶，栉发百下，使疏风散火，明目去脑热。盥漱毕，早宜粥，宜淡素，饱摩腹，徐行五六十步。取酒一壶，放案头，如出门先饮一二杯。昔有三人，皆冒重雾行，一病一死一无恙。或问故，无恙者曰我饮酒，病者食，死者空腹。是以知酒力辟邪最胜。不出门或倦，则浮白以助其气。

辰巳

二时，或课儿业，或理家政，就事欢然，勿以小故动气。杖入园林，督园丁种植蔬果，芝草灌花莳药。归来入室，闭目定神，咽津约十数口。盖亥字以来，真气至，巳午而微，宜用调息以养之。

午

餐量腹而入，食宜美。美非水陆毕具，异品殊珍。柳公度年八十九，尝语人曰：我不以脾胃熟生物，暖冷物，软硬物。不生、不冷、不硬，美也。又勿强食，当饥而食，食勿过饱，食毕起行百步。摩腹又转手摩肾堂令热，使水土运动，汲水煎茶。饮适可，勿过多。

未

时就书案，或读快书，怡悦神气，或吟古诗，畅发悠情。或知己偶聚，谈勿及阃，勿及权势，勿臧否人物，勿争辨是非，当持寡言养气之法。或共知己闲行百余步，不衫不履，颓然自放，勿从劳苦殉礼节。

申

时点心，用粉面一二物，或果品一二物，弄笔临古帖，抚古琴，倦即止。

酉

时宜晚餐勿迟，量饥饱勿过，小饮勿醉，陶然而已。《千金方》云：半醉酒，独自宿，软枕头，暖盖足。言最有味。课子孙一日程，如法即止，勿苛。

戌

时篝灯，热汤濯足，降火除湿，冷茶漱口，涤一日饮食之毒。默坐，日间看书得意处，复取阅之，勿多阅，多伤目，亦勿多思。郑汉奉曰：思虑之害，甚于酒色。思虑多则心火上炎，火炎则肾水下涸，心肾不交，人理绝矣。故少思以宁心，更阑方就寝。涌泉二穴，精气所生之地，寝时宜擦千遍。榻前宜烧苍术诸香，以辟秽气及诸不详。

亥子

时，安睡以培元气，身必欲侧，屈上一足。先睡心，后睡眼，勿想过去、未来、人我等事。惟以一善为念，则怪梦不生，如此御气调神，方为自爱其宝。

静功六字却病法

六字出息，治病之旨。常道从正，变道从权。

嘘

应肝，春行之，肝病行之

呵

应心，夏行之，心病行之

呼

应脾，四季行之，脾病行之

呬

应肺，秋行之，肺病行之

吹

应肾，冬行之，肾病行之

嘻

应三焦，热病行之。

上六字诀，《道藏·玉轴经》云：言世人五脏六腑之气，因五味熏灼，又被七情六欲所乱，积久成患，以致百骸受病。故太上悯之，以六字气诀，治五脏六腑之病。其法行时宜静室中，暖帐浓褥，盘足趺坐，将前动功略行一次。初学静功，恐血脉不利，故先行动功，后及静功。若七日后，不必行动功。行动功毕，即闭固耳目口齿，存想吾身。要身似冰壶，心如秋月，良久待其呼吸和，血脉定，然后口中微放浊气一二口，然后照前节令行之。

假如春月，须低声念嘘字，不可令耳闻。闻即气粗，粗恐气泄耳。放嘘字气尽，即以鼻收清气，入于本经，仍及丹田。一收一放，各二十四，或三十六。余仿此。乃时令营运之常道也。

假如秋月患目疾，应乎肝，当行嘘字。又如春患虚黄，当行呼字，此乃权变病应之法也。

独肺部之疾，肺本主气，不得行此法。宜专行咽津功夫，降火甚捷。

凡修此道，须择子日子时起首，二十七日为期。如耳聋、虚劳、臌膈之症，顿然自愈。行之既久，腹中自闻漉漉有声，内视自有一种景象，百病除而精神充矣。至于炼精化气，炼气化神，炼神还虚，则又向上功夫。兹不具述。

念六字口诀歌

肝若（嘘）时目睁开，肺如（呬）气双手擎，心（呵）顶上连叉手，肾（吹）抱取膝头平，脾病（呼）时须撮口，三焦客热卧（嘻）宁。

四季却病六字诀

春（嘘）明目大扶肝，夏至（呵）心火自阑，秋（呬）定知肺金润，冬（吹）惟令肾中安，三焦（嘻）却除烦热，四季常（呼）脾化餐。切忌出声闻口耳，其功尤胜保神丹。

调 息

调息一法，贯彻三教。大之可以入道，小用亦可以养生。静功之最上一乘法也，故迦文垂教，以视鼻端白数出入息，为止观初门。庄子《南华经》曰：至人之息以踵大易。随卦曰：君子以向晦入宴息。王龙溪曰：古之至人，有息无睡，故曰向晦入宴息。宴息之法，当向晦时，耳无闻，目无见，四体无动，心无思虑，如种火相似。元天元神元气，停育相抱，真意绵绵。老子曰：绵绵，若存是也。其开合自然，与虚空同体，故能与虚空同寿也。世人终日营营，精神困败，藉此夜间一睡，始毂日间之用。不能调之，一点光明，尽被后天尘浊所蔽，是谓阳陷于阴也。

调息之法，不拘时候，平身端坐，解衣缓带，务令适然，口中舌搅数次，微微吐出浊气，不令有声，鼻中微微纳之，或三五遍，二七遍。有津咽下，叩齿数通，舌抵上，唇齿相着，两目垂帘，令胧胧然，渐次调息，不喘不粗，或数息出，或数息入。从一至十，从十至百，摄心在数，勿令散乱，如心息相根据，杂念不生，则止勿数，任其自然，坐久愈妙。若欲起身，须徐徐舒放，手足勿得遽起，能勤行之，静中光景，种种奇特，直可明心见性，不但养身全生而已。出入绵绵，若存若亡，神气相根据，是为真息，息息归根，自能夺天地之造化，长生不死之妙道也。

苏子瞻《养生颂》云：已饥方食，未饱先止，散步逍遥，务令腹空。当腹空时即便入室，不拘昼夜，坐卧自便，唯在摄身。使如木偶，常自念言，我今此身，若少动摇，如毫发许，便坠地狱，如商君法，如孙武令，事在必行，有死无犯。又用佛言及老子曰：视鼻端白数出入息，绵绵若存，用之不勤，数至数百，此身寂然，此身兀然，与空虚等，不烦禁制，自然不动。数至数千，或不能数，则有一法，强名曰：随与息俱出，复与俱入，随之不已。一旦自住，不出不入，忽觉此息从毛窍中八万四千，云蒸雨散，无始以来，诸病自除，诸障自灭，定能生慧，自然明悟。譬如盲人忽然有眼，此时何用求人指路！是故老人言尽于此。

小周天法：先将身心澄定，面东趺坐，平坐亦可，但前膝不可低，肾子不可着物。呼吸和平，以手作三昧印，掐无名指，右掌加左掌上，按于脐下，叩齿三十六通，以集心神，赤龙搅海，内外三十六遍。赤龙，舌也；内外，齿内外也。双目随舌运转，舌抵上，静心数息，三百六十周天毕，待神水满，漱津数遍，用四字诀撮黑谷道，舌抵上，目闭上视，鼻吸莫呼。从任脉撮过谷道，到尾闾，以意运送，徐徐上夹脊中关，渐渐速些，闭目上视，鼻吸莫呼，撞过玉枕颈上脑后骨，将目往前一忍，直转昆仑头顶，倒下鹊桥舌，分津送下重楼入离宫心也，而至气海脐下穴也。略定一定，复用前法，连行三次，口中之津，分三次咽下，所谓天河水逆流也。静坐片时，将手左右擦丹田一百八下，连脐抱住，放手时，将衣被脐腹间围住，勿令风入上所谓养得丹田暖暖热此是神仙真妙法。次将大指背擦热，拭目十四遍，去心火，擦鼻三十六遍，润肺；擦耳十四遍，补肾；擦面十四遍，健脾。两手掩耳鸣天鼓，徐徐将手往上，即朝天揖，如是者三，徐徐呼出浊气四五口。鼻收清气，两手抱肩，移筋换骨数遍，擦玉枕关二十四下，擦腰眼即肾堂一百八下，擦足心即涌泉各一百八下，谓之一周。久久行之，精神强旺，百病不生，长生耐老。

清心说

夫既行运气功夫，又加以动功，再及静功，则胸膈舒泰，气血流行，宿疾沉，为之顿去。但此心不清，或预料将来，或追悔已往，或为钱财，或为声色，或为意气，种种妄想，缠绵纠结，杂乱其心，则欲火内生，气血复乖，前功尽废矣。病者于是时当自想曰：向者我病笃时，九死一生，几为尘下之土，无复立人间世矣。今幸得再生，此余生也。声色货利，皆身外之余物，至于意气争执，尤觉无谓。儿孙自有儿孙福，更无纤毫牵挂。一切世味淡然漠然，但得自在逍遥，随缘度日足矣。即此却病之方，即此延年之药，又曰：钱财所以养生，若贪取之，必致伤生，声色所以悦心，若过恋之，必致损身；意气所以自高，若争竞之，反取自辱；酒肉所以适口，若沉酗之，反能为害。故曰：酒色财气伤人物，多少英雄被他惑，若能打退四凶魔，便是九霄云外客。

又曰：一人之身，一国之象也。胸臆之间，犹宫府焉；肢体之位，犹郊境焉，骨节之分，犹四衢①焉；血脉之道，犹百川焉；神犹君也；精犹臣也；气犹民也。故至人能理其身，犹人君能治其国。爱民安国，爱气全身。民弊国亡，气衰身谢。故善养生者，先除六害。一曰薄名位，二曰廉货财，三曰少色欲，四曰减滋味，五曰屏虚妄，六曰除嫉。如六者尚存，不能自禁，即真经空念，其如衰朽，安得挽乎！

卷　下

服药须知

夫病之所由来，因放逸其心，逆于生乐，以精神徇智巧，以忧患徇得失，以劳苦徇礼节，以身世徇财利。四徇不置，心为之病也。极力劳形，躁暴气逆，当风饮酒，食嗜辛咸，肝为之病矣。饮食失节，温凉失度，久坐久卧，大饱大饥，脾为之病矣。呼叫过常，辨争陪答，冒犯寒暄，恣食酸咸，肺为之病矣。久坐湿地，强力涉远，纵欲劳形，三田漏溢，肾为之病矣。

五病即作，故未老而羸，未羸而病，病至则重，重则必毙。呜呼！是皆弗思而自取之也。今既病矣，而后药之，得非临渴掘井乎！然必以慎起居，戒暴怒，简言语，清心寡营，轻得失，收视听，节饮食，忌肥浓、炙、生冷。凡食勿顿而多，任可少而频，食不欲急，急则伤脾，法宜细嚼缓咽，勿太热，勿太冷，又不得杂，杂则物性或有相反，则脾与胃不大可虑哉！苟能慎之，服药自效。设仍率性任情，不守戒忌，岂特药力无功，而其疾更剧矣，是不可不慎。

---

① 衢（qú渠）：四通八达的道路。

煎药有法

一慎用水。按方书所载。

长流水

即千里水，但当取其流长而来远耳。不可泥于千里之外者，以取其来远通达。用以煎治手足四肢病，及通利二便之药也。

急流水

湍上峻急之流水也，以其急速而达下，取以煎利二便及足胫之风湿药也。

顺流水

其性顺而下流，故亦取治下焦腰膝之病，及二便之药也。

逆流水

慢流洄澜之水也，以其逆而倒流，取其调和发吐痰饮之药也。

半天河水

即长桑君授扁鹊饮以上池之水，乃竹篱藩头管内所盛之水也，取其自天而降，未受下流重浊之气，故可以炼还丹、调仙药之用。

春雨水

立春日，空中以器盛接之水，其性始得春升生发之气，可以煎补中气及清气不升之剂。古方谓妇人无子者，于立春日清晨，以器盛空中之雨水，或是日百草晓露之水，夫妻各饮一杯，还房当即有孕，取其资始资生，发育万物之意耳。

秋露水

其性禀收敛肃杀之气，取煎祛祟之药，及调敷虫疥癣疮风癞之用。

井华水

清晨井中第一汲者，其天一真元之气浮结水面，取煎滋阴之剂及修炼丹药之用。

新汲水

井中新汲未入缸瓮者，取其无所混浊，用以煎药为洁。

甘澜水

以器盛水，又以器扬濯之，使其珠沫盈于水面，约以百次为度，取其性变温柔，能理伤寒阴症。

潦水

即无根水，山谷中无人处，新坎中水也，取其性止而不流，且有土气，清者可煎调脾胃补中气之剂。

冬霜水

阴盛则露结而为霜，霜能杀物，性随时异也。解酒毒，治热病。收霜法，鸡羽刷，贮瓶密封候用，一方治寒热疟，秋霜一钱，热酒送下，奇效如神。

腊雪水

冬至后第三戌为腊，其水解时疫丹石毒。煎茶煮粥，止消渴，洗目赤如神，及调和杀虫药用。

阴阳水

即生熟水，新汲水合百沸汤，和匀是也。入烧盐饮之，消醉饱过度。霍乱肚胀者，饮一二升，吐出痰食即瘥。凡霍乱呕吐，不能令纳食，其势危者，先饮数口即定。

菊英水

蜀中有长寿源，其源多菊花，而流水皆菊花香，居人饮其水者，寿皆二三百岁。故渊明好植菊花。日采其华英浸水烹茶，期延年也。夫《本草》虽有诸水之名，而未及其用，今特表而出之。

按《千金方》云：煎人参须用流水，用止水即不验。今甚有宿水煎药，不惟无功，恐有虫毒，阴气所侵，益蒙其害。即滚汤停宿者，浴面无颜色，洗身成癣。已上诸水，各有所宜，临用之际，宜细择焉。

慎火候，按方书所载。

桑柴火

桑木能利关节，养津液，得火则良。《抱朴子》云：一切仙药，不得桑煎不服。桑乃箕星之精，能助药力，除风寒痹痛。久服不患风疾故也。

栎炭火

宜煅炼一切金石之药，以其坚也。

金粟火

即粟米壳也，煅炼丹药用。

烰①炭火

宜烹煎焙炙百药丸散。

白炭

误吞金银铜铁在腹，烧红急为末煎汤呷之，甚者刮末一钱，井水调服，未效再服。又解水银轻粉毒。

石炭

今西北所烧之煤即是，不入药用。

芦荻火、竹火

宜煎一切滋补药。

按火有文武。从容和缓，不疾不徐，文火也。恐炽焰沸腾，则药汁易涸，气味不全耳，并用纸蘸水封器口煎之。如煎探吐痰饮之剂，当用武火，取其急速而发吐之也。

一慎煎器。必用砂铫瓦罐。如富贵家，净银之器，煎之更妙。切忌油秽腥气，铜、锡、铁锅。或煎过他药者，必涤洁净。器口用纸蘸水封之。

一慎煎药之人。有等鲁莽者，不按水火，率意煎熬，或药汁太多而背地倾藏，或过煎太少而私搀茶水，供应病人，惟图了事。必择谨慎、能识火候者，或亲信骨肉，按法煎造。其去渣必用新绢滤净，取清汁服。

一慎服药。凡病在胸膈以上者，先食而后药；病在心腹以下者，先药而后食；病在四肢血脉者，宜饥食而在旦；病在骨髓者，宜饱食而在夜。在上不厌频而少，在下不厌频而多。少服则滋润于上，多服即峻补于下，其药气与谷气不欲相逢，食气下则服药，药气退则进食，有食前食后服，宜审此意。

服药忌食

凡服药，不可杂食肥腻、鱼酢、陈羹、犬豕诸肉，及胡荽、生蒜、葱韭、生菜、瓜果、生冷、滑滞之物。并忌见死尸、产妇、淹秽等事。

有苍术 忌桃、李、雀肉、青鱼、蛤、菘菜。

有黄连、胡黄连 豕肉、冷水并忌。

有甘草 忌豕肉、海菜、菘菜。

有桔梗、远志、乌梅 忌豕肉、冷水、生葱。

有地黄、何首乌 忌一切血、葱、蒜、菜菔。

有半夏、菖蒲、补骨脂 忌羊肉、饴糖。

---

① 烰：音、义同"浮"。

有细辛、常山　忌生菜、生葱。

有丹参、茯神、茯苓　忌一切酸味物并醋。

有牡丹皮　忌胡荽、蒜。

有仙茅、牛膝　忌牛乳、羊肉。

有苍耳　忌豕肉

有吴茱萸　忌豕心、肺、豕肉、慈姑。

有荆芥　忌河豚，一切鱼蟹。

有二冬　忌鲤鱼、鲫鱼。

有鳖甲　忌苋菜。

有泽泻　忌海蛤。

有枸杞、革　忌牛肉、牛乳。

有肉桂、蜂蜜　忌葱。

有浓朴、蓖麻　忌炒豆。

有巴豆　忌冷水。

有薄荷　忌鳖肉。

有紫苏、丹参、龙骨　忌鲤鱼。

有商陆　忌犬肉。

有当归　忌湿面。

有附子、乌头、天雄　忌豉汁、稷米。

有土茯苓、威灵仙　忌茶、面汤。

有阳起、云母、钟乳、矾石、砂　并忌羊血。

饮食禁忌节要 不可同食

食猪肉　忌姜、羊肝。

猪肝　忌鱼酢。

猪心肺　忌饴。

羊肉　忌梅子、酢。

羊心、肝　忌椒、笋。

犬肉　忌蒜、鱼。

牛肉　忌姜、栗子。

牛肝、牛乳　忌鱼。

鸡肉、鸡子　同忌蒜、葱、芥、李。

鸭子　忌李。

鹌鹑　忌菌、木耳。

雀肉　忌李、酱。

鲤鱼　忌鸡、猪肝、葵菜。

鲫鱼　忌猪肝、蒜、鸡、糖。

鱼酢　忌绿豆、酱。

黄鱼　忌荞麦。

鲈鱼　忌乳酪。

鲟鱼　忌干笋。

蟹　忌柿、橘、枣。

阴气所侵，益蒙其害。即滚汤停宿者，浴面无颜色，洗身成癣。已上诸水，各有所宜，临用之际，宜细择焉。

慎火候，按方书所载。

桑柴火

桑木能利关节，养津液，得火则良。《抱朴子》云：一切仙药，不得桑煎不服。桑乃箕星之精，能助药力，除风寒痹痛。久服不患风疾故也。

栎炭火

宜煅炼一切金石之药，以其坚也。

金粟火

即粟米壳也，煅炼丹药用。

烰①炭火

宜烹煎焙炙百药丸散。

白炭

误吞金银铜铁在腹，烧红急为末煎汤呷之，甚者刮末一钱，井水调服，未效再服。又解水银轻粉毒。

石炭

今西北所烧之煤即是，不入药用。

芦荻火、竹火

宜煎一切滋补药。

按火有文武。从容和缓，不疾不徐，文火也。恐炽焰沸腾，则药汁易涸，气味不全耳，并用纸蘸水封器口煎之。如煎探吐痰饮之剂，当用武火，取其急速而发吐之也。

一慎煎器。必用砂铫瓦罐。如富贵家，净银之器，煎之更妙。切忌油秽腥气，铜、锡、铁锅。或煎过他药者，必涤洁净。器口用纸蘸水封之。

一慎煎药之人。有等鲁莽者，不按水火，率意煎熬，或药汁太多而背地倾藏，或过煎太少而私搀茶水，供应病人，惟图了事。必择谨慎、能识火候者，或亲信骨肉，按法煎造。其去渣必用新绢滤净，取清汁服。

一慎服药。凡病在胸膈以上者，先食而后药；病在心腹以下者，先药而后食；病在四肢血脉者，宜饥食而在旦；病在骨髓者，宜饱食而在夜。在上不厌频而少，在下不厌频而多。少服则滋润于上，多服即峻补于下，其药气与谷气不欲相逢，食气下则服药，药气退则进食，有食前食后服，宜审此意。

服药忌食

凡服药，不可杂食肥腻、鱼酢、陈羹、犬豕诸肉，及胡荽、生蒜、葱韭、生菜、瓜果、生冷、滑滞之物。并忌见死尸、产妇、淹秽等事。

有苍术　忌桃、李、雀肉、青鱼、蛤、菘菜。

有黄连、胡黄连　豕肉、冷水并忌。

有甘草　忌豕肉、海菜、菘菜。

有桔梗、远志、乌梅　忌豕肉、冷水、生葱。

有地黄、何首乌　忌一切血、葱、蒜、菜菔。

有半夏、菖蒲、补骨脂　忌羊肉、饴糖。

---

① 烰：音、义同"浮"。

有细辛、常山　忌生菜、生葱。

有丹参、茯神、茯苓　忌一切酸味物并醋。

有牡丹皮　忌胡荽、蒜。

有仙茅、牛膝　忌牛乳、羊肉。

有苍耳　忌豕肉

有吴茱萸　忌豕心、肺、豕肉、慈姑。

有荆芥　忌河豚，一切鱼蟹。

有二冬　忌鲤鱼、鲫鱼。

有鳖甲　忌苋菜。

有泽泻　忌海蛤。

有枸杞、革　忌牛肉、牛乳。

有肉桂、蜂蜜　忌葱。

有浓朴、蓖麻　忌炒豆。

有巴豆　忌冷水。

有薄荷　忌鳖肉。

有紫苏、丹参、龙骨　忌鲤鱼。

有商陆　忌犬肉。

有当归　忌湿面。

有附子、乌头、天雄　忌豉汁、稷米。

有土茯苓、威灵仙　忌茶、面汤。

有阳起、云母、钟乳、矾石、砂　并忌羊血。

饮食禁忌节要 不可同食

食猪肉　忌姜、羊肝。

猪肝　忌鱼酢。

猪心肺　忌饴。

羊肉　忌梅子、酢。

羊心、肝　忌椒、笋。

犬肉　忌蒜、鱼。

牛肉　忌姜、栗子。

牛肝、牛乳　忌鱼。

鸡肉、鸡子　同忌蒜、葱、芥、李。

鸭子　忌李。

鹌鹑　忌菌、木耳。

雀肉　忌李、酱。

鲤鱼　忌鸡、猪肝、葵菜。

鲫鱼　忌猪肝、蒜、鸡、糖。

鱼酢　忌绿豆、酱。

黄鱼　忌荞麦。

鲈鱼　忌乳酪。

鲟鱼　忌干笋。

蟹　忌柿、橘、枣。

虾子 忌鸡、豕。

李子 忌蜜。

枣 忌葱、鱼。

韭 忌牛肉、蜜。

梅子 忌豕肉。

胡荽、炒豆 忌豕肉。

苋菜 忌鳖。

杨梅 忌葱。

荞麦 忌豕、羊、雉肉、黄鱼。

黍米 忌牛肉、葵菜、蜜。

绿豆 忌榧子，能杀人，鱼酢。

病有十失

骄恣率性，不遵戒忌，一也。

轻命重财，治疗不早，二也。

听信巫祷，广行杀戮，不信医药，三也。

讳疾试医，言不由中，四也。

不善择医，信人毁誉，或从蓍卜，五也。

急欲速效，旦暮更张，杂剂乱投，六也。

索即写方，制炮失宜，私自加减，七也。

侍奉不得人，煎丸失法，息不精详，八也。

寝兴不适，饮食无度，九也。

过服汤药，荡涤肠胃，十也。

病有八不治

室家乖戾，处事不和，动成荆棘，一也。

恣纵愵淫，不自珍重，二也。

忧思想慕，得失萦怀，三也。

今日预愁明日，一年营计百年，四也。

烦躁暴戾，不自宽慰，五也。

窘若拘囚，无潇洒志，六也。

怨天尤人，广生懊恼，七也。

以死为苦，难割难舍，八也。

却病十要

一要静坐观空，万缘放下，当知四大原从假合，勿认此身为久安长住之所，战战以为忧也。

二要烦恼现前，以死喻之，勿以争长较短。

三要常将不如我者，巧自宽解，勿以不适生嗔。

四要造物劳我以生，遇病却闲，反生庆幸。

五要深信因果，或者夙业难逃，却欢喜领受，勿生嗟怨。

六要室家和睦，无交谪之言入耳。

七要起居务适，毋强饮食，宁节毋多。

八要严防嗜欲攻心，风露侵衣。

九要常自观察，克治病之根本处。

十要觅高朋良友，讲开怀出世之言，或对竹木鱼鸟相亲，悠然自得，皆却病法也。

病有七失不可治

病有七失不可治者，失于不审，失于不慎，失于不信，失于怠忽过时，失于不择医，失于不辨药，失于自立意见。应补责医以泻，畏功责医欲补；应针欲艾，应灼欲砭。七者之中，有一于此，即为难治。非止医家之罪，实病家之自误也。矧有医不慈仁，病者猜鄙二理，交驰于病，为害者不少。由是言之，医者不可不慈仁，病者不可多猜鄙，如犯之则招祸。在医者当以救济为心，在病家务以精诚笃挚为念，各尽其极，乃治病求愈之大端也。

病后调理服食法

凡一切病后将愈，表里气血耗于外，脏腑精神损于内，形体虚弱，倦怠少力，乃其常也。宜安心静养，调和脾胃为要，防风寒，慎起居，戒脑怒，节饮食，忌房劳，除妄想，是其切要。若犯之，即良医亦难奏功矣。勿以身命等蜉蝣①，如灯蛾之扑焰，自损其躯哉！戒之戒之，例次如下。

一、初愈务宜衣被适寒温，如太热，发渴，心烦，助虚热；如寒，则又令外邪仍入内。

一、伤寒时疫，身凉脉缓，宜进青菜汤，疏通余邪，如觉腹中宽爽，再进陈仓米清汤，以开胃中谷气，一二日后，可进糜粥盏许，日三四次，或四五六次，慎勿太过。或用陈豆豉，或清爽之物过口，或清水煮白鲞，醋点极妙。再渐进活鲫鱼汤调理百日，方无食复劳复等症。

一、食后复发热，宜断谷即愈，服调脾胃之剂，切勿用骤补、热药，须从缓处治，能收全功。

一、切痛，忌食猪脂、湿面、鸡、羊、腻滞、煎炒等物，犯之复发难治。

一、中风后，忌服辛散香燥等药，及猪、羊、鹅、鸡、鱼腥、荞面、蛋，滞气发病等物。

一、病后切忌房劳，犯之舌出数寸，死。

一、劳嗽发热，水肿喘急，宜淡食，忌盐物。

一、疟痢后，忌饱食，及香甜、滑利、诸血之物，生冷、梨、瓜之类。

一、痈疽发背，忌同伤寒。

一、虚损喘咳骨蒸，忌用大热温补等药，宜服补阴药，培养真元，庶几可也。

一、产后切禁寒凉等物，虽在酷暑之日，亦所不宜，世多误用，以致伤生，特为拈出。

一、痘疹后，不善调摄，多致危殆，因其忽略保护故也。

凡病后，如水浸泥墙，已干之后，最怕重复冲激，再犯不救。今具食治方于下，为保身者之助，并利畏服药者，以便于养老慈幼云。

食治秘方

客曰：万病皆从口入，如何食反能治病耶？盖草木药石，得五行之偏气，如人之得疾。因五脏有偏胜，则气血有偏倾。故用偏气之药物，治五脏偏胜之气血，使得归其正。然中病则已，不可过焉，过则药又反能生病也。是故饮食，人赖以养者，贪嗜之，所以有万病皆从口入之说，亦犹是耳，且五谷得五行之正气，尚有是说。盖饮养阳气，食养阴气，《内经》言之详矣。五谷为养，五果为助，血气调和，长有天命。何况今人忽而不讲，惟知药可治病，不知饮食起居之间，能自省察，得以却疾延年也，古人食治之方，良有深意，卫生者鉴之。

风 门

葱粥

治伤风鼻塞，妊娠胎动，产后血晕。

---

① 蜉蝣（fú yóu 浮游）：虫名，其成虫的生存期极短。《诗经·风·曹·蜉蝣》："蜉蝣之羽，衣裳楚楚。"

虾子 忌鸡、豕。

李子 忌蜜。

枣 忌葱、鱼。

韭 忌牛肉、蜜。

梅子 忌豕肉。

胡荽、炒豆 忌豕肉。

苋菜 忌鳖。

杨梅 忌葱。

荞麦 忌豕、羊、雉肉、黄鱼。

黍米 忌牛肉、葵菜、蜜。

绿豆 忌榧子，能杀人，鱼酢。

病有十失

骄恣率性，不遵戒忌，一也。

轻命重财，治疗不早，二也。

听信巫祷，广行杀戮，不信医药，三也。

讳疾试医，言不由中，四也。

不善择医，信人毁誉，或从蓍卜，五也。

急欲速效，旦暮更张，杂剂乱投，六也。

索即写方，制炮失宜，私自加减，七也。

侍奉不得人，煎丸失法，怠不精详，八也。

寝兴不适，饮食无度，九也。

过服汤药，荡涤肠胃，十也。

病有八不治

室家乖戾，处事不和，动成荆棘，一也。

恣纵愊淫，不自珍重，二也。

忧思想慕，得失萦怀，三也。

今日预愁明日，一年营计百年，四也。

烦躁暴戾，不自宽慰，五也。

窘若拘囚，无潇洒志，六也。

怨天尤人，广生懊恼，七也。

以死为苦，难割难舍，八也。

却病十要

一要静坐观空，万缘放下，当知四大原从假合，勿认此身为久安长住之所，战战以为忧也。

二要烦恼现前，以死喻之，勿以争长较短。

三要常将不如我者，巧自宽解，勿以不适生嗔。

四要造物劳我以生，遇病却闲，反生庆幸。

五要深信因果，或者夙业难逃，却欢喜领受，勿生嗟怨。

六要室家和睦，无交谪之言入耳。

七要起居务适，毋强饮食，宁节毋多。

八要严防嗜欲攻心，风露侵衣。

九要常自观察，克治病之根本处。

十要觅高朋良友，讲开怀出世之言，或对竹木鱼鸟相亲，悠然自得，皆却病法也。

病有七失不可治

病有七失不可治者，失于不审，失于不慎，失于不信，失于怠忽过时，失于不择医，失于不辨药，失于自立意见。应补责医以泻，畏功责医欲补；应针欲艾，应灼欲砭。七者之中，有一于此，即为难治。非止医家之罪，实病家之自误也。矧有医不慈仁，病者猜鄙二理，交驰于病，为害者不少。由是言之，医者不可不慈仁，病者不可多猜鄙，如犯之则招祸。在医者当以救济为心，在病家务以精诚笃挚为念，各尽其极，乃治病求愈之大端也。

病后调理服食法

凡一切病后将愈，表里气血耗于外，脏腑精神损于内，形体虚弱，倦怠少力，乃其常也。宜安心静养，调和脾胃为要，防风寒，慎起居，戒恼怒，节饮食，忌房劳，除妄想，是其切要。若犯之，即良医亦难奏功矣。勿以身命等蜉蝣①，如灯蛾之扑焰，自损其躯哉！戒之戒之，例次如下。

一、初愈务宜衣被适寒温，如太热，发渴，心烦，助虚热；如寒，则又令外邪仍入内。

一、伤寒时疫，身凉脉缓，宜进青菜汤，疏通余邪，如觉腹中宽爽，再进陈仓米清汤，以开胃中谷气，一二日后，可进糜粥盏许，日三四次，或四五六次，慎勿太过。或用陈豆豉，或清爽之物过口，或清水煮白鲞，醋点极妙。再渐进活鲫鱼汤调理百日，方无食复劳复等症。

一、食后复发热，宜断谷即愈，服调脾胃之剂，切勿用骤补、热药，须从缓处治，能收全功。

一、切痛，忌食猪脂、湿面、鸡、羊、腻滞、煎炒等物，犯之复发难治。

一、中风后，忌服辛散香燥等药，及猪、羊、鹅、鸡、鱼腥、荞面、蛋，滞气发病等物。

一、病后切忌房劳，犯之舌出数寸，死。

一、劳嗽发热，水肿喘急，宜淡食，忌盐物。

一、疟痢后，忌饱食，及香甜、滑利、诸血之物，生冷、梨、瓜之类。

一、痈疽发背，忌同伤寒。

一、虚损喘咳骨蒸，忌用大热温补等药，宜服补阴药，培养真元，庶几可也。

一、产后切禁寒凉等物，虽在酷暑之日，亦所不宜，世多误用，以致伤生，特为拈出。

一、痘疹后，不善调摄，多致危殆，因其忽略保护故也。

凡病后，如水浸泥墙，已干之后，最怕重复冲激，再犯不救。今具食治方于下，为保身者之助，并利畏服药者，以便于养老慈幼云。

食治秘方

客曰：万病皆从口入，如何食反能治病耶？盖草木药石，得五行之偏气，如人之得疾。因五脏有偏胜，则气血有偏倾。故用偏气之药物，治五脏偏胜之气血，使得归其正。然中病则已，不可过焉，过则药又反能生病也。是故饮食，人赖以养者，贪嗜之，所以有万病皆从口入之说，亦犹是耳，且五谷得五行之正气，尚有是说。盖饮养阳气，食养阴气，《内经》言之详矣。五谷为养，五果为助，血气调和，长有天命。何况今人忽而不讲，惟知药可治病，不知饮食起居之间，能自省察，得以却疾延年也，古人食治之方，良有深意，卫生者鉴之。

风　门

葱粥

治伤风鼻塞，妊娠胎动，产后血晕。

---

① 蜉蝣（fú yóu 浮游）：虫名，其成虫的生存期极短。《诗经·风·曹·蜉蝣》："蜉蝣之羽，衣裳楚楚。"

用糯米煮粥，临熟入葱数茎，再略沸食之。

羊脂粥
治半身不遂，中风。

用羊脂入粳米、葱白、姜、椒、豉煮粥。日食一具，十日效。

苍耳粥
治目暗不明，及诸风鼻流清涕，兼治下血痔疮。

用苍耳子五钱取汁，和米三合，煮食。

乌鸡臛①
治中风烦热，言语秘涩，或手足发热。

用乌鸡肉半觔，葱白一握，煮熟。入麻油、盐、豉、姜、椒，再煮令熟，空腹食。

黄牛脑子酒
治远年近日偏正头风。

用牛脑一个切片，白芷、川芎末各三钱，同入瓷器内，加酒煮熟，乘热食之，尽量而醉，醉后即卧，卧醒疾若失。

猪胵②酒
治赤白癜风。

用猪胵一具，酒浸一时，饭上蒸熟食。不过十具愈。

又方
白煮猪肚一枚，食之顿尽，三个愈。切忌房事、

寒 门

干姜粥
治一切寒冷，气郁心痛，胸腹胀满。

用白米四合，入干姜、良姜各一两，煮食。

生姜煎
治反胃羸弱。

生姜切片，麻油煎过为末，煮粥调食。

生姜酒
治霍乱转筋，入腹欲死，心腹冷疼。

生姜三两捣，陈酒一升，煮两三沸服，仍以渣贴疼处。

生姜醋浆
治呕吐不止。

生姜一两，醋浆两合，银器煎取四合，连渣嚼呷。又杀腹内长虫。

茱萸粥
治心气痛不止，胸腹胀满。

用吴茱萸二分，和米煮粥食之。

又方
川椒茶（治同上）。

丁香熟水
治亦同上。

---

① 臛（huò霍）：肉羹，亦谓做成肉羹。
② 猪胵：猪肾。

丁香一二粒打碎，入壶倾滚水在内，其香勃然，大能快脾利气，定痛辟寒。

肉桂酒

治感寒身体疼痛。

用辣桂末二钱，温酒调服。腹痛泄泻，俗以生姜、吴萸、擂酒俱效，如跌扑伤坠疼痛，瘀血为患，宜用桂枝。

豆蔻汤

治一切冷气，心腹胀满，胸膈痞滞，哕逆呕吐，泄泻虚滑，水谷不消，困倦少力，不思饮食。

用肉豆蔻仁四两，面裹煨，甘草炒一两，白面炒四两，丁香五分，盐炒五钱，共为末，每服二钱，沸汤点服，空腹妙。

暑 门

绿豆粥

解暑渴。

用绿豆淘净，下汤煮熟，入米同煮食之。

绿豆酒

治同上。

用绿豆蒸熟，浸酒服。

又方，加黄连少许。

桂浆

解暑渴，去热生凉，益气消痰。

官桂末一两，白蜜二两，先以水二斗煎至一斗，候冷入磁坛中，入桂、蜜二味，搅一二百余遍，先用油纸一层，外加绵纸数层，以绳封之。每日去纸一重，七日开之，气香味美，或以蜜封，置井中一日，冰冷可口。每服一二杯，百病不作。

湿 门

薏苡粥

去湿气肿胀，利肠胃，功胜诸药。

用薏米淘净，对配白米煮粥，入白糖一二匙食。

郁李仁粥

治水肿，腹胀喘急，二便不通，体重痛痹，转动不能，脚气亦宜。

郁李仁二两，研汁，和薏米五合，同米煮粥食。

赤豆粥

利小便，消水肿香港脚，辟邪疠。

赤豆淘净，同陈仓米对配煮粥，空腹食。

赤小豆饮

治水气胀满，手足浮肿，气急烦闷。

赤豆三升，樟柳枝一升，同煮豆熟为度，空心，去汁取豆食，渴则饮汁，勿食他物，自效。

桑皮饮

治水肿，腹胀喘急。

用桑根白皮四两，和米四合，煮烂可食。

紫苏粥

治老人脚气。

用糯米煮粥，临熟入葱数茎，再略沸食之。

羊脂粥
治半身不遂，中风。

用羊脂入粳米、葱白、姜、椒、豉煮粥。日食一具，十日效。

苍耳粥
治目暗不明，及诸风鼻流清涕，兼治下血痔疮。

用苍耳子五钱取汁，和米三合，煮食。

乌鸡臛①
治中风烦热，言语秘涩，或手足发热。

用乌鸡肉半觔，葱白一握，煮熟。入麻油、盐、豉、姜、椒，再煮令熟，空腹食。

黄牛脑子酒
治远年近日偏正头风。

用牛脑一个切片，白芷、川芎末各三钱，同入瓷器内，加酒煮熟，乘热食之，尽量而醉，醉后即卧，卧醒疾若失。

猪胜②酒
治赤白癜风。

用猪胜一具，酒浸一时，饭上蒸熟食。不过十具愈。

又方
白煮猪肚一枚，食之顿尽，三个愈。切忌房事。

寒　门

干姜粥
治一切寒冷，气郁心痛，胸腹胀满。

用白米四合，入干姜、良姜各一两，煮食。

生姜煎
治反胃羸弱。

生姜切片，麻油煎过为末，煮粥调食。

生姜酒
治霍乱转筋，入腹欲死，心腹冷疼。

生姜三两捣，陈酒一升，煮两三沸服，仍以渣贴疼处。

生姜醋浆
治呕吐不止。

生姜一两，醋浆两合，银器煎取四合，连渣嚼呷。又杀腹内长虫。

茱萸粥
治心气痛不止，胸腹胀满。

用吴茱萸二分，和米煮粥食之。

又方
川椒茶（治同上）。

丁香熟水
治亦同上。

---

① 臛（huò 霍）：肉羹，亦谓做成肉羹。
② 猪胜：猪肾。

丁香一二粒打碎，入壶倾滚水在内，其香勃然，大能快脾利气，定痛辟寒。

肉桂酒

治感寒身体疼痛。

用辣桂末二钱，温酒调服。腹痛泄泻，俗以生姜、吴萸、擂酒俱效，如跌扑伤坠疼痛，瘀血为患，宜用桂枝。

豆蔻汤

治一切冷气，心腹胀满，胸膈痞滞，哕逆呕吐，泄泻虚滑，水谷不消，困倦少力，不思饮食。

用肉豆蔻仁四两，面裹煨，甘草炒一两，白面炒四两，丁香五分，盐炒五钱，共为末，每服二钱，沸汤点服，空腹妙。

暑　门

绿豆粥

解暑渴。

用绿豆淘净，下汤煮熟，入米同煮食之。

绿豆酒

治同上。

用绿豆蒸熟，浸酒服。

又方，加黄连少许。

桂浆

解暑渴，去热生凉，益气消痰。

官桂末一两，白蜜二两，先以水二斗煎至一斗，候冷入磁坛中，入桂、蜜二味，搅一二百余遍，先用油纸一层，外加绵纸数层，以绳封之。每日去纸一重，七日开之，气香味美，或以蜜封，置井中一日，冰冷可口。每服一二杯，百病不作。

湿　门

薏苡粥

去湿气肿胀，利肠胃，功胜诸药。

用薏米淘净，对配白米煮粥，入白糖一二匙食。

郁李仁粥

治水肿，腹胀喘急，二便不通，体重痛痹，转动不能，脚气亦宜。

郁李仁二两，研汁，和薏米五合，同米煮粥食。

赤豆粥

利小便，消水肿香港脚，辟邪疠。

赤豆淘净，同陈仓米对配煮粥，空腹食。

赤小豆饮

治水气胀满，手足浮肿，气急烦闷。

赤豆三升，樟柳枝一升，同煮豆熟为度，空心，去汁取豆食，渴则饮汁，勿食他物，自效。

桑皮饮

治水肿，腹胀喘急。

用桑根白皮四两，和米四合，煮烂可食。

紫苏粥

治老人脚气。

用家园紫苏细捣,入水取汁煮粥,将熟加苏子研汁,搅匀食之。

鲤鱼臛
治水肿,满闷气急,不能食,皮肤欲裂,四肢常疼,不可屈伸。

用鲤鱼十两,葱白一握,麻子一升,取汁煮作羹臛,入盐豉姜椒调和,空心慢食。

又方
鲤鱼二斤,陈皮二两,煮烂,入青盐少许,拌匀空食。

苍术酒
治诸般风湿,疮疡香港脚下重。

苍术三十斤,洗净打碎,以东流水三石,浸二十日,去渣,以汁浸曲,如家造酒法,酒熟任饮,不拘时,忌桃李。

松节酒
治冷风虚弱,筋骨挛痛,脚气缓痹。一方松叶酒,治同造同。

用松节煮汁,同曲米酿酒饮。松针捣煎亦可。

白石英酒
治风湿周痹,肢节湿痛,肾虚耳聋。

白石英、磁石醋淬七次,各五两,绢袋盛浸酒中五六日,温饮,如少加酒,尽其力可也。

逡巡酒
补虚益气,去一切风痹湿气,耐老延年,久服自效。

造法:三月三日,收桃花三两三钱;五月五日,收马兰花五两五钱;六月六日,收脂麻花六两六钱,九月九日,收黄甘菊九两九钱。已上俱阴干,十二月八日取腊水三斗。待春分,取桃仁四十九粒,去皮尖。白面十斤。同前花和作曲,纸包阴干四十九日听用。欲造酒,煮糯米饭一升,白水一瓶,曲一丸,用曲一块封良久,酒即成矣。如淡,再加曲一丸。

五加皮酒
去一切风湿痿痹,壮筋骨,填精髓。

五加皮洗净去梗煎汁,和面米酿成饮之。或切碎袋盛浸酒,煮饮。或加当归、牛膝、地榆等。

仙灵脾酒
治偏风不遂,强筋壮骨。

仙灵脾一斤,袋盛浸无灰酒二斗,封固三日饮之。

女贞皮酒
治风虚,补腰膝。

女贞皮切片,浸酒煮饮之。

薏苡酒
去风湿,强筋骨,健脾胃。

用薏米粉同面米酿之,或将袋盛,煮酒饮之亦可。

海藻酒
治瘿气。

用海藻一斤,洗浸,无灰酒日夜细饮。

黄药酒
治诸瘿气。

用万州黄药切片一斤,袋盛浸酒煮饮。

燥 门

生地粥
滋阴润肺，及妊娠胎漏，下血目赤。
生地捣汁，米二合，煮熟入汁一合，调匀再煮，加熟蜜少许，空心服。

麻苏粥
治产后血晕，汗多便闭，老人血虚风闭，胸腹不快，恶心吐逆。
用家园苏子、麻子各五钱，水淘净微炒，研如泥，水滤取汁，入米煮粥食之。

百部酒
治久近一切咳嗽。
百部切炒，袋盛浸酒，频频饮之。

蜜酒
孙真人治风疹风癣，肌肤燥痒。
沙蜜一斤，糯米饭一斤，曲五两，熟水五升，同入瓶内，封七日成酒。寻常以蜜入酒代之。

人乳粥
润肺通肠，补虚养血。
用壮实无疾女人乳汁，俟粥半熟，去汤下乳，代汤煮熟，置碗中，加酥油一二钱，调匀食。

槐枝酒
治大麻痿痹。
槐枝煮油，如常酿酒法。

巨胜酒
治风虚痹弱，腰膝疼痛。
巨胜子二升，炒薏米二升，生地半斤，袋盛浸酒饮。

蚕砂酒
治风缓麻痹，诸节不遂，腹内宿痛。
原蚕砂炒黄，袋盛浸酒服。

紫酒
治中风，口偏不语，角弓反张，鼓胀不消。
鸡屎白一升，炒焦，投酒中，待紫色频饮。

火 门

甘蔗粥
治咳嗽虚热，口干舌燥，涕吐稠粘。
用甘蔗取汁三碗，入米三合煮粥，空心食之。

竹沥粥
治痰火如神。
如常煮粥法，以竹沥下半杯，食之。

绿豆酒
治阴虚痰火诸疾。
用绿豆、山药各二两，黄柏、牛膝、元参、沙参、白芍、山栀、天麦冬、花粉、蜂蜜各一两半，当归一两二钱，甘草三钱，以好酒浸之饮。

黄连酒
有火症及发热，不宜饮酒。盖酒性大热，助病为疟，多致不治。倘遇喜庆事，必欲饮用此以黄连、绿豆各一钱，枸杞三钱，浸酒饮。
黄白酒
有相火而好饮者宜。如生疮疥及肌肤不泽，用黄柏一两，猪胰四两，生浸饮。

一味猪胵浸酒，令妇人多乳，催乳更妙。
小麦汤
治五淋不止，身体壮热，小便满闷。

小麦一升，通草二两，水煎。不时可啜，自效。
甘豆汤
治一切烦渴，二便涩少及风热入肾。

黑豆二合，甘草二钱，生姜七斤，水煎服。
藕蜜膏
主虚热口渴，大便燥结，小便秘痛。

藕汁、蜜各四升，生地汁一升，和匀，慢火熬成膏，每服半匙，口含噙化，不时用，忌煎炒。
竹叶粥
治膈上风热，头目赤痛，止渴清心。

竹叶五十片，石膏二两，水三碗，煎至两碗，澄清去渣，入米三合煮粥，加白沙糖二钱食。
四汁膏
清痰降火，下气止血。

雪梨、甘蔗、鲜藕、薄荷叶各等分，捣汁，入瓦锅，文火熬膏，频频饮。如无梨，秋白亦可。

调理脾胃门

凡病后脾胃弱，肌肉瘦，择相宜者食之，以助药力，绝妙。
人参粥
治翻胃吐酸，及病后脾弱。

用粟米一合煮粥，入人参末、姜汁各五钱，和匀空心食。
门冬粥
治咳嗽及翻胃。

用麦门冬浸汁，和米煮粥，妊妇食之亦宜。
粟米粥
治脾胃虚弱，呕吐不食，渐加尪羸。

粟米、白曲等分，煮粥，空心食，极养胃气。一人病淋，性不可服药，予令日啖此粥，绝去他味，旬日减，月余痊。饮食妙法。
理脾糕
治老人小儿脾泄水泻。

用松花一升，百合、莲肉、山药、薏米、芡实、白蒺藜各末一升，粳米粉一斗二升，糯米粉三升，砂糖一斤，拌匀蒸熟，炙干食之。一方加砂仁末一两。
苏蜜煎
治噎病吐逆，饮食不进。

紫苏叶二两，白蜜、姜汁各五合，和匀，微火煎沸，每服半匙，空心细咽。
姜橘汤
治胸满闷结，饮食不下。

用生姜二两，陈皮一两，空心水煎服。

芡实粥
益精气，强智力，聪耳目。
用芡实去壳三合，新者研如膏，陈者作粉，和粳米三合，煮粥食。

莲子粥
治同上，健脾胃，止泄痢。
莲肉一两，去衣煮烂，研细入糯米三合，煮粥食。

扁豆粥
益精补脾，又治霍乱吐泻。
白扁豆半斤，先煮豆烂去皮，入人参二钱，下米煮粥。

山药粥
补下元，固肠止泻。
怀庆山药为末四分，配六分米煮食。

茯苓粥
治脾虚泄泻，又治不寐。
粳米二合，茯苓末一两，煮好，再下苓末一两，再煮烂食。

萝卜粥
消食利膈。
萝卜大者一个，配米二合煮食。

胡萝卜粥
宽中下气，煮法同上。

苏子粥
下气利膈。
紫苏子微炒一合，研汁去渣，粥好下汁，再煮食之。

茴香粥
和胃治疝。
用小茴香炒，煎汤去渣，入米煮粥食。

胡椒粥、吴茱萸粥
并治心腹疼痛。
煮法同上。

莲肉糕
治病后胃弱，不消水谷。
莲肉、粳米各炒四两，茯苓二两共为末，砂糖调和，每用两许，白汤送下。

豆麦粥
治饮食不住口，仍易饥饿，近似中消。
用绿豆、糯米、小麦各一升，炒熟为末，每用末一升，滚水调服。

清米汤
治泄泻。
用蚤米半升，东壁土一两，吴萸三钱，同炒香熟，去土、萸，取米煎汤饮。

米饮
治咽中作哽，下食则塞，反胃不止。
用杵头糠炒一两，煮米饮，调匀，空心食。

黄鸡馄饨

治脾胃虚弱，少食痿黄，益脏腑，悦颜色。

用黄鸡肉五两，白面二两，葱白二合，切作馄饨，入咸椒豉和之，煮熟空心食。

松子粥

润心肺，和大肠。同米煮粥食。

炒面入粥同食，止白痢。

烧盐入粥同食，止血痢。

气　门

杏仁粥

治上气咳嗽。

扁杏仁去皮尖二两，研如泥，或加猪肺，同米三合，煮食。

莱菔子粥

治气喘。

用莱菔子，即萝卜子三合，煮粥食。

猪肾粥

治脚气顽痹，行履不便，疼痛不止。

猪肾两枚，切碎，葱白五茎，米三合，同煮，临熟加盐、豉、椒调和食之。

羊肾粥、鹿肾粥

法同治同。

鸡肝粥、羊肝粥

并补肝明目，煮法同上。

鹿胶粥

治诸虚，助元阳。煮粥入胶，熔化即是。

虎骨酒

治臂胫疼痛，历节风，肾虚膀胱气痛。

虎胫骨一具，炙黄打碎，同曲米如常造酒饮。

霹雳酒

治疝气偏坠，妇女崩中下血，胎产不下。

用铁锤火烧赤，淬入酒中饮之。

血　门

阿胶粥

止血补虚，浓肠胃，又治胎动不安。

糯米煮粥，临熟入阿胶末一两，和匀食。

桑耳粥

治五痔下血，常烦热羸瘦。

桑耳二两，取汁，和粳米三合，煮熟，空心食。

槐茶

治风热下血，明目益气，止牙疼，利脏腑，顺气道。

嫩槐叶蒸熟晒干，每日煎如茶法。

柏茶

止血滋阴。

侧柏叶晒干，煎汤代茶饮。

醍醐酒

治鼻衄不止。

萝卜自然汁，入好酒一半，和匀温服。

韭汁酒

治赤痢，又治心痛，以其散气行血。

连白韭菜一把，去梢取汁，和酒一杯温服。

马齿苋羹

治下痢赤白，水谷不化，腹痛。

马齿苋菜煮熟，入盐、豉，或姜、醋，拌匀食之。

猪胚片

治肺损，嗽血咯血。

猪胚切片，煮熟，蘸薏仁末，空心服，如肺痈，米饮调下。

羊肺肝肾

治吐血咯血，损伤肺肾及肝，随脏引用，或肺或肝或肾，煮熟切片，蘸白芨末食。

欲试血从何经来，用水一碗，吐入水中，浮者肺也，沉者肾也，半浮半沉者肝也。

痰 门

苏子酒

主消痰下气，润肺止咳。

家紫苏子炒研，绢袋盛之，浸酒中，日日饮之。

阴虚门（忌酒）

芡实粥

见前脾胃门。

枸杞粥

治肝家火旺血衰，益肾气。

甘州枸杞一合，米三合，煮食。

又方

采鲜叶如常煮粥食，入盐少许，空腹食佳。

鳗鱼臛

补虚劳，杀虫，治肛门肿痛，痔久不愈。

鳗鱼细切，煮作臛，入盐、豉、姜、椒，空心食。

牛乳粥

补虚羸。

如常粥内加入牛乳和匀食。

羊肝粥。鸡肝粥、鸡汁粥

并治虚劳。

阳 虚 门

羊肉羹

治下焦虚冷，小便频数。

羊肉四两，羊肺一具，细切，入盐、豉，煮作羹，空心食。

胡桃粥
治阳虚腰疼及石淋五痔。
胡桃肉煮粥食。

又浸酒方
加小茴香、杜仲、补骨脂。

桂花酒
酿成玉色，香味超然，非世间物也。

羊羔酒
大补元气，健脾胃，益腰肾。
宜和化成殿方，用糯米一石，如常浸浆取蒸，再入肥嫩羊肉七斤，曲十四两，杏仁一斤，同煮烂，连汁拌饭，加入木香一两，锉同酿，勿犯水，十日熟。

诸 虚 门

参归腰子
治心气虚损，自汗。
人参五钱，当归四两，猪肾一枚，细切，同煮食之，以汁送下，或用山药捣丸，如桐子大，每服三十丸，空心温酒下。多服乃佳。

煨肾法
治肾虚腰痛。
猪肾一枚，薄切五七片，以椒盐淹去腥水，以杜仲末三钱在内，包以薄荷，外加湿纸，置火内煨熟，酒下。如脾虚，加补骨脂炒末二钱。

猪肾酒
治同上。
用童便二钟，好酒一钟，以瓷瓶贮之，取猪肾一对入内，黄泥封固，日晚时以慢火养熟，至中夜止五更初，以火温之，发瓶饮酒，食腰子。病笃者只一月效。平日虚怯尤宜食，绝胜金石草木之药也。

猪肚方
治虚羸乏气。
人参五钱，干姜、胡桃各二钱，葱白七茎，糯米三合，为末，入猪肚内扎紧，勿以泄气，煮烂空心服，以好酒一二杯送之。

牛乳方
老人最宜，补心脉，安心神，长肌肉。为人子者，常当供之，或为乳饼、乳腐，较诸物胜。

山药酒
补虚损，益颜色，又治下焦虚冷，小便频数。
用酥一匙，于铛中熔化，入山药末熬令香，入酒一杯，调匀，空心饮。

生栗方
治脚气及肾气损，脚膝无力。
用生栗蒸熟风干，每日空心食十枚，效甚。

水芝丸
补五脏诸虚。
莲肉一斤去心，入猪肚内扎定，煮烂捣丸，如桐子大，每三四十丸，空心酒下。

以上诸方，其治病之功，胜于药石。人但知药能治病，而不知食能治病。孙真人有言曰：医者先晓病原，知其所犯，以食治之，食疗不愈，然后议药。不特老人小儿相宜，凡颐养及久病厌药者，亦未为不可也。

（高明慧　校注）

老老恒言（节选）

清·曹庭栋

【按语】

《老老恒言》，一名《养生随笔》，成书并刊印于清乾隆三十八年（1773 年），系清代著名养生学家曹庭栋所撰。曹庭栋（1700～1785 年），一作廷栋，字楷人，号六圃，又号慈山居士，浙江嘉善魏塘镇人。少嗜学，工诗文。中年后，绝意仕途，于居处累土为山，曰"慈山"。曹氏精于养生学，并身体力行，《老老恒言》成书时已年过七旬，故是书可谓其养老的经验之谈。

作者广涉历代诸书，对前贤的不同养生言论进行辨析。如《饮食》篇中针对四时五味宜忌，《记·内则》认为"春多酸，夏多苦，秋多辛，冬多咸，调以滑甘"，而孙思邈则提出"春少酸增甘，夏少苦增辛，秋少辛增酸，冬少咸增苦，四季少甘增咸"的不同主张。曹氏认为《内则》意在乘旺，孙氏意在扶衰，而其要旨在于"无论四时，五味不可偏多"，可谓化繁复为简约，便于施用。曹氏并不泥于经典，多有自身创见，如《晨兴》一篇中就对历代养生家奉为圭臬的《内经》春夏宜夜卧早起，秋宜早卧早起，冬宜早卧晚起的言论提出了质疑，其谓"倦欲卧而勿卧，醒欲起而勿起，勉强转多不适，况乎日出而作，日入而息，昼动夜静，乃阴阳一定之理，似不得以四时分别"。曹氏在吸收前贤养生精华的同时，亦参以自身实践体会，并不空谈理论，而更着眼于其实用性。如《安寝》一篇中针对不寐提出的"操纵"二法、为曹氏的经验之谈，颇具独到之处。曹氏善于于日常平易中阐发养生之道，其提出的方法多简便效廉，适合普通人家施用。如其对"多食咸物必发渴"这一日常现象解释为"物极必反，火极反咸，则咸极反渴"。其对各种护齿方法进行实践，排除无效之方，总结出简便有效的护齿方法："漱用温水，但去齿垢。齿之患在火，有擦齿诸方，试之久俱无效，惟冷水漱口，习惯则寒冬亦不冰齿，可以永除齿患。"

总之，《老老恒言》一书汇集清以前各家养生思想，结合作者自己实践体会，从老年人心理和生理特点出发，广泛阐述了日常生活衣食住行的养生方法，其语言平实，方法简单易行，是清代著名的养老专著。本书以上海中医学院中医文献研究所据上海中医学院图书馆馆藏版本校正影刊本《历代中医珍本集成》为底本进行校勘。

【原文校释】

卷　一

安　寝

少寐乃老年人大患。《内经》谓："卫气不得入于阴，常留于阳，则阴气虚，故目不瞑。"载有方药，罕闻奏效。邵子曰"寤则神栖于目，寐则神栖于心"，又曰"神统于心"，大抵以清心为切要。然心实最难把捉，必先平居静养。入寝时，将一切营为计虑，举念即除，渐除渐少，渐少渐无，自然可得安眠。若终日扰扰，七情火动，辗转牵怀，欲其一时消释，得乎？

《南华经》曰："其寐也，魂交"。养生家曰："先睡心，后睡目"。俱空言拟议而已。愚谓寐有

"操纵"二法：操者，如贯想头顶，默数鼻息，返观丹田之类，使心有所着，乃不纷驰，庶可获寐。纵者，任其心游思于杳渺无朕之区，亦可渐入朦胧之境。最忌者，心欲求寐，则寐愈难。盖醒与寐交界关头，断非意想所及，惟忘乎寐，则心之或操或纵，皆通睡乡之路。

《语》曰"寐不尸"，谓不仰卧也。相传希夷安睡诀：左侧卧则屈左足，屈左臂，以手上承头，伸右足，以右手置右股间；右侧卧反是。半山翁诗云："华山处士如容见，不觅仙方觅睡方。"此果其睡方耶？依此而卧，似较稳适，然亦不得太泥，但勿仰卧可也。

《记·玉藻》曰"寝恒东首"，谓顺生气而卧也。《保生心鉴》曰："凡卧，春夏首宜向东，秋冬首向西"。愚谓寝处必安其常，《记》所云恒也，四时更变，反致不安。又曰"首勿北卧"，谓避阴气。《云笈七签》曰"冬卧宜向北"，又谓乘旺气矣。按《家语》曰："生者南向，死者北首"。皆从其初也。则凡东西设床者，卧以南首为当。

卧不安，易多反侧，卧即安，醒时亦当转动，使络脉流通。否则半身板重，或腰肋痛，或肢节酸者有之。按释氏戒律，卧惟右侧，不得转动，名吉祥睡，此乃戒其酣寐，速之醒也，与老年安寝之道正相反。

胃方纳食，脾未及化，或即倦而欲卧，须强耐之。《蠡海集》曰："眼眶属脾，眼开眶动，脾应之而动。"又曰："脾闻声则动，动所以化食也。"按脾与胃，同位中州，而膜联胃左，故脉居右而气常行于左。如食后必欲卧，宜右侧以舒脾之气。《续博物志》云："卧不欲左胁"，亦此意。食远则左右胥①宜。

觉须手足伸舒，睡则不嫌屈缩。《续博物志》云"卧欲足缩"是也。至冬夜愈缩愈冷。《玉洞要略》曰"伸足卧，一身俱暖"，试之极验。杨诚斋《雪诗》云："今宵感叹卧如弓"。所谓愈屈缩愈冷，非耶？

就寝即灭灯，目不外眩，则神守其舍。《云笈七签》曰："夜寝燃灯，令人心神不安。"《真西山卫生歌》曰："默寝暗眠神晏如②。"亦有灭灯不成寐者，锡制灯龛，半边开小窦③以通光，背帐置之，便不照耀及目。

寝不得大声叫呼。盖寝则五脏如钟磬不悬，不可发声。养生家谓多言伤气，平时亦宜少言，何况寝时。《玉笥要览》曰："卧须闭口，则元气不出，邪气不入。"此静翕之体，安贞之吉也，否则令人面失血色。

头为诸阳之首。《摄生要论》曰"冬宜冻脑"，又曰"卧不覆首"。有作睡帽者，放空其顶，即冻脑之意。终嫌太热，用轻纱包额，如妇人包头式，或狭或宽，可趁天时，亦惟意所适。

腹为五脏之总，故腹本喜暖。老人下元虚弱，更宜加意暖之。办兜肚，将蕲艾捶软铺匀，蒙以丝绵，细针密行，勿令散乱成块。夜卧必需，居常亦不可轻脱。又有以姜、桂及麝诸药装入，可治腹作冷痛。段成式诗云："见说自能裁袙肚，不知谁更着崤头。"注：袙肚，即今之兜肚。

兜肚外再加肚束，腹不嫌过暖也。《古今注》谓之腰彩，有似妇人袜胸，宽约七八寸，带系之，前护腹，旁护腰，后护命门，取益良多，不特卧时需之。亦有以温暖药装入者。

解衣而寝，肩与颈被覆难密。制寝衣如半臂，薄装絮，上以护其肩，短及腰，前幅中分，扣钮如常，后幅下联横幅，围匝腰间，系以带，可代肚束。更缀领以护其颈，颈中央之脉，督脉也，名曰风府，不可着冷。领似常领之半，掩其颈后，舒其咽前，斯两得之矣。穿小袄卧，则如式作单者加于外。《说丛》云："乡党必有寝衣，长一身有半"。疑是度其身而半之，如今着小袄以便寝，义亦通。

---

① 胥：皆。
② 晏如：安然自若的样子。
③ 窦：孔，洞。

晨 兴

老年人往往天未明而枕上已醒。凡藏府有不安处，骨节有酸痛处，必于此生气时觉之。先以卧功次第行数遍卧功见二卷《导引》内，反侧至再，俟日色到窗，方可徐徐而起。乍起慎勿即出户外，即开窗牖。

春宜夜卧早起，逆之则伤肝；夏同于春，逆之则伤心；秋宜早卧早起，逆之则伤肺；冬宜早卧晏起，逆之则伤肾。说见《内经》，养生家每引以为据。愚谓倦欲卧而勿卧，醒欲起而勿起，勉强转多不适，况乎日出而作，日入而息。昼动夜静，乃阴阳一定之理，似不得以四时分别。

冬月将起时，拥被披衣坐少顷，先进热饮，如乳酪、莲子圆、枣汤之属以益脾。或饮醇酒，以鼓舞胃气，乐天诗所谓"空腹三杯卯后酒也"，然亦当自审其宜。《易·颐卦象》曰："观颐，观其所养也。自求口实，观其自养也。"

晨起漱口，其常也。《洞微经》曰："清早口含元气，不得漱而吐之，常以津漱口，即细细咽津。"愚谓卧时终宵呼吸，浊气上腾，满口黏腻，此明证也，故去浊生清，惟漱为宜。《仲贤余话》曰："早漱口，不若将卧而漱。"然兼行之，亦无不可。

漱用温水，但去齿垢。齿之患在火，有擦齿诸方，试之久，俱无效。惟冷水漱口，习惯则寒冬亦不冰齿，可以永除齿患。即当欲落时，亦免作痛。鬃①刷不可用，伤辅肉也，是为齿之祟②。《抱朴子》曰："牢齿之法，晨起叩齿三百下为良。"

日已出而霜露未晞③，晓气清寒，最易触人。至于雾蒸如烟，尤不可犯。《元命包》曰："阴阳乱则为雾"。《尔雅》曰："地气发，天不应曰雾"。《月令》曰："仲冬行夏令，则氛雾④冥冥"。其非天地之正气可知。更有入鼻微臭，即同山岚⑤之瘴，毒弥甚焉。《皇极经世》曰："水雾黑，火雾赤，土雾黄，石雾白"。

每日空腹，食淡粥一瓯⑥，能推陈致新，生津快胃，所益非细，如杂以甘咸之物，即等寻常饮食。扬子云《解嘲文》云："大味必淡"。《本草》载有《粥记》，极言空腹食粥之妙。陆放翁诗云："世人个个学长年，不悟长年在目前，我得宛邱平易法，只将食粥致神仙。"

清晨略进饮食后，如值日晴风定，就南窗下，背日光而坐，列子所谓"负日之暄⑦"也。脊梁得有微暖，能使遍体和畅。日为太阳之精，其光壮人阳气，极为补益。过午阴气渐长，日光减暖，久坐非宜。

长夏晨兴，勿辄进食以实胃，夏火盛阳，销铄肺阴，先进米饮以润肺，稼穑作甘，土能生金也。至于晓气清凉，爽人心目，惟早起乃得领略。寒山子曰："早起不在鸡鸣前"。盖寅时初刻，为肺生气之始，正宜酣睡。"至卯，气入大肠，方可起身，稍进汤饮。至辰，气入胃，乃得进食。此四时皆同。

盥 洗

盥，洗手也。洗发曰沐，洗面曰靧⑧，洗身曰浴，通谓之洗。养生家言发宜多栉，不宜多洗。当风而沐，恐患头风。至老发稀，沐似可废。晨起先洗面，饭后、午睡后、黄昏后，俱当习以为常。面

---

① 鬃（zōng 棕）：同"鬃"。
② 祟：灾祸。
③ 晞：干，干燥。
④ 氛雾：雾气。
⑤ 岚：山间雾气。
⑥ 瓯（ōu 欧）：杯；盅。
⑦ 暄：温暖。
⑧ 靧（huì 会）：洗脸。

为五藏之华，频洗所以发扬之。《太素经》曰："手宜常在面"。谓两手频频擦面也，意同。

冬月手冷，洗以热水，暖可移时，颇胜烘火。《记·玉藻》曰："日五盥"。盖谓洗手不嫌频数耳；又《内则》云："三日具沐，其间，面垢燂潘请靧，足垢燂汤请洗。"燂，温也。潘，淅米汁也，即俗所谓米泔水。

洗面水不嫌过热，热则能行血气，冷则气滞，令人面无光泽。夏月井水阴寒，洗手亦恐手战，寒透骨也。《玉藻》曰："沐稷①而靧粱"。注：沐稷，以淅②稷之水洗发；靧粱，以淅粱之水洗面，皆泔水也。泔水能去垢，故用之。去垢之物甚多，古人所以用此者，去垢而不乏精气，自较胜他物。

浴必开发毛孔，遍及于体，如屡屡开发之，令人耗真气。谚云：多梳头，少洗浴。盛夏亦须隔三四日，方可具浴。浴后阳气上腾，必洗而以宣畅其气，进饮食。眠少顷即起，至浴时易冒风邪，必于密室。

《记·内则》云："五日则燂汤请浴"。盖浴水不可太热，温凉须适于体，故必燂汤。或浴久汤冷，另以大壶贮热者，置于浴盆旁，徐徐添入，使通体畅快而后已。《云笈七签》曰："夜卧时，常以两手揩摩身体，名曰干浴。"

《四时调摄论》曰："饥忌浴"，谓腹虚不可复令耗气耳。又曰："枸杞煎汤具浴，令人不病不老"，纵无确效，犹为无损。至有五枝汤，用桃枝柳枝之属，大能发汗，乏人精血。或因下体无汗，用以洗足。

春秋非浴之时，如爱洁必欲具浴，密室中，大瓷缸盛水及半，以帐笼罩其上，然后入浴。浴罢穿衣，衣必加暖，如少觉冷，恐即成感冒。

浴后当风，腠理开，风易感，感而即发。仅在皮毛，则为寒热，积久入里，患甚大。故风本宜避，浴后尤宜避。《论语》："浴乎沂③，风乎舞雩④"，狂士不过借以言志。暮春非浴之时，况复当风邪。

《清閟录》载香水洗身诸方，香能利窍，疏泄元气，但浴犹虑开发毛孔，复以香水开发之，可乎？愚按：《记》言"沐稷靧粱"，不以稷与粱洗身者，盖贵五谷之意。凡上品诸香，为造化之精气酝酿而成，似亦不当亵用。《藏器》云："樟木煎汤，浴脚气疥癣风痒。"按：樟辛烈香窜，尤不可无故取浴。

有砖筑浴室，铁锅盛水，浴即坐锅中，火燃其下，温凉惟所欲，非不快适。曾闻有入浴者，锅破遂堕锅底，水与火并而及其身。吁！可以鉴矣！

饮 食

《记·内则》曰："凡和，春多酸，夏多苦，秋多辛，冬多咸，调以滑甘。"注：酸、苦、辛、咸，木、火、金、水之所属，多其时味，所以养气也。四时皆调以滑甘，象土之寄也。孙思邈曰："春少酸增甘，夏少苦增辛，秋少辛增酸，冬少咸增苦，四季少甘增咸。"《内则》意在乘旺，孙氏意在扶衰，要之无论四时，五味不可偏多。《抱朴子》曰："酸多伤脾，苦多伤肺，辛多伤肝，咸多伤心，甘多伤肾"。此五味克五藏，乃五行自然之理也。凡言伤者，当时特未遽⑤觉耳。

凡食物不能废咸，但少加使淡，淡则物之真味真性俱得。每见多食咸物必发渴，咸属水，润下，而反发渴者何？《内经》谓"血与咸相得则凝，凝则血燥"，其义似未显豁。《泰西水法》曰："有如木烬成灰，漉灰得卤，可知咸由火生也，故卤水不冰。"愚按：物极必反，火极反咸，则咸极反渴。

---

① 稷（jì 即）：古代一种粮食，指粟或黍属。
② 淅：淘米。
③ 沂：即沂河。
④ 雩（yú 于）：古代为求雨而举行的一种祭祀。
⑤ 遽（jù 句）：立刻，马上。

又玩坎卦中画阳爻，即是水含火性之象。故肾中亦有真火。

《记·内则》曰："枣、栗、饴、蜜以甘之，堇、萱、枌、榆、免①、薧②、滫瀡③以滑之，脂膏以膏之。"愚按：甘之以悦脾性，滑之以舒脾阳，膏之以益脾阴，三"之"字皆指脾言。古人养老调脾之法，服食即当药饵。

《抱朴子》曰："热食伤骨，冷食伤肺，热毋灼唇，冷毋冰齿。"又曰："冷热并陈，宜先食热，后食冷。"愚谓食物之冷热，当顺乎时之自然，然过冷宁过热，如夏日伏阴在内，热食得有微汗亦妙。《内经》曰："夏暑汗不出者，秋成风疟。"汗由气化，乃表里通塞之验也。

《卫生录》曰："春不食肝，夏不食心，秋不食肺，冬不食肾，四季不食脾。当旺之时，不可犯以物之死气。"但凡物总无活食之理，其说太泥。《玉枢微旨》曰："春不食肺，夏不食肾，秋不食心，冬不食脾，四季不食肝。"乃谓不食其所受克，此说理犹可通。

夏至以后，秋分以前，外则暑阳渐炽，内则微阴初生，最当调停脾胃，勿进肥浓。《内经》曰："味厚为阴，薄为阳，厚则泄，薄则通。"再瓜果生冷诸物，亦当慎。胃喜暖，暖则散，冷则凝，凝则胃先受伤，脾即不运。《白虎通》曰："胃者脾之府，脾禀气于胃。"

午前为生气，午后为死气，释氏有过午不食之说，避死气也。《内经》曰："日中而阳气隆，日西而阳气虚。"故早饭可饱，午后即宜少食，至晚更必空虚。

应璩《三叟诗》云："中叟前致辞，量腹节所受。""量腹"二字最妙，或多或少，非他人所知，须自己审量。"节"者，今日如此，明日亦如此，宁少毋多。又古诗云"努力加餐饭"，老年人不减足矣，加则必扰胃气，况努力定觉勉强，纵使一餐可加，后必不继，奚益焉？

勿极饥而食，食不过饱；勿极渴而饮，饮不过多。但使腹不空虚，则冲和之气，沦浃肌髓④。《抱朴子》曰："食欲数而少，不欲顿而多。"得此意也。凡食总以少为有益，脾易磨运，乃化精液，否则极易之物，多食反至受伤，故曰少食以安脾也。

《洞微经》曰："太饥伤脾，太饱伤气。"盖脾藉于谷，饥则脾无以运而虚脾；气转于脾，饱则脾过于实而滞气。故先饥而食，所以给脾；食不充脾，所以养气。

华佗《食论》曰："食物有三化：一火化，烂煮也；一口化，细嚼也；一腹化，入胃自化也。"老年惟藉火化，磨运易即输精多。若市脯每加消石，速其糜烂，虽同为火化，不宜频食，恐反削胃气。

水陆之味，虽珍美毕备，每食忌杂，杂则五味相挠，定为胃患。《道德经》曰："五味令人口爽"。爽，失也，谓口失正味也。不若次第分顿食⑤之，乃能各得其味，适于口，亦适于胃。

食后微渣留齿隙，最为齿累。以柳木削签，剔除务净，虎须尤妙。再煎浓茶，候冷连漱以荡涤之。韦庄诗："泻瓶如练色⑥，漱口作泉声。"东坡云："齿性便苦，如食甘甜物，更当漱。"每见年未及迈，齿即缺落者，乃甘味留齿，渐至生虫作䘌。公孙尼子曰："食甘⑦者，益于肉而骨不利也。"齿为肾之骨。

食 物

《本草》谓煮饭以陈廪米⑧为补益，秋谷初成，老年食之，动气发病。愚意胃弱难化则有之。滋

---

① 免：新鲜者。
② 薧（kǎo 考）：干者。
③ 滫瀡（xiǔ suǐ 朽）：淘米水。
④ 沦浃肌髓：透入肌肉和骨髓。
⑤ 食：原作"失"，误，据文意改。
⑥ 练色：白色。
⑦ 甘：原作"苦"，据文意改。
⑧ 陈廪（lǐn 凛）米：即陈米，老米。陶隐居云：此经久入仓陈赤者。廪，米仓。

润香甘，莫如新粒，不妨酌宜而食，微炒则松而易化，兼开胃。有香稻米，炒则香气减，可竟煮食，煮必过熟乃佳。昌黎诗所谓"匙抄烂饭稳送之，含口软嚼如牛呞①"也。有以米浸水，冬月冰之风干，煮饭松软，称老年之供。凡煮白米，宜紧火，候熟开锅即食，廪米、炒米宜缓火，熟后有顷，俟收湿气，则发松透里。

煮粥用新米，香甘快胃。乐天诗云："粥美尝新米"。香稻弥佳。按：《本草》煮粥之方甚多，大抵以米和莲肉为第一，其次茨实、薏苡仁俱佳。此外或因微疾，借以调养，虽各有取益，要非常供。李笠翁曰："煮饭勿以水多而减，煮粥勿以水少而添，方得粥饭正味。"

茶能解渴，亦能致渴，荡涤精液故耳。卢仝②七碗，乃愈饮愈渴，非茶量佳也。《内经》谓少饮不病喘渴。《华佗食论》曰"苦茶久食益意思"，恐不足据。多饮面黄，亦少睡。魏仲先《谢友人惠茶诗》云："不敢频尝无别意，只愁睡少梦君稀。"唯饭后饮之，可解肥浓。若清晨饮茶，东坡谓直入肾经，乃引贼入门也。茶品非一，近地可觅者，武夷六安为尚。

《诗·豳风》云："为此春酒，以介眉寿。"《书·酒诰》云："厥父母庆，自洗腆，致用酒。"酒固老年所宜，但少时伤于酒，老必戒。即素不病酒，黄昏后亦不宜饮，惟宜午后饮之，藉以宣道③血脉。古人饮酒，每在食后。《仪礼》谓之酳④，注云："酳者，演安其食也。"今世俗筵宴，饱食竣，复设小碟以侑⑤酒，其犹存古之意与？米酒为佳，曲酒次之，俱取陈窨⑥多年者。烧酒纯阳，消烁真阴，当戒。

烟草，据姚旅《露书》，产吕宋，名淡巴菰，《本草》不载，《备要》增入，其说却未明确。愚按：烟草味辛性燥，熏灼耗精液。其下咽也，肺胃受之，有御寒、解雾、辟秽、消腻之能，一入心窍，便昏昏如醉矣。清晨饮食未入口，宜慎。笃嗜者甚至舌胎黄黑，饮食少味，方书无治法，食猪羊油可愈，润其燥也。有制水烟壶，隔水吸之者，有令人口喷，以口接之者，畏其熏灼，仍难捐弃，故又名相思草。《蚓庵琐语》曰：边上人寒疾，非烟不治，至以匹马易烟一觔。明崇祯癸未，禁民私售。则烟之能御寒，信矣。盛夏自当强制。

菹菜之属，每食所需，本非一类，人各有宜。文王嗜菖歜，孔子不撤姜食，皆审其所宜故取之。非仅曰菖可益聪，姜可通神明也。按：菖歜即菖蒲葅。《遁庵秘录》有种石菖蒲法，以辰砂捶末代泥，候其生发，采根食之，不必定作葅也，利窍兼可镇心，据云能治不寐，极为神妙之品。

蒸露法同烧酒，诸物皆可蒸，堪为饮食之助。盖物之精液，全在气味，其质尽糟粕耳，犹之饮食入胃，精气⑦上输于肺，宣布诸藏，糟粕归于大肠，与蒸露等。故蒸露之性，虽随物而异，能升腾清阳之气，其取益一也。如稻米露发舒胃阳，可代汤饮，病后尤宜。他如藿香、薄荷之类，俱宜蒸取露用。《泰西水法》曰："西国药肆⑧中，大半是药露，持方诣肆，和露付之。"则方药亦可蒸露也，须预办蒸器，随物蒸用。

水、陆、飞、走诸食物，备载本草，可考而知。但据其所采论说，试之不尽获验。张文潜诗云："我读本草书，美恶未有凭。"是岂人之禀气不同，遂使所投亦异耶？当以身体察，各随禀气所宜而食之，则庶几⑨矣。

---

① 呞（shī师）：（牛）反刍。
② 卢仝（tóng同）：唐代诗人，嗜茶成癖，其作"七碗茶歌"脍炙人口。
③ 道：引导；疏导。
④ 酳（yìn印）：古代宴饮礼节，食毕以酒漱口，有安食养乐之义。
⑤ 侑（yòu右）：助。
⑥ 窨（yìn印）：窨藏；封藏。
⑦ 气：原作"神"，据文意改。
⑧ 肆：店铺。
⑨ 庶几：差不多。

散 步

坐久则络脉滞。居常无所事,即于室内,时时缓步,盘旋数十匝,使筋骸活动,络脉乃得流通。习之既久,步可渐至千百,兼增足力。步主筋,步则筋舒而四肢健,懒步则筋挛,筋挛日益加懒。偶展数武,便苦气乏,难免久坐伤肉之弊。

欲步先起立,振衣定息,以立功诸法,徐徐行一度立功见二卷《导引》内,然后从容展步,则精神足力,倍加爽健。荀子曰:"安燕而气血不惰。"此之谓也。

饭后食物停胃,必缓行数百步,散其气以输于脾①,则磨胃而易腐化。《蠢海集》曰:"脾与胃俱属土,土耕锄始能生殖,不动则为荒土矣"。故步所以动之。《琅嬛记》曰:"古之老人,饭后必散步,欲摇动其身以消食也。"故后人以散步为"消摇"。

《遵生笺》曰:"凡行步时,不得与人语。欲语须住足,否则令人失气。"谓行步则动气,复开口以发之,气遂断续而失调也。虽非甚要,寝食而外,不可言语,亦须添此一节。

散步者,散而不拘之谓,且行且立,且立且行,须得一种闲暇自如之态。卢纶诗"白云流水如闲步"是也。《南华经》曰:水之性,不杂则清。欝②闭而不流,亦不能清。此养神之道也。散步所以养神。

偶尔步欲少远,须自揣足力,毋勉强。更命小舟相随,步出可以舟回,或舟出而步回,随其意之所便。既回,即就便榻眠少顷,并进汤饮以和其气。元微之诗云:"僶俛③还移步,持疑又省躬。"即未免涉于勉强矣。

春探梅,秋访菊,最是雅事。凡晴日和时,偕二三老友,揩④筇⑤里许,安步亦可当车。所戒者,乘兴纵步,一时客气为主,相忘疲困,坐定始觉受伤,悔已无及。

昼 卧

午后坐久微倦,不可便榻即眠,必就卧室安枕。移时,或醒或寐,任其自然,欲起即起,不须留恋。《左传》医和之言曰:"晦淫惑疾"。注:寝过节则惑乱。既起,以热水洗面,则眼光倍爽。加薄绵衣暖其背,则肢体俱觉轻健。乐天诗所谓"一觉闲眠百病消"也。三伏时或眠便榻,另设帐,窗户俱必密闭。

冬月昼卧,当以薄被覆其下体。此时微阳潜长,必温暖以养之。血气本喜温而恶寒,何况冬月。如不以被覆,及起,定觉神色偃蹇,遍体加冷,阳微弗胜阴凝也。

长夏昼卧,醒后即进热饮,以助阳气,如得微汗亦妙。夏为阳极之候,昼宜动,而卧则反静,宣达之所以顺时。

欧阳公曰:介甫尝云:夏月昼卧,方枕为佳。睡久气蒸枕热,则转一方冷处。老年虽不宜受冷,首为阳,不可令热,况长夏昼卧,枕虽末节,亦取所宜。

《天禄识余》云:"李黄门以午睡为摊饭。"放翁诗"摊饭横眠梦蝶床"。此惟年壮胃强方可。老年胃气既弱,运动尚虑停滞,必待食久既化,胸膈宽然,未倦犹弗卧,少倦亟⑥就枕,过此恐又不成寐矣。

坐而假寐,醒时弥觉神清气爽,较之就枕而卧,更为受益。然有坐不能寐者,但使缄其口,闭其

---

① 脾:原作"食",据文意改。
② 欝(yù 玉):古同"郁"。
③ 僶俛(mǐn miǎn 敏免):勉强。
④ 揩(zhī 只):通"支"。支撑。
⑤ 筇(qióng 穷):手杖。
⑥ 亟:急。

目，收摄其心神，休息片时，足当昼眠，亦堪遣日。乐天诗云："不作午时眠，日长①安可度？"此真老年闲寂之况。

当昼即寝，既寝而起，入夜复寝，一昼夜间，寝兴分而二之。盖老年气弱，运动久则气道濇②，故寝以节之。每日时至午，阳气渐消，少息所以养阳；时至子，阳气渐长，熟睡所以养阴。东坡诗云："此身正似蚕将老，更尽春光一再眠。"若少壮阳气方盛，昼寝反令目昏头重，阳亢也。

夜 坐

日未出而即醒，夜方阑而不寐，老年恒有之。黄昏时如辄就寝，则愈不能寐，必坐有顷。坐时先调息以定气，塞聪掩明，屏除杂想，或行坐功运动一番坐功见二卷《导引》内。《亢仓子》曰："体合于心，心合于气，气合于神，神合于无。"夜坐如此，即安睡之妙诀。

五藏之精气，上注于目。坐时灯光照耀，即闭目亦似红纱罩之，心因目动，遂至淆③乱神明，须置隐灯，放翁诗所云"小幨幛灯便细书"是也。使光不射目，兼养目力，若灭灯而坐更妥。《楞严经》曰："开眼见明，名为见外；闭眼见暗，名为见内。"荀子曰："浊明外景，清明内景。"意同。

坐久腹空，似可进食，亦勿辄食，以扰胃气。《内经》曰："胃不和则卧不安。"或略进汤饮以暖之，酒更不可饮，气血入夜而伏，酒性动散，两相妨也。夜不食姜亦此意。

剪烛夜话，此少壮之常，老年若不检束，愈谈笑愈不倦，神气浮动，便觉难以收摄。鲍氏《皇极经世注》曰："人之神，昼在心，夜在肾。"盖肾主纳气，谈笑则气不纳，气不纳则神不藏，所以终夜无寐，谈笑亦足致之。

夜以更点为候，如更点无闻，何所取准？拈香一炷或两炷，随其坐之。久暂令每夜同之，则气血之动定有常，入寝始觉安然。四时夜有长短，各酌其宜可也。

予尝有《秋夜诗》云："薄醉倦来禁不得，月光窥牖引人看。"凡值月明时，推窗看月，事所恒有，然呼吸间易感风露，为从暖室中顿受凉气耳。《内经》曰："因于风露，乃生寒热。"秋月弥佳，尤宜戒看。

夏夜时刻甚短，即早卧仅及冬夜之半，陈傅良诗所谓"短夜得眠常不足"。纵未就枕，只宜寝室中坐少顷。至若风檐露院，凉爽宜人，非不快意，但夜气暗侵，每为病根所伏。大凡快意处，即是受病处。老年人随事预防，当于快意处发猛省，又不独此夜坐纳凉之一节也。

夜坐乃凝神于静，所以为寐计耳。按《紫岩隐书》曰："每夜欲睡时，绕室行千步，始就枕。"其说却与坐相反。盖行则身劳，劳则思息，动极而返于静，亦有其理。首篇论安寝④，愚谓有操纵二法。此夜坐是以静求静，行千步是以动求静，与操纵意相参，可以体验得之。

卷 二

燕 居

养静为摄生首务。五官之司，俱属阳火，精髓血脉，则阴精也，阴足乃克济阳。《内经》曰："阴精所奉其人寿，阳精所降其人夭。"降者，降伏之降，阴不足而受阳制，立见枯竭矣。养静所以养阴，正为动时挥运之用。

《显道经》曰："骨涌面白，血涌面赤，髓涌面黄，肌涌面黑，精涌面光，气涌面泽，光泽必根乎精气，所谓晬然⑤见于面也。"按"精气"二字俱从米，是精气又必资乎米，调停粥饭，饥饱适时，

---

① 长：原作"常"。白居易《昼寝》诗为"不作午时眠，日长安可度？"据改。
② 濇：同"涩"。
③ 淆：混乱。
④ 寝：原误作"寐"，据首篇标题改。
⑤ 晬（zuì最）然：温润貌。晬，通"睟"。湿润。

生精益气之功孰大焉。

《记·王制》云："九十饮食不离寝。"寝谓寝处之所，乃起居卧室之意。如年未九十，精力衰颓者，起居卧室，似亦无不可。少视听，寡言笑，俱足宁心养神，即却病良方也。广成子曰："无视无听，抱神以静，形将自正。"

心者神之舍，目者神之牖，目之所至，心亦至焉。《阴符经》曰："机在目。"《道德经》曰："不见可欲，使心不乱。"平居无事时，一室默坐，常以目视鼻，以鼻对脐，调匀呼吸，毋间断，毋矜持，降心火入于气海，自觉遍体和畅。

《定观经》曰："勿以涉事无厌，故求多事；勿以处喧①无恶，强来就喧。"盖无厌无恶，事不累心也。若多事就喧，心即为事累矣。《冲虚经》曰："务外游，不如务内观。"

心不可无所用，非必如槁木，如死灰，方为养生之道。静时固戒动，动而不妄动，亦静也。道家所谓不怕念起，惟怕觉迟。至于用时戒杂，杂则分，分则劳。惟专则虽用不劳，志定神凝故也。

人藉气以充其身，故平日在乎善养，所忌最是怒，怒心一发，则气逆而不顺，窒而不舒。伤我气，即足以伤我身。老年人虽事值可怒，当思事与身孰重，一转念间，可以涣然冰释。

寒暖饥饱，起居之常，惟常也，往往易于疏纵，自当随时审量。衣可加即加，勿以薄寒而少耐；食可置即置，勿以悦口而少贪。《济生编》曰："衣不嫌过，食不嫌不及。"此虽救偏之言，实为得中之论。

春冰未泮②，下体宁过于暖，上体无妨略减，所以养阳之生气。绵衣不可顿加，少暖又须暂脱。北方语曰："若要安乐，不脱不着。"南方语曰："若要安乐，频脱频着。"

夏月冰盘，以阴乘阳也，冬月围炉，以阳乘阴也，阴阳俱不可违时。《内经》曰："智者之养生也，必顺四时而调寒暑。"然冬犹可近火，火在表也；夏热必戒纳凉，凉入里也。

《济世仁术编》曰："手心通心窍。大热时，以扇急扇手心，能使遍体俱凉。"愚谓不若谚语云："心定自然凉"。"心定"二字可玩味。

省 心

六淫之邪，其来自外，务调摄所以却之也。至若七情内动，非调摄能却。其中喜怒二端，犹可解释。倘事值其变，忧思悲恐惊五者，情更发于难遏，要使心定则情乃定。定其心之道何如？曰"安命"。

凡人心有所欲，往往形诸梦寐，此妄想惑乱之确证。老年人多般涉猎过来，其为可娱可乐之事，滋味不过如斯，追忆间，亦同梦境矣。故妄想不可有，并不必有，心逸则日休也。

世情世态，阅历久看应烂熟。心衰面改，老更奚求？谚曰："求人不如求己。"呼牛呼马，亦可由人，毋少介意，少介意便生忿③，忿便伤肝，于人何损？徒损乎己耳。

少年热闹之场，非其类则弗亲，苟不见几知退，取憎而已。至与二三老友，相对闲谈，偶闻世事，不必论是非，不必较长短，慎尔出话，亦所以定心气。

《语》云："及其老也，戒之在得。"财利一关，似难打破，亦念去日已长，来日已短，虽堆金积玉，将安用之？然使恣意耗费，反致奉身匮乏，有待经营，此又最苦事，故"节俭"二字，始终不可忘。

衣食二端，乃养生切要事。然必购珍异之物，方谓于体有益，岂非转多烦扰？食但慊④其心所

---

① 喧：声音大而嘈杂。
② 泮：融解。
③ 忿：怒；恨。
④ 慊：满足。

欲，心欲淡泊，虽肥浓亦不悦口；衣但安其体所习，鲜衣华服，与体不相习，举动便觉乖宜①。所以食取称意，衣取适体，即是养生之妙药。

凡事择人代劳，事后核其成可也。或有必亲办者，则毅然办之。亦有可姑置者，则决然置之。办之所以安心。置之亦所以安心。不办又不置，终日往来萦怀，其劳弥甚。

老年肝血渐衰，未免性生急躁，旁人不及应，每至急躁益甚，究无济于事也。当以一"耐"字处之，百凡自然就理，血气既不妄动，神色亦觉和平，可养身兼养性。

年高则齿落目昏，耳重听，步蹇涩②，亦理所必致，乃或因是怨嗟③，徒生烦恼。须知人生特不易到此地位耳，到此地位，方且自幸不暇，何怨嗟之有？

寿为五福之首，既得称老，亦可云寿，更复食饱衣暖，优游杖履，其获福亦厚矣。人世间境遇何常？进一步想，终无尽时，退一步想，自有余乐。《道德经》曰："知足不辱，知止不殆，可以长久。"

身后之定论，与生前之物议，己所不及闻、不及知，同也。然一息尚存，必无愿人毁己者，身后亦犹是耳。故君子疾没世而名不称，非务名也。常把一名字着想，则举动自能检饬④，不至毁来，否即年至期颐，得遂考终，亦与草木同腐。《道德经》曰"死而不亡者寿"，谓寿不徒在乎年也。

见 客

《记·王制》曰："七十不与宾客之事。"盖以送迎仆仆⑤，非老年所能胜。若夫来而不往，《记》以为非礼，岂所论于老年。予尝有《扫径》诗云："积闲成懒痼难砭，扫径欣看客迹添。若要往来拘礼法，尔音金玉亦无嫌。"

见客必相揖，礼本不可废，但恐腰易作酸，此礼竟宜捐弃⑥。腰为肾之府，肾属水，水动则生波。又按《蠡海集》云："肺居上，肝居下，一鞠躬则肺俯肝仰矣。"故嵇康言："礼岂为我辈设？"愚谓揖岂为老年设？

客至进茶，通行之礼，茶必主客各一，谓主以陪客也。老年交好来往，定皆习熟，止以佳茗进于客可耳。若必相陪，未免强饮，或谓设而不饮亦可，又安用此虚文？

老年人着衣戴帽，适体而已，非为客也，热即脱，冷即着。见客不过便服，如必肃衣冠而后相接，不特脱着为烦，寒温亦觉顿易，岂所以适体乎？《南华经》曰："是适人之适，而不自适其适者也。"倘有尊客过访，命阍人⑦婉辞也可。

凡客虽盛暑，其来也必具衣冠，鹄立⑧堂中，俟主人衣冠而出，客已热不能胜。当与知交约，主不衣冠，则客至即可脱冠解衣，本为便于主，却亦便于客。

喜谈旧事，爱听新闻，老人之常态，但不可太烦，亦不可太久，少有倦意而止。客即在座，勿用周旋⑨，如张潮诗所云"我醉欲眠卿且去"可也。大呼大笑，耗人元气，对客时亦须检束。

往赴筵宴，周旋揖让，无此精力，亦少此意兴。即家有客至，陪坐陪饮，强以所不欲，便觉烦苦。至值花晨月夕，良友欢聚，偶尔开樽设馔，随兴所之可也，毋太枯寂⑩。

---

① 乖宜：失当。
② 蹇（jiǎn 简）涩：行走困难。
③ 嗟：叹息。
④ 检饬（chì 赤）：检点，自我约束。
⑤ 仆仆：奔走劳顿貌。
⑥ 捐弃：抛弃。
⑦ 阍（hūn 昏）人：守门人。
⑧ 鹄立：如鹄引颈而立，形容盼望等待。
⑨ 周旋：古代行礼时进退揖让。
⑩ 枯寂：寂寞。

庆吊之礼，非老年之事，自应概为屏绝①。按：礼重居丧。《曲礼》犹曰："七十惟衰麻在身，饮酒食肉处于内。"又《王制》曰："八十齐丧之事弗及也。"况其他乎！

出　门

邵子自言四不出：大风、大雨、大寒、大热也。愚谓非特不可出门，即居家亦当密室静摄，以养天和。大雷大电，尤当缄口肃容，敬天之怒。如值春秋佳日，扶杖逍遥，仅可一抒沈郁②之抱。

偶然近地游览，茶具果饵，必周备以为不时之需。置食籈③，竹编如盒，叠作数层，外以环约之，使一手可提。《记·王制》曰："膳饮从于游。"乃兼具酒食。如近地亦非必备。

春秋寒暖不时，即近地偶出，棉夹衣必挈④以随身。往往顷刻间，气候迥异。设未预备，乍暖犹可，乍凉即足为患。

乘兴而出，不过迩⑤在村郭间，可泛小舟，舟前后必障蔽，乐天诗所谓"一茎竹篙剔船尾，两幅青幕覆船头"也。舟中不能设椅，屹坐摇杌，殊觉不宁。制环椅无足，平置舟板上，与坐环椅无别。居家时不妨移置便榻，亦堪小坐。

舟中另置褥，厚而狭者，可坐可卧。另置枕，短而高者，可靠手，可枕首。微觉懒倦，有此则坐卧胥安。

足力尚健者，备游山鞋，每制必二緉⑥，上山则底前薄后厚，下山则底前厚后薄，趁宜而着，命童子携之。古人有登山屐，去屐前齿，亦此意。

摺⑦叠凳，游具也，四足两两交加，边则但具前后，以木棉缕绷为面，软而可折，今俗称马踏子，其制昉自前明，见《三才图会》。予诗有"稳坐看山权当榻，不妨摺叠入游囊"之句。凡出门，命携以相随，足力倦即堪少坐，不必专为游山也。

太白诗"饭颗山头逢杜甫，头戴笠子日卓午"。又东坡戴笠行雨中，绘《笠屐图》。笠为古人所恒用，御雨兼障日。夏秋之初，或倚杖而出，亦可预办。制以棕与藤，俱嫌少重，竹为骨，皂纱蒙其上，似较轻便，另用纱二寸许，垂于笠边，谓之笠檐，亦堪障日。

老年出不远方，无过往来乡里。《曲礼》曰："行役以妇人。"谓设有不得已而远行，所以虑之周也。以妇人者，妇人举动柔和，故用之。然此亦古人优体衰羸，不嫌过于委曲。苟有勤谨童仆，左右习惯者，未始不可用。

远道行李，必作信宿⑧计，各项周备外，其要尤在床帐。办阔大摺叠凳二其制见前，或棕绷之，或皮绷之，两凳相接而排，长广恰如床式。闻军营中多用此，帐用有骨子可以架起者制详四卷帐内。

严冬远出，另备帽，名"将军套"，皮制边，边开四口，分四块，前边垂下齐眉，后边垂下遮颈，旁边垂下遮耳及颊。偶欲折上，扣以钮，仍如整边，趁寒趁暖，水陆俱当。

防　疾

心之神发于目，肾之精发于耳。《道德经》曰："五色令人目盲，五音令人耳聋。"谓淆乱其耳目，即耗敝其精神。试于观剧时验之，静默安坐，畅聆声色之乐，非不甚适，至歌阑⑨舞罢，未有不

---

① 屏绝：拒绝。
② 沈郁：亦作"沉郁"。沉闷忧郁。
③ 籈（lù 录）：竹篾编的盛物器。
④ 挈：携带。
⑤ 迩（ěr 耳）：近。
⑥ 緉（liǎng 两）：古代计算鞋的单位，相当于"双"。
⑦ 摺（zhé 折）：叠。
⑧ 信宿：谓两三日。
⑨ 阑：尽。

身疲力倦者，可恍悟此理。

久视伤血，久卧伤气，久坐伤肉，久立伤骨，久行伤筋，此《内经》"五劳所伤"之说也。老年惟久坐久卧不能免，须以导引诸法，随其坐卧行之导引有睡功、坐功，见本卷末，使血脉流通，庶无此患。

男女之欲，乃阴阳自然之道。《易·大传》曰"天地絪缊①，男女构精"是也。然《传》引《损》卦爻辞以为言，"损"乃损刚益柔之象。故自然之中，非无损焉。老年断欲，亦盛衰自然之道。《损》之爻辞曰"窒欲"是也。若犹未也，自然反成勉强，则损之又损，必至损年。

五脏俞穴，皆会于背。夏热时，有命童仆扇风者，风必及之，则风且入脏，贻患非细，有汗时尤甚。纵不免挥扇，手自挥动，仅及于面，犹之御风而行，俱为可受②。静坐则微有风来，便觉难胜。动阳而静阴，面阳而背阴也。

时疫流行，乃天地不正之气，其感人也，大抵由口鼻入。吴又可论曰："呼吸之间，外邪因而乘之，入于膜原"是也。彼此传染，皆气感召。原其始，莫不因风而来。《内经》所谓"风者，善行而数变"。居常出入，少觉有风，即以衣袖掩口鼻，亦堪避疫。

窗隙门隙之风，其来甚微，然逼于隙而出，另有一种冷气，分外尖利，譬之暗箭焉，中人于不及备，则所伤更甚，慎毋以风微而少耐之。

酷热之候，俄然大雨时行，院中热气逼入于室，鼻观中并觉有腥气者，此暑之郁毒，最易伤人。《内经》曰："夏伤于暑，秋为痎疟。"须速闭窗牖，毋使得入。雨歇又即洞开，以散室中之热。再如冷水泼地，亦有暑气上腾，勿近之。

饱食后不得急行，急行则气逆，不但食物难化，且致壅塞，《内经》所谓"浊气在上，则生䐜胀"。饥不得大呼大叫，腹空则气既怯，而复竭之，必伤肺胃。五藏皆禀气于胃，诸气皆属于肺也。

凡风从所居之方来为正风，如春东风、秋西风，其中人也浅。从冲后来为虚风，如夏北风、冬南风，温凉因之顿异，伤人最深。当加意调养，以补救天时，凉即添衣，温毋遽脱，退避密室，勿犯其侵。

三冬③天地闭，血气伏，如作劳出汗，阳气渗泄，无以为来春发生之本，此乃致病之原也。春秋时大汗，勿遽脱衣，汗止又须即易，湿气侵肤，亦足为累。

石上日色晒热，不可坐，恐发臀疮，坐冷石恐患疝气。汗衣勿日曝，恐身长汗斑。酒后忌饮茶，恐脾成酒积。耳冻勿火烘，烘即生疮。目昏毋洗浴，浴必添障。凡此日用小节，未易悉数，俱宜留意。

慎 药

老年偶患微疾，加意调停饮食，就食物中之当病者食之。食亦宜少，使腹常空虚，则络脉易于转运，元气渐复，微邪自退，乃第一要诀。

药不当病，服之每未见害，所以言医易，而医者日益多。殊不知既不当病，便隐然受其累，病家不觉，医者亦不自省。愚谓微病自可勿药，有甚重病则寒凉攻补，又不敢轻试。谚云"不服药为中医"，于老年尤当。

病有必欲服药者，和平之品甚多，仅可施治。俗见以为气血衰弱，攻与补皆必用人参。愚谓人参不过药中一味耳，非得之则生，弗得则死者，且未必全利而无害，故可已即已。苟审病确切，必不可已，宁谓人参必戒用哉。

---

① 絪缊（yīn wēn 因温）：天地阴阳二气交互作用的状态。
② 受：原作"爱"，据文意改。
③ 三冬：冬季三月，即冬季。

凡病必先自己体察，因其所现之证，原其致病之由，自顶至踵，寒热痛痒何如，自朝至暮，起居食息何如，则病情已得，施治亦易。至切脉又后一层事。所以医者在乎问之详，更在病者告之周也。

方药之书，多可充栋，大抵各有所偏，无不自以为是。窃考方书最古者，莫如《内经》，其中所载方药，本属无多，如不寐用半夏秫米汤，鼓胀用鸡矢醴，试之竟无效，他书可知。总之，同一药，而地之所产各殊，同一病，而人之禀气又异，更有同一人，同一病，同一药，而前后施治，有效有不效。乃欲于揣摹仿佛中求其必当，良非易事，方药之所以难于轻信也。

《本草》所载药品，每曰服之延年，服之长生，不过极言其效而已，以身一试可乎？虽扶衰补弱，固药之能事，故有谓治已病，不若治未病。愚谓以方药治未病，不若以起居饮食调摄于未病。

凡感风感寒暑，当时非必遽病，《内经》所谓邪之中人也，不知于其身，然身之受风受寒暑，未有不自知。病虽未现，即衣暖饮热，令有微汗，邪亦可从汗解。《道德经》曰："夫惟病病，是以不病。"

病中食粥，宜淡食，清火利水，能使五脏安和，确有明验，患泄泻者尤验。《内经》曰："胃阳弱而百病生，脾阴足而万邪息。"脾胃乃后天之本，老年更以调脾胃为切要。

人乳汁，方家谓之白朱砂，又曰仙人酒。服食法以瓷碗浸滚水内，候热，挤乳入碗，一吸尽之，勿少冷。又法，以银锅入乳，烘干成粉，和以人参末，丸如枣核大，腹空时噙化两三丸。老人调养之品，无以过此，此则全利而无害，然非大有力者不能办。

程子曰："我尝夏葛而冬裘，饥食而渴饮，节嗜欲，定心气，如斯而已矣。"盖谓养生却病，不待他求，然定心气，实是最难事，亦是至要事。东坡诗云："安心是乐更无方。"

术家有延年丹药之方，最易惑人，服之不但无验，必得暴疾。其药大抵煅炼金石，故峻厉弥甚。列子曰："禀生受形，既有制之者矣，药石其如汝乎？"或有以长生之说问程子，程子曰："譬如一炉火，置之风中则易过，置之密室则难过。"故知人但可以久生，而不能长生。老年人惟当谨守烬余，勿置之风中可耳。

消遣

笔墨挥洒，最是乐事，素善书画者，兴到时，不妨偶一为之。书必草书，画必兰竹，乃能纵横任意，发抒性灵，而无拘束之嫌。饱食后不可捉笔，俯首倚案，有碍胃气。若因应酬促逼，转成魔障。

棋可遣闲，易动心火，琴能养性，嫌磨指甲，素即擅长，不必自为之。幽窗邃室，观奕听琴，亦足以消永昼。

能诗者偶尔得句，伸纸而书，与一二老友共赏之，不计工拙，自适其兴可也。若拈题或和韵，未免一番着意。至于题照及寿言挽章，概难徇情。

法书名画，古人手迹所存，即古人精神所寄，窗明几净，展玩一过，不啻晤对古人。谛审其佳妙，到心领神会处，仅有默默自得之趣味在。

院中植花木数十本，不求名种异卉，四时不绝便佳。呼童灌溉，可为日课。玩其生意，伺其开落，悦目赏心，无过于是。

鹤，野鸟也，性却闲静，园圃宽阔之所即可畜，去来饮啄，任其自如，对之可使躁气顿蠲。若笼画眉，架鹦鹉，不特近俗，并烦调护，岂非转多一累？

堦①前大缸贮水，养金鱼数尾，浮沉旋绕于中，非必池沼，然后可观。闲竚②时观鱼之乐，即乐鱼之乐，既足怡情，兼堪清目。

拂尘涤砚，焚香烹茶，插瓶花，上帘钩，事事不妨身亲之，使时有小劳，筋骸血脉，乃不凝滞，

---

① 堦（jiē 街）：同"阶"。
② 竚（zhù 注）：同"伫"。

所谓流水不腐，户枢不蠹也。

导 引

导引之法甚多，如八段锦，华佗五禽戏，婆罗门十二法，天竺按摩诀之类，不过宣畅气血，展舒筋骸，有益无损。兹择老年易行者附于左，分卧功、坐功、立功三项。至于叩齿咽津，任意为之可也。修炼家有纳气通三关结胎成丹之说，乃属左道，毋惑。

仰卧，伸两足，竖足趾，伸两臂，伸十指，俱着力向下，左右连身牵动数遍。

仰卧，伸左足，以右足屈向前，两手用力攀至左及胁。攀左足同，轮流行。

仰卧，竖两膝，膝头相并，两足向外，以左右手各攀左右足，着力向外数遍。

仰卧，伸左足，竖右膝，两手兜住右足底，用力向上，膝头至胸。兜左足同，轮流行。

仰卧，伸两足，两手握大拇指，首着枕，两肘着席，微举腰，摇动数遍。

正立，两手叉向后，举左足空掉数遍。掉右足同，轮流行。

正立，仰面昂胸，伸直两臂向前，开掌相并，抬起，如抬重物，高及首，数遍。

正立，横伸两臂，左右托开，手握大拇指，宛转顺逆摇动，不计遍。

正立，两臂垂向前，近腹，手握大拇指，如提百钧重物，左右肩俱耸动，数遍。

正立，开掌，一臂挺直向上，如托重物，一臂挺直向下，如压重物，左右手轮流行。

趺坐，擦热两掌，作洗面状，眼眶、鼻梁、耳根，各处周到，面觉微热为度。

趺坐，伸腰，两手置膝，以目随头左右瞻顾，如摇头状，数十遍。

趺坐，伸腰，两臂用力，作挽硬弓势，左右臂轮流互行之。

趺坐，伸腰，两手仰掌挺肘，用力齐向上，如托百钧重物，数遍。

趺坐，伸腰，两手握大拇指作拳，向前用力，作捶物状，数遍。

趺坐，两手握大拇指，向后托实坐处，微举臀，以腰摆摇数遍。

趺坐，伸腰，两手置膝，以腰前扭后扭，复左侧右侧，全身着力，互行之，不计遍。

趺坐，伸腰，两手开掌，十指相叉，两肘拱起，掌按胸前，反掌推出，正掌挽来，数遍。

趺坐，两手握大拇指作拳，反后捶背及腰，又向前左右交捶臂及腿，取快而止。

趺坐，两手按膝，左右肩前后交扭，如转辘轳，令骨节俱响，背觉微热为度。

卷 三

书 室

学不因老而废，流览书册，正可借以遣闲，则终日盘桓，不离书室。室取向南，乘阳也。《洞灵经》曰："太明伤魂，太暗伤魄。"愚按：魂为阳，气之英也；魄为阴，体之精也。所谓伤者，即目光可验。如太明就暗，则目转昏，伤其阳也；太暗就明，则目转眯，伤其阴也。又《吕氏春秋》曰："室大多阴，多阴则痿。"痿者，喻言肢体懈弛，心神涣散之意。

室中当户，秋冬垂幕，春夏垂帘，总为障风而设。晴暖时，仍可钩帘卷幕，以挹阳光。《内经》曰："风者，百病之始也。"又曰："古人避风，如避矢石焉。"其危词相儆如此，当随时随地，留意避之。

三秋凉气尚微，垂幕或嫌其密，酌疏密之中，以帘作里，蓝色轻纱作面，夹层制之。日光掩映，葱翠照入几榻间。许丁卯诗所谓"翠帘凝晚香"也，可以养天和，可清心目。

每日清晨，室中洞开窗户，扫除一遍。虽室本洁净，勿暂辍，否则渐生故气。故气即同郁蒸之气，入于口鼻，有损脾肺。脾开窍于口，肺开窍于鼻也。古人扫必先洒水，湿日积，似亦非宜，严冬取干雪洒地而扫，至佳。常时用木屑微润以水，亦能粘伴尘灰，不使飞扬，则倍加洁净。

卑湿之地不可居。《内经》曰："地之湿气，感则害皮肉筋脉。"砖铺年久，即有湿气上侵，必易新砖，铺以板，则湿气较微，板上亦可铺氊①，不但举步和软，兼且氊能收湿。《春秋左氏传》晋平公疾，秦伯使医和视之，有雨淫腹疾之语。谓雨湿之气，感而为泄泻。故梅雨时，尤宜远湿。

南北皆宜设窗，北则虽设常关，盛暑偶开，通气而已。渊明：常言五六月中，北窗下卧，遇凉风暂至，自谓是羲皇上人。此特其文辞佳耳，果如此，入秋未有不病者，毋为古人所愚。

窗作左右开阖者，槛必低，低则受风多，宜上下两扇，俗谓之和合窗。晴明时挂起上扇，仍有下扇作障，虽坐窗下，风不得侵。窗须棂疏则明，糊必以纸则密。

三冬日行南陆，光入窗牖，最为可爱。如院中东西墙峻，日已出而窗未明，日方斜而窗顿暗，惟两旁空阔，则红日满窗，可以永昼。予尝作《园居诗》，有"好是东西墙放短，白驹挽得驻疏棂"之句。

室前庭院宽大，则举目开朗，怀抱亦畅，更须树阴疏布，明暗适宜。如太逼窒，阳光少而阴气多，易滋湿蒸入室之弊。北向院小，湿蒸弥甚，坐榻勿近之。

长夏院中，阳光照灼，蓝色布为幄以障之，妥矣。微嫌光犹曜目，不若荻帘漏影，兼得通风。或剪松枝带叶作棚，时觉香自风来，更妙。如以席篷遮蔽，非不幽邃，然久居于中，偶见日色，反易受暑。

高楼下日不上逼，其西偏者，日过午即影移向东，三伏时可以暂迁书室于此，兼令檐下垂帘，院中障日，南窗向明而时启，北牖虽设而常关，起居其中，尽堪销夏。

书 几

几，犹案也、桌也，其式非一。书几乃陈书册、设笔砚。终日坐对之几，长广任意，而适于用者。必具抽替二三，以便杂置文房之物。抽替不可深，深不过二寸许，太深未免向下占地位，坐必碍膝。或左右作抽替，而空其坐处，则深浅俱可。

檀木、樱木，作几极佳，但质坚不能收湿，梅雨时往往蒸若汗出。惟香楠无此弊。或以漆微揩之，其弊仍不免矣。有黑漆退光者，杜少陵诗所谓"拂拭乌皮几"是也。口鼻呼吸，几面即浮水气，着手有迹，粘纸污书，不堪书几之用。

几上文具罗列，另以盘陈之，俗称多陈盘。或即于几边上作矮栏，勿雕饰，高不过寸，前与两旁，三面相同，其两旁栏少短，仅及几之半，则手无障碍，以此杂陈文具，得有遮拦，较胜于盘。

大理石、肇庆石，坚洁光润，俱可作几面，暑月宜之。又有以洋玻璃作几面，檀木镶其边，锡作方池承其下，养金鱼及荇藻于其中，静对可以忘暑。

冬月以氊铺几，非必增暖，但使着手不冷，即觉和柔适意。苏子由诗"细氊净几读文史"，《汉旧仪志》云"冬月加绨锦于几，谓之绨几"，则铺氊便可谓之毯几。夏月铺以竹席。《书·顾命》曰："敷重笋席。"注：竹席也。古设以坐，今铺于几，取其凉滑。缘以边，边下垂檐数寸，乃不移动，亦可为几饰。

《记·玉藻》曰："君子居恒当户。"谓向明而坐也。凡设书几，向南，偏着东壁为当。每有向南之室，设书几向西者，取其作字手迎天光，此又随乎人事之便。位置之宜，非必泥古。予旧有自题书室诗："萝薜缘墙松倚天，园居爱此最幽偏，面西一几南窗下，三十年来坐榻穿。"忆予春秋二十有八，始起居此室，自今计之，几五十年，几榻未尝少更也。

几下脚踏矮凳，坐时必需，凳之制，大抵面作方棂，仅供脚踏而已。当削而圆之，宽着其两头，如辘轳可以转动。脚心为涌泉穴，俾踏处时时转动，心神为之流畅，名滚脚凳。或几足下，四周镶作辘轳式，宽如几面，更觉踏处舒展。

---

① 氊：同"毡"。

坐榻

有卧榻宽而长者，有坐榻仅可容身。服虔《通俗文》曰："榻者，言其塌然近地也。"常坐必坐榻乃适。元微之诗"望山移坐榻"，轻则便于移也。因其后有靠，旁有倚，俗通称为椅子，亦曰环椅。椅面垫贵厚，冬月以小条褥作背靠，下连椅垫铺之，皮者尤妙。

卧榻亦可坐，盘膝跏趺为宜。背无靠，置竖垫，灯草实之，则不下坠。旁无倚，置隐囊，左右各一，不殊椅之有靠有环也。隐囊似枕而高，俗曰靠枕。《颜氏家训》曰："梁朝全盛时，贵游子弟，坐棋子方褥，凭班丝隐囊。"

环椅之上，有靠有倚，跌坐更适，但为地有限，不能容膝。另备小机，与椅高低相等者，并于椅之前，上铺以褥，坐极宽平，冬月最宜。偶欲正坐，去机甚便。

有名醉翁椅者，斜坦背后之靠而加枕，放直左右之环而增长，坐时伸足，分置左右，首卧枕，背着斜坦处，虽坐似眠，偶倦时，可以就此少息。

有名飞来椅者，卧榻上背靠也，木为匡，穿以藤，无面无足，如镜架式，其端圆似枕，可枕首，后有横杆架起，作高低数级，惟意所便，似与竖垫相类，用各有宜。

安置坐榻，如不着墙壁，风坐后来，即为贼风。制屏三扇，中高旁下，阔不过丈，围于榻后，名山字屏，放翁诗"虚斋山字屏"是也。可书座右铭或格言粘于上。

《李氏一家言》有暖椅式，脚下四围镶板，中置炉火。非不温暖，但老年肾水本亏，肾恶燥，何堪终日熏灼？北地苦寒，曰坐暖炕，亦只宜于北地。又有凉机式，机下锡作方池，以冷水注之，尤属稚气。

杖

杖曰扶老，既可步履借力，且使手足相顾，行不急躁。其长须高过于头一尺许，则出入门户，俾有窒碍，可以留心检点，虽似少便。荀子曰："便者，不便之便也。"古人制作，盖有深意在。

《记王制》曰："五十杖于家，六十杖于乡，七十杖于国，八十杖于朝"。礼所当用，用之可也，毋强作少壮，弃置弗问。

杖用竹，取其轻而易举，故扶杖必曰扶邛①，亦曰扶筇。按，邛竹，产蜀之邛州，根有三歧为异。又节高如鹤膝者，出蜀之叙州，为筇竹。竹类不一，质厚始坚，乃当于用。藤亦可为杖，产两广者佳。有谓藤不及竹，其质较重，有谓竹亦不及藤，年久则脆而易折。物无全用，大抵如是。

《周礼》伊耆氏掌王之齿杖，谓赐老者杖也。《后汉书》民年七十授杖，其端以鸠鸟为饰。鸠者，不噎之鸟也。欲老人饮食不噎，即祝哽祝噎之意。尝见旧铜鸠，朱翠斓斑，的是汉时杖头物，盖古以铜为之。窃意琢以玉，雕以香，俱可，非定用铜也。杖之下，须以铜镶，方耐用，短则镶令长二三寸亦可。下必微平，着地不滑。

近时多用短杖，非杖也，其长与腰齐，上施横干四五寸，以便手执，名曰拐。取梅柘条，老而坚致，天然有歧，出可执者为佳。少壮俱携以游山，及行远道，颇借其力。若老年或散步旷野，或闲立庭除，偶一携之。然恒情喜便易而厌委曲，往往用拐不用杖，制作之本意，恐渐就湮也。

杖头下可悬备用物，如阮修以钱挂杖，所谓杖头钱是也。其式以铜圈钉于杖头下，相去约五六寸，物即缚于圈。有以小瓶插时花，为杖头瓶。《抱朴子》曰："杖悬葫芦，可贮丹药。"又《五岳图》，入山可辟魑魅。

杖有铭，所以寓劝戒之意，古人恒有之。予尝自铭其竹杖曰："左之左之，毋争先行。去自到兮，某水某山。"所谓左之者，扶杖当用左手，则右脚先向前，杖与左脚随其后，步履方为稳顺，扶

---

① 邛（qióng穷）：古代地名。

拐亦然。予近得邛竹杖，截为拐，根有三歧，去其一，天然便于手执，恰当邛竹之用。或不与削圆方竹同讥也，取《易·履卦》九二之爻辞镌于上曰："履道坦坦，幽人贞吉。"

衣

衣服有定制。邵子曰："为今人，当服今时之衣"。惟长短宽窄，期于适体，不妨任意制之。其厚薄酌乎天时，绵与絮所用各异。大抵初装冬需薄，绵不如絮之薄而匀；严冬需厚，絮不如绵之厚而软。"按《急就篇》注曰："新者为绵，故者为絮"。今俗以茧丝为绵，木绵为絮。木棉，树也，出岭南，其絮名吉贝，江淮间皆草木，通谓之木绵者，以其为絮同耳。放翁诗："奇温吉贝裘"。东坡诗："江东贾客木棉裘"。盖不独皮衣为裘，絮衣亦可名裘也。

虞夏商周，养老各异其衣，见诸《礼记》。要之温暖适体，则一也。如今制有口衣，出口外服之，式同袍子，惟袖平少宽，前后不开胯，两旁约开五六寸，俗名之曰一箍圆。老年御寒皮衣，此式最善。极寒时再办长套，表毛于外穿之。古人着裘，必以毛向外，裘之外加衣曰裼。

皮衣毛表于外，当风则毛先受之，寒气不透里也。如密室静坐无取此，且多着徒增其重，另置大袄，衬入一箍圆内，其长略相等，绸里绸面，上半厚装绵，下半薄装絮，四边缝联，则暖气不散，温厚同于狐貉，而轻暖过之。晋谢万曰："御寒无复胜绵者"。洵非虚语，特非所论于当风耳。

方春天气和暖，穿夹袄如常式，若衬入袍子内，制半截者，前后两幅，斜裁而倒合之，下阔上狭以就腰，联其半边，系以带如裙，亦似古人下裳之意，欲长欲短，可随系带之高下。有作半截长衫，联上截以钮扣，又有以纱葛作一箍圆，此皆应酬所需，不称老年之服。

隋制有名貉袖者，袖短身短，围人服之，盖即今之马褂，取马上便捷。家居之服，亦以便捷为宜，仿其裁制，胸前加短襟，袖少窄，长过肘三四寸，下边缝联，名曰紧身，随寒暖为加外之衣，夹与棉与皮必俱备，为常服之最适。

式如被幅，无两袖，而总折其上以为领，俗名一口总，亦曰"罗汉衣"。天寒气肃时，出户披之，可御风，静坐亦可披以御寒。《世说》王恭披鹤氅行雪中，今制盖本此，故又名"氅衣"，办皮者为当。

肺俞穴在背，《内经》曰："肺朝百脉，输精于皮毛。"不可失寒暖之节。今俗有所谓"背搭"，护其背也，即古之半臂，为妇人服，江淮间谓之"绰子"。老年人可为乍寒乍暖之需，其式同而制小异，短及腰，前后俱整幅，以前整幅作襟，仍扣右肩下，衬襟须窄，仅使肋下可缀扣，则平匀不堆垛，乃适寒暖之宜。

领衣同半臂，所以缀领，布为之，则涩而不滑，领无上耸之嫌，钮扣仍在前两肋下，前后幅不用缉合，以带一头缝着后幅，一头缀钮，即扣合前幅，左右同。外加衣，欲脱时，但解扣，即可自衣内取出。

夏虽极热时，必着葛布短半臂，以护其胸背。古有两当衫，谓当胸当背，亦此意。须多备数件，有汗即更，晚间亦可着以就寝，习惯不因增此遂热。

冬夜入寝，毋脱小袄，恐易着冷。装绵薄则反侧为便，式如紧身，袖小加长而已。《左传》："衷其衵服，以戏于朝"。注曰："衵音日，近身衣"。《说文》曰："日日所常服也"。即小袄之类。

衬衣亦曰汗衫，单衣也，制同小袄，着体服之。衫以频浣取洁，必用杵捣。《升庵外集》云："直舂曰捣，今易作卧杵捣之，取其便也。"既捣微浆，候半干叠作小方，布裹其外，复用杵捣，使浆性和柔，则着体软滑。有生姜取汁浣衫者，疗风湿寒嗽诸疾。

帽

《通典》曰："上古衣毛冒皮，则帽名之始也。"阳气至头而极，宁少冷，毋过热。狐貉以制帽，寒甚方宜，若冬月常戴，恐遏抑阳气，未免眩晕为患。入春为阳气宣达之时，尤不可以皮帽暖之。

《内经》谓"春夏养阳",过暖则遏抑太甚。如遏抑而致汗,又嫌发泄矣,皆非养阳之道。帽顶红纬,时制也,少为宜,多则嫌重。帽带或可省,老年惟取简便而已。

脑后为风门穴,脊梁第三节为肺俞穴,易于受风。办风兜如毡雨帽以遮护之,不必定用毡制,夹层绸制亦可,缀以带二,缚于颔下,或小钮作扣,并得密遮两耳。家常出入,微觉有风,即携以随身,兜于帽外。瞿佑《诗话》云:"元废宋故宫为寺,西僧皆戴红兜。"盖亦用以障风者。

《周礼·天官》掌皮"共毳毛为毡",《唐书·黠戛斯传》"诸下皆帽白毡",《辽史》"臣僚戴毡冠"。今山左张秋镇所出毡帽,羊毛为之,即本于古。有质甚软者,乍戴亦似与首相习,初寒最宜,渐寒镶以皮边,极寒添以皮里,各制而酌用之。御冬之帽,殆无过此。

幅巾能障风,亦能御寒,裁制之式,上圆称首,前齐眉贴额,额左右有带,系于脑后,其长覆及肩背,巾上更戴皮帽亦可。又有截幅巾之半,缀于帽边下,似较简便。唐舆服制有所谓帷帽,此仿佛似之。《后汉书》云:"时人以幅巾为雅,用全幅皂而向后,不更着冠,但幅巾束首而已。"按,全幅不裁制,今俗妇人用之,古以为雅,今异宜也。

乍凉时需夹层小帽,亦必有边者,边须软,令随手可折,则或高或下,方能称意。又有无边小帽,按《蜀志》,王衍晚年,俗竞为小帽,仅覆其顶,俛首即堕,谓之危脑帽,衍以为不祥,禁之。今小帽无边者,盖亦类是。

梁有空顶帽,隋有半头帻,今儿童帽箍,大抵似之,虚其顶以达阳气,式最善。每见老年,仿其式以作睡帽,窃意春秋时家常戴之,美观不足,适意有余。

带之设,所以约束其服,有宽有狭,饰以金银犀玉,不一其制,老年但取服不散漫而已。用径寸大圈,玉与铜俱可,以皂色绸半幅,一头缝住圈上,围于腰,一头穿入圈内,宽紧任意勒之,即将带头压定腰旁,既无结束之劳,又得解脱之便。

有用钩子联络者,不劳结束,似亦甚便,《吴书》所谓"钩络带"类是,但腰间宽紧,惟意所适,有时而异。钩子虽可作宽紧两三层,终难恰当,未为适意之用。

古人轻裘缓带,缓者宽也,若紧紧束缚,未免腰间拘板。少壮整饬仪容,必紧束垂绅,方为合度。老年家居,宜缓其带,则营卫流行,胸膈兼能舒畅。《南华经》曰"忘腰带之适也"。又放翁诗云"宽腰午饷余"。

或制腰束以代带,广约四五寸,作夹层者二,缉其下缝,开其上口,并可代囊,围于服外,密缀钮扣,以约束之。《记·玉藻》曰:"大夫大带四寸。"注:谓广之度也。然则古制有带广四寸者,腰束如之,似亦可称大带。

带可结佩,古人佩觿佩砺,咸资于用,老年无须此,可佩小囊。或要事善忘,书而纳于中,以备省览,再则剔齿签与取耳具,一时欲用,等于急需,亦必囊贮。更擦手有巾,用絺及用绸用皮,随时异宜,俱佩于带。老年一物不周,遂觉不适,故小节亦必加详。

袜

袜以细针密行,则絮坚实,虽平匀观美,适足未也。须绸里布面,夹层制就,翻入或绵或絮,方为和软适足。又乐天诗云"老遣宽裁袜",盖不特脱着取便,宽则倍加温暖耳。其长宜过膝寸许,使膝有盖护,可不另办护膝。护膝亦曰蔽郄。《内经》曰:"膝者筋之府。"不可着冷,以致筋挛筋转之患。

绒袜颇暖,出陕西者佳,择其质极软滑者,但大小未必恰当,岂能与足帖然?且上口薄,不足护

---

① 俛首:俯首。

其膝，初冬可着。或购宽大者，缉以皮里，则能增其暖，膝亦可护。

有连裤袜，于裤脚下，照袜式裁制，絮薄装之，既着外仍加袜，不特暖胜于常，袜以内亦无裤脚堆折之弊。

《内经》曰："阴脉集于足下，而聚于足心。"谓经脉之行，三阴皆起于足，所以盛夏即穿厚袜，亦非热不可耐，此其验也。故两足四时宜暖。《云笈七签》有"秋宜冻足"之说，不解何意。至夏穿絮袜，自必作热，用麻片捶熟实之即妥，不必他求也。或天气烦热，单与夹袜，俱可暂穿。按：袜制见商代曰角袜，两幅相承，中心系带。今穿单夹袜，亦需带系，乃不下坠。老年只于袜口后，缀一小钮以扣之，可免束缚之痕。

袜内将木瓜曝研，和絮装入，治腿转筋。再则袜底先铺薄絮，以花椒、肉桂研末渗入，然后缉就，乍寒时即穿之，可预杜冻疮作患。或用樟脑，可治脚气。陶弘景曰："腿患转筋时，但呼木瓜名，及书上作木瓜字皆验。"此类乎祝由，存其说可耳。

袜外加套，上及于股，所谓套裤。本属马上所用，取其下体紧密。家居办此，亦颇适于体，可单可夹，可棉可皮，随天时之寒暖，作套外之加减。

袜以内，更衬单袜，其长必与加外袜等，半截者不堪用。冬月有以羊毛捻线编就，铺中现成售者亦颇称足，而暖如穿皮，里袜则无藉此。

鞋

鞋即履也，舄也。《古今注》曰："以木置履底，干腊不畏泥湿。"《辍耕录》曰：舄，本鹊字。舄象取诸鹊，欲人行步知方也，今通谓之鞋。鞋之适足，全系乎底，底必平坦，少弯即碍趾。鞋面则任意为之。乐天尝作"飞云履"，黑绫为质，素纱作云朵，亦创制也。

用毡制底最佳，暑月仍可着，热不到脚底也。铺中所售布底及纸底，俱嫌坚实。家制布底亦佳，制法底之向外一层，薄铺絮，再加布包，然后针缉，则着地和软，且步不作声，极为称足。

底太薄，易透湿气，然薄犹可取，晴燥时穿之，颇轻软。若太厚，则坚重不堪穿。唐释清珙诗所谓"老年脚力不胜鞋"也。底之下，有用皮托者，皮质滑，以大枣肉擦之，即涩滞，总不若不用尤妥。

《事物纪原》曰："草谓之屦，皮谓之履。"今外洋哈刺八，有底面纯以皮制，内地亦多售者，式颇雅。黄梅时潮湿，即居常可穿，非雨具也。然质性坚重，老年非宜。

鞋取宽紧恰当，惟行远道，紧则便而捷。老年家居宜宽，使足与鞋相忘，方能稳适。《南华经》所谓"忘足履之适"也。古有履用带者，宽则不妨带系之。按元舆服制，履有二带，带即所以绾履者。

冬月足冷，勿火烘，脱鞋趺坐，为暖足第一法。绵鞋亦当办，其式鞋口上添两耳，可盖足面，又式如半截靴，皮为里，愈宽大愈暖，鞋面以上不缝联，小钮作扣，则脱着便。

陈桥草编凉鞋，质甚轻，但底薄而松，湿气易透，暑天可暂着。有棕结者，棕性不受湿，梅雨天最宜。黄山谷诗云："桐帽棕鞋称老夫。"又张安国诗云："编棕织蒲绳作底，轻凉坚密稳称趾。"俱实录也。

制鞋有纯用绵者，绵捻为条，染以色，面底俱以绵编，式似粗俗，然和软而暖，胜于他制，卧室中穿之最宜，趺坐亦稳贴，东坡诗所谓"便于盘坐作跏趺"也。又《本草》曰："以糯稻杆藉靴鞋，暖足去寒湿气。"

暑天方出浴，两足尚余湿气，或办拖鞋，其式有两旁无后跟，鞋尖亦留空隙以通气，着少顷，即宜单袜裹足，毋令太凉。

杂　器

眼镜为老年必需，《蕉庵漫录》曰："其制前明中叶传自西洋，名叆叇①。"中微凸，为老花镜。玻璃损目，须用晶者。光分远近，看书作字，各有其宜，以凸之高下别之。晶亦不一，晴明时取茶晶墨晶，阴雨及灯下，取水晶银晶，若壮年即用以养目，目光至老不减。中凹者为近视镜。

骨节作酸，有按摩之具曰"太平车"，或玉石或檀木琢为珠，大径寸而匾，如算盘珠式，可五可六，钻小孔，贯以铁条，折条两头合之，连以短柄，使手可执。酸痛处，令人执柄按捺，珠动如车轮，故曰太平车。闻喇嘛治病，有推拿法，此亦其具也。

搥②背以手，轻重不能调，制小囊，絮实之，如莲房，凡二，缀以柄，微弯，似莲房带柄者。令人执而搥之，轻软称意，名"美人拳"。或自己手执，反肘可搥，亦便。

隐背，俗名"搔背爬"，唐李泌取松樛③枝作隐背是也。制以象牙或犀角，雕作小兜扇式，边薄如爪，柄长尺余。凡手不能到，持此搔之，最为快意。有以穿山甲制者，可搔癣疥，能解毒。

《西京杂记》："广川王发魏襄王冢，得玉唾壶"，此唾壶之始也。今家常或瓷或锡，可以多备，随处陈设，至寝时，枕旁尤要，偶尔欲唾，非此不可。有谓远唾不如近唾，近唾不如不唾，此养生家之说。《黄氏日抄》曰："鬼畏唾。"愚谓唾非可畏，盖人之阳气，唾必着力发泄之，阳气所薄，故畏耳，或有此理。养生贵乎不唾，正恐发泄阳气也。

冬寒频以炉火烘手，必致十指燥裂，须银制"暖手"，大如鹅卵，质极薄，开小孔，注水令满，螺旋式为盖，使不渗漏，投滚水内，有顷取出暖手，不离袖则暖可永日。又有玉琢如卵，手握得暖气，即温和不断。

暑天室有热气，非风不驱，办风轮如纺车式，高倍之，中有转轴，四面插木板扇五六片，令人举柄摇动，满室风生，顿除热气，特不可以身当之耳。《三才图会》谓军器中，有用此置地窖内，扇扬石灰者。

冬用暖锅，杂置食物为最便，世俗恒有之。但中间必分四五格，使诸物各得其味。或锡制碗，以铜架架起，下设小碟，盛烧酒燃火暖之。

深夜偶索汤饮，猝不能办，预备暖壶，制以锡，外作布囊，厚装絮以囊之，纳诸木桶中，暖可竟夜。《博古图》有温酥壶，如胆瓶式，入滚水内化酥者，古用铜，今或用锡，借为暖汤之备，亦顷刻可俟。按《颐生录》曰："凡器铜作盖者，气蒸为滴，食之发疮"。则用铜不如用锡，用锡更不如用瓷。

棕拂子，以棕榈树叶，擘④作细丝，下连叶柄，即可手执，夏月把玩，以逐蚊蚋，兼有清香，转觉雅于尘尾。少陵有诗云："不堪代白羽，有足驱苍蝇。"山野销夏之具，亦不可少此。

卷　四

卧　房

室在旁曰房，《相宅经》曰："室中央为《洛书》五黄，乃九宫尊位"。不敢当尊，故卧须旁室。老年宜于东偏生气之方，独房独卧，静则神安也。沈佺期诗云："了然究诸品，弥觉静者安。"房以内，除设床之所，能容一几一榻足矣。房以外，令人伺候，亦择老年者，不耽酣睡，闻呼即应乃妥。

《易》言君子洗心以退藏于密，卧房为退藏之地，不可不密，冬月尤当加意。若窗若门，务使勿

---

① 叆叇（ài dài 爱带）：即眼镜。
② 搥：同"捶"。
③ 樛（liáo 聊）：古书上说的一种树。
④ 擘：同"掰"。

通风隙。窗阖处必有缝，纸密糊之。《青田秘记》曰："卧房窗取偶，门取奇，合阴阳也。"故房门宜单扇，极窄，仅容一身出入，更悬毡幕，以隔内外。按《造门经》，门之高低阔狭，随房大小方向。另制尺量之，妄断祸福。此假阴阳而神其说，可勿泥。

卧房暗则能敛神聚气，此亦阴阳家之说，《易·随卦》之《象辞》曰："君子以向晦入宴息。"卧房必向晦而后入。本无取乎垲爽，但老年人有时起居卧房，暗则又非白昼所宜，但勿宽大，宁取垲爽者，或窗外加帘，酌明暗而上下之也可。

房开北牖，疏棂作窗，夏为宜，冬则否，窗内须另制推板一层以塞之。《诗·豳风》云："塞向墐户。"注曰：向北出牖也，北为阴，阴为寒所从生，故塞以御之也。

冬以板铺地平，诚善，入夏又嫌隔住地气，未免作热。置矮脚凳数张，凳面大三四尺，量房宽窄，铺满于中，即同地平板。夏月去凳，亦属两便。卧房与书室并宜之。

《蠡海集》曰："春之气自下而升，故春色先于旷野；秋之气自上而降，故秋色先于高林。"寒气亦自上而降，故子后霜落时，寒必甚，气随霜下也。椽瓦疏漏，必厚作顶板以御之，即长夏日色上逼，亦可隔绝热气。如板薄，仅足承尘而已，徒添鼠窟，以扰夜眠。

窗户虽极紧密，难免针隙之漏，微风遂得潜入。北地御寒，纸糊遍室，则风始断绝，兼得尘飞不到，洁净爽目。老年卧房，可仿而为之，每岁初冬，必重糊一度。

长夏日晒酷烈，及晚尚留热气，风即挟热而来。故卧房只以清晨洞启窗户，以散竟夜之郁闷。日出后俱必密闭，窗外更下重帏遮隔，不透微光，并终日毋令人入，人气即致热也。盖热皆从外至，非内生耳。入寝时，但卷帏，亦勿开窗，枕簟胥含秋意。

楼作卧房，能杜湿气。或谓梯级不便老年，《华佗导引论》曰："老年筋缩足疲，缓步阶级，以展舒之。"则登楼正可借以展舒。谚又有"寒暑不登楼"之说，天寒所畏者风耳，如风无漏隙，何不宜之有？即盛夏但令窗外遮蔽深密，便无热气内侵。惟三面板隔者，木能生火也。按《吴兴掌故》，有销暑楼，颜真卿题额，则楼亦可销暑也。又韩偓诗云："寝楼西畔坐书堂"。则楼宜寝，并可称寝楼，然少觉不适，暂迁楼下，讵曰非宜。

卧所一斗室足矣，如地平铺板，不嫌高过于常，须去地二尺许，令板下前后气通。入冬仍以板塞，向南微开小隙而已，纵不及楼居，亦足以远湿气。

北方作地炕，铺用大方砖，垫起四角，以通火气。室之北壁，外开火门，熏令少热，其暖已彻昼夜。设床作卧所，冬寒亦似春温，火气甚微，无伤于热。南方似亦可效。

床

《记·内则》云："安其寝处"。安之法，床为要。服虔《通俗文》曰："八尺曰床。"故床必宽大，则盛夏热气不逼，上盖顶板以隔尘灰，后与两旁勿作虚栏，镶板高尺许，可遮护汗体，四脚下周围，板密镶之，旁开小门，隆冬置炉于中，令有微暖，或以物填塞，即冷气勿透。板须可装可卸，夏则卸去，床边上作抽屉一二，便于置物备用。

安床着壁，须杉木板隔之。杉质松，能敛湿气，若加油漆，湿气反凝于外。头卧处近壁，亦须板隔，否则壁土湿蒸，验之帐有霉气，人必受于不觉。《竹窗琐语》曰："黄梅时，以干栎灰置床下，堪收湿，晴燥即撤去，卧久令人病痞。"

床低则卧起俱便，陆放翁诗所谓"绿藤水纹穿矮床"也。如砖地安床，恐有地风暗吹及湿气上透，须办床垫，称床大小，高五六寸，其前宽二尺许，以为就寝伫足之所。今俗有所谓踏床者，床前另置矮凳，既有床垫，踏床可省。

暖床之制，上有顶，下有垫，后及两旁，俱实板作门，三面镶密，纸糊其缝，设帐于内，更置幔遮于帐前，可谓深暖至矣。入夏则门亦可卸，不碍其为凉爽也。今俗所谓暖床，但作虚栏绕之，于暖之义奚取。

《说文》曰："簟，竹席也。"昌黎诗云："卷送八尺含风漪"是也。今以木镶方匡，或棕穿，或藤穿，通谓之簟。窃意温凉异候，床不得屡易，簟则不妨更换。夏宜棕穿者，取其疏，冬宜藤穿者，取其密。陕西有以牛皮绷若鼓，作冬月卧簟，尤能隔绝冷气。

盛夏暂移床于室中央，四面空虚，即散烦热，楼作卧室者更妥。窗牖不可少开，使微风得入卧所。凡室有里外间者，则开户以通烦闷之气，户之外，又不嫌窗牖洞达矣。

帐

帐必与床称，夏月轻纱制之。《齐东野语》云："纱之至轻者曰轻容。"王建《宫词》云："嫌罗不着爱轻容"是也。又须量床面广狭，作帐底如帐顶，布为之，帐下三面缝连，不但可以御蚊，凡诸虫蚤之类，亦无间得入。

夏帐专在御蚊，其前两幅阖处，正蚊潜入之径也。须以一幅作夹层五六寸，以一幅单层纳入，再加小钮二三，扣于帐外，则蚊不能曲折以入。《东方朔别传》曰："蚊喜肉而恶烟。"禁其来，不若驱其去。捞水面浮萍曝干，加雄黄少许，烧烟熏室，可并帐外驱之。刘著诗云"雷声吼夜蚊"亦得免矣。

纱帐须高广，范尉宗诗所谓"修帐含秋阴"也。有以细竹截竿，横挂帐中，安置衣帕为便，冬月颇宜，夏则多一物，则增一物之热。至脚后可设小几，陈茗碗、瓶花、佛手柑等类。有枕旁置末丽、夜来香者，香浓透脑，且易引虫蚁，须用小棕篮置之，悬于帐顶下。二花香有余，色不足，惟供晚赏。凡物丰此即啬彼，亦造物自然之理。

予曾以荷花折置帐中，夜半后，瓣放香吐，辛烈之气，睡梦中触鼻惊醒，其透脑为患可知。因忆茂叔"香远益清"之说，真善于体物也。若移置帐外，能使隔帐香来，斯尤独绝，香浓故耳。

另有小帐之制，竹为骨，四方同于床，或弯环如弓样，或上方而窄，下方而宽，如覆斗样，《释名》所谓"斗帐"是也。帐罩于外，大小称乎骨，随处可张，颇为轻便。又有扇帐、荷包帐，俱非居家便用，无取也。

冬月帐取低小，则暖气聚，以有骨子小帐，即设诸大床内。床之外，顶板覆其上，四面更以布作围，周匝亦如帐。床大帐小，得围遮护，乃益其暖，若暖床三面镶板，竟设小帐于中作围，赘矣。

纸可作帐，出江右，大以丈计，名皮纸，密不漏气，冬得奇暖，或布作顶，少令通气。东坡诗："困眠得就纸帐暖。"刘后村诗："纸帐铁擎风雪夜。"又元·张昱诗："隔枕不闻巫峡雨，绕床帷走剡溪云。"或绘梅花于上。元·陈泰诗："梦回蕲竹生清寒，五月幻作梅花看。"盖自宋元以来，前人赏此多矣。如有题咏，并可即书于帐。

《南史》梁武帝有木棉布皂帐，名曰"古终"。木棉木质厚于绸，暖即过之。窃意宫帏中所以用此者，乃寓崇俭之意，不然，则帐之暖，又岂独木棉布哉。《晋书·元帝纪》："帝作布帐练帷，皆崇俭也。"宫帏中犹有崇俭如此者，士庶之家宜知节矣。

有竹帘极细，名"虾须帘"，见《三湘杂志》。夏制为帐，用骨子弯环如弓样者，帘分四片，前二后一，顶及两旁，弯环合一，布缘其边，多缀以钮，称骨子扣之。前二片中分处，入寝亦扣密，则蚊可御，疏漏生凉，似胜于纱。

《辍耕录》云："宫阁制，有银鼠皮壁帐，黑貂皮暖帐。"壁帐岂寻常易办？皮暖帐世俗恒有，非必黑貂耳。但就枕如入暗室，晓夜不能办，必于帐前开如圆月，纱补之以通光，玻璃尤为爽亮。

有名纱橱，夏月可代帐，须楼下一统三间，前与后俱有廊者，方得为之。除廊外，以中一间左右前后，依柱为界，四面绷纱作窗，窗不设棂，透漏如帐。前后廊檐下，俱另置窗，俾有掩蔽，于中驱蚊陈几榻，日可起居，夜可休息，为销夏安适之最。

帐有笼罩床外，床内设搁板如几，脚后横栏，搭衣帕之类，似属妥便。但帐不能作底，又褥不能压帐，仅以带缚床外，冬则暖气不固，夏则不足御蚊，武林僧房有此制。

枕

《释名》云："枕，检也，所以检项也。"侧曰颈，后曰项。太低则项垂，阳气不达，未免头目昏眩；太高则项屈，或致作酸，不能转动。酌高下尺寸，令侧卧恰与肩平，即仰卧亦觉安舒。《显道经》曰："枕高肝缩，枕下肺塞，以四寸为平枕。"

《唐书》明皇为太子时，尝制长枕，与诸王共之。老年独寝，亦需长枕，则反侧不滞一处。头为阳，恶热，即冬月辗转枕上，亦不嫌冷，如枕短，卧得热气，便生烦躁。

囊枕之物，乃制枕之要。绿豆皮可清热，微嫌质重。茶叶可除烦，恐易成末。惟通草为佳妙，轻松和软，不蔽耳聪。《千金方》云："半醉酒，独自宿，软枕头，暖盖足，能息心，自瞑目。"枕头软者甚多，尽善无弊，殆莫过通草。

放翁有"头风便菊枕"之句，菊花香气可清头目，但恐易生蠹虫。元·马祖常诗云："半夜归心三径远，一囊秋色四屏香。"前人盖往往用之。《清异录》卢文杞枕骨高，凡枕之坚实者不用，缝青缯，充以柳絮。按《本草》柳絮性凉，作枕亦宜，然生虫之弊，尤捷于菊。吴旻扶寿方，以菊花、艾叶作护膝。

藤枕，以藤粗而编疏者，乃得凉爽。若细密，止可饰观，更加以漆，既不通气，又不收汗，无当于用。藤枕中空，两头或作抽屉可藏物，但勿置香花于内，以致透脑。《物类相感志》曰："枕中置麝少许，绝恶梦。"麝能通关镇心安神故也。偶用则可，久则反足为累。

侧卧耳必着枕，老年气血易滞，或患麻木，甚且作痛，办耳枕，其长广如枕，高不过寸，中开一孔，卧时加于枕，以耳纳入。耳为肾窍，枕此并杜耳鸣、耳塞之患。

《山居清供》曰："慈石捶末，和入囊枕，能通耳窍，益目光。"又女廉药枕，以赤心柏木，制枕如匣，纳以散风养血之剂，枕面密钻小孔，令透药气，外以稀布裹之而卧。又《升庵外集》云："取黄杨木作枕，必阴晦夜伐之，则不裂。"按木枕坚实，夏月昼卧或可用。《箴铭汇钞》："苏彦楠榴枕铭：颐神靖魄，须以宁眠。"恐未然也。

瓷器作枕，不过便榻陈设之具。《格古论》曰："定窑有瓷枕，制极精巧，但枕首寒凝入骨。"东坡诗："暂借藤床与瓦枕，莫教孤负北窗凉。"北窗凉气，已不宜受，况益之瓦枕乎！石枕亦然。

枕底未缉合时，囊实后不用缉合，但以钮联之，凡笔札及紧要物，可潜藏于内，取用甚便。《汉书》曰："淮南王有枕中鸿宝苑秘书。"其制盖类是。

一枕可两用，曰摺叠枕，先制狭条如枕长，厚径寸，或四或五，再以单层布总包其外，分界处以针缉其边，一缉其左之上，一缉其右之下，可左摺右摺而叠之。叠之作枕，平铺即作垫，此便榻可备之物。

凡仰卧腿舒，侧卧两膝交加，有上压下之嫌。办膝枕，小于枕首者，置诸被侧，或左或右，以一膝任意枕之最适。

竹编如枕，圆长而疏漏者，俗谓之竹夫人，又曰竹几，亦以枕膝。东坡诗："闻道床头惟竹几，夫人应不解卿卿。"山谷曰："竹夫人，盖凉寝竹器，憩臂休膝，似非夫人之职，名以青奴。"有诗云："我无红袖堪娱夜，只要青奴一味凉。"老年但宜用于三伏时，入秋则凉便侵人，易为膝患。

有名竹夹膝者，取猫头大竹，削而光之，置诸寝，其用同于竹夫人。唐·陆龟蒙有诗云："截得筼筜①冷似龙，翠光横在暑天中。"但嫌实不漏气，着体过凉，老年无取。

席

席之类甚多。古人坐必设席，今则以作寝具。如竹席，《尚书》谓之笋席，今俗每于夏月卧之，

---

① 筼筜（yún dāng 云当）：竹子的一种。皮薄节长而竿高，生长在水边。

但新者耗精血,陈者不收汗,或极热时,以其着体生凉,偶一取用。两广所出藤席亦同。

蒲席见《周礼》,又《三礼图》曰:"士蒲席。"今俗亦常用,质颇柔软,适于羸弱之体。其尤佳者,如嘉纹席、龙须席,即蒲同类,虽不出近地,犹为易购。《显道经》曰:"席柔软,其息乃长。"谓卧安则能久寐也。

藤竹席。老年既不宜久卧,常卧柔软者或嫌少热,衬以藤竹席,能借其凉。深秋时即柔软席亦微觉冷,辄以布作褥,衣而卧。又恐太热,布作面,蒲席作里,二者缉合,则温凉恰当。《诗》云:"乃安斯寝"。庶几得之。

贵州土产有纸席,客适饷予,其长广与席等,厚则什倍常纸,质虽细而颇硬。卧不能安,乃为紧卷,以杵捶熟,柔软光滑,竟同绒制,又不嫌热,秋末时需之正宜。

《周礼·地官》,"司几筵掌五席",中有熊席。注曰:兽皮为席也。今有以牛皮作席者,出口外。制皮法:拔去毛极净,香水浸出臊气,染以红色,名"香牛皮"。晋《东宫旧事》,有赤皮席,今盖仿而为之。皮性暖,此却着身有凉意,质亦软滑,夏月颇宜。《河东备录》云:"猪皮去毛作细条,编以为席,滑而且凉,号曰壬癸席。"又《晋书》:"羊茂为东郡守,以羊皮为席。"然则凡皮皆可作席,软滑必胜草织者。

古人席必有缘,缘者,犹言镶边也。古则缘各不同,所以饰席。今惟取耐用,缘以绸与缎,不若缘以布。

盛暑拭席,亦用滚水,方能透发汗湿。有爱凉者,汲井水拭之,阴寒之气,贻患匪小。又有以大木盆,盛井水置床下,虽凉不着体,亦非所宜。惟室中几案间,设冰盘,则凉气四散,能清热而无损于人。

席底易为蚤所伏,殊扰安眠。《物类相感志》曰:"苦楝花曝干,铺席底,驱即尽。"《千金月令》曰:大枣烧烟熏床下,能辟蚤,其生衣襦间者为虱。《抱朴子》曰:"头虱黑,着身变白;身虱白,着头变黑。所渐然也。"《酉阳杂俎》曰:"岭南人病,以虱卜,向身为吉,背身为凶。"又《草木子》曰:"虱行必向北。"窃意虱喜就暗,非果向北也。银朱和茶叶熏衣,可除之。

被

被宜里面俱绸,毋用锦与缎,以其柔软不及也。装丝绵者,厚薄各一,随天时之宜,或厚或薄,以其一着体盖之,外多备装絮者数条,酌寒暖加于装绵者之上。絮取其匀薄,取其以渐可加,故必多备。

《身章撮要》曰:"大被曰衾,单被曰裯。"老年独卧,着身盖者,被亦宜大,乃可折如封套式,使暖气不散。此外酌寒暖渐加其上者,必狭尺余,两边勿折,则宽平而身之转侧舒。有以单被衬其里,牵缠非所适,只于夏初需之,亦作狭者,夹被同。

老年畏寒,有以皮制被。皮衣宜表毛于外,皮被宜着毛于体。面用绸,薄加絮,宽大可折为妥。然较以丝绵装者,究之轻软勿及。

被取暖气不漏,故必阔大,使两边可折。但折则卧处不得平匀,被内亦嫌逼窒,拟以两边缉合如筒,勿太窄,须酌就寝之便,且反侧宽舒。脚后兼缉合之,锡以名曰茧子被,谓如蚕茧之周密也。

《岭南志异》曰:"邕州人选鹅腹之毳毛装被,质柔性冷,宜覆婴儿,兼辟惊痫。"愚谓如果性冷,老年亦有时宜之。特婴儿体属纯阳,利于常用。又《不自弃文》曰:"食鹅之肉,毛可遗也,峒民缝之以御腊。"柳子厚诗亦云:"鹅毛御腊缝山罽[1]。"然则性冷而兼能御腊,所谓暖不伤热,囊被之物,竟属尽美。

《江右建昌志》:产纸大而厚,揉软作被,细腻如茧,面里俱可用之。薄装以绵,已极温暖。

---

[1] 罽(jì 既):用毛做成的毡子。

唐·徐寅诗："一床明月盖归梦，数尺白云笼冷眠。"明·龚诩诗："纸衾方幅六七尺，厚软轻温腻而白。霜天雪夜最相宜，不使寒侵独眠客。"可谓曲尽纸被之妙。龚诗云独眠，纸被正以独眠为宜。

有摘玫瑰花囊被，去蒂晒干，先将丝瓜老存筋者，剪开捶软作片，约需数十，以线联络，花铺其上，纱制被囊之，密针行如麂眼，方块式，乍凉时覆体最佳。玫瑰花能养血疏肺气，得微暖，香弥甚。丝瓜性清寒，可解热毒。二物本不甚贵，寻常犹属能办。

冬月子后霜落时，被中每觉加冷，东坡诗所谓"重衾脚冷知霜重"也。另以薄棉被兜住脚后，斜引被角，置诸枕旁，觉冷时，但伸一手牵被角而直之，即可盖暖。凡春秋天气，夜半后俱觉稍凉，以夹被置床内，趁意加体，亦所以顺天时。《诗·杕杜》篇，疏云："从旦积暖，故日中之后必热；从昏积凉，故夜半之后必凉。"

《记·王制》曰："八十非人不暖。"《本草》曰："老人与二七以前少阴同寝，藉其熏蒸，最为有益。"少陵诗"暖老须燕玉"是也。愚谓老年以独寝为安，或先令童女睡少顷，被暖则起，随即入寝，既藉熏蒸之益，仍安独寝之常，岂非两得？倘气血衰微，终宵必资人以暖，则非如《王制》所云不可。

《法藏碎金》曰："还元功夫，全在被中行之。择少女肥白无病者，晚间食以淡粥，擦齿漱口极净，与之同被而寝，至子后令其呼气，吸而咽之。再则令其舌抵上腭，俟舌下生津，接而咽之，真还元之秘也。"愚按此说近采补诡异之术。然《易·大过》之爻辞曰："枯杨生稊①"。谓老杨得少阴以滋长也。盖有此理，姑存之。《参同契》有铅汞丹鼎之说，惑世滋甚。或有以飞升之术问程子，答曰："纵有之，只恐天上无着处。"

熏笼只可熏香，若以暖被，火气太甚。当于欲寝时，先令人执炉，遍被中移动熨之，但破冷气，入寝已觉温暖如春。《西京杂记》曰："长安有巧工作熏炉，名被中香，外体圆，中为机环，使炉体常平，以此熏被至佳。"近亦有能仿而为之，名香球。《卫生经》曰："热炉不得置头卧处，火气入脑，恐眩晕。"

有制大锡罐，热水注满，紧覆其口，彻夜纳诸被中，可以代炉，俗呼汤婆子。然终有湿气透漏，及于被褥则必及于体，暂用较胜于炉，黄山谷名以脚婆。明·吴宽诗："穷冬相伴胜房空。"《博古图》汉有温壶，为注汤温手足之器，与汤婆子同类。

夏月大热时，裸体而卧，本无需被，夜半后汗收凉生，必备葛布单被覆之。葛布廓索，不全着体，而仍可遮护，使勿少受凉，晨起倍觉精神爽健。

褥

稳卧必得厚褥。老人骨瘦体弱，尤须褥厚，必宜多备，渐冷渐加。每年以其一另易新絮，紧着身铺之，倍觉松软，挨次递易，则每年皆新絮褥着身矣。骆驼绒装褥，暖胜于常，但不易购。北地苦寒，有铺褥厚至盈尺者，须实木板床卧之，则软而能平，故往往以卧砖炕为适。

司马温公曰："刘恕自洛阳归，无寒具，以貂褥假之。"凡皮皆可制褥。羊士谔《皮褥》诗云："青毡持与藉，重锦裁为饰。"谓以毡衬其底，以锦缘其边也。卧时以毛着身，方与絮褥异。有用藏氆氇作褥面，或西绒单被铺褥面，须俱用狭者，不然，褥弗着体，虽暖不觉。

芦花一名蓬蕽，可代絮作褥。《本草》曰性寒，以其禀清肃之气多也，质轻飏②，囊入褥，即平实称体，老年人于夏秋初卧之，颇能取益，亦有用以囊被者。元·吴景奎《咏芦花被》云："雁声仿佛潇湘夜，起坐俄惊月一床。"但囊被易于散乱，若蒙以丝绵，又虑其热，惟极薄装之，极密行之。

阳光益人，且能发松诸物。褥久卧则实，隔两三宿，即就向阳处晒之，毋厌其烦。被亦然，不特

---

① 稊（tí提）：杨柳新长出的嫩芽。
② 飏：同"扬"。

棉絮加松，终宵觉有余暖，受益确有明验。黄梅时，卧席尤宜频晒。《异苑》云："五月勿晒荐席。"此不足据。范石湖诗云："候晴先晒席。"惟长夏为忌，恐暑气伏于内，侵入不及觉。

赢弱之躯，盛夏不能去褥而卧，或用麻皮捶熟，截作寸断，葛布为褥里面，以此实之，虽质松适体，其性微温，非受益之物。有刮竹皮曝干装褥，则凉血除热，胜于麻皮。又《本草》云："凡骨节痛，及疮疡，不能着席卧者，用麸装褥卧之。"麸，麦皮也，性冷质软，并止汗，较之竹皮，受益均而备办易，且类而推之，用以囊枕，亦无不可。

《四川邛州志》："其地产棕甚夥，居民编以为荐。"《释名》曰"荐，所以自荐藉也。"无里面，无缘饰，蒲苇皆可制。棕荐尤松软而不烦热，夏月用之不嫌任意加厚，以支瘦骨。曹植《九咏》曰："茵荐兮兰席。"荐亦古所用者。

《交广物产录》："高州出纸褥，其厚寸许，以杵捶软，竟同囊絮。"老年于夏秋时卧之，可无烦热之弊。亦有以葛布数十层制褥者。

褥底铺毡，可藉收湿。卧时热气下注，必有微湿，得毡以收之。有用油布单铺褥底，晨起揭褥，单上湿气可证油布不能收湿也。《南华经》曰："民湿寝则腰疾偏死。"此非湿寝，然每夜如是，受湿亦甚，必致疾。

便　器

老年夜少寐，不免频起小便，便壶实为至要。制以瓷与锡，俱嫌取携颇重，惟铜可极薄为之，但质轻又易倾覆，式须边直底平，规圆而匾，即能平稳。

大便用圊桶，坐略久即觉腰腿俱酸，坐低而无依倚故也。须将环椅于椅面开一孔，孔大小如桶，铺以絮垫。亦有孔如椅面，桶即承其下，坐既安然，并杜秽气。

《山居清供》曰："截大竹整节，以制便壶，半边微削，令平作底，底加以漆，更截小竹作口，提手亦用竹片粘连。"又有择葫芦扁瓢，中灌桐油浸透，制同于竹，此俱质轻而具朴野之意，似亦可取。再大便用环椅如前式，下密镶板，另构斗室，着壁安置，壁后凿穴，作抽替承之，此非老年所必办。

《葆元录》曰："饱则立小便，饥则坐小便，饱欲其通利，饥欲其收摄也。"愚谓小便惟取通利，坐以收摄之，亦非确论。至于冬夜，宜即于被中侧卧小便，既无起坐之劳，亦免冒寒之虑。

膀胱为肾之府，有下口，无上口，以气渗入而化，入气不化，则水归大肠，为泄泻。《东坡养身杂记》云："要长生，小便清，要长活，小便洁。"又《南华经》曰："道在屎溺。"屎溺讵有道乎？良以二便皆由化而出，其为难化易化迟化速化，在可知不可知之间，所谓藏府不能言。故调摄之道，正以此验得失。

《卫生经》曰："欲实脾，必疏膀胱。"愚谓利水固可实脾，然亦有水利而脾不实者。惟脾实则水无不利，其道维何？不过曰节食少饮，不饮尤妙。

欲溺即溺，不可忍，亦不可努力，愈努力则愈数而少。肾气窒塞，或致癃闭。孙思邈曰："忍小便，膝冷成痹。"

《元关真谛》曰："每卧时，舌抵腭，目视顶，提缩谷道，即咽津一口，行数次然后卧，可愈频溺"。按此亦导引一法，偶因频溺行之则可，若每卧时如是，反致瘤滞。《内经》曰："通调水道。"言通必言调者，通而不调，与瘤滞等。

或问通调之道如何？愚谓食少化速，则清浊易分，一也；薄滋味，无粘腻，则渗泄不滞，二也；食久然后饮，胃空虚则水不归脾，气达膀胱，三也；且饮必待渴，乘微燥以清化源，则水以济火，下输倍捷，四也。所谓通调之道，如是而已。如是犹不通调，则为病，然病能如是通调，亦以渐可愈。

《悟真录》曰："开眼而溺"。眼中黑睛属肾，开眼所以散肾火。又曰："紧咬齿而溺"。齿乃肾之骨，宣泄时俾其收敛，可以固齿。《诗·鲁颂》曰："黄发儿齿。"谓齿落复生也。此则天禀使然。

养生家有固齿之法，无生齿之方，故齿最宜惜，凡坚硬物亦必慎。

肾气弱则真火渐衰，便溏溺少，皆由于此。《菽园杂记》曰："回回教门调养法：惟暖外肾，夏不着单裤，夜则手握肾丸而卧。"愚谓手心通心窍，握肾丸以卧，有既济之功焉。尝畜猴，见其卧必口含外肾。《本草》谓猴能引气，故寿，手握肾丸，亦引气之意。又有以川椒和绵裹肾丸，可治冷气入肾。

小便太清而频，则多寒；太赤而短，则多热；赤而浊，着地少顷，色如米泔者，则热甚矣。大便溏泄，其色或淡白，或深黄，亦寒热之辨。黑如膏者，则脾败矣。是当随时体察。

每大便后，进食少许，所以济其气乏也。如饱后即大便，进汤饮以和其气，或就榻暂眠，气定即起。按《养生汇论》有擦摩脐腹及诸穴者，若无故频行之，气内动而不循常道，反足致疾，予目见屡矣，概不录。

《六砚斋三笔》曰："养生须禁大便泄气，值腹中发动，用意坚忍，十日半月，不容走泄，久之气亦定。此气乃谷神所生，与真气为联属，留之则真气得其协助而日壮。"愚谓频泄诚耗气，强忍则大肠火郁。孙思邈曰："忍大便，成气痔。"况忍愈久，便愈难，便时必致努力，反足伤气。总之养生之道，惟贵自然，不可纤毫着意，知此思过半矣。《黄庭经》曰："物有自然事不烦，垂拱无为心自安。"《道德经》曰："地法天，天法道，道法自然。"

予著是书于客岁病余，以此为消遣。时气怯体羸，加意作调养法，有出诸臆见者，有本诸前人者，有得诸听闻者，酌而录之，即循而行之。讫今秋，精力始渐可支，大抵病后欲冀复元，少年以日计，中年以月计，至老年则以岁计，汲汲求其效，无妙术也。兹书四卷，以次就竣，因以身自体验者，随笔录记。另有粥谱，又属冬初续著，附于末为第五卷。

卷　五

粥 谱 说

粥能益人，老年尤宜，前卷屡及之，皆不过略举其概，未获明析其方。考之轩岐家与养生家书，煮粥之方甚夥，惟是方不一例，本有轻清重浊之殊，载于书者，未免散见而杂出。窃意粥乃日用常供，借诸方以为调养，专取适口。或偶资治疾，入口违宜，似又未可尽废。不经汇录而分别之，查检既嫌少便，亦老年调治之阙书也，爰撰为谱，先择米，次择水，次火候，次食候。不论调养治疾功力深淡之不同，第取气味轻清、香美适口者为上品，少逊者为中品，重浊者为下品，准以成数，共录百种，削其入口违宜之已甚者而已。方本前人，乃已试之良法，注明出自何书，以为征信，更详兼治。方有定而治无定，治法亦可变通，内有窃据鄙意参入数方，则惟务有益而兼适于口，聊备老年之调治。若夫推而广之，凡食品药品中，堪加入粥者尚多，酌宜而用，胡不可自我作古耶！更有待夫后之明此理者。

择米第一

米用粳，以香稻为最，晚稻性软，亦可取，早稻次之，陈廪米则欠腻滑矣。秋谷新凿者，香气足。脱谷久，渐有故气，须以谷悬通风处，随时凿用。或用炒白米，或用焦锅巴，腻滑不足，香燥之气，能去湿开胃。《本草纲目》云："粳米、籼米、粟米、粱米粥，利小便，止烦渴，养脾胃。糯米、秫米、黍米粥，益气，治虚寒、泻痢、吐逆。"至若所载各方，有米以为之主，峻厉者可缓其力，和平者能倍其功，此粥之所以妙而神与。

择水第二

水类不一，取煮失宜，能使粥味俱变。初春值雨，此水乃春阳生发之气，最为有益。梅雨湿热熏蒸，人感其气则病，物感其气则霉，不可用之明验也。夏秋淫雨泛滥，水郁深而发骤。昌黎诗："洪潦无根源，朝灌夕已除。"或谓利热不助湿气，窃恐未然。腊雪水甘寒，解毒，疗时疫。春雪水生虫易败，不堪用。此外长流水四时俱宜，山泉随地异性，池沼止水有毒。井水清洌，平旦第一汲，为井华水，天一真气，浮于水面也，以之煮粥，不假他物，其色天然微绿，味添香美，亦颇异凡。缸贮水，以朱砂块沉缸底，能解百毒并令人寿。

火候第三

煮粥以成糜为度，火候未到，气味不足，火候太过，气味遂减。火以桑柴为妙。《抱朴子》曰："一切药不得桑煎不服。"桑乃箕星之精，能除风助药力。栎炭火性紧，粥须煮不停沸，则紧火亦得。煮时先煮水，以杓扬之数十次，候沸数十次，然后下米，使水性动荡，则输运捷。煮必瓷罐，勿用铜锡。有以瓷瓶入窨①内砻糠稻草煨之，火候必致失度，无取。

食候第四

老年有竟日食粥，不计顿，饥即食，亦能体强健，享大寿，此又在常格外。就调养而论，粥宜空心食，或作晚餐亦可，但勿再食他物加于食粥后。食勿过饱，虽无虑停滞，少觉胀，胃即受伤。食宁过热，即致微汗，亦足通利血脉。食时勿以他物侑食，恐不能专收，其益不获已。但使咸味沾唇，少解其淡可也。

（李　瑶　校注）

天仙正理直论增注

冲虚子伍守阳撰并注
真阳子伍守虚②同注

【按语】

伍守阳（伍冲虚）（1552～1640），是道教全真派的支派龙门派第八代宗师，字端阳，号冲虚子，江西吉安人，曾得曹还阳"仙佛合宗全旨"，又师李泥丸、王常月等丹功家授以三坛大戒，曾隐居王屋山，遍考仙圣之书，著作《天仙正理》、《仙佛合宗语录》。伍守阳本为儒生，家甚殷富，但他不慕名利，志求丹道，后放弃儒业，专习全真派功法，并参以禅学。伍守阳得道后一度归隐，后又出山，在清乾隆年间，207岁时传授内丹术给柳华阳。后人将伍、柳二人的著作合刻为《伍柳仙宗》一书，并称他们为伍柳派。

伍柳派为道家清修派，在修持丹法上主张仙道为宗，佛法为用，《天仙正理》一书正是阐发伍柳派内丹术的代表性著作。《天仙正理》本是伍冲虚为门人讲学时所用讲义，它将古代内丹术炼丹过程中的过程和注意事项都阐述详明，以方便门下弟子练功时参照对比。不意后来被人盗去，于是才有弟子愿意出资刻印流传于世。书中大字为原来讲义原文，小字为伍冲虚与弟弟伍守虚共同加的注文。

可以看出，伍冲虚的丹法，继承于钟离权、吕洞宾等人，提倡"仙道以精、炁、神三元为正药。""以觉灵为炼药之主，以冲和为炼药之用"，主张通过自身的修炼而得道成仙。而大致过程即所谓"三迁"，分别是"炼精化气"、"炼气化神"、"炼神还虚"。《天仙正理》一书正是从九个方面论述这个过程，并对古人练功时的经验和注意事项都有介绍。如关于"法、财、侣、地"的选择，关

---

① 窨：同"灶"。
② 真阳子伍守虚：即伍守阳之弟，号真阳，又称真阳子，内丹家。

于十六岁之前与十六岁之后及老年时的不同修法,欲炼丹先需炼已的重要性等都做了深入的说明,同时,对当时社会上所流行的所谓左道旁门也做了批判。本书可贵之处在于,书中将古人炼内丹的关键隐晦处都一一加以细说明了,使不致再有疑惑,至少也能知何为正途,从而少走弯路。如其直言"天仙是本性元神",又说"先天,是元神、元精,是有变化、有神通之物也。后天者,思虑之神,交感之精,无神通变化之物也。"说明炼丹的根本是要发掘人的先天,让先天元神用事,而不能在后天思虑上弄功夫求取。那么如何才能知道是"先天之真"呢?"当静虚至极时","即致虚极,守静笃之说。"这就说明求取先天,实际上就是淡化或消除后天干扰,则"先天"自可得。

作者谈到"药物"时,指出当虚静到一定的时候,"炁固有循环真机自然复动,此正先天无形元炁将动,而为先天无形之元精时也。即此先天无形之精,便名药物。"说明药物来源于先天的"真炁"发动,"即取此发生于外者复返还于内,是以虽从内生,却从外来,故谓之外药。炼成还丹,斯谓之内药,又谓大药。"从而也说明了所谓"采药"是怎样的一个过程。

谈到"火候"问题时,引《真诠》说:"火候本只寓一气进退之节,非有他也。真火之妙在人,若用意紧则火燥,用意缓则火寒,勿忘勿助,非有定则,尤最怕意散,不升不降,不结大丹。"说明所谓"火候",是意念的松紧有无。谈到进退时,则说:"进退者,亦虚喻耳,其实不见有似进退。"说明进退只是一个比喻,不可偏执。

伍冲虚丹法是对前人的一次总结,他的贡献在于将内丹术系统化、理论化,并使更加易于操作。需要说明的是,伍柳派的丹法将很多佛教的东西掺杂进来,因为佛教修行和内丹术本不是一回事,故而多有牵强附会之处,这也招致后人不少诟病。另外,阅读此书时,需要与伍冲虚的另一本书《仙佛合宗语录》相互参照,则很多问题将更加清晰。对于希望学习内丹,以养生为用的人,虽然书中很多问题已经阐发详明,但实际操作需要寻有经验的人指导入门,然后对照提高,切不可望文生义,自修自练。总的来说,《天仙正理》是讲述内丹的书里比较杰出的一部著作,对于内丹修炼者来说,有很重要的参考意义。

此次校对删除了书前序言和书后"直论起由"一章及后跋,以河南人民出版社1987年7月出版的影印本为底本,此底本影印自清光绪丁酉年间云笈邓氏重刻本(养云仙馆藏板),以宗教文化出版社《伍柳天仙法脉》(2007年10月第一版,静虚子校订)为校本,参考山西人民出版社1988年10月出版的《天仙正理》(郭叔信点校),以及中国人民大学出版社1990年10月版的《东方修道文库·伍柳法脉》(徐兆仁主编)一书校订而成。因作者在书前"增注说"中曾有言:"犹惧后人妄注错误,害超世之圣真……故亦诫之曰:毋烦后注。"本书为使普通读者易于理解,对一些术语及生僻词汇加以注解以帮助阅读,至于内丹之要义,还希望读者能通过原文阅读,深加领会,则不辜负古人一片苦心。

【原文校释】

道源浅说篇本曹还阳①老师平常言教之目,门下伍子发明为总纲。

伍子道原浅说发明曰:仙家修道为仙,初证则长生不死。

伍真阳注云:人人同此生,有长其生而不死者,乃仙宗有修、有证之圣人也,与无修证、有生死之凡夫不同。所以,欲高出于人之上者,不可无修证也。修之初,炼身中之元精,不离元炁,而复还化元炁②,古圣谓之炼精化炁。炼到炁足,即为初修之证。气果足而无漏窍,便长生不死,成漏尽神通,出欲

---

① 曹还阳:伍冲虚的传道老师,南昌县武阳里,曹受度于李虚庵。
② 炁:内丹术术语,谓人之元气,《道书援神契·气诀》:"道书作炁字,取炁之道,呼吸阴阳之意也。"

界矣。此由筑基之果成，钟离真人①《传道集》②谓是初学之小成是也。昔吉王太和③问曰：人言长生不死最难得者，最大之事，老师今浅明言之，但曰初证者，请再详之。冲虚子曰：初修，炼肾中真阳之元精，谓之筑基。阳精炼得不漏而返成炁，渐修渐补，得元炁足，如童子之完体，方是筑基成者。基成则永无漏之果，从此始故，曰初证，此由百日之得果也。后面有十月化神，九年还虚，正是大事，与天地同久，正④得大果，谓之大成者是也。世人不知后证之大，只止于此，便以此为大，故吕祖⑤云：修命不修性，如何能入圣？以其神不通灵。故又言：寿同天地一愚夫是也。太和曰：今闻教，始知天仙之道为至大。

极证，则统理乾坤。

真阳曰：由色界之修证而上，历无色界之修证而超出，永与虚空同体，证天仙矣，钟离真人谓之中成、大成是也。得到天仙，即理天上之事，与天地同长久。丘真人⑥云："寸地尺天，皆有所辖，无空隙处"是也。昔吉王殿下问曰："天仙，虚无之极，如何统理乾坤？"冲虚子曰：初修时，主颠倒乾坤，主天地交泰，亦是统理之始。道成时，如太上三大天尊之主玉清、上清、太清⑦者。玉帝⑧为万天之主者；玄帝⑨之北极镇天者；东华之帝⑩，东方者；世尊⑪在西天救世度人者。天官管天，地官管地，水官管水者，三清有九霄三十六洞天之理者，有二十四治之理者，如张天师⑫管阳平治⑬之类。尘世之下，有八十

---

① 钟离真人：即钟离权，姓钟离，名权，字云房，一字寂道，号正阳子，又号和谷子。唐代咸阳人。师事王玄甫学道，谓得其秘。全真教奉为正阳祖师。《金莲正宗记》列为"北五祖"之一。民间列为传说中的八仙。因其尝自谓天下都散汉钟离权，世常称汉钟离，而被误作汉代人。传其为吕洞宾师。

② 《传道集》：即《钟吕传道集》，内丹术经典著作，又名《真仙传道集》，五代施肩吾撰。全书以钟离权与吕岩师徒问答的形式，论述内丹术要义，收于明《正统道藏》。

③ 吉王太和：明神宗朱翊钧（1573年~1620年）时受封长沙的一位藩王，具体不可考，曾留伍冲虚于府中请教内丹修炼等事。

④ 正：此处同"证"。

⑤ 吕祖：即吕嵒，亦作吕喦，字洞宾，号纯阳子。由于道教全真道派奉吕嵒为纯阳祖师，故世称吕祖，民间传说中的"八仙"人物之一。

⑥ 丘真人：即丘处机（1148年~1227年），字通密，道号长春子，中国金朝末年全真道道士。在道教中，丘处机被奉为全真道"七真"之一，为龙门派的祖师。

⑦ 玉清、上清、太清：即道教传说中的最高神灵"三清"，分别是玉清元始天尊、上清灵宝天尊和太清道德天尊，其中元始天尊，又名"玉清元始天尊"，在"三清"之中位为最尊，也称原始天王，神仙中的第一位尊神。他是道教开天辟地之神，为上古盘古氏尊谓。元始天尊生于混沌之前，太无之先，元气之始，故名"元始"。灵宝天尊位于三清之中，又称通天教主，原称上清高圣太上玉晨元皇大道君。

⑧ 玉帝：即玉皇大帝，全称"昊天金阙无上至尊自然妙有弥罗至真玉皇上帝"，又称"昊天通明宫玉皇大帝"、"玄穹高上玉皇大帝"，居住在玉清宫。道教认为玉皇为众神之王，在道教神阶中修为境界不是最高，但是神权最大。玉皇上帝除统领天、地、人三界神灵之外，还管理宇宙万物的兴隆衰败、吉凶祸福。

⑨ 玄帝：指道教所奉的真武帝，主管北方。

⑩ 东华之帝：即东华帝君，道教中掌管东方的神祇。

⑪ 世尊：即佛教教主释迦摩尼。

⑫ 张天师：是道教门派之一的"正一道"龙虎宗各代传人的称谓。正一道（即天师道）由张陵（张道陵）创立，后世称张陵为"祖天师"，其传人即后皆称为"天师"。此处即指张道陵。

⑬ 阳平治：在今四川彭州市。

一洞天之理者，有五岳之主者。唐李靖①主中岳者，汉张子房②主王屋山③者，许旌阳④为丹台宫主者，王喜先生⑤为蓬莱上岛主者，涓子⑥为中岛主者，陈抟⑦为蓬莱下岛主者，钟离真人为南洲讲法师者，邵坚⑧为匡庐山⑨主，杨太君⑩为天台山主，三茅真君⑪主三元罪福事。此皆出于《太清玉华仙书》⑫之说及世人传诵者。以此观之，丘真人之言亦先发明之者矣。王曰："是。"

古今人人羡慕而愿学者。

世闻仙能不死，又有神通，谁不羡慕？又见紫阳⑬云："学仙须是学天仙⑭，唯有金丹⑮最的端。"谁不愿学？又《因果经》⑯云："佛启父王曰：'我欲出家，为有四愿。愿不老，愿恒少壮，愿无病，愿不死。'"此见仙佛同愿。

但道理精深，人人未必能晓。

古圣高真，借法象为喻。而法象实非真我性命，权指身心粗迹之近于己者以示人，而实悟人于未有身、未有心之上，斯所谓精深也。后世人遂以法象而执之，如铜人身上用针灸，何以愈人身之病，所隔者远也。遂冒认身心而揣摩，如将甘蔗囫囵一吞，抑何得有真滋味，此由未能晓之故也。

予欲为众浅说之，以发明前圣之所未发者。

前所未发者亦多，如炼神还虚之理，如炼精止火之机，如辨采药之何为真精，如剖周天⑰之何为大，何为小，如超脱以五龙之捧⑱，如常定⑲喻乳哺之养儿，皆是。今皆有发明精切语。

夫所谓道者，

---

① 李靖（571年~649年）：字药师，汉族，雍州三原（今陕西三原县东北）人。隋末唐初将领，是唐朝文武兼备的著名军事家，后封卫国公，世称李卫公。后被道教神话成神话人物，主管中岳嵩山。
② 张子房：即汉代的张良（？~前186年），字子房，传为汉初城父（今安徽亳州）人。汉高祖刘邦的谋臣，秦末汉初时期杰出的政治家、军事家，汉王朝的开国元勋之一。
③ 王屋山：河南省西北部的济源市，东依太行，西接中条，北连太岳，南临黄河，是中国九大古代名山，也是道教十大洞天之首。
④ 许旌阳：即许逊（239年~374年），字敬之，豫章南昌人，东晋道士，净明道派尊奉的祖师。相传著有《灵剑子》等道教经典。因其于晋太康元年（280年）出任旌阳令，人称许旌阳，又称许真君。
⑤ 王喜先生：道教传说人物，修道于蓬莱山，具体事迹不详。
⑥ 涓子：道教传说人物，在蓬莱山修道，具体事迹不详。
⑦ 陈抟（tuán 团）（872年~989年）：五代宋初著名道教学者，字图南，号扶摇子，赐号希夷先生，常被尊称为陈抟老祖、希夷祖师等。
⑧ 邵坚：道教人物，事迹不详。
⑨ 匡庐山：即庐山，传说周时匡裕兄弟七人结庐隐此，故名。
⑩ 杨太君：道教传说人物，事迹不详。
⑪ 三茅真君：为汉代修道成仙的茅盈、茅固、茅衷三兄弟，是道教茅山派的祖师。道教称为大茅君茅盈、中茅君茅固和三茅君茅衷。
⑫ 太清玉华仙书：又名《太清金阙玉华仙书八极神章三皇内秘文》，撰人不详。内言及陈抟，当出于北宋，收于明《正统道藏》。
⑬ 紫阳：即张紫阳（984年~1082年），北宋道士，内丹学家。原名伯端，字平叔，天台（今属浙江）人。著有《悟真篇》，宣扬内丹修炼及道教、禅宗、儒家三教一理思想。道教奉为南宗五祖之首，称紫阳真人。
⑭ 天仙：道教中将仙分为五等，即天仙、神仙、地仙、人仙、鬼仙，分别表示不同的地位和境界，天仙为最高一等。
⑮ 金丹：古代方士炼金石为丹药，认为服之可以长生不老，此处指修道的最高境界。
⑯ 《因果经》：即佛教《三世因果经》，主要讲三世因果报应等事。
⑰ 周天：原为天文学名词，指人眼所见天球上的大圆周，内丹术引入比喻炼丹的周期，有各种周天，如"大周天"、"小周天"、"卯酉周天"等。
⑱ 五龙之捧：即五龙捧圣，内丹术语，因五为土数，脾属土，主意，故内丹术中指用真意引真气过大关之喻。
⑲ 常定：指时常处于一种入定的状态。

道字，即人所以生死，所以修证，必然由之而不可无者，不可不知者。

是人所以得生之理，

道之用于化化，谓之精、炁、神。化生而为人之身，故精、炁、神之化生人，即是道之化生人。

而所以养生致死之由。

既生有其身，由精、炁、神盛旺则生，得所养而全天年，由道也；精、炁、神衰竭则形枯而致死，亦由道之所致。

修道者，是即此得生之理，保而还初，使之长其生而不死之法。

真阳曰：按昔《太上养生胎息气经》①云："精全气全，精泄气泄。唯精与气，须保全真。"是此义也。故此书亦直说修炼精、炁、神，保守真元，补还具足如初。即所谓三真三全，必定神仙是也。

得生之理者，一阴一阳为一性一命，二者全而为人也。

真阳曰：既性命双全，方成得一个人。亦必性命双修，方成得个仙佛。未有二者不全，而能成人成仙佛。必以顺之成人者，以逆成仙佛。所以知，为仙佛，由于为人。

何以谓之阴阳性命？当未有天地，未有人身之先，总属虚无，如《易》所谓无极而太极时也。

真阳曰：太极是一炁之极至处，无极是一炁之极无处。无极在太极之先。太极虽有一炁，无阴阳动静，所谓鸿濛②未判之时也。

无中恍惚，若有一炁。

正言鸿濛未判而将判者。判，言分也，未分阴阳动静也。

是名道炁，亦名先天炁。

以恍惚将判，言先天炁必如此时此景象之炁，方是虚之极、静之笃者，为至清可炼金丹之药物。不如是，炁非先天。

此炁久静而一，渐动而分。阳而浮为天，比如人之有性也；阴而沉为地，比如人之有命也。

冲云：此言阴阳性命，皆在动分后说的，不兼静一说。吉王问曰："动分已与静为二矣。动后，又可于动言分阴阳为二乎？"冲云："古云：一生二，二生三，见得是如此，便说如此。"

阳动极而静，阴静极而动。

动静原是循环不已的。

阴阳相交之气而遂生人。

阴阳不交，则天地不能生，无炁之人必不能修无元气之仙佛。必阴阳二炁交，而后生人、生仙佛也。

则人之所得为生者，有阴阳二气之全，有立性立命之理，故曰"人生一小天地"者也。

此结上阴阳性命之说，以下正说修行之事。

禀此阴阳二炁顺行，随其自然之变化则生人，逆而返还，修自然之理则成仙成佛，是以有三次变化而人道全。

---

① 太上养生胎息气经：又称《胎息经》，作者不详。一卷。书中收录六阳时法、上清气秘法、上清法、检时含景补泻图、肺脏图、心脏图、肝脏图、脾脏图、肾脏图、胆脏图等。收入明《正统道藏》。

② 鸿濛：同"鸿蒙"，下同，指宇宙形成前的混沌状态。

人道者，生身成人之道也。一次变化是父母初交，二炁合为一炁而成胎也。二次变化者，是胎完十月，有炁为命，有神为性，而将产也。三次变化者，是产后长大成人，精炁盛极，十六岁时也。谓之三变者。

亦有三关修炼而仙道得。

初关炼精化炁，中关炼炁化神，上关炼神化虚，谓之三关修炼，而所以成仙者。

顺行人道之三变者，言一变之关，自无炁而合为一炁也。父母二炁初合一于胞中，只是先天一炁，不名神炁。

此时母胞胎中无呼吸元神。

及长似形，

胎之长似有人形。

微有气似呼吸而未成呼吸，正神气将判未判之时。及已成呼吸而随母呼吸，则神炁已判而未圆满之时。

胎之十月未满。

但已判为二，即是后天，

此之二，非离一而为二，是一之显然似有二之理，二尚精微而未成粗迹，从此以渐长胎之时。

斯时也，始欲立心立肾，

胎中渐生五脏，渐分立心肾之形。

而欲立性立命矣。

有心，即其有性之元；有肾，即其有命之元。

神已因藏之于心，炁已因藏之于脐。

神即性，是心中所有，固不离于心；炁即命，是肾中本有，固不离于肾。

及至手足举动翻身，而口亦有啼声者，十月足矣。则神气在胎中已全，此二变之关，言一分为二也。出胎时，先天之炁仍在脐，后天之气在口鼻，而口鼻呼吸亦与脐相连贯。先天之神仍在心，发而驰逐为情欲。由是炁神虽二，总同心之动静为循环。

此言性有动静，命亦有动静，即前所谓一分二，二亦有动静之说，如人之睡时，炁也静，性也静。及其觉时，本炁之觉，炁也动，性也动，即后所谓神炁同动者。儒亦言气一则动志者，似此。

年至十六岁，神识全矣，精炁盛矣，到此则三变之关在焉，或有时而炁透阳关①。

炁根元炁之动于中，未有不发散驰于外者，故到阳关亦是常行之处，谓之熟境。

则情欲之神亦到阳关，

神有通天彻地之能，亦有知内知外之能，内外总摄于一神。内有动，神也知；外有动，神也知，驰于知外，世人多堕于世事。

神炁相合，则顺行为生人之本。此炁化精时也，谓之三变者，如此修炼三关者，使精返为炁。

即百日关中筑基之工②也。《法华经》③中，佛亦说百日之期。

---

① 阳关：内丹术语，指精关，生殖出精之路，即外生殖器出精的通路。
② 工：同"功"，下同。
③ 《法华经》：即佛教大乘经典《妙法莲华经》，为释迦牟尼佛晚年在王舍城灵鹫山所说。

炁炼为神。
即十月关中转神入定之工也。

神还为虚。
九年面壁之大定也。

即是从三变返到二变，从二变返到一变，从一变转到虚无之位，是为天仙矣。
由此虚之而又虚，虚到无极，便是天仙升迁到极尊处。

此处合用修炼之工，
三变者以前，是说人所以得生之理，自然顺行者。自修炼三关以后，俱说使之长生不死者。说到此，是说人真修实悟之时至，必当用修炼之工，不可不知。

正宜浅说之者。
此下皆浅说性命之道，浅说修炼之工。

夫炁与神，皆有动静。
自此至而已耗精者之修也，止一大段，详言成仙佛之真宗，大修行之全旨。直论中之总要，合宗语录之秘机提纲，于此尽之矣。

而静极之际正有动机，
动之机，顿然之觉，不着世事，故言机。

炁动即有神功，
时至神知也，神不知，便教当面错过。

即此动机，便可修仙。
炁动而化精，行世法而耗尽，以死者之必致。真人即于动而还静之为修以不死。机者，虽若动而不为动用，方可逆修而为仙。

缘此机为生人、生仙佛之分路，
分路者，分顺逆之行也。机动时，顺此机而行，即以生人；逆转动而还静，即成仙佛。故道经云："动者静之基。"佛祖云："若要真不动，动上有不动。"

入死、入生之要关。
动机，乃人之可生、可死者，盖人之求长生者紧要的。

炁机既以属动，将欲出阳关而为后天之精者。
陈泥丸①曰："子时炁到尾闾关。"

《道藏》经云："精者妙物，真人长生根。"
此《太上胎息气经》②语也。《黄庭经》③亦云："留胎止精可长生。"

正言此未成后天精质之先天炁，名"元精"者是也。
先天炁，即"元精"。

夫此炁虽动，不得神宰之，而顺亦不成精。

---

① 陈泥丸：即陈楠（？～1213年），字南木，号翠虚子，又号陈泥丸。因常以土掺合符水，捏成小丸为人治病，故名。金丹派南宗徒裔尊为"南五祖"之一，南宋高道，开创南宗"清修派"。
② 《太上胎息气经》：即《太上养生胎息气经》。
③ 《黄庭经》：一般指《黄庭外景经》，西晋女丹功家魏华存传。

如童子辈，有真阳之炁，亦不无动静，但神无妄觉，不能宰之，何曾成精？

不得神宰之，而逆亦不返炁。

吕祖真人云："龙虎①不交，安得黄芽②？黄芽既无，安得大药③。"

修仙者于此逆修，不令其出阳关。

钟离真人云："勒阳关则还元炼药。"

即因身中之炁机，合以神机，

元炁，发动之机；元神，妙觉之机。

收藏于内，

返归于无炁之根。

而行身中之妙运，

采取、烹炼皆此时至妙之运用。

以呼吸之气而留恋神炁，

《黄庭经》云："呼吸元炁以求仙。"

方得神炁不离，则有小周天之气候。夫小周天云者，

天之周围三百六十五度有零，只是一个天，无二天，何有小大之异名？以用者小其机，故名曰"小"。

言取象于子、丑、寅十二时，如周一日之天也。

一日天之行，周十二时之名。神炁配合时气之行住，亦若周十二时之候也。

然炁有行住，必有起止。

气④之为物，不能偏于行，不免于住；不能偏于住，不免于行。故道一禅师⑤亦云："未有行而不住，未有住而不行。行住而曰不离这个。是以这个行住，即不离这个。"行住犹有起止。白玉蟾⑥云："起于虚危穴，以虚危宿在坎官子位也。"起于是，亦止于是，亦为一周天也。如是，则行所当行，住所当住，起所当起，止所当止也。

气行有数，忌其太多。

数者，同于周天者。周于天，则动者亦复静矣。再多，则着于拘滞，徒为废时失事，于理无益。

气行有时，忌其太久。

时，即数之义。周天十二时，候非有时，亦不拘着于时，但取象于时，以为节制程限耳。又，陈朝元曰："凡炼丹，随子时阳气生而起火，则火力方全，余时起火不得。或太久，或不及，皆火力不全。"

---

① 龙虎：内丹术语，指元神和元气。
② 黄芽：原为外丹术语，指丹鼎内所生芽状物，后在内丹中比喻元神、元气交合之状态。
③ 大药：内丹术语，指元神元气充分交合的状态。
④ 气：同"炁"。
⑤ 道一禅师：即马祖道一（709年~788年），又称洪州道一、江西道一。唐代著名禅师，唐朝汉州什邡县（今四川什邡市马祖镇）人。
⑥ 白玉蟾（1194年~?）：本姓葛，名长庚。为白氏继子，故又名白玉蟾。字如晦、紫清、白叟，号海琼子、海南翁、武夷散人、神霄散吏。南宋时人，祖籍福建闽清，生于琼州（今海南琼山），一说福建闽清人。幼聪慧，谙九经，能诗赋，长于书画，曾举童子科。及长，因任侠杀人，亡命至武夷。后出家为道士，师事陈楠九年，陈楠逝后，游历天下，后隐居著述，致力于传播丹道。白玉蟾为南宗第五代传人，即"南五祖"之五。"南宗"自他之后，始正式创建了内丹派南宗道教社团。他飞升后被封号为"紫清明道真人"，世称"紫清先生"。

不使之似于单播弄后天气者,恐以滞其先天炁之生机故也。生机滞,则后天呼吸无所施。

后天炁用之不已,而先天炁不生。古云:"鼎内若无真种子,犹将水火煮空铛"是也。

此修仙之至紧至秘之工,故以周天三百六十限之。

虽曰周天,实非天也。心中妙用,略有似于天之周数,为妙用之程限者。

子行三十六,积得阳爻一百八十数。午行二十四,合得阴爻一百二十数。

五位阳爻,用九也,故共一百八十者,除卯时不同爻用。五位阴爻,用六也,故共一百二十者,除酉时不同爻用。

以卯酉行沐浴以养之,

古圣不轻传火,故云:"沐浴不行火"。今此说云"行沐浴",非异也。不行者,不行其所有事;行者,行其所无事,学者当知其有妙用。若还迟疑不决,请看钟离真人所云"一年沐浴防危险"者,且言矣。

运此周天,积累动炁,以完先天纯阳真炁。

一次火候运一次周天之数,已完,足一周,则真精真炁归复于命根而愈旺,其发动生长之机。此只是真炁在根本处,自纯阳不失,非从外得有所增补积累。

故凡一动,则一炼而周。使机之动而复动者,则炼而复炼,周而复周。

此言凡遇有一动之炁,即要炼之以完一周天。若一天不炼,则真炁不长旺而速于神化。又不可一周完而不歇。虽无大害,亦迟其动机,为无益也。

积之不过百日,则精不漏而返炁矣。

古云,百日筑基,炼精化炁,是大概之言也,或以七、八十日得炁足,或五、六十日得炁足,功勤不差者易得,年少者亦易得。

此三关返二之理。已返到扑地声离胎,七窍未开,神识未动,真炁在脐之境也。

此四句言人初出母胎时是如此,及今逆修时,用完百日小周天之工,方得真炁足,似如此。

所以庐江李虚庵①真人曰:"阳关一闭,个个长生。"言得长生之基也。

真阳曰:阳精、元炁,总为一身发生之根,皆有耗折之理,独婬②欲枉折之多,而致死之速,由败于阳关。阳关者,阳精出入之关也。出之则耗而死,入之则精自满,而得长其生。始也,我主宰闭之不令出,及满足,则关自闭矣。凡有精,则求出路。无精以通,路固自闭。如儒家所谓"用之而成路,不用则茅塞之矣"之说似。故吾师祖李真人云:"修到一闭,即得长生;人人得闭,人人长生,无有异者"。吾兄冲虚云:"从此得长其生为始,便永得长生,与天地齐其寿量之基也。"李师祖及我弟兄三人,皆浅直切言之,凡长生必由于一闭,得一闭如此,便得真长生,不能闭便不得长生。求长生者,当于此勉之、求之。昔石杏林③真人求师后云:"得师诀来,便知此身可不死,知此丹必可成。"

精既返而成炁,则无复有精矣。

无精是炁。因静定之久,不复动而化精,婬根缩如小童子,所谓返老还为童体者是如此。故佛家

---

① 李虚庵:道教龙门派第六代内丹传人,安徽省六安州庐江县马神庙人,原是儒门秀士,后受教于张静虚。
② 婬:同"淫",下同。
③ 石杏林(1022年~1158年):即石泰,宋代内丹师,常以医药丹道济人,不受其谢,惟愿植一杏树,久遂成林,人称之为"石杏林"。后以丹法下传薛道光,为道教内丹派南宗第二祖,著有《还元篇》。

《华严经》亦云"成就如来马阴藏相[①]"是也。

如有精，则未及证于尽返炁也。

真阳曰：有精即是有漏之躯，全无一点精，方是无漏之躯。世有一等人，虽未行婬事而不泄精，只名节欲，不名无漏，今之出家僻处，持五戒以禁淫者是也，犹有可漏精者在。如玉通禅师[②]，住虎丘四十年，持戒禁淫，竟败精于红莲妓者之千拜。此正无实果之案也。观其死即随之，又不能了生死之案也。吉王问曰："真无漏者，如何验知？"冲虚云：真无漏，则阴缩如小童子，绝无举动，绝无生精之理，焉有漏？始得成有修有证之漏尽通也。若人老而阴缩者，是阳炁残而痿矣。无精者是精已枯竭矣，从生身来禀赋得阳炁微弱所致，不可误认为修证。若人到衰老时求修证，必要补精到能泄精地位，而后始有可长生之机。切不可误至于老来铅汞[③]少者也。

则亦无复有此一窍矣，如有窍，则未及证于真无漏也。

此一窍是精所出之处也，精尽化炁，不须用出路，故无窍。若有一窍在，犹可漏精，则炁未得足者可知矣。昔长沙王星垣殿下问曰："何以知精满尽化成炁而不漏？"冲虚云：真实修炼之人，精已炼成炁者，便有止火之候自到，此是无精之灵应也，则无窍矣，此无窍无漏方真。

真炁亦不得死守于脐矣，若只守于脐，而不超脱过关。

此时始有真炁过三关，得真炁者名得"金丹大药"，过三关者名曰"服食"，逆上三关名曰"飞升"。

不过暂有少得长其生之初基，而为人仙也，未能永劫长生。

吉王太和殿下曾问曰："得长生皆曰一得永得，何故今言暂得、永得之不同？"冲虚子曰：一得而能决烈向上，则有上之所证而永劫长生，形神俱妙，顿超劫运矣。若言我已得到此果，更又何为？止于此，不过少得初基而已，又必烦于守护，方是人仙不死。若更行淫欲，漏却一点阳精，犹是有漏凡夫，生死不能逃者，可不勉而究之哉？

故有迁移之法，古人所谓移护换鼎之喻者是也。施祖[④]、

施肩吾真人，亦吕祖之师。

钟离、

正阳真人，吕纯阳真人之度师。

吕祖

纯阳真人。

三仙《传道集》[⑤] 所谓三迁者，此当用其一迁矣。

吉王太和殿下问三迁之说，冲虚子云：按钟离答纯阳论还丹云：还者，往而有所归。丹者，丹田也。丹田有三：炁在中丹，神在上丹，精在下丹。自下田迁至中田，中田迁至上田，上田迁出天门，是为三迁

---

① 马阴藏相：佛教名词，又作阴马藏相、阴藏相、马王隐藏相、势峰藏密相，是如来的三十二相之一。阴，即男根。佛陀的男根隐藏于腹中而不外现，故称阴藏。似马之阴，故称马阴藏。

② 玉通禅师：事见明代冯梦龙（1574年~1646年）小说《喻世恒言》第二十九卷《月明和尚度柳翠》。

③ 铅汞：内丹术语，指元神和元气。

④ 施祖：即施肩吾（780年~870年），字希圣，号东斋，南昌人，唐代诗人。曾中进士，后归隐洪州之西山修道，精于内丹，世称"华阳真人"。著有《养生辨疑论》一卷，及道教著作《西山传道记》、《会真记》、《三住铭》等，诗集有《西山集》十卷。

⑤ 传道集：即《钟吕传道集》，收录于《道藏》本《修真十书》和《道藏揖要》，题"正阳真人钟离权云房述，纯阳真人吕岩洞宾集，华阳真人施肩吾希圣传。"是钟吕内丹派早期著作之一，极受后世推崇，在内丹史和道教宗派史上具有不容忽视的地位。它伪托以钟离权和吕洞宾师徒教学问答的形式撰成，反映了完整的养生教育、教学过程，包含有大量丰富的道教内丹养生教育思想。

功成。既自下而上，不复更有还矣。吾见钟离此语矣，闻吾师之说同。

既以七日，口授天机，采其大药。

七日者，是采大药七日之功也。吉王太和殿下问曰："初关百日，采取、烹炼，于今日即以七日采，又曰采大药，从古至今，不见于书，全未闻此语。请问何以药称大？采之日数久暂何以异？"

冲虚云：此万古不泄之仙机也。百日之初，虽曰采真阳之精，精绝无形。又名真阳之炁，炁本无相。古圣只云虚无之炁，其所发生，生则无形之形附于有形，遍内外皆此炁之流行。所曰采，采则无采之采。借火为采，不见有药形迹，唯知有火而已。昔还阳老师引古语为我云："夹脊尾闾空寄信"，诚然是也。此言前之采也。精炁生动，也是杳冥；还返于静，也是杳冥。火气熏蒸，百日之久，故真炁因之。忽然似有可见。故止后天气之火，唯单采先天炁之药，故另用七日之工。采于七日之内，火异于周天，故曰七日，口诀，何故用火之异？采之异？因此时真炁尽归于命根矣。虽有功，犹不离于动处；只在内，而不驰于外，用则无火之火，无侯之候也。此为异也。其所用以化神还虚之大事始此，所证以长生超劫神通无极之大果始此，故名大药，即前所采虚无之炁，所得所证之实相也。

取得下田先天真炁，名曰金丹，

丘长春真人云："炼精为丹，而后纯阳炁生。炼炁成神，而后真灵神化。超凡入圣，弃壳升仙，而曰超脱万世，神仙不易之法也。"此曰金丹，即所谓大药。

用以服食，飞升拔宅①者，皆此耳。

吉王太和殿下问曰："我闻砂铅炉火中所成者曰金丹，世人共知，皆贪学而求服食者。今仙道修炼身中自有之炁神亦曰金丹、曰服食，由何故？"冲虚曰：坎肾属水，精出于肾，亦属水也。水由炁化，精亦由炁化。金能生水，故生精之炁喻金炁，化精时则有炁在精中，故曰：母藏子腹。如精在水中，精复于炁，故曰：水中金。当修炼之初，如从根发出苗，生而为药，乃虚无之炁耳，实无形相，而虚无恍然，采取不见有所采取者，故不曰服食。采取之久，火候之足，精还补炁之盛，谓之外丹成。其炁之发生，始有法成之妙相，而纯阳之炁根始动，以其是金炁也。故曰：金丹即是外丹。初时，阳炁发生，出于身外为精。既返精于炁，不生于外而唯实生于内。得此炁生，转而逆上三关，度鹊桥②而下重楼③，经喉吻中如食，故曰服食。然服食二字，《本草》言药之可食，如心服之"服"义同。世人因此曰金丹、外丹，遂冒称砂铅之丹为即此之外丹，因此曰服食，逐冒称砂铅之丹可服食。所以自求者皆误认，为人谋者皆诳语。后学宜辨之。吉王曰："今而后始知世炼砂铅求服食者为至愚，贪求不已者，犹为下愚不移者。可不明辨而改图哉？"

待到尾闾界地，

真阳曰：尾闾者，二十四椎脊骨下尽处。界地者，三岔之路，上通丹田，下之前通外肾窍，下之后通尾闾。昔曹老师先上蒲团，先得大药，用七日之功。到五日之间，忽丹田如火珠，直驰上心，即回下驰向外肾边，无窍可出，即转驰向尾闾冲关。此皆真炁自家妙用，非由人力所致。但到关边，必用口授天机，方才过得关去。

乘其真炁自然冲关向上之机，

太和曰："何以得自然冲关向上？"冲曰：平日指引之力多故也。

加以五龙捧圣之秘。

按玄帝修于武当山，于舍身崖下舍其凡身，以五龙捧其圣体升于万仞崖上。当知此为超凡入圣一大妙喻也。盖玄言北方之色，言坎肾也，借帝喻我之婴儿，言水中之灵宝也。五龙者，工法中之秘机。五龙捧

---

① 飞升拔宅：指得道成仙。
② 鹊桥：原为"鹊桥"，据郭叔信点校本改。鹊桥，内丹术语，指舌，又或指鼻内不通真气之处。
③ 重楼：内丹术语，指喉咙。

玄帝上升，即是以秘法捧真阳大药上三关转顶之喻。

转尾闾、夹脊、玉枕三关，

吉王太和问曰："前云三关是初、中、上，此云是尾、脊、枕为三，请示曰转者以何为？"冲虚曰：前云三关，虚拟其出三界之次第。此云三关，实指所必由之路。《华严经》云："践如来所行之道，不迟不速，审谛经行"者，即此也。其道在背脊二十四椎间之两头及①中也。关者，紧要当行之路，而又为难行之喻，故名之。尾闾者，闾即关之义，尾为脊骨下尽处。脊有中、左、右三窍，髓实不通，呼吸之行，乃尽于尾，尾之下则窍虚而气液皆通。虚实原以不相同，故名下鹊桥。用秘法天机以通之，令炁得转运。夹脊者，腰与脊之异名处。玉枕者，椎骨之上尽处也。转之者，古云："一孔玄关窍，三关要路头。忽然轻运动，神水自然流。"萧紫虚真人②云："河车搬运上昆山，不动纤毫到玉关。妙在入门牢闭锁，阴阳一炁自循环。"此即转义也。

已通九窍，

真阳曰：每一关有中、左、右三窍。左右者，古云两条白脉，又云黄赤二道，为日月并行之道也，三关则有九窍，故丘祖门下徐复阳真人云："铁鼓三三，全凭一箭机。"佛宗人亦云："九重铁鼓，"又云九曲黄河、曹溪、西江、洞水者皆是。

直灌顶门。

按：诸佛、诸菩萨初修皆有水灌顶，即此妙喻。

夹鼻牵牛过鹊桥，

牛性主于鼻，防牛之妄走，故牵鼻使由于当行之道。鹊桥者，鼻上路不相通之处，即崔公③《入药镜》所谓上鹊桥也。何为不相同？盖鼻上之路实，炁不常行者，鼻下之路虚，乃炁所常行者。虚实不相通，故有妙法秘机以通，喻曰鹊桥。亦有大危险在也，详在后语录中矣。

下重楼，

喉之十二重楼也。

而入中丹田神室之中，而亦通彻于下田，若合中、下为一者。

堂侄太一问："入中田宜如何用工？"冲虚曰："昔曹老师云，下重楼而服食之，是得坎实点化离阴，名乾坤交媾④也，正是中丹田事，所行大周天之火候。火，原是在下之物，却合下田而行者。虽合下而用，时时充满虚空，此便见合中、下成一个虚空大境界。即有升降时，而真我不动之元性犹在于合下之内。故世尊坐于菩提树下，而上升须弥顶、升忉利天，升兜率陀天说法而亦不离于菩提本座者，与此同，此《华严经》之说也。又《大集经》云："佛成正觉，于欲色天二界中间化七宝坊如大千世界十方佛刹，为诸菩萨显说甚深佛法，令法久住"者，皆同此意。世有人因古言心下肾上处，肝西肺左中，遂拟议着在脐之上有一穴，如此则无根可归，殆非也。

以行大周天之气候。

此以后火候名大周天，与百日小周天者不同，故古人云："自后仍吹无孔笛，从今别鼓没弦琴。"

大周天者，如一日实周一天也。一符如是，十百千万符皆如是；一时如是，三千六百时亦皆如是，以周十月之天也。

---

① 及：原为"反"，据校本改。
② 萧紫虚真人：即萧廷芝，南宋道士，字元瑞，号紫虚了真子。
③ 崔公：即崔希范，唐朝人，号至一真人，撰《入药镜》论述道教丹法。提出"吾心为镜，身为之台"，认为精、气、神为炼丹大药，心火内照，能见五脏六腑，故称为镜。
④ 媾：原为"姤"，据校本改，下同。

吉王殿下太和问曰："何为有大、小周天之异名？"冲虚曰：天固一也，而所用功有大小之异也。小者有数，大周则无数矣。何为有间、有时、有数、无时、无间、无数？答曰：古云"运罢河车君再睡，来朝依旧接天机，"言有间也。古云"子午功，是火候，卯时沐浴酉时同"，言有时也。古云"二百一十六用在阳时，一百四十四行入阴候"，言有数也。古云"功夫常不间，定息号灵胎"，言无间也。古云"昼夜晨昏看火候"，言无时也。古云"不在吹嘘并数息，天然"，言无数也。此炼炁化神必然候，为大周天之妙用也。初时一瞬一息为周一天，至一刻为一瞬息周一天，至一时为一瞬息周一天，至一日、十日、一月、十月为一瞬息周一天。无炁随呼吸气而俱往，俱无，不似小周天之一时三十六，二十四周于天者之可易行也。非大而何？

怀胎炼炁化神入定者之候如此，其中有三月定力而能不食世味①者，有四月、五月而或多月始能不食者。

三月之久，即能不食，是入定之功勤者。四、五月、多月之久，始能不食，功夫少者，得证果迟。

唯绝食之证速，则得定、出定亦速。

食为阴，有一分阴在，则用一分食。分阴未尽则不仙，分食未绝亦不成仙。

绝食迟者，则得定、出定亦迟。所以然者，由定而太和元炁充于中，则不见有饥，何用食？又必定心坚确，故得定易。而有七月者，有八、九月、十月而得定者，若定心散乱，故得定难。而有十月之外者，及不可计数之月而始得定者，即歇气多时，火冷丹力迟之说也。今以十月得大定者言之，其中又有神胎将完，第八、九个月、十个月之时，外景颇多。

外景者，乘阴为魔也。此时或有一、二分阴未消得尽。若有一分阴在，即有一分魔来。

或见奇异，

世俗中平日所无者，而今始有一见之，谓之奇异，乃见之魔。眼可见而见者，曰外魔，曰邪魔，曰天魔。眼不可见而心见者，曰阴魔。见而喜悦贪见则着魔矣。见而不见，则不着魔矣。

或闻奇异，

此闻魔也，不见不闻为定。闻为魔，则乱定者。喜其异闻而贪闻之，则着魔；闻而不闻，则不着魔。

或有可喜事物，

世法中平日所有者，或已遇过之熟境，已扫去而复偶有，故曰可喜、可惧、可信，如此下三者：可喜者，声色富贵，玩好受用皆是，皆勿贪喜。

或有可惧事物，

可恨亦非一，水火、刀兵、劫杀、打骂，一切惊恐皆是，皆不可妄生俱心。

或有可信事物，

平常或有愿望而欲求者，或欲求而未得者，今若遂愿，若应求为理之可信。如山东张先生在圜中见天魔，而误信为身外有身之类者。余仿此。

或有心生妄念，

上五者是外来之魔；此一句言心之妄，无故而妄想所生。佛宗人谓之阴魔，又谓之阴盖。

或有奉上帝、高真、众圣法旨而来试道行，

---

① 不食世味：指练功到一定阶段时出现的自动断食现象，即所谓的"辟谷"，是真气充足时一种自发的生理现象，并非有意节食。

《四十九章经》①云："诸天仙人来试。或试以所欲，或试以所不欲，或试以所难，或试以所畏。试之过者，诸天保举，是谓得道。"

或张妖邪魔力而来盗真炁，

如狐精化美女，媱②侵夺炁等事皆是。

凡此一切，不论心妄见魔，

若心中生一妄，则急提正念而妄自无。若眼前见一魔，亦急提正念，不应魔而魔自退去矣。

果邪果试，一切不着，俱以正念扫去。

《四十九章经》云："不与群魔竞，来者自返戈。"丁灵阳③云："静中抑按功深，或见有仙佛、鬼神、楼台、光彩，一切境界见④前，不得起心憎爱。"俞玉吾⑤云："任他千变万化，一心不动，万邪自退。"如钟离真人试吕纯阳以十魔，吕真人皆无着。又如壶公以朽索悬大石于费长房⑥座上之梁，有大蛇啮索将断令石压。费不为之惧，而正念长存，此真降魔之明案也。

只用正念以炼炁化神，自然得至呼吸绝而无魔矣。

真阳曰：有呼吸未尽之定，即是阴未绝尽而阳未纯，故魔可来。到呼吸绝而阴尽纯阳，则神全大定，不用见闻知觉于外，则魔不能干犯。我不用见，魔亦不见于我，我不用闻，魔亦不闻于我。故呼吸绝者，自无魔矣。

昔丘长春老祖师扫去魔后曾云："魔过一次，长福力一次；魔过十分，长福力十分。每当过一番魔，心上愈明一番，性愈灵一遍。"

此七句是我本宗老祖师丘真人之言也，冲虚子引证降魔之案。

按，丘祖每只为福小不能心定，当过二番死魔，二次飞石打折三根肋骨，又险死，扑折三番臂膊。恁般魔障，皆不动心，越生苦志。

冲虚子昔于谢家住七十八日，被火灾所魔，以所卖家产千余金，并九转之力，备以入山住静，供护众居食之资者，尽为所毁。当此急用之需，慨然尽弃而不救，亦为当过此魔而已。有友云："何不救？虽少得亦可。"答曰："有丘祖案在，修行岸头，原不动心与魔应。弃物同于弃家，千余金何足重？"

此修士所以不可不知者。既得呼吸无，则气不漏而同炁返纯神，则无复有炁与气矣。如有炁，则呼吸虽暂似无漏，未为真绝也。

呼吸少定而未绝，则神随之，亦只少定而未大定。此时正宜绵密工夫，直入大定而纯神。若有出入间断，即同走丹⑦。

必至无炁而后已。

真炁大药，服食已尽，是炁已大定矣，则神全而亦大定，炼炁化神之事始毕矣。

---

① 四十九章经：又名《太上虚皇天尊四十九章经》，撰人不详，似出于隋唐之际。此经为虚皇天尊为妙行真人等演说教义，分为四十九章。经文以道家清静无为之说为本，论述修道之境界。

② 媱（yáo 摇）：嬉戏，玩乐。

③ 丁灵阳：道家人物，事迹不详，著有内丹著作《丁灵阳心性决》。

④ 见：同"现"。

⑤ 俞玉吾：即俞琰，为宋末元初道教学者。字玉吾，号全阳子、林屋山人、石涧道人。吴郡（今江苏苏州）人，其生卒年诸说不一。著作有《周易集说》、《易图纂要》、《周易参同契发挥》、《易外别传》、《阴符经注》、《吕纯阳真人沁园春丹词注解》、《炉火监戒录》以及《林屋山人集》、《书斋夜话》、《月下偶谈》、《席上腐谈》等。

⑥ 费长房：传为东汉汝南（郡治今河南上蔡西南）人，曾为市掾（管理街道的小官），后从壶公入山学仙，未成辞归。能医重病，鞭笞百鬼，驱使社公，因失其符，为众鬼所杀。事见《后汉书·方术列传八十二》。

⑦ 走丹：内丹术语，练功偏差之一，炼丹的"流产"，即炼功过程中出现遗精、后阴漏气、流鼻涕等症状。

此第二关,返一之理如此,正已返到如父母初交入胞之境矣。但父母初交时,只虚无之炁,神未分于炁中也。此则炁返合于神,只存一虚无之神在焉。

此直说分剖人胎、神胎之所以然。

神已纯全、胎已满足,必不可久留于胎。

昔蓝养素①于南岳山养胎既成而不能出,刘海蟾②以李玉谿③《十詠》寄之,指示脱胎出神,养素抚掌大笑而出。此见胎之必不可久留,亦见暗中有圣贤提揭者。

冲曰:胎者,形也。久留在胎,局④于形中而不超脱者,其炁之灭尽定者,犹可离定而为动,动则同于尸解之果而已,神之定者亦离定而动,胎脱则神离形,在虚空之境矣。神还虚空而极虚空,则虚空安有坏耶?夫自其脱精成炁,为入胎之始,脱炁,气而成神,为成胎之终。炁不入于胎,犹可复为精也,以未超脱其精之境也。神不出于虚空,犹可动其定而驰逐其气也,以未超脱其精之境也,神不出于虚空,犹可动其定而驰逐其气也,以未超脱其炁,气之境也。故李、曹二真人曰:"不超不脱神不来",言必出神,而后得神仙,以向天仙也。

如子胎十月,形全则生。神胎十月,神全则出,理势之必至也。此则再用迁法,以神之不长着于中、下而离着,自中下而迁于上丹田。

前之初关、中关皆是三田反复,化炁于下,亦由上而中、而下,及化神,转上而居中。中原是虚境,无所拘着,而若不远于炁根,故云合中,下皆在虚境之内,即世尊宝塔从地涌出,在虚空中之说也。上丹田者,顶门边之泥丸宫也。既成纯神,则谓之见性。神之静体谓之性,性之大用及通而无障碍处谓之神。古云:"性在泥丸,命在脐也。"

以加三年乳哺,九年大定,炼神而还虚也。

乳哺者,养出胎之子也,为养神之喻也。仙以得定成神,虽得定,乃初有所得,未能久定,乳哺以加养,使神能大定而久也。还虚者,炁久定而绝无,神不必用乳哺之时。盖由炼炁之初,神为主令而定其炁,知有神也,故曰化神。炁大定,神亦大定。神不用,使令而若无神,故曰虚,正无法无佛者之谓也。

当此迁上之时,非只拘神在躯壳之上,犹似寿同天地之愚夫者,

在躯壳则非虚。还虚者,不着于躯壳,古云"入金石无碍"者,有躯壳则有碍。出躯壳之神至虚,故无碍。愚夫者,性不灵而无神通之谓也。

须用出神之理,调神出壳,而为身外之身。

调神出壳是一至要之机,有大危险之际。初调其出而即入,不令出久,亦不令见闻于远境。调之久,其出可渐久而后入,亦可渐见闻乎远镜而后入。不调者,恐骤出外驰而迷失本性。凡初出者,必调。

依师度法出神。

有当出之景及所出之理。

自上田出念于身外,自身外收念于上田,一出一收,渐出渐熟,渐哺渐足,如是,谓之乳哺。三年而神圆,可以千变万化,可以达地通天,可以超海移山,可以救水救旱,济世安民,诛邪除害。任其所为,皆一神所运,神变神化,所以谓之神仙。

---

① 蓝养素:宋代内丹家,曾入衡山炼丹。
② 刘海蟾:生卒年未详,为五代道士。姓刘,名操,字宗成,又字昭元,号海蟾子。《历世真仙体道通鉴》称他于五代仕燕主刘宗光为相,先遇钟离权点化辞官寻道,后遇吕纯阳,授以丹道,从此,刘以钟离权、吕洞宾为师,追随他们遁迹于终南山下石井镇阿姑泉欢乐谷。
③ 李玉谿:唐代诗人,事迹不详。
④ 局:同"拘"。

抱朴子①云：欲少留，则且止而佐时；欲升腾，则凌霄而轻举。

昔曹老师云："修仙至于出神，永无生死矣，灾与魔皆不相干。"初出神，若一步而即入，若二步而即入。古亦云："十步百步，切宜照顾"是也，如此而后，乳哺养神至于老成，必三年而后可。此时若欲在世，护国安民也可，救水救旱也可；举念者，无不是神通灵应，便十百千万亿年劫，如是也可。若不欲在世，如此即用面壁之理，九年大定，而后可与最上上乘仙佛齐肩矣。

从仙而还虚，则又三迁至于天仙之虚境矣。

此无正极之至极处。

此皆十六岁以后至八八六十四岁，已化精而已耗精者之修也。

精即耗，则消折者多。必用工补满而后能生真炁，转运河车，点化至神，住胎入定，如上所说。

又有童男未化精之修焉，

从来未行淫事，精窍未通，精未泄，炁未耗者。如《集仙传》②所云："周从者，泗州人也，幼得道。徐神翁曰：'我少而婚，彼幼而得道，其神全，吾不及也。'"又，世尊为太子在宫中，娶三妃十年，不行一淫媾，昼夜只修禅观者。此皆谓之童真。又韦驮③，《尊天经》称为十九世童真。此三者皆同。

皆世所不知，而亦欲浅说之者。夫人自未生之前谓之胎，即生之后谓之童。

胎出即为童，顺而行之易。童返修即是胎，逆返修亦易。仙道中最难得者是童体，童体精炁完全，不唯修之易，其法力甚大，有非修补精炁者之所能及。

历年至于十六岁，炁足极矣。炁已绝阳，精犹未漏，是为全体之童。

乃其本体之自全，而非用力修补凑合之所为。

古人云返老还童者，还成如此不漏之全体而已。

修仙者，多是已漏之精，若以此为修，必不成仙，必有死、有生而轮回者。故用初关筑基工夫。基成，始与此童身相等，而法力犹有所不及。

且童必至十六岁，阳炁极而精将通。末劫之世，人人习为淫欲之风，未至十四、五、六，则有交媾之败，炁不旺而精不壮，夭而不寿者多矣。

此是世间愚人俗子辈，不知所以为修行者。

若举斯世，设有一人，

举一世或有一人者，极言无仙材之人也。

踰④十六而未漏者，必为愚痴。不知淫欲之事，不足以行道者也。

淫欲之事，丧精耗炁而害道，皆仙佛之所禁戒。以修行大道，不知淫欲之乐者，必不知淫欲之害，世间亦未有不知淫事者，况十六岁之成人而犹不知乎？此时而不行淫，真为愚痴之甚而不知。

又或有一人，能至十六，炁极足而未漏，此最易化神而成仙者也。

阳精之炁自足者，免得用筑基、补精、补炁之工，以固有之炁，炼之以化神，即成神仙而了道，故曰易。

---

① 抱朴子：即葛洪（284年~364年或343年），为东晋道教学者、著名炼丹家、医药学家。字稚川，自号抱朴子，汉族，晋丹阳郡句容（今江苏句容县）人。三国方士葛玄之侄孙，世称小仙翁。他曾受封为关内侯，后隐居罗浮山炼丹。著有《神仙传》、《抱朴子》、《肘后备急方》、《西京杂记》等。

② 集仙传：曾慥著，已佚。曾慥为南宋初道教学者，字端伯，号至游子，晋江（今福建泉州）人。生卒年不详。

③ 韦驮：又名韦驮天，本是婆罗门之神，后来被佛教吸收为护法诸天之一。此外，佛教中还有另外一位护法天神韦天将军。相传他姓韦名琨，是南方增长天王手下八大神将之一，又是护法四天王手下三十二神将之首。

④ 踰：同"逾"。

若有能得成仙者，名曰童真。
以童子之全体而成真。

若缘分浅薄，不遇圣师点化，
昔抱朴子曰："按仙经云，宝秘仙术，虽有已在弟子中者，尤择其至精弥久，而后告之以要诀，况世人，何能强以语之耶？"

又不自知参究，采此真炁而炼为神，亦不足以行道者也。
前生无积修功行，故此生不遇圣师。今生无修仙、修佛之志，何能参究天机！为凡俗混世虫耳，故不足以行道。

百千万年，或有一人，既足十六阳极之炁，又有仙师密旨，
昔抱朴子曰："按仙经云，诸得道者，在胎之中已含信道之性，及生而有识，心好其事，必遭明师而得法。"

因其未漏之炁不用炼精之工，遂以七日天机秘法，
七日者，炼精化炁筑基成功之后，采大药之法。童子从此起以后，皆同于大人之法。

采得真炁，
百日之工曰采真炁，乃微阳耳。此无百日之功而炁自满足，于此采实足之真炁，即所生之大药。采此真炁而得，即得长生，采不得此真，则不长生。

捧过三关九窍，以行炼炁化神之工。所以无炼精之功者，正以炁未化精，而采之即得。
炁未化精而泄漏，则精炁本自满足，不待炼而亦可采，采而必得。所以世尊自修之工，不用炼精，只用色界四禅定①为始，由本自满足之炁，独盛旺胜于诸佛诸仙者，皆以此。

故炁未化精者，修之有四易：易于时，易于工，易于财，易于侣也。易于时者，不用百日之工，
百日工者，炼精以化炁之工也，炁既化精而顺行泄漏者，必用炼精还而为炁。既未化精，则无用还炁之百日。

从七日而十月，三年，
七日者，采大药真炁之期也。十月者，行大周天火之期也。三年者，出神后而乳哺阳神之期也。此止言成神仙之期，未说天仙也。

可计之程也。易于工者，不用小周天采补熏蒸，
此即说不用百日之工。

从采大药服食，
即七日之工。

而胎神、
即十月之工。

乳哺，
即三年之功。

---

① 四禅定：佛教语，指色界初禅天至四禅天的四种禅定。

可必之果也。

程可计，果可必者，言此逐节工夫，自粗而精，自渐而顿可必，其必至者，如所谓果生枝上终期熟之说也。

易于财者，自七日而十月、三年，可数之费也。

养胎者一人，护法者二人或三，计每人一日费银二分，三人则六，四人则八，最易数。

易于侣者，

护法之伴侣也，即二人、三人辈。

因童真之神清而明，

清明者，情欲之窦未开，声色乐佚之念未启。

炁完而足，

筋骨坚强不衰败，无昏惰之气。

用其护力而扶持，颠危昏眊①者少也。

纯阳真人云："免颠危，要人叫②。"

斯谓之四易。其炁已败于化精者，

此又详言十六岁以后，壮年、老年败精者之修。

则必用炼精之工，故有四难。难亦时、工、财、侣也。难于时者，精已虚耗，无大药之生，必采练精以补精，返炁而补炁，则真炁大药，始有所生多。百日之关，如有年之愈，老则不能以百日而返足炁，亦不能以百日而止工也。

或二百日，或三百日，未可知。

难于工者，功曰百日，有期内、期外之不同。

期内者，五、六十日而得炁足者，如曹老师五十日而得是也。有七、八十日得炁足者，如我以两月半而足炁，然其初，尚有一月调习。期外者，过百日之外，炁始足。

是以年之渐老，则用工渐多。如神已昏眊，必先养其清明。精炁已耗竭，必先养其充实。岂朝夕之力而能然哉？

昔钟离真人《道要》云："晚年奉道，根源不固，自觉虚损而炁不足。十年之损，止用一年功补之，名曰采补还丹。补之数足，日渐以增，名曰水火既济，曰人仙是也。"

古人教人得之者早修，莫待老来铅汞少者，

铅少者，元阳真精真炁之耗竭，遂致有精干者，有阴萎者，有气喘者，有腰脊痛折者，有筋拘而膝不屈坐者，或坐不能久耸直者，皆是汞少者，元神本性之昏沉，或采取不能张主而精专，或烹炼不能进退而终始。皆迷惑错误者多，而成真火全候者少。如此何以能百日而止功。

皆为此也。

铅汞既少之时，而奋志精修，犹可望成还丹而证道有准。《经》③云："八十尚还丹。"又曰："百二十岁犹可还。"若不决烈精进，则堕有死之类而已。故戒之曰：莫待老。昔马自然④曰："此身不向今生

---

① 眊（mào冒）：眼睛看不清楚，引申为糊涂。
② 叫：同"叫"。
③ 经：此处指《黄庭经》。
④ 马自然：即马湘，字自然，浙江杭州盐官（海宁）人。是唐代的云游道士。

度，更向何生度此身？"

难于财者，以行道之期久。
或百日，或二百、三百日。

日费之积多，
百日衹①用百日之费，或至二百日则多矣。

不可以数限也。
不可以限以百日之费，而为二百、三百日之给。

难于侣者，用工日多，则给使令之久，扶颠危之专，遂致护道未终。或以日久功迟，而疑生厌心。
有疑其功不知成否，有疑不知何日成功。

或以身魔家难，
身魔者，护法之身有病魔，或有灾异。家难者，护法人之父母、妻子有大变故等事。

而变轻道念，
因有魔难，遂变易护道之念。

此往往有之者矣。
抱朴子昔云："为道者，病于方成而志不遂。"

又观古人所谓："同志三人护相守。"又曰："择侣，择财，求福地。"

老君言，诸小小山者，皆不可于其中作金液②神丹，皆无正神为主，多是木石之精，千岁老物，血食之鬼，此皆邪气，不令人作福，但能作祸。

福地者，抱朴子曰："按仙经云，可修行居者有华山、泰山、霍山、恒山、嵩山、少室山、长山③、太白山、终南山、女几山④、地肺⑤山、王屋山、抱犊山⑥、安丘山、潜山⑦、青城山、峨眉山、绥山⑧、云台山⑨、罗浮山、阳驾山⑩、黄金山⑪、龟祖山⑫、大小天台山、四望山⑬、盖竹山⑭、括苍山⑮，皆正神在其中。若有道者登居之，则山神助⑯福。"

而福地者，不过不逢兵戈之乱，不为豪强之侵，不近往来之冲，

---

① 衹：同"只"。
② 金液：内丹术中指元气、元神交汇后所得的状态。
③ 长山：在江西鄱阳。
④ 女几山：又名"花果山"，在河南宜阳县。
⑤ 肺：原为"姊"，据校本改。地肺山，即枯枞山。在河南灵宝市西南，亦名肺山。一说即商山，《地理通释》十道山川考，商山在商州上洛县南十四里，亦名地肺山。
⑥ 抱犊山：又名萆山，位于河北省会石家庄市西16公里处的获鹿县城西。
⑦ 潜山：在安徽省的西南部，安庆市的西北部。
⑧ 绥山：即峨眉山第二峰。
⑨ 云台山：位于河南省焦作市的修武县境内。
⑩ 阳驾山：地点待考。
⑪ 黄金山：位于旅顺口东侧。
⑫ 龟祖山：浙江境内，地点待考。
⑬ 四望山：位于河南省信阳市。
⑭ 盖竹山：位于浙江临海市。
⑮ 括苍山：浙江临海市境西南部。
⑯ 助：原为"叨"，据校本改。

昔抱朴子曰："按仙经云，得道者与世人异路而行，异处而止。言不与交，身不与杂。"

《太上胎息气经》云："凡修行，切勿令人知。人知名至，则祸来不安。"

不至①盗贼之扰。

房舍华丽，衣服鲜美，饮食丰盛，财物盈余，库藏充满，家具器用奇巧，皆招盗贼之由。

略近城市，易为饮食之需，

城市太远，买办奔走烦难，恐护法要人多方有侍者。

必远树林，绝其鸟风之聒。

昔许由以瓢挂于树，风击之鸣，由则弃瓢，亦其一验案也。

屋不踰②丈，

丈室不能容众，仅足三、五人居，为修行所。若大，恐盗贼可据为穴，故曰仅取蔽隔风雨为止。

墙必重垣③，

内外完固，遮护恶虫，恶兽之患，为得其宜也。

明暗适宜，

可令人护关者，得以舒畅，不生疾病。

床座厚褥，

褥厚者，和软而坐不生厌。

加以洁精芽茶淡饭，

禁戒甘旨④荤腥，专持素食。宜遵《四十九章经》元始天尊法旨所云："斋戒者，道之根本，法之津梁。子欲学道，清斋全戒。众生舍清净，耽荤膻⑤，而以触法，譬之饿鬼唅⑥食死尸。

五味随时，

五味者，咸酸甘淡，油盐酱醋之属。随时者，安其所遇，随有随无，不烦于搜索。

调养口腹，

饮食不宜过中，有过则有伤害。

安静气体，

安居丈室，而行住坐卧不为世务尘劳。凡真实修行者，静定其心，先静定其身。

亦易易事耳。然亦古人之长虑也。

古人每有入室之事遗嘱，我今亦详说入室事宜，修士当预为计划⑦，免有违缺。

又有极口称"为财不难兮，侣却难者"，是何也？

求财助道者，或以自己家资变易而得，或以外护出财助道而得，何难？

盖为学道，本皆智士，而每人品不同。或以德胜而行道之心不专；或以志欲为仙而

---

① 至：同"致"。

② 踰：同"逾"。

③ 垣（yuán 元）：墙。

④ 旨：同"脂"。

⑤ 膻：同"膻"。

⑥ 唅：原为"啗"，据校本改。

⑦ 划：原为"画"，据校本改。

德不足；或以始虽勤而终则怠；

《玉皇经》忏文云："求道未勤，岂能成道？"

或喜于谈笑而问道若勤，其力行实悟全无有。

天尊言："知吾道者复不能行，行吾道者复不能久，难至了道。"

或初一遇，待师家以杯茶，便问如何成黄芽；

黄芽若教如此易闻易得，遍大地田土中尽长黄芽，胜于稻芽、麦芽。

饮师家以杯酒，便问如何到"了手"，

若教了手以杯酒可换而得知了，各酒店中人人皆是了手神仙。故抱朴子云："世间浅近之事，犹不可坐待而知，况神仙大事乎？"

轻视如俚言之笑谈①，即持谈笑之闻，认为得理，

钟离真人度纯阳时，纯阳正为九江府德化县令，弃官而随钟离，尚有一词云："上告师尊，弟子相随七、八年，肩头压得皮开绽。足下生疮五、七番，并未蒙师一句言。"此词在物外清音书中久矣。既能弃官，便见有盖世志行，犹执弟子之礼多年，而后得闻道、成道。未有初遇便传、便闻之理，如父教子之栽稻锄麦者乎？刘海蟾为燕国宰相时，钟、吕二真人造府而度，刘弃相而随，六十四岁也，至六十九岁而闻道，而后得成，抑岂有轻易得传者乎？世有光棍，一见便传者，别有一故，为方士者诈设之假言及治一病之小工耳，欲谋一日之饮食者，欲缠绵取年月间之供给者，欲诳取长久之衣食者。非若此易言以速投其所好，遂其愚见，何以得心腹相投哉？而谓天仙、神仙大道，亦可如是闻问为哉？

或以好胜务奇，而欲闻独异于己，称独胜于人，徒务知道，而不行道。

此一等人，欲自夸得秘闻、秘法胜于人者。

或有徒务博闻，而唯自夸为能士。如遇一宾友曰能这件，则亦曰这我也能，遇一宾友曰能那件，则亦曰那个我也能。不论邪正是非，一概俱闻，实无学道、行道之志。

此一等人，浮慕称博，绝非专学。任旁门邪说，不黜之为非，虽正理真言，亦不求彻悟，所以不能学道者。高明真师当慎言于此人。

又，或有狡诈医士学谈道，而涉猎却病旁小坐功。遇富贵者用药无功，又恐他人夺其主顾，故传以坐功而却病，为钩连擒拿之法耳，何有于学道之心？

此一等人，我遇之甚多，所见皆是如此。

或本志不真学道，但借学道为芳名，而阴行不道之事；

不道者，悖道之事也。凡有口称学仙道，求长生不死，遂遍语人曰：我能仙道，长生不死。愚人遂信之。及谈之，乃说用女人做彼②家。不知其心实为欺③骗人家女子，行奸淫之计耳。又有口称能炼丹服食不死，能点金银如山岳之多，哄骗愚人出本烧炼，遂拐其本银而逃者，皆不道也。

或以口称学道、知道、行道，而心实不学、不知、不行者；

此不见张紫阳④真人所谓"今生若不学修真，未必来生甚胎里。"马自然真人云："此身不向今生度，

---

① 谈：原为"谭"，据校本改，下同。
② 彼：原为"比"，据校本改。
③ 欺：原为"嘿"，据徐兆仁主编《东方修道文库·伍柳法脉》（中国人民大学出版社，1990年10月第一版）改。
④ 张紫阳（984～1082年）：中国北宋道士，内丹学家。原名伯端，字平叔，天台（今属浙江）人。少好学，精三教典籍。尝为府吏，因触火烧文书律，谪戍岭南。宋英宗治平年间，随龙图阁学士陆诜自桂林赴成都。据说在神宗熙宁二年遇刘海蟾（一说遇青城丈人）传金液还丹之诀，遂改名用成（诚），号紫阳山人。熙宁八年作《悟真篇》，宣扬内丹修炼及道教、禅宗、儒家三教一理思想。道教奉为南宗五祖之首，称紫阳真人。

更向何生度此身？"此等人当以二真人之言自醒。

或以父母妻子恩爱太重，而道念亦重，欲割，然修仙则恩爱不能尽舍。

《玉皇经》① 忏文云："求度虽专，尚多宿累。"

《皇经集注》② 云："根念未固，不能进修。"

《太上灵宝大乘妙法莲华真经》③ 云："今迷诸世网，虽有真心，固不为笃。抱道不行，而自望其头不白者，亦稀闻也。"

欲系恋恩爱，又恐无常速到，失却千万亿劫难逢之道。此谓两持之心，而亦两失之心也。

心两持则惑而无决，必无成功，而至于两俱失，必然之理。

无常速到，道果得乎？恩爱在乎？所以行道、护道三人，须要决地立志、修德、修道。

修德者，即戒律中不杀、不盗、不淫、不酒、不妄语、不绮语④等皆是；凡匡君护国、救世安人、救水救火、救灾救旱，及以慈悲心救人患难、疾苦、贫穷、饥寒等皆是。

于此前列假心学道数事，辨得分明，全无所犯，不妨道行，而后可称同志。

自"学道本皆智士"句以来至后"一晤一言知择耶"止一大段，皆言有道之士访外护同志之难，及正道明师访同志弟子之难者。同志者，能苦心修德，诚心向道者，方为真同志。

但侣之难于同志者，

于前十一款之外更有甚不可知处。

又有难于择者也。以同志者未必出于一家一乡，而为两相素知，

若师先已得道出神者，则眼见耳闻，上可过色欲二十四天之上，同佛见闻色欲二界者，普天之下以及诸地狱中，皆可见闻。凡有学道而愿为门下者，皆不越所见闻之中。若师家只得于遇仙传道，犹为访友、访弟子护道之谋者，则难择人也。

出于一家者，如曹还阳度亲兄曹复阳，如冲虚子传堂弟太初、堂侄太一是也。出于一乡者，如还阳真人度三里许之冲虚、真阳二人，如真阳度一里许之徒太和是也。其根基性德，素有相闻。

如一身之德行不藏者，暂遇之，不识也。

不藏者，即儒家所言不善也。人之善恶，必久相处而后知。言可用诈，多闻其言，善恶自露。德可虚称，久稽所行之迹，则善恶难掩。

如一心之邪慝⑤深邃者，面交之难察也。

此辈人心中全是邪恶之念，所行全是邪恶之事，意图神通及点化服食，欲得势力强大胜人。假作尊师敬友，殷勤问道，此面交假局，明师亦当明此。

如祖父辈之基恶种祸者，远见之不及也。

祖与父以大恶为基，则孙与子未必肯为善。且前人之恶，报身不尽，必报及孙与子。唯居近者而后知

---

① 玉皇经：道教经典，全称《高上玉皇本行集经》，有3卷。道士斋醮祈禳及道门功课的必诵经文，作者与成书年代不详。
② 皇经集注：此书为《玉皇本行经》之集注本，汇集宋金元明诸家注解，其中有伪托神仙之注。明朝全真道士周玄贞撰，十卷，收入《续道藏》。
③ 太上灵宝大乘妙法莲华真经：不详。
④ 不绮语：即不可花言巧语，或说轻浮无礼不正经的话。
⑤ 慝（tè 特）：奸邪，邪恶。

世积，若生各异方，长各异地，斯亦不能远见也。

此皆上苍之必不付道者也。

天将恶报，而师家传以大道，是谓妄传非人。

如何而能以一晤、一言知择耶？

此前十四等人，皆选择贤弟子、外护之难知者。一晤者，两人对面一会也。一言者，一相会之谈也。总言相交之浅。

假令即有全德坚志之士，

假令，是全无之中而或有，不可必有之言也。全德者，在世法中能全五伦之德①，于道法中又能全五戒②。此是君子圣贤人品，便是修仙修佛之根器。坚志者，非上所说十四等不同品之假志。真实有心，亲师问学，具弟子之威仪，执弟子之职事，不违师言，不犯道律，不犯王法，时时切问近思，一有所闻，便求实悟，不肯虚度光阴，不敢虚负圣教，此便是真实坚志者。

必于学道修仙，于师家之逢，邂逅难于相信。

邂逅者，偶然之相遇也。师固不能辨弟子之善恶诚伪，如上十四等者，学道弟子亦不能辨师家之邪正圣狂。不能辨即不能信，虽有相遇者，为徒遇耳。

所以难于相信者，又系认道不真，

平素操慕道之心，每被方士哄惑，用女人交媾为采补接命，可得长生不死。见其说有一端道理，遂不识此事是假。及见真正仙道清静，亦有一端道理，却不与淫污者同快活，心中冷落，持疑不信。何者为是？不能认正为真，即不能学道，虽有坚志，亦不成其为坚矣。

不素识其道德有无，

不素识者，不曾平日相交接也，故不见不闻师家之有道德、无道德。但暂时一遇，相谈妙理，而学者乃犹疑为口头言，回想前所闻者之无所证，疑此亦未必有证。不知邪说假设诳人者必无证，不知仙道实悟真修者必有所证。皆由未亲近师家，未见实历有证也。

果邪果正，而不敢轻于信也。

可惜虽遇正道，而亦不得实闻正道，缘师家知其不能破疑而改邪归正，便是匪才无用之人。譬如无目之人，粪秽臭处也将鼻一闻，沉檀脑麝香处也将鼻一闻，终不能弃臭而久留于香故也。

此尤见侣之所以难也。

此前"假令"起至此一段，皆言学者遇师之难也。

昔吕真人云："弟子寻师易，师寻弟子难"者，是慨叹学者未有知识时，略起一念，云仙有神通变化，无所不能，无所不知，我当学之。起初遇一人，不问其知道否，便拜之，即是一师也。遇三人、五人、十人，俱拜之，即是三师、五师、十师。闻一句鄙陋非道之言，也为一言之师；闻十句粗浅之说，也为十句之师，何其易遇、易得，随其真伪邪正，总是无选择故也。若有道之师寻弟子，要弟子及祖宗历代积德循道，谓之有根基。灭却恶念，绝无恶事，远邪归正，精勤实悟，谓之同志，此等人最难得者。若祖宗及身无德而轻道者，不传；有恶念、恶事者，不传；口空谈而心不实悟者，不传；执却病坐工，而欲学之以求成仙者，不传；视仙道同于房术，以女人为鼎，取淫媾为可成仙者，不传；始勤而终怠者，不传；世情急而道情缓者，不传；不能护道而无益于道者，不传；此皆选择弟子之必当如是也。故曰："师寻弟子难。"古人云："可喜唐朝吕洞宾，至今犹在寻人度。"萧真人亦云："朝朝海上寻同志，寻遍东吴不见人"是也。

---

① 五伦之德：古人以君臣、父子、夫妇、兄弟、朋友为"五伦"。
② 五戒：一般指一不杀生，二不偷盗，三不邪淫，四不妄语，五不饮酒。

彼世人遇区区奔走者，于一倾盖间，而曰得遇仙，曰得遇侣，果何所得哉？

胶住于一方者，与奔走游历四方者，相去甚远，不得常相问学。倾盖者，收束伞盖之说也。张雨伞以行，半途相逢立谈，则收伞，故曰倾盖。古之子华子程本①，有道之士，孔夫子相遇于途，倾盖而语，夫子曰："目击而道存。"此唯圣能知圣也。今言倾盖，极言偶然一见，相谈不久，何能得仙传道？何能得侣护道？以不得而曰得，果何所信心而为所相得哉？

觅师侣者尤当以此为鉴戒。

古仙从来无一相遇之初，而即传于后学者，亦无一遇之初而即得护道于贤侣者，凡后学觅师及有道者觅侣，皆当以此说，轻遇之不得人为鉴，亦以轻信于一遇为戒。

但后来修士，必于人道中先修纯德，

人道中者，即五伦之事也。君当忠而忠，亲当孝而孝，兄长当顺而顺，朋友当信而信，谓之纯德。高真上圣皆言，传得其人身有功者，当传于有德之人也。传失其人，九祖受冥拷。又云，妄传，九祖受冥拷。皆言妄传于无德恶人也。有仙道者，安敢妄传非人哉？凡轻易传人者，邪说诳语耳，意图诱哄人财物，故意易其言，以为相投遇合之机者，抑可轻信者耶？

又能信奉真师，

昔葛稚川《神仙传》云："刘政②求长生之术，不远千里，苟有胜己，虽奴客，必师事之。"今人若能如此，自有真仙踵门。

慎择贤友，

即此前所谓择侣之说。

精心修炼。于此浅说中语，

即修德之款，修道之款。

一一勘得透彻，则长生不死，神仙、天仙、佛世尊可计日而皆得矣。

予又愿同志者共勉之！

天仙正理直论增注　卷前终

直论九章

先天后天二炁直论第一

冲虚子曰：昔读《玉皇心印经》③云："上药三品，神与气、精"，固然矣。

本注云：人以精、气、神三者以生此身，亦以精、气、神而养此身于世间，凡从人胎生者皆如此。仙与佛同是人胎中有此身心而来者，故亦同修此三者而成果，学仙佛者当知。

然其间有秘密而当直论者，正有说焉。

秘密者，先天、后天之说也。上古未说之秘，中古圣真亦说之，特未详，故后世人有遇传者，有不遇传者，有知者少，不知者甚多。

---

① 子华子程本：子华子，姓程名本，字子华，春秋时期哲学家，与孔子同时代，晋国人，思想接近道家。现有《子华子》一书十卷，收入道藏太清部，题晋人程本著，据考证，应系宋人伪托。本，原书为"木子"，今据校本改。

② 刘政：此处刘政（？～102年）应指中国东汉时期藩王之一，封于东海国，谥号东海靖王，于永平元年（58年）至永元十四年（102年）在位，共44年。其父是东海恭王刘强。

③ 玉皇心印经：称《心印经》，又称《心印妙经》，全称为《无上玉皇心印妙经》或《高上玉皇心印妙经》。《心印经》讲的是命功修持，为道教性命双修之大法。道教将其作为日常念诵的经文之一，编入《早坛功课经》之中。著者和年代皆不详。

唯是神与精也，秖①用先天，忌至后天，

先天，是元神、元精，是有变化、有神通之物也。后天者，思虑之神，交感之精，无神通变化之物也。

而炁则不能无先、后天之二用，以为长生超劫运之本者。

真阳曰：二炁者，先天是元炁，后天是呼吸之气，亦谓之母气与子气也。超劫之本乃元炁，不自能超，必用呼吸以成其能。故曰：有元炁，不得呼吸，无以采取、烹炼而为本。有呼吸，不得元炁，无以成实地长生转神入定之功。必兼二炁，方是长生超劫运之本也。

所以，吕祖得先天炁、后天气之旨而成天仙也。

纯阳真人初闻道，而未甚精明，及见《入药镜》云："先天炁，后天气，得之者，常似醉"之说，而后深悟成道，故真人自诗云："因看崔公《入药镜》，令人心地转分明"是也。

然所谓先天炁者，谓先于天而有无形之炁，能生有形之天，是天地之先天也。即是能生有形之我者，生我之先天也。

天从元炁所生，我亦从元炁所生。

故亦曰先天。修士用此先天始炁以为金丹之祖，未漏者，即采之以安神入定。

未漏童真之体，即用童真修法。

已漏者，采之以补足如有生之初，完此先天者也。

凡在欲界，精已漏者，遇此先天炁将动而欲趋欲界，则采取烹炼，还补为离坎之炁，而先天依旧完足，即是金丹，服此金丹，则超出欲界之上，而成神仙、天仙矣。

夫用此炁者，由何以知先天之真也？当静虚至极时，

即致虚极，守静笃之说。

无一毫念虑，

念虑原是妄想心。

亦未涉一念觉知，

此在不判不动之时，尚在将判之先者。

此正真先天之真境界也。

佛宗所谓"不思善，不思恶，在恁么时②"，与此同。

如遇混沌初分，

即鸿蒙一判。

即有真性始觉，真炁始呈，是谓真先天之炁也。

真阳曰：先天之炁藏气穴，虽有动时，犹是无形依附有形而为用者，始呈而即始觉，尚未堕于形体之用，故曰炁之真。若依形体而用，则旁门邪说之所谓气者。

修士于此下手，须要知采取真时，

真阳曰：真时者，药生之时易知，而辨所以可用不可用之真时则难知，非由真仙真传者不可得，此非邪说之所谓时者。

知配合真法，

---

① 秖（dī低）：古同"祇"，仅仅。
② 不思善，不思恶，在恁（nèn嫩）么时：此句见佛教禅宗慧能的《坛经》。恁，那么，那样，如此。

即以神驭气之说。

知修炼真机，而后可称真仙道。

真机者，总上二者皆是，鼎器要真，不真，则真炁堕于空亡；火候要真，不真，则明明进退之阳火而不阳火，暗合进退之阴符而不阴符者，不可。故修炼之机要知之真，而后可行，可成。知不真，则不可行，不可成。

所谓后天气者，后于天而有，言有天形以后之物，

若风气之类，曰巽风者。

即同我有身以后，有形者也。

若呼吸气之类，亦喻巽风者。

当阴阳分而动静相乘之时，

此言阴阳，是言太极，一中分阴阳为二，神、炁是也。阴阳俱有动静，故相乘，如二分四之说，今人若不信阴阳同有动静者，如睡浓时，炁固静，神亦静；睡醒时，炁亦属动，静亦属动。即如世法俗语，便见道理，自然循环是如此者。

有往来不穷者，为呼吸之气，

何故说往来不穷？以呼吸在睡时也有，在梦时也有，在觉时也有，在饮食时、未饮食时皆有，故曰：不穷。若神炁归于元位，似不见有，则曰：无神、元炁，不与睡中呼吸显然同相。及其神炁同动，判然灵觉，有照有应，显然不无，唯圣真有修者而后有证。以凡夫之呼吸者运至真人呼吸处，以凡夫之呼吸穷而死者，修成真人之呼吸穷而长生不死，以超劫也。

有生生不已者，为交感之精，故曰后天。自呼吸之息而论，

此言凡夫呼吸自然之理。

人之呼出，则气枢外转而辟；吸入，则气枢内转而阖，是气之常度也。自交感之精而论，由先天之炁动而为先天无形之精。

真阳曰：先天炁精俱是无形之称。在虚极静笃时则曰先天元炁，及鸿蒙将判而已有判机，即名先天元精，其实本一也。

触色流形，变而为后天有形之精，

若人不遇色欲邪淫，必不成后天有形之精。此乃人生日用而不知者。

是精之常理也，皆人道，若此而已。

人道者，言顺则为人时之道也。此书篇篇皆先言顺，而后言逆修。见其即自家所有，以修自家，如释伽所谓众生即佛之意。

后天而奉天者也，修士于此须不令先天元精变为后天，又必令先天之精仍返还为始炁。

即是归于原相，复还命蒂之所。始炁者，即虚之极，静之笃也。

是以后天气之呼吸得真机而致者，故于动静先后之际，

即所谓如亥之末、如子时之初便是。

用后天之真呼吸寻真人呼吸处，

李①云："只就真人呼吸处，故教姹女②往来飞。"又即张紫阳真人所谓"一孔玄关③窍，乾坤共合成。"又云："橐天籥地④徐停息"者，皆是。

一意归中，

即以神驭炁，凝神入炁穴之理。

随后天气轴而逆转阖辟。

元炁固要逆修，而呼吸之炁亦要逆转。不逆转，则与凡夫口鼻咽喉浩浩者何异？所以言真呼吸者以此。

当吸机之阖，我则转而至乾，以升为进也。当呼机之辟，我则转而至坤，以降为退也。

乾天在上，自下而上，机似于吸入，故曰阖，曰升，亦似古之言进升于乾，本为采取之旨。坤地在下，自上而下，机似于呼出，故曰辟，曰降，亦似古之言退降于坤。本为烹炼之旨，然现在之烹炼，又为未来采取之先机。此道隐斋⑤特言之密旨也。

周南余庠友初至道隐斋，问曰："何为进退？"冲虚子言：进退者，亦虚喻耳，其实不见有似进退，何也？古云：子巳六阳时，进阳火三十六；午亥六阴时，退阴符二十四。此言阳时所行则曰阳火，阴时所复则曰阴符，皆言火也。以九阳六阴多少之数言进退，亦一定之数也，故不似进退，非渐加渐减之为进退，而亦非外进内，多退少为进退。我故曰：不似进退，而虚喻进退也。又，按古云阴符者，暗合也。其周天中暗合者，亦有只曰沐浴之不行火候，而暗合于有火候者，但不在六阴时而俱可言暗合。后世人执"进退"二字，要说进，妄以自外而进于内，自少而进于多，又要退，妄以有而退于无，如王道所谓戌灭亥休之说，吾故曰皆说得不似。此说只以升为进，降为退，谓候中只有升降，必要似子进阳火，午退阴符，从此喻说而已。

修炼先天之精，合为一炁，以复先天者也。

真阳曰：此一段即言小周天所当用之机，火候所不传之秘在是。修炼金丹之士，只要阖辟明得透彻，则金液可还而为丹，若阖辟不明，则药不能生，而亦不能采取、烹炼，大药无成，枉费言修。

世人乃不知先天为至清至静之称，所以变而为后天有形之呼吸者，此先天也。动而为先天无形之精者，亦此先天也。化而为后天有形之精者，亦此先天也。此顺行之理也。

元炁为生身之本，凡一身之所有者，皆由元炁所生化。

至于逆修，不使化为后天有形之精者，固此先天也；不使动为先天无形之精者，定此先天也；不使判为后天有形之呼吸者，伏此先天也。证到先天，始名一炁，是一而为三，三而复一。有数种之名，

即一生二，二生三，三生万物之说。

---

① 李：即李泌（722～789年），字长源，唐陕西京兆（今陕西西安市）人。历仕玄宗、肃宗、代宗、德宗四朝，德宗时，官至宰相，封邺县侯，世人因称李邺侯。他是南岳第笰钦赐的隐士，曾随玄和先生张太虚学习道教秘文，又与懒残和尚（明瓒禅师）等高僧交往甚深，著有《养和篇》和《明心论》。

② 姹（chà 叉）女：姹，少女；美女。内丹术中指元神。

③ 玄关：内丹术语，指内丹修炼至玄至妙之处，非指人体某个部位，但又不离人体。

④ 橐（tuó 驮）天籥（yuè 月）地：古代冶炼时用以鼓风吹火的装置，犹今之风箱。比喻天地像个大风箱，气息在其中运转往来。

⑤ 道隐斋：伍冲虚讲道地方的称呼，这里指代作者自己。

即有数种之用。故不知先后清浊之辨，不可以采取真炁。

真炁者，即先天元精，清者也。后天交感之精，浊者也，则不真。

不知真动、真静之机，亦不可以得真炁。

虚之极、静之笃，则曰真静。未到极笃无知觉时，不为真静，从无知觉时而恍惚有妙觉，是为真动。未到无知觉时，而于妄想中强生妄觉，则非真动，动既不真，则无真炁者。

不知次第之用，

次第者，次药生之真时，采药、归鼎、封固、进阳火、退阴符、周天毕，有分余象闰等用。

采取之工，

由升降之机得理，则能采取得炁。不然不得真炁，纵用火符，亦似水火煮空铛而已。

又何以言伏炁也哉？古人有言药物者，单以先天炁而言者；也有言为火候者，单以后天气而言者也，不全露之意也。有言药即是火，火即是药。虽兼先后二炁而言，盖言其有同用之机。药生则火亦生，用药则亦用火。故曰即是亦不显露之意也。后来者何由得以明悟耶？修天仙者，不可以不明二炁之真。

药物直论第二

前先天、后天已兼火药论矣，此则单论药之先天。

冲虚子曰：天仙大道喻金丹，金丹根本喻药物，果以何物喻药也？

炼外丹者，以黑铅中所取真铅、白金炼成金丹，故内以肾水中所取真炁同于金，炼成内丹，亦名曰金丹。外以白金为药，以丹砂为主；内以真炁同于金者为药，以元神本性为主，故同名金丹，同喻药物。

太上①云：“恍恍惚惚，其中有物”，

恍惚者，是本性元神，不着于知觉思虑，似知觉之妙处，其中便有物。

即吾身中一点真阳之精炁，号曰先天祖炁者是也。夫既名曰祖炁，则必在内为生炁之根者，而又曰外药者何也？盖古云："金丹内药自外来"，以祖炁从生身时虽隐藏于丹田，却有向外发生之时。

如生视、生听、生言、生动、生淫欲，皆此一炁化生。如思外之色、声、香、味、触、法，皆由炁载思以致之。

即取此发生于外者复返还于内，是以虽从内生，却从外来，故谓之外药。炼成还丹，斯谓之内药，又谓大药。

古云：铅汞相交而产黄芽，即此大药便是黄芽。

实止此二炁而已。今且详言外药、内药之理，而所以名外药、内药之由。

圣真学者究此一段，则邪说淫风一笔扫尽矣。

既曰药本一炁，也非有外内之异，而何有外内之名者？以初之发生总出于身外，而遂曰外药。若不曰外，则人不知采之于外而还于内，将何以还丹？及精补精全，炁补炁足，神炁俱得定机。

真阳曰：定机者，将用大周天之先机也，若小周天，则不定之候，故小周天有止火之候者，以其不定能伤将定之药。张真人所言"若持盈未已，不免遭危殆"之说便是。

---

① 太上：此处指老子。

于此时发生大药者，

真阳曰：大药不自发生，必采之而后发生。不似微阳初动，为自发生也。然必求何以知采大药之时？知前止火之候，则知即采此大药之时。

全不着于外，只动于发生之地，因其不离于内，故曰内药。

昔人每注，只说炁是外药，神是内药者不是。

若不曰内，则人一概混求于外，则外无药，无所得，而阻于小果空亡，

此言只可长寿，而非不死可超劫运者。

将何以化神？所以先圣不得已而详言外内也。

张真人云："内药须同外药"，俱与此同。

既有外内之生，所以采之者亦异。盖外药生而后采者也，

纯阳真人云："一阳初动，中宵漏永。"紫阳真人云："牵将白虎①归家养"者是也。

内药则采而后生者也。

自丘真人传于张、李、曹三真人，以及伍冲虚子所谓七日口授天机，以采大药者是也。张紫阳亦谓："不定而阳不生。"

此亦往圣之不轻言直论者，我今再详言之，以继世尊所为，重宣偈者云："此炁在人，未有此身，即此炁以生其身。"

此炁不足者，则不能生子之身，少者、老者皆具此形。少者炁足，能生子；老者炁不足，故不生子。观此，明知形不能变化生生，而炁能生。

既有此身，则乘此炁运行以自生。故曰：修士亦惟聚炼此炁而求长生也。

惟能炼，则能聚。炼聚久之而大药生，为能起死回生之真仙药也。

但其变化虽在逆转一炁，而其为逆转主宰则在神。

即"神返身中炁自回"之说。

若念动神驰，引此炁驰于欲界，则元神散，元炁耗，变为后天有形之精，此精必倾，

有形者终有坏也。

不可复留，亦不可复返，终于世道中之物而已，乃无益于丹道之物也。若人认此交媾之精为药，即为邪见。

丹道以无形元炁为药，既已有形，则不能复为无形之药。既已淫媾，则炁已耗尽。且千人千败，万人万败，何曾见有一人不败淫精，而能采来补精，得长生不死者乎？是以修金丹者不用淫媾之精者，以其炁不足，不能长生故也。

如遇至静至虚，不属思索，不属见闻觉知，

总是虚之极，静之笃者。

而真阳之炁自动，

虚静之极自动，方是循环自然妙处。

非觉而动，实动而觉，觉而不觉，复觉真玄。

---

① 白虎：比喻元气。

觉而动者，先觉后动也；动而觉者，先动后觉也。

即是先天宜用之药物，此时即有生化之机。

可以凡，可以圣。

而将发生于外者，在如天地之炁，过冬至而阳动，必及春而生物者然也。

冬至，阳初动，谓之微阳。孔子于复卦之大象云："至日闭关安静，以养微阳。"阳微故不能生物，亦不能为药。

故顺而去之，即能生人；逆而返之，则能生仙、生佛。修士最宜辨此一着。以先天无念元神为主，返照内观，凝神入于炁穴，则先天真药亦自虚无中而返归于鼎内之炁根，

即炁之穴也。

为炼丹之本。古云自外来者如此。此外药之论也。将此药之在鼎者，以行小周天之火而烹炼之，

俞玉吾云："若知有药，而不得火候之秘以炼之，唯能暖其下元，非还丹也。"

谓之炼外丹。

此正三家相见之谓，亦回风混合，百日功灵之说。

外丹火足药成，方是至足纯阳之炁，

炁不化阴精，便是纯阳之真炁也。

方可谓之"坎中满"者。曹还阳真人口授以采大药之景及采大药之法者，正为此用也。

还阳真人云："有可采大药之景到，便知药成而有大药可采。景不先到，药未成也。"

夫采之而大药生而来，斯固谓之得内药矣。或有采之而大药不生者，有三故焉。一者，或外丹已成，

从初阳之微而修补至于真炁纯阳，谓之外丹成。

而采此药之真工不明，而不知所以采之，故不得。

此由学者志不大，心不坚，前修功行少，今修福力薄。仙师只传以补精筑基之功，特小成其长生之果者。

二者，或小周天之火传之真而行之不真，而外丹不成。虽知采之，而无药可采，故不得。

此即马真人门下弟子问："我行道三年，尚道眼不明，是何故？"真人曰："行之不精。"

三者，火传之真，行之真，而候不足，

老师昔云："火有止候到，方是火足药成。候不足，止景不到，必不可止火。"

而药炁不至于纯阳，虽知采之而药不为之采，故亦不得。药之不可得，则不得曰内药也。

此三者总言采药之不得，即是道之不成。示此以为学者自勉，可不知所惧哉？

采得此药以服食而点化元神。张紫阳谓之"取坎填离"，正阳真人谓之"抽铅添汞"，祇皆言得此内药也。欲将此炁炼而化神，必将此炁合神为炼。

古云炼炁化神，后人不知如何言化。神、炁，人所自有者，炁因淫媾而消耗，神因淫欲而迷乱，故皆

不足，而渐趋于死。真人修炼，先以神助炁，炼得炁纯阳而可定，后以可定之炁而助神。神炁俱定，炁至无而神至纯阳。独定独觉，即谓炁之化神也可。

炼作纯阳之神，则有大周天之火候在焉。

仙家称为怀胎，为胎息，言如在胎时，自有息而至无息，佛谓之四禅定。《华严经》云；"初禅念住，二禅息住，三禅脉住，四禅灭尽定"是也。

当是时也，火自有火而至于无火，药自有药而至于无药，自纯阳炁之无漏以成纯阳神之无漏，而一神寂照，则仙道从此实得矣。皆药之二生之真、两采之真、两炼之真，以所证者、辨药者为仙家之至要秘密天机，学者可不知辨哉？然古人但言药物而不言辨法，不言用法，又不言采时、采法，一药之虚名在于耳目之外，故后人无以认真。我且喻言之：如一草一木之为药，

佛有药草之喻者。

有生苗之时，有华实之时，自一根而渐至成，用者如此。真阳之药自微至著，采而用为修炼者，亦如此。

即初九潜龙勿用，及九二见龙利用之说。

我所以直言此论者，正以申明古人所谓"药生有时"，令人人知辨而知用也。世人见此论而信不及者，则将何处得真阳？将指何者为真药哉？吾愿直与同志者共究之，慎毋信邪说淫精不真之药物为误也。

鼎器直论第三

冲虚子曰：修仙与炼金丹之理同，圣圣真真无不借金丹以喻明夫仙道。仙道以神炁二者而归复于丹田之中，以成真金丹，以铅汞二者而烹炼于炉鼎之内，以成宝。故神炁有铅汞之喻，而丹田有鼎器之喻也。是鼎器也，古圣真本为练精、炼炁、炼神所归依本根之地而言也，世之愚人遂专于炼铅、炼汞，而堕坏其万劫不可得之人身。

愚人不知身中先炼者，为外丹服食，执鼎器之说，只信炼铅汞、金石外药为服食不死，至失人身而不能救，此鼎器之说误人亦甚矣。

妖人淫贼遂妄指女人为鼎，指淫媾为炼药，取男淫精、女淫水败血为服食，诳人自诳，补身接命。

游方之士及一切居家愚人，以女人为鼎器，以淫媾为炼接命之药。取男泄之淫精、阴户出之淫水、经后之败血，从《广胎息书》①之说，皆服食之，为接命不死。夫世法中，犹慎于媾，淫媾伤多者。有房劳之病，而死随之矣，正损身丧命之事，反诬曰补身接命。且食有形之物，同饮食入脾肚，出二便。即令淫精、淫水食之，亦入脾肚，出二便。饮食不能无死；精与水亦不能无死。假使食精与水可无死，食尿屎为自己所出者，亦可无死乎？故钟离云："若教异物堪轻举，细酒羊羔亦上升"是也。此皆由鼎器之说不悟者。

而误弃其性命本自有之真宗，

性即元神，命即元炁，是我生身本来之所自有者。神外驰为淫想，炁外驰行淫事，皆所以速死者。真人以神驭炁，同归于炁穴根本处，禁之令久住于中而不可出。以此禁固之义，亦曰鼎器。

---

① 广胎息书：即《广胎息经》，明卢真人撰，十二卷，有论及养生治病及动、静功，大、小采补法等内容。

尽由鼎器之说误之也。一鼎器之名而迷者，与悟判途①，敢不明辨而救之哉？夫是鼎器也，为仙机首尾归复变化之至要者也。

首尾者，炼精化炁，炼炁化神也。既用火候为烹炼，必有鼎器为封固。既以神炁归于丹田之根，则丹田便是鼎器，方有妙用。

若无此为归复之所，而持疑无定向，则神何以凝精炁归穴耶？然鼎器犹是古来一名目也。

凡有一虚名者，必有一实义。故世尊所说，欲明佛法，每借权显实。仙家每有言，皆欲显实。故真仙真喻者固多，而邪说混入邪喻者更甚。

不知身中所本有者，有乾坤、炉鼎之喻，

乾为上田，亦天在上；坤为下田，亦地在下。故《中和集》②所说，亦有天地为炉鼎者。曰鼎，鼎原无鼎者。

亦有内鼎、外鼎之称者。

有称金鼎、银鼎者，铅鼎、汞鼎者，水火鼎、硃砂鼎者。

言外鼎者，指丹田之形言也。

佛喻曰"法界"，修行佛法之界也。

言内鼎者，指丹田中之炁言也。

佛喻曰"华藏"，曰"寂光国土"。

以形言者，言炼形为炼精化炁之用。故古云："前对脐轮后对肾，中间有个真金鼎"者是也。

仙道神驭炁之必归于此，安止于此，禁之不令外动，故鼎器关炼铅汞者似之。

以炁言者，言炼炁为炼炁化神之用。故古云："先取白金为鼎器。"

此旌阳真君之说也。古以黑铅喻肾，肾中发生真炁，取之而喻曰取白金。有此白金之元炁，是得长生超劫运之本，方安得元神住，亦以长生超劫运，故曰先取为鼎器，以还神也。

又曰："分明内鼎是黄金。"

白金内有戊土之黄色，故亦称曰黄金。以上喻同。

言白、言黄，皆言所还之炁是也。兹再扩而论之，无不可喻鼎器者。当其始也，即初关炼精化炁时。

欲还先天真炁，惟神可得，则以元神领炁并归向于下丹田，而后天呼吸皆随神以复真炁，即借言神名内鼎者也可。若无是神，则不能摄是炁，而所止之下田为外鼎者，又炁所藏之本位，即所谓有个真金鼎之处。

此言丹田既为外鼎，则神亦可为内鼎也。

必凝神入此炁穴，而神返身中炁自回。

真炁阳精发生时，必驰于外者，故欲其返回。神知炁之在外，则神亦驰在外，亦欲返回者。当其炁之在外，而神亦随之在外，及神返身中，炁亦随之返于身中。故曰："神返身中炁自回"也。

---

① 途：原为"塗"，据校本改。
② 中和集：为元初道士李道纯所撰内丹理论的结集。

炁所以归根者，由此也。及其既也，欲养胎而伏至灵元神，
即中关炼炁化神时。

惟炁斯可。
人生在世间，惟是炁载神。修仙出世间，亦用炁载神。

则以先天元炁相定于中田，
《参同契》云："太阳流珠，常欲去人。忽得金华，转而相因。"又，佛家六祖慧能云："心是地，性是王，王居心地上。性在，王在；性去，王无"之说皆是。

似为关锁，而神即能久伏、久定于中。
太上①云："转神入定。"

即如前言，炁名内鼎者也可。若无是炁，"
即堕孤阴之说。

则不能留是神。
神无所依着，则出入无时，驰为视、听、言、动之妄。若依炁为念，则无向外妄念矣。

而所守之中田为外鼎者，又神所居之本位。故神即静定而寂照者，如此也。
初炼精化炁，固以神为炁之归依，及炼炁化神，又以炁为神之归依。神炁互相依而相守，紧紧不得相离，真可喻鼎器之严密一般。

尽皆颠倒立名以阐明此道耳，故吕仙翁又曰："真炉鼎、真橐籥，知之真者而后用之真，用之真者而后证果得其真。"岂有还丹鼎器之所当明者，而可不实究之耶？
此又结言自身有还丹鼎器之当究。

又岂有取诸身外而可别求为鼎器者耶？
此又结言泥土、金铁、鼎器及女人假称为鼎器者，俱不可信，信之则必误丧性命。

昔有言"总在炁圣性灵而得者"，斯言亦得之矣。
白玉蟾云："秖将戊己作丹炉，炼得红丸化玉酥。"盖戊为肾中气，名白金者，曰戊；己即心中之本性，曰己。戊己原属土，故曰土釜，即鼎器之别喻也。张紫阳曰"送归土釜牢封固"是也。

夫还神摄炁，妙在虚无，
虚无者，乃真先天神炁之相也。神无思虑，炁无淫媾。

必先有归依，
神依炁，炁依神，神炁相依，而又依中下之外鼎。

方成胜定。
胜定者，最上乘至虚、至无之大定也。古云："心息相依，久成胜定。"

此鼎器之辨不可忽也。

火候经第四

冲虚子集说火候经。
诸篇皆论，此独名曰"经"者，皆古高真上圣传于永劫，真常不易之经语也。

---

① 太上：此处指《太上玄一真人说妙通转神入定经》，托名老子所作，年代作者不详。

曰：天仙是本性元神。

仙由修命而证性，故初关是修命，中关是证性。

不得金丹，不能复至性地而为证。金丹是真阳元炁，不得火候，不能采取烹炼而为丹。故曰：全凭火候成功。

吉王太和重问火候，冲虚子集圣真诸言而为此《经》。意曰：古先圣真皆不传火。虽有《火记》① 六百篇，篇篇相似采真铅。《玉皇心印经》曰："三品一理，妙不可听。"观此言，虽曰不传，似亦传之矣；虽曰传之，又似不传矣，我每亦遵之，不敢传火。及见见②在世，人人惑于妖妄邪淫，个个不知仙道正门，乃惧未来圣真无所趋向，故又不敢不言。言之简，而人亦不彻悟，犹之夫旧事也。言之详，又嫌于违天诫。因世人于古云："火有候，有作为"。此言若先入心，便责彼言无候、无作为者为非。于古云："火无候，无作为。"此言若先入心，便责言有候，有为者为非。竟不知当有候、有为，我亦当有；当无候，无为，我亦当无。所以紫阳真人叹云："始于有作无人见，及至无为众始知。但信无为为要妙，孰知有作是根基？"昔禅宗人亦云："你有一个柱杖子，我与你一个住杖子，你无一个柱杖子，我夺却你一个柱杖子。"即此说也。我故全集众仙真秘诀而次第之，说破逐节当有当无，直指世之愚迷，遇师时当以此为参究。

昔我李祖虚庵真人云："饶得真阳决志行，若无真火道难成。周天炼法须仙授，世人说者有谁真？"

此言仙道必要仙传，而后可修成仙。俗谚云："要知山下路，须问去来人。"若世人所传者，只是世法，甚非仙道。古仙云："若教愚辈皆知道，天下神仙似水流。"彼自己尚无学处，将何以教人？前七句是必用真火候之断，此四句是必用真火候引证之案，以断案破其题。

且谓上古圣真，不立文字，恐人徒见而信受不及。

今世人亦不信书，以书正不作巧言，故不足取信于人。唯邪人能造巧言，故能取信于人。

中古圣人借名火候而略言之，而世又不解知。及见薛道光③言："圣人不传火。"遂委于不参究。虽有略言者，亦不用，竟取信于妖人之口而已。我故曰："火候谁云不可传？"

既不可传，何故有《火记》六百篇？

随机默运入玄玄。达观往昔千千圣，呼吸分明了却仙。"

此直言说出"火候"只是呼吸二字。

岂不见陈虚白④曰："火候口诀之要，当于真息中求之。"《灵源大道歌》⑤ 云："千经万论讲玄微，命蒂由来在真息。"

此又直说出"火候"只是真息。真息者，乃真人之呼吸，而非口鼻之呼吸。

---

① 火记：传说中的上古炼丹文献。

② 见：同"现"。

③ 薛道光（1078年~1191年）：名式，又号道源。陕府鸡足山人，本系僧人，法名紫贤，人称毗陵禅师。参高僧如环，因观桔槔开悟。后弃佛入道，遇石泰传内丹之学，于宋光宗绍熙二年（1191年）道成，享年114岁。著有《丹髓歌》、《还丹复命篇》、《悟真篇注》传世，阐发南宗内丹思想。

④ 陈虚白：疑即陈致虚（1290年~？），为中国道教名人，元代著名内丹家。字观吾，号上阳子。江右庐陵（今江西吉安）人。著有《金丹大要》十六卷，《金丹大要图》一卷，《金丹大要仙派》一卷，《元始无量度人上品妙经注解》三卷，《参同契分章注》三卷，《悟真篇注》若干卷。后人将其《悟真篇注》与薛道光（实为翁葆光）、陆墅注合为一书，称《悟真篇三注》。

⑤ 灵源大道歌：按道教学者陈撄宁考定为宋徽宗时期女真人曹文逸所作。

陈致虚曰："火候最秘，其妙非可一概而论，中有逐节事条。"

即我，张、李、曹三真人相传以来，所云采药之候，封固之候，起小周天之候，进退颠倒之候，沐浴之候，火足、止火之候，采大药之候，得大药服食之候，大周天之候，神全之候，出神之候等皆是。

可不明辨之乎？张紫阳曰："始于有作无人见，及至无为众始知。但信无为为要妙，孰知有作是根基？"

有作者，小周天也。无为者，大周天也。盖火候行于真人呼吸处，此处本无呼吸，自无呼吸而权用为有呼吸，以交合神炁。久炼而成大药者，必用有为也。不如是，则道不真。无人见者，秘传之天机而秘行之。古先圣真诫人曰"知之不用向人夸"是也。所谓圣人不传火者，不轻传此也。世人邪法，皆用有为，仙家之有为则不同。邪说之有为，皆着相；仙家之有为，不着相，此尤为无人见者。此以前皆从无入有也，以后皆从有入无也。然呼吸本一身之所有也，先自外而归于内，则内为有，故大周天必欲至于无。然无者，非不用火而言无，乃是火候行之妙于无者。此火危险甚大，因有为之火易行，无为之火难行也，不能无之是危险；能无之而或少有一毫杂于有，亦是危险；无之而或间断不行，亦是危险。故紫阳亦嘱之，世之愚人俗子，但见无为，便猜为不用火，遂其所好，安心放旷者有之；或猜为始终只用一无为而已，不求所以当有为于始者有之。故曰：但信无为，孰知有作。此紫阳甚言当有无双用之旨也。

纯阳真人曰："一阳初动，中宵漏永。"

此下一段皆言活子时之火候。

魏伯阳真人曰："晦至朔旦，震来受符。"

此以一月为喻也。晦者，月终之夜无光，喻身中阴静之时。晦而至于次月朔旦者，初一也。震来者，震一阳动于下爻，以喻身中真阳精炁之生。盖药生即火当生，震阳既动而来，则当受火符以采取烹炼之也。上节纯阳之说，以一日为喻者，中宵为夜之半，即子时之义。漏永者，火符之刻漏筹数也。古人或以日喻，或以月喻，或以一年喻，无所不喻，不过借易见者以发明火之不可言者，学者皆不可以喻认真，但恍忽②喻似身中之理，而犹非实似也。

陈朝元③曰：

即《玉芝书》。

"凡炼丹，随子时阳气生而起火，则火力方全。余时起火不得，无药故也。"

有药方能造化生，故起火炼药。无药时不必用火，故起火不得。若强用火，便是水火煮空铛。铛是炊饭器。

陈泥丸曰："十二时辰须认子。"

丹道一周天之用，须用真活子时而起火。天道一日十二时本有子，夜半之时也，丹道虽喻子而非可执。按其子者，于此十二时中，皆可有阳生、火生之子，故称曰真活子时，为其不拘夜半之死子也。修丹者当于天时中认取丹道当生火之活子时，若不知活，则谓之当面错过。

白玉蟾曰："月圆口诀明明语，时子心传果不诬。"

月圆则阳光盛满，喻阳炁发生之盛，可采取炼之而可成金丹，仙机采有时者即此。若不及圆，则阳不旺，采之亦不成丹，亦不能长生不死，故千叮万嘱要知时。时子者，身中阳生之子时，必得仙师心传口

---

① 魏伯阳：名翔，一说名笃，字伯阳，号云牙子，一说号云霞子。吴人（据晋·葛洪《神仙传》卷二），即今苏州人。祖籍郐国（西周侯周，今河南郑州市南密县）。东汉著名炼丹家，为高门望族之子，世袭簪缨，生性好道，喜好炼丹，著有《周易参同契》一书，影响深远。

② 忽：同"惚"。

③ 陈朝元：不详，著有《玉芝书》，论及内丹等事。

授，而后得其时之真。

彭鹤林①曰："火药元②来一处居，看时似有觅时无。"

药是先天元炁，本无形。若以无形而致疑，曰：不知有所得？无所得？是终于不得成。我则信其无之至真，亦以无之妙用而采取烹炼，便是真虚无之仙道也。火本呼吸之有形，若即以有形用之，则长邪火。以有而用之似无，火药一处居，俱于无中得有之妙，所以谓之似有似无。

予老祖师李虚庵真人曰："一阳动处初行火，卯酉封炉一样温。"

一阳动，同纯阳之说，但曰采取、封固，曰淋浴、温养，总要无有双忘，同于太虚。

此皆言药生即是火生，以明采药起火之候也。

此是冲虚子总结上一大段之说者。采药者，子时火之前也。起火者，子时火之事也，二者必要分明。所以达摩云："二候采牟尼，四候别神功"是也。

正阳真人曰："结丹火候有时刻。"

此下皆言从起火于子，行十二时小周天火候，正烹炼金丹之候，故曰结丹有时刻。

萧紫虚曰："乾坤橐籥鼓有数，

橐籥者，鼓风吹火之具，喻往来呼吸之息，即乾呼而坤、坤吸而乾之义，有数者，即乾用九、坤用六之数也。

离坎刀圭采有时。"

离，心中之神，曰己土。坎，肾中之炁，曰戊土。上下二土成圭字，戊己合一者称刀圭，以喻神炁合一者，亦称刀圭，然刀圭由得二土合炼而成，又必先知采取二土之时，方能成二土之圭。不知采时，必不成二土之圭也。

玉鼎真人③曰："入鼎若无刻漏，灵芽不生，时候不正，有何定其斤两升降哉？"

真阳曰：入鼎者，真阳之精炁既还于炁穴，必要刻漏之火候炼之，则黄芽大药方生。有刻漏，则知之时已完，当用二时。六阳用进，六阴用退，方合正理。又能合神炁二者，皆半斤八两。又如用一时之刻漏当升、当降者，不当升、降者方有定理。

《玄学正宗》④曰："刻漏者，出入息也。"

此直言刻漏是出入息之别号。刻漏者，是昼夜十二时各有刻数，每有几点漏滴之声以应一刻，再至多漏以应一时，今言此以喻呼吸之息也。以漏数定刻数，即如丹道中以真息数定时数也。

广成子⑤曰："人之反复呼吸彻于蒂，一吸则天气下降，一呼则地气上升，我之真炁相接也。"

黄帝于崆峒山石中得《阴符经》，访问文义于天真皇人⑥及广成子，记其言曰《三皇玉诀》，云反复者，上、中、下三田旋转之义。呼吸者，真人之呼吸，非凡夫之呼吸。彻于蒂者，通于炁穴之处。吸降呼升者，似于反说。大抵丹书反说者甚多，我以理及事详究之，皆吸升呼降，合于自然，方得可有可无之妙。

---

① 彭鹤林：名耜，宋人，曾跟随白玉蟾学习丹法。
② 元：同"原"。
③ 玉鼎真人：传为玉虚宫元始天尊门下，为阐教"十二金仙"之一，居于玉泉山金霞洞。此处所指不详。
④ 玄学正宗：宋俞琬撰，俞琬，即俞玉吾。
⑤ 广成子：传为黄帝时人，居崆峒山石室中，千二百岁不尝衰老。其传说首见于《庄子·在宥》，其后见载于《神仙传》、《广黄帝本行记》、《仙苑编珠》、《三洞群仙录》等。
⑥ 天真皇人：为道教信奉的前劫修真获得极道的远古仙人。《历世真仙体道通鉴》称其体貌诡异奇伟，身长九尺，且黑毛披体。轩辕黄帝时，曾隐迹峨嵋山，以苍玉筑室居于绝壁之下。

予师曹还阳真人曰："子卯午酉定真机，颠倒阴阳三百息。"

子卯午酉者，《入药镜》所谓"看四正"者，即此四时也。《入药镜》所言在脱胎，大周天之后也，此言乃小周天也。小大事不同，而用同，何也？《心印经》云："三品一理"是也。我北真孙不二所言"无内藏真有，有里却如无"，即此真机也。颠倒阴阳者，六阳时用乾之用而进，至六阴时则用坤之用颠倒之而退。阳时乾策二百一十六，除卯阳沐浴不用乾，用实一百八十也。阴时坤策一百四十四，除酉阴沐浴不用坤，用实一百二十也。合之得三百息，周天之数也。闰余之数在外。

张紫阳曰："刻刻调和，真炁凝结。"

刻刻，言三百六十息皆要调和合自然，一刻不调，则不能入定凝炁而成胎基。

薛道光曰："火候抽添思绝尘，一爻看音刊过一爻生。"

抽添，即进退。绝尘者，念不着于尘妄幻魔。爻过爻生者，即绵绵无间也。

陈泥丸曰："天上分明十二辰，人间分作炼丹程。若言刻漏无凭信，不会玄机药不成。"

天上明明有十二支之辰位，真人效此为十二时之火候。程者，一周天节制之限数也。若愚人不知，始用有作，言刻漏不必用，便是不会悟玄妙天机之人。既不用火炼药，则药不成，无以证道升仙也。

又曰："百刻之中，切忌昏迷。"

一日十二时中有百刻以足周天者。昏迷者或昏睡、或散乱，皆错失真候，故曰切忌。

陈希夷曰："子午工，是火候，两时活取无昏昼。

子午皆活用比喻的，非若天时之昼午夜子。

一阳复卦子时生，午后一阴生于姤，三十六

乾用九，故四九三十六也。

又二十四，

坤用六，故四六二十四也。

周天度数同相似。

天上度数之周天与炼丹火候之周天皆相似，同此九六之数。

卯时沐浴酉时同，

二时同用沐浴。

火候足时休恣意。"

崔公云："火候足，莫伤丹。"言不宜恣意行火而不知止也。

许旌阳曰："二百一十六

即乾用九之积数。

用在阳时，

从子至巳，六阳之时也。六阳时，虚拟之日二百一十六，此大约言者，有卯沐浴无数之候在中。本无此数。

一百四十四行于阴候。"

即坤用六之积数。用于阴者，从午至亥六阴之时也，每四六计之，总六阴而虚拟一百四十四也，非真实用此数，但言有如此之理。学者当因此粗迹而求悟精义之妙。

金谷野人①曰："周天息数微微数，玉漏寒声滴滴符。"

微微数者，精妙不着于相，非强制也；滴滴符者，周天之数无差。

《真诠》②曰："火候本只寓一气进退之节，非有他也。真火之妙在人，若用意紧则火燥，用意缓则火塞，勿忘勿助，非有定则，尤最怕意散，不升不降，不结大丹。"

此是明时初学者之说，虽未明大道之人，其言亦可示学者为教诫者。

王果斋③曰："口不呼、鼻不吸，橐天籥地徐停息。巽风离火鼎中烹，直使身安命方立。"

口鼻不呼吸，则循真人呼吸之法而呼吸之。橐籥者，即往来呼吸之义。橐天籥地，即广成子"呼地升，吸天降"之说。停息者，不呼吸之义也。邪正皆言停息。采战者曰：切须先学停其息。《胎息广义》④妖书亦论停息，实无所用处，特借此以擒拏⑤愚人，令尊己，归依己耳。况停又为强闭强忍之邪法，实非停也。仙家之停息乃自然静定而寂灭也，唯仙佛同。鼎中烹，呼吸在真金鼎之处，不出入于口鼻，则内有真宝丹成于此，本性元神安立于此，谓之筑基成者。

陈泥丸曰："行坐寝食总如如，唯恐火冷丹力迟。"

行坐者，坐而行工也，非行路。有寝有食尚未脱凡夫，只是百日内事。若十月胎神之工，则不寝不食矣。如如者，入定之妙。似有而不着相，不空而空；似无而不着空，空而不空，谓之真如。真如如则火合玄妙，火不冷，丹力不迟矣。

纯阳老祖曰："安排鼎灶炼玄根，进退须明卯酉门。"

鼎⑥灶者，即炁穴；玄根者，即元阳，精炁归于根而炼之，鼎灶、玄根皆言用火候之处。须明者，叮咛之意，言人不可只用阳进火、阴退符，而不用卯酉之沐浴，则亦堕空亡而不得药，不能成药。盖沐浴是成仙成佛最紧要、最玄妙之工，故世尊有入池沐浴之喻。沐浴乃是炼丹之正工，而进火、退符不过只是调和助沐浴之功而已。调和进退而不沐浴，则进退成虚幻；沐浴而不进退，则沐浴不得冲和。故曰："须明。"禅家马祖曰："未有常行而不住，未有常住而不行，"亦喻此也。

正阳老祖师曰："旦暮寅申知火候。"

本卯酉二时以行沐浴，纯阳翁已直言之矣。其师正阳翁曰寅申者，寅之下即卯，申之下即酉，戒修士至寅申之候不可忘失卯酉之沐浴也。

又曰："沐浴脱胎分卯酉。"

沐浴之工固行于卯酉之候，及脱胎亦同于卯酉。《入药镜》谓"终脱胎，看四正"，即此语。脱胎之沐浴曰分者，前似有而后似无也。人人不泄炼炁化神之工，唯正阳翁于此泄万古之秘。

又曰："沐浴潜藏总是空。"

沐浴而成空，名曰仙机。不能真空，则堕旁门强制外道，而亦成大病。

《悟真篇》注疏曰："子进阳火，息火谓之沐浴；午退阴符，停符亦谓之沐浴。"

停符二字，亦可发明。

正阳老祖曰："果然百日防危险。"

---

① 金谷野人：不详。
② 真诠：道教炼养著作，3卷。明代阳道生传。
③ 王果斋：不详，著有《铅汞论》。
④ 胎息广义：即《广胎息经》。
⑤ 拏：同"拿"。
⑥ 鼎：原为"门"，据校本改。

小周天有进退之火，有不进不退之火。若进退不合进退之数，不合进退之机，不由进退所当①行之道，不合进退之所当起止，已合已由，不知火足之当止，皆危险所当防者。

萧紫虚曰："防火候之差失，忌梦寐之昏迷。"

火候差失，则真炁不能补足，而大药不能成。梦寐昏迷者，或睡中迷于梦，则尘妄心生而不能生正觉；或行火迷于昏睡，无周天之候，皆所当防当忌者。

《天尊得道了身经》② 曰："调息绵绵，似有如无，莫教间断。"

息不绵绵则不谓之调，无不似有，有不如无则亦不谓之调，有间断则亦不谓之调。

张紫阳曰："谩守药炉看火候，但安神息任天然。"

神息任天然，似大周天之火，其实止有药炉，则是言小周天矣。但炼药炉中之火，虽属有为，毕竟要合天然自在为妙，不如是，则非仙家真火真候，乃外道邪说之火矣。

石杏林曰："定里见丹成。"

石之师紫阳云："惟定可以炼丹，不定而丹不结。"此甚至要之语，因是总言，故不入此正文大字。

紫阳曰："火候不用时，冬至不在子。及其沐浴时，卯酉时虚比。"

虚比二字，总贯穿四句。不用时者，不用历书一日十二之时，而用心中默运十二时而虚比也。冬至者，是人自身中阳生时候，虚比曰冬至。故身中阳生时必要起子时之火，即发生之时为子，不在天时仲冬子月之子也。于一日十二时中，遇生皆可言子。在沐浴当行之时，虚比于卯酉。卯在六阳时之中，酉在六阴时之中。调息每至于六时之中，可以沐浴矣，故古圣遂称之曰卯酉，岂可③误执天时之卯酉哉。

又曰："不刻时中分子午，无爻卦内定乾坤。"

一日每时有八刻，不刻之时是心中默运火符之时。虚分子午，不用有刻之时也。每卦有六爻，《易》也，身中借乾坤虚比鼎炉，故言无爻。

此皆言炼药行火小周天之候也。

此一句是冲虚子之言，总结上文众圣真所言百日所用之火也。

吉王太和问曰："古来言火候者多，何以分别此名小周天为百日炼精化炁之用？"伍子答曰："小周天者，有进退，有沐浴，有颠倒，有周天度数，凡言炼药、炼丹、守炉、看鼎、药熟、丹成，皆百日小周天之事。我据此法而分别言小。后之圣真善学者，凡见大藏中所未见者，皆当以此法分辨。要知前圣必不以无用之言而徒言之。

《心印经》曰："回风混合，百日工灵。"

回风者，回旋其呼吸气之喻也。混合者，因元神在心，元炁在肾，本相隔远。及炁散而驰外，神虽有知而不能用者，无混合之法也。故此经示人用呼吸之气而回旋之，方得神炁归根复命而混合之，方得神宰于炁而合一，倘无回风之妙用，则神虽在宰炁，亦未知炁曾受宰否。此为炼金丹至秘之至要者，若用至于百日之工，则灵验已显。炁已足而可定，神已习定，久而可定，故小周天火回风法之所当止也。自此以下皆言小周天④火足当止。

正阳老祖云："丹熟不须行火候，更行火候必伤丹。"

火足而丹熟，不用火矣。故有止火之候，遇止火之候一到，即不须行火矣。若再行火，亦无益。伤丹者，丹熟则必可出鼎而换入别鼎，若不取入别鼎，则出无所归，不伤丹乎？精化炁于炁穴，炁化神于神

---

① 当：原字不清，据校本补。
② 天尊得道了身经：即《原始天尊说得道了身经》，著者不详。
③ 可：原为"不"，据校本改。
④ 天：原无，据校本补。

室，故曰别鼎。

崔公曰："受炁足，防危凶；火候足，莫伤丹。"

炁足，受补法而炁足，亦宜防满而溢之危险。防者，见止火之候而即止之，则不伤丹而得防之功。何为满而溢？我亦不至有此，老师曾嘱曰：当不用火必勿用。你若用火不已，丹之成者更无所加，疑而怠慢，但已满之元精，防其易溢，而非真有溢也，以其尚未超脱离此可溢之界耳，此正可凡可圣之分路头也。

紫阳曰："未炼还丹须速炼，炼了还须知止足。若也持盈未已心，不免一朝受殆辱。"

未炼还丹之时，一遇丹药，即当速①炼。用一周天之火，药生即采炼，勿虚负药生，曰速炼。采得药归而炼，火候明白不差，诚心勇心行之，亦曰速炼。如此药也真火也真，速炼必速成。丹成火足，必要知止而止。若任丹成至足之炁，持此盈满，未知止火而止，终限于小成，尚未脱生死轮回之欲界。知止火，采得大药金丹而超脱之，则行向上转神入定，斯免生死之始。

萧了真②曰："切忌不须行火候，不知止足必倾危。"

真阳曰：老师曹还阳真人自云曾亲见此事来，故深为我弟兄二人详嘱之。同问师：前炼丹时也，也知止火采得大药冲关，特未过耳。今复为之，熟路旧事不异，何得有此倾危？老师曰："当初李真人传我时，言药火最秘、最要者，尽与你明之矣，即可修而成矣。但关之前有五龙捧圣之法，是至秘天机，非天仙不能传，非天仙不能知，非天下之可有，非凡夫之敢闻。待你百日工成，止火采大药时，方与你言之。"及师回师家，我居我室，相去日远，我猛心奋勇，决烈为之，哪怕仙不能成，天不能上？行之五十日而丹成止火，采大药而得，药自知转上冲关而不透，乃思采战房术。我所知甚多，皆言过关，若得一法试而透过，也省得待师来。遂将前邪门旁法所闻一一试用，绝无可透，始知邪门之法尽是欺人妄语，而无实用者。及年终师来，我详细诉于师。师曰：真好决烈仙佛种子，真到此地，你今所说见的，内有此一景，我未曾与你说得，同于李老师所言，你今真到，即能言也，可近来听受捧圣之法。我闻已，亦即行之。行不数日，止火景到，恨不即得之为快，即采之，大药不来，火尚未甚足也，如丘真人所谓金精不飞者是也。再采再炼，而止火之景又到，疑之曰：初得景到而止火，采之而不得大药，且待其景到之多而止，大药必得矣。至四，而遇倾危之患。我想，尹清和③真人云，老师丘真人当止火时，而长安都统设斋。受食已，而未及止火，至晚走失三番，谓之走丹，前工废矣，须从新再炼。乃泣曰：我自福小，敢不勉哉？奋勇为之，后即成天仙。今我既在其辙，敢不继芳踪乎？亦奋勇为之。又思，我初炼精时得景而不知，猛吃一惊而已。及再静而景再至，猛醒曰师言当止火也，可惜当面错过。又静又至，则知止火用采而即得矣，是采在于三至也，今而后当如之。及后再炼不误，景初而止，失之速；不待景至四而止，失之迟。不速不迟之中而止火得药，冲关而点化阳神。凡真修圣真，千辛万苦，万万④般可怜，炼成金丹，岂可轻忽令致倾危哉？凡圣关头第一大事，吾弟兄垂泪而详述丘、曹二真人之案。为七真派下后来圣真劝诫，即此便是止火之候，大有危险之所当知者。学者不可以为闲⑤言而忽之，是你自己福力。

此皆言丹成止火之候也。

此一句是冲虚子之言，总结上文此一段止火之说也。后来世人学道者并不知有止火之候，虽有前圣多

---

① 速：原为"还"，据校本改。
② 萧了真：不详，著有《金丹诗》。
③ 尹清和：即尹志平，为元初著名全真道士。祖籍河北沧州，宋时徙居莱州（今山东掖县）。生于金大定九年（1169年）。丘处机卒时遗命志平嗣教（或云遗命宋道安嗣教。待处机丧事终，宋以年老请志平代），是为全真道第六代掌教宗师。
④ 万万：原字不清，据校本补。
⑤ 闲：原为"间"，据校本改。

言，皆忽之而不究，故今特列类而详言之。

故陈致虚亦有云："火候者，候其时之来，候其火之至，看其火之可发，此火候也；慎其火之时到，此火候也；察其火之无过不及，此火候也；明其火之老嫩温微，此火候也；若丹已成，急去其火，此亦候也。

陈致虚前已言其妙，非可一概而论，中有逐节事条，可不明辨之乎？此又详列其条，以明申前旨，学者最当参究。

天仙九还丹，火之秘候宜此，若此数者，炼精化炁之候备矣。

此又是冲虚子总结前采取、烹炼、止火等旨。百日关内事止此，令学者知参究前圣之说。此以下"予故曰"起，"之舍也"句止，又冲虚子自言百日关内之火候等秘机而总言之者。

予故曰：自知药生，而采取、封固、运火天周，其中进退、颠倒、沐浴、呼嘘、行住、起止，工法虽殊，

此节同致虚逐节事件之说。

真机至妙，在乎一气贯真炁而不失于二绪；一神驭二炁而不少离于他见。三百周天数，犹有分余象闰数，一候玄妙机，同于三百候，方得炁归一炁，神定一神，精住气凝，候足火止，以为入药之基，存神之舍也。

此一段又冲虚子列言百日炼精用火细微条目，而精言实悟之旨也。盖小周天是炼精时火候之一总名也。其中事理固多，前圣固有各言其采药是一候，而封固又一候。达摩亦只言二候采药者，并采、封二者而混言也。又言四候别有妙用者，乃小周天三百六十内之候也，我今遵仙翁而二言之。及周天时言进退候者，若不似进退，而亦虚拟之为进退。铅汞丹法言进退者，进则用火入炉，退则不用火而离炉，此实可据而易言。或以加多为进，减少为退，亦可据而易言。炼精者则不似此说，我今亦只勉强而虚比，不似以为似意。谓六阳时以乾用九，数之多为进；六阴时以坤用六，数减少为退，既在周天之内进阳火、退阴符，非多少为言则不可，若以用不用为言，则远甚矣。颠倒者，除药物配合颠倒不必言，但言火候中之颠倒。吕仙翁云："大关节，在颠倒。"初，老师言："六阳火专于进升，而退后随之而已；六阴符专于退降，而进又后随之而已。"曰专者，专以进升，主于采取；专以退降，主于烹炼也。曰后随者，顺带之义。以其往来之不可无，亦不可与专主并重用也。此圣真秘机之颠倒也。沐浴者，子丑十二支次第之位。凡世法有五行，故内丹有五行之喻。五行各有长生之位，寅、申、巳、亥是也。火生于寅，水生于申，金生于巳，木生于亥。卯、酉、子、午之位是沐浴之位，故丹法活子时之火历丑、寅至卯所当行之火，借沐浴之位而称火工曰沐浴，酉亦如之。举世愚人、邪棍尚不知沐浴何以得名？何由以知沐浴之义、之用哉？今此只略言捷要耳，更详于《仙佛合宗语录》①中。观此者，可自查《语录》以考其全机。行、住、起、止者，行则仙佛二宗之喻也，住则仙佛二宗之前喻也，起则采封二候之后小周天候之所起也，止则小周候足而止火也。一气者，呼吸之气贯串真炁，自采至止不相离。离则间断复贯，则二头绪矣，此由昏沉散乱之心所致。甚则二、三、四绪，皆无成之火矣，戒之！戒之！固然以息气串真炁，必主宰用一神驭之而不离。若内起一他见则离，若外着一他见则离，离则无候无火矣，焉能炁足炁生？三百六十度，故曰周一天，犹曰五度四分度之一，所谓天度之分余为闰位者，何②耶？知有闰，则知天之实周矣。能实周则炁易足，丹易成，而初生之药亦易生矣。玄机者，不传之秘机也。火候一一皆要用此，若不用此，则火必不能如法，呼吸则滞于真息，而近凡夫之口鼻重浊而为病。不用此，则神亦不能驭二炁，而使之行住得其自然。一息如是，三百息亦皆如是，方可得天然真火候之玄功。此古圣真皆隐然微露而不敢明言者，亦不敢全言者。不如是，虽曰已周天，近于邪说之周天，亦无用矣。所以"玄妙机"三字，又百日关炼精火候之枢纽也，

---

① 仙佛合宗语录：亦为伍冲虚所著另一本丹书。
② 何：原为"非"，据校本改。

采封炼止等候俱不可少者。于一炁之外驰欲界，为淫媾之精，为视听言动成淫媾之助，皆能复归于一炁，能真不动，同于无情不动。一神之动，为淫媾之神，着视听言动为淫媾之助者，不驰外而复归一神，能真入大定，所得候足火止而基成。如此永为入药之基址，为存神入定之宅舍，此正所谓先取白金为鼎器者是也。

而道光薛真人乃有定息采真铅之旨。既得真铅大药服食，正阳谓之抽铅。

大药者，即阳精化炁之金丹也。果从何求而得？亦从丹田炁穴中生出，当未化炁之先所生也，出丹田，但无形之炁微附外体为形，曹老师因后有大药之名，便称此为小药之名，以其炁小故也。及炼成金丹，即化炁之后所生也，出丹田，曰大药，实有形之真气，如火珠，亦是从无而入有也。黄帝曰：赤水玄珠。一曰真一之水，曰真一之精，曰真一之炁，曰华池莲华①，曰地涌金莲，曰天女献花，曰龙女献珠，曰地涌宝塔，又曰刀圭，曰黄芽，曰真铅，如是等仙佛所说异名，不过只一丹田中所生之真炁。既成自有之形，所以不附外形，而唯生于内，用于内，亦我神觉之可知可见者。及渡二桥、过三关皆可知可见，此所以为脱生死之果，从此便得其有真验矣。

即行火候炼神，谓之添汞。

此火候是大周天也。添汞者，心中之元神，名曰汞。凡人之神，半动于昼而阳明，半静于夜而阴昏昧。阳如生，阴如死。修士必以昏昧而阴者，渐消去之。故消一分阴，令阳添一分，去二分、三分、四分、五分阴，则添二分、三分、四分、五分阳，渐渐逐分，挣到消尽十分阴，添足十分阳，谓之纯阳，纯阳则无阴睡，谓之胎全、神全。所以古人云："分阳未尽则不死，分阴未尽则不仙，"此皆添汞之说也。然所谓添者，必由于行大周天之火。有火，则能使元炁培养元神，元神便不能离二气而皆空皆定，直至神阳果满。

若不添汞行火，

以神驭火，神不阳明如何行得火？添得神三分、五分阳阴，方行得三分、五分火。故曰：添汞行火唯神明。则得二炁而培养元神，助成长觉。

则真炁断而不生。

正是不定而药不生之说，此时乃实证长生不死之初果矣。

若不炼神，则阳神不就，终于尸解而已。

炼神者，炼去神之阴而至纯阳，全无阴睡，火定炁定，而神俱定俱空，方是阳神成就。炼神之法，全由二炁静定，同之入灭。但二炁少有些儿不如法，则神不炼，阳不纯，不成就，不能出神。但在十月之内，不曾出定者，俱是尸解之果，何故？但有凡夫之呼吸，即有凡夫之生死。人之生，只有口鼻之气以为生，最怕水火、刀兵。水入鼻而至内则无呼吸之窍，身虽坏而神或不坏，亦分解形神为二。火烧身则神无依住，亦分解形神为二。刀兵截其颈，呼吸断，神乃去形而分解为二。形既无，则神不独立，亦不能久立，再去投胎转劫。所谓尸解者，有死生之道也，不行大周天之过也，二炁及神皆不入定之故也。丹既成，生既长，安肯不入一大定哉？后学圣真勉之。

故《九转琼丹论》②云："又恐歇气多时，即滞神丹变化。"

此三句是冲虚子引足上五句之意，自"而道光"至"变化"止，十三句。又，冲虚子于此承上起③下，分判圣凡至要天机。

歇气者，歇周天火候之气。或得坎实来而点离中之阴，勤勤点化离阴为纯阳，若既得坎实而点离阴矣，不即行大周天，则坎实亦不勤生以点离，或行大周天而不合其中玄妙天机，犹之不行也，亦不能勤生

---

① 华：同"花"。
② 九转琼丹论：全名《固气还神九转琼丹论》，一卷，不署撰人，疑出唐末五代时期。
③ 起：同"启"。

坎实以点离阴，使迟滞离阴之神为纯阳之变化。神丹者，即坎实，曰金丹。既点离，则二炁渐化神。二炁尽无，独有神之灵觉在，故亦曰炼炁化神。

纯阳真人云："从今别鼓没弦琴。"

别鼓者，另行大周天也，明说与前小周天不同；没弦琴者，无形声之义。然大小固不同，行火者必先晓得清白，而后可以言行火。

紫阳曰："大凡火候只此大周天一场大有危险者，切不可以平日火候例视之也。"

上世只说周天，未分大小。紫阳言此大周天，不可以平日者一例看，则平日的便隐然言是小的。平日者，平常已行过的口气。不可一例看，便是候不同，言平日即是言百日事。故仙翁又言，始有作，小周也；后无为，大周也。

广成子曰："丹灶河车休矻矻①，

矻，音恰。

鹤胎龟息自绵绵。"

言不必用河车者，是百日之事已过，故不必用。今当十月之工，只用鹤胎龟息绵绵然之火也。《上清玉真胎息诀》云："吾以神为车，以气为马，终日御之而不倦。"前百日以阳精转运称河车，此胎息时则转神入定，以神为车，以炁为马，以御神车，是喻炼气以化神。后圣亦须分辨着。

白玉蟾曰："心入虚无行火候。"

入虚无是神气入定而不着相。丘真人所说真空是也。虽行大周天，不见有大周天之相，便得虚无之妙。

范德昭②曰："内气不出，外气不入，非闭气也。"

世人言闭气者，强制也。强忍之不令出入，邪法旁术皆是如此。故仙道别有天机，不与世同。虽内不出、外不入，非强忍也，有真息合自然之妙，运者所以入定。

白玉蟾又曰："上品丹法无卦爻。"

世人见此说上品丹无卦爻，便一概贬有卦爻者为非，不想自己不遇圣真传道，不知有爻无爻，将何所用。盖小周天者化炁，是有卦爻小成之火；大周天者化神，是无卦爻大成之火。以其化神，故曰上品。

彭鹤林曰："若到丹成须沐浴。"

丹成，是前金丹之成。沐浴，是大周天之喻言。丹成，不必用小，既入十月之首，必须用大周。

正阳老祖真人曰："一年沐浴防危险。"

伍真阳曰：沐浴在小周天故为喻，今言于大周天亦为喻。在小周曰二时、二月之喻，此大周言一年之喻。在小周可以小喻，在大周可大喻也。防危险者，防一定必有之危险也。若仙机有出入，则不定其沐浴，若佛法不久住，亦不定其沐浴。沐浴最贵有定心，防危险正防其心不定，防其沐浴不如法。

又曰："不须行火候，炉里自温温。"

此言十月不必用有候之火，当用温温然无候之火，不寒不燥，不有不无，方是温温的真景象。

王重阳真人老祖曰："圣胎既凝，养以文火，安神定息，任其自然。"

圣胎成于真精阳炁。起初练精、采取、烹炼非武不能。及圣胎既凝，金精而成，武则无用矣。只用文火养之，神息定而任自然，正是养文火之功用。

---

① 矻（kū枯）矻：努力、勤劳的样子。
② 范德昭：五代前蜀隐士。

道光曰："一年沐浴更防危，十月调和须谨节。"

沐浴者，无候之火，即大周天也。一年者，大概而言之辞，即十月之说。凡说十月、一年者，入定到此时亦可得大定而出定，故言之。谨节者，谨守沐浴之理也。防危者，防其离沐浴而外驰不定也，若一年而得定之后，必时时在定，年年劫劫俱在定，又非止一年、十月之说而已。

陈虚白曰："火须有候不须时，些子机关我自知。"

有候者，大周天之火无候之候也，乃似有似无之妙。不须时者，不用十二时为候，故可入无为。些子机关，是似沐浴而非沐浴，常定而神常觉，故曰：我自知。若不知，则昏沉火冷而丹力迟矣。

紫虚曰："定意如如行火候。"

如如者，如有不有，如无不无，定意于如有如无之候中，方得大周天之真候，方是真行。

又曰："看时似有觅时无。"

大周入定，本入于虚无，若徒然着无，则落空矣，故曰似有，有而非有；不空而空却似无，方是真空真定。

又曰："不在呼嘘并数息天然。"

有呼嘘、数息，是言有为者之事。今既入定，故曰不在有为，专任天然，以证无为。

又曰："守真一，则息不往来。"

真一者，在前练精时，炼而所得真精曰真一。此炼炁时乃真精之炁得真神用真息之气守之，三者合，还神曰真一。俱定不动，则是息已无息，焉有往来？

古云："《火记》六百篇，篇篇相似采真铅。"

昔《参同契》亦云，《火记》六百篇，篇篇相似，却未说出采真铅之妙旨。此言似采真铅，则玄中又玄者尽于是矣。采真铅者，薛道光所谓"定息采真铅"是也。篇篇相似，总归一大定。

马丹阳[①]曰："功夫常不间，定息号灵胎。"

定息于空，神即守息而为胎神；定无间断，神亦常觉无间断，而胎神始灵。

石杏林曰："不须行火候，又恐损婴儿。"

初入十月之关，必用火候炼炁成胎而化婴儿之神。婴儿，喻神之微也。及胎成，婴儿亦成，将出现于外之时，则无用火矣。若再[②]用火，是婴儿未完成之事，岂不有损于婴儿乎？

《中和集》曰："守之即妄，纵又成非，非守非忘，不收不纵，勘这存存存的谁？"

大周入定化神，似有似无。似有，即神炁之定；似无，是神炁在定而不见在定之相。若曰守，便着于有。着有，即起有之妄念，纵之而不照，则神炁离而非定之理。但微有似存，若二炁存，则神亦存，神存而二炁亦存，俱存在定，便俱虚无。无上之妙境在是矣。

鹤林曰："及至打熬成一块，试问时人会不会。不增不减何抽添，无去无来何进退？"

神炁合一，俱定入一块，则无火矣。不似百日火之有增减。不增不减，安有抽添？息无去来。何用进退？此归一而渐归无之说也。

我祖师张静虚真人曰："真候全非九六爻也，非颠倒、非进退，机同沐浴又还非，

---

① 马丹阳（1123年~1183年）：金道士，道教全真道北七真之一，全真道遇仙派的创立者。初名从义，字宜甫，更名钰，字宫宝，号丹阳子，宋陕西扶风人。

② 再：原为"专"，据校本改。

定空久定神通慧。"

真候者，火候定而空矣。不用小周之九六，不同其颠倒、进退、沐浴等。而唯定空。久定久空，神通慧照，朗然独耀，同于世尊之入涅槃而灭尽定矣。

丘长春真人曰："总有一毫之不定，命非己有。"

有息则有生死，无息则生死尽矣，必定息至无，则命方为我所自有、自主张，天地、阴阳、阎君则不能使我生死，由我得无死之道也。若一些息不尽定，则命在息而不为我有，由我自己不能主张，犹有可死之道也。

此皆言炼炁化神，十月养胎，大周天之火候也。

此又冲虚子总结上文众圣真所言大周天火一段而言之也。

予亦曰：大周天之火，不计爻象，固非有作，温温相续，又非顽无。初似不着有无，终则全归大定。切不可执火为无，以为自无，则落小解之果。又不可住火于有，以为常行，则失大定之归。将有还无，一到真定，则超脱出神，飞升冲举之道尽之矣。

此"予亦曰"起，"尽之矣"止，又冲虚子自言大周天之旨，又兼叮咛劝诫者。不算计爻象乃无为之异于小周。有温温，非全有，是大周初之似有似无之实理也。大周之初，正是一、二、三月之时，曰似有者，尚有有；曰似无者，未真无，所以犹有些子凡火食性在，由有些子息故也。及至全归大定，息无而食性亦无。所以《金碧龙虎上经》①云："自然之要，先存后亡。"俞玉吾又注之曰："先存神于炁穴，而后与之相亡，神自凝息自定"是也。然又当知火本欲归于无，若不知先似有之妙，而遽执曰本无，何必用似于有，则必堕在全无，而不能至真无，落于尸解之小果矣。又当知此火起于似有，而求必归于无。若不知有非了手，而遽住于有，常行于有而不无，则亦堕在全有，何以得大定之归？饶经万劫而不死，终止于守尸鬼子，亦为尸解之类，归生死之途。想当初炼精补炁费多少万苦千辛，始得修证千万劫不传之秘而得传，以至于小成，于此又安可惰忽其大成，而不求必成哉？我又嘱之曰：将有还无，一到真大定而能常定于虚无之妙境，则超脱出神、飞升冲举之道尽之矣。此大周天之火所以为成仙、成佛了道之总要也。我又以化炁化神而总言之，前百日炼精化炁必用有为之工，是从无而入有，即佛法中之所言"万法归一"之义也。后十月炼炁化神必从有息至无息，是从有而入无，即佛入四禅灭尽定也，一归于无之说也。此仙佛二宗不易之秘法，不可少之要机也。冲虚子今为后来圣真重宣明之，以接引后圣印证仙传，并免后学执有候、执无候之争立门户而妄疑之者。

若此天机，

自此句直至结尾句止，又皆冲虚子总结火候全经之言，再指炼神以后向上之秘机，以为后圣证。

群仙直语，

以②前群仙皆有直言在世间，而人不能悟。

固非全露，

从古至今言火候者甚众，并未全言，或一句二句而已。既不全，后人如何用？如何拟议？所以世之凡夫妄猜。唯有仙分者，自有仙人来度耳。

然散之则各言其略，集之则序言其详。

我见散见于群书之言，或略言采取烹炼之名而不言其理，或略言采而不言封固，或略言小周天而不言

---

① 金碧龙虎上经：又称《古文龙虎上经》，道教经典，简称《龙虎经》。曾长期被视为早于《参同契》的丹书，但宋儒朱熹和宋末元初道教学者俞琰早已存疑；据今人王明考证，此经原文与唐羊参微《金丹金碧潜通诀》相同，实为后者之异名，改易时间约在唐末五代，改易者姓氏不详。

② 以：原为"已"，据校本改。

大，或略言大周天而不言小，或略言火候之名、之理，而不分言小、大所当用之时，其意若曰火候原属不轻传之秘，且说一件，令参得此一件，任他自已凑合成全去。咦！曾见几人能凑合得成全耶？而前劫、后劫或圣、或凡种子，或真或伪学人总难致一拟议。世逮于予，籍父清廉盛德之所庇，田园房店之可卖，受尽万苦千辛，逐日奔求师家，昼夜护师行道，历十九年而得全旨。追思前劫，或无所庇，或无可卖，未遇真师，受万苦，故不免又生于今劫。又怜后圣或有出于贫穷，无父庇，无产卖，不能受万苦，焉能苦心备志而求全？有奋志于窘迫中者，而志亦不能锐。所以予不可少此一集，详而次序之，留俟奋志后圣而助其锐志耳。亦诉予苦志勤求者，以励后圣，当苦志勤求。后圣其自勉诸。

完全火候不必尽出予之齿颊，
出于我口齿者，固是我之言。我既集而序之，即同是我言之出我口者。

而此集出世，则为来劫万真火经根本，后来见者自能从斯了悟，不复疑堕旁门。
旁门者，有相之火。忍气着相，称为行火，知此仙火自然之定，则不复为强制之邪火。

而胎神自就，阳神自出，劫运自超矣。
习定、入定，定成皆为胎神，出神超劫之所必用，而必证果者，故于此历言所证。

但于出神之后，炼神还虚九年之妙，虽非敢言，而《中和集》曰："九载三年常一定，便是神仙。"亦且言之矣。

出阳神，是初成神仙时，即母腹中初生的孩子一般，虽具人形，尚未至具足之人形，故喻神曰"婴儿幼小未成人，须籍爷娘养育恩。"乃喻为乳哺三年。古人所言成就，只一二年是也。乳哺者，神气已定，而又加定之意。加至于常常在定而不必于出，便似乳而又乳，至于成大人一般。神既老成，若即行炼神还虚九年之功，则此即为九年内之炼数。若有救世之愿未完，且不炼九年而权住世以救世。及欲超世而上升虚无，则必从九年炼神而还虚矣。

实非世学所能轻悟轻用者，必俟了道之士以虚无实相而用之。
了道之士是出定之神仙。唯得定，是得虚无之初基，而后可至虚无之极致处，方能悟此、用此。

第不可以一乘既得，遂妄称了当，不行末后还虚，
此言或有小根小器之人，自以少得为足，不求还虚，而终不能还于虚矣。

则于神通境界毕竟住脚不得。
神通，在化神时，神也通灵而无碍。在还虚时，神更通灵而无碍。此言神通，是言初得之神通，尚未老成。故曰"住脚不得。"若住脚，则止于神仙，犹有还虚而至天仙者。

后来者共勉之。豫章①三教逸民丘长春真人门下第八派，
丘真人门下宗派曰："道德通玄静，真常守太清，一阳来复本，合教永圆明。"此二十字为派者，乃真人在燕京东龙门山掌教时所立之派，后人称为龙门派者便是。

分符领节。
遵上帝法旨所受之符节，同佛祖之衣钵，宗主之帕。

受道弟子冲虚子、伍守阳书于旌阳谶记②千二百四十二年之明时，万历乙卯春日云。
集此答吉王太和之问，最初发笔作此起。

---

① 豫章：古郡名，唐才子王勃在其《滕王阁序》写道："豫章故郡，洪都新府。星分翼轸，地接衡庐。"所谓豫章郡，即今江西省。

② 旌阳谶记：据《净明忠孝全书·净明道师旌阳许真君传》记载："初，都仙太史许真君，以晋宁康甲戌岁，于豫章西山升仙，尝留谶记云：吾仙去后一千二百四十年间，五陵之内当出弟子八百人，其师出豫章河西岸，大扬吾教…"

炼己直论第五

冲虚子曰：诸圣真皆言最要先炼己，谓炼者即古所谓苦行，其当行之事曰炼，

凡证道所当行之事，或曰事易而生轻忽心，或曰事难而生厌畏心，如是不决烈事，不能成金丹、神丹。必当勤苦心力，密密行之，方曰苦炼。

熟行其当行之事曰炼，

当行之事，如采取、烹炼、周天等，炼精、炼炁等。或行一时而歇一时、二时，或炼一日而间一日、二日，功夫间断，则生疏错乱，如何得熟？工夫必纯熟，愈觉易行而无错，必时时日日皆如初起一时，密密行之方为熟炼。

绝禁其不当为之事亦曰炼，

不当为者，即非道法而深有害于道法者。如炼精时失于不当为之思虑，道以思虑为之障而不可望成。炼炁时息神不定，而驰外向熟境，亦障道而忘进悟深入。当禁绝之，而纯心以为炼。

精进励志而求其必成亦曰炼，

道成于志坚而进修不已。不精进则怠惰，不励志则虚谈。然志者是人自己心所之向处，心欲长生，则必炼精向长生之路而行，求必至长生而后已。心欲成神通，则必炼炁化神向神通路上而行，求必得神通而后已。此正所以为炼也。

割绝贪爱而不留余爱亦曰炼，

凡一切贪爱、富贵、名利、妻子、珍宝异物、田宅，割舍尽绝，不留丝毫，方名万缘不挂。若有一件挂心，便入此一件，不入于道。故必割而又割，绝而又绝，事与念割绝尽，而后可称真炼。

禁止旧习而全不染习亦曰炼。

凡世间一切事之已学者、已知者、已能者、已行者，皆曰旧习。唯此习气在心，故能阻塞道气。必须顿然禁止，不许丝毫染污道心。所以古人云："把旧习般般打破"。如此而后可称真炼。

己者，即我静中之真性，动中之真意，为元神之别名也。

己与性、意、元神，名虽四者，实只心中之一灵性也。其灵无极，而机用亦无极，出入无时，生灭不歇。或有时出，令眼、耳、鼻、舌、身、意耽入于色、声、香、味、触、法之场而不知返；或有时出而自起一色、声、香、味、触、法之境，牵连眼、耳、鼻、舌、身、意而苦劳其形。丘真人西游雪山而作《西游记》，以明心曰心猿，按其最有神通，禅宗言猕猴跳六窗，状其轮转不住。其劣性难纯，惟炼可制。而后来圣真当以上文六种炼法总要，先致诚意而炼之。

然必先炼己者。

李清庵云："于平常一一境界打得破，不为物炫，不被缘牵，则末后境诱不得，情缘牵他不得。"《元始得道了身经》① 云："声色不绝，精炁不全；万缘不绝，神不安宁。"

以吾心之真性，本以主宰乎精炁者，宰之顺以生人，由此性；宰之逆以成圣，亦由此性。若不先为勤炼，熟境难忘，

昔钟离云："易动者片心，难伏者一意。"熟境者，心意所常行之事也。如淫事、淫色、淫声、淫念等，正与炼精者相反、相害。一旦顿然要除，未必即能净尽，或可暂忘而不能久，或可少忘而不能全，焉能炼得精？炼得炁？必要先炼己者，为此故也。

焉能超脱习染而复炁胎神哉？

---

① 元始得道了身经：即《元始天尊说得道了身经》，作者不详。

习染之念未除，则习染之事必不能顿无。必要以习染念与事俱脱净尽，而后遇境不生烟火，已方纯，炁可复归，神可静定而成胎矣。

当未炼之先，
未炼己之先也。

每出万般变幻而为日用之神，
平日淫、杀、盗、妄心、贪心、善心、恶心、欺心等，皆是变幻。

犹且任精任炁外驰不住。
任炁动而化精，任精动而淫媾，而不摄之令归根复命。由己不炼而不摄也。

古云："未炼还丹先炼性，未修大药先修心。"盖为此而言也。
昔马自然真人云："炼药先须学炼心，对境无心是大还。"《中和集》云："念虑绝则阴消，幻缘空则魔灭。"张虚靖真人云："欲得身中神不出，莫向灵台留一物。"皆同此。

能炼之者，因耳逐声而用听，则炼之于不闻。目逐色而用观，则炼之于不见。神逐感而用交，则炼之于不思。
此三者皆真实炼法，正释上文割绝其所爱之说。

平常日用必须如是先炼，则己念伏降，而性真纯静。
谭长真①《水云集》云："丝头莫向灵台挂，内结灵丹管得仙。"重阳真人《全真集》云："湛然不动，昏昏默默，无丝毫念想。"此定心由降而得。

及至炼炁、炼神，则不被境物颠倒所诱，
已有定力，不从外境所诱。

采药而药即得，筑基而基即成，结胎而胎必脱，方名复性之初，而炼己之功得矣。
有不得其先炼者，当药生之时，不辨其为时；
百日之初炼精时，贵有药生。药生者，元精之生也。辨元精生时而用采法。若淫精犯于淫念，则邪法，不可采者。淫念未炼净者，何以能辨元精？

炼药之候，不终其为候。
炼药有周天之候。或惊恐、或闻、或思、或昏沉，以至火候不终者有之。

药将得，或以己念而复失。
元精还补。元精将满，亦或有淫念未炼净，乃复失为淫精者有之。故古人有走丹之喻者即此。

神将出，或以己念而复堕。
心逐见、闻、觉、知于外驰，则是尚未得大定而有出入。背却《胎息经》所谓"不出不入，自然常住"之旨，出驰着境。同儒之物交物，亦同禅人之说猕猴跳六窗，内猴与外猴相见者。如是，如何能入定以完胎？

欲其炁之清真，己不纯，必不得其清真。
采取先天炁之时，唯炼己纯者能辨清真，则不失其清真，若炼己不纯，一着思虑习气，则失清真矣。

欲其神之静定，己未炼，必不得其静定。
神能入定则得静，入得三分、五分定，便得三分、五分静，十分定则得十分静，常定则常静。神静定

---

① 谭长真：全真七子之一，初名玉，字伯玉，宁海人。

则炁亦皆静定，炁归神为一矣，即是炁化神而成胎仙矣。不炼己者，必不能到此。

或遇可喜而即喜，或遇可惧而即惧，或遇可疑而即疑，或遇可信而即信，皆未炼己之纯也。

此四者皆外来之天魔也。遇而信之，则着其所魔矣。虽由此前未预为炼己之过，倘于此遇时即炼己，遇如不有所遇，魔即不如我何。丘真人所以"当过一番魔，长福力一番是也。倘于初一遇便不当过，及道愈高，魔愈多，如何当得过？"吉王太和曾问："魔有种种之多，却如何知得当过？"冲虚子曰：最易。不怕他有万样奇，惟我将神炁俱入定中，任他多种魔来，绝不能与我相遇矣。

又有内本无而妄起一想念，谓之内魔障。或有生此而不知灭，不知即灭者，或有灭其所生而复生复灭者，皆障道。

耽迟大周天之候也。

必炼己者，而后能生灭灭已。

生而即灭，灭而至于无可灭。

又有外本无，而偶有一见一闻，谓之不宜有之外魔障。

上文喜、惧、疑、信四种俱属此见闻之内。

或用见、用闻与之应对，而不即远离者亦障道。

一有应对则着魔，为魔所转矣，故障道。

必先炼己者，而后能无见无闻。

能炼己者，即具不睹、不闻之本体，即有不睹、不闻之实效。

此己之所以不可不先炼也。昔有一人，

即山东姓张者。

坐中"见"承尘板上一人跳下，立于前，没入于地。

坐中者，在圜①中坐时也。"见"者，心不定于神室而外驰，偶有此一"见"也。若心在定，则亦何以"见"此。

复从地涌出，立于前。"见"其神通变化，而认为身外身，

误信常人之言曰：神仙出了阳神，便身外有身。然本性与虚空同体，本无形身，若起一念，要显有身，便能有身，不可以见外为我身。

不识为身外之天魔，

吉王太和问："彼既不识，今老师及昔二真人是何法识得？"冲虚子曰：我本性在定，得到定力足而后有可出定之景到，由我自性升迁于天门，念起而出，犹是虚空无体，乃六通为用，无所障碍。若非我念所出而有见者，便是外来之天魔、邪魔。若出神之景未到，则神通未足，不能变化，虽欲显身而不能有身。岂可以无我念之身而认为我哉？神通足者，世尊谓之四神足②。

即为魔所诱动，出圜而远叩丘祖。祖曰："见者不可认。"

不宜出而妄出。虽有妄见，斩退犹恐不速，何敢认为我？不宜出者，未成定之先，求其入定而不可得，又何敢妄出而终于不入、不成耶？此所以不可认也。

乃不知信。

---

① 圜：同"圆"。
② 足：原为"是"，据校本改。

由于无仙师真传，故不能以信法语。

又谒郝祖①，

郝与丘本同师度则，同道同知识矣。既不信丘，何必见郝？

祖曰："丘哥说者便是"。惜乎犹不知信，不复更居圜中，而废前功矣。此亦己未炼纯之证也。昔丘祖坐于崖下，崖石坠，压折肋。知是天魔，祖不为之动。如是当过五番，不动一念。直证阳神出现，山河大地，如在掌中。

昔世尊坐于菩提树下，魔王波旬领百万魔众以兵戈恐佛而不动；以魔女淫事诱佛而不动。坐至金刚牢固，自言：我终不起离于此座。昔费长房师事壶公，随壶公入山修道。壶公以朽索悬大石于座之上，又令巨蛇啮索将断，而费全不惊不动者，皆是。

此得炼己性定之显案也，并书以励同志。

筑基直论第六

冲虚子曰：修仙而始曰筑基。筑者，渐渐积累增益之义。基者，修炼阳神之本根，安神定息之处所也。基必先筑者，盖谓阳神即元神之所成就纯全而显灵者，常依精炁而为用。

神原属阴，精炁原属阳。依真阳精炁，则为阳神，成就纯阳。不依精炁，则不能成阳神，止为阴神而已。

精炁旺，则神亦旺而法力大；精气耗，则神亦耗而弱，此理之所以如是也。欲得元神长住而长灵觉，亦必精炁长住而长为有基也。自基未筑之先，元神逐境外驰，

如见色境在外，则必起淫念。

则元炁散、元精败、基愈坏矣，所以不足为基。且精之逐于交感，年深岁久，恋恋爱根，一旦欲令不漏而且还炁，得乎？此无基也。炁之散于呼吸，息出息入，勤勤无已，一旦欲令不息而且化神，得乎？此无基也。神之扰于思虑，时递刻迁，茫茫接物，一旦欲令长定而且还虚，得乎？此无基也。

此三段是申明上文"基已坏者，而不足以为基"之说。

古人皆言以精炼精、以炁炼炁，以神炼神者，正欲为此用也。是以必用精、炁、神三宝合炼，精补其精，炁补其炁，神补其神，筑而成基。唯能合一则成基，不能合一则精、炁、神不能长旺，而基即不可成。及基筑成，精则固矣，炁则还矣，永为坚固不坏之基，而长生不死，

《玄纲论》②云："道能自无而生有，岂不能使有同于无乎？有同于无，则有不灭矣。"

证人仙之果矣。

---

① 郝祖：即郝大通（1149 年～1212 年），名璘，字太古，号恬然子，又号广宁子，自称太古道人，法名大通。全真七子之一。

② 玄纲论：原为"玄网论"，网字当为"纲"字误。《玄纲论》，全名为《宗玄先生玄纲论》，唐吴筠撰。分上中下三篇，共三十三章。上篇明道德，可见吴筠的宇宙生成论、道德修养论和社会政治观。中篇辩法教，从微观角度讲解修道的种种具体方法，主张约行取妙、学道有序、心静无为等。下篇析凝滞，用问答体回答了世俗的疑虑，进一步阐发上中二篇的思想。这些思想与司马承祯的思想比较接近，体现了唐代茅山宗的理论水平，为研究唐代道教思想史的重要文献。收入《正统道藏》太玄部。

为出欲界升色界之基者以此，为十月神定之基者以此，为九、十月不昏睡者，有此基也。十月不饮食、不寒暑者，有此基也。十月神不外驰而得入大定者，有此基也。所以炼气而气即定，历百千万亿劫而绝无呼吸一息；炼神而神即虚，历百千万亿劫而不昏迷一睡，亦不散乱一驰。与天地同其寿量者，基此；与圣真齐其神通灵应者，基此，此所谓阳神之有基者。基成，由于阳精无漏而名漏尽通。不然，无基者即无漏尽通矣。虽证入神通，不过阴灵之性，五通之果。

五通者，是阴神之神通也。若阳神，则有六通，多漏尽通也。

六通者，天眼通、天耳通、神境通、宿命通、他心通、漏尽通。此一通为阳神之所多，余五通，阴神同。

宅舍难固，

阳精无漏，则身长生不死，为金刚坚固宅舍，可永劫不坏。若有漏之躯，有必死之道，身不坚固也。

不免于死此而生于彼。若有秘授，躲横生而择坚形者，犹且易姓改名，虚负今生矣。阴神何益哉？阳神之基可不亟筑之哉？可不急究之哉？

世有以淫媾败基者，反诳人曰"采补筑基"，欺骗愚夫，共为淫乐。一遇淫媾，而精无不损者，炁无不耗者，神无不荡者，基愈灭矣，直误至于死而后知彼淫邪术，假之悖正道，可不戒之哉？

此篇正文重重，自相申解已详，不必再生注意。

炼药直论第七

冲虚子曰：仙道以精、炁、神三元为正药。

元精、元炁、元神曰三元，皆先天也。

以炼三合一，喻名炼药。

昔谷神子①云：道以至神为本，以至精为药，以冲和为用，以无为为治，长生久视之道成矣。若不如此，即非金液大还丹之法。

其理最精微，其法最秘密。昔钟离曾十试于吕祖，丘祖受百难于重阳，我伍子切问二十载于曹还阳，

逢师于万历癸巳年三月，受全道于壬子年三月间。以癸壬计之，二十年也。我当初每自恨福力之薄，不蒙师一速度。今而后始知侍教久者入道精，不然何以能高出万世耶？予又按白玉蟾云："十年侍真驭。"白又云："说刀圭于癸酉七月之夕，尽吐露于乙亥春雨之天。"又当知天机非邂逅可谈。

方才有得。是以世之茫然学道者及偶然漫谈者，皆不知何者是真药，而何法为真炼。徒然空说向自己身心中而求，实不知有至静之真时、真机也。夫至静之真时者，是此身心静极，即所喻亥之末、子之初也。阴静极必有阳动，

静属阴，动属阳。阳极则阴静，阴极则阳动。

则炁固有循环真机自然复动，此正先天无形元炁将动，而为先天无形之元精时也。即此先天无形之精，便名药物。既有药炁生机，必有先天得药之觉。

即时至神知之说，亦即我神炁同动之说也。

---

① 谷神子：疑即为唐代郑还古。字不详，自号谷神子，里居及生卒年均不详，约唐文宗太和初前后在世。元和中，登进士第，终国子博士。尝注老子指归十三卷，传奇集《博异记》，相传亦是他所作。

即以觉灵为炼药之主，以冲和为炼药之用。

觉灵者，妙觉灵心也。冲和者，烹炼薰蒸之和气也，此正三家之初相见也，亦三华之所聚者。

则用起火之候以采之。

因有药生而起火，即活用子时起火，曰"活子时"。药生与火生同时，故以火之"活子时"而称药亦曰"活子时"。达摩云："二候采牟尼"，言采药用二候也。"四候别神功"，言沐浴用四候也，同此。

须辨药之老嫩。采之嫩则炁微而不灵，不结丹也。

人人都说药生要辨老嫩。若嫩则炁微，配合之则无半斤八两之炁，何以成一斤，故不灵。

采之老则炁散而不灵，亦不结丹也。

老者，只是过于当采之时。当采而未采则气以久而虚散，皆由心生怠惰而至。此气既散则力亦微，配合不均，不能成丹，故亦曰不灵。

得药之真，

不老不嫩，如九二利见者曰药真，非初九之勿用，亦非上九之有悔。

既采归炉，则用行火之候以炼之。

行小周天之火也。

药未归炉，而先行火，

昔吕真人戒之云："无药而先行胎息，强留在腹或积冷气而成病。"顾与张序友问："既知采药，何故又不归炉？"冲曰：传正道，知真采，故可必得归炉，又要行火合于侯之妙，方得药归炉。若火生早了，是名火小不及，不名冲和。冲和者，和而冲也。古人有喻者曰：如浴之方起，而暖气融融然，火既小而不及，丘真人已言曰：则金精不飞是也。焉能得药归炉？悟道真修者，必先从我此答精思之，则知直至末后皆是如此。

药竟外耗而非为我有，

药尚未入鼎中而妄行火，即所谓"鼎内若无真种子，犹将水火煮空铛"之说。

不成大药。药已归炉，而未即行火，则真炁断而不续，亦不成大药。

药在外，由火以采之而归炉，亦由火烹炼之，方在炉中成变化。已得药归炉，火断而不行，则真炁亦断而不住。及再行火，虽周一天，终与前不续，药亦不续，如何能成大药？即《参同契》注所云："外火虽动而行，内符不应，则天魂地魄不相交接"是也。

若肫肫①然加意于火，则偏着执于火而药消耗。

执着用心于火，则着有相而急躁，近于外道之存想有为，非自然之天机妙用。

若悠悠然不知有火，则迷散。

行火之时，若心不诚则不灵。或昏迷十二之时，或迷失刻漏之数，或忘沐浴之候，或不知以何数周于天，或周已而犹不止，皆是。

失于火而药亦消。

火不能留药，焉得不消？即神不留炁之喻。

皆不成大药。

以②上皆言孤阴寡阳，偏有偏无之危险也。

---

① 肫（zhūn谆）肫：诚恳，真挚的样子。
② 以：原为"已"，据校本改。

若火间断，而工不常，虽药将成而复坏。

火所以炼药，古云：火药一处居，行火之法，愈久而愈密，愈密而愈精，斯则必成大药，必得服食。或有时神逐见闻淫念，驰于外而着魔，则神离火，火离药，工不常矣，药如何得成？虽将成，犹有退散之危险。

若久执行火而不知止足，虽药已成而亦坏。

火足矣，即成大药，因药成而言足也。药既成，则不必用火，安得不止？药已成者，成之而生为服食之大药。于此即采，而药不复坏为后天有形之精。不止火不采，则大药必随生机而将妄行，欲归之圣路，无奈不止火不采，而无出以受。欲归之凡路，竟趋为后天有形之精不难矣。后圣当知此为至要、至秘，所当防之危险也。

皆不得服食。

必火足而药始成。药已成而必知止候，方有大药可采，方可取食。不然，必不得药成服食。

后世圣真修此，必使神炁相均相合，火药适宜，以呼吸之气，

即火也。

乘真炁为动静，

即药也。

以真炁之动静，定真息之根基，

真炁归静于根，则真息亦定于根。二炁合一于根，以为胎神之基也。

则火药即不着于一偏，又无强执纵失之患。如此而炼，方得小周天之妙理，方成长生之大药，始名外金丹成也。

马丹阳云："因烧丹药火炎下，故使黄河水逆流。"《玉芝书》云："玄黄若也无交媾，怎得阳从坎下飞"是也。

祖祖真真，服食飞升之至宝，乃是上上之玄机，最宜参悟而精修者也。

此论备陈炼药时之危险，令后圣知防虑于此，不至当面错过而不知也。神仙所言金丹取食者，是肾中所得金液之气配元神合炼所成。服食之，则能神通变化。若方外之士言服食者，不过妄以金石、草木诳人曰炼服食。断不可为，以误大志。纵服食之，或有疾宜于金石药者而偶致愈，或无疾而中毒成大患，必不能超出三界而显神通也。

得此真药服食，自可进修，行大周天之火候。以炼炁化神，炼炁而息定，化神而胎圆，阳神升迁于天门而出现，神仙之事得矣，中关十月之事完矣。其后面壁还虚，九年一定，以神仙而顿悟性于无极，形神俱妙，总炼成一个不坏清虚圣身。皆由炼药合仙机而得成丹、成神者之所至也。故凡大修行上关大成事，必如此则毕矣。于此毕法中，始于百日炼药而成服食者，无量寿之地仙也。

地仙者，地上所行之仙。身形重浊未离，故不能离于地而升虚无之天也。人仙虽长生，亦同于地仙，重形尚在，故亦不能离人与地也。

中而十月，炼成脱胎出阳神之果者，超出阴阳之神仙也。

神仙者，离重浊之形，以无形之神变化，或有或无，皆由一神之妙用，故曰神仙。

终而九年面壁，炼成还虚之果者，超出尽天地劫运之天仙也。

初得神仙，乃得大定而出定者。但得定由于守中，而出定则居泥丸①，故世尊已入灭而亦入于泥丸是也。至此后还虚，则又入定于泥九。古人云"性在泥丸命在脐"，盖言了修命之事在脐，了修性之事在泥丸也。泥丸之定，则非从前者比，九年一定者，特以始入之时而略之，或百年、千年、万年、一劫、百千万劫皆可入为一定。此正天仙佛之超劫运者。

有仙缘者，遇此《天仙正理直论》，其亦斋心以识之。

伏气直论第八

冲虚子曰：人之生死大关，只一气也。

有气则生，无气则死。此首以人之所共知者言，令人易明生死。

圣凡之分，只一伏气也。

气能伏定则圣，不能伏定则凡。此首以人之皆能者言，令人易学于入圣超凡也。

而是"伏"义，

而者，转文助语。

乃为藏伏，而亦为降伏。

藏伏者，深藏归伏于元气之根。降伏者，管摄严密，不许驰于外。此二者，亦有防危虑险之意。

唯能伏气，则精可返而复还为先天之炁，神可凝而复还为先天之神。所以炼精者欲以调此气而伏也。

炼精小周天，调其息而伏。为其不能顿伏，故用渐法调而伏。达摩祖师《显宗论》亦言似此意。

所以炼神者欲以息此气而伏也。

炼神大周天，胎息其息而伏。为其不能顿息于无，故亦用渐法，胎息其息，似有而无，乃至于无有无无，而伏于寂静。

始终向上之工，只为伏此一口气耳。所以必伏而始终皆伏者，是何故？盖当未生此身之时，就二炁初结之基在丹田，隐然藏伏为气根。久伏于静，则动而生呼吸，是知由静伏而后生呼吸之气以成人道者，曰顺生也。而是逆修曰成仙者，当必由呼吸之气而返还藏伏为静。此气伏、伏气之逆顺理也。及呼吸出于口鼻，而专为口鼻之用。

呼吸至于口鼻，则落生死之途矣。离口鼻，则离生死。

真气发散于外，遂至滞损此气，则为病。耗竭此气，则为死。盖不知伏为所以复之故。

伏者，欲将呼吸还复归于炁穴，而为不呼不吸之故也。必此气伏于炁穴，而后元炁能归，元神能凝，三者皆伏于炁穴也。

而亦不知行其所以伏，

行所以伏者，言有至妙至秘之天机。呼吸合于天然者为真，元炁得合当生、当采之时者为真，元神合虚极静笃者为真。三者皆真，而后得所伏之理，行之而必成。不然，则亦世之外道而已。

安保其能久生而超生死于浩浩劫之外耶？

三者不真，则非所以伏之理，故不能超过浩浩劫之运。

有等妄言伏气者，而不知伏气真机。

真机者，有元炁、元神而呼吸正合天然自在方为真。

---

① 泥丸：道教语，脑神的别名。

终日把息调，而口鼻之呼吸尤甚。

调息者，调其内用之玄机，如"橐天籥地徐停息"之说。世之愚人，不闻天机，只把口鼻数调，如隔靴搔痒，焉能调得到无息？

痴心执闭息，而腹中之逼塞难容。

闭息者，《灵宝毕法》①书亦言之，是言不通其息出入之门也。虽无门，却有安顿自然之妙理，非强制之为闭也。强制则不真，故无成。真禅家与真仙道略同，若痴禅人之假禅，亦与痴道人之假道同，学者不可不察。禅宗人有一等假禅者，曰吞声忍气，曰气急杀人，皆言忍住气而不出入，此是病，非禅也。强制则念是动的，不是静，何以为禅？禅字解作静字，若是自然真静，方为其禅。

哀哉！此妄人之为也。安见其气之伏而静定也？昔丘祖云："息有一毫之不定，命非己有。"

息得呼吸绝，则生死之路绝。息有呼吸不定，故不免生死。

而伏气之要，正修士实用所以证道之工也。但此天机之妙，绝与世法不同。古人托名调息者，

世人之息，一呼一吸均平，无用调矣。仙道托名调息者，非世法之用。乃调其有而至无，无而至有。为其以神驭气，行之必住，往之必行，在乎行住之间而调之也。

随顺往来之理，而不执滞往来之形，欲合乎似无之呼吸也。

当有往来，不强使之无，而唯随顺之，似心息相依之说。亦不强执，害其自然而为勉强。

托名闭息者，

世之言闭，是勉强，不合自然。仙家言闭，只托言闭之名，而非用彼强闭之实。故范德昭曰："内不出，外不入，非闭气也。"我故曰：托名者，略似闭气而实非闭气也。

而内则空空，如太虚无物。

空如太虚，是真虚无，则真息便可归于真无。真禅理亦似之，若上文所言，内不空而逼塞者，是强闭者，外道邪法旁门之类皆然。

欲合于无极中之静伏也。

无极者，无一炁之始。及后，太极则有一炁之始，一判则为天地。今言无极，乃言天地及一炁之未有之先，即为父母尚未有之先，正是虚极静笃景象，妙语必至如此，为真静伏。

总之，为化炁化神之秘机。古人云："长生须伏气"，故自周天而历时、日、年、劫，惟伏此气。

言有一小周天之所伏，有一大周天之所伏，一日之所伏，一年、一劫之所伏。或暂或久，而能成其一伏者，真有道之士也。

此气大定，则不见其从何而伏始，亦不见其从何而伏终。无始无终，亘万古而无一息，与神俱虚、俱静，斯谓之形神俱妙之静也。

世尊能以一法说八千劫而后已，能以一定坐八万四千劫而后出定，是其形神俱妙与仙同者。

唯闻天仙正道者，方能识得此理，唯②有三宝全功者，

---

① 灵宝毕法：内丹著作，全名《秘传正阳真人灵宝毕法》，又名《钟离授吕公灵宝毕法》。相传为吕洞宾之师钟离权撰。

② 唯：同"惟"。

三宝者，元神、元炁、元精。若一宝非元，则不为宝。属于后天者无用，亦不得为全功。

方能行及此工。

此工者，即上内如太虚证入无极静定者，言三宝会合，炼成化炁，而后可行大定、常定工夫。若未化炁，则亦无用此为。

有大志圣真，请究之而实悟之。

胎息直论第九

冲虚子曰：古《胎息经》云："胎从伏气中结，炁从有胎中息。"斯言为过去、未来诸神仙、天仙之要法也。

男子身中本无胎，而欲结一胎，必要有因。则因伏气于丹田炁穴中而结胎，是胎从伏气中而结也。元炁静而必动，欲得元炁不动，必要有藏伏。因有胎，即藏伏之所，乃息而不动，是炁从有胎中而息也。胎因愈伏气而愈长，气因愈长胎而愈伏，共修成一个圆满胎神，斯所以为神仙、天仙之要法，非此抑将何以成之？然胎息与伏气本是一事，何分两论？只为怀胎养神必用胎息而后成胎，而神住胎。古人皆以胎息言之，今亦详言于炼炁化神时也。伏气之说，为伏气而得精还化炁，炼药以得大药。古人只言伏气，今亦从之言伏气。虽两言之，中则互明其理，令人知两言之妙，而不妄疑、妄执其为两。

予愿再详译而直论之。夫人身初时，只二炁合一，为虚空中之炁而已，无胎也，亦无息也。

此言无胎无息起，下文返还成仙之所证。

因母呼吸而长为胎，因胎而长为息。

修仙者，亦必因呼吸而长为胎，因胎而长为胎息。

及至胎全，妙在随母呼吸而为呼吸。所以终日呼吸而不逼闷，此缘不由口鼻呼吸，只脐相通，故能似无气息一般，此正真胎息景也。

古人谓，内气不出，外气不入，非闭气也之说，正言由脐相通者。

离胎而息即断，

在胎中，则我之息由母脐中所生，故我息亦在脐，而口鼻不可呼吸。离胎则口鼻开窍，可以呼吸，顺而易矣。当此时且不知胎息，安得复能胎息？

无母脐与子脐相通，不得不向自身口鼻起呼吸，即与胎中呼吸同，而暂异其窍耳。逆修返还之理，安得不以我今呼吸之息而返还为胎中息耶？凡返还呼吸时，以口鼻呼吸之气而复归于胎息之所，

即丹田之所。许旌阳云："脐间无炁结成丹，谷神不死因胎息，长生门户要绵绵。"《元始得道了身经》云："中宫胎息为黄婆①，"抱朴子曰："得胎息者，能不以鼻口呼吸，如在胞胎之中，则道成矣。以鸿毛着鼻口上而毛不动为候也。"

如处胎息之时，渐渐炼至胎息亦真无。真无者，灭息尽之义也。

谓胎中之息亦真无之，此正禅宗人所谓"万法归——归无"之说。

方是未生时而返还于未有息，未有胎已前之境界，不落生死之途者矣。

凡人有呼吸，则有生死；无了呼吸，即无生死。

---

① 黄婆：内丹术语，其意不一，此处指胎息。

所以得如此者，亦非蓦然无所凭依配合，便以呼吸归中而可胎息者。

呼吸之炁最难制伏，必有元炁相依，方可相定而成胎息，然胎息何以知其成也？以呼吸归于胎息，则口鼻无呼吸而成胎息，是其真成也，终不复至口鼻为呼吸。真禅定者，亦似此。若凡夫外道，不知元炁者为何，单以呼吸归于中，而妄曰入定胎息，其息不能定住于胎所。虽忍气，而气无所容，乃曰气急杀人。

而终不能强忍，口鼻之气更呼吸浩浩。皆由悖却世尊所谓"无生法忍者"之所为也，世之假道人、假禅人皆如此，此亦后学圣真之所当辨而自防危险者也。

所谓孤阴不成者，此亦其一也。

呼吸之气乃后天有形之阴物，故亦如此言之。

必要有先天炁机发动之时，又有元灵独觉及呼吸相依、三宝会合，已先炼成大药者，而转归黄庭结胎之所于此之时。

此时者，是当此结胎之时。因文上句皆言先所化炁，而至此始言胎息之意也。此正申明必要炼精化炁，以炁助胎，以神主胎，以呼吸结胎，方成真胎息。

而后以胎息养胎神，得神炁乘胎息之气在中一定，

神炁与胎息相乘，方是有配合的修真胎息之工，所以能成真胎息得真定。若无真炁，便不是金刚不坏之身，坐中只是昏沉磕睡，如何能长觉长明，以长驭气入大定成胎乎？有间断，即非胎息。

即是结胎之始。正《入药镜》所谓"初结胎，看本命"而得者。

本命者，二气也。元炁为生身命之本，呼吸气为生身命之具。而结胎之初，必要本命二炁随神之号令，同凝于中而为真胎者也。

虽似有微微呼吸若在脐轮，而若不在脐轮在虚空，正《度人经》①所谓"元始悬一粒宝珠，去地五丈；如世尊之前，地涌之宝塔在虚空中"等语皆是也。皆用运旋真息，以渐至成胎，顿然绝离口鼻，不存呼吸，灭却有作，恰然处胎相似，而胎中之息始虽似有，而终绝无，即是真胎息所以成阳神者。

若无大药真气服食，若非三家相见，必不能胎真息，而神真纯阳者也。

如是而久久无间断，绵绵密密，无时无刻，而不是在胎中无息之景，直证阳神大定，绝无动静起灭，即是胎圆，乃返还到如母胎初结，一炁未成我，而未分精炁与神之时。正《入药镜》所谓"终脱胎，看四正"而得者。

看四正者，验四正工夫之有无也。有，则胎尚未圆，以其有，乃养胎之工也。无，则曰灭尽定，而阳神成就矣。

胎息还神，固曰毕矣。

胎事毕，灭尽定，佛亦灭尽定，入涅槃。故其《经》云："若于佛事不周，不入涅槃。佛事周讫，方入涅槃。"

毕其十月中关之事，神仙之证也。犹有向上田炼神还虚而证天仙者，在所必当知。故迁神于上田而出天门，以阳神之显见者，倏出而倏入，何也？当前之十月之内，而或有出者，是不宜出之出也，由六根之为魔而妄出。

阳纯则无魔，阴尽则无魔。阴将尽而未尽，甚为魔者，要除阴尽，是要除魔尽也。

---

① 度人经：即《灵宝无量度人上品妙经》，简称《度人经》，撰人不详。全称《太上洞玄灵宝无量度人上品妙经》，一名《元始无量度人上品妙经》。道教灵宝派经典，凡六十一卷。其卷一为《度人经》本文，系东晋南朝古灵宝诸经之一，皆申明大梵之理，为三洞诸经之首。全文主题思想是"仙道贵生，无量度人"。

妄出则神走而着魔境，而息亦走，着于口鼻。必急入，则依于息而归胎。

此一段又再详指示人以十月内之所当防此危险者。

此时之出是当出而出也。

昔蓝养素胎成，当出而不知出，故刘海蟾寄书与之，指示所出之法。

故起一出念，而出阳神于天门，

天门者，《传道集》所言，指顶门①也。古人于此赞之曰："身外有身"是也。

若出之久，恐神迷失而错念。

古云：十步百步，切宜照顾。

故即入上田，而依于虚无之定所，以神既出胎喻同人生之幼小。须三年哺乳者，以定为乳哺也。又言九载三年一定者，言出定之初时而入定，以完成还虚之天仙也。证到至虚至无，即证天仙矣。然是定也，入定时多而出定时少，又宜出之勤而入之速也。我故曰：出定之初即为入定之始也。虽天仙已证，亦无不定之时也。故世尊②亦曰："虚空界尽，我此修行，终无有尽。"正如此也。至于终天地之后，超过劫运，亦无不定之时也。此犹仙佛以上无仙无佛之妙境，而天仙佛之至者也。后来圣真共知之，共证之。

此书稿成于天启壬戌岁，实欲藏之为门下学者便心目，不意被人盗去。但儒者窃取仙书，爱慕之心胜可怪又可惜也。由骆友而失，骆故想象而梓，不无疏略。今崇祯己卯秋，查旧稿，加注，贤道友复梓之，以广度人，流行于天地之终，皆所愿也，故附识之。《直论》毕。

（谢青云　校注）

延年九转法

清·方　开

【按语】

《延年九转法》为清代方开所著，被清代叶志铣收入《颐生集》中。方开是清代新安人，与其祖父学习导引之术，身健"撼之若铁"，以手提两人健步如飞，时人因此称其为"地仙"。所著《延年九转法》共有九图，理法阴阳之道，合乎动静之数，习此法者，能使"气血和畅，百病不生"，并可"补不足，泻有余"，"有却病延年之实效"，此法也因此而得名。法后跋中记载，韩德元患失眠二十余年，遍访诸医无效，后得此法，遂朝夕"如法课之"，不到两个月的时间"竟能彻夜酣睡"。并将此法传给患有虚劳、痨病以及有痰饮停滞的人，都收到很好的疗效。方开主张养生"动静合宜"，要"以动化静，以静运动"，不可过动、过静，以摩法为主要实施手段，还提倡勿为"情欲所牵"的养神思想，深得中医养生三昧。他的"动静合宜"的养生观点以及养神的主张，是现代人，尤其是经常忙于工作的人们所应遵循的。

---

① 顶门：即头顶。
② 世尊：即佛教教主释迦牟尼。

【原文校释】

第一图

以两手中三指按心窝，由左顺摩圆转二十一次。

第二图

以两手中三指，由心窝顺摩而下，且摩且走，摩至脐下高骨为度。

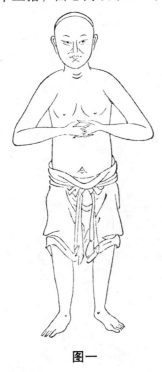

图一

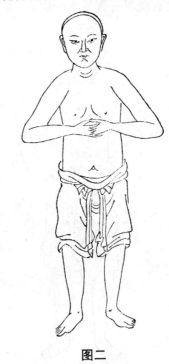

图二

第三图

以两手中三指，由高骨处向两边分摩而上，且摩且走，摩至心窝，两手交接为度。

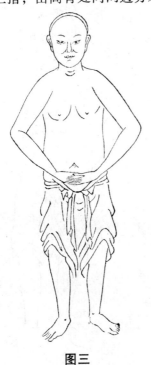

图三

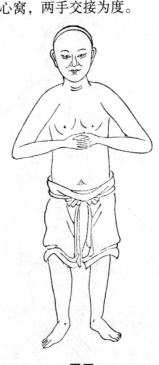

图四

第四图

以两手中三指，由心窝向下，直推至高骨二十一次。

第五图

以右手由左绕摩脐腹二十一次。

第六图

以左手由右绕摩脐腹二十一次。

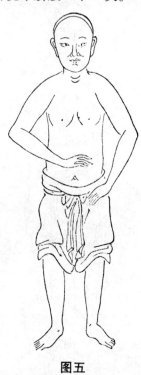

图五

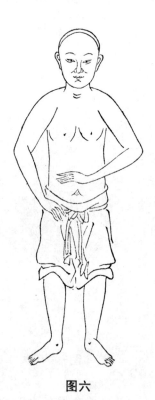

图六

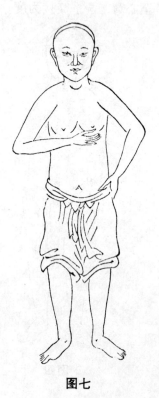

图七

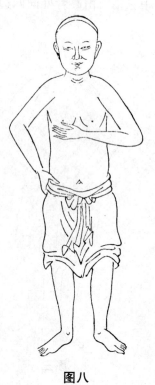

图八

第七图

以左手将左边软胁下腰肾处，大指向前，四指托后，轻捏定；用右手中三指，自左乳下直推至腿夹二十一次。

第八图

以右手将右边软胁下腰肾处，大指向前，四指托后，轻捏定；用左手中三指，自右乳下直推至腿夹二十一次。

第九图

推毕遂趺坐，以两手大指押子纹，四指拳屈，分按两膝上。两足十指亦稍钩曲，将胸自左转前，由右归后，摇转二十一次，毕。又照前自右摇转二十一次。

前法，如摇身向左，即将胸肩摇出左膝，向前即摇伏膝上，向右即摇出右膝，向前即弓腰后撤，总以摇转满足为妙。不可急摇，休使著力。

全图说

全图则理备，生化之微，更易见也。天地本乎阴阳，阴阳主乎动静，人身一阴阳也，阴阳一动静也，动静合宜，气血和畅，百病不生，乃得尽其天年。如为情欲所牵，永违动静。过动伤阴，阳必偏胜；过静伤阳，阴必偏胜。且阴伤而阳无所成，阳亦伤也；阳伤而阴无所生，阴亦伤也。既伤矣，生生变化之机已塞，非用法以导之，则生化之源无由启也。摩腹之法，以动化静，以静运动，合乎阴阳，顺乎五行，发其生机，神其变化。故能通和上下，分理阴阳，去旧生新，充实五脏，驱外感之诸邪，消内生之百症。补不足，泻有余，消长之道，妙应无穷，何须藉药烧丹，自有却病延年之实效耳。

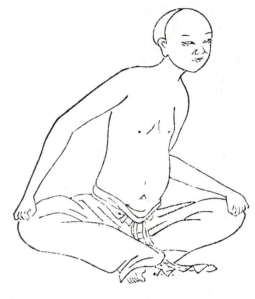

图九

凡摩腹时，须凝神静虑，于矮枕平席，正身仰卧齐足。手指轻摩缓动，将八图挨次做完，为一度。每逢做时，连做七度，毕，遂起坐，摇转二十一次。照此，清晨睡醒时做，为早课；午中做，为午课；晚来临睡做，为晚课。日三课为常，倘遇有事，早晚两课必不可少。初做时，一课三度；三日后，一课五度；再三日后，一课七度。无论冗忙，不可间断。

（张金中　校注）